国家卫生健康委员会"十三五"规划教材

全国高等学历继续教育（专科）规划教材

供临床、预防、口腔、护理、检验、影像等专业用

外科学

第4版

主　编　孔垂泽　蔡建辉

副 主 编　王昆华　许利剑　曲国蕃

人民卫生出版社

图书在版编目（CIP）数据

外科学/孔垂泽,蔡建辉主编 . —4 版 . —北京：
人民卫生出版社,2020

全国高等学历继续教育"十三五"（临床专科）规划
教材

ISBN 978－7－117－27084－7

Ⅰ.①外…　Ⅱ.①孔…②蔡…　Ⅲ.①外科学一成人
高等教育一教材　Ⅳ.①R6

中国版本图书馆 CIP 数据核字（2019）第 052892 号

人卫智网	www.ipmph.com	医学教育、学术、考试、健康，购书智慧智能综合服务平台
人卫官网	www.pmph.com	人卫官方资讯发布平台

外　科　学

第 4 版

主　　编：孔垂泽　蔡建辉

出版发行：人民卫生出版社 （中继线 010-59780011）

地　　址：北京市朝阳区潘家园南里 19 号

邮　　编：100021

E - mail：pmph @ pmph. com

购书热线：010-59787592　010-59787584　010-65264830

印　　刷：北京九州迅驰传媒文化有限公司

经　　销：新华书店

开　　本：850×1168　1/16　印张：49

字　　数：1446 千字

版　　次：2000 年 7 月第 1 版　　2020 年 12 月第 4 版
　　　　　2024 年 1 月第 4 版第 2 次印刷（总第 22 次印刷）

标准书号：ISBN 978-7-117-27084-7

定　　价：98.00 元

打击盗版举报电话：010-59787491　E-mail：WQ @ pmph.com

质量问题联系电话：010-59787234　E-mail：zhiliang @ pmph.com

数字负责人　孔垂泽

编　者（以姓氏笔画为序）

马驰原（中国人民解放军东部战区总医院）　　陈向东（华中科技大学同济医学院）

王立明（大连医科大学）　　　　　　　　　　陈锦鹏（南通大学医学院）

王昆华（昆明医科大学）　　　　　　　　　　林浩东（上海交通大学医学院）

车成日（延边大学医学部）　　　　　　　　　罗俊航（中山大学中山医学院）

仇毓东（南京大学医学院）　　　　　　　　　胡俊波（华中科技大学同济医学院）

孔垂泽（中国医科大学）　　　　　　　　　　姚　捷（扬州大学医学院）

曲国蕃（哈尔滨医科大学）　　　　　　　　　钱　峰（中国人民解放军陆军军医大学）

朱玲华（浙江大学医学院）　　　　　　　　　龚昆梅（昆明理工大学医学院）

许利剑（南京医科大学）　　　　　　　　　　谢光伟（东南大学医学院）

李亚平（宁夏医科大学）　　　　　　　　　　蔡世荣（中山大学中山医学院）

肖　河（北京协和医学院）　　　　　　　　　蔡建辉（吉林医药学院）

吴安华（中国医科大学）　　　　　　　　　　颜　洪（中国人民解放军陆军军医大学）

闵　理（四川大学华西医学中心）　　　　　　霍鹏飞（吉林大学白求恩医学部）

张　伟（重庆医科大学）

编写秘书　陈启光（中国医科大学）

数字秘书　陈启光（中国医科大学）

第四轮修订说明

随着我国医疗卫生体制改革和医学教育改革的深入推进，我国高等学历继续教育迎来了前所未有的发展和机遇。为了全面贯彻党的十九大报告中提到的"健康中国战略""人才强国战略"和中共中央、国务院发布的《"健康中国 2030"规划纲要》，深入实施《国家中长期教育改革和发展规划纲要(2010—2020 年)》《中共中央国务院关于深化医药卫生体制改革的意见》，贯彻教育部等六部门联合印发《关于医教协同深化临床医学人才培养改革的意见》等相关文件精神，推进高等学历继续教育的专业课程体系及教材体系的改革和创新，探索高等学历继续教育教材建设新模式，经全国高等学历继续教育规划教材评审委员会、人民卫生出版社共同决定，于 2017 年 3 月正式启动本套教材临床医学专业(专科)第四轮修订工作，确定修订原则和要求。

为了深入解读《国家教育事业发展"十三五"规划》中"大力发展继续教育"的精神，创新教学课程、教材编写方法，并贯彻教育部印发《高等学历继续教育专业设置管理办法》文件，经评审委员会讨论决定，将"成人学历教育"的名称更替为"高等学历继续教育"，并且就相关联盟的更新和定位、多渠道教学模式、融合教材的具体制作和实施等重要问题进行探讨并达成共识。

本次修订和编写的特点如下：

1. 坚持国家级规划教材顶层设计、全程规划、全程质控和"三基、五性、三特定"的编写原则。

2. 教材体现了高等学历继续教育的专业培养目标和专业特点。坚持了高等学历继续教育的非零起点性、学历需求性、职业需求性、模式多样性的特点，教材的编写贴近了高等学历继续教育的教学实际，适应了高等学历继续教育的社会需要，满足了高等学历继续教育的岗位胜任力需求，达到了教师好教、学生好学、实践好用的"三好"教材目标。

3. 本轮教材从内容和形式上进行了创新。内容上增加案例及解析，突出临床思维及技能的培养。形式上采用纸数一体的融合编写模式，在传统纸质版教材的基础上配数字化内容，以一书一码的形式展现,包括PPT、同步练习、图片等。

4. 整体优化。注意不同教材内容的联系与衔接,避免遗漏、矛盾和不必要的重复。

本次修订全国高等学历继续教育"十三五"规划教材临床医学专业专科教材25种,于2018年出版。

第四轮教材目录

序号	教材品种	主编	副主编
1	人体解剖学（第4版）	张雨生 金昌洙	武艳 姜东 李岩
2	生物化学（第4版）	徐跃飞	马红雨 徐文华
3	生理学（第4版）	肖中举 杜友爱	苏莉芬 王爱梅 李玉明
4	病原生物与免疫学（第4版）	陈廷 李水仙	王勇 万红娇 车昌燕
5	病理学（第4版）	阮永华 赵卫星	赵成海 姚小红
6	药理学（第4版）	闫素英 鲁开智 王传功	王巧云 秦红兵 许键炜
7	诊断学（第4版）	刘成玉	王欣 林发全 沈建箴
8	医学影像学（第3版）	王振常 耿左军	张修石 孙万里 夏宇
9	内科学（第4版）	杨立勇 高素君	于俊岩 赖国祥
10	外科学（第4版）	孔垂泽 蔡建辉	王昆华 许利剑 曲国蕃
11	妇产科学（第4版）	王晨虹	崔世红 李佩玲
12	儿科学（第4版）	方建培	韩波
13	传染病学（第3版）	冯继红	李用国 赵天宇
14*	医用化学（第3版）	陈莲惠	徐红 尚京川
15*	组织学与胚胎学（第3版）	郝立宏	龙双涟 王世鄂
16*	皮肤性病学（第4版）	邓丹琪	于春水
17*	预防医学（第4版）	肖荣	龙鼎新 白亚娜 王建明 王学梅
18*	医学计算机应用（第3版）	胡志敏	时松和 肖峰
19*	医学遗传学（第4版）	傅松滨	杨保胜 何永蜀
20*	循证医学（第3版）	杨克虎	许能锋 李晓枫
21*	医学文献检索（第3版）	赵玉虹	韩玲革
22*	卫生法学概论（第4版）	杨淑娟	卫学莉
23*	临床医学概要（第2版）	闻德亮	刘晓民 刘向玲
24*	全科医学概论（第4版）	王家骥	初炜 何颖
25*	急诊医学（第4版）	黄子通	刘志 唐子人 李培武
26*	医学伦理学	王丽宇	刘俊荣 曹永福 兰礼吉

注：1. *为临床医学专业专科、专科起点升本科共用教材

2. 本套书部分配有在线课程，激活教材增值服务，通过内附的人卫慕课平台课程链接或二维码免费观看学习

3.《医学伦理学》本轮未修订

评审委员会名单

前　言

　　为进一步落实《国家中长期教育改革和发展规划纲要(2010—2020)》《关于深化医教协同进一步推进医学教育改革与发展的意见》和《"健康中国2030"规划纲要》等文件精神,推动外科学事业发展和医学生人才培养,人民卫生出版社启动全国高等学历继续教育(专科)规划教材第四轮修订工作,确定修订原则和要求。

　　外科学是临床医学专业的主干课程,本次修订与上版教材相比,在内容上,更新最新的研究成果,将新理论、新技术融入教材,更加贴近高等学历继续教育学生的知识水平;在形式上,每章设置学习目标、案例、相关链接、学习小结与复习参考题,前后呼应,利于掌握主要知识点和复习,达到教师好教、学生好用的效果。

　　1. 本次修订结合高等学历继续教育非零起点性、学历需求性、职业需求性、模式多样性的特点,遵循专业培养目标,要求淡化学科意识,整体优化教材,突出高等学历继续教育特色。

　　2. 为适应我国医学高等学历继续教育的需求和新教育形势的变化,本次修订采用纸数一体的融合编写模式。为了启发读者阅读和提高思维分析能力,教材配套有同步练习、PPT,扫描二维码即可查看。

　　3. 编写过程中始终坚持"三基、五性、三特定"原则。"三基"指基本理论、基础知识和基本技能,其中基本理论和基础知识以"必须、够用"为度,同时强调基本技能的培养;"五性"即思想性、科学性、先进性、启发性和适用性;"三特定"即特定的对象、特定的要求、特定的限制。

　　4. 本书共62章,结合最新临床实践的指南、共识和疾病谱的变化,适当增减了部分内容,局部内容由"节"升级为"章",使本版教材更具针对性、实用性和前沿性。编写同时,也参考了国内外其他最新版本的《外科学》教材、专著及文献等资料,优化了整部教材各系统的结构,总体区分层次、体例创新务实、内容点面结合、介绍深浅有度、普及基础知识,做到了"有所为、有所不为"。

　　5. 本书虽然做了补充、删减和调整,但仍保留了上版教材的编写思想、理念和框架,对上版教材的主编及全体编委致以崇高的敬意和感谢。

　　本书在编写过程中,得到了各方的支持和帮助,在教材编写、互审、互校过程中,充分体现了各位编者认真负责的精神,特别感谢各位编委努力而出色的工作。本教材在策划、编写过程中得到了人民卫生出版社和各参编院校领导、同仁的关心和指导,特别是中国医科大学、吉林医药学院的大力帮助,在此一并表示感谢。

　　希望本版教材对提高我国高等学历继续教育有所帮助。但由于现代医学发展日新月异,加之能力和水平有限,教材中难免有诸多不足之处,恳请广大师生和读者提出宝贵意见,以便及时修订和改进。

孔垂泽

2018年10月

目 录

第一章　外科学概论

学习目标

了解　　　　外科学的范畴和发展史；如何学好外科学。

外科学英文为"surgery"，这个词来源于希腊文"chirurgia"，由"cheir"和"ergon"两个词根组成，前者译意为"手"，后者译意为"工作"，意思即"用手完成的工作"。医学是人们与自然界做斗争而形成的实用科学，在我国古代，医者能够以手术或手法治疗的疾病仅限于人体体表创伤、疮疡、骨或关节的伤病，这个医疗专业就称为外科；而所有内脏器官的疾病只能采用药物治疗，因此称为内科。所谓的外科疾病，指的是那些只有通过手术或者手法整复处理才能获得最好治疗效果的疾病。而外科学则是一门集诊断、治疗、预防以及研究疾病的发生发展规律为一体的综合学科。随着对人体解剖和病理生理学的深入了解，外科学范畴不断扩大，内容日新月异。

一、外科疾病

按病因不同，根据外科学发展现状，外科疾病可以分为以下几类：

1. 损伤　由暴力或其他致病因素导致的人体组织或器官破坏，如骨折、内脏破裂和烧伤等，是外科最常见的疾病。此类疾病多需要外科处理。

2. 感染　致病的细菌等微生物侵入人体，导致组织器官发生炎症反应，进而出现组织器官的破坏，形成局限的感染病灶或脓肿，应及时予以外科手术切除或切开引流等。

3. 肿瘤　有良恶性之分。对于良性肿瘤，绝大多数可以行手术治疗达到根治目的；对于恶性肿瘤，手术可达到根治、减瘤、改善患者生存质量及延长生命的效果。

4. 畸形　有先天和后天之分。先天性畸形需手术治疗，如唇裂、腭裂、先天性心脏病等；后天性畸形也多需手术修复，能够从一定程度上恢复功能改善外观，如烧伤后瘢痕挛缩等。

5. 寄生虫病　如肝棘球蚴病和胆道蛔虫病等。

6. 其他　器官梗阻如肠梗阻、尿路梗阻等；内分泌失调；血液循环障碍如下肢静脉曲张、门静脉高压症等。

外科学是一门理论与实践紧密结合的学科，通过学习基本理论，再与临床实践相结合，总结经验，对外科疾病的病因、诊断、治疗及预后评估深入研究，进一步提高诊治水平。

外科疾病与内科疾病是相对的。外科疾病以手术为主，但并不是一切外科疾病都需要手术治疗。例如，化脓性感染早期主张先行药物治疗，形成脓肿后才需要手术切开引流。内科疾病一般采用药物为主的治疗方法，但疾病发展到一定程度也需要外科干预。例如胃十二指肠溃疡引起穿孔时，常需要手术治疗。

此外，医学发展日新月异，微创治疗已成为当今外科学临床研究新趋势。近年来出现了内镜、腹腔镜等新技术，改变了过去开放式手术的治疗模式，促进了快速康复理论的发展，减轻了患者的痛苦，提高了患者生存质量。电子学和信息学的迅速发展,极大促进了外科学的发展与变革。外科技术与电子科技、远程通讯和机器人技术共同描绘外科学发展的美好蓝图。

二、外科学发展简史

医学是人们长期同疾病做斗争的经验总结,其进展则是由社会各个历史时期的生产和科学技术发展所决定的。

我国最早在公元前 14 世纪商代的甲骨文中就有"疗""疮"等字的记载。在周代,外科已成为一门独立学科。秦汉时期的医学名著《黄帝内经》已有"痈疽篇"的外科专章。汉末,杰出的医学家华佗擅长外科技术,使用麻沸汤为病人进行死骨剔除术、剖腹术等。隋代巢元方在《诸病源候论》中,叙及断肠缝连、腹疝脱出等手术,并采用丝线结扎血管;对炭疽的感染途径已认识到"人现有疮而乘马";并指出单纯性甲状腺肿的发生与地区的水质有关。唐代孙思邈《千金要方》中,应用手法整复下颌关节脱位,与现代医学采用手法类似。明代是我国中医外科学的兴旺时代,精通外科的医生遗留不少著作。陈实功著的《外科正宗》中,记载刎颈切断气管应紧急用丝线缝合切口;对于急性乳腺炎和乳腺癌也有较确切的描述。清初高文晋著《外科图说》是一本以图释为主的中医外科学。

现代外科学起源于 19 世纪 40 年代,先后解决了手术疼痛、伤口感染和止血、输血等问题。

1864 年美国 Morton 首先采用了乙醚作为全身麻醉剂,并协助 Warren 用乙醚麻醉实施了很多大手术。1892 年 Schleich 首先提倡用利多卡因做局部浸润麻醉,由于其毒性大,不久后即被普鲁卡因所代替,沿用至今。

伤口感染一直是过去医学领域最大的难题之一。1846 年匈牙利 Semmelweis 首先提出在检查产妇之前用漂白粉水将手洗净,遂使他所治疗的产妇死亡率由 10% 降至 1%,这是抗菌技术的开端。1867 年英国 Lister 采用石炭酸溶液冲洗手术器械,并用石炭酸溶液浸湿的纱布覆盖伤口,使他所施行的截肢术的死亡率由 46% 降低至 15%。1877 年 Bergmann 采用蒸汽灭菌法,在现代外科学中建立了无菌术。

1872 年英国 Wells 介绍止血钳,1873 年德国 Esmarch 在截肢时提倡采用止血带,他们是解决手术出血的创始者。1901 年美国 Landsteiner 发现血型,从此可以用输血来补偿手术时的失血。

1929 年英国 Fleming 发现青霉素,1935 年德国 Domagk 提出用百浪多息(磺胺类药)。此后,各国研制出一系列抗菌药物,为外科学发展开辟了新时代。再加以麻醉技术的不断发展,输血、补液和营养支持日益受到重视,就进一步扩大了外科手术的范围,增加了手术的安全性。

20 世纪 50 年代初期,外科学进入了迅速发展阶段。低温麻醉和体外循环的研究成功,为心脏直视手术开辟了发展道路。20 世纪 60 年代,显微外科技术的发展,推动了创伤、整复和器官移植外科学的前进。特别是近 30 年,外科疾病的诊断和治疗水平均有很大进步,超声、计算机断层扫描(computed tomography,CT)、磁共振成像(magnetic resonance imaging,MRI)、数字减影血管造影(digital substraction angiography,DSA)、单光子发射计算机断层显像(single photon emission computed tomography,SPECT)、正电子发射体层成像(positron emission tomography,PET)等检查以及影像的三维重建技术,不仅可以准确定位病变部位,而且能辅助定性。生物工程技术、免疫学及医学分子生物学的发展,特别是对癌基因的研究,已经渗透到各个外科学领域。如今,微创外科发展迅速,成为外科学发展主要方向之一。

三、怎样学习外科学

学习外科学和学习其他临床医学科目一样,基于理论基础知识的学习,注重医学素养和道德修养的培养、临床实践能力的提升。必须坚持以病人为中心,具备良好医德医风,才能发挥医术的作用。因此,学习外科必须正确处理服务与学习的关系,要善于在服务中学习,用过硬的本领更好地为病人服务。

1. 必须重视基本知识、基本技能和基础理论   基础理论能够指导医疗工作,帮助医生在临床实践中加深理解、加深认识,做到"知其然,知其所以然"。做到综合全方位地诊治疾病,才能使外科医生在临床工作中理论与实践相结合,开拓思路,有所突破。

2. 理论与实践相结合　外科学的发展道路一直遵循理论与实践相结合的发展规律。一方面要认真学习书本上的理论知识,另一方面要注重实践能力的培养,要参与临床工作,密切注意病人对药物和手术治疗的反应,认真总结疗效和经验。总之,要善于分析实践中所遇到的各种问题,通过自己的独立思考,把感性认识和理性知识紧密地结合起来,从而提高发现问题、分析问题和解决问题的能力。

外科学需要大量的临床经验和精力投入,是一个长期艰苦的历练过程。在学习中要多学、多看、多思考。最后做到举一反三,会学、会做、会总结,才能成为一名全方位合格的临床工作者。

(孔垂泽)

第二章　无菌术

02章

学习目标

掌握	手术人员手、臂消毒法；穿无菌手术衣、戴无菌手套的方法；患者手术区域的消毒、铺无菌单；手术进行中的无菌原则。
熟悉	常规的消毒法、灭菌法及适应范围。
了解	手术室的无菌管理要求。

医疗操作过程中微生物可通过接触、空气及飞沫进入伤口,从而引起感染。无菌术(asepsis)是保障手术成功的前提,是外科史上的关键技术之一,也是决定手术成败的关键。微生物的种类、数量、毒性及机体抗感染能力决定感染与否。根据不同的手术需求进行不同级别的无菌处理。无菌术主要包括消毒法、灭菌法、无菌操作规程及管理制度等。消毒(disinfection)和灭菌(sterilization)的区别在于,前者是杀灭有害微生物,后者是杀灭手术区或接触物品上的一切微生物,包括芽孢。无菌操作规程和管理制度是医疗实践中总结出来的规范,可保证已灭菌物品、手术区域及手术人员不被污染,防止切口感染。在外科手术和伤口处理过程中,必须严格遵循无菌原则。

第一节　消毒和灭菌方法及其应用

一、消毒法

可重复使用的器械、器具及物品,在术后依据物品种类、污染的性质和程度进行不同的处理;医院环境、物体表面、皮肤黏膜及室内空气需按照规范进行消毒。

(一)可重复使用的器械、器具及物品的处理

1. 待消毒物品的回收　无特殊污染的器械和物品由消毒供应中心采用封闭方式回收处理。有特殊污染的器械和物品需双层封闭包装,标记感染性疾病信息,由消毒供应中心回收单独处理。所有消毒物品均应避免反复装卸。

2. 清洗、消毒及干燥　清洗包括超声清洗、机械清洗及手工清洗。超声清洗和机械清洗主要用于常规器械的清洗,手工清洗主要用于精密复杂器械的清洗和污染较重器械的初步处理。清洗按照冲洗、洗涤、漂洗及终末漂洗等步骤处理。

清洗后再消毒可选用机械热力、75%乙醇、酸性氧化电位水或湿热方法消毒。湿热消毒应在大于90℃

的条件下干燥 5min 以上。

消毒物品需用干燥器干燥。干燥温度：金属类 70~90℃，塑胶类 65~75℃。

（二）医院环境、物体表面及皮肤黏膜处理

乙醇、聚维酮碘、氯己定、安尔碘、过氧乙酸及含氯消毒剂等常用于皮肤黏膜、医院环境及物体表面的消毒。

乙醇类(75%酒精)：常用于皮肤、环境表面及医疗器械消毒。具有中效、速效、无毒等特点；对皮肤黏膜有刺激、受有机物影响大、易挥发、不稳定，需用医用无水乙醇配制。

聚维酮碘(碘伏)：为皮肤、黏膜消毒剂。具有中效、速效、低毒，对皮肤黏膜无刺激，无黄染、稳定性好等特点；但对二价金属有腐蚀、受有机物影响大，需置阴凉处避光、防潮、密封保存。

氯己定：常用于皮肤、伤口消毒。具有广谱杀菌，不易产生耐药性、不被皮肤和胃肠道黏膜吸收等特点；偶引起皮肤过敏或接触性皮炎，高浓度对敏感性组织刺激强。

安尔碘：常用于皮肤、黏膜消毒。具有强力、高效及广谱等特点；对黏膜和伤口有一定刺激性。

过氧乙酸：常用于耐腐蚀物品、环境及皮肤的消毒。具有广谱、高效及低毒等特点；有金属和织物腐蚀性、受有机物影响大、稳定性差。

含氯消毒剂：常用于地面、墙面及物品表面的消毒。有强刺激性气味、对金属有腐蚀性、对织物有漂白作用、不稳定，溶液需现用现配。

（三）室内空气消毒

室内空气主要有循环风紫外线空气消毒器消毒和静电吸附式空气消毒器消毒。前者由高强度紫外线灯和过滤系统组成，紫外线作用强，可杀灭悬浮在空气、水中及附于物体表面的细菌、支原体及病毒等。后者常用于吸附和过滤空气中带菌的尘埃和微生物，可用于有人的室内空气消毒。二者开机 30min 均可达消毒要求。

不同手术类型对室内细菌数量有不同要求。器官移植、心外科、脑外科等手术室内消毒须达 100 级（特别洁净），细菌最大平均浓度须≤5CFU/m³；整形、胸外、骨科等一类切口手术室内空气消毒须达 1000 级（标准洁净），细菌最大平均浓度须≤50CFU/m³。普通外科和妇产科等手术室内空气消毒须达 10 000 级（一般洁净），细菌最大平均浓度须≤150CFU/m³。

溶菌酶和光触媒等生物消毒技术亦可用于空气消毒。

（四）特殊污染物品的消毒

朊毒体污染：将污染的器械和物品浸泡于 1mol/L 氢氧化钠溶液内 60min 以上，然后常规清（刷）洗、干燥，再高温高压灭菌，即 134℃ 压力蒸汽灭菌 60min。

气性坏疽和破伤风污染：将污染的物品浸泡于 1000~2000mg/L 含氯或含溴消毒剂内 60min 以上，再常规清（刷）洗、干燥，行压力蒸汽灭菌。

二、灭菌法

（一）物理灭菌法

1. 压力蒸汽灭菌法　用于耐温、耐热器械、器具及物品。灭菌参数：132~134℃、205.8kPa，4min 预真空灭菌；然后行 121℃、102.9kPa 灭菌，其中敷料需灭菌 30min、器械 20min。注意事项：包裹不应过大、过紧、过密；灭菌达标时指示剂变色；易燃、易爆物品禁用此法。

2. 快速压力蒸汽灭菌法　用于裸露器械、器具及物品。灭菌参数：132℃ 高温灭菌，不带孔物品 3min；带孔物品 4min。注意事项：使用特定容器盛放裸露物品；运输时避免污染；不能储存。

3. 烧灼和干烤灭菌法　适用于耐热、不耐湿、蒸汽或气体不能穿透物品。灭菌参数：160℃、2h；170℃、1h；180℃、30min。注意事项：灭菌温度和时间达到要求时，打开进风柜体的排风装置。

4. 煮沸法　用于金属器械、玻璃制品及橡胶类物品。灭菌参数:100℃持续 15~20min,带芽孢者 1h;或 127.5kPa、124℃,持续 10min。注意事项:高原地区因海拔升高,导致沸点降低,达不到消毒效果,可采用压力锅煮沸灭菌。

（二）化学灭菌法

1. 环氧乙烷气体灭菌法　用于不耐高温、湿热材料。灭菌参数:450~1200mg/L、37~63℃、灭菌 1~6h。注意事项:金属和玻璃材质器械灭菌后可立即使用;灭菌后排出残留环氧乙烷;远离火源和静电。

2. 过氧化氢等离子体低温灭菌法　用于不耐高温和湿热的器械和物品。灭菌参数:过氧化氢浓度> 6mg/L、45~65℃、灭菌 28~75min。注意事项:物品及包装材料不应含植物性纤维材质。

3. 药液浸泡法　用于锐利手术器械。灭菌参数:2%中性戊二醛或邻苯二醛浸泡,消毒需浸泡 30min,灭菌需浸泡 10h;10%甲醛、75%乙醇、1∶1000 苯扎溴铵及 1∶1000 氯己定等也是常用药液。注意事项:使用前用无菌蒸馏水冲洗去除残留消毒剂。

（三）灭菌后物品标记和储存

灭菌前须有灭菌专用化学指示胶带标记,若变色,说明达到灭菌效果。灭菌物品包装的标识应注明名称、包装者、灭菌器编号、灭菌批次、灭菌日期及失效日期。有效期:纺织材料、双层包装物品为 14d;一次性纸袋包装物品为 1 个月;一次性医用皱纹纸、医用无纺布、一次性纸塑袋及硬质容器包装物品均为 6 个月。所有物品须在有效期内使用。

第二节　手术室无菌术

一、手术室无菌原则

手术室分限制区、半限制区及非限制区。进手术室必须按照相关规定更换无菌手术衣、裤及鞋子,戴专用口罩和帽子,覆盖口、鼻及全部头发,修剪指甲,除尽污垢,摘除饰物,毛衣和毛绒材质衣服严禁穿入层流洁净手术区。医务人员有呼吸道感染、患其他传染性疾病、手臂皮肤破损、化脓感染或与感染创面换药者,禁止进入手术室。规范医护人员手卫生能有效减少 20%~30% 的医院感染。

手术室手术过程安排及管理:设患者专用通道。一间手术室只摆放一张手术台,不能在一间手术室内同时进行多台手术。接台手术,应先排无菌手术,再安排感染手术;两次手术之间应彻底清洁手术间。血源传播性感染手术,最好采用一次性敷料和手术衣,用后按感染性废物处置。

手术室进行消毒和无菌处理,正负压转换手术间主要用于特殊感染的手术,手术结束后污物尽快送出手术室。医疗废弃物和生活垃圾严格分类、规范转运。

二、外科洗手和消毒

外科洗手和消毒的目的是去除手臂皮肤表面细菌。

（一）洗手

按七步洗手法清洁双手。取 5ml 洗手液涂抹双手、前臂至肘上 1/3(10cm)处,彻底搓揉。流动水冲洗双侧手指、手掌、手背、前臂至肘上 10cm,冲洗时保持手掌位于高处,使水顺手掌、上臂向肘部流下,不可倒流。擦干手和手臂:取无菌毛巾擦干双手,将毛巾对折成三角形搭在一侧手臂上,另一只手握住两角顺势向上至肘部擦干;取另一块无菌毛巾同法擦干另一只手。

（二）手消毒

新型手消毒剂的出现使消毒过程逐渐简化。取手消毒液,类似七步洗手法的步骤涂擦手消毒液,揉搓部位不能超出外科洗手部位。消毒后需待消毒液干燥,方可穿无菌手术衣。一经消毒后双手不能高于肩部、低于腰部，不可触摸未经消毒灭菌的物品，否则，须重新洗手和消毒。

三、穿无菌手术衣和戴无菌手套

（一）穿无菌手术衣

穿无菌手术衣步骤见图2-1。注意事项：①穿无菌手术衣必须在相应手术间内，站到较大空间面对无菌器械台的空间进行；②无菌手术衣不可触及非无菌区域；③巡回护士向后拉衣领时，不可触及手术衣外面；

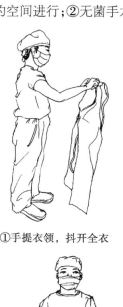
①手提衣领，抖开全衣

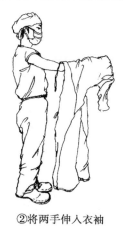
②将两手伸入衣袖

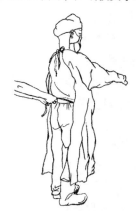
③护士背后协助穿衣

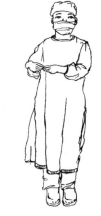
④戴无菌手套后自行解开腰带

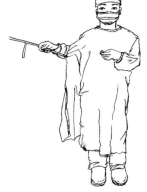
⑤将腰带交巡回护士所持无菌持物钳

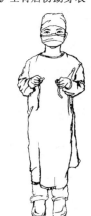
⑥胸前系腰带

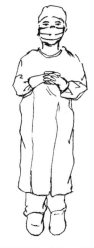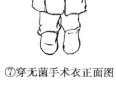
⑦穿无菌手术衣正面图

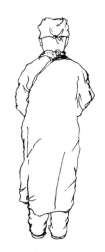
⑧穿无菌手术衣背面图

图2-1 穿无菌手术衣步骤

④有破损的无菌衣或可疑污染时立即更换;⑤穿无菌手术衣人员须先戴好手套,方可解开腰间活结或接取腰带,否则不可拉衣袖或触及其他部位;⑥无菌手术衣的无菌范围为肩以下,腰以上及两侧腋前线之间。

(二)戴无菌手套

可分为传统戴手套法和无接触式戴手套法,也可由手术护士协助戴无菌手套。戴手套过程中,未戴手套的手只能接触手套袖口的外翻部分,不可触及手套以外的物品,已戴手套的手不可触及未戴手套的手。手套的末端要严密套扎住手术衣袖口,不可将腕部裸露,手术过程中,无菌手套如有破损或污染应立即更换。①传统戴无菌手套法:用左手捏住手套的翻折部,右手先伸入手套内,再用戴好手套的右手指插入左手手套的翻折内,协助左手伸入手套内。最后将手套袖口翻折部翻回,盖住手术衣的袖腕;②无接触式戴无菌手套法:该方法在戴手套过程中保持密闭性,手套翻折边未与手直接接触,故为术前常采用的方法(图2-2);③协助戴无菌手套:器械护士用双手撑开手套,手套大拇指对向术者,协助术者将手掌插入手套中,自行调整手套与手指尖的贴合度。

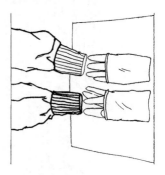
①双手伸到袖口处、手不出袖衣

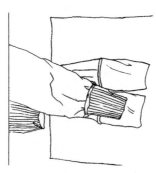
②右手隔衣袖取左手无菌手套

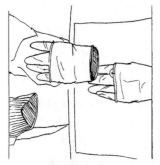
③将手套手指伸向前臂,拇指朝下,各手指相对,放于隔着衣袖的右手掌上

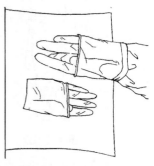
④将手套手指伸向前臂,拇指朝下,各手指相对,放于隔着衣袖的右手掌上

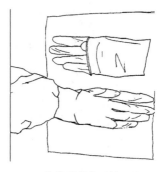
⑤将手套翻于袖口上

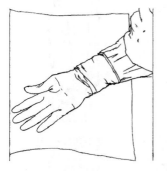
⑥轻拉衣袖,左手手指伸入手套内

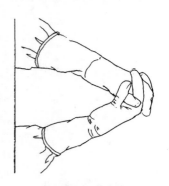
⑦完成戴无菌手套

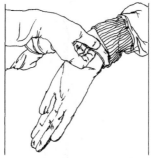
⑧护士协助术者将消毒手置入无菌手套

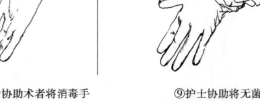
⑨护士协助将无菌手套边缘翻于袖口上

图2-2 无接触式戴无菌手套步骤

注意事项:连台手术时,若前一台手术为无菌手术,手术结束后手术人员可先脱手术衣、再脱无菌手套,按要求进行外科手消毒后再进行下一台手术;若前一台手术为有菌手术或手术过程出现手套破损、双手被污染或手术衣潮湿等情况,则需重新进行外科洗手和手消毒。

四、铺盖无菌手术单

待消毒剂自然干燥后,确定手术区域,根据手术切口走向判断铺巾顺序。手术切口区之外均需用无菌单遮盖,保证手术区无菌,尽量减少和避免术中污染。在手术区的皮肤粘贴无菌塑料薄膜也可防止皮肤表面细菌术中进入伤口。

铺巾方法:以腹部手术为例(图2-3),用四块无菌单,每块的一边折叠少许,以操作者对面相对不洁区至操作者侧的顺序在切口每侧铺盖一块无菌单,盖住手术切口周围,并用布巾钳将交角处夹住,防止移动。无菌单铺下后,不可随意移动,如位置不准确,只能由手术区向外移,而不能向内移(以免污染手术区)。按术野上方、对侧及同侧顺序铺治疗巾,注意避免夹住皮肤或巾钳上翘。铺巾者和器械护士在手术床两侧,

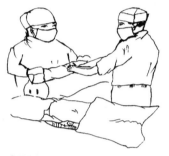

①铺单者站患者右侧,确定伤口,从护士手中接反折1/4的治疗巾,近切口处反折部向下

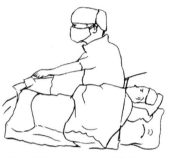

②未穿手术衣的铺巾者先铺相对不洁净的部位

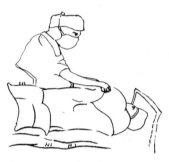

③依次将治疗巾铺好,最后铺面前侧

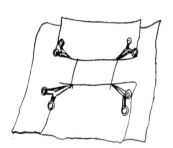

④治疗巾交叉铺于手术野后,用4把巾钳固定

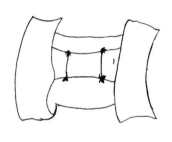

⑤器械护士传递中单,在切开上方、下方铺置中单,头侧超过麻醉架,足侧超过手术台

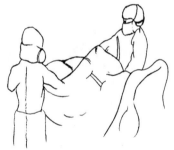

⑥铺单者再用消毒剂涂擦手臂,穿手术衣,戴无菌手套。与助手将开口对准切口部位,将其展开

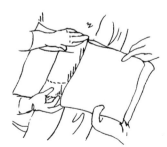

⑦将切口保护膜拿出,对准切口处,确定粘贴位置

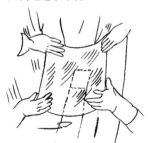

⑧撕下切口保护膜粘贴纸,赶走气泡,将其固定于切口和治疗巾上

图2-3　铺无菌单步骤

由器械护士传递中单,于切口上方、下方铺中单,头侧超过麻醉架,足侧超过手术台,无菌单的头端应盖过麻醉架,两侧和尾部应下垂超过手术台边缘30cm。铺完中单,铺单者用消毒剂再次涂擦手臂后,穿无菌手术衣、戴无菌手套;最后铺带孔的剖腹大单,将开口对准切口部位,短端向头部、长端向下肢,将其展开。铺盖时和其他助手一起,寻找到上、下两角,先展开铺上端,盖住患者头部和麻醉架,固定住上部,再展开铺下端,盖住器械托盘和患者足端。

注意事项:①消毒的手臂不能接触靠近手术区的灭菌敷料。铺单时,双手只接触手术单的边角部;②手术野四周和托盘上的无菌单为4~6层,手术野以外为2层以上;③打开的无菌单与治疗巾下缘不能接触无菌衣腰平面以下和其他有菌物品;④铺无菌单时,若无菌单被污染应立即更换;⑤铺第1层无菌单者不穿手术衣,不戴手套;⑥铺完第一层无菌单后,铺单者要再次用消毒液涂擦手臂、穿无菌衣、戴无菌手套后方可铺其他层无菌单。

五、患者的术前准备

(一)患者手术部位的准备

术前手术区皮肤消毒:用肥皂清洗皮肤,特别是皮肤皱褶处垢物。如皮肤上有油脂或胶布残迹,可用松节油和75%乙醇擦净。手术区域毛发细小可不备皮,若毛发浓密,影响暴露和操作,应术前备皮。

(二)皮肤消毒

按照严格的消毒原则,用0.2%安尔碘或聚维酮碘(碘伏)涂擦三遍。消毒原则如下:①消毒前先清洁处理皮肤,再以手术切口为中心向周围涂擦。感染伤口、会阴及肛门手术,应从外周向内涂擦;②切口周围至少消毒15cm;③接触污染部位的药液纱布,不得返擦清洁处;④腹部消毒时,先将消毒液倒入肚脐少许,第二遍消毒完毕,翻过卵圆钳用棉球另一侧将肚脐内消毒液蘸干;⑤消毒者的手勿接触病人皮肤和其他物品;⑥第二遍消毒不能超过第一遍的消毒范围。不同手术部位的皮肤消毒范围不同,见图2-4。

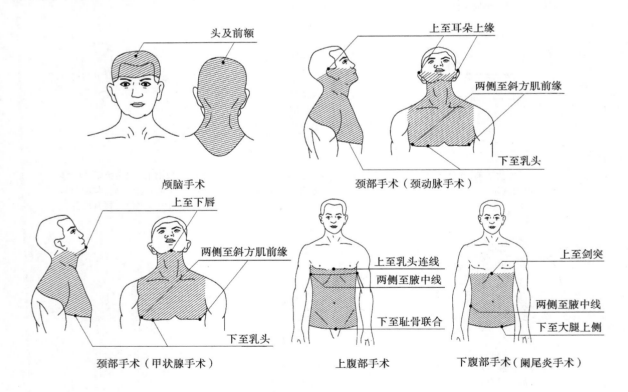

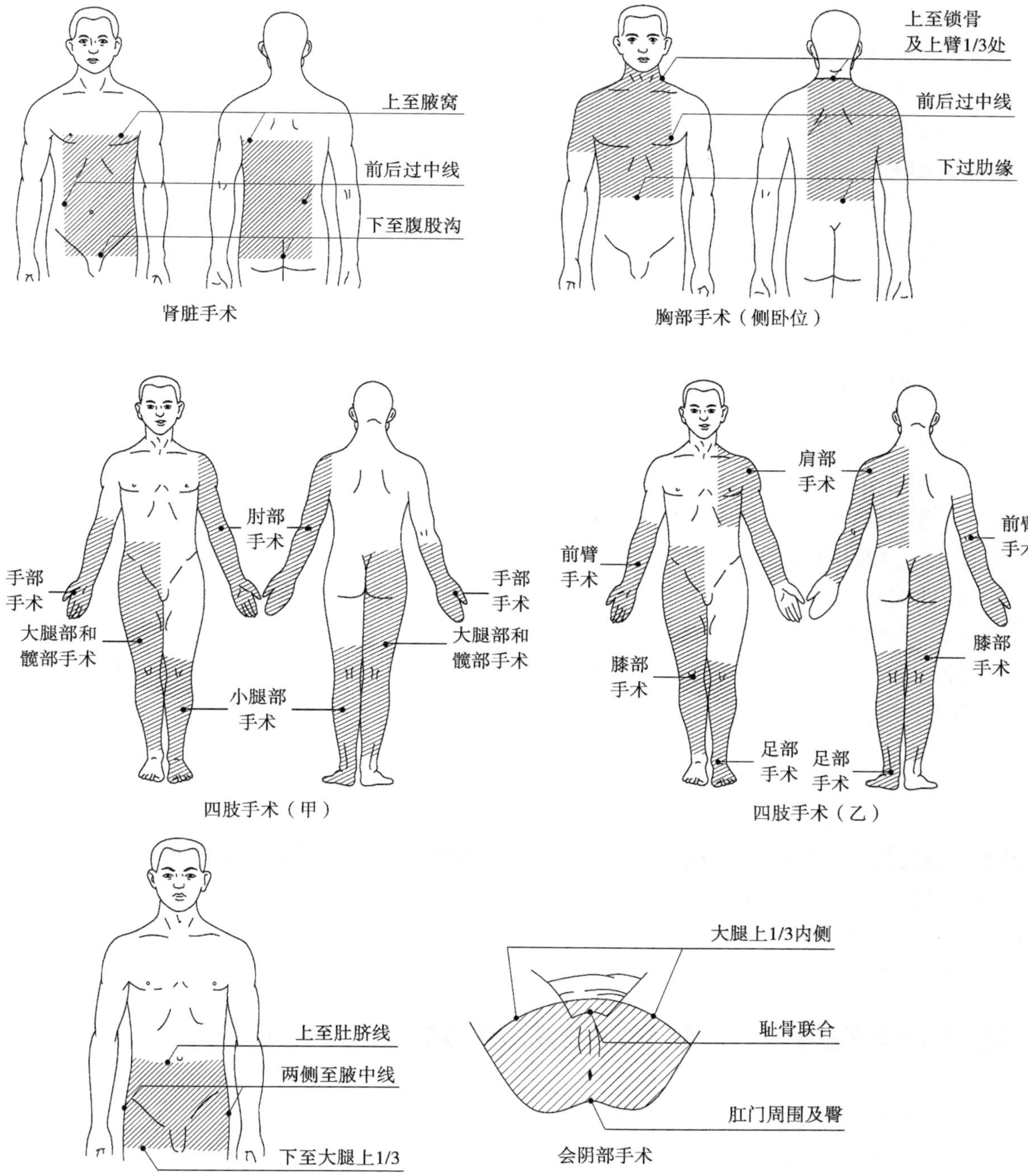
上至腋窝
前后过中线
下至腹股沟
肾脏手术
上至锁骨
及上臂1/3处
前后过中线
下过肋缘
胸部手术（侧卧位）
肘部
手术
手部
手术
手部
手术
大腿部和
髋部手术
大腿部和
髋部手术
小腿部
手术
四肢手术（甲）
肩部
手术
前臂
手术
前臂
手术
膝部
手术
膝部
手术
足部
手术
足部
手术
四肢手术（乙）
上至肚脐线
两侧至腋中线
下至大腿上1/3
大腿上1/3内侧
耻骨联合
肛门周围及臀
会阴部手术

图 2-4 不同手术消毒区域

第三节 手术进行中的无菌原则

一、手术人员的无菌原则

1. 手术人员一经洗手消毒、穿上无菌手术衣、戴无菌手套后，不能再接触未经消毒灭菌的物品。背部、腰部以下及肩部以上均为有菌区，避免接触。在操作过程中须对无菌区域加以保护，不接触手术台边缘以下任何区域。若发生意外污染，需立即更换或重新消毒。

2. 手术人员调换位置时,应先退一步,背对背转身调换。手术器械和物品不可经手术人员背后传递。手术用品一旦落到手术台面以下,视为污染,不可再用。手术过程中对疑似污染的物品一律按污染物处理。

3. 保持手术室温度为 $25 \sim 26\,^{\circ}\mathrm{C}$,相对湿度为 $40\% \sim 60\%$。头面易出汗的医生应佩戴汗巾,及时擦拭,避免汗液掉入术野。

4. 若术中手套破损或接触无菌区以外,应立即更换;手臂碰到有菌部位,应更换无菌手术衣或加戴无菌袖套。无菌单被浸湿,失去隔离作用,应加盖干的无菌单。

5. 严格控制参观人数,参观者不可站得太高或贴近手术人员,应与手术人员和无菌器械保持 30cm 以上距离,须严格遵守无菌管理制度,减少人员走动。

二、手术过程的无菌原则

1. 切开皮肤前可用切口保护膜保护皮肤,切开皮肤后边缘应以大纱布遮盖,特别是污染手术更应注意防止污染扩散。肿瘤手术应遵循"无瘤"原则,防止种植转移。

2. 空腔脏器切开前,要先用干纱布保护周围组织,胃或肠腔切开处用碘伏消毒,使用过的污染纱布应及时移出腹腔,接触污染部位的器械应隔离专用。

3. 切皮和缝皮前,需用碘伏再次消毒皮肤;关腹前可冲洗腹腔,缝合皮肤前用生理盐水冲洗切口,切口缝合后用无菌敷料或敷贴覆盖切口。

4. 手术过程中不能关闭空调,不能开门通风或使用电扇吹风,非层流洁净手术室内空调风口不应吹向手术台,以免扬起尘埃,污染术野。

(王昆华)

学习小结

无菌术的基本原则和操作规范是本章的重点,通过本章的学习,需充分掌握无菌术的理论和方法,熟悉临床中的无菌操作。 临床操作过程中要时刻牢记并遵守无菌原则,严格自律,真正实现外科手术中的无菌。

复习参考题

1. 简述医务人员手消毒的要点。

2. 简述医务人员穿脱手术衣和戴手套的注意事项。

3. 简述病人手术区消毒、铺巾的原则。

4. 常用的灭菌法、消毒法有哪些? 适用范围是什么?

5. 手术中的无菌原则包括哪些方面?

第三章　外科患者的体液和酸碱平衡失调

学习目标	
掌握	水、电解质和酸碱平衡失调的临床治疗原则。
熟悉	各类型脱水、低钾血症、高钾血症、代谢性酸中毒、代谢性碱中毒的病因、临床表现、诊断和治疗原则。
了解	其他类型电解质和酸碱平衡失调的病因、临床表现、诊断和治疗原则。

第一节　概述

人体通过各种生理调节机制维持机体正常的体液容量、渗透压、电解质含量及适宜的酸碱度,是机体进行新陈代谢和各个器官功能正常运作的首要条件。创伤、手术及许多外科疾病均可导致体液和酸碱平衡失调,如何处理好这些基本问题是外科临床治疗的重要内容。

(一)体液及构成

机体内的液体称为体液(body fluid),主要成分是水和电解质。正常人的体液量,成年男性大约占体重的60%,成年女性约占50%,儿童约占70%,其中分布于细胞内的体液称为细胞内液,约占体重的40%;其余分布于细胞外的体液称为细胞外液,约占体重的20%。细胞内液中的主要阳离子是K^+和Mg^{2+},主要阴离子是HPO_4^{2-}和蛋白质。细胞外液中最主要的阳离子是Na^+,主要阴离子是Cl^-、HCO_3^-和蛋白质。细胞外液是细胞直接接触和赖以生存的环境,细胞外液主要包括血浆和组织间液两部分,此外,还有少量的淋巴液、关节液和脑脊液等。血浆量约占体重的5%,组织间液约占体重的15%。组织间液能迅速地和血管内液体和细胞内液进行交换并取得平衡,在维持机体的水和电解质平衡上,起着很重要的作用,故称其为功能性细胞外液;结缔组织液和透细胞液,例如脑脊液、关节液和消化液等共占体重的1%~2%,因物质交换缓慢,在维持水和电解质平衡方面作用很小,故称其为无功能性细胞外液。但是,有些无功能性细胞外液的变化也可引起不同程度的体液平衡失调。最常见的就是消化道梗阻大量丢失胃肠道消化液后,可引起体液量及成分的明显异常。

(二)体液的渗透压平衡

正常人体血浆渗透压为290~310mol/L,主要来自溶解于其中的电解质产生的晶体渗透压,少量来自溶解于其中的蛋白质所产生的胶体渗透压。由于细胞膜的半透膜特性,水分子能自由通过细胞膜,而血浆和组织液的电解质绝大部分不易透过细胞膜,通过水分子在细胞膜两侧的转移,调节细胞内液和细胞外液的渗透压平衡。由于电解质可以自由通过有孔的毛细血管,所以血浆与组织液中的晶体渗透压也基本相等,而血浆蛋白一般不能透过毛细血管壁,血浆蛋白在血管内产生的胶体渗透压差,调节水向血管内转移,从而达到血管内外渗透压的平衡。

（三）体液的调节

正常人每日排出水分 2000~2500ml。其中肾脏有较强的调节排出水的能力,每日尿量一般维持在 1000~1500ml,皮肤蒸发每日约 500ml;呼吸时失水约 400ml;大便含水约 100ml;故正常人生理情况下每日需水量 2000~2500ml,其中来自饮水 1000~1500ml,半固态和固态食物含水约 700ml,经食物代谢产生内生水每日约 300ml。机体通过神经-内分泌系统作用于肾脏,调节水及钠等电解质的吸收及排泄,从而实现维持体液容量、渗透压及电解质含量平衡,达到保持内环境稳定的状态。下丘脑-神经垂体-抗利尿激素系统作用于肾脏主要调节水的再吸收来恢复和维持体液正常的渗透压;肾素-血管紧张素-醛固酮系统作用于肾脏主要调节恢复或维持正常血容量。此外,人体生理情况下每日尚需摄入氯化钠 4~5g,氯化钾 3~5g,同时需摄入少量钙、镁、磷等必需元素。

（四）酸碱平衡调节

机体进行正常生理活动和代谢过程需要适宜的酸碱度体液环境,正常人的动脉血浆 pH 为 7.40±0.05;酸碱平衡主要通过血液缓冲物质、肺呼吸和肾脏的调节来维持。血液缓冲物质中 HCO_3^-/H_2CO_3 是最重要的缓冲对,其正常比值(HCO_3^-/H_2CO_3)是 20∶1。肺通过呼出 CO_2 来调节酸碱度。肾脏通过排出酸及保留碱性物质在调节酸碱平衡中起重要作用,肾调节酸碱平衡的机制是:通过 H^+-Na^+ 交换排出 H^+;HCO_3^- 重吸收;产生 NH_3 与 H^+ 结合成 NH_4^+ 排出;尿的酸化而排出 H^+。

第二节　体液代谢失调

体液代谢失调可以表现为容量失调、浓度失调或成分失调。容量失调是指等渗性细胞外液容量减少或增加的改变,而细胞内液容量无明显改变。浓度失调是指细胞外液的水分减少或增加,导致渗透压发生改变,由于影响细胞外液渗透压的主要电解质是 Na^+,表现为低钠血症或高钠血症。细胞外液其他离子各具有生理功能,但因其量少,出现浓度变化对细胞外液的渗透压影响不明显,故称为成分失调,如高钾血症或低钾血症,高钙血症或低钙血症,广义还包括酸中毒或碱中毒等。

（一）水、钠的代谢紊乱

1. 等渗性脱水(isotonic dehydration)　等渗性脱水又称急性脱水或混合性脱水,特点是水和钠成比例丢失,血 Na^+ 浓度在正常范围,细胞外液渗透压正常。等渗性脱水是外科临床上最常见的一种脱水,早期表现为细胞外液容量不足,而细胞内液容量改变不明显;随着细胞外液持续丧失,细胞内液也会逐渐外移,引起细胞脱水。机体的代偿调节机制:当细胞外液容量明显不足时,肾入球小动脉壁的压力感受器受到管内压力下降的刺激,以及肾小球滤过率下降所致的远曲小管液内的钠的减少,引起肾素-血管紧张素-醛固酮系统兴奋,肾对钠和水重吸收也增加,代偿性回升细胞外液量。

【病因】常见的病因有:①消化液的急性丧失,如大量呕吐、腹泻及高流量肠瘘等;②体液丧失在感染区、软组织内或创面,如急性腹膜炎、低位完全性肠梗阻、严重创伤及大面积烧伤等。其丧失的体液成分与细胞外液基本相同。

【临床表现】轻度脱水时,患者口渴感不明显,主要表现有恶心、厌食、尿少、乏力等。体征包括舌干燥、眼部凹陷、皮肤干燥、松弛等。当急性丧失的体液达体重 5% 时,即相当于丧失细胞外液的 25%,患者出现脉搏细速、肢端湿冷、脉压缩小等休克早期表现。若体液继续丧失大于体重的 6%(相当于丧失细胞外液的 30%)时,会出现更严重的休克表现。休克患者因微循环障碍,产生大量酸性物质并积聚,常伴发代谢性酸中毒;如果患者丧失的体液主要是胃液,因伴有 H^+、Cl^- 的大量丧失,则有代谢性碱中毒。

【诊断】主要依据病史和临床表现进行诊断。实验室检查表现为血液浓缩,包括红细胞计数、血红蛋白量、红细胞比容(HT)均明显升高,尿比重增高,但血 Na^+ 和 Cl^- 浓度可在正常范围内,动脉血气分析可判断是否合并酸中毒或碱中毒。

【治疗】 积极治疗原发病,消除病因,同时应给予静脉滴注平衡盐溶液或生理盐水以纠正血容量的不足。可根据临床表现估计补液量,也可根据红细胞比容(hematocrit, HT)来计算,补液量(L)= HT 上升值/HT 正常值×体重(kg)×0.2。一般先给予计算量的 1/3~1/2,余量可视患者情况第二日补给。此外,对于禁食的患者还应补充生理需要量 2000ml 和氯化钠 4.5g、氯化钾 3~5g。

对出现血压下降、脉搏加速者说明细胞外液丧失量达到体重的 5%,应从静脉快速滴注平衡盐溶液或生理盐水 3000ml(按体重 60kg 计算),以恢复血容量,同时监测心脏功能,包括心率、中心静脉压或肺动脉楔压等。合并酸碱失调需及时监测,必要时纠正。注意预防容量恢复后低钾血症的发生,待尿量大于 40ml/h 时开始补充钾盐。

临床上常用的等渗盐水(生理盐水)为 0.9% 的氯化钠溶液,其 Na^+ 和 Cl^- 含量均为 154mmol/L,其中 Cl^- 含量明显高于血浆。若大量输入这种液体,易导致高氯性酸中毒。而平衡盐溶液电解质含量接近于血浆,更符合生理,一般主张用其替代等渗盐水。目前常用的平衡盐溶液有两种:①乳酸钠和复方氯化钠溶液(1.86% 乳酸钠溶液和复方氯化钠溶液之比为 1:2);②碳酸氢钠溶液和等渗盐水(1.25% 碳酸氢钠溶液和等渗盐水之比为 1:2)。

2. 低渗性脱水(hypotonic dehydration) 低渗性脱水又称慢性脱水或继发性脱水,特点是缺钠多于脱水,血清钠低于正常范围,细胞外液呈低渗状态。机体的代偿调节机制表现为抗利尿激素的分泌减少,使水在肾小管的重吸收减少,尿量排出增多,使得血液的渗透压升高。此时,部分组织间液进入血管内,以缓解血容量不足。当血容量明显不足时,肾素-血管紧张素-醛固酮系统兴奋,肾对钠和水重吸收也增加。血容量不足又会刺激垂体后叶,使抗利尿激素分泌增多,水重吸收增加,出现少尿。如通过上述代偿机制无法维持血容量时,将出现休克。

【病因】 主要病因有:①消化液慢性丢失,常见于反复呕吐、长期胃肠减压引流及慢性肠梗阻;②大面积创面慢性渗液;③长期应用排钠利尿剂(氯噻酮、依他尼酸)未同时补充适当的钠盐;④等渗性脱水补充水分过多。

【临床表现】 一般均无口渴感。因缺钠程度的轻重而有不同表现,一般可分为三度:①轻度缺钠:血清 Na^+ 浓度 135mmol/L 以下,患者感疲乏、头晕、手足麻木,尿中 Na^+ 减少;②中度缺钠:血清 Na^+ 浓度在 130mmol/L 以下,除上述症状外,尚有恶心呕吐、脉搏细速、血压不稳或下降、脉压变小,同时还可有视力模糊、站立性晕倒等,尿少,尿中几乎不含 Na^+ 和 Cl^-;③重度缺钠:血清 Na^+ 浓度在 120mmol/L 以下,患者出现神志不清,肌肉痉挛抽搐,腱反射减弱或消失,出现木僵,甚至昏迷。常发生休克,应高度警惕。

【诊断】 结合患者的病史和临床表现可做出初步诊断,进一步实验室检查可帮助诊断:①尿 Na^+ 和 Cl^- 可明显减少,尿比重在 1.010 以下;②血 Na^+ <135mmol/L,血 Na^+ 浓度越低,病情越重;③红细胞计数、血红蛋白量、红细胞比容升高;④重症患者血中尿素氮增高。

【治疗】 除积极治疗原发病外,一般应静脉补给含盐溶液或高渗盐水,以纠正血液的低渗状态和补充血容量。静脉输液原则:速度应先快后慢,总入量应分次完成。每 8~12h 根据临床表现、电解质复查结果、血气分析及中心静脉压等,随时调整输液计划。补钠量可按下面公式进行计算:补钠量(mmol)=(血 Na^+ 正常平均值-血 Na^+ 测定值)×体重(kg)×0.6(女性为 0.5)。

根据 1g 钠盐含 17mmol Na^+,可计算出需补氯化钠的量。当日先补充缺钠的 1/2 量,另外加上每日生理需要量 4.5g,一般可用等量的生理盐水或 5% 葡萄糖氯化钠补给,对于禁食的患者同时还应补充日需液体量 2000ml,氯化钾 3~5g。剩余 1/2 量可在第二日补给。

对重度缺钠出现休克患者,应先用晶体液(如复方乳酸氯化钠溶液、等渗盐水)和胶体液(如羟乙基淀粉、右旋糖酐、血浆和白蛋白)补足血容量,以改善组织器官及微循环灌注。一般晶体液/胶体液用量比例为(2~3)∶1,先晶体后胶体,交替使用。补足血容量后,使用高渗盐水5%NaCl 200~300ml尽快纠正血钠过低情况,恢复血浆渗透压,促进水从组织间液及水肿细胞内外移入血液循环。

必须强调的是:①公式计算量仅是作为补钠安全剂量的参考,先补充总量的1/2,以后结合临床表现和血钠浓度分次补充剩余量,避免一次性补足造成循环容量负荷过高引起心功能不全;②休克改善后,根据血气分析情况,如有严重的酸中毒,需及时纠正;③尿量达到40ml/h,可补充钾离子。

3. 高渗性脱水(hypertonic dehydration)　又称原发性脱水。特点是水和钠同时丢失,脱水多于缺钠,血清钠高于正常水平,细胞外液的渗透压升高。由于细胞外液高渗,细胞内的水分向细胞外移动,引起细胞内脱水,严重时细胞内脱水程度可超过细胞外液。机体的代偿调节机制:高渗状态下,丘脑下部的口渴中枢受刺激而引起口渴感,饮水增加;抗利尿激素分泌增加,促进肾小管对水的再吸收,尿量减少;如脱水导致循环血量明显减少时,肾素-血管紧张素-醛固酮系统兴奋,醛固酮分泌增加,肾对钠和水重吸收也增加。

【病因】　主要病因有:①摄入水分不足,如食管癌吞咽困难、危重患者给水不足、经鼻胃管或空肠造瘘管给予高浓度肠内营养液;②水分丧失过多,如高热、大量出汗(汗液中氯化钠的含量约0.25%)、大面积烧伤暴露疗法、糖尿病引起的高渗性利尿等。

【临床表现】　根据症状轻重,临床一般将脱水分为三度。①轻度脱水:脱水量为体重的2%~4%,主要表现为口渴;②中度脱水:脱水量为体重的4%~6%,表现为极度口渴、乏力、尿量少,唇舌干燥,皮肤弹性差,眼窝凹陷,常伴烦躁不安;③重度脱水:脱水量超过体重的6%,除中度脱水症状外,出现躁狂、幻觉、谵妄甚至昏迷等神经系统症状。

【诊断】　病史和临床表现有助于高渗性脱水的诊断。实验室检查可有:①尿比重增高;②血 Na^+ >150mmol/L;③红细胞计数、血红蛋白、红细胞比容轻度升高等。

【治疗】　在积极治疗原发病的同时,需补充已丧失的液体。无法口服的患者,可静脉滴注5%葡萄糖溶液或低渗的0.45%氯化钠溶液。一般补液量可根据临床表现估计失水量占体重的百分比,按每丧失体重的1%补液400~500ml计算。为防止液体输入过量引起水中毒或容量负荷过高,计算所得的补液量一般可分在两日内补给,当日一般补给计算量或估计量的1/2~2/3量,次日根据临床表现和血钠监测结果酌情调整补液量。另外,对于禁食的患者补液量中应包括正常生理需要量2000ml。应该注意高渗性脱水的患者,因为脱水多于缺钠,同时也有不同程度的缺钠,应酌情补给适当的钠量,以补充丢失的钠盐。

4. 水中毒(water intoxication)　又称稀释性低钠血症。是指机体摄入水总量超过排出水量,以致水分在体内潴留,引起血液渗透压下降、循环血量增加。由于血容量增加,渗透压下降,促使细胞外液的水分向细胞内转移,导致组织细胞水肿,临床相对少见。

【病因】　主要病因有:①各种原因引起的抗利尿激素分泌过多;②肾功能障碍、排尿能力下降;③患者饮水过多或静脉输液过多。

【临床表现】　急性水中毒起病急,大量水分进入脑细胞可导致颅内高压,引起神经、精神症状,如头痛、嗜睡、躁动、精神紊乱、定向力异常、谵妄,甚至昏迷;若发生脑疝则出现相应的神经定位体征。慢性水中毒时其症状往往被原发病所掩盖,可表现软弱无力、恶心呕吐、嗜睡等。另外,体重明显增加,在体位下坠的地方出现明显肿胀。

【诊断】　实验室检查:红细胞计数、血红蛋白量、红细胞比容及血浆蛋白量均下降,血浆渗透压降低。红细胞平均容积增加和红细胞平均血红蛋白浓度降低,提示细胞内、外液量均增加。

【防治】　应以预防为主,对引起抗利尿激素分泌过多的原因如疼痛、休克、创伤及大手术等,注意避免输液过量;对于有急慢性心肾功能不全者更应严格限制入水量。治疗上,水中毒时应立即停止水的摄入,轻症待机体排出多余的水分即可消除;病情严重者,应给予利尿剂促进水分排出,颅内高压可用20%甘露醇或25%山梨醇200ml于20分钟内快速静脉滴注脱水治疗。对于有肾衰竭的患者,可以考虑血液透析治疗。

（二）钾的代谢紊乱

钾是体内重要的无机离子，98%存在于细胞内，2%存在于细胞外液中，是细胞内主要的阳离子。正常血钾浓度为 3.5~5.5mmol/L。钾有许多重要的生理功能：参与、维持细胞的正常代谢、维持细胞内液的渗透压和酸碱平衡、维持神经肌肉组织的兴奋性、维持心肌正常功能。肾脏是体内调节钾平衡的重要器官。

1. 低钾血症（hypokalemia）　血 K^+ 浓度低于 3.5mmol/L 称为低钾血症。多数情况下，血 K^+ 浓度降低意味着体内缺钾；少数情况下，K^+ 大量从细胞外移向细胞内也可造成低钾血症，但这种低钾往往是暂时的。

【病因】　常见的病因有：①钾摄入量不足，如禁食、昏迷、长期进食不足患者，静脉补液或静脉营养时未补充足够的钾盐。②钾丢失过多，呕吐、持续胃肠减压、腹泻等可使大量钾随消化液丢失；应用呋塞米、依他尼酸等排钾利尿剂；肾小管性酸中毒；急性肾衰竭的多尿期以及盐皮质激素过多等均可使钾从肾脏排出过多。③钾转移到细胞内，见于大量混合输注葡萄糖液和胰岛素，或碱中毒时。

【临床表现】　最早的临床表现是肌无力，先是四肢软弱无力，以后可延及躯干和呼吸肌，一旦呼吸肌受累可致呼吸困难或窒息。还可有软瘫、腱反射减退或消失等神经系统体征。病人有厌食、恶心、呕吐和腹胀、肠蠕动消失等肠麻痹的表现。心脏受累主要表现为传导阻滞和节律异常，典型的心电图改变为早期出现 T 波降低、变平或倒置，随后出现 ST 段降低、QT 间期延长和 U 波，因患者不一定有典型心电图改变，故不能单凭异常心电图来诊断低钾血症。有些低钾血症患者的临床表现并不明显，特别是当患者伴有严重的细胞外液缺失时，脱水、缺钠所致的症状会比较突出，当细胞外液缺失被纠正之后，钾浓度被进一步稀释，此时就会出现明显低钾血症的症状。另外，合并酸中毒时，K^+ 从细胞内移出，也可掩盖缺钾情况。严重低钾血症时，K^+ 由细胞内移出，以补充细胞外的缺钾，同时 H^+ 进入细胞内，造成代谢性碱中毒。另外远曲小管 Na^+、K^+ 交换减少，Na^+、H^+ 交换增加，排 H^+ 增多，尿液呈酸性（称之为反常性酸性尿），将进一步加重代谢性碱中毒。

【诊断】　主要是依据病史、临床表现、血清 K^+ 测定来确定诊断。血清 K^+ 低于 3.5mmol/L 具有诊断意义。心电图检查可辅助诊断。

【治疗】　除积极治疗原发病外，应注意补充钾盐。对于缺钾较轻又能正常进食的低钾血症患者，可采用口服补钾；不能口服或缺钾较严重者均应采用静脉途径补充钾盐。

由于正常人细胞外液 K^+ 总量大约只有 60mmol，如果静脉补钾过快、总量过多会引起致命性的高钾血症，因此静脉补钾要遵循以下原则：①只能用缓慢滴注或者用可调速泵注的方法给药，严禁静脉注射；②每日补钾总量，轻度缺钾患者补充 K^+ 50~70mmol（相当于氯化钾 4~5g，1g 氯化钾含 K^+ 13.4mmol），重度缺钾补充 K^+ 80~100mmol（相当氯化钾 6~7.5g），一般每日补充总量不超过 100mmol；在严密监测下可增加至 100~200mmol 用量，但要特别慎重；③静脉滴注补钾溶液浓度（指氯化钾）不超过 0.3%；④输液速度一般控制在 80 滴/min 以下，泵注输钾速度应控制在 20mmol/h 以下；⑤对休克患者必须先给予纠正，待尿量大于 40ml/h 才开始补钾；⑥纠正体内的缺钾，常需连续 3~5 日的治疗。

2. 高钾血症（hyperkalemia）　血 K^+ 浓度超过 5.5mmol/L 即是高钾血症。

【病因】　常见的病因有：①补 K^+ 过多，如过量服用含钾药物，静脉补钾过多过快或大量输入库存血液；②细胞破坏，严重创伤、严重感染、溶血使 K^+ 由细胞内移出；③体内分布异常，如酸中毒、应用琥珀胆碱等均可使 K^+ 从细胞内外移；④排 K^+ 功能减退，如急慢性肾衰竭、应用保钾利尿剂以及盐皮质激素分泌不足等。

【临床表现】　一般无特殊症状，有时有四肢乏力、神志淡漠或感觉异常，严重时有微循环障碍的表现，如皮肤苍白、发冷、青紫、低血压等。由于心肌兴奋性下降，常有心动过缓或心律不齐，严重时可发生舒张期心脏停搏。

【诊断】　对有导致高钾血症原因的患者，出现一些不能用原发病来解释的临床表现时，即应考虑有高钾血症的可能，并立即测定血清钾和进行心电图检查，可明确诊断。血钾超过 5.5mmol/L 即可确诊，血钾超过 7mmol/L 时通常都会有心电图改变,典型心电图表现为早期 T 波高尖,P 波波幅下降,随后出现 QRS 波增宽,PR 间期延长。

【治疗】 高钾血症患者有心跳骤停的危险,一经确诊应给予积极治疗。治疗措施应包括:立即停用一切含钾药物;采用综合措施尽快降低血钾;提高心肌的应激性以对抗心律失常。

(1)降低血钾浓度

1)促使 K^+ 移入细胞内:①先静脉注射 5% 碳酸氢钠 60~100ml,再继续点滴 100~200ml,可使血容量增加,K^+ 得到稀释,又可使 K^+ 移入细胞内或由尿排出,还有助于酸中毒的纠正;②亦可用 25% 葡萄糖溶液 100~200ml,每 5g 糖加入 1U 胰岛素,静脉滴注,能使 K^+ 转入细胞内,暂时降低血钾,必要时每隔 3~4 小时可重复使用;③对于肾功能不全的患者,限制钠水入量时,可用 10% 葡萄糖酸钙溶液 100ml、11.2% 乳酸钠溶液 50ml、25% 葡萄糖溶液 400ml,加入胰岛素 20U,做 24 小时静脉持续滴注。

2)应用阳离子交换树脂:每日口服 4 次,每次 15g,可从消化道带走较多的 K^+,同时口服甘露醇导泻,效果更好。也可将其加入 10% 葡萄糖溶液 200ml 内进行保留灌肠。

3)透析疗法:常用血液透析,多用于病情较重的患者。

(2)抗心律失常:静脉注射 10% 葡萄糖酸钙溶液 20ml,因 Ca^{2+} 对 K^+ 有拮抗作用,能缓解 K^+ 对心肌的毒性作用。必要时可重复给药,亦可静脉滴注。

(三)钙的异常

机体内 99% 的钙存在于骨骼中,细胞外液的钙仅为总钙量的 0.1%。正常血钙浓度为 2.25~2.75mmol/L,其中约半数为蛋白结合钙,5% 为有机酸结合的钙,这两部分合称为非离子化钙;其余 45% 为离子化钙,起着维持神经肌肉稳定性的作用。不少外科患者可发生钙代谢紊乱,常见为低钙血症。

1. 低钙血症(hypocalcemia) 常见的病因有:①急性坏死性胰腺炎、坏死性筋膜炎、肾衰竭、消化道瘘;②甲状旁腺功能受损,多见于甲状腺手术或放疗损伤甲状旁腺,使降钙素释放减少。临床主要表现为神经肌肉兴奋性增强、口周和指/趾尖麻木及针刺感、手足搐搦、腱反射亢进以及低钙击面征(Chvostek 征)阳性。血钙浓度<2mmol/L 时有诊断价值。积极针对病因进行治疗。搐搦发作时应立即用 10% 葡萄糖酸钙 10~20ml 或 5% 氯化钙静脉注射,必要时 8~12 小时后可重复注射。慢性低钙血症应逐渐用口服维生素 D 加钙片替代。

2. 高钙血症(hypercalcemia) 多见于甲状旁腺增生、腺瘤形成等甲状旁腺功能亢进症。骨转移性癌也可以有高钙血症表现,尤其是乳腺癌骨转移接受雌激素治疗时。临床早期无特异性症状,血钙浓度进一步增高时可出现严重头痛、背和四肢疼痛、泌尿系统结石等。后期因全身骨质脱钙,可导致病理性骨折。治疗的措施主要针对甲状旁腺功能亢进,切除腺瘤和增生组织。对骨性转移癌的患者,唑来膦酸因能抑制破骨活性增加而导致的骨吸收,可予静脉注射治疗,另外可给予低钙饮食、补充水分以利于钙的排泄。

第三节 酸碱平衡失调

机体的组织、细胞在进行正常生命代谢活动时不断摄入或产生酸性和碱性物质,经过体内的缓冲系统、肾脏和肺的调节使体内的酸碱度始终维持在正常范围内,即体液的酸碱平衡。

酸碱度以 pH 表示,正常值在 7.35~7.45。人体在疾病状态下酸碱物质产生过量,超过机体的各种代偿机制的调节能力时,则可发生不同形式的酸碱平衡失调。原发性的酸碱平衡失调有代谢性酸中毒、代谢性碱中毒、呼吸性酸中毒和呼吸性碱中毒四种,当同时出现两种以上的原发性酸碱失调,即为混合型酸碱平衡失调。其主要指标变化见表 3-1。

表 3-1　酸碱平衡失调的主要动脉血气分析指标变化

类型	pH	PaCO₂	SB	BE
代谢性酸中毒	↓↓	正常或↓	↓↓	↓↓
代谢性碱中毒	↑↑	正常或↑	↑↑	↑↑
呼吸性酸中毒	↓↓	↑↑	正常或↑	正常或↑
呼吸性碱中毒	↑↑	↓↓	正常或↓	正常或↓

注:pH 正常值 7.40±0.05;PaCO₂,即动脉血二氧化碳分压,正常值为 34~45mmHg;SB,即标准碳酸氢盐,正常值为 21~32mmol/L;BE,即剩余碱,正常值为±3mmol/L。

pH、HCO_3^-、$PaCO_2$ 是反映机体酸碱平衡三项主要指标,动脉血气分析可获得这些指标的数据并可准确判断出不同类型的酸碱平衡失调,也是制订治疗方案和观察治疗效果的客观指标。

(一)代谢性酸中毒

代谢性酸中毒(metabolic acidosis)是临床最常见的酸碱平衡失调。体内酸性物质产生过多或积聚,或 HCO_3^- 丢失过多,即可引起代谢性酸中毒。

【病因】

1. 碱性物质丢失过多　①HCO_3^- 的直接丢失:常见于腹泻、肠瘘、胆瘘和胰瘘等;②HCO_3^- 的重吸收减少:见于应用碳酸酐酶抑制剂(如乙酰唑胺),使肾小管排 H^+ 及对 HCO_3^- 重吸收减少,导致酸中毒。

2. 酸性物质产生过多　①体内 H^+ 过多:临床常见于失血性及感染性休克导致急性循环衰竭、组织缺氧使丙酮酸、乳酸产生过多,出现代谢性酸中毒;②酮症酸中毒:糖尿病或长期不能进食时,脂肪分解过多,产生大量酮体所致;③抽搐、心搏骤停:引起体内有机酸产生过多或积聚;④治疗用氯化铵或盐酸精氨酸过多,导致血中 Cl^- 增多,也可发生酸中毒。

3. 肾功能不全　由于肾小管功能障碍不能将内生性 H^+ 排出体外,或 HCO_3^- 重吸收减少。

代谢性酸中毒的代偿机制:血浆中 H^+ 升高,刺激呼吸中枢,使呼吸加深加快,加速排出 CO_2,$PaCO_2$ 下降,HCO_3^-/H_2CO_3 的比值重新接近 20∶1,而保持血 pH 在正常范围,此即代偿性代谢性酸中毒。但机体的代偿能力是有一定限度的,超过了这个限度,pH 出现下降,发展为失代偿性代谢性酸中毒。

【临床表现】轻症患者可无明显症状,重症患者有疲乏、眩晕、嗜睡,可有烦躁或感觉迟钝,最明显的表现是呼吸加深加快,呼气中可带有酮味(烂苹果味);患者面部潮红,心率加快,血压常偏低;可有腱反射减弱或消失,严重时可发生神志不清或昏迷。代谢性酸中毒可降低心肌收缩力和周围血管对儿茶酚胺的敏感性,容易发生心律不齐、急性肾功能障碍和休克。

【诊断】根据病史和临床表现,结合二氧化碳结合力(在一定程度上代表血浆中碳酸氢盐的水平,即碱储量,其正常值为 22~28mmol/L)下降,一般可初步诊断。有条件时进行血气分析可以明确诊断(pH<7.35 或 HCO_3^-<21mmol/L),并能了解酸中毒的性质、严重程度及代偿情况。代偿期血液 pH 可在正常范围,但 HCO_3^-、BE 和 $PaCO_2$ 均有一定程度的下降。

【治疗】病因治疗是代谢性酸中毒首要的治疗。由于机体具有一定的调节酸碱平衡的能力,较轻的代谢性酸中毒(HCO_3^- 未低于 16~18mmol/L 时),在消除病因的同时补充适当的液体后,可自行纠正,不需应用碱性药物。如低血容量性休克可伴代谢性酸中毒,经补充血容量纠正休克后,轻度酸中毒亦可随之被纠正,不宜过早使用碱性药物。

对血 HCO_3^-<10mmol/L 的重症酸中毒患者,应立即补液和给予碱性药物治疗,临床常用 5%碳酸氢钠溶液或 11.2%乳酸钠。其用量可根据血 HCO_3^- 的测定值来计算,公式如下:

$$HCO_3^- 的需要量(mmol) = (HCO_3^- 正常值 - HCO_3^- 测定值) \times 体重(kg) \times 0.4$$

已知每 100ml 5% 碳酸氢钠含 HCO_3^- 60mmol（每 100ml 11.2% 乳酸钠含 HCO_3^- 10mmol），据此即可计算出碳酸氢钠（乳酸钠）的实际需要量。为防止补碱过量，首次先补计算量的 $1/2 \sim 2/3$。临床上亦可根据酸中毒的严重程度进行估计，直接补给 5% 碳酸氢钠的首次剂量为 100~250ml 不等。

治疗中应该注意：①治疗原则为边治疗边观察，逐步纠正酸中毒。用药后 2~4 小时复查血气分析，结合临床表现和电解质检查结果确定是否继续输给碱性药物及其剂量。②5% 的碳酸氢钠溶液是一种高渗溶液，过多输入可导致高钠血症。③酸中毒纠正后，大量 K^+ 进入细胞内，易引起低钾血症，在尿量大于 40ml/h 时应注意补钾；另外，因离子化 Ca^{2+} 减少，患者可发生手足搐搦，需及时静脉补充钙剂。

（二）代谢性碱中毒

代谢性碱中毒（metabolic alkalosis）是由于体内 HCO_3^- 增高或 H^+ 减少所引起酸碱失衡。

【病因】 常见的病因有以下四点。①酸性胃液丢失过多：是外科患者发生代谢性碱中毒最常见原因，如幽门梗阻致严重呕吐、长期胃肠减压等，可丢失 H^+ 和大量 Cl^-。肠液中 HCO_3^- 未能被胃液的 H^+ 所中和，HCO_3^- 被重吸收入血使血浆 HCO_3^- 浓度升高；Cl^- 的丢失使肾近曲小管的 Cl^- 减少，为维持离子平衡，代偿性的重吸收 HCO_3^- 增加。②碱性物质摄入过多：长期服用碱性药物，或补碱过多。③严重缺钾：低钾血症时，每 3 个 K^+ 从细胞内释出，即有 2 个 Na^+ 和 1 个 H^+ 进入细胞内，引起细胞内酸中毒和细胞外碱中毒。④利尿药的作用：例如呋塞米、依他尼酸等能抑制肾近曲小管对 Na^+ 和 Cl^- 的再吸收，而不影响远曲小管内 Na^+ 与 H^+ 的交换，因此，随尿排出的 Cl^- 比 Na^+ 多，回收入血的 Na^+ 和 HCO_3^- 增多，发生低氯性碱中毒。

代谢性碱中毒的代偿机制：①呼吸浅慢，CO_2 排出减少，$PaCO_2$ 升高，HCO_3^-/H_2CO_3 比值接近 20：1，维持 pH 在正常范围；②肾减少泌 H^+ 及 NH_3 生成减少，HCO_3^- 再吸收减少，经尿排出增多。

【临床表现】 轻症无明显症状；重症可有呼吸变浅变慢，还可出现头晕、谵妄、性格改变、精神错乱，甚至昏迷等神经精神方面的异常。代谢性碱中毒时，氧合血红蛋白解离曲线左移，使氧不易释出，此时尽管患者血氧含量和氧饱和度正常，但仍然存在组织缺氧，应充分认识到积极纠正碱中毒的重要性。

【诊断】 根据病史和临床表现可做出初步诊断。血气分析可确定诊断（pH>7.45，$HCO_3^->32mmol/L$），并可据此判断严重程度及代偿情况。代偿时，血 pH 可基本正常，BE 及 HCO_3^- 均有一定程度的升高。失代偿时，血液 pH 和 HCO_3^- 明显升高，$PaCO_2$ 正常；可伴有低氯血症和低钾血症。

【治疗】 除积极治疗原发病外，对胃液丧失而导致的代谢性碱中毒，可静脉补充等渗盐水或葡萄糖盐水，以恢复细胞外液量同时又补充 Cl^-，可纠正轻症低氯性碱中毒。必要时可补充盐酸精氨酸，补充 Cl^- 的同时又能中和过多的 HCO_3^-。碱中毒时多伴有低钾血症，当尿量超过 40ml/h 时，应适当补充钾盐。补钾后可纠正细胞内、外离子的交换异常，减少尿中排 H^+，有利于加速纠正碱中毒。

治疗严重碱中毒时（血浆 $HCO_3^->45\sim50mmol/L$、pH>7.65），可直接用稀释的盐酸溶液来迅速中和细胞外液过多的 HCO_3^-。将 1mmol/L 的盐酸溶液 150ml 加入到生理盐水 1000ml 或 5% 葡萄糖溶液 1000ml 中（使盐酸浓度为 0.15mmol/L），经中心静脉导管缓慢滴入（25~50ml/h）。切忌将该溶液经周围静脉注射，因一旦发生渗漏会导致皮肤软组织的坏死。每 4~6 小时监测血气分析和血电解质，必要时第二日可重复治疗。纠正碱中毒不宜过于迅速，一般也不要求完全纠正。

（三）呼吸性酸中毒

呼吸性酸中毒（respiration acidosis）是指肺泡通气和换气功能减弱，不能充分排出体内生成的 CO_2，致使血液的 $PaCO_2$ 增高所引起的高碳酸血症。

【病因】 常见原因为：①通气功能不足，如全身麻醉过深、镇静剂过量、心搏骤停、气胸、急性肺水肿、支气管痉挛、喉痉挛和呼吸机使用不当等；②换气功能障碍或通气/血流比失调，引起 CO_2 在体内潴留，如重度肺气肿、肺组织广泛纤维化等慢性肺部阻塞性疾病。

呼吸性酸中毒时机体主要通过血液缓冲对（H_2CO_3/Na_2HPO_4）系统和肾对 HCO_3^- 重吸收的增加来完成

代偿,但代偿作用弱、过程慢、能力有限。

【临床表现】患者有胸闷、呼吸困难、躁动不安,发生缺氧时可有发绀、头痛。酸中毒加重时可出现血压下降、谵妄、昏迷。脑缺氧会发生脑水肿、脑疝,严重时呼吸骤停。

【诊断】患者有呼吸系统受影响的病史,同时出现上述症状,应考虑存在呼吸性酸中毒的可能。动脉血气分析显示 pH 下降,$PaCO_2$ 升高,血 HCO_3^- 正常。慢性呼吸性酸中毒时,$PaCO_2$ 增高,HCO_3^- 稍高,pH 常无明显下降。

【治疗】呼吸性酸中毒的治疗原则:①应积极处理原发疾病,改善通气功能;②解除呼吸道梗阻,必要时可行气管插管或气管切开;③使用呼吸机,应注意调整潮气量和呼吸频率,以保证足够的有效通气量;④及时治疗合并的肺部感染;⑤纠正缺氧,将吸入氧浓度调整在 0.6~0.7,在供给足够氧的同时又不会发生氧中毒。

(四)呼吸性碱中毒

呼吸性碱中毒(respiration alkalosis)是指肺泡通气过度、体内生成的 CO_2 排出过多,致使血液的 $PaCO_2$ 降低所引起的低碳酸血症,血 pH 上升。

【病因】引起通气过度的原因有癔症、精神过度紧张、疼痛、高热、创伤、感染、肝功能衰竭、低氧血症以及呼吸机辅助通气过度等。

$PaCO_2$ 降低,初始可抑制呼吸中枢,使呼吸变浅变慢,CO_2 排出减少,血中 H_2CO_3 代偿性增高,但长时间会引起机体缺氧,无法长效维持。肾的代偿表现为 HCO_3^- 重吸收减少,排出增多,使血中 HCO_3^- 降低,调节 HCO_3^-/H_2CO_3 比值接近正常,维持 pH 在正常范围。

【临床表现】多数患者表现为呼吸急促,有时可有眩晕、手足及口周麻木和针刺感、肌肉震颤、手足抽搐。心跳可加速。危重症患者发生急性呼吸性碱中毒常提示预后不良,有发生急性呼吸窘迫综合征可能。

【诊断】根据病史、临床表现结合血气分析可诊断;血 pH 升高,$PaCO_2$ 和 HCO_3^- 下降。

【治疗】应积极处理原发疾病。用纸袋罩住口鼻可增加呼吸道无效腔,减少 CO_2 的排出,提高血 $PaCO_2$ 水平。危重病人或中枢神经系统病变所致的呼吸急促,可用药物阻断自主呼吸,改由呼吸机进行辅助呼吸;如系呼吸机使用不当而导致的通气过度应调整呼吸频率和潮气量。

第四节　体液代谢和酸碱平衡失调的综合防治

一、预防

水、电解质代谢紊乱和酸碱平衡失调常继发于多种疾病,并能影响原发病的预后,严重时可导致死亡。因此,应采取积极和正确的预防措施。

1. 补充每日需要量　不能进食的患者,所需水、电解质及营养物质均须经静脉补充。禁食时间短时可只补充水和主要电解质及糖,补充每日生理需要量,即水分 2000~2500ml、氯化钠 4~5g,氯化钾 3~5g。禁食时间长,除每日生理需要量的液体和电解质外,尚需补充葡萄糖、氨基酸及脂肪乳供机体合成三大营养物质,此外还要补充机体新陈代谢所需要的维生素和微量元素,行肠外营养治疗。

2. 补充额外丧失量　发热、大量出汗和气管切开的患者,体液丧失增加,应增加补充量。一般体温每升高 1℃,从皮肤丧失水 3~5ml/kg。中度出汗患者,每日可丧失体液 500~1000ml,而大量出汗每日可丧失体液 1000~1500ml,其中含氯化钠约为 3.0g/L。气管切开的患者每日随呼吸蒸发的水分约 1000ml。以上体液的丢失,在估计补液量时应予考虑。

二、治疗

首先要治疗原发病,以控制体液继续丧失。然后要明确水电解质和酸碱平衡失调的性质及程度,结合生化检查结果,采用估计或计算的方法确定补液量及需补充的成分。补液总量包括当日需要量、额外丧失量和以往的丧失量。视患者心肾功能情况,不要求一日内补完。

1. 生理需要量　禁食患者要补充当日需要量,见本节预防部分。

2. 额外丧失量　外科患者的体液额外丧失较多,主要有:①消化液额外丧失,如呕吐、腹泻等,其补充方法可参照表 3-2;②发热、出汗等丧失,可参照本节预防部分的有关内容;③内在性失液的估计,如组织间隙或腹腔的渗出等,一般补给平衡盐水。

3. 已丧失量　包括患者入院时已经存在的各种脱水、缺钾、酸碱平衡失调等,详见本章第二、三节。

表 3-2　消化液额外丧失的补充(补液配制比例)

丧失的消化液	生理盐水	5%葡萄糖溶液	1.25%碳酸氢钠溶液
胃液			
一般患者	67%(2/3)	33%(1/3)	
十二指肠溃疡患者	100%		
低酸患者	50%	50%	
小肠液	70%	20%	10%
胆汁和胰液	67%(2/3)		33%(1/3)
胰液	50%		50%

若患者有明显血容量不足时,应首先补充血容量。对出现休克患者,应先用晶体液和胶体液补足血容量,以改善组织器官及微循环灌注,晶体液/胶体液用量比例为(2~3):1,先晶体后胶体,交替使用;对于羟乙基淀粉、右旋糖酐等代血浆,在体内只能维持 6~24h 有效胶体渗透压,代谢以后仍是低渗性液体,不能长期使用。对有心肾功能不全的患者,不能因为血压偏低、尿量偏少,一味地追求补液,可适当使用血管活性药物维持基础血压。由于麻醉药物扩血管的效应,手术中普遍补液量过大,液体丢失在组织间隙里面,术后患者补液需考虑体液存在的正平衡,在限制补液量的同时,适当使用血浆和白蛋白提高胶体渗透压,将组织间隙的水分重新拉回血液循环,必要时合并利用利尿剂。

三、监测

在补液过程中,为防止并发症的发生,应注意进行必要的监测:①监测每小时尿量,尿量是调节输液量和输液速度的重要指标,当尿量达到 40ml/h 时,提示血容量已基本恢复,应减慢输液速度;②除观察尿量外应同时监测血压、中心静脉压和脑钠肽及时了解机体血容量和心功能变化,调整补液量和速度;③监测电解质浓度和二氧化碳结合力、血气分析。

(蔡世荣)

学习小结

外科患者的体液和酸碱平衡失调,是外科临床工作中最为基本的问题,在各种疾病中都会遇到,学习和掌握本章节的内容对处理外科患者的这类问题尤其重要。在学习中必须掌握各种代谢失调的概念、病因、临床表现、诊断及治疗原则。

1. 简述临床不同类型脱水的特点及治疗原则。

2. 简述低钾血症的原因、治疗原则，补钾的方法及注意事项。

3. 简述代谢性酸中毒的主要病因和治疗原则。

第四章　外科营养支持

学习目标	
掌握	肠内、肠外营养支持的适应证、常见并发症及方法。
熟悉	营养素组成、营养和代谢的评估、营养需求的计算。
了解	手术和创伤时机体代谢的病理生理变化。

第一节　营养概述

　　营养指人体消化、吸收、利用食物或营养物质的过程,也是人类从外界获取食物满足自身生理需要的过程。营养物质是维持正常生命活动所必需摄入生物体的食物成分。营养物质分蛋白质、脂肪、糖类、维生素、矿物质(无机盐)、水和纤维素等7大类。临床营养包括肠外营养(parenteral nutrition,PN)和肠内营养(enteral nutrition,EN),是指病人需要的营养由肠外或肠内途径补充。

一、蛋白质

　　蛋白质是生命的物质基础,主要有两个方面的作用:一是维持人体组织的生长、更新和修复,以实现其各种生理功能;二是供给能量。蛋白质由氨基酸组成,是一种重要的供能物质,每克蛋白质提供4kcal的热量。但蛋白质的更主要的作用是参与生长发育和新陈代谢。过量地摄入蛋白质会增加肾脏的负担,因此蛋白质的摄入要根据营养状况、生长发育要求达到供求平衡。正常情况下,成人每日饮食蛋白质需要量为30~50g。通常摄入的蛋白质所产生的热量约占总热量的20%为宜。

　　组成食物蛋白质的氨基酸有20余种,其中有些不能在人体内合成,而必须从食物中获取,这些氨基酸被称为"必需氨基酸",即蛋氨酸、赖氨酸、色氨酸、苏氨酸、缬氨酸、苯丙氨酸、亮氨酸和异亮氨酸。此外,幼儿生长尚需组氨酸。除这些必需氨基酸以外的其他氨基酸,因为都能在机体内合成,被称为"非必需氨基酸"。

二、脂肪

　　脂肪是人体的重要组成部分,是含热量最高的营养物质。脂肪是由碳、氢、氧元素所组成的一种化合物。有的脂肪中还含有磷元素和氮元素,是机体细胞生成、转化和生长必不可少的物质。人体脂肪含量因营养和活动量而变动很大,饥饿时由于能量消耗可使体内脂肪减少。脂肪是人体能量的储存形式,它是机体代谢所需能量储存运输的主要方式,与糖类所提供营养的区别主要体现在被利用的快慢上。脂肪包括中性脂肪和类脂,前者主要是供给能量,后者多具有重要的生理功能。脂质的基本组成为脂肪酸,有必需脂肪酸和非必需脂肪酸之分。必需脂肪酸主要有 3 种,即亚油酸、亚麻酸和花生四烯酸。

三、糖类

糖类也称碳水化合物,是供给生物热能的主要营养物质。在膳食热量摄入不足时,机体的脂肪组织和蛋白质将被分解以补充热量的不足,表现为生长停滞,体重下降,严重时可致死亡。膳食碳水化合物供给的热量一般占人体总热能消耗的 45% ~ 80%。若膳食碳水化合物的热量过低,脂肪热量过高将会发生酮症。减肥的人常过多的限制碳水化合物,以限制热量的摄入,并增强劳动以消耗体脂,在这种情况下也会出现酮症。因此,来源于碳水化合物的热能不宜少于总热能的 45%。

蛋白质、脂质和碳水化合物都属于产生热能的营养物质。蛋白质、脂质和碳水化合物所供给的热能,在扣除未被消化吸收部分后的热能值,称为生理热能值。每克蛋白质、脂肪和碳水化合物的生理热能值分别为 4.0kcal、9.0kcal 和 4.0kcal。这就是通常用以计算膳食热量的数据。

四、水和矿物质

体内的水及溶解于其中的物质称为体液。体液的含量随年龄与性别而异,随着年龄的增加体液含量逐渐减少。成年男性的体液量为体重的 60%,成年女性为 50%。女性的体液含量较男性少 6% ~ 10%,这是由于女性的脂肪含量较多的缘故。水在调节体温、输送营养、排除废物等方面有重要作用。成人一般每日的基础摄入量为 20 ~ 40ml/kg。人体缺乏水分的时候,脱水最严重的是细胞内部。脱水发生时,损失的水分有 60% 来自细胞内,26% 来自组织液,仅有 8% 来自血液。

人体内有数十种矿物元素,广泛分布于全身。目前尚未能证明这些元素全部都具有生理功能。其中少部分元素具有生理功能的,被称为必需元素。按其在体内的含量又分为大量营养元素和微量营养元素。前者有钙、磷、镁、钾、钠、氯、硫;后者有铁、铜、锌、锰、钼、铬、钴、镍、钒、锡、碘、硒、硅、氟等。

钙、磷、镁是骨骼和牙齿的主要成分。钙、磷、镁的生理功能为:钙与镁参与肌纤维收缩、神经传导、激活生化反应;钙在凝血作用中起着极重要的作用;磷与能量代谢有关,三磷酸腺苷(adenosine triphosphate, ATP)是储存和释放能量的重要化合物;镁为产生三磷酸腺苷的激活物质。镁、钾、钠、氯都是维持体液酸碱平衡和渗透压的重要电解质。硫为含硫必需氨基酸(蛋氨酸和胱氨酸)和几种维生素(如硫胺素、泛酸和生物素)的组分;硫与氢组成的巯基在生物反应中有重要作用。

在微量营养元素中,铁是血红蛋白的重要成分,血红蛋白为携带氧的载体;碘是甲状腺素的主要成分;铬是糖耐量因子的成分;钴是维生素 B_{12} 的成分;已知锌是 40 余种酶的辅基,缺乏时将导致生长停滞和性发育不成熟;锰、钼、硒也都是酶的成分;氟由于具有防龋齿作用,因此,也是必需元素。其余的元素如镍、钒、锡、硅在动物实验中发现有缺乏表现,但其机制尚未阐明。必需元素摄入过量时,对机体也可产生不利影响。

五、维生素

维生素(vitamin)是另一种重要的营养物质,不直接供应能量,不是生命的基本单位,无法通过人体自身合成,因此,必须注意每日食物中各种维生素的补充。维生素对于生命的重要作用主要是参与体内的各种代谢过程和生化反应途径,参与和促进蛋白质、脂肪、糖的合成利用。许多维生素还是多种酶的辅酶重要成分。维生素主要包括水溶性和脂溶性两大类,水溶性维生素在体内几乎没有贮备。

六、膳食纤维

膳食纤维是一种特殊的营养素,其本质是碳水化合物中不能被人体消化酶所分解的多糖类物质。有数百种之多,其中包括纤维素、半纤维素、果胶、木质素、树胶和植物黏胶、藻类多糖等。在消化系统中有吸收水分的作用;增加肠道及胃内的食物体积,可增加饱足感;又能促进肠胃蠕动,可缓解便秘;同时膳食纤维也能吸附肠道中的有害物质以便排出;改善肠道菌群,为益生菌的增殖提供能量和营养。膳食纤维是健康饮食不可缺少的,纤维在保持消化系统健康上扮演着重要的角色,同时摄取足够的纤维也可以预防心血管疾病、癌症、糖尿病以及其他疾病。

第二节　外科病人营养状况的评估

病人营养状况的评估是通过分析膳食、临床检查、人体测量、生化检查等多方面的结果,并结合医学、社会和饮食史、药物与营养物质的相互作用等情况进行综合评价。在确定是否需要进行营养治疗之前,应对病人的营养状态进行评估;施行营养治疗后,亦需通过营养状况评定以衡量营养治疗的效果。

主要评估内容如下:

(一)病史

当经历大手术创伤、严重感染或慢性消耗性疾病等,常使病人较长时间不能正常饮食或消耗、丢失明显。

(二)体重

体重测量简单易行,一般可直接反映机体的营养状况。应根据病前 3~6 个月的体重变化加以判断。当实际体重仅为理想体重的 90% 以下时,即可视为体重显著下降。

(三)体重指数

体重指数(body mass index,BMI)是衡量病人营养状况的重要指标。BMI = 体重(kg)/身高^2(m^2),理想值介于 18.5~23.0,<18.5 为消瘦,>23.0 为超重。

(四)皮褶厚度和上臂肌肉周径

骨骼肌在人体瘦组织群内占据最大比重,体内脂肪的含量反映能量贮备情况。因此,骨骼肌及皮下脂肪的测量数据是营养状态的定量指标。测量项目通常包括三头肌皮褶厚度和上臂肌肉周径等。

(五)内脏蛋白测定

营养不良时血浆蛋白含量均减少,其血浆浓度变化与蛋白质的半衰期有关。内脏蛋白检测分析血浆白蛋白、前白蛋白、运铁蛋白和维生素结合蛋白等。

1. 白蛋白　血浆白蛋白是临床判断营养状态的常用指标。浓度低于 35g/L 提示营养不良。由于其半衰期较长(20 日),所以对营养状态的短期变化不敏感。28~34g/L 为轻度营养不良;21~27g/L 为中度营养不良;<21g/L 为重度营养不良。

2. 前白蛋白　前白蛋白的半衰期最短(2 日),故其数值能及时反映营养不良情况或恢复程度。正常值为 0.18~0.45g/L,0.14~0.17g/L 为轻度营养不良;0.10~<0.14g/L 为中度营养不良;<0.10g/L 为重度营养不良。

(六)免疫状态测定

营养不良者常兼有体液和细胞免疫功能的降低,以后者为主。目前应用于临床的免疫功能测定方法如下:

1. 迟发型超敏皮肤反应　迟发型超敏皮肤反应是常用的细胞免疫功能测定。各取 0.1ml 抗原(包括结核菌素、腮腺炎病毒、链激酶-链球菌脱氧核糖核酸酶等),分别在前臂掌侧的不同部位做皮内注射,若 24~48 小时后局部皮肤出现硬结或红斑直径≥5mm 则为阳性,试验中两项阳性反应者,提示有免疫反应性。反之,全阴性称为免疫无反应性。人体细胞免疫能力与阳性反应程度成正比。

2. 淋巴细胞总数　是反映细胞免疫状态的一项简易指标。周围血的淋巴细胞总数 = 白细胞总数×淋巴细胞百分比。若淋巴细胞总数低于 1500/mm^3 则提示免疫功能不良。

3. T 细胞亚群和自然杀伤细胞活力　营养不良时,T 辅助和自然杀伤细胞数量和活力均可下降。

（七）氮平衡

通过氮平衡测定蛋白质分解和合成状态,虽然不够精确,但至今仍被视为动态监测营养治疗效果的最好方法。它的变化基本上与营养状态呈平行关系。测定24h尿中尿素氮可基本反映体内蛋白质分解量。此外,经皮肤、呼吸、粪便也丢失少量的氮。摄入氮量可按6.25g蛋白质=1g氮来进行计算:

$$氮平衡(g/d)=24h 摄入氮量(g/d)-24h 总氮丧失量(g/d)$$
$$=24h 蛋白质摄入量(g/d)/6.25-[24h 尿中尿素氮(g)+3g]$$

上述公式中,数值"3g"代表从呼吸、皮肤等丧失的非尿素氮的氮量。另外,病人每排粪便一次,应在公式的丧失量中加1g氮,以代表从粪便中丧失的氮量。

营养评定是通过临床检查、人体测量、生化检查、人体组成测定等多项主观或客观的手段或指标,判定机体营养状况,确定营养不良的类型和程度,监测营养支持的疗效。营养不良主要分3类:蛋白质营养不良;能量营养不良;混合型营养不良。营养不良住院患者较营养状况正常患者具有更高的并发症发生率,住院时间长,病死率高。对有营养风险或营养不良的患者进行营养支持能改善患者的临床结局。

第三节　围术期外科营养

围术期是指患者决定需要手术治疗开始至康复出院的全过程,包括术前、术中和术后三个阶段。围术期外科营养支持与手术患者的临床预后密切相关。营养不良可影响手术患者的结局,外科手术患者营养不良患病率为20%~80%,其中年龄>65岁、恶性肿瘤、胃肠道疾病、重症及病理性肥胖患者营养不良风险更高。外科手术患者营养不良的原因主要是各类急、慢性疾病所致的进食不足、手术创伤应激、胃肠功能不全及各种治疗的不良反应等,这些因素均可引起机体分解代谢增加、自身组织消耗,从而产生营养不良。

一、手术患者的营养评估

外科大手术或重症疾病患者应进行营养风险筛查,对有营养风险患者进行营养评定,并对存在营养风险或营养不良的患者制定营养支持计划。营养风险指现存或潜在的与营养因素相关的导致患者出现不良临床结局的风险,其与生存率、病死率、并发症发生率、住院时间、住院费用、成本-效益比及生活质量等密切相关。因此,应采用适当的营养风险筛查方法和营养评定工具,鉴别患者是否存在营养风险,判定机体营养状况,预测营养状况对临床结局的影响,为制定合理的营养支持计划提供根据。

营养评定方法包括体重丢失量、体重指数、去脂肪体重指数、主观整体评定(subjective global assessment,SGA)、患者主观整体评定(patient-generated subjective global assessment,PG-SGA)、营养不良通用筛查工具(malnutrition universal screening tool,MUST)、微型营养评定(mini-nutritional assessment,MNA)、营养风险指数(nutritional risk index,NRI)、营养风险筛查2002(nutritional risk screening 2002,NRS-2002)等,血生化及实验室指标(如白蛋白、总淋巴细胞计数)可作为辅助的评价指标。

理想的营养风险筛查工具和营养评定方法应当能够准确判定机体营养状况,预测营养不良患者并发症发生率和病死率是否会增加,预测营养相关性并发症的发生,从而提示预后。由于NRS-2002建立在较强的循证证据基础上,因此被多个国家或国际营养学会推荐为住院患者营养风险筛查首选工具,具有相对简单、易用的特点,目前在国际上已广泛应用。NRS-2002评分≥3分表示存在营养风险,<3分则无营养风险。存在营养风险的患者具备以下两项的任意一项即可诊断为营养不良:①体重指数<18.5kg/m²;②无意识体重丢失(无时间限定情况下体重丢失>10%或3个月内丢失>5%)情况下,出现体重指数降低(<70岁者<20kg/m²或≥70岁者<22kg/m²)或去脂肪体重指数降低(女性<15kg/m²,男性<17kg/m²)。2004年以来,中华医学会肠外肠内营养学分会应用NRS-2002在我国进行了多项住院患者营养风险筛查,结果显示其能够应用于大多数中国住院患者,因此,推荐其作为住院患者营养筛查工具。

二、术前处理及营养支持

传统观点认为择期手术患者应术前 12 小时禁食、4 小时禁饮,其目的是使胃充分排空,避免麻醉期间反流误吸导致急性呼吸道梗阻、吸入性肺炎、门德尔松综合征(胃酸吸入性肺炎)。事实上,在没有胃流出道梗阻的情况下,饮水 1 小时后 95% 的液体被排空,成年择期手术患者当禁饮时间超过 2 小时,胃内液体量和 pH 主要由胃本身分泌量所决定,长时间禁饮并不能改善胃内环境,相反饮水能刺激胃排空。迄今为止尚无证据支持手术前长时间禁食可避免反流误吸的发生。相反,长时间禁食、禁饮可导致机体糖代谢紊乱、内环境稳态失衡,对手术反应性及顺应性降低,手术期间及术后机体应激反应增强,导致儿茶酚胺、糖皮质激素、生长激素、胰高血糖素等分泌增加,拮抗胰岛素生物学效应,引起机体分解代谢增加、糖原分解加速、糖异生增加、负氮平衡、糖耐量下降及病理性高血糖。另外,术前长时间禁食、禁饮可损伤线粒体功能和胰岛素敏感性,形成胰岛素抵抗,加重围术期不适感,不利于术中和术后的容量管理。

研究结果表明,术前 12 小时饮 800ml 或术前 2~3 小时饮 400ml 含 12.5% 碳水化合物的清亮饮料,可以缓解术前口渴、饥饿及烦躁状态,并且明显降低术后胰岛素抵抗发生率,患者将处于一个更适宜的代谢状态,降低了术后高血糖及并发症发生率。目前许多国家的麻醉学会更新指南时均推荐无胃肠道动力障碍患者麻醉前 6 小时允许进软食,麻醉前 2 小时允许进食清流质。

术前 12 小时饮 800ml 或术前 2~3 小时饮 400ml 含 12.5% 碳水化合物的饮料能减少禁食和手术所导致的分解代谢效应。术前隔夜禁食可抑制胰岛素分泌并促进分解激素(胰高血糖素、糖皮质激素)释放,而饮用含碳水化合物饮料能有效提高胰岛素水平、降低术后胰岛素抵抗、维持糖原储备、减少肌肉分解、提高肌力、维护免疫功能。因某些原因无法进食或进水的患者,术前静脉输注葡萄糖 $[5mg/(kg \cdot min)]$ 也能减少术后胰岛素抵抗和蛋白质丢失,有利于患者康复。因此,术前饮用含碳水化合物饮料已被纳入加速康复外科的一系列举措中。

三、围术期营养支持的指征

围术期营养支持的目的是改善患者的营养状况或减轻营养不良程度,维持机体有效的代谢和机体器官、组织功能,提高其对手术创伤的耐受性,减少或避免术后并发症和降低病死率。营养状况良好患者无需营养支持,重度营养不良患者推荐术前使用营养支持,中度营养不良患者术前营养支持也能获益。围术期手术后营养支持的指征有:①近期体重下降大于正常体重的 10%;②血浆白蛋白<30g/L;③连续 7 日以上不能正常进食;④已明确为营养不良;⑤具有营养不良风险或可能发生手术并发症的高危病人。

四、能量及蛋白质目标需要量

围术期患者能量目标需要量首选间接测热法实际测量,无法测定时可采用体重公式计算法[25~30kcal/(kg·d),1kcal=4.184kJ]或能量预测公式法。围术期患者蛋白质的目标需要量为 1.5~2.0g/(kg·d)。能量摄入量是影响营养疗效和临床结局的重要因素,能量缺乏或摄入不足可造成不同程度的蛋白质消耗,影响器官的结构和功能,从而影响患者预后。手术患者每日能量摄入量应尽可能接近机体能量消耗值,以保持能量平衡。采用间接测热法测定机体静息能量消耗值是判断患者能量需要量的理想方法,可通过测定患者实际能量消耗值以指导患者的能量供给。近年来多项研究结果证实,与使用公式比较,应用间接测热法指导营养支持能避免过度喂养或喂养不足。

临床上大多数情况下无法直接测量患者的能量消耗值,此时可采用体重公式计算法估算机体的能量需要量。目前认为,25~30kcal/(kg·d)能满足大多数非肥胖患者围术期的能量需求,而体重指数≥30kg/m² 的肥胖患者,推荐的能量摄入量为目标需要量的 70%~80%。此外,还有许多能量预测公式可以用来估算机体的静息能量消耗值,常用的公式有哈里斯-本尼迪克特公式(Harris-Benedict formula)、米夫林·圣乔尔公式、斯科菲尔德公式、艾尔顿-琼斯公式等,这些预测公式的总体准确性为40%~70%,无任何一种公式有明显优势。实际上,应用预测公式估计能量代谢需求虽然简便但在应用过程中存在较多的缺陷,临床上不同状态患者的实际能量需要量是一个十分复杂的问题,许多情况下机体能量消耗值并不等于实际能量需要量,而且不同患者的能量消耗与能量利用效率之间的关系也不同。临床上在使用这些公式估算机体能量目标需要量时还应考虑患者的具体情况。疾病状态下机体能量代谢率通常有所升高,择期手术约增加10%,严重创伤、多发性骨折、感染时可增加20%~30%,大面积烧伤时能量消耗增加最明显,最大可增加100%。

足量蛋白质供给对患者的预后十分重要。最近的证据表明,相比单纯提供目标需要量的能量,当能量和蛋白质均达到目标需要量时,危重患者的死亡风险可明显降低。蛋白质摄入不足会导致机体瘦组织群丢失,损害生理功能,在提供足够能量的前提下,适当的氮补充可起到纠正负氮平衡、修复损伤的组织、合成蛋白质的作用。过去认为充足的蛋白质供应量是1.2~1.5g/(kg·d),但最近的研究结果表明,蛋白质供应量提高为1.5~2.0g/(kg·d)能达到更理想的治疗效果,尤其是手术创伤大的患者蛋白质需求量更高。当机体处于应激、创伤或感染状态时,患者的蛋白分解增多,急性期蛋白合成增加,必需氨基酸需求量会相应增加,充足的蛋白质摄入能增加肌肉蛋白、肝脏急性期蛋白、免疫系统蛋白的合成,减少机体蛋白的净丢失。氨基酸溶液是目前临床上主要的蛋白质供给形式,选用理想配方的氨基酸溶液可达到较好的营养支持目的,并应在营养支持过程中定期评估蛋白需求量。

五、营养支持的方式

围术期营养支持有肠内营养和肠外营养两种方式,各有其适应证和优缺点,应用时往往需互相配合、取长补短。一般来说,消化道功能正常或具有部分消化道功能患者应优先使用经口或肠内营养,如果无法实施肠内营养、肠内营养无法满足营养需要或希望在短时间内改善患者营养状况时,则应选用肠外营养。

(一)肠内营养

凡胃肠道功能正常,或存在部分功能者,营养支持时应首选肠内营养。肠内营养制剂经肠道吸收入肝,在肝内合成机体所需的各种成分,整个过程符合生理。肝可发挥解毒作用。食物的直接刺激有利于预防肠黏膜萎缩,保护肠屏障功能。食物中的某些营养素(谷氨酰胺)可直接被黏膜细胞利用,有利于其代谢及增生。肠内营养无严重并发症,也是明显的优点。

1. 肠内营养制剂 为适合机体代谢的需要,肠内营养制剂的成分很完整,包括碳水化合物、蛋白质、脂肪或其分解产物,也含有生理需要量的电解质、维生素和微量元素等。制剂分粉剂及溶液两种,前者需加水后使用。

根据病情需要,肠内营养制剂大致可分成四类。①要素制剂:由单体物质蛋白水解产物(或氨基酸)为主的制剂,其蛋白质源为乳清蛋白水解产物、肽类或结晶氨基酸,碳水化合物源为低聚糖、糊精,脂肪源为大豆油及中链甘油三酯。适用于胃肠道消化、吸收功能不良者,无需消化即可直接吸收利用。②非要素制剂:以整蛋白为主的制剂,其蛋白质源为酪蛋白或大豆蛋白,碳水化合物源为麦芽糖、糊精,脂肪源为玉米油或大豆油。适用于胃肠道功能正常者。③组件制剂:又称不完全制剂,是仅以某种营养素为主的肠内营养制剂。也可用两种或两种以上组件配方,以适合病人的特殊需要。④特殊治疗用制剂:依据疾病的不同特点给予病人个体化的营养支持,如肾病专用制剂。

2. 肠内营养的实施 给予肠内营养的病人常不能或不愿口服,或口服量不能达到治疗剂量,因此,肠内营养的实施基本上均需经导管输入。最常用的是鼻胃管,也有鼻十二指肠管和鼻空肠管,空肠造口管及内镜辅助的胃造口、空肠造口等也是常用的输入途径。营养液的输入应缓慢、匀速,常需用输液泵控制输注速度。为使肠道适应,初用时可稀释浓度,以50ml/h速度输入,每8~12小时后逐次增加浓度及加快速度,3~4 日后达到全量;营养液宜加温至接近体温。

3. 并发症的防治 肠内营养的并发症不多,也不严重,主要有:

(1)误吸:由于病人年老体弱、昏迷或存在胃潴留,当通过鼻胃管输入营养液时,可因误吸而导致吸入性肺炎,这是较严重的并发症。预防措施是病人取 30°半卧位,输营养液后保持该体位 30 分钟;若回抽液量>150ml,则考虑有胃潴留存在,应暂停鼻胃管灌注,可改用鼻空肠管输入。

(2)胃肠道并发症:包括腹胀、腹泻、恶心等消化道并发症,发生率30%~50%,与输入速度及溶液浓度有关,与溶液的渗透压也有关。输注太快是引起症状的主要原因,故强调缓慢输入。因渗透压过高所致的症状,可酌情给予阿片类等药物以减慢肠蠕动。

4. 肠内营养适应证

(1)胃肠功能正常、但营养物质摄入不足或不能摄入者:如昏迷病人(脑外伤等)、大面积烧伤、复杂大手术后及危重病症(非胃肠道疾病)等。

(2)胃肠道功能不良者:例如消化道瘘、短肠综合征等。消化道瘘者所用的肠内营养制剂以肽类为主,可减轻对消化液分泌的刺激作用。营养液应输至瘘口的远端肠道,或采取措施将瘘口暂时封住,否则肠内营养溶液输入后会使肠瘘引流大量增加,反而得不偿失,此时应调整措施,或改用肠外营养。急性重症胰腺炎的病程很长,在病情稳定后,可经空肠造口管或鼻空肠管输入肠内营养制剂。由于营养液不经过十二指肠,因此不会刺激胰液分泌而使病情加重。此时应用肠内营养制剂有避免肠外营养并发症、保护肠屏障功能及防止细菌移位的作用。

(二)肠外营养

肠外营养是指经静脉、动静脉导管(肾衰竭病人透析用)、肌肉、皮下导管途径补充全部或部分营养。凡不能或不宜经口摄食超过 5~7 日的病人,都是肠外营养的适应证。从外科角度,营养不良者的术前应用、消化道瘘、急性重症胰腺炎、短肠综合征、严重感染与脓毒症、大面积烧伤以及肝肾衰竭等,都是应用肠外营养的指征。复杂手术后应用肠外营养有利于病人康复,特别是腹部大手术之后。肠道炎性疾病,如溃疡性结肠炎和克罗恩病,应用肠外营养可使肠道得到休息,有利于病情缓解。恶性肿瘤病人在营养支持后会使肿瘤细胞增殖、发展,因此需在营养支持的同时加用化疗药物。化疗期或放射治疗期应用肠外营养可补充摄食之不足。

1. 肠外营养制剂

(1)葡萄糖:是肠外营养的主要能源物质。机体所有器官、组织都能利用葡萄糖能量,补充葡萄糖100g/24h 就有显著的节省蛋白质的作用。但葡萄糖的应用也有不少缺点,首先是用于肠外营养的葡萄糖溶液往往是高浓度的,对静脉壁的刺激很大,不能经周围静脉输注;其次是机体利用葡萄糖的能力有限,为5mg/(kg·min),应激后普遍存在"胰岛素抵抗",使糖的利用率更差,过量或过快输入可能导致高血糖、糖尿,甚至高渗性非酮性昏迷。外科病人合并糖尿病者不少,糖代谢紊乱更易发生。另外,多余的糖将转化为脂肪而沉积在器官内,例如肝脂肪浸润,损害其功能。因此,目前肠外营养时已基本不用单一的葡萄糖能源。

(2)脂肪乳剂:是肠外营养的另一种重要能源。以大豆油或红花油为原料、磷脂为乳化剂制成的乳剂有良好的理化稳定性,微粒直径与天然乳糜微粒相仿。乳剂的能量密度大,10% 溶液含热量 4.18U(1kcal)/ml。脂肪乳剂安全无毒,但需注意使用方法,输注太快可致胸闷、心悸或发热等反应。

(3)复方氨基酸溶液:是肠外营养的唯一氮源。复方氨基酸有平衡型及特殊型两类。平衡氨基酸溶液含必需氨基酸 8 种、非必需氨基酸 8~12 种,其组成符合正常机体代谢的需要,适用于大多数病人。特殊氨基酸溶液专用于不同疾病,例如用于肝病的制剂中含支链氨基酸较多,而含芳香氨基酸较少。用于肾病的制剂主要是含 8 种必需氨基酸,仅含少数非必需氨基酸(如精氨酸、组氨酸等)。用于严重创伤或危重病人的制剂含更多的支链氨基酸,或含谷氨酰胺二肽等。关于谷氨酰胺,由于其水溶性差,目前用于肠外营养的制剂都是用其二肽物质(如甘氨酰-谷氨酰胺、丙氨酰-谷氨酰胺)。

(4)电解质:肠外营养时需补充钾、钠、氯、钙、镁及磷,其中不少是临床常用制剂,磷在合成代谢及能量代谢中发挥重要作用。

(5)维生素:用于肠外营养的维生素制剂有水溶性及脂溶性两种,均为复方制剂。包含正常人各种维生素的每日基本需要量。

(6)微量元素:每支复方注射液含锌、铜、锰、铁、铬、碘等微量元素的每日需要量。

2. 肠外营养的并发症　充分认识肠外营养的各种并发症,采取措施予以预防及积极治疗,是实行肠外营养的重要环节。并发症可分为技术性、代谢性及感染性三类。

(1)技术性并发症:这类并发症与中心静脉导管的放置或留置有关。包括穿刺致气胸、血管损伤,神经或胸导管损伤等。空气栓塞是最严重的并发症,一旦发生,后果严重,甚至导致死亡。

(2)代谢性并发症:代谢性并发症从其发生原因可归纳为三方面:补充不足、糖代谢异常、肠外营养本身所致。

1)补充不足所致的并发症:①血清电解质紊乱。在没有额外丢失的情况下,肠外营养时每日约需补充钾 50mmol、钠 40mmol、钙及镁 20～30mmol、磷 10mmol。由于病情而丢失电解质(如胃肠减压、肠瘘),则应增加电解质的补充量。低钾血症及低磷血症在临床上很常见。②微量元素缺乏。长期肠外营养可能致锌、铜、铬等微量元素缺乏,应在肠外营养液中常规加入微量元素注射液。③必需脂肪酸缺乏。长期肠外营养时若不补充脂肪乳剂,可发生必需脂肪酸缺乏症。临床表现有皮肤干燥、鳞状脱屑、脱发及伤口愈合迟缓等。只需每周补充脂肪乳剂一次,就可预防缺乏症的发生。

2)糖代谢异常所致的并发症:①低血糖及高血糖:低血糖是由于外源性胰岛素用量过大或突然停止输注高浓度葡萄糖溶液(内含胰岛素)所致。高血糖则很常见,主要是由于葡萄糖溶液输注速度太快或机体的糖利用率下降所致。一旦发生高糖血症,感染性并发症的发生率将显著升高,严重的高血糖可导致高渗性非酮性昏迷,有生命危险。应在肠外营养液中补充胰岛素,并随时监测血糖水平。②肝功能损害:影响因素很多,其中最主要的原因是葡萄糖的超负荷引起的肝脂肪变性。临床表现为血胆红素浓度升高及转氨酶升高。

3)肠外营养本身引起的并发症:①胆囊内胆泥和结石形成。因消化道缺乏食物刺激,胆囊收缩素等肠激素分泌减少,容易在胆囊中形成胆泥,进而结石形成。②胆汁淤积及转氨酶谱升高。部分病人肠外营养后会出现血清胆红素、转氨酶的升高。引起这种胆汁淤积和酶值升高的原因是多方面的,包括葡萄糖超负荷、全肠外营养时肠道缺少食物刺激、体内的谷氨酰胺大量消耗,以及肠道屏障功能受损使细菌及内毒素移位等。③肠道屏障功能减退。肠道缺少食物刺激和体内谷氨酰胺缺乏是使其屏障功能减退的主要原因。其严重后果是肠内细菌、内毒素移位,损害肝及其他器官功能,引起肠源性感染,最终导致多器官功能衰竭。

(3)感染性并发症:肠外营养的感染性并发症主要是导管相关感染。临床表现为突发的寒战、高热,重者可致感染性休克。在找不到其他感染灶可解释的寒战、高热时,应考虑导管相关感染存在。

(朱玲华)

学习小结

营养是维持机体健康的基础,创伤和疾病可引起代谢紊乱和营养不良。营养物质分蛋白质、脂肪、糖类、维生素、矿物质(无机盐)、水和纤维素等7大类。评估营养状态的常用指标是:体重、三头肌皮褶厚度、血清白蛋白、转铁蛋白及前白蛋白水平、氮平衡等。营养支持也是某些外科疾病以及危重症治疗的重要手段之一。营养支持的方法包括肠内营养和肠外营养。在营养支持的过程中,应当做到个体化治疗，应注意以下几点：①肠内营养较肠外营养更符合生理需求，但两者均可发生并发症，使用中需把握好适应证；②方案必须安全，并尽可能早实施；③需适时地进行效果的评估，以求达到效率最大化以及防止新陈代谢紊乱，并适时地调整支持方案。

复习参考题

1. 简述常见营养素种类及作用、营养状态评估的方法？

2. 在应激状态下主要营养物质代谢变化的特点是什么？

3. 肠内营养和肠外营养各有何适应证？主要并发症有哪些？临床如何选择？

第五章　出血、止血和输血

05章

学习目标	
掌握	临床中常用的止血方法；输血的适应证、并发症及处理方法。
熟悉	外科出血的原因及预防方法。
了解	异体输血的程序。

第一节　外科出血

外科出血是指需要手术处理以达到止血目的的各种出血性疾病,包括脑血管破裂出血、胃食管静脉曲张破裂出血、胃十二指肠溃疡动脉破裂出血、术中或术后发生的创面渗血或血管出血等。严重者可导致失血性休克或压迫重要器官,危及患者生命。

一、病因

外科出血原因主要与患者的凝血功能障碍、血管壁病变有关。

（一）凝血功能障碍

凝血功能异常的患者手术中极易出现术野弥漫性渗血,止血困难,严重者可危及患者生命。这些疾病包括:①先天性凝血功能障碍,如血小板减少或增多、血友病、肝脏慢性疾病;②大量失血导致凝血因子及血小板严重丢失。

（二）血管壁病变

1. 血管内压力升高　由于血管内压力升高导致小动脉或静脉破裂出血,如脑血管破裂出血,胸、腹主动脉瘤及胃食管静脉曲张破裂出血。

2. 血管壁腐蚀　血管壁长期受到消化液腐蚀可发生破裂出血,如胃或十二指肠溃疡动脉管壁(如胃十二指肠动脉)受到胃酸腐蚀发生破裂出血,十二指肠残端漏消化液腐蚀胃十二指肠动脉,破裂出血。

3. 血管壁损伤　血管壁受外力破裂,如车祸导致脾脏破裂、刀刺伤、高处坠落锐物刺入伤等损伤血管或心脏导致的出血。

（1）血管壁术中损伤:血管走行变异、器官病变累及血管(如肿瘤)、术中暴力牵拉、解剖层次不清等多种原因均可导致血管壁受损,发生破裂出血。

（2）术后迟发性出血:时间多在术后 1~2 日内,创面广泛者在术后 10 余日仍有出血风险。其原因包括血管壁过度裸化、活动性出血未彻底处理、结扎血管的线结脱落、吻合口瘘等。

二、临床表现

1. 一般表现　患者可出现贫血貌,血红蛋白及红细胞比容下降等表现。大量失血患者可出现意识改变,反应迟钝,甚至失血性休克表现。消化道出血患者可有鲜血便或柏油样便等表现,大便隐血阳性。当空间狭小时,少量出血即可出现严重的压迫症状,如颅内出血、椎管内出血可出现脑疝、偏瘫或截瘫。骨折所致出血、颅内、胸腔或腹腔内出血在超声及 CT 等影像学检查中可有明确改变。

2. 术中表现　①常为直视下出血,出血迅猛时常可覆盖术野,影响手术操作,需要及时吸除积血;②进行以止血为目的手术时,术中常可见到大量凝血块。如果无法找到原发出血病灶,凝血块的分布具有提示作用,出血部位常位于凝血块聚集的部位。

三、术中和术后出血的预防

1. 完善术前检查和准备　为了避免在术中发生致命性大出血,在手术前必须进行完善的检查,包括血常规、凝血功能及肝功能,对于检查结果异常的患者,必须认真寻找病因,积极处理原发病,纠正凝血功能。

2. 术者的准备　术前应根据病变范围对手术中各种意外情况进行评估和准备,熟悉解剖,在术中应思路清晰,遇到意外或困难时具有较强的应变能力。

3. 术中操作　①应该注意轻柔操作,注意保护组织和器官,避免暴力牵拉,使用血管器械如无创血管钳进行血管操作、结扎重要血管时可考虑双重结扎或缝扎。②在门静脉、腔静脉、骶前静脉丛、脾脏等部位操作时应轻柔操作,避免损伤血管壁或脾脏导致大出血。尽量沿解剖间隙分离和切开,可以很好地避开血管,缩短手术时间,减少麻醉和手术对患者的影响。③对于需要进行淋巴结清扫的手术,需要在彻底清扫淋巴结和避免血管过度裸化之间寻找平衡点。

4. 引流管的放置和观察　在手术创面较大时,应留置引流管,以便于严密观察,术后如发现腹腔引流管有血性液体时,需严密动态观察生命体征、血红蛋白、红细胞比容、引流液体量等指标变化,观察手术创面是否有活动性出血。

第二节　凝血机制和止血

一、凝血机制

小血管受损伤出血时,在局部可迅速发生凝血反应,形成血栓以避免血液的流失,出血可在几分钟内自行停止,这是机体重要的自我保护机制之一。其过程主要包括血管收缩、血小板血栓形成和血液凝固三个过程。

1. 血管收缩　血管受损后,血管平滑肌通过交感神经的轴突反射令血管收缩使受损血管的伤口缩小,血流缓慢,损伤较小的血管甚至不再出血而自行止血。血管收缩的机制包括刺激引发的反射性收缩、血管肌源性收缩和黏附的血小板释放出缩血管物质(如 5-羟色胺、血栓素 A_2 等)。

2. 血小板血栓形成　生理情况下,血管壁的完整性是防止出血的重要保证。血管受损后血管内皮下的胶原暴露于血液中,血小板可识别胶原并迅速黏附于胶原上,从而在出血部位能够准确形成血栓。血小板在相关因素(受损红细胞释放腺苷二磷酸、凝血过程中生成的凝血酶使血小板活化而释放的内源性腺苷二磷酸、血栓素 A_2 和受损血管内皮的前列腺素 I_2 生成减少)的作用下不断地聚集、黏着在已黏附于胶原的血小板上,形成白色血栓,将伤口封闭止血。

3. 血液凝固　血液凝固是指血液由流动的液体状态变成不能流动的凝胶状态的过程,在该过程中凝血因子按一定顺序相继激活,最终纤维蛋白原变为不溶性的纤维蛋白,纤维蛋白进而交织成网,把血细胞和血液的其他成分网罗在内,从而形成凝血块。几乎在血小板发挥止血作用的同时,凝血过程也在进行着。凝血系统是复杂的酶级联反应,与血小板介导的止血反应起协同作用。凝血的过程包括凝血酶原激活物的形成、凝血酶的激活和纤维蛋白的生成三个基本步骤。其中,凝血酶原酶激活物可通过内源性凝血途径和外源性凝血途径生成。内源性凝血途径是指参与凝血的因子全部来自血液,通常因血液与带负电荷的异物表面接触而启动(如玻璃、白陶土、硫酸酯、胶原等)。外源性凝血途径是指由来自血液之外的组织因子暴露于血液而启动的凝血过程,也称为组织因子途径。

二、止血

当机体无法通过凝血系统自行止血时,可导致失血性休克,严重者可危及患者生命,需及时进行止血。止血方法包括手术止血、内科止血和其他辅助方法止血。

1. 手术止血　①寻找出血部位:在寻找出血部位时,如果是初次手术,凝血块的分布具有提示作用,出血部位常位于凝血块聚集的部位;如为二次手术,其出血部位必然位于首次手术的创面;当创面广泛渗血时,可考虑反复用温热的生理盐水冲洗,寻找出血点。少数患者在手术时由于麻醉引起血压下降,可能会出现自行止血的假象,如果找不到确切出血部位,术后仍有再出血的风险,此时可使用升压药物升高血压,然后再检查出血部位。②止血:术中可使用电凝或超声刀直接凝固并切断小血管,较大血管需进行结扎,必要时进行双重结扎或缝扎。如果血管断端发生回缩而无法结扎时可进行"8"字缝合止血。若出血点位于肿块或需要切除器官的后方无法充分暴露止血时,则需尽快切除肿块或需要切除的器官后直视下止血。在局部可以使用止血材料或药物止血,如止血纱布、生物蛋白胶和蛇毒巴曲酶等。

2. 内科止血　内科止血是外科止血的重要补充,可以单独采用或与外科止血联合应用,主要包括药物止血和补充凝血成分两种方法:①止血药物促进凝血,如巴曲酶、氨甲环酸等;②根据凝血酶原时间、纤维蛋白原和血小板水平等指标补充凝血酶原复合物、新鲜冰冻血浆、纤维蛋白原血小板。

3. 辅助方法止血　当患者基础疾病较多,病情危重,无手术止血条件时,可考虑采用辅助方法止血。介入方法和内镜不仅能够对出血部位进行定位,同时也能够采取一定的止血措施,如介入栓塞供血动脉、内镜下注射血管收缩剂或钛夹夹闭出血血管止血。尤其是在患者循环不稳定、血压降低、手术风险极高的情况下,介入止血和内镜止血效果最好且风险较低。

第三节　输血

全血输注至今已有170多年的历史,成分输血指把全血内有预防或治疗作用的成分分离出来,制成有一定标准的优质制品供临床使用,在我国也已有近60年的历史。当前输血面临的问题是免疫问题和输血相关病毒性疾病的传播,临床上对这两大问题还缺乏足够的认识。正确掌握输血的适应证,合理选用各种血液制品,能够有效防止输血可能出现的并发症,在保证外科治疗的成功和患者安全方面具有重要作用。

相关链接

血　　型

1901年Landsteiner发现了红细胞ABO血型系统,并于1930年获得诺贝尔医学奖、生理学奖。1940年Landsteiner和Wiener共同发现了Rh血型系统,Rh阳性血型在我国汉族及大多数民族人中约占99.7%,个别少数民族约为90%。

一、输血适应证

（一）替代治疗

当血液中某些成分减少到一定程度时，机体将无法代偿，进而会影响脏器的功能乃至生命，需要输注这些血液成分进行替代治疗。包括各类贫血、血小板减少、血浆凝血因子缺乏（如血友病）、低蛋白血症、低转铁蛋白血症、低免疫球蛋白血症等。其中，常见的可导致低蛋白血症的疾病包括慢性失血、烧伤、白蛋白合成不足等疾病。常见的可导致贫血的疾病包括严重创伤、烧伤、消化道大出血、咯血和手术失血等。当血红蛋白含量<70g/L时可输入浓缩红细胞；血红蛋白为70~100g/L时，应根据患者的具体情况来决定是否输血。因各种原因导致的失血性休克、红细胞比容低于25%、血红蛋白低于100g/L、大面积烧伤、严重感染、放射性损伤及创伤性凝血功能障碍等均应适当输血。

1. 创伤性失血性休克　正常成年人血容量为70ml/kg，若因创伤失血700~800ml，可导致临界休克或轻度失血性休克，若失血>1000ml，在失血性休克状态下，应及时补充红细胞至正常状态，利于恢复运氧功能，也有利于创伤的愈合和功能的恢复。

2. 手术过程中明显失血　手术过程中失血量较大，从而使病人处于休克状态，或病人因机体状况，术前即处于贫血状态，更应及时输血。

3. 慢性失血性贫血　临床常见于消化道肿瘤、月经过多、重度肺结核、反复咯血等。慢性失血性贫血病人不需输入全血，只需及时补充红细胞以提高血红蛋白，改善低氧血症。

（二）免疫治疗

发生严重感染的患者可考虑输注浓缩粒细胞以助控制感染。常见的适应证包括全身性严重感染或脓毒症、恶性肿瘤放化疗后致严重骨髓抑制、恶性血液系统肿瘤继发重症感染。还可输注人血免疫球蛋白提高体内抗体滴度治疗感染性疾病。

（三）置换治疗

当血液中的某些成分（如胆红素、尿素氮等）过多或出现异常成分（如溶血素、毒物等），使内环境紊乱，危及患者生命时，可采用置换输血治疗，置换掉血液中过多的成分或异常成分。

（四）移植治疗

造血干细胞移植受者在完成预处理（放射治疗或化疗）后所接受的造血干细胞移植治疗，即是在特定条件下的"成分输血"。

二、输血分类

（一）按血源分类

1. 自体输血　自体输血是指输入自己预先储存或失血回收的血液，距今已有200年历史，是一种有效的输血方法。自体输血前不需交叉配血，可以避免异体输血的各种并发症，经临床实践证明安全、可靠，可节约库存血。

自体输血有两种形式：

（1）预存式自体输血：①稀释式，指在择期手术前，预计术中出血量达1000ml以上，身体一般情况好，血红蛋白110g/L或红细胞比容0.34以上，采出患者一定量的血液，同时补充晶体液和胶体液，使血液处于稀释状态，减少手术中的血细胞丢失，采出的血液于手术后期回输给患者；②保存式，指把自己的血液预先储存起来，待将来自己需要时回输。

（2）回收式自体血回输：对于胸、腹腔积血，如肝、脾破裂等内出血16小时以内，无空腔脏器损伤，血液无污染，都可以回收。

禁忌证：①血液被污染，包括血液被尿液、消化液或胃肠内容物污染，被肿瘤细胞污染，或胸腹腔开放损伤超过 4 小时或血液在体腔存留过久而疑有污染;②患者情况差,患者有充血性心衰,肝肾功能障碍或患有严重贫血;③对于一些特殊情况,如菌血症或脓毒症、肿瘤病人、凝血因子缺乏以及贫血病人,不适合自体输血。

2. 异体输血　异体输血是指输入与患者血型相同的他人提供的血液或血液成分,在临床中通常采用异体输血。

（二）按血液成分分类

1. 全血　库存全血几乎不含或含微量血小板、粒细胞,某些凝血因子也会因库存而降解,所以全血主要含红细胞和血浆,目前已很少使用。

2. 成分输血　为了合理使用血液,现在提倡成分输血。成分输血是指根据所需血液成分进行输血,具有疗效好、副作用少、节约血液资源等优点,在临床上已经得到广泛应用。包括输注红细胞、血小板、血浆、各类血浆成分(白蛋白、球蛋白、纤维蛋白原、凝血酶原复合物)等。

（三）按输血方式分类

1. 加压输血　当患者发生快速大量失血时,在心功能允许的前提下通过物理方法加压输血,如对血袋加压、提高血袋高度、压力袋或注射器加压等。以达到迅速补充血容量、恢复血压、提供血液止血成分的目的。

2. 加氧输血　贫血患者合并急性呼吸窘迫综合征时,为改善缺氧状态,在无菌操作,不损伤红细胞的前提下,进行体外加氧,形成氧合红细胞,然后输给患者。

3. 置换输血　当患者血浆内出现某些异常物质,如抗凝物、溶血素、胆红素、外源性有害物质等,且其数量超过自体净化能力时,应予血浆置换。即用血浆单采设备采出患者一定量的血浆(成人每次 2000～3000ml),并同时补充相应量的正常人血浆。该方法在血栓性血小板减少性紫癜和溶血尿毒症综合征时列为首选,某些新生儿溶血也需换血治疗。

4. 常规输血　非加压、加氧、置换式的输血,即常规输血。

三、成分输血和血浆增量剂

（一）成分输血

常用的血液成分制品分为血细胞、血浆和血浆蛋白成分三大类。

1. 血细胞成分　有红细胞、白细胞和血小板三类。

(1)红细胞:①浓缩红细胞,其红细胞比容在 70%～80%,主要用于各种失血如慢性贫血及心功能不全、小儿及老年人输血。②洗涤红细胞,用生理盐水洗涤 3～4 次,白细胞、血小板和蛋白已基本被去除,可以清除绝大部分肝炎病毒和抗 A、B 抗体,适用于反复输血或妊娠对白细胞、血小板产生抗体者;自身免疫溶血性疾病;有输血过敏反应或发热反应者;肾功能不全,高血钾者。③冰冻红细胞:不含血浆,在含甘油媒介中 -196～-80℃可保存 3～10 年,输注后 24 小时红细胞存活率在 70% 以上,尤其适合于稀有血型、干细胞移植等特殊情况,适应证同洗涤红细胞,也可用于自身红细胞的保存。④去白细胞的红细胞:去除 90% 的白细胞,可减少HLA 抗原的同种免疫反应,适用于输血后产生白细胞抗体者以及预期需要长期或反复输血者。

(2)白细胞:主要制品为浓缩白细胞,适用于中性粒细胞低于 $0.5×10^9/L$,并发细菌感染,抗生素治疗 48 小时无效者。

(3)血小板:是止血机制中的重要成分。目前主要制品为浓缩血小板,适用于血小板减少所致的出血或血小板功能障碍所致的出血。血小板的制备有机器单采法与手工法两种,通常 1 个单位浓缩血小板系从 400ml 全血中提取。成人输注 1 个单位血小板,1 小时后血小板数量可至少增加 $5×10^9/L$。

2. 血浆成分

(1)新鲜血浆:补充凝血因子,扩充血容量。

（2）新鲜冰冻血浆（FFP）：是全血采集后 6 小时内分离并立即置于 −30 ~ −20℃保存的血浆。内含各种凝血因子，特别是不稳定的 V 和Ⅷ因子、白蛋白和球蛋白，适于多种凝血因子缺乏和大面积烧伤。

（3）冰冻血浆：新鲜冰冻血浆保存 1 年以上、5 年以内为普通冰冻血浆，其中含有部分较稳定的凝血因子（除外 V 和Ⅷ因子）和血浆蛋白。是 FFP 于 4℃下融解时除去冷沉淀成分后再冰冻的血浆，适用于补充血容量，一次用量不宜超过 1000ml。

（4）冷沉淀：是 FFP 在 4℃融解时不融的沉淀物，因故得名。每袋 20 ~ 30ml，含纤维蛋白原（>150mg）和Ⅷ因子（>80 ~ 120U）及血管性假血友病因子。主要用于血友病 A、先天或获得性纤维蛋白缺乏症。

3. 血浆蛋白成分　有 20% 或 25% 浓缩白蛋白、5% 白蛋白液以及纤维蛋白原、抗血友病因子、凝血酶原复合物、免疫球蛋白（抗乙型肝炎、抗破伤风及抗牛痘等）等。

（二）血浆增量剂

常用的有右旋糖酐、羟乙基淀粉液和明胶类代血浆。

1. 右旋糖酐　根据分子量大小分为高、中和低分子右旋糖酐。通常补充血容量时多用中分子右旋糖酐（分子量 7.5 万），抗休克、改善微循环时多用低分子右旋糖酐（分子量 4 万左右）。右旋糖酐有覆盖血小板和血管壁的作用，可引起出血倾向，故 24 小时用量不宜超过 1500ml。

2. 羟乙基淀粉代血浆　为 6% 羟乙基淀粉的电解质平衡代血浆，其电解质成分与血浆相近，能提供碱储备，pH 接近中性。临床上多用于补充血容量、治疗各种微循环障碍性疾病。常用制剂有低分子羟乙基淀粉和中分子羟乙基淀粉。出血性疾病、心肾功能障碍等为禁忌证，每日最大用量为 1500ml。

3. 明胶类代血浆　含 4% 琥珀酰明胶的代血浆，可增加血容量、防止组织水肿，且黏稠度与血浆相似，有改善微循环作用。

第四节　异体输血程序

异体输血程序主要包括供血、核对、申请输血、执行输血、输血后评价等步骤。

1. 供血　主要由地方血站或血液中心完成，根据国家法规进行采血、储血、检血、供血等步骤，同时保证血液制品质量、安全、无污染。

2. 核对　主要由医院输血科或血库完成，对所接收的血液制品的包装、标签、贮存时间、运输方式、血型、血量、制品类型进行核对。并对供、受血者血型（ABO 血型和 Rh 血型）进行鉴定和交叉配血。确认各指标和记录完整无误后方可向科室发血。

3. 申请　输血、执行输血和输血后评价主要由临床科室的医护人员共同完成。主管医师首先根据输血适应证确定患者是否需要输血，并向患者及家属说明需输血治疗及可能发生的不良反应，患者或家属同意后在《输血治疗同意书》上签字。《输血申请单》由主管医师填写，主治医师签字核准。护理人员核对患者基本信息无误后采集血样。再由专门人员将血样和《输血申请单》送交输血科（血库），双方逐项复核后输血科方能接受科室输血申请。

科室人员到输血科领血时，应与输血科人员共同查对《输血申请单》、交叉配血实验报告单、血袋标签和血液外观等，双方确认无误，签字后方可发血、领血。血到科室后，由 2 名医护人员再次逐项核对供血是否符合相应的《输血申请单》要求，确定各项指标符合要求且记录完整。输血过程中，医护人员均应密切观察受血者反应，包括神志、体温、呼吸、脉搏、血压及尿液颜色等。若有输血反应，严重者应停止输血，迅速查明原因并做相应处理，同时妥善保管原袋余血、记录异常反应情况并报输血科和医务科。

输血结束后，应将输血有关化验单存入病历，主管医师要在病程记录上对输血疗效做出评价，如可能出现迟发性溶血性输血反应时还应提出预防措施。

第五节　异体输血的并发症及其防治

异体输血可引起溶血和非溶血两大类并发症,严重者甚至危及生命。因此在输血过程中应严格掌握输血适应证,严密进行血液检查,遵守输血操作规程,多数输血并发症是可以预防的。

（一）溶血

溶血反应是由于输入血型不相容红细胞或受血者自身红细胞被抗体破坏所引起的反应,是输血过程中最严重的一种反应。一般输入异型血液 10～50ml 即可发生系列症状。亦可由于血液保存不当,输入前已有部分红细胞破坏,从而导致非免疫原因的溶血反应的表现。输血相关性溶血分急、慢性两类。

1. 急性溶血反应　指在输血中或输血后数分钟至数小时内发生的溶血。表现剧烈,常有腰背部疼痛、高热、寒战、心悸、气促、血红蛋白尿、少尿甚至无尿、急性肾衰竭和弥散性血管内凝血(disseminate intravascular coagulation, DIC)表现等。全身麻醉下,多数症状无法表现,但如果发现创面渗血或血压下降,就应考虑这种溶血反应。实验室检查尿潜血阳性,血红蛋白尿,血浆游离血红蛋白升高。该类溶血的原因有:①供、受血者血型不合(ABO 血型或其亚血型不合、Rh 血型不合);②血液保存、运输或处理不当;③受血者患溶血性疾病等。处理:应立即终止输血,应用大量糖皮质激素,碱化尿液、利尿,保证血容量和水电解质平衡,纠正低血压,防治肾衰竭和 DIC,必要时行血液透析或血浆置换。

2. 慢性溶血反应　又称迟发性输血相关性溶血,常表现为输血数日后出现黄疸、网织红细胞升高等。多见于稀有血型不合;首次输血后致敏产生同种抗体,再次输该供者红细胞后发生同种免疫性溶血。处理基本同急性溶血反应。

（二）非溶血性并发症

1. 发热　是输血过程中最常见的反应。常在输血后几分钟或 1 小时发生。40% 的受血者在输血过程中可出现发热、寒战,需暂停或终止输血,采用解热镇痛药或糖皮质激素处理。原因主要为:①血制品或血液保存液中存在致热原以及输血器具处理不当,使血中含有死菌或细菌产物;②免疫原因,受血者多次受血后产生同种白细胞或血小板抗体。预防:①筛选献血员,经产妇献血员血浆内含白细胞凝集素,再次配血时选用男性供血者的血液;②怀疑或诊断由白细胞抗体引起者,可选用去白细胞的红细胞或洗涤红细胞输注;③输血前滤去血液中所含致热原、白细胞及其碎片,制备供应高质量无致热原、无菌的血液成分和输血装备、器具。

2. 过敏反应　输血过程中或结束后,受血者出现荨麻疹、血管神经性水肿,重者可出现全身皮疹、喉头水肿、支气管痉挛、血压下降等。处理:应终止输血,维持静脉通道,给予抗过敏治疗。①注射氢化可的松;②皮下注射 1∶1000 肾上腺素 0.2～0.5ml;③使用抗组胺药如异丙嗪等,有时尚需解痉(支气管痉挛时),会厌水肿应立即气管插管或气管切开,抗休克处理等。原因:①血制品中含过敏原;②受血者本身为高过敏体质或多次受血而致敏。以往有输血过敏反应史者,可选用洗涤红细胞或冰冻红细胞输注。

3. 传播疾病　经输血传播的感染性疾病主要有各型病毒性肝炎、获得性免疫缺陷综合征(AIDS)、巨细胞病毒感染、梅毒感染、疟原虫感染及血液污染导致的各种可能的病原微生物感染。预防措施:排除带菌或带病毒的献血员,保证血液采集、储存、运送、质检、输注等环节的无菌化。

4. 其他　输血可引起高血钾和高血氨;一次过量输血可引起低体温;急性心功能不全,甚至心功能衰竭。异体输新鲜全血(富含白细胞),可发生输血相关性移植物抗宿主病。大量输入抗凝血或血浆,会引起凝血机制紊乱;枸橼酸钠会螯合受血者的血浆游离钙,需及时补钙,以避免出血加重。

患者男性,46岁,主诉"成形黑便2日,上腹部隐痛伴反酸"。体格检查:心率86次/min,血压正常,腹部无明显压痛,无腹部包块扪及,疑诊溃疡病出血。

思考:

1. 经胃镜检查十二指肠球部出血,此时应给予什么治疗?

2. 2周后,该患者突然呕血2000ml,伴柏油样便,急诊入院。体格检查:休克状态,血压60/22mmHg,心率120次/min,此时应首先给予什么处理?

（龚昆梅）

学习小结

外科出血原因主要与患者的凝血功能障碍、血管壁病变有关。凝血过程主要包括血管收缩、血小板血栓形成和血液凝固。输血治疗必须严格掌握适应证,成分输血可以提高资源利用率和效果。输血的并发症不容小觑,必须严格遵照输血程序。

复习参考题

1. 简述外科出血的概念和常见原因。

2. 简述成分输血的临床意义。

第六章　外科休克

学习目标	
掌握	休克的临床表现和诊断标准；失血性休克和感染性休克的一般急救措施和治疗要点。
熟悉	休克的常见病因及分类、发病机制。
了解	休克的微循环变化及分子机制。

第一节　概述

休克(shock)是指各种原因引起的急性有效循环血量减少,血液循环功能障碍,组织血液灌注不足,导致全身性各重要器官、细胞功能代谢紊乱和功能损害为主要病理生理改变的综合征。

一、原因和分类

引起休克的原因虽然很多,如创伤、烧伤、大出血、感染、过敏以及心脏泵功能衰竭等,但都有一个共同点,即有效循环血量的急剧减少。所谓有效循环血量,是指单位时间内通过心血管系统进行循环的血量,但不包括储存于肝、脾和淋巴血窦中或停滞于毛细血管中的血量。有效循环血量依赖充足的血容量、有效的心排血量和良好的周围血管张力,其中任何一个因素的改变超出了人体的代偿限度时,即可导致有效循环血量的急剧下降,造成全身组织、器官氧合血液灌流不足,细胞缺氧和一系列的代谢障碍,而发生休克。在休克的发生和发展中,上述三个因素常都累及,相互影响。

休克的分类较为复杂且不统一,现采用较多的是按病因学将休克分为低血容量性休克、感染性休克、心源性休克、神经源性休克和过敏性休克五类。低血容量性休克和感染性休克是外科常见的两种休克类型。

1. **低血容量性休克**　包括失血性和失液性休克。前者常见于创伤、手术、胃溃疡、食管静脉曲张破裂、异位妊娠等引起的大出血;后者病因包括剧烈呕吐、腹泻、大汗、大面积烧伤等导致的体液大量丢失。

2. **感染性休克**　由病原微生物的严重感染引起的休克,称为感染性休克。感染性休克多见于严重的革兰氏阴性杆菌感染。感染性休克按休克时血流动力学的特点又分为低排高阻型休克和高排低阻型休克。

3. **心源性休克**　大面积急性心肌梗死、急性心肌炎、心室壁瘤破裂、严重的心律失常等心脏疾病,以及心脏压塞、肺栓塞、张力性气胸等影响血液回流和心脏射血功能的心外阻塞性病变,均可导致心排血量急剧减少、有效循环血量严重不足而引起休克,称为心源性休克。

4. 神经源性休克　由剧烈的神经刺激导致。剧烈疼痛、高位脊髓损伤或麻醉、中枢镇静药过量可抑制交感缩血管功能，使阻力血管扩张，血管床容积增大，有效循环血量相对不足而引起休克，称为神经源性休克。

5. 过敏性休克　是一种严重的、威胁生命的全身多系统速发过敏反应，主要机制是过敏原触发人体组织中的肥大细胞集中释放组织胺等炎性介质，这些炎性介质可使血管通透性增加、支气管痉挛。大量的液体渗透到血管外可使全身血容量骤降，引起血压下降。

另外，1975 年 Weil 等根据休克血流动力学特点提出了对休克分类的方法，即低容量性、心源性、分布性和梗阻性休克。其中分布性休克是指血管收缩舒张功能异常导致体液分布失衡，导致有效循环血容量减少，发生原因主要是感染性、神经源性、过敏性、内分泌性、全身炎症反应性疾病等。梗阻性休克是指血流的主要通道受阻引起的休克，如腔静脉梗阻、心脏压塞、肺动脉栓塞及主动脉夹层动脉瘤等。

二、病理机制及发展过程

有效循环血容量锐减和组织灌注不足作为休克的共同病理生理基础已经被广泛接受。休克发生、发展的演变过程是以有效循环量不足和占总循环量 20% 的微循环障碍为基础的；其始动环节为有效循环血容量急剧减少、心排血量不足或血管容量扩大等。与休克发生有关的病理生理过程还包括微循环改变、代谢改变和内脏器官继发性损害等。

（一）微循环状态变化

根据血流动力学和微循环变化的规律，一般可将休克分为 3 期，即：微循环缺血期、微循环淤血期和微循环衰竭期，又可分别称为休克初期、休克中期和休克晚期。

1. 微循环缺血期　在休克初期因循环血量锐减，使血管内压力降低，刺激主动脉弓和颈动脉窦压力感受器，通过反射使延髓心跳中枢、血管舒缩中枢和交感神经兴奋，作用于心脏、小血管和肾上腺等，使心跳加快，提高心排血量，肾上腺髓质和交感神经节后纤维释放出大量儿茶酚胺。儿茶酚胺使周围和内脏的小血管和微血管的平滑肌，包括毛细血管前括约肌，强烈收缩，动静脉短路和直接通道开放，其结果是微动脉的阻力增高，流经毛细血管的血液减少，静脉回心血量尚可保持，因而仍能维持血压不变。脑和心的微血管受体较少，脑动脉和冠状动脉收缩不明显。故脑、心等重要生命器官的血液灌流仍可得到保证。毛细血管的血流减少，使血管内压力降低，血管外液体进入管内，循环血容量得到部分补偿。此期的微循环变化特点是微动脉、后微动脉、毛细血管前括约肌痉挛性收缩，大量真毛细血管关闭和微静脉收缩，导致微循环出现处于"只出不进"的缺血状态，组织细胞代谢紊乱。

2. 微循环淤血期　若循环血量继续减少，将进入休克中期。此时长时间的、广泛的微动脉收缩和动静脉短路及直接通道开放，使进入毛细血管的血量继续减少。组织灌流不足，氧和营养不能带进组织，组织代谢紊乱，乏氧代谢所产生的酸性物质如乳酸、丙酮酸等增多，不能及时移除，直接损害调节血液通过毛细血管的前括约肌，使其失去对儿茶酚胺的反应能力。微动脉及毛细血管前括约肌舒张。毛细血管后的小静脉对酸中毒的耐受性较大，仍处在收缩状态，引起大量血液滞留在毛细血管网内，使循环血量进一步减少。毛细血管网内的静水压增高，水分和小分子血浆蛋白渗至血管外，血液浓缩，血液的黏稠度增加。同时，组织缺氧后，毛细血管周围的肥大细胞受缺氧的刺激而分泌出多量组织胺，促进处于关闭状态的毛细血管网某部分开放，甚至全部毛细血管同时开放。毛细血管容积大增，血液停滞在内，使回心血量和有效循环血量大减，加之心肌收缩力减弱，导致心排血量进一步下降，心、脑等器官灌注不足。此时的特点是微循环淤血。

3. 微循环衰竭期　若病情继续发展则进入休克晚期，滞留在微循环内的血液，由于血液黏稠度增加和酸性血液的高凝特性，使红细胞和血小板容易发生凝集，在毛细血管内形成微细血栓，出现弥散性血管内凝血。此时由于组织缺失血液灌注，细胞处于严重缺氧和缺乏能量的状况，细胞内的溶酶体膜破裂，溶酶体内的多种酸性水解酶溢出,引起细胞自溶并损害周围其他的细胞;最终引起大片组织、整个器官乃至多个器官功能受损。

（二）代谢变化

1. 能量代谢障碍　创伤和感染使机体处于应激状态,交感-肾上腺髓质系统和下丘脑-垂体-肾上腺轴兴奋,使机体儿茶酚胺和肾上腺皮质激素明显升高,从而抑制蛋白合成、促进蛋白分解,以便为机体提供能量和合成急性期蛋白的原料。上述激素水平的变化还可促进糖异生、抑制糖降解,导致血糖水平升高。

2. 代谢性酸中毒　无氧代谢引起代谢性酸中毒,当氧释放不能满足细胞对氧的需要时,将发生无氧糖酵解。缺氧时丙酮酸在胞质内转变成乳酸,因此,随着细胞氧供减少,乳酸生成增多,丙酮酸浓度降低,即血乳酸浓度升高和乳酸/丙酮酸（L/P）增高。

3. 代谢性酸中毒和能量不足还影响细胞各种膜的屏障功能。细胞膜受损后,膜通透性增加及膜上离子泵的功能障碍,如 Na^+-K^+泵、钙泵。表现为细胞内外离子及体液分布异常,引起细胞外液减少和细胞肿胀、死亡,而大量钙离子进入细胞内后除激活溶酶体外,还导致线粒体内钙离子升高,并从多方面破坏线粒体。溶酶体膜破裂后释放出许多引起细胞自溶和组织损伤的水解酶外,还可产生心肌抑制因子等毒性因子。线粒体膜发生损伤后,引起膜脂降解产生血栓素、白三烯等毒性产物,呈现线粒体肿胀、线粒体嵴消失,细胞氧化磷酸化障碍而影响能量生成。

（三）内脏器官的继发变化

由于微循环障碍的持续存在和发展,内脏器官的部分组织可因严重的缺血、缺氧而发生组织细胞的变性、坏死和出血,继发性引起内脏器官功能衰竭。几种脏器同时或相继受损的情况,即为多器官衰竭,可在休克已经好转后出现,并成为病人死亡的主要原因。内脏器官继发性损害的发生与休克的原因和休克持续时间的长短有密切关系。低血容量性休克一般较少引起内脏器官的继发性损害。休克持续时间超过 10 小时,容易继发内脏器官的损害。累及的器官为肾、肝、胃肠道、肺、脑、心、肾上腺和胰腺等。心、肺、肾的功能衰竭则是造成休克死亡的三大原因。

1. 肺　弥散性血管内凝血造成肺部微循环血栓栓塞,缺氧使毛细血管内皮细胞和肺泡上皮细胞受损。血管壁通透性增加,血浆内高分子蛋白成分自血管内大量渗出,造成肺间质性水肿,以后造成肺泡内水肿。随后红细胞也能进入肺间质和肺泡内。肺泡上皮细胞受损后,肺泡表面活性物质生成减少,使肺泡内液-气界面的表面张力升高,促使肺泡萎陷,造成肺不张。肺泡内有透明膜形成。肺部毛细血管内血液须有通气正常的肺泡,才能进行有效的气体交换,肺泡通气量与肺毛细血管血液灌流量的比例（通气/灌流）正常为0.8。休克时,萎陷的肺泡不能通气,而一部分通气尚好的肺泡又可能缺少良好的血液灌流,以致通气与灌流比例失调,无效腔通气和静脉混合血增加,肺内右、左分流可增至 $10\% \sim 20\%$,使低氧血症更为严重,临床上出现进行性呼吸困难的一系列症状。这种急性呼吸衰竭,统称为呼吸困难综合征,往往在严重休克经抢救,循环逐渐稳定和情况好转后,出现逐渐加重的呼吸困难,并在以后的 $48 \sim 72$ 小时内,达到最严重的程度。因休克而死亡的病人中,约有 1/3 死于此征。

2. 肾　休克时的低血压和体内儿茶酚胺增加,使肾小球前微动脉痉挛,肾血流量减少,肾小球滤过率降低,尿量减少。肾内血流发生重分布,近髓循环的短路大量开放,使肾皮质外层血流大减,其结果是肾皮质内肾小管上皮变性坏死,引起急性肾衰竭。

3. 心　冠状动脉灌流量的 80% 发生于舒张期。冠状动脉的平滑肌以 β 受体占优势。在休克代偿期,虽然体内有大量儿茶酚胺分泌,但冠状动脉收缩不明显,故心脏的血液供应并无明显减少。进入休克抑制期,心排血量和主动脉压力降低,舒张期血压也下降,可使冠状动脉灌流量减少,心肌缺氧受损。此外,低氧血症、代谢性酸中毒、高钾血症和心肌抑制因子等也可损害心肌;心肌微循环内血栓可引起心肌局灶性坏死。

4. 肝及胃肠　休克时内脏血管很早发生痉挛,肝血流减少,引起肝缺血、缺氧、血液淤滞,肝血管窦和中央静脉内微血栓形成,引起肝小叶中心坏死,肝代谢和解毒功能不全,导致肝功能衰竭。胃肠道缺血、缺氧,引起黏膜糜烂出血。

5. 脑 儿茶酚胺的增加对脑血管的作用甚小。休克时脑血流量降低是动脉压过低所致。脑内小动脉的平滑肌,随血的二氧化碳分压和酸碱度的变化而舒缩。二氧化碳分压升高或酸碱度值降低时,脑血流量增加。然而,这种调节功能要有一定的心排血量和平均动脉压才能起作用。故持续性低血压能引起脑的血液灌流不足,使毛细血管周围胶质细胞肿胀,同时由于毛细血管通透性升高,血浆外渗至脑细胞间隙,引起脑水肿,甚至发生脑疝。

三、临床表现

根据休克的病程演变,休克可分为两个阶段,即休克代偿期和休克抑制期,或称休克前期或休克期。休克的临床表现一般都随休克的病程演变而改变。

1. **休克代偿期** 在低血容量性休克中,当丧失血容量尚未超过20%时,由于机体的代偿作用,病人的中枢神经系统兴奋性提高,交感神经活动增加。表现为精神紧张或烦躁、面色苍白、手足湿冷、心率加速、过度换气等。血压正常或稍高,反映小动脉收缩情况的舒张压升高,故脉压缩小。尿量正常或减少。这时,如果处理得当,休克可以很快得到纠正。如处理不当,则病情发展,进入抑制期。

2. **休克抑制期** 病人神志淡漠、反应迟钝,甚至可出现神志不清或昏迷、口唇肢端发绀、出冷汗、脉搏细速、血压下降、脉压缩小更甚。严重时,全身皮肤黏膜明显发绀,四肢冰冷,脉搏不易打及,血压测不出,无尿。还可有代谢性酸中毒出现。皮肤、黏膜出现瘀斑或消化道出血,则表示病情已发展至弥散性血管内凝血阶段。出现进行性呼吸困难、脉速、烦躁、发绀或咳出粉红色痰,动脉血氧分压降至8kPa(60mmHg)以下,虽给大流量供氧也不能改善症状和提高氧分压时,常提示呼吸困难综合征的存在。在感染性休克中,休克代偿期时,病人可出现兴奋或精神萎靡、嗜睡。体温突然上升达39℃以上或突然下降到36℃以下,或有畏寒、寒战等,接着出现面色苍白、脉搏细速,则往往表示已经进入休克抑制期。

四、休克的监测

通过监测可了解病人病情变化和治疗反应,并为调整治疗方案提供客观依据。

(一)一般监测

1. **精神状态** 是脑组织血液灌流和全身循环状况的反映。如病人神志清楚,对外界的刺激能正常反应,说明病人循环血量已基本足够;相反若病人表情淡漠、不安、谵妄或嗜睡、昏迷,反映脑因血循环不良而发生障碍。

2. **皮肤温度、色泽** 是体表灌流情况的标志。如病人的四肢温暖,皮肤干燥,轻压指甲或口唇时,局部暂时缺血呈苍白,松压后色泽迅速转为正常,表明末梢循环已恢复、休克好转;反之则说明休克情况仍存在。

3. **血压** 维持稳定的组织器官的灌注压在休克治疗中十分重要。但是,血压并不是反映休克程度最敏感的指标。在判断病情时,还应兼顾其他的参数进行综合分析。在观察血压情况时,还要强调应定时测量、比较。通常认为收缩压<90mmHg、脉压<20mmHg是休克存在的表现;血压回升、脉压增大则是休克好转的征象。

4. **脉率** 脉率的变化多出现在血压变化之前。当血压还较低,但脉率已恢复且肢体温暖者,常表示休克趋向好转。常用脉率(次/min)/收缩压(mmHg)计算休克指数,帮助判定休克的有无及轻重。休克指数为0.5多提示无休克;>1.0~1.5提示有休克;>2.0为严重休克。

5. **尿量** 是反映肾血液灌注情况的指标。尿少通常是早期休克和休克复苏不完全的表现。尿量<25ml/h、比重增加者表明仍存在肾血管收缩和供血量不足;血压正常但尿量仍少且比重偏低者,提示有急

性肾衰竭可能。当尿量维持在 30ml/h 以上时,则休克已纠正。此外,创伤危重病人复苏时使用高渗溶液者可能产生明显的利尿作用;涉及垂体后叶的颅脑损伤可出现尿崩现象;尿路损伤可导致少尿与无尿,判断病情时应予注意鉴别。

(二)特殊监测

1. 中心静脉压 中心静脉压(central venous pressure,CVP)代表了右心房或者胸腔段腔静脉内压力,可反映全身血容量与右心功能之间的关系。CVP 的正常值为 0.49~0.98kPa(5~10cmH$_2$O)。当 CVP < 0.49kPa 时,表示血容量不足;高于 1.47kPa(15cmH$_2$O)时,则提示心功能不全、静脉血管床过度收缩或肺循环阻力增高;若 CVP 超过 1.96kPa(20cmH$_2$O)时,则表示存在充血性心力衰竭(心衰)。临床实践中,通常进行连续测定,动态观察其变化趋势以准确反映右心前负荷的情况。

2. 肺毛细血管楔压 应用 Swan-Ganz 漂浮导管可测得肺动脉压(pulmonary artery pressure,PAP)和肺毛细血管楔压(pulmonary capillary wedge pressure,PCWP),可反映肺静脉、左心房和左心室的功能状态。PAP 的正常值为 1.3~2.9kPa(10~22mmHg);PCWP 的正常值为 0.8~2kPa(6~15mmHg),与左心房内压接近。PCWP 低于正常值反映血容量不足(较 CVP 敏感);PCWP 增高可反映左心房压力增高例如急性肺水肿时。因此,临床上当发现 PCWP 增高时,即使 CVP 尚属正常,也应限制输液量以免发生或加重肺水肿。但必须指出,肺动脉导管技术是一项有创性检查,有发生严重并发症的可能,故应当严格掌握适应证。

3. 心排血量(cardiac output,CO)和心排血指数(cardiac index,CI) CO 是心率和每搏排出量的乘积,可经 Swan-Ganz 导管应用热稀释法测出。成人 CO 的正常值为 4~6L/min;单位体表面积上的心排血量称作心排血指数(CI),正常值为 2.5~3.5L/(min·m^2)。休克时,CO 值均有不同程度的降低,但部分感染性休克者 CO 值可能正常或升高,应综合看待。

4. 动脉血气分析 动脉血氧分压(arterial partial pressure of oxygen,PaO$_2$)正常值为 10.7~13kPa(80~100mmHg);动脉血二氧化碳分压(arterial partial pressure of carbon dioxide,PaCO$_2$)正常值为 4.8~5.8kPa(36~44mmHg)。休克时可因肺换气不足,出现体内二氧化碳聚积致 PaCO$_2$ 明显升高;相反,如病人原来并无肺部疾病,因过度换气可致 PaCO$_2$ 较低;若 PaCO$_2$ 超过 5.9~6.6kPa(45~50mmHg)时,常提示肺泡通气功能障碍;PaO$_2$ 低于 8.0kPa(60mmHg),吸入纯氧仍无改善者则可能是急性呼吸窘迫综合征的先兆。动脉血 pH 正常为 7.35~7.45。通过监测 pH、碱剩余(BE)、缓冲碱(BB)和标准重碳酸盐(SB)的动态变化有助于了解休克时酸碱平衡的情况。

5. 动脉血乳酸盐测定 休克病人组织灌注不足可引起无氧代谢和高乳酸血症,动脉血乳酸盐监测有助于估计休克及复苏的变化趋势。正常值为 1~1.5mmol/L,危重病人允许到 2mmol/L。乳酸盐数值越高,预后越差。

6. 胃肠黏膜内 pH(intramucosal pH,pHi)监测 根据休克时胃肠道较早便处于缺血、缺氧状态,因而易于引起细菌移位,诱发脓毒症和多器官功能障碍综合征(multiple organ dysfunction syndrome,MODS);而全身血流动力学检测常不能反映缺血严重器官组织的实际情况。测量胃黏膜内 pH 不但能反映该组织局部灌注和供氧的情况,也可能发现隐匿性休克。

7. DIC 的监测 对疑有 DIC 的病人,应测定其血小板的数量和质量、凝血因子的消耗程度及反映纤溶活性的多项指标。当下列五项检查中出现三项以上异常,结合临床上有休克及微血管栓塞症状和出血倾向时,便可诊断 DIC。包括:①血小板计数低于 80×10^9/L;②凝血酶原时间比对照组延长 3 秒以上;③血浆纤维蛋白原低于 1.5g/L 或呈进行性降低;④3P(血浆鱼精蛋白副凝)试验阳性;⑤血涂片中破碎红细胞超过 2% 等。

五、诊断

休克的诊断一般不难,关键是早期发现。凡遇到严重损伤、大量出血、重度感染以及过敏患者和有心脏病病史者,出现精神紧张、兴奋或烦躁不安、口渴、四肢末梢发凉、心率加快、脉压小或尿少等症状者,应想到并发休克的可能。若患者出现神志淡漠、反应迟钝、皮肤苍白、呼吸浅快、收缩压降至 90mmHg 以下以及尿少者,则患者已进入休克抑制期。

诊断标准:①存在诱发休克的病因;②意识异常;③脉搏>100 次/min,细弱或不能触及;④收缩压<80mmHg、脉压<20mmHg,或在原有高血压的基础上,收缩压下降30%以上;⑤四肢湿冷,皮肤苍白、发绀或出现花纹、发绀;⑥尿量<30ml/h 或无尿。凡符合①及②、③、④中的两项和⑤、⑥中的一项者即可被诊断为休克。

六、治疗

引起休克的原因虽有不同,但都存在有效循环血量不足、微循环障碍和不同程度的体液代谢改变。因此,对休克的治疗原则,是尽早去除引起休克的原因,尽快恢复有效循环血量,纠正微循环障碍,增进心脏功能和恢复人体的正常代谢。一般可根据病情,进行相应的治疗。

(一)一般紧急措施

尽快控制活动性大出血;保持呼吸道通畅,必要时可做气管插管或气管切开;保持病人安静;避免过多的搬动。病人的体位一般应采取头和躯干部抬高 20°~30°、下肢抬高 15°~20°的体位,以增加回心静脉血量,减轻呼吸的负担。保暖但不加温,以免皮肤血管扩张而影响生命器官的血流量和增加氧的消耗。吸氧可增加动脉血含氧量,有利于减轻组织缺氧状态。一般可间歇给氧,给氧量为 6~8L/min,适当应用镇痛剂。及早建立中心静脉通路输液。

(二)补充血容量

补充血容量是抗休克的根本措施。要尽快恢复循环血量。通过及时的血容量补充,发生时间不长的休克,特别是低血容量性休克,一般均可较快得到纠正,不需再用其他药物。不仅要补充已丧失的血容量(全血、血浆和水电解质丧失量),还要补充扩大的毛细血管床容量。故补充的血液和液体量有时会很大,超过根据临床表现所估计的液体损失量很多。休克时间愈长,症状愈严重,需要补充血容量的液体也愈多。一般临床上晶体液仍然是容量复苏的首选,大量液体复苏可以联合应用胶体液,包括血浆等成分输血或全血。一般可根据监测指标来估计血容量和微循环情况,测定中心静脉压,以调节补液的量和速度,尽快恢复最佳心搏量、稳定循环功能和组织供氧。

(三)积极处理原发病

在治疗休克中,消除引起休克的原发病变和恢复有效循环血量一样重要。由外科疾病所引起的休克,不少存在着需要手术处理的原发病变,如内脏大出血的控制、坏死肠袢的切除、消化道穿孔的修补和脓液的引流等。应在尽快恢复有效循环血量后,及时施行手术去除原发病变,才能有效地治疗休克。但在不去除原发病变,而又估计不能纠正休克的情况下,则应在积极进行抗休克的同时,及早进行手术,才不致延误抢救的时机。

(四)纠正酸碱平衡失调

虽然在休克中,都因存在组织缺氧而常有不同程度的酸中毒,但在休克早期,常因过度换气,引起低碳酸血症,反而有发生呼吸性碱中毒的情况。故一般不宜在早期即用缓冲剂,以免加重碱中毒。碱中毒时,血红蛋白氧离曲线左移,氧不易从血红蛋白释出,使组织更易缺氧。一般说来,机体获得充足的血容量后,微循环障碍即能解除,组织的血液灌流得到改善,酸中毒即可消失。如补充血容量时,已应用平衡盐溶液,则有一定量的碱性药物进入体内,便无再输注碱性药物的必要。酸中毒的最后纠正,有赖于休克的根本好转,缓冲剂的治疗作用是暂时的。但是,在休克比较严重时,特别是抗休克措施开始较晚或复苏效果较差的病人中,因组织缺氧而常有酸中毒存在。经生化检验确有酸中毒时,可考虑输注碱性药物,以减轻酸中毒和减少酸中毒对机体的损害。常用的碱性药物为 4%或 5%碳酸氢钠溶液。

（五）心血管药物的应用

休克时,小动脉等一般都处于收缩状态,组织、器官的血液灌流减少,组织缺氧,并不单是血压下降的问题。使用血管收缩剂,虽可暂时使血压升高,但更使组织缺氧加重,带来不良后果。因此,在抗休克疗法中,目前已较少应用多巴胺、多巴酚丁胺、去甲肾上腺素、垂体后叶激素等血管收缩剂。血管扩张剂的应用具有一定价值,它能解除小动脉和小静脉的痉挛,关闭动脉短路,疏通微循环,增加组织灌流量和回心血量。故一般可用于治疗一些有脸色苍白、皮肤湿冷以及瘀斑、青紫等周围循环不良表现的病人,或输液量已足够,中心静脉压高于正常,但血压、脉搏仍无改善,而无其他心力衰竭表现的休克病人。在使用血管扩张剂的过程中,血管容积相对增加,可引起不同程度的血压下降。故在应用前,须先补足血容量,以免血压骤降,造成死亡。

（六）改善微循环

通过扩充血容量和应用血管扩张剂,微循环障碍一般可以得到改善。出现弥散性血管内凝血的征象时,应立即用肝素治疗。必要时,尚可应用抗纤维蛋白溶解药物,阻止纤维蛋白溶酶的形成。

（七）皮质类固醇和其他药物的应用

1. 皮质类固醇 一般用于感染性休克和严重休克。其作用主要有:①阻断 α 受体兴奋作用,使血管扩张,降低外周血管阻力,改善微循环;②保护细胞内溶酶体,防止溶酶体破裂;③增强心肌收缩力,增加心排血量;④增进线粒体功能和防止白细胞凝集;⑤促进糖原异生,使乳酸转化为葡萄糖,有利于酸中毒的减轻。一般主张大剂量应用,如甲泼尼龙 30mg/kg 或地塞米松 1~3mg/kg,加入 5% 葡萄糖溶液内,静脉滴注,一次滴完。为了防止过量用皮质类固醇后可能产生的副作用,一般只用 1~2 次。

2. 其他药物 如三磷酸腺苷-氯化镁疗法,有增加细胞内能量,恢复细胞膜的钠-钾泵作用,使细胞肿胀得以清除,恢复细胞功能;吗啡类拮抗剂纳洛酮可改善组织血液灌流和防止细胞功能失常的发生,可能有助于休克的治疗;调节体内前列腺素的合成或输注前列环素(PGI_2)可改善微循环。

第二节 失血性休克

失血性休克(hemorrhagic shock)是指各种原因致机体大量血液迅速流失于血管之外,引起循环血量减少而导致的有效循环血量与心排血量减少、组织灌注不足、细胞代谢紊乱和功能受损的病理生理过程。失血性休克和创伤性休克均属于低血容量性休克。失血性休克常见于严重外伤、大手术、消化性溃疡、食管静脉曲张破裂、妇产科疾病等引起的出血。

一、病因和发病机制

低血容量性休克的循环容量丢失包括外源性和内源性。外源性丢失是指循环容量丢失至体外,失血是典型的外源性丢失。外源性丢失也可以由呕吐、腹泻、脱水和利尿等原因所致。内源性容量丢失是指循环容量丢失至循环系统之外,但仍然在体内,其原因主要为血管通透性增高,循环容量的血管外渗出或循环容量进入体内。有效循环血容量丢失触发机体各系统器官产生一系列病理生理反应,以保存体液,维持灌注压,保证心、脑重要器官的血液灌流。应当重视低血容量性休克病程中生命体征正常状态下的组织细胞缺氧。组织细胞缺氧是休克的本质。休克时微循环严重障碍,组织低灌注和细胞缺氧,糖的有氧氧化受阻,无氧酵解增强,ATP 生成显著减少,乳酸生成显著增多,导致乳酸性酸中毒,进而造成组织细胞和重要生命器官发生不可逆性损伤,直至发生 MODS。

二、临床表现和分级

1. 临床表现 详细询问病史并对患者进行严格的体格检查是非常必要的。患者可有以下表现:①头晕,面色苍白,出冷汗,肢端湿冷;②烦躁不安或表情淡漠,严重者晕厥,甚至昏迷;③脉搏细速,血压下降,呼吸急促,发绀;④尿少,甚至无尿。

2. 分级　根据机体的失血量可分为四级:

Ⅰ级(失血0~15%):无合并症,仅轻度心率增快;无血压、脉搏及呼吸的变化。

Ⅱ级(失血15%~30%):心率增快(>100次/min)、呼吸加速、脉压下降、皮肤湿冷、毛细血管充盈延迟、轻度焦虑。

Ⅲ级(失血30%~40%):明显呼吸急促、心率增快、收缩压下降、少尿、明显意识改变。

Ⅳ级(失血>40%):明显心率增快、收缩压下降、脉压很小(或测不到舒张压)、少尿或无尿、意识状态受抑(或意识丧失)、皮肤苍白或湿冷。

三、诊断

根据病史,在继发于体内外急性大量失血或体液丢失,或有液体(水)严重摄入不足史的基础上,伴有休克的症状和体征,一般可迅速诊断失血性休克。CVP和PCWP测定有助于监测休克程度。

四、治疗

治疗的首要措施是迅速止血并纠正失血、失液。同时,根据病情决定是否使用升压药。

1. 止血　无论何种原因的失血性休克,处理首要原则必须是迅速止血,消除失血的原因。止血是防止休克发生和发展的重要措施,迅速查明原因,制止继续出血或失液;必要时,应积极考虑针对原发病的治疗。

2. 迅速补充血容量　容量复苏要解决的3个问题:恢复有效循环血容量;维持血液携带氧的功能;维持正常止血功能。失血性休克者丧失的主要是血液,在补充血容量时,并不需要全部补充血液。为保证复苏速度,尽快建立有效静脉通路,低血容量性休克时进行液体复苏刻不容缓,输液的速度应快到足以迅速补充丢失液体,以维持组织灌注。因此必须迅速建立至少两条大内径的快速外周静脉通路。复苏前可进行容量负荷试验以对输液速度及容量进行指导。若患者能维持血红蛋白>100g/L、红细胞比容(hematocrit,HT)>30%则不必输血;血红蛋白<70g/L可输注浓缩红细胞。目前,对于严重休克者,主张采用晶体液和胶体液以及适当输注全血及血液成分进行复苏。一般的晶胶体比例为2∶1或3∶1。还可应用高渗盐水,以扩张小血管、改善微循环、增加心肌收缩力和提高心排血量;其机制与钠离子增加、细胞外液容量恢复有关。但高血钠也有引起血压下降、继发低钾、静脉炎及血小板聚集的危险,应予注意。失血性休克未控制出血时,早期积极复苏可引起稀释性凝血功能障碍;血压升高后,血管内已形成的凝血块脱落,造成再出血;血液过度稀释,血红蛋白降低,减少组织供氧,使得并发症和死亡率增加。

3. 慎重使用血管活性药　血管活性药不常规用于出血性休克,在容量不足、出血停止合并低血压持续存在时可选择使用。对创伤低血容量性休克患者实施早期目标治疗,可以改善预后。

4. 纠正代谢性酸中毒　强调积极病因处理与容量复苏,失血性休克的治疗中碳酸氢盐的治疗只用于紧急情况或pH<7.15。

5. 肠黏膜屏障功能的保护和体温控制　严重失血性休克常伴有顽固性低体温、严重酸中毒、凝血障碍,被称为"死亡三角"。严重失血性休克伴低体温的患者应维持正常体温。在合并颅脑损伤的患者,控制性降温和正常体温相比显示出一定的积极效果。入院格拉斯哥昏迷评分(GCS)在4~7分的低血容量性休克患者3小时内开始控制性降温。

6. 复苏终点与预后评估指标　传统复苏目标为患者的心率<120次/min、血压(平均动脉压)>60mmHg、神志改善、尿量>0.5ml/(kg·h),传统临床指标对于指导低血容量性休克治疗有一定的临床意义,但是不能作为复苏的终点目标。

血乳酸的水平、持续时间与低血容量性休克病人的预后密切相关。持续高水平的血乳酸（>4mmol/L）预示病人的预后不佳。血乳酸清除率比单纯的血乳酸值能更好地反映病人的预后。以乳酸清除率正常化作为复苏终点优于 MAP 和尿量，也优于 DO$_2$、VO$_2$ 和 CI。以达到血乳酸浓度正常（≤2mmol/L）为标准，复苏的第一个 24 小时血乳酸浓度恢复正常（≤2mmol/L）极为关键，在此时间内血乳酸降至正常的病人，在病因消除的情况下，病人的存活率明显增加。

第三节 感染性休克

感染性休克（septic shock）又称脓毒性休克或败血症休克，是外科多见和治疗较困难的一类休克，是指病原微生物进入机体后，由微生物特别是革兰氏阴性细菌感染及其毒素引起的脓毒病综合征伴休克，是微生物因子和机体防御机制相互作用的结果。

一、病因和发病机制

本病可继发于以释放内毒素的革兰氏阴性杆菌为主的感染，如急性腹膜炎、胆道感染、绞窄性肠梗阻及尿路感染等，称为内毒素性休克。内毒素与体内的补体、抗体或其他成分结合后，可刺激交感神经引起血管痉挛并损伤血管内皮细胞。同时，内毒素可促使组胺、激素、前列腺素及溶酶体酶等炎症介质释放，引起全身性炎症反应，结果导致微循环障碍、代谢紊乱及器官功能不全等。

然而，在确诊为感染性休克的病人中，可能未见明显的感染病灶，但具有全身炎症反应综合征（systemic inflammatory response syndrome，SIRS）的特点。1991 年美国胸科医师学会和重症医学会联席会议对全身炎症反应综合征的定义和诊断标准进行了明确的规定，是机体对不同的严重损伤所产生的全身性炎症反应。如出现两种或两种以上的下列表现，可认为有这种反应的存在：①体温>38℃ 或<36℃；②心率>90 次/min；③呼吸急促>20 次/min 或过度通气，PaCO$_2$<4.3kPa；④白细胞计数>12×10^9/L 或<4×10^9/L，或未成熟白细胞>10%。会议同时指出，由致病微生物所引起的全身性严重感染是指全身性感染伴有器官功能不全、组织灌注不良或低血压。感染性休克可以被认为是严重感染的一种特殊类型。

二、诊断和分类

临床上沿用的感染性休克的诊断标准常包括：①临床上有明确的感染；②有休克的存在；③收缩压低于 90mmHg 或较原基础值下降的幅度超过 40mmHg，至少 1 小时，或血压依赖输液或药物维持；④有组织灌注不良的表现，如少尿或有急性神志障碍。然而这些指标在目前看来，尚不能完全体现对感染性休克作为临床过程的认识和早期诊断的要求。

感染性休克的血流动力学有高动力型和低动力型两种。前者外周血管扩张、阻力降低，心排血量正常或增高（又称高排低阻型），有血流分布异常和动静脉短路开放增加，细胞代谢障碍和能量生成不足。病人皮肤比较温暖干燥，又称暖休克。低动力型（又称低排高阻型）外周血管收缩，微循环淤滞，大量毛细血管渗出致血容量和心排血量减少。病人皮肤湿冷，又称冷休克。实际上，"暖休克"较少见，仅是一部分革兰氏阳性菌感染引起的早期休克。"冷休克"较多见，可由革兰氏阴性菌感染引起；而且革兰氏阳性菌感染的休克加重时也成为"冷休克"。至晚期，病人的心功能衰竭、外周血管瘫痪，就成为低排低阻型休克。

三、临床表现

感染性休克具有一系列反映组织灌注降低的临床表现，如平均动脉压和尿量减少、皮肤温度降低或花斑、毛细血管再充盈速度减慢和神志改变，这些征象可以作为感染性休克的诊断依据和观察指标，但是这些指标的缺点是不够敏感，也不能较好地反映组织氧合。

作为治疗目标，一般认为尿量必须达到 0.5ml/(kg·h)以上。尿量的改变容易受治疗措施影响，利尿剂、补液速度和类型、血管活性药物都可以增加尿量，临床医师在观察尿量变化时应考虑这些因素。

相比收缩压或舒张压，平均动脉压(mean arterial pressure，MAP)能更好地反映组织灌注水平，故一般以 MAP 低于 65mmHg 视为组织灌注不足，在感染性休克的血流动力学支持中需要维持 MAP 在 65mmHg 以上。血管收缩药的使用可以提高 MAP，但此时组织灌注仍可能不足。

四、治疗

首先是病因治疗，原则是在休克未纠正以前，应着重治疗休克，同时治疗感染；在休克纠正后，则应着重治疗感染。

1. 早期液体复苏　对于感染性休克的患者，保持循环稳定最好的治疗是早期复苏，液体复苏的初期目标是保证足够的组织灌注。建议立即开始治疗与复苏。对于脓毒症导致的组织低灌注，建议在开始的 3 小时内给予至少 30ml/kg 的晶体液。完成初始液体复苏后，建议通过反复评估血流动力学以指导后续液体复苏。在判断容量反应性时，动态指标优于静态指标，建议在条件允许时使用动态指标评价。对于需要应用血管活性药物治疗的感染性休克患者，平均动脉压的初始目标为 65mmHg。对于乳酸水平增高的组织灌注不足患者，建议根据乳酸水平指导复苏，使之降至正常。

2. 控制感染　主要措施是应用抗菌药物和处理原发感染灶。对病原菌尚未确定的患者，可根据临床判断最可能的致病菌种应用抗菌药，或选用广谱抗菌药。已知致病菌种时，则应选用敏感而较窄谱的抗菌药。原发感染病灶的存在是发生休克的主要原因，应尽早处理，才能纠正休克和巩固疗效。

3. 血管活性药物、正性肌力药物　严重感染和感染性休克的初始治疗应为积极的液体复苏，即便在容量复苏的同时，亦可考虑合并应用血管活性药物和或正性肌力药物以提高和保持组织器官的灌注压。必要时还应辅以低剂量的糖皮质激素。常用的药物包括多巴胺、去甲肾上腺素、血管升压素和多巴酚丁胺。

4. 严重感染与感染性休克的集束化治疗　血流动力学紊乱是感染性休克最突出的表现。血流动力学的支持是感染性休克重要的治疗手段，目的是改善血流动力学状态、改善器官灌注，逆转器官功能损害。作为严重感染治疗的主要组成部分，早期目标性血流动力学支持治疗，已经证实能够明显改善感染性休克患者的预后。但是除了血流动力学支持治疗，还有其他一些重要治疗也显示出明显改善预后的效果。规范感染性休克的治疗，落实建立在循证医学基础上的治疗指南，对最后降低其病死率具有重要意义。早期目标性血流动力学支持治疗是严重感染及感染性休克治疗的关键性内容，但除了积极有效的血流动力学支持外，还需要同时联合其他有效的治疗，即形成一个联合治疗的套餐，称为"严重感染的集束化治疗"。早期集束化治疗是指根据治疗指南，在严重感染和感染性休克确诊后立即开始并应在短期内必须迅速完成的治疗措施。

一般认为，早期集束化治疗应包括：早期血清乳酸水平测定；抗生素使用前留取病原学标本，急诊在 3 小时内、ICU 在 1 小时内开始广谱的抗生素治疗；如果有低血压或血乳酸>4mmol/L，立即给予液体复苏 (20ml/kg)，如低血压不能纠正，加用血管活性药物，维持 MAP≥65mmHg；持续低血压或血乳酸>4mmol/L，液体复苏使中心静脉压(CVP)≥8mmHg，中心静脉血氧饱和度(ScvO$_2$)>70%。血流动力学监测和治疗是早期集束化治疗中最重要的组成部分，早期集束化治疗强调时间紧迫性，尽可能在 1~2 小时内放置中心静脉导管，监测 CVP，开始积极液体复苏，6 小时内达到上述目标，并通过监测和调整治疗维持血流动力学的稳定。

在努力实现血流动力学的稳定的同时，早期集束化治疗还包括：①积极的血糖控制；②糖皮质激素应用；③机械通气患者平台压<30cmH$_2$O；④有条件的医院可以使用活化蛋白 C。尽早达到集束化治疗的目标，可以明显改善严重感染和感染性休克患者预后。

（朱玲华）

休克是急救医学和危重症医学的热门话题之一，其中失血性休克和感染性休克也是外科领域经常面对的问题。虽然近些年来对休克的研究逐步深入，但由于缺乏有效监测和治疗手段，目前指导临床的主要还是微循环理论。临床处理中仍存在一定困难，关键点是早期发现、早期干预，及时终止或逆转休克进程，因此必须熟练掌握休克的诊断、临床表现及治疗原则。目前对休克的治疗，尤其是休克难治期的治疗，仍需从理论和实际工作中做进一步研究和实践，临床工作中需及时更新诊治指南，以期达到最佳救治效果。

复习参考题

1. 简述休克的常见病因及发生发展的临床过程。

2. 失血性休克和感染性休克的临床防治原则有哪些？

第七章　创　伤

学习目标

掌握　创伤的诊断、急救和处理原则；开放性损伤的伤口处理原则和清创方法；各种软组织损伤的临床特点和处理方法。

熟悉　创伤的分类；创伤后人体的病理生理变化及修复过程。

创伤(trauma)是指以机械力为主的动力因素造成的人体组织结构及功能的破坏。广义的创伤包括物理(如高热、电击、机械力等)、化学(如强酸、强碱及糜烂性毒剂等)、生物(如虫、蛇、犬的咬蜇等)等一切致伤因素造成的组织损伤。

第一节　概述

一、分类

创伤分类能确定创伤的性质和程度,为治疗提供必要的依据,同时也有利于后期的资料分析和经验总结。可根据致伤因素、创伤部位及创伤后皮肤完整性等进行分类。

1. **按致伤因素**　可分为烧伤、冷冻伤、挤压伤、刃器伤、火器伤、冲击伤、爆震伤、毒剂伤和核放射伤及多种因素所致的复合伤等。

2. **按创伤部位**　可分为颅脑、颌面、颈部、胸(背)部、腹(腰)部、脊柱、骨盆、四肢损伤等,是临床上最常用的分类方法。

3. **按创伤后皮肤完整性**　皮肤完整无伤口者称闭合性损伤,皮肤破损者称开放伤。开放性损伤按伤道分切线伤(体表切线方向沟槽伤道)、贯通伤(有入口、又有出口)、非贯通伤(只有入口、没有出口)、反跳伤(入口和出口在同一点)。

4. **复合伤和多发伤**　两种或以上不同致伤因素同时或相继导致同一个体损伤称复合伤,单一致伤因素造成两个或两个以上解剖部位的损伤称多发。

5. **按伤情轻重分类**　分为轻、中、重伤。轻伤主要是局部软组织伤,暂时失去作业能力,但仍可坚持工作,无生命危险,或只需小手术;中等伤主要指丧失作业能力和生活能力,需手术,但一般无生命危险,如广泛软组织损伤、上下肢开发性骨折、机体挤压伤、一般的腹腔脏器伤等;重伤指危及生命或治愈后有严重残疾者。

二、病理

创伤可造成组织结构连续性破坏、出血及细胞变性坏死等病理变化。机体对创伤的反应是机体内在的应激机制,创伤后应激反应是以创伤作为应激原引起外周和中枢神经系统、内分泌器官及体液系统的共同联动而发生的一系列生理、病理反应,这些反应紧密联系,相互影响和制约。适度的应激有利于动用机体的生理储备以保障重要器官功能、增强机体抵抗力、保持内环境稳定及促进损伤愈合,应激反应过低或过度则会削弱机体的生理储备及代偿反应,甚至引发器官功能损伤,需要加以控制和调整。

1. 局部反应 主要表现为局部炎症反应,其基本病理过程与一般炎症相同。损伤的轻重与致伤因素、作用时间、组织损害程度、创面污染轻重以及是否有异物存留等有关。损伤局部组织出现血管通透性增加、血浆渗出和细胞浸润等急性炎症反应,并导致红、肿、热、痛的典型局部炎症表现。若有少量炎症介质释放入血则可引起全身炎症反应。局部炎症反应和适度的全身炎症反应,是机体非特异性防御反应的主要表现,具有局限病灶、清除细菌及坏死组织、抗感染的作用,渗出的纤维蛋白原形成纤维蛋白可充填伤口裂隙、炎性细胞可进一步释放趋化信号,招募修复细胞进入伤口,从而启动损伤修复程序。

2. 全身反应 致伤因素作用于人体后引起的一系列神经内分泌活动增强,并由此而引发的各种功能和代谢改变的过程,是一种非特异性应激反应。主要包括神经内分泌系统反应、免疫系统反应、代谢变化、创伤后应激障碍。严重创伤,如广泛的软组织挫伤、大面积烧伤、内脏破裂急性大失血、胸部挤压伤、脑挫裂伤等,会迅速引起机体的应激反应,多种炎性介质和坏死组织产物(缓激肽、组胺、白介素等)大量产生和释放,并通过神经内分泌系统分泌多种正性激素(肾上腺皮质激素、抗利尿激素、儿茶酚胺、高血糖素、生长激素等)导致全身性的炎性反应。在创伤初期,这种激烈的全身性反应是机体对严重创伤损害的一种防御和代偿能力,通过收缩外周血管、增加回心血量而维持有效循环血量,以保证重要脏器的血液供应,维持生理功能。但如果在代偿期创伤得不到正确处理,例如大面积烧伤不能及时有效地进行液体复苏、内脏大出血不能及时止血并补充血容量,全身炎性反应就会随着伤情的不断加重而失控,超高代谢率就会使机体的代偿资源和能力迅速枯竭,各重要脏器功能继之受损并序贯性衰竭。

3. 创伤愈合 是创伤后组织通过增生或再生等方式进行自身修复的一系列病理生理过程,是一个涉及广泛类型的细胞和分子的复杂过程。其完整过程包括四个阶段:止血期、炎症期、增生期以及重塑期,这些阶段在时间和空间上相互重叠。创伤即刻会发生凝血,受伤处的出血会被血小板凝集所控制。凝血所形成的纤维蛋白凝块在阻止出血的同时也为修复细胞的附着和增殖提供了支架。炎症期也开始于受伤时,凝血反应级联的激活引起细胞因子的释放,刺激中性粒细胞和其后的巨噬细胞趋化进入创面并开始进行伤口的清创。2~3日后,炎症过程进展进入增殖期。成纤维细胞被吸引进入创面合成肉芽组织。肉芽组织由前胶原、弹性蛋白、蛋白聚糖和透明质酸组成,允许新生血管的长入,新生血管将为组织生长提供氧气和营养并使白细胞进入创面区域。角质形成细胞是为组织提供与外界之间屏障的主要细胞成分,并重建皮肤的屏障功能。一旦创面封闭,不成熟的瘢痕就能进入最后的重塑阶段。在增殖阶段堆积的细胞外基质分子杂乱无章,在重塑期中它们会被重新排列并交联。重塑期根据伤口的严重程度可持续一年,组织会逐渐收缩并获得其完整性。

根据损伤程度及有无感染,创伤愈合可分为一期愈合、二期愈合、痂下愈合三种类型。①一期愈合(primary healing):一般指伤口由其两侧新生的表皮细胞、毛细血管内皮细胞和结缔组织在短时间内越过伤口,使伤口愈合的过程。是最简单的伤口愈合形式,也是组织的直接结合所致。这类愈合主要发生于组织缺损少、创缘整齐、无感染、经过缝合或黏合的手术切口。由于创缘损伤轻,炎症反应弱,所产生的肉芽组织量少,在修复后仅留一条线状瘢痕而已。②二期愈合(secondary healing):一般指创面先由肉芽组织填充,继之再由新生表皮细胞覆盖创面的愈合过程。主要见于创面缺损大、对合不良的切口或伴有感染的创面,又称"瘢痕愈合",虽能修复创伤,但不同程度地影响结构和功能的恢复。③痂下愈合(healing under scab):是一类特殊条件下的伤口/创面愈合过程。主要指创面由渗出液、血液及坏死脱落的物质干燥后形成的一层黑褐色硬痂下所进行的二期愈合过程,如深Ⅱ度或Ⅲ度烧伤后皮革样硬痂下的愈合过程。其愈合过程首先也是创缘的表皮基底细胞增生,在痂下生长的同时向创面中心移行,同时创面肉芽组织也发生增生。硬痂的形成一方面有保护创面的作用,同时也阻碍创面渗出液的流出,易诱发感染,延迟愈合。因此临床上常需采用切痂或削痂手术,以暴露创面,利于修复。

4. **影响创伤愈合的因素** 创伤愈合过程的长短和愈合的好坏,除与损伤范围、性质和组织再生能力强弱有关外,也与机体全身与局部因素有关。①全身因素:年龄因素(儿童和青少年组织再生能力强,老年人组织再生能力弱)、营养状况(蛋白质、维生素、钙、磷、锌等缺乏或代谢异常)、药物影响(肾上腺皮质激素、垂体促肾上腺皮质激素、抗癌药物中的细胞毒药物可延缓愈合)、某些疾病影响(糖尿病、尿毒症、肝硬化及一些免疫缺陷病等影响愈合过程)。②局部因素:局部血液供应(局部动脉供应不足和静脉血回流不畅、伤口包扎过紧或缝合过紧、病人较长时间休克)、感染和异物(局部感染对再生十分不利,而且某些细菌产生的毒素和酶能进一步引起组织坏死、胶原纤维和基质溶解,加重局部损伤,是最常见的原因)、神经支配(失去神经支配会影响组织的再生能力)、骨折愈合时,除上述因素影响外,其他局部因素也可影响愈合,如损伤过重、骨膜撕裂过多、断端间有异物或软组织嵌入、对位不良、断端活动、开放性骨折引起感染等。

5. **创伤并发症** 常见的并发症如下。①休克:是创伤后最主要、最常见和最严重的并发症。伤后因疼痛、紧张等,可发生创伤性休克;内脏破裂、大血管破裂、大面积烧伤等致急性失血失液可迅速造成低血容量性休克;严重胸部挤压伤、开放性气胸、心脏压塞、纵隔摆动等必然发生心源性休克;而创面严重感染继而全身感染如不能控制,必导致感染性休克发生。休克发生与脏器功能损害互为因果,及时有效防治休克是决定创伤转归的重要保证。②感染:开放性创伤易造成局部感染,严重创伤损及机体免疫防御体系可造成全身性感染;同时开放性创伤还应注意发生破伤风及气性坏疽的可能。③应激性溃疡:在严重创伤、感染、烧伤、脑外伤、休克以及内脏功能严重受损等多种危重情况下发生,是以胃、十二指肠黏膜的糜烂、溃疡、出血为主要特征的急性应激性病变。烧伤病人可发生柯林溃疡(Curling ulcer),颅脑外伤病人可发生库欣溃疡(Cushing ulcer)。④凝血功能障碍:主要由于凝血因子或血小板的缺乏或功能异常所致,常表现为出血倾向,凝血功能障碍、低体温、酸中毒被称为"死亡三联征",是重症创伤死亡的重要原因之一。⑤脂肪栓塞综合征:脂肪组织经血管断面进入血液循环,可造成肺栓塞,致通气功能障碍甚至呼吸功能不全,严重者可迅速致死。常见于多发性骨折,常见栓塞部位是肺部,可造成肺通气功能障碍甚至呼吸功能不全。⑥深静脉血栓:创伤造成的静脉损伤、创伤后高凝状态及肢体制动等均是诱因,下肢静脉是发生血栓的主要部位。⑦器官、系统功能障碍:包括急性肾功能不全、呼吸窘迫综合征、心功能损害、肝功能损害和凝血功能紊乱等甚至多器官功能障碍。多器官功能障碍综合征指在严重感染、创伤、休克、烧伤及大手术24h后序贯性地出现两个或两个以上系统和/或器官功能障碍的临床综合征。

三、诊断

1. **了解掌握受伤史** 应遵循边问病史边查体的原则,受伤严重时应迅速查明伤员的生命体征和可能存在的致命伤情,做出初步判断和紧急处理。当条件允许时再细致询问了解伤史和查体。了解受伤史是创伤诊断的重要步骤,致伤因素的种类、强度、致伤方式等与受伤部位、伤情轻重有内在联系,许多创伤通过病史就能做出初步诊断。对受伤史的了解和分析,也有助于对不同创伤因素的致伤机制和规律的认识与积累。应重点了解致伤因素种类、强度、受伤部位、伤后局部与全身症状、救治与转送过程以及伤前身体健康及疾患情况等;在车祸、爆炸、房屋崩塌、高处坠落等突发性灾害性事故中,受伤史常常是复杂多样的,伤者也往往因惊恐、错觉、甚至神志不清而不能提供准确的信息,需要做细致认真的分析甄别和多方面的了解核实。

2. **体格检查** ①初步检查:应注意伤员精神状态,注意呼吸、脉搏、血压、体温等生命体征以及意识状态、面容、体位姿势等。如发现异常应进一步深入检查。②详细检查:可按"ABCDEF"程序检查。A(airway)气道,主要检查气道是否通畅;B(breathing)呼吸,检查有无呼吸困难、缺氧及其可能的原因;C(circulation)循环,判断血容量和心泵功能;D(disability)神经功能障碍,判断有无脑和脊髓损伤;

E（exposure）暴露并检查受伤部位；F（fracture）骨折，判断四肢有无骨折。也可按 Freeland 提出的"CRASH PLAN"程序进行，即 C（cardiac）心脏、R（respiration）呼吸、A（abdomen）腹部、S（spine）脊柱、H（head）头部、P（pelvis）骨盆、L（limb）肢体、A（artery）动脉、N（nerve）神经。如腹部伤需观察触痛、腹肌紧张、反跳痛、移动性浊音、肝区浊音和肠鸣音等；胸部伤需要注意有无肋骨叩击痛、双侧呼吸音是否对称等。③伤口检查：对于开放性损伤，必须仔细检查观察伤口或创面，注意其位置、形状、大小、边缘、深度、出血情况、外露组织、有无异物等，但对于伤情较重者（如胸腹部的开放性创伤），应在手术室边清创边检查以保障伤员安全。④对闭合性损伤，则应根据受伤情况做细致的检查；伤员通常有受伤部位的疼痛主诉，医师应注意有无心率及呼吸异常；有无窒息、内出血及休克征象。如头部创伤应注意神志变化、瞳孔改变、眼周淤血、外耳道出血、肢体活动障碍等颅骨骨折与脑外伤征象；胸部损伤应观察有无呼吸音改变、胸壁活动异常及皮下气肿等胸腔、肋骨损伤体征；腹部受伤应检查有无压痛、反跳痛、肌紧张、肠鸣音改变及移动性浊音等腹腔内脏受损征象；肢体创伤则应检查有无感觉活动异常，有无畸形、反常活动及肢端血运等骨折和血管、神经损伤征象。表 7-1 和表 7-2 是伤情评分表，有助于判断伤情的轻中重度及分类处理。

3. 创伤评分　是通过定量记分的方法对伤员的损伤严重程度进行评估的方法。按创伤评分使用的时间阶段和场所不同，可分为院前评分和院内评分。院前评分是指伤员从受伤现场到医院确定性诊断治疗前这段时间内，医护人员为定量判断伤员伤情的严重度所采用的创伤评分方法，主要是用于现场分类和快速伤情判断，目的是使伤员能尽快得到合理的分诊和及时的救治，简便易行且有一定敏感性。院内评分是指伤员到达医院后，根据损伤类型及其严重程度对伤情进行定量评估的方法，较院前评分有更高的准确性。常用的评分主要有 CRAMS 评分、院前指数（PHI）、创伤指数（TI）、简明损伤定级（AIS）等。

表 7-1　院前评分和分值

指标	分值/分			
	1	3	5	6
部位	四肢	躯干背部	胸、腹部	头、颈部
创伤类型	撕裂伤	刺伤	钝挫伤	弹道伤
循环	正常	BP<102mmHg P>100 次/min	BP<80mmHg P>140 次/min	血压、脉搏测不到
意识	倦怠	嗜睡	浅昏迷	深昏迷
呼吸	胸痛	呼吸困难	发绀	无呼吸

注：评分 5~9 分为轻伤，10~16 分为中度伤，>17 分为重伤。

表 7-2　CRAMS 评分

指标	分值/分		
	2	1	0
循环（C）	毛细血管充盈正常 收缩压>100mmHg	毛细血管充盈迟缓 收缩压=85~99mmHg	毛细血管充盈差 收缩压<85mmHg
呼吸（R）	正常	费力、浅快>35 次/min	无自主呼吸
胸腹部（A）	无压痛	有压痛	连枷胸或板状腹或有穿透伤
运动（M）	正常	只对疼痛刺激有反应	无反应
语言（S）	正常	言语错乱，语无伦次	言语不懂，不能言语

注：评分 9~10 分为轻伤，7~8 分为重伤，6 分以下为极重度伤。

4. 辅助检查　①实验室检查:首先是常规检查,血常规和红细胞比容可判断失血或感染情况;尿常规可提示泌尿系统损伤;电解质可分析水电解质平衡和酸碱平衡紊乱情况。对怀疑有胰腺损伤的应做血或尿淀粉酶测定。②穿刺和导管检查:诊断性穿刺是一种简单、安全的辅助方法。阳性时能迅速确诊,但阴性时不能完全排除组织或器官损伤的可能性。应注意区分假阳性和假阴性,可改变穿刺点或多次穿刺。放置尿管可了解尿道或膀胱损伤以及患者出入量情况。监测中心静脉压可判断血容量和心功能。③影像学检查:X 线片和 CT 可对患者骨折情况、胸部和腹部损伤情况进一步诊断。超声检查可以发现胸、腹腔的积血和肝、脾包膜内破裂等。④其他:对于严重创伤伤员,还可监测心(如心排血量)、肺(如血气)、脑(如颅内压)、肾等重要器官的功能,观察病情变化,及时采取措施。

第二节　创伤的处理

一、急救原则

创伤的急救原则包括时效性原则、整体性原则、损伤控制原则。在许多创伤事故现场,许多紧急伤情需要争分夺秒的处理。先救命,后治伤,危重者现场实施"损伤控制性手术",快速控制危及生命的伤情,平稳转移,院前急救与院内救治紧密衔接和结合,是创伤处理的急救原则。创伤中"黄金 1 小时"的认识已经被广泛接受。近年的研究表明,严重创伤后"黄金 1 小时"内的头 10 分钟,又是决定性的时间,此被称为"白金 10 分钟"。院前急救,在现场就应达到进行加强生命支持的水平。

1. 院前急救系统　院前急救是在特定环境中以及在诊断和治疗的可能性均受限制的情况下,在院外实施的重症救治。由现代化的通信设备、急救设施配置齐全的运输设备、专业化的急救队伍三大部分组成。

2. 危重伤情　主要包括心搏骤停、窒息、大出血、开放性气胸、休克、腹腔内脏脱出、多发性骨折、中毒等,这些伤情都必须在"白金 10 分钟"内得到有效处置才可挽救生命。

二、急救措施

创伤现场急救基本技术包括心肺复苏、开放气道、止血、包扎、固定、搬运。

1. 基础生命支持(basic life support,BLS)　指心肺复苏,可概括为"C-A-B"支持。C(circulation)指循环,对心跳呼吸骤停者即刻行闭胸心脏按压术;A(airway)指通畅气道,用手法或器械解除呼吸道梗阻,昏迷患者舌后坠可托起下颌,必要时将舌拉出并固定于口外,条件具备并具适应证者可行气管切开置管,维持呼吸道通畅;B(breathing)指呼吸,口对口人工呼吸或器械呼吸(见第十一章)。

2. 开放气道以及建立稳定气道　开放气道、确保通畅并进行有效通气是急救中最为关键的措施之一。急救时开放气道的常用的方法有:

(1)仰头抬颏法:抢救者将一手掌小鱼际(小拇指侧)置于患者前额,下压使其头部后仰,另一手的示指和中指置于靠近颏部的下颌骨下方,将颏部向前抬起,帮助头部后仰,气道开放。必要时拇指可轻牵下唇,使口微微张开(图 7-1)。

注意:①示指和中指尖不要深压颏下软组织,以免阻塞气道;②不能过度上举下颏,以免口腔闭合;③头部后仰的程度是以下颌角与耳垂间连线与地面垂直为正确位置;④口腔内有异物或呕吐物,应立即将其清除,但不可占用过多时间;⑤开放气道要在 3~5 秒内完成。

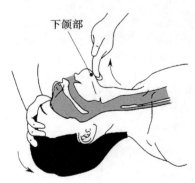

下颌部

图 7-1　仰头抬颏法

（2）仰头抬颈法：病人仰卧，抢救者一手抬起病人颈部，另一手以小鱼际侧下压患者前额，使其头后仰，气道开放（图7-2）。

（3）推举下颌法：病人平卧，抢救者用双手对称向前推举下颌，使下颌骨和舌体前移，开放气道（图7-3）。此法适用于颈部有外伤者，为避免进一步脊髓损伤，以下颌前上推举为主，不能将病人头部后仰及左右转动，也不宜采用仰头抬颈法和仰头抬颈法。

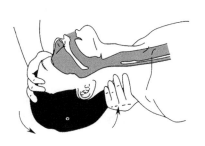

图7-2 仰头抬颈法

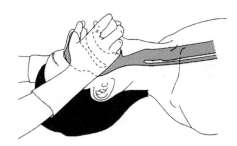

图7-3 推举下颌法

建立稳定气道的方法包括：①气管插管。可确保气道通畅，有利于通气、给氧、吸引和防止误吸，适用于绝大多数昏迷患者、气道内分泌物不能自行排出者、疑有反流误吸者、无咽喉反射者、需要长时间的机械通气者等。②气管切开。包括两种：a. 环甲膜穿刺或切开，当气道阻塞，气管内插管不能进行，而又缺少必要的急救器材时，可行环甲膜穿刺或切开，主要适用于气道完全阻塞而有自主呼吸的患者。b. 气管切开术，适用于长期呼吸支持治疗的患者，是长时间的气道管理方法，可彻底解除上呼吸道梗阻和清除下呼吸道分泌物。

3. 止血　急诊常用的止血方法包括：

（1）指压法：用手指压迫出血血管的近心端，多用于大动脉的暂时止血。如能将血管压迫在骨骼表面效果更好。

（2）加压包扎法：将灭菌敷料放置或填塞于伤口，外面再用纱垫和绷带用力包扎。最常用于小动、静脉出血。

（3）填塞法：先用1~2层纱布覆盖伤口，而后用纱布条/块填塞，最后将皮肤拉拢来加压止血。此法止血常不够彻底，撤去填塞物时还有再度出血的风险。

（4）止血带法：一般用于四肢大出血而加压包扎不能止血时。以充气式止血带最好，没有时可用橡皮带、三角巾，止血带下需放置衬垫物。禁用细的绳索或电线。止血带应缚扎在靠近伤口的最近端，但应避免缚在上臂中1/3段以免损伤桡神经。缚扎应松紧适度，过紧会造成组织损伤而过松则非但达不到止血目的，还可因阻断了静脉回流而加重出血。在止血带上应明显标志开始使用的时间，避免长时间连续使用止血带，一般不应超过4小时。每隔1小时放松1~2分钟以免肢体缺血坏死。

（5）止血材料：外用者有喷雾剂、止血胶和止血绷带等。如内含牛结缔组织胶原蛋白和凝血酶的喷雾剂，喷于创面后形成胶膜，可促进凝血并能被组织吸收。止血胶由纤维蛋白原、凝血酶和抗蛋白酶肽组成，具有止血和外科黏合作用。止血绷带中有的含某种海藻，有的系将纤维蛋白原和凝血酶冻干后加入吸收性基质中制成，可在数分钟内迅速止血。内用止血材料有止血泡沫或液体等，在战伤中使用较多。

（6）确切止血法：手法难以控制的大出血适合采取"损伤控制性手术"，尽快进行手术结扎或修补出血血管。

4. 其他　包括包扎、固定、搬运。对开放性气胸应用无菌敷料或干净布料包扎覆盖伤口；腹腔内脏脱出时用无菌或干净的器皿如大碗、盆等扣在脱出脏器上再包扎。骨折患者应用夹板或树枝、竹竿捆扎固定，固定范围应包括骨折处及其远、近端的两个关节。对骨折患者尤其是脊柱骨折患者需注意搬运方法，应平抬,保持骨折部稳定。勿随意拖、拉或抱,以防止骨折端移动而造成或加重神经、血管损伤。

三、进一步救治

将创伤患者分为3类进行救治。①致命性创伤患者:如大出血、窒息、开放性或张力性气胸,短时抢救之后立即手术;②严重但不会立即危及生命的患者:如胸外伤、腹外伤和火器伤,可复苏、观察并做好术前准备,包括必要的检查、交叉配血等;③较平稳而创伤性质尚不明确的患者:应密切观察并做进一步检查,而后确定治疗方案。

四、创伤的治疗

1. 一般治疗 ①保持舒适、有利于呼吸的体位和适当制动;②防治休克;③预防和治疗感染;④维持体液平衡及营养代谢;⑤对症治疗:如镇静、止痛;⑥心理治疗:对创伤后心理紊乱的诊治应予以充分的重视。

2. 闭合性损伤的处理 ①浅部软组织的闭合性损伤:如钝性外力所指的挫伤、扭伤等,后者常有关节周围软组织如关节囊、韧带及肌腱的出血、撕裂等。治疗以物理疗法为主:初期可局部冷敷并抬高,12~24小时后改热敷或红外线治疗。还可口服或局部使用有止痛、止血功效的中草药与中成药,如有血肿形成需加压包扎止血。②闭合性骨折与关节脱位:先行复位,而后固定制动。如伴有神经、血管损伤或需要手术切开复位与固定则予以手术治疗。③头颅、胸部及腹部闭合性损伤:应准确判定有无内脏损伤,及时行相关检查,密切观察伤情变化,根据伤情采取针对性措施,必要时果断行探查性手术。④挤压综合征(crush syndrome):指肌肉丰富的肢体和躯干受重物压榨,致大量肌肉缺血、坏死,肌红蛋白和钾离子释放入血,产生肌红蛋白尿、急性肾衰竭及高钾血症等。局部表现为肿胀、水疱、瘀斑、感觉减退或麻木。治疗强调及早补充血容量、利尿、碱化尿液及防治高钾血症。必要时截肢。

3. 开放性损伤的处理 开放性伤口可分为无菌伤口(aseptic wound)(清洁伤口)、污染伤口(contaminated wound)(有细菌污染而尚未构成感染的伤口)和感染伤口(infected wound)。

(1)无菌伤口:通常是指"无菌手术"(如甲状腺切除术、腹股沟疝修补术等)的切口,缝合后一般都达到一期愈合。创伤的伤口难免有程度不等的污染,但经过处理后可能使其污染减少,甚至变成清洁伤口,可以当即缝合。

(2)污染伤口:是指污染有细菌,但尚未发展成感染的伤口。一般认为伤后8小时以内处理的伤口属于此类。若伤口污染严重或细菌毒性强,在4~6小时即可变成感染,不宜按污染伤口处理;头面部伤口,因其局部血液循环良好,伤后12小时或更多时间仍可按污染伤口处理;其他部位的伤口,如果污染较少、失活组织不多(如刀刃切伤)、伤后早期注射抗生素,伤后处理时间稍迟也仍可按污染伤口处理。处理污染伤口的方法称为清创术,目的是使其转变成或接近于清洁伤口,当即缝合或延期缝合,争取达到一期愈合。

(3)感染伤口:包括延迟处理的开放性创伤、脓肿切开、手术切口感染等,有渗出液、脓液、坏死组织等,周围皮肤常有红肿。伤口须经过换药逐渐达到二期(瘢痕组织)愈合。

伤后的异物在原则上应取出。感染病灶内的异物尤其需要及早取出,使感染顺利治愈。伤口已愈合的异物,手术以前必须确定其部位和选择适当的手术途径,避免不必要的损伤。为了预防术后感染,可酌情用抗生素和破伤风抗毒血清。某些深部的异物或数量多、分散者,如果不损及重要组织器官,可以保留和观察。

浅表小伤口的处理:先用0.9%氯化钠溶液清洗伤口裂隙或创面,再用0.5%碘伏或70%乙醇消毒伤口周围皮肤。如为擦伤可包扎或暴露创面,对刺伤应注意取尽异物。对长度在1cm左右、深度仅达皮下浅层的切割伤,可用蝶形胶布拉拢伤口使之紧密对合,再用碘伏消毒皮肤后包扎。10日后除去胶布。

4. 清创术的步骤

(1)初步处理伤口:①初步清洗伤口周围皮肤。无菌纱布覆盖伤口后,用肥皂水和无菌毛刷刷洗伤口周围的皮肤,然后用生理盐水冲洗 3 次,注意勿使冲洗液流入伤口内。②初步清洗伤口。移去覆盖伤口的无菌纱布,以生理盐水冲洗伤口;用 3% 过氧化氢冲洗伤口,直至出现泡沫;再用生理盐水冲洗伤口;擦干伤口,初步检查伤口内有无活动性出血、异物,有无合并神经、血管、肌腱损伤等。

(2)再次处理伤口:①脱手套,洗手,并消毒术者自己的手臂。②消毒铺巾。用碘伏消毒伤口周围皮肤 2～3 遍(注意勿使消毒液流入伤口),铺无菌单。③戴无菌手套。④局部麻醉。用 2% 利多卡因沿伤口外周,距伤口边缘 1～2cm,做局部浸润麻醉。⑤清理伤口。修剪创缘皮肤,结扎活动性出血点,去除异物和凝血块,切除失活组织,3% 过氧化氢及生理盐水再次冲洗伤口。

(3)清创后伤口处理:①根据伤口情况决定是否放置引流物。②若无一期缝合的指征,则消毒皮肤,覆盖敷料,胶布固定。手术完毕。③若有一期缝合的指征,则继续行一期缝合。间断缝合皮肤,消毒皮肤,覆盖敷料,胶布固定。手术完毕。

(4)开放性伤口一期缝合的指征:伤后 6～8 小时以内;伤口污染较轻,且不超过 8～12 小时;头面部的伤口,一般在伤后 24～48 小时以内。若不能满足以上条件,则只清创不缝合。

5. 康复治疗　包括功能锻炼、物理治疗和心理治疗。

(颜　洪)

学习小结

创伤是外科学的主要组成部分,具有鲜明、典型的外科学特征。 临床上,几乎所有创伤或与创伤有关的继发性损伤都需要借助外科手术或手法进行治疗或处理。 创伤的致伤因素、临床类型很多,也很复杂,但每一例创伤,都有其发生规律、病情特点和处理原则,应重点熟悉和掌握各种创伤的共同表现和特殊表现,学会从复杂的受伤史和细致的体格检查中发现和确定创伤诊断依据。 对于严重创伤,必须熟知早期的伤情鉴别和急救原则,先救命,后治伤,为后续专科救治打下良好基础。

复习参考题

1. 创伤急救中应遵循的原则是什么?

2. 影响创伤修复的因素有哪些?

第八章　烧伤、冷伤、咬蜇伤

学习目标

掌握　烧伤的概念及常见原因；烧伤面积估计、烧伤深度判定、伤情分级及烧伤休克的液体复苏公式。

熟悉　化学烧伤、电烧伤的临床特点和处理原则。

了解　冷伤的定义、病理生理变化、临床特点和防治原则；常见虫兽咬伤、蜇伤临床特点；蛇毒的分类和处理原则。

　　烧伤(burn)一般是指热力导致的组织损伤。热力烧伤最常见的致伤因素包括热液(水、油、汤等)、蒸汽、高温气体、火焰、炽热金属固体或液体(如钢水)等,其引起的组织损伤轻者致皮肤和/或黏膜浅层受损,重者伤及皮下组织,甚至肌肉、骨骼、内脏,严重者还会引发严重的全身反应。另外,由于电流、化学物质、放射线、激光等所致的组织损伤和临床过程与热力烧伤相近,因此临床上也将其归入烧伤的范畴,统称为非热力烧伤。烧伤是常见多发伤,也是可控性社会公害,应当引起重视,积极预防。烧伤的严重程度与温度的高低、作用于人体的时间成正比。

第一节　热力烧伤

一、烧伤诊断

　　烧伤面积、烧伤深度、合并伤(并发症)是烧伤诊断的三个基本要素。

(一)烧伤面积估计

　　烧伤面积的估计是指皮肤烧伤区域占全身体表面积的百分数。

　　1. 中国九分法　20 世纪 60 年代初,通过对国人不同民族和地区体表面积实测,创立了适合我国人体体表面积估计的"中国九分法",将人体体表面积划分为 11 个 9% 的等份,加上会阴 1%,即为 100%。具体划分见图 8-1。

　　中国九分法可以用一个口诀来记忆:

　　三(面部)、三(发区)、三(颈部)(头面部——1 个九)

　　五(双手)六(双前臂)、七(双上臂)(双上肢——2 个九)

　　十三(前躯)、十三(后躯)、会阴一(躯干 + 会阴——3 个九)

　　五(臀部)七(双足)、十三(双小腿)、二十一(双大腿)(双下肢+臀部——5 个九加一)

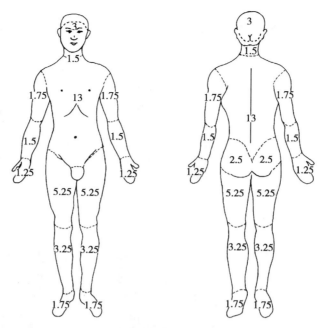

图 8-1 中国九分法

2. **手掌法** 不论年龄大小或性别差异,如将手掌五指并拢,单掌面积约为体面面积的 1%(图 8-2)。这种估算方法便于计算小面积或散在的烧伤。在估计大面积烧伤时,此法可与中国九分法结合应用。

3. **小儿烧伤面积估算** 儿童(12 岁以下)头大、下肢小,随年龄增长逐渐接近成人,计算面积时采用辅助公式。头部:9+(12-年龄),双下肢:46-(12-年龄)。

4. **烧伤面积估计的注意事项**

(1)计算烧伤总面积时,Ⅰ度烧伤面积不计算在内,在总面积后要对不同深度的烧伤(包括浅Ⅱ度、深Ⅱ度及Ⅲ度)面积进一步细分诊断。

(2)中国九分法通常只适合中国人,使用时要注意种族差异。

(3)不论何种方法,都是估计,但力求准确,并以整数记录,小数点后数字采取四舍五入,不足 1% 的面积记为 1%。烧伤面积估算是液体复苏补液的主要依据。

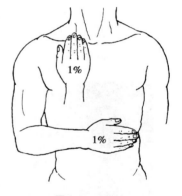

图 8-2 手掌法

(二)烧伤深度估计

烧伤深度估计采用三度四分法:见表 8-1、图 8-3、图 8-4。

表 8-1 烧伤深度判断

烧伤深度	伤及皮肤层次	临床表现	预后
Ⅰ度	伤及表皮浅层,但生发层健在,再生能力强	又称红斑性烧伤,局部干燥、皮温增高、烧灼感疼痛、微肿而红,无水疱	3~5 日局部由红转为淡褐色、脱屑、露出泛红细嫩的新生表皮面而愈合,不留瘢痕,可有短时间的色素沉着或改变
浅Ⅱ度	伤及整个表皮和部分真皮乳头层(真皮浅层)	又称水疱性烧伤,红肿明显,疼痛剧烈,可形成大水疱,内含黄色血浆样液体或蛋白凝固的胶胨物;水疱破裂后,可见红润基底、质地软、温度较高、痛觉敏感	由于生发层部分受损,上皮的再生依赖于残存生发层和皮肤附件(如毛囊、汗腺)的上皮增殖。如无继发感染,一般 1~2 周愈合,不留瘢痕,但常留下色素沉着或改变

続表

烧伤深度	伤及皮肤层次	临床表现	预后
深Ⅱ度	伤至真皮网状层（真皮深层），但仍有部分网状层残留	局部肿胀、痛觉较迟钝，较小水疱形成，创面基底红白相间、可见针孔或粟粒般大小红色小点（汗腺或毛囊周围毛细血管扩张所致）、质地较韧、感觉较迟钝、拔毛痛（拔毛试验阳性）	主要依靠皮肤附属器上皮组织修复，如无感染，3~4周愈合，通常留有瘢痕和色素改变
Ⅲ度	伤至全层皮肤，甚至可深及脂肪、肌肉、骨骼、内脏器官等	创面无水疱、苍白、焦黄甚至炭化，痛觉消失，质地硬、触之如皮革，常可见痂下树枝状栓塞血管网	创面愈合依据创面大小，有赖于手术植皮或周围健康皮肤表皮长入、创面收缩而愈合。愈后通常形成瘢痕，并常造成畸形

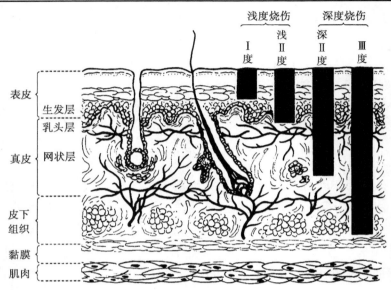

图 8-3 烧伤深度示意图

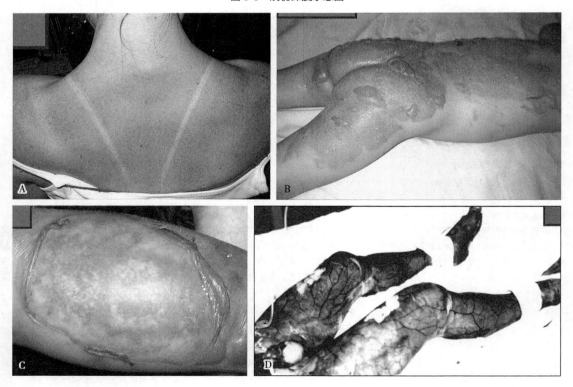

图 8-4 烧伤深度实例图
A. Ⅰ度；B. 浅Ⅱ度；C. 深Ⅱ度；D. Ⅲ度。

在烧伤分度中，Ⅰ度和浅Ⅱ度为浅度烧伤，深Ⅱ度、Ⅲ度为深度烧伤。烧伤深度不仅反映组织的损伤程度，也决定了创面愈合时间和不同的治疗修复方式，故在判断时应务求准确。在仔细观察创面外部特征（颜色、质地、疼痛感等）的同时，还应注意以下几点：

1. 皮肤厚薄　皮肤厚薄因性别、年龄及部位不同存在差异：①人体各部位皮肤厚薄不一，比如面部皮肤与背部皮肤的厚薄就不同，故同一致伤因素造成的烧伤深度会有差异。②小儿皮肤比成人薄，女性比男性薄，老年人比年轻人薄，前者判断时易较真实深度偏浅。

2. 创面存在伤后继续加深的可能　从而使得初期原始诊断为可以自愈的浅度烧伤加深为难以自愈的深度烧伤。造成此现象的因素包括：①早期处理不当，造成创面感染，导致创面加深。②因创面外用药物选择不当，如将酒精、碘酊等强刺激性药物直接用于创面，导致创面加深。③浅度创面无有效覆盖，创基过度暴露、干燥；或过度潮湿、受压，导致创面加深。④大面积烧伤患者由于休克、严重水肿，引起创面缺血缺氧，导致创面加深。⑤患者伤前患有基础疾病，如：糖尿病、心肌梗死、动脉粥样硬化（血管狭窄）、血液性疾病等，会因损伤组织灌注、组织细菌易感性增强或愈合能力下降而导致创面伤后进一步加深。

3. 烧伤原因　烧伤原因不同，临床表现也不完全一致。酸碱烧伤与热力烧伤表现也不同，酸烧伤后，表层蛋白凝固、变色、容易估计偏深；碱烧伤后导致脂肪皂化，存在继续损伤加深的过程，如不反复观察，容易估计偏浅。因而要根据烧伤原因，多次反复观察后判断。

（三）烧伤伤情分级

按烧伤面积大小、烧伤深度、有无并发症或合并伤，将烧伤分为轻、中、重、特重四个等级，不同的等级也对应不同的治疗模式见表8-2。

表8-2　烧伤分级治疗模式

成人烧伤伤情分级	伤情分级依据	相应治疗模式
轻度烧伤	烧伤总面积<10%的Ⅱ度烧伤，没有Ⅲ度烧伤	可门诊治疗
中度烧伤	烧伤总面积 11%～50%，或深Ⅱ度、Ⅲ度烧伤<10%	烧伤面积较大，低血容量性休克发生率高，但一般不危及生命，创面多能自愈，无需手术治疗者，可收治于烧伤病房轻病区
重度烧伤	烧伤总面积 51%～80%，或深Ⅱ度、Ⅲ度烧伤>10%；或烧伤面积不足51%，但有严重合并伤或并发症，以及毁损性高压电烧伤、磷烧伤等	烧伤面积大，有深度烧伤，一般需切削痂植皮等手术和抗休克、合并伤等处理；无明显合并与并发症；需收治于地区性烧伤中心重症监护病房
特重度烧伤	烧伤总面积>80%，多伴有严重合并症或并发症	大面积深度烧伤或伴合并症与并发症，目前死亡率高，需要抗休克治疗、重症监护和较复杂手术治疗，应收治于烧伤专科中心重症监护病房

注：1. 烧伤伤情分级的目的是作为平时、战时的成批收容和救治分流的相对参考标准，并非绝对。不能因为诊断为"轻度烧伤"而掉以轻心。烧伤的严重性不仅与烧伤面积和深度密切相关，也与伤员的年龄、既往疾病和健康状况、合并伤或中毒等有关。如小儿或老年患者，在并发症的发生率和死亡率方面比青壮年高。所以在估计烧伤严重度时，应全面考虑，细致观察。

2. 在火灾、爆炸、车祸等事故中，经常发生因高处坠落、撞击、爆震等导致的骨折、内脏破裂、大出血、爆震伤、吸入性损伤等严重合并症或并发症，凡出现此类情况，无论烧伤面积大小，都应按重度烧伤予以相应处理。

3. 儿童生理功能发育不全，烧伤面积>15%即应列入重度烧伤。

二、烧伤病理生理过程

皮肤是人体最大的器官。烧伤发生后，皮肤部分或全部丧失其保护身体内环境的功能，导致人体内环境紊乱、脏器功能受损、全身感染等复杂的全身性病理生理变化。另一方面，机体将动员一切资源来抵御这一破坏，以维持内环境的稳定，并满足损伤修复所需，皮肤及皮下组织的烧伤与机体的防御和修复反应构成了贯穿烧伤整个病程的主要矛盾。

烧伤整个病程的发展过程有一定的规律性,在烧伤后不同的时期有不同的主要矛盾,对烧伤临床发展过程的阶段划分,大多分为四期:体液渗出期、急性感染期、创面修复期、康复期(图8-5)。临床患者中,各期之间有内在联系并相互交错、重叠,不存在明确的分界,烧伤越重,它们之间的关系越紧密,因此不能完全截然分开。

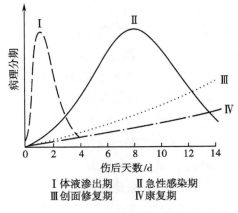

图 8-5　烧伤病程分期

I 体液渗出期　II 急性感染期
III 创面修复期　IV 康复期

（一）体液渗出期

一般指伤后即刻至48小时内,烧伤患者由于组胺、缓激肽等多种血管活性物质以及各种炎性介质、细胞因子、毒性物质的释放,导致创面及创周组织毛细血管通透性增加,血管内血浆样体液渗漏至创面、创周的组织间隙,形成组织水肿、渗出和水疱。严重大面积烧伤病人,此期又称休克期,会出现广泛的毛细血管通透性增加,甚至包括未烧伤区组织,如未烧伤的皮肤软组织、消化道、肺、脑等,造成有效循环血量骤减,甚至低血容量性休克发生。体液外渗的速度一般与烧伤的严重程度成正比,一般以伤后6~12小时内最快,持续时间一般在伤后24~36小时,而后逐渐减少而停止,在严重烧伤也可延长至伤后48小时以上。此后,随着毛细血管通透性的逐渐恢复,渗出于组织间的水肿液逐步回收,血容量逐渐恢复。烧伤休克因循环血量不足导致组织微循环灌流量降低,引起烧伤早期广泛的组织器官缺血缺氧损害,不仅使休克加剧,更是导致后期继发性全身感染和内脏功能障碍的重要原因。故及时有效地进行液体复苏,防治休克发生发展不仅是本期的主要矛盾,也是整个严重烧伤治疗重要的第一步。

（二）急性感染期

一般为伤后1~3周内,包括伤后1周内水肿液回吸收、伤后2~3周创面坏死组织广泛溶解,这一时期是烧伤感染高发期。在此期间,原有皮肤屏障被打破,而创面肉芽屏障尚未形成,创面大量的坏死组织、渗出物和微循环障碍的组织也是细菌等微生物良好的"培养基",适于细菌繁殖。对于大面积严重烧伤患者,还存在全身系统器官功能尚未从严重创伤、休克中完全调整和恢复过来。全身免疫功能低下、易感性增强;肠道黏膜出现应激性、缺血性损害,肠道细菌移位入血,更加重了全身感染发生的概率。严重的全身性感染是导致内脏并发症以及多器官功能障碍的主要原因;但也有些严重烧伤病人是在发生了内脏并发症后(常见休克复苏不及时、不成功)发生全身性感染。因此,此期主要的矛盾是防治感染,尤其是全身性感染。同时也应及时注意内脏并发症的防治。及早妥善保护、处理创面、控制和清除病灶、有效防治休克、积极扶持机体抵抗力(营养支持)、加强各种导管护理(如静脉导管、尿管、气管切开护理)等是防治感染的主要手段。

（三）创面修复期

创面修复的过程于伤后即开始。烧伤越浅,创面感染越轻,机体抵抗力、营养状况越好则修复越早、越快。①无严重感染的浅II和部分深II度烧伤可自愈;②III度和发生严重感染的深II度烧伤,由于无残存上皮或上皮被毁,创面只能由创缘的上皮扩展覆盖,如果创面大于3cm×3cm,不经植皮多难自愈或需时较长,或愈合瘢痕较多,易发生挛缩。这一时期大量坏死组织液化,适于细菌繁殖,感染机会增多。且脱痂后大片创面裸露,成为开放门户,不仅利于细菌入侵,而且体液和营养物质大量丧失,使机体抵抗力和创面修复能力显著降低,是全身性感染的又一高峰时机。主要任务加强营养,扶持机体修复功能和抵抗力,积极消灭创面和注意防治感染。

（四）康复期

深II和III度创面愈合后,均可产生瘢痕,并可发生瘢痕增生、挛缩畸形,影响功能。故还需进一步的康复锻炼、手术整形过程。深II度和III度创面愈合后,常有瘙痒和疼痛、反复出现水疱或者破溃,并发感染,形成残余创面。

三、烧伤治疗

及时有效的液体复苏并保护脏器功能,早期去除坏死组织及覆盖创面,防治创面及全身感染,正确使用抗感染药物,重视形态、功能与心理的恢复是烧伤治疗的重要原则。尽快修复创面是烧伤治疗的最终目的。

(一)院前急救

1. 自救和互救　热液烫伤时尽快脱除浸渍的衣裤,火焰烧身时应就地翻滚或用水熄火,勿用双手扑打火焰,用洁净的冷水冲洗或浸泡创面15~20分钟(一般适用于中小面积烧伤,特别是四肢烧伤),可以减轻疼痛和损伤,不要在创面涂抹红汞、甲紫等有色药液以免影响创面判断。用干净敷料或布类保护好创面不被二次污染、损伤。火灾发生时切忌慌乱奔跑和呼喊以防吸入性损伤,如有 CO 中毒者,应移至通风处,并给予吸氧。平时应当自觉接受消防部门和医疗机构相关知识的普及教育。

2. 医疗救治前移　发生火灾并有人员伤亡时,医疗机构应立即组织专业医护人员和救治设备赶赴现场,主要职责是对成批伤员进行伤情轻重分类,以利合理救治和转送;同时,对危及生命的严重合并伤,如吸入性损伤、中毒、骨折、大出血、内脏破裂等进行现场施救;对大面积烧伤伤员,必须在最短时间内建立输液通道,使患者在入院前休克高发时段得到有效的液体输注,并尽可能在确保持续液体输注的前提下直接送入专科医院救治。

(二)入院处理

轻、中度烧伤可以选择门诊或住院治疗,重度烧伤必须住院。

1. 入住独立监护病房　如有条件,直接入住层流病房,监测生命体征,病情特别严重者,可以采用有创监测,动态观察中心静脉压变化。

2. 第一时间建立输液通道,明确诊断,判定伤情,制订液体复苏和初步治疗方案。由于浅静脉受损或回流不畅,浅静脉穿刺输液很难保证持续、匀速、有效的液体复苏,因此,多采用锁骨上或股静脉置管输液。留置尿管,观察血容量情况,根据尿量调整输液量。维持呼吸道通畅,对于面颈部深度烧伤,尤其是明确有较严重的吸入性损伤,应果断进行气管切开。临床上,通常将输液管、留置尿管、气管插管称作严重烧伤早期救治的三条"生命管道"。

3. 进一步妥善处理危及生命的合并伤、并发症。

4. 常规注射破伤风抗毒素。

5. 维持生命体征平稳后,行床边清创,根据需要对创面进行包扎、暴露、半暴露等处理;肢体及躯干环状、半环状焦痂应切开减压,以改善血运和呼吸。

6. 疼痛剧烈并排除颅脑损伤后,可酌情使用中枢镇痛剂。

7. 心理疏导。

(三)烧伤休克防治

中重度以上烧伤都有可能发生休克,严重烧伤后有效循环血量锐减是休克发生的主因,伤后2~8小时以内是休克发生的高峰时段。烧伤面积越大,伤情越重,休克发生就越早。防治休克是严重烧伤早期救治的重中之重,处理不当,机体内环境失稳,脏器功能损害,全身感染等一系列并发症随即发生,致使创面修复延迟,病程迁延,死亡率大大增加。

1. 休克表现　烧伤休克属于典型的低血容量性休克,主要表现:①心率增快,脉搏细弱,心音低弱;②早期脉压变小,随后血压下降;③呼吸浅快;④尿量减少(成人尿量如低于 20ml/h 常提示血容量不足);⑤烦渴(喝水难以纠正);⑥烦躁不安(脑缺氧的表现,较早出现);⑦肢端发凉(微循环障碍);⑧血液浓缩(实验室检查常出现红细胞比容增高、碳酸氢根离子减少、血 pH 下降等)。液体复苏是烧伤休克防治的基本的、主要的措施。

2. 液体复苏 补液公式是在大量实验研究和临床实践积累的基础上,根据烧伤后体液丢失的规律总结出来的液体复苏指导性方案,有助于快速制订复苏计划,在伤后休克的高发时段迅速补充液体,恢复有效循环血量。国内通用的补液公式见表 8-3。

表 8-3 烧伤补液公式

第一个 24 小时补液量/ml		第二个 24 小时补液量/ml
额外失液量/（1%面积·kg 体重）	基础需水量	
成人 1.5	2000ml	额外失液量减半,基础需水量不变
儿童 2.0	80~100ml/kg	

注:1. 额外失液量是指烧伤后渗出于血管外(创面或组织间隙)的体液,这些体液与血浆成分基本相似,所以主要以晶体液和胶体液来补充,前者包括平衡盐、生理盐水、碳酸氢钠、高渗盐水等,后者包括新鲜血浆、代血浆、右旋糖酐、白蛋白等血液制品、全血等,两者的比例为 2:1,基础需水量以 5% 葡萄糖溶液补充。

2. 三先三后原则指先晶后胶,先盐后糖,先快后慢。通常第一个 24 小时补液量的 1/2 应在伤后 8 小时内休克高发时段输入,首先输入晶体液以迅速扩容,随后晶体液、胶体液与葡萄糖交替输入。

3. 以下几点可以作为液体复苏有效的指标:①神志清楚,安静;②脉率稳定在 120 次/min 以下,心跳脉搏有力;③收缩压维持在 90mmHg 以上,脉压不低于 20mmHg;④呼吸平稳;⑤成人尿量 50~70ml/h,儿童 1ml/(kg·h);⑥血液浓缩改善,血红蛋白≤150g/L,必要时可以采取中心静脉压实施监测,中心静脉压(CVP)正常值 5~10cmH$_2$O。

(四)几种特殊情况的处理

1. 特重度烧伤 对于烧伤面积≥50% 的重度以上烧伤患者,烧伤面积越大,渗出高峰出现越早,尤其对于 80% 以上的特大面积烧伤,在伤后 2~3 小时内就可达到峰值,导致伤后早期即出现体液衰竭征象。因此应在伤后 2~3 小时内输入计算液体量的 30%~40%,才能有效维持循环血量,防止休克的发生。此操作最好在中心静脉压等全身有效指标监测下,多采取液体冲击疗法,即以 500~1000ml 液体在数分钟内输入,迅速扩容,恢复血容量。

2. 行气管切开、全身创面暴露热风疗法的伤员 从气管套管、裸露创面体液丢失量明显增加,应当根据伤情适当增加基础需水量。

3. 延迟复苏 由于医疗保障机制缺陷、医疗条件限制、交通阻隔等种种客观原因,仍有不少重伤员伤后 4~6 小时内不能得到及时、系统、连续的液体复苏,机体内环境和脏器功能已受到损害,这种情况临床上称作延迟复苏。原则上,延迟复苏的患者首先应根据补液公式的计算,在尽可能短的时间内补足亏欠的液体量,例如伤后 6 小时开始复苏,则必须在 2 小时内补足计算量的 1/2,使尿量成人达到 50~70ml/h;其次,应严密监测心肺功能和全身情况,针对各脏器功能状态采取相应措施,例如针对胃肠道黏膜缺血缺氧给予抑酸药保护黏膜,防治应激性溃疡;针对机体免疫力下降,采取积极措施防止全身感染的发生,适当放宽抗生素应用的指征。

4. 腹腔间隙综合征(abdominal compartment syndrome,ACS) 严重烧伤早期的全身体液渗出改变、液体复苏过程中"边输边漏"等会使体液积聚腹膜腔和造成腹腔脏器水肿,致使腹内压升高,当腹内压≥20mmHg 时,下腔静脉、门静脉受压,膈肌上抬,造成回心血量减少、肺顺应性下降,进一步加重组织器官的缺血缺氧和损害,不及时减压或可导致死亡。由于其临床表现与休克不易区分,容易被误认为休克纠正不良而加快补液,导致病情进一步恶化,因此应重视。对腹腔间隙综合征的认识,对难以纠正的休克同时伴有腹胀者应考虑 ACS 的存在,做腹压测定可确诊。可用膀胱压测定代替腹内压,因膀胱压与腹内压有高度相关性又具有简便、无创的优点,膀胱压>25mmHg 则提示有 ACS 发生的可能。预防 ACS 发生的重点在于虑及大量补液"边输边漏"危害和其隐蔽性、危险性;救治措施包括限制输液、利尿和及时的腹腔穿刺或剖腹减压。

烧伤休克治疗是综合治疗。首先,维持水、电解质及酸碱平衡、维护心、肺、肾、肝脏、胃肠道等重要脏器功能是必不可少的辅助措施;其次,影响补液公式计算的因素很多,例如患者体重是否真实、不同体型烧伤面积估计误差、伤员健康状况和个体差异等。

(五)烧伤全身感染防治

1. 有效预防 ①烧伤后院前处理和入院处理措施得当;②及时有效的液体复苏,重视机体内环境稳定和重要脏器的保护;③创面得到良好的保护和处理;④针对以肠道菌群为主的广谱抗生素合理预防性的使用。

2. 早期诊断 ①精神症状:异常兴奋或淡漠,可出现定向力障碍或幻觉;②寒战高热,或体温骤升、骤降,体温不升常提示革兰氏阴性菌感染;③心率加快,呼吸短促;④创面骤然恶化,如干枯、凹陷,虫蚀样改变,或晦暗、糜烂、恶臭,甚至出现出血坏死斑等;⑤寒战发热初起时血培养可检出致病菌;⑥痂下正常组织每克含菌量$>10^5$可以诊断"创面脓毒症";⑦大剂量、长时间使用抗生素或长时间深静脉置管者应警惕真菌感染,口腔溃疡是常见体征,创面真菌培养阳性可确诊。

3. 合理治疗 在致病菌不明确的情况下,选用广谱高效抗生素双联或三联应用,随即根据菌群分布规律、临床表现、血液及创面细菌学检查等选择敏感抗生素治疗。及时清除创面坏死组织、纠正内脏并发症、全身营养支持等均是抗感染有效的重要保证。连续肾脏替代疗法可清除体内的细菌毒素和炎症介质,必要时作为烧伤感染的辅助治疗有积极意义。免疫治疗作为烧伤感染治疗新的领域,其应用前景值得关注和期待。

(六)创面治疗

1. 清创 清创是烧伤后第一次创面处理,轻、中度烧伤越早处理越好,重度以上烧伤须在有效液体复苏后进行。清创步骤:酌情镇痛或麻醉,体毛浓密者应剃除创周毛发,头面部创面剃净头发,如污染严重,还需清洗创周皮肤,去除创面污物和腐皮后,用0.05%氯己定液或碘伏液擦拭并湿敷5~10分钟,再抽去大水疱液,保留疱皮,酌情采用暴露或包扎治疗。

2. 浅度创面治疗 Ⅰ度烧伤不需要特殊处理,为缓解灼痛可涂薄层牙膏或油膏。浅Ⅱ度烧伤,除面部、会阴部可以采取暴露疗法,其他部位创面清创后均可予以包扎,早期渗出较多,敷料湿透及时更换,如无感染1~2周即痊愈。

3. 深Ⅱ度烧伤 有保守治疗和手术治疗两种选择。由于深Ⅱ度创面主要靠残存上皮组织和纤维组织修复,会遗留不同程度的瘢痕,因此功能部位如肢体关节部位的深Ⅱ度创面,原则上应采用"削痂-自体皮肤移植术",既可缩短病程,又能保障关节功能。而其他非功能部位的深Ⅱ度创面,一般采用包扎或暴露等常规治疗,可以在创面使用以下药物:①促进结痂的药物如中药虎杖液等;②涂(喷)膜剂,在创面上形成薄膜,可起到代替敷料的作用;③促进脱痂药物包括中草药制剂、胰蛋白酶、胶原酶等;④抗菌药物包括中草药制剂、化学消毒清洗药液、抗生素制剂(如磺胺嘧啶银/锌、利福平、莫匹罗星)等;⑤促进创面愈合的药物如表皮生长因子(epidermal growth factor,EGF)、成纤维细胞生长因子(fibroblast growth factor,FGF)及氧化锌及硫酸锌软膏等。

4. Ⅲ度烧伤 手术治疗是唯一选择,手术重点在于焦痂切除后采用何种覆盖方式,小面积的切痂,自体皮源充足,即可采用游离皮片移植,自体皮源不足,则可选择"大张异体皮打洞嵌植自体皮"的方法覆盖创面。经深低温保存的异体皮通常可以在创面成活1~2个月后被机体排斥,嵌植的自体皮已融合成片,这种由我国创造的手术方法,曾经挽救了成千上万的特大面积烧伤患者,使我国的烧伤救治水平跃升至世界前列。

(七)常见内脏并发症的防治

1. 肺部并发症 肺部并发症居烧伤后各类并发症之首,多发生于伤后2周内,与吸入性损伤、休克、全身性感染等有关。多数为肺部感染与肺水肿,其次为肺不张,应针对主要病因进行预防。其防治在于早期诊断与治疗:在严重烧伤,由于体位关系往往难以进行全面的胸部检查,加之胸部痂皮的掩盖,致某些体征不易早期获得。故存在致病因素或临床有不明原因的呼吸、心跳增快时,应仔细进行胸部检查。必要时行胸部 X 线片和血气分析检查。加强呼吸道管理及对症处理,选用有效抗生素等。

2. 心功能不全　心功能不全可在烧伤后很快发生,也可发生在烧伤后期。在严重烧伤早期,心功能下降的程度明显重于血容量减少的程度。严重烧伤早期,在因毛细血管通透性增加导致有效循环血容量显著减少之前出现的心肌损害及心功能减弱,是诱发或加重休克,导致缺血缺氧的重要因素之一,这一现象称为"休克心"。心功能不全多发生于严重休克或感染时,主要因缺血缺氧和失控性炎症反应造成心肌损害所致。因此,在烧伤抗休克的同时,常规给予心肌保护和心功能支持,平稳度过休克和防治严重感染,是减少或防治心功能不全的关键。

3. 肾功能不全　肾功能不全发生的主要原因为休克和全身性感染。休克所致肾功能不全多为少尿型,早期应迅速补充血容量,适当增加输液量,及早应用利尿剂以增加尿量,碱化尿液。如已发生急性肾衰竭,应及早按少尿型肾衰竭治疗。感染所致肾功能不全多为非少尿型,其特点为:①肾小球滤过率随全身性感染的加重而逐渐下降,内生肌酐清除率降低,血尿素氮和肌酐增高;②肾小管对电解质调节功能一般尚能保持正常,但严重者对钠、氯重吸收亢进,可出现高钠与高氯血症,血清钾正常或偏低;③尿量正常或偏多,比重多不低;④全身性感染控制后,肾功能障碍多可恢复。

4. 应激性溃疡　临床上早期除偶有腹部隐痛和黑便外,其他症状甚少,多在发生大出血或穿孔后被发现。出血和穿孔时间多在伤后 1~3 周,在防治方面,首先是避免发生严重休克和脓毒症。对严重烧伤,常规给予抗酸、抗胆碱药物以保护胃黏膜,并给予西咪替丁等 H$_2$ 受体阻滞剂,口服或肌内注射维生素 A。一般出血量不大时,可先采用非手术治疗。如果出血难以控制或并发穿孔,应采取手术治疗,但有时不易确定出血部位。

5. 脑水肿　发生原因较多,除烧伤的全身影响致广泛的充血水肿外,尚可因缺氧、酸中毒、补液过多(尤其是水分过多)、中毒、代谢紊乱(尿毒症、低钠血症、血氨增高等)、严重感染、头面部严重烧伤、肾功能不全、复合脑外伤等引起。多见于休克期小儿。早期症状为恶心、呕吐、嗜睡、舌后倒、鼾声或反应迟钝,小儿则有高热、抽搐,严重者发生心律失常、呼吸不规则或骤停、昏迷,或因脑疝而突然死亡,应警惕其发生,注意控制输液量,必要时及早应用利尿剂及脱水剂,保持呼吸道通畅。

四、吸入性损伤

火灾现场,特别是在较密闭的居室环境内,伤员常常因惊恐慌乱、大声呼救而短时间吸入大量一氧化碳、灼热空气、含有害颗粒的烟尘等,重者瞬间中毒、窒息而身亡,轻者造成呼吸道不同程度的损害,称作吸入性损伤。吸入性损伤会因通气或换气障碍而引起早期缺氧,加重病情,如不加关注和正确处理,会严重干扰和影响烧伤早期的治疗效果,也常发生窒息死亡等意外。

(一)早期诊断要点

1. 受伤环境　火灾现场相对密闭或有大量烟尘。

2. 受伤部位　面、颈、胸部及口鼻有深度烧伤。

3. 症状　鼻毛烧焦、口唇肿胀,口腔、口咽部红肿有水疱或黏膜发白、声音嘶哑,呼吸道刺激症状(刺激性咳嗽等),咳炭末样痰。

4. 体征　早期即出现呼吸困难,呼吸增快、缺氧。肺部听诊闻及哮鸣音。

5. 纤维支气管镜检查　是诊断吸入性损伤最直接和准确的方法(气道黏膜充血、水肿、黏膜发白、坏死、剥脱等)。

(二)吸入性损伤分度

吸入性损伤分度见表 8-4。

表 8-4　吸入性损伤诊断分度

分度	病变范围	主要症状	主要体征	X 线	血气分析
轻度	鼻、口、咽	咽部发干、疼痛	鼻毛烧焦、鼻咽部发红	−	−
中度	喉、气管	声嘶、上气道梗阻	气道梗阻、喘鸣、干啰音	气管狭窄影	±
重度	支气管、肺泡	缺氧、呼吸窘迫	干湿啰音	肺水肿	低氧血症

（三）早期处置

维护呼吸道通畅、避免缺氧是处理关键；必须进行动态血气分析，监测血氧分压，必要时可行气管切开。

中重度吸入性损伤后上气道梗阻发生迅速，严重者很快发生窒息，及时气管切开以建立可靠的人工气道是最常用的、有效的处置方式，其指征包括：

1. 患者出现以下表现　呼吸困难；梗阻性呼吸（三凹征）；吸气时出现鸡鸣高调音。

2. 血气分析检查　$PaCO_2$ 持续低于 $50 \sim 60mmHg$，吸氧后仍低于 $60 \sim 70mmHg$；$PaCO_2$ 持续低于 $25mmHg(3.33kPa)$ 或高于 $45mmHg(6.00kPa)$。

3. 面颈部深度烧伤伴有吸入性损伤，可能发生气道梗阻者，特别是大面积烧伤病人需早期手术、使用翻身床者。

4. 昏迷、伴有胃潴留者。

5. 气道分泌物多，有坏死黏膜脱落，需反复吸引或灌洗者。

【附：皮肤移植术】

一、皮片移植术

主要适用于各种原因造成的皮肤组织缺损及大面积深度烧伤。

1. 皮片分类

（1）按皮片的来源分为：①自体皮片，即供、受皮者为同一个体，临床最为常用，移植后皮片能长期存活；②异体皮片，即供、受皮者为同一种属的不同个体，即人-人间的皮肤移植；③异种皮片，即供、受皮者非同一种属，如猪-人间的皮肤移植。后两者移植的皮片因排斥反应不能长期存活。

（2）按皮片的形态：分为整张皮、邮票皮、点状皮、微粒皮和网状皮等。

（3）按切取皮片的厚度：分为刃厚皮片，中厚皮片及全厚皮片，其特点及用途各异，一般来说皮片越薄，成活越易，但外观及功能越差，皮片越厚则外观和功能越好，但相对不易成活。

2. 皮片切取　用滚轴刀、鼓式取皮机、电动取皮机或徒手取皮可以切取不同厚度的游离皮片，根据需要制作成大张皮、小块皮、微粒皮等进行移植。供皮区应满足隐蔽、损伤小等要求，头皮因其较厚、修复快而常用作小皮片的切取，而且每隔 5~7 日即可再次取皮，反复多次不留瘢痕。每 1% 的头皮制成微粒皮与异体皮一起移植，可以修复 9%~18% 面积的创面。头皮的存在，成为大面积深度烧伤的"生命之源"。

3. 注意要点　游离皮片不带血供，其成活依赖于与创面重建血液循环，因此受皮区应无坏死组织、无积血、无神经、肌腱及骨裸露，同时还需加压包扎和局部制动。

4. 首次启视时间　刃厚皮片为 2~3 日，中厚与全厚皮片为 7~10 日。

二、皮瓣移植

皮瓣是由皮肤和皮下组织构成的自带血供的移植物。由于其血供良好且能提供组织覆盖，因此适用于肌腱、神经、血管裸露或基底血运差的创面。皮瓣按血供类型分为任意皮瓣和轴型皮瓣，二者的不同在于,后者含解剖上的知名血管并由其提供皮瓣的血供。按移植形式可分为带蒂皮瓣与游离皮瓣,前者由蒂部提供血供并采用旋转、推进的方法转移到邻近的受区,也可直接转移到远处的受区,如采用胸部或腹部的皮瓣修复手部创面。但此种移植方法需在皮瓣移植4周左右再次手术切断皮瓣蒂部。而游离皮瓣需经皮瓣内的供应血管与受区血管吻合方能成活。临床可根据情况选择不同的皮瓣。

案例8-1

患者男性,33岁,体重70kg。在扑灭山火时烧伤面颈(头部除外)、双上肢、后躯干、双下肢(臀部除外)2小时;查体:P 160次/min,R 25次/min,BP 98/79mmHg。面部肿胀,声嘶,烦躁不安,手足湿冷。烧伤创面散在小水疱,部分表皮脱落,创基红白相间,感觉迟钝。尿量15ml/h。

思考:

1. 如何评估患者的烧伤面积及深度?伤后第一个24小时补液量是多少?

2. 除体表烧伤外,还应考虑合并什么疾病?大面积烧伤预防感染的原则是什么?

第二节　非热力烧伤

一、电烧伤

(一)损伤机制

电烧伤所造成的组织损伤普遍认为是由于电能转换成热能所导致的,这被称为焦耳定律(Joule law),所产生的热能被称为焦耳热(Joule heat)。在生活中常见两种类型的电烧伤。一是接触性电烧伤(俗称电击伤),是人体直接接触电源后产生的损伤,其致伤本质是电流击穿皮肤、穿越人体所产生的焦耳热损伤,以及随之而来的继发性损伤。其严重程度取决于电压高低、电流性质(交流或直流)、接触部位的电阻、接触时间长短和电流在体内路径等诸多因素。另外,除了电-热转换导致组织的热力烧伤外,电流也直接通过"细胞膜电穿孔"等作用直接损伤组织,这种机制在神经、血管的电烧伤中表现得尤为明显。二是电弧烧伤,是人临近电源(并未直接接触)时,强电场击穿人与电源之间的空气,发出强烈的光辉,产生高温(几千至上万摄氏度)形成电弧,导致人体损伤。其致伤本质是电弧这种高温等离子体对人体皮肤产生的热损伤,但亦不排除有少量电流通过人体,只是比直接接触电源要少得多而已。人体是一个良导体,触电后,电流可以流经全身而造成组织器官损伤。人体组织电阻值由大到小依次排列为:骨、脂肪、皮肤、肌腱、肌肉、血管和神经。电阻大的组织,电流通过时局部损害重而全身影响较轻。

(二)临床特点

1. 接触性电烧伤

(1)局部损害:接触性电烧伤损伤最重的部位是电流的"入口和出口"处。"入口"是指身体接触电源的部位。双手和上肢是最常见的电烧伤"入口"部位,损伤也最重,是电烧伤的"重灾区"。"入口"中心区可呈炭化改变,深达肌肉骨骼,血管神经肌腱毁损性破坏,如果在手部,则手指呈僵硬的高度屈曲状。在身体接触导体的部位有时还会形成"出口","出口"的组织损伤较"入口"轻。因组织电阻值差异,损伤范围常呈外小内大的深穴样改变,深层肌肉组织可呈特征性的"夹心样坏死"。血管内膜电烧伤常导致进行性血管栓塞,引起相关组织进行性坏死和继发性血管破裂出血。电流通过肢体会引发肌肉强烈痉挛致关节屈曲,在肘、腋、膝等关节屈面形成"短路"而导致"跳跃"式的深度烧伤。而手腕、肘部等部位因横截面小、组织成分(肌腱和骨性成分)电阻高容易产生更为严重的热损伤,被称为"瓶颈点"。

（2）全身性损害：强电流通过全身可以直接造成神经中枢、脊髓、心肺、胃肠、五官的损害，轻者有恶心、心悸、癔症、头晕或短暂的意识障碍，重者导致失明、失聪、味觉异常、心律失常、心搏骤停、胃肠或膀胱穿孔、昏迷、四肢麻痹甚至瘫痪等一系列严重后果。以上表现可即刻出现，也可延迟出现。例如，脊髓损伤最迟可在伤后 2 年出现，称作"延迟性瘫痪"。此外，严重电烧伤病人的休克较重，加之广泛肌肉损伤和红细胞破坏引起的肌红蛋白和血红蛋白尿，易并发肾功能不全。

2. 电弧烧伤　大多为体表热力烧伤，多为 Ⅱ 度烧伤，亦可较深。

（三）急救与治疗

1. 现场急救　切断电源或用不导电的物体拨开电源。了解受伤史，如电流强度、电压、电接触时间、伤后表现等，有助于判定伤情。

2. 心肺复苏　如出现心跳、呼吸骤停应立即进行心肺复苏，并持续心电监护至少 48 小时。要密切关注并发症的发生。

3. 液体复苏　电烧伤后补液是必需的，但补什么、补多少，不能套用补液公式，应当依伤情而定。深部组织损伤失液量大，同时，肌肉和红细胞的破坏量大，血红蛋白和肌红蛋白大量释放并沉积于肾小管，引起急性肾衰竭，因此有血（肌）红蛋白尿者除加大补液量外还需用碳酸氢钠及甘露醇碱化尿液和利尿，尿量要求应达到 60~80ml/h。

4. 局部损害的处理　创面宜采用暴露疗法。对焦痂应切开减压以缓解压迫挽救血供，还有助于诊察深部组织活力。病情稳定后尽早做较彻底的探查，切除坏死组织，创面组织缺损较多时可用皮瓣转移修复。如清创不能彻底，可用异体、异种皮临时覆盖，2~3 日后再行探查、处理。

5. 防止大血管破裂出血　在床旁备止血带或止血包，当有大血管损伤导致大出血的可能时，应加强防范，如结扎血管后不会导致肢体坏死，可行预防性结扎。

6. 抗感染　早期即应使用大量抗生素。因有深部组织损伤，应特别警惕厌氧菌感染（包括气性坏疽）。需常规注射破伤风抗毒素。

二、化学烧伤

化学烧伤（chemical burn）是指酸、碱、磷等化学物质的腐蚀性损伤。损害程度与致伤化学物的性质、剂量、浓度和接触时间有关。高浓度或大剂量的化学物质还可能造成全身性吸收中毒。流动清水冲洗创面，迅速稀释和去除化学物质是处理化学烧伤的共同原则和有效措施。中和剂只能在确认化学物的性质时才能使用。对可能造成吸收中毒的化学物质如氢氟酸、无机磷等要引起重视，及时使用相应的解毒剂。适当增加补液量，早期酌情利尿有助于毒物的排出。

（一）酸烧伤

通常只有强酸才能损伤组织。常见的强酸有硫酸、盐酸、硝酸、氢碘酸和氢溴酸。其致伤特点是使组织蛋白凝固，细胞脱水而坏死，所以创面很快形成皮革样痂，痂较软创面则浅，痂硬创面则较深。可以从创面颜色上初步判定酸的性质，痂呈棕黑色为硫酸，黄蓝色痂多为盐酸。急救时大量清水冲洗是关键，创面治疗原则可参照热力烧伤。苯酚有较强的腐蚀性并且易吸收，造成肾脏损害，处理时应加用 50% 聚乙烯乙二醇或丙烯乙二醇冲洗至完全去除酸味。氢氟酸是一种特殊的酸，有很强的穿透性，能引起深部损伤并产生剧烈疼痛，而且会和游离钙结合使血钙降低。处理时，可以用钙剂加普鲁卡因局部注射以止痛和中和氢氟酸浓度，同时监测血钙浓度。

（二）碱烧伤

强碱有氢氧化钠、氢氧化钡、氢氧化钙和氢氧化钾。碱能与组织蛋白形成可溶性复合物，使碱离子穿透至深部组织并且与脂肪组织产生皂化反应而产热，所以碱烧伤通常较深，创面不易成痂。处理时仍以大量清水冲洗为首选，冲洗时间 1 小时至数小时，如遇氢氧化钙烧伤，冲洗前需除去创面颗粒，避免氢氧化钙遇水产热加重损伤。深度碱烧伤适合早期切痂植皮,不仅能尽快去除碱性损害,更能缩短病程,修复功能。

(三)磷烧伤

磷烧伤的损伤机制包括磷自燃的热损伤、磷遇水产生磷酸的酸烧伤、燃烧后产生 P_2O_3 和 P_2O_5 烟雾吸入导致的呼吸道损伤以及磷吸收后导致的磷中毒等。急救时应将伤处浸入水中以隔绝氧气防止磷自燃,在水下去除磷颗粒,用 1%~2% 硫酸铜涂布,形成黑色的磷化铜以便识别和除去。但勿高浓度和长时间使用,防止铜离子吸收引起铜中毒。也可用 2% 硫酸铜加洗衣粉进行清洗,而后用清水冲洗。因磷易溶于油脂,故忌用油质敷料包扎以免增加磷的吸收,可用 3%~5% 的碳酸氢钠湿敷包扎。深度磷烧伤宜早期切痂植皮,尽快去除磷颗粒。此外必须注意磷的全身中毒问题:磷是细胞质毒性物质,经皮肤黏膜吸收可引起肝肾损害甚至死亡,磷中毒尚无有效解毒剂,可予利尿及保肝治疗。

第三节 冷伤

冷伤(cold injury)是指由低温引起的人体损伤,包括两种类型:由冰点以下低温造成的损伤称冻结性冷伤,又分为局部冷伤和全身冷伤;10℃ 以下冰点以上的低温加潮湿条件造成的损伤,称非冻结性冷伤。前者多发生在我国北方寒冷地区,也可见于制冷剂(液氮等)泄漏等事故,我国南方大部分地区最低气温都在冰点以上,且湿度大,所以以非冻结性冷伤多见。

一、非冻结性冷伤

(一)病理变化

通常连续暴露或浸渍于 10℃ 以下冰点以上低温环境 24~48 小时会导致非冻结性损伤,所需时间的长短和损伤轻重也取决于个体差异。血管在低温潮湿环境中因收缩而致痉挛,导致血流滞缓,细胞因缺氧、代谢障碍,久之也可出现变性、坏死。局部复温时,血管扩张、渗出,严重者形成水疱,甚至糜烂或溃疡而经久不愈,这种复温后的改变与原发性损伤有关,也可能属于再灌注损伤机制。

(二)临床表现

非冻结性冷伤包括冻疮、战壕足、水浸足/手等。手、足、耳郭等暴露部位及末梢部位是冻疮的好发部位。战壕足缘于战时,是长时间站立在寒冷潮湿的战壕内所致,而水浸足/手则多见于渔民、海员、水田劳作以及工程施工人员。患处可因寒冷而僵硬麻木,复温后则出现灼热、刺痒和疼痛,局部可见明显红肿,也可呈紫红色斑或结节,有时可见水疱,如形成糜烂或溃疡则迁延难愈。严重的战壕足、水浸足可诱发闭塞性血管病变而出现相应的病理性损伤。

(三)预防与治疗

避免长时间暴露于低温潮湿环境下,尤其是作业人员要有相应的防护措施和用具,擦搓皮肤、活动四肢和身体、涂抹防冻霜剂可以减轻冷伤程度。冻疮膏可用于尚未糜烂溃疡的冻疮,对已经糜烂的创面,为预防感染,可以局部使用抗生素软膏或湿敷换药。战壕足、水浸足/手还应抬高患肢、保持干燥、避免受压,民间有些偏方,对冻疮有一定的疗效,例如用温热辣椒水泡洗、用蒜泥擦涂患处等,主要是利用辣椒、大蒜有持续扩张血管、局部保暖复温的作用,不仅能治疗,还能预防复发。较严重者酌情服用改善全身血液循环、通经活络的药物,有助于减少肌肉萎缩、足弓畸形等并发症的发生。

二、冻结性冷伤

冻结性冷伤因短时间暴露于极低温或长时间暴露于冰点以下低温环境所引起,此时组织发生冻结,故也称冻伤。包括局部冻伤和全身冻伤(冻僵)。

（一）病理变化

冻结性冷伤的损害机制主要有：①直接损伤：冰点以下的低温会发生强烈的血管收缩反应，引起组织细胞代谢障碍；接触时间久或温度很低，则细胞外液甚至连同细胞内液可形成冰晶，导致细胞完全破坏；②复温后的"冻融性损伤"，包括局部血管扩张、充血、渗出，并可有血栓形成。组织缺血再灌注损伤也是细胞死亡原因之一；③组织内冰晶及其融化过程造成的破坏和细胞坏死，促使炎症介质和细胞因子释放，引起炎症反应，加重损害。

全身冻伤也称冻僵，是身体长时间暴露于寒冷环境中引起，致全身新陈代谢功能降低，热量大量丧失，体温无法维持，最后意识昏迷，全身冻僵，是机体由功能代偿至功能衰竭的过程。人体受寒之初，一方面增强代谢产生热量，故肌肉收缩、心跳加快、血压上升、呼吸次数增加；另一方面外周血管收缩，减少散热。如继续受冻，散热超过产热，体温即开始下降，至30℃以下，寒战不再发生，代谢逐渐降低，血压、脉搏、呼吸频率也开始下降；至25℃以下，进入昏迷状态，全身木僵。若不及时抢救，终将导致死亡。①神经系统：体温在34℃时可出现健忘症，低于32℃时，触觉、痛觉丧失，而后意识丧失，瞳孔扩大或缩小。②循环系统：体温下降后，血液内的水分由血管内移至组织间隙，血液浓缩、黏度增加，20℃时半数以上的外围小血管血流停止，肺循环及外周阻力加大；19℃时冠状动脉血流量为正常的25%，心排血量减少，心率减慢，出现传导阻滞，可发生心室颤动。③呼吸系统：呼吸中枢受抑制，呼吸变浅、变慢，体温29℃时呼吸比正常频率减少50%，呼吸抑制后进一步加重缺氧，酸中毒及循环衰竭。④肾脏由于肾血管痉挛，肾血流量减少，肾小球滤过率下降。体温27℃时，肾血流量减少一半以上，肾小球滤过率减少1/3。如果持续时间过久，导致代谢性酸中毒、氮质血症及急性肾衰竭。

冻僵常发生于突然降温或遭遇暴风雪时，尤其是衣着单薄、饥饿、疲劳、迷路、醉酒等意外情况下容易发生。我国国土辽阔，在高山雪地作业的勘探队员或侦察员、在寒带地区遇险的旅游者、在海洋中遭受暴风雪意外袭击的水兵及渔民等均可能发生冻僵。

（二）临床表现

局部冻伤按其损伤深度可分4度。在冻融以前，伤处皮肤苍白、温度低、麻木刺痛，不易区分其深度。复温后不同深度的创面表现有所不同。Ⅰ度冻伤：伤及表皮层。皮肤见蓝、紫色斑，局部水肿，有发痒、刺痛的感觉。5～10日愈合，不留瘢痕。Ⅱ度冻伤：损伤达真皮层。瘀斑、红肿明显，伴有透明的水疱，有时见血性水疱液。自觉疼痛但知觉实验迟钝。局部可成痂，若无感染，经2～3周愈合，少有瘢痕。Ⅲ度冻伤：损伤皮肤全层或累及部分皮下组织。早期表现类似Ⅱ度冻伤，但水疱液为血性，随后皮肤逐渐坏死变黑，周围有红肿、疼痛，知觉实验消失。若无感染，坏死组织干燥成痂，愈合缓慢而留有瘢痕或需植皮修复。Ⅳ度冻伤：损伤深达肌层、骨等组织。局部表现类似于Ⅲ度冻伤，水肿范围可远超过冻伤的区域，损伤组织变黑，呈干性坏死，但容易并发感染而成湿性坏疽；还可因血管病变而使坏死范围加大，常会致残。

全身冻伤开始时表现为寒战、苍白、发绀、疲乏、无力和打呵欠等，继之出现肢体僵硬、幻觉或意识模糊甚至昏迷、心律失常、呼吸抑制，最终导致心搏骤停。患者如此时能得到抢救，其心跳呼吸有可能恢复，但常有心室颤动、低血压、休克等；呼吸道分泌物多，或发生肺水肿；尿量少或发生急性肾衰竭；其他器官也相继发生功能障碍直至死亡。

（三）治疗原则

冷伤的救治原则是迅速地脱离寒冷环境和冰冻物体，防止继续受冻，及时进行早期快速复温融化，进行有效的局部及全身治疗。

1. 急救和复温　用38～42℃温水浸泡伤肢或浸浴全身，水温要稳定，使局部在20分钟内、全身在半小时内复温。温水浸泡到肢端转红润、皮温达36℃左右为度，不宜浸泡过久以免增加组织代谢而加重组织缺氧。对心跳呼吸骤停者要施行心脏按压和人工呼吸。

2. 局部治疗　Ⅰ度冻伤创面保持清洁干燥，数日后可自愈。Ⅱ度冻伤经过复温、消毒后，创面干燥者可加软干纱布包扎;有较大的水疱者,可将疱内液体吸出后,用软干纱布包扎,或涂冻伤膏后暴露;创面已感染者可用抗菌湿纱布,随后再用冻伤膏。Ⅲ度、Ⅳ度冻伤多用暴露疗法,保持创面干燥、清洁;待坏死组织边界清楚时予以切除。对并发湿性坏疽的患者常需截肢。

3. 全身治疗 ①全身冻伤复温后首先要防治休克和维护呼吸功能。防治休克主要是补液及选用血管活性药物等。如有心律失常、脑水肿和肾功能不全,需予相应处理。保持呼吸道通畅、吸氧和给予呼吸兴奋剂。必要时用呼吸机辅助呼吸。注意防治肺部感染。②应用改善血液循环和抗凝血的药物改善血管痉挛或狭窄及血栓形成,如低分子右旋糖酐、妥拉唑啉和血栓素酶抑制剂等,也可选用活血化瘀中药。③高蛋白、高热量和多种维生素等营养支持治疗。④使用抗生素及破伤风抗毒素。

第四节　咬蜇伤

一、兽咬伤

兽咬伤主要指家养动物咬伤,在山区和林区野生动物(如狼、虎、熊等)咬伤也时有发生。由于近些年家庭饲养宠物的数量和种类迅速扩增,兽咬伤(animal bite)的发生率也在不断上升,其中以犬咬伤最多见。兽咬伤后除了一般伤口处理外,重点是针对由此引起的特殊病症采取对应措施,如狂犬病、猫抓病等。

1. 狂犬病 是人兽共患疾病,由患狂犬病动物(主要是犬)咬伤引起,狂犬病犬的特点是对同类或人具有较明显的主动攻击性。人被咬伤后,狂犬病毒随犬唾液污染伤口,并向全身扩散,此病毒具有嗜神经性,所含糖蛋白能与乙酰胆碱受体结合。狂犬病分为狂躁型和麻痹型,以前者为主,临床有恐水、畏光、吞咽困难等特异性表现及烦躁、流涎、大汗、心率快、血压高等交感神经功能亢进表现。患者多死于瘫痪及循环、呼吸衰竭。病程一般3~6日。麻痹型罕见,无兴奋和典型恐水表现,病程亦较长。

狂犬病发病后预后不良,病死率几乎100%,因此加强对养犬管理及狂犬病的预防极为重要。被咬伤后应按照世界卫生组织(WHO)狂犬病暴露分类及处理原则进行防治:局部伤口处理,疫苗免疫,抗狂犬病血清或狂犬病免疫球蛋白应用等联合处理。可挤压伤口排毒或吸出毒液(不可用嘴吸),用肥皂水或0.1%苯扎溴铵清洗伤口30分钟以上,再用碘溶液消毒,不缝合。较深的伤口需用3%过氧化氢冲洗,并用抗狂犬病血清伤口周围浸润注射。伤后0、3、7、14及30日各肌注狂犬病纯化疫苗2ml。确定是患病动物咬伤者可同时注射抗狂犬病血清或狂犬病免疫球蛋白,注射血清或动物源性免疫球蛋白前应做皮试。还应注射破伤风抗毒素并应用抗菌药物。近年来陆续有治愈的报道,故对发病者应全力维持其呼吸及循环系统功能,积极进行抢救。

2. 猫抓病 因猫抓、咬伤后巴尔通体(一类革兰氏染色阴性、营养条件苛刻的寄生杆菌)感染所引起。主要表现为发热、皮肤丘疹和淋巴结肿痛,可形成多处浅淋巴结脓肿,脓液常为淡巧克力色,病程通常为自限性,3~4周自愈,但有时会导致心内膜炎及脑病、眼病等,可用多西环素或利福平口服,也可用庆大霉素静脉给药预防。

二、蛇咬伤

1. 分类 蛇分无毒蛇和毒蛇两类。无毒蛇咬伤只在人体伤处皮肤留下细小的齿痕,轻度刺痛,有的可起小水疱,无全身性反应。可用70%乙醇消毒,外加干纱布包扎,一般无不良后果。而毒蛇咬伤则危及生命。蛇毒含有毒性蛋白质、多肽和酶类,按其对人体的作用可分为3类。

(1)神经毒:主要作用于神经系统,多为金环蛇、银环蛇和海蛇咬伤。伤处发麻,疼痛及出血不明显。麻木范围逐步向近心侧蔓延,继而引起头晕、视力模糊、复视、眼睑下垂、语言不清、肢体软瘫、吞咽和呼吸困难等;最后可导致肢体瘫痪、呼吸循环衰竭。

（2）血液毒:含有心脏毒素、凝血素、蛋白水解酶及磷脂酶 A 等,引起心肌损害及凝血功能异常。见于五步蛇、竹叶青及蝰蛇咬伤。伤处剧烈疼痛似刀割,出血不止。皮肤可见水疱、紫斑和坏死。全身有发热、广泛出血、血尿、少尿、黄疸和贫血。并引起恶寒发热、心律失常、烦躁不安或谵妄;最后可导致心、肾功能的衰竭。

（3）混合毒:大多数毒蛇兼有神经毒和血液毒的作用,常见的如眼镜蛇和蝮蛇。临床可根据当地毒蛇的分布、牙痕(毒蛇有较深而粗大的牙痕)及表现来诊断。无法判断是否毒蛇时一律按毒蛇咬伤处理。

2. 处理

（1）在现场立即用条带绑紧咬伤处近侧肢体,松紧度以阻止静脉血和淋巴回流为度。绑扎应每半小时松开 2~3 分钟,以免肢端缺血时间过长。清创和服用蛇药 3~4 小时后方可解除绑扎。

（2）将伤处浸入凉水中,逆行推挤使部分毒液排出。

（3）用 0.05% 的高锰酸钾液或 3% 过氧化氢冲洗伤口,拔出残留的毒蛇牙;伤口较深者切开真皮层少许,或在肿胀处以三棱针平刺皮肤层以促进排毒。

（4）用负压装置,如拔火罐或吸乳器抽吸伤口以排毒。无器械而情况又紧急时也可用嘴吮吸伤口(吸者须无口腔病变),随吸随漱口。

（5）胰蛋白酶有直接解蛇毒作用,可取 2000U 加于 0.05% 普鲁卡因或注射用水 10~20ml,封闭伤口外周或近侧,隔 12~24 小时可重复。

（6）蛇药是治疗毒蛇咬伤有效的中成药,可以口服或敷贴局部,有的还有注射剂。此外还有一部分新鲜草药也对毒蛇咬伤有疗效,如七叶一枝花、八角莲、半边莲、田基黄和白花蛇舌草等。

（7）抗蛇毒血清有单价和多价 2 种,单价抗蛇毒血清仅对已知的相应毒蛇咬伤有较好的效果。用前须做过敏试验。

（8）预防合并感染,可用抗菌药。对各种器官功能不全或休克,必须采取相应的治疗措施。此外,治疗过程中禁用中枢神经抑制剂、肌松药、肾上腺素和抗凝剂。

三、虫蜇伤

1. 蜂蜇伤(bee sting)　少量蜜蜂蜇后主要引起伤处的红肿疼痛,用 5% 碳酸氢钠液洗敷局部,并用尖镊子取出可见的尾刺,可以较快治愈。如果被蜜蜂群蜇伤,则引起严重的症状。除了多处皮肤红肿,还有发热、头晕、恶心呕吐、烦躁不安等,甚至可发生昏迷、尿少、呼吸困难、血压降低等危重症状。处理为先用碳酸氢钠液涂洗,尽量取出蜂刺;再用蛇药的糊剂涂敷,并口服蛇药片。若发生过敏反应,如荨麻疹、鼻塞、面水肿等,应用地塞米松、氯苯那敏等治疗。出现危重症状者需要相应的急救措施。黄蜂蜂毒的作用较剧烈,蜇伤处红肿疼痛较蜜蜂为重,常有全身反应如同蜜蜂群蜇伤后。伤处一般不留下尾刺。先用食醋纱条敷贴;继用 3% 依米丁 1ml 溶于注射用水 5ml 注射于伤处;或用蛇药的糊剂敷贴和片剂口服。有全身危重症状时采取相应的急救措施。

2. 蝎蜇伤(scorpion sting)　蝎尾端有一钩刺,刺入人体时将蝎毒注入皮肤,引起局部和全身性反应。局部表现疼痛、发麻、红肿;全身性症状有头晕、头痛、流泪、畏光、恶心、流涎、体温降低或增高等;严重时可能出现心律失常、血压降低、内出血、肺水肿、抽搐、昏迷等。治疗为先在蜇伤处冷敷,用 1% 碳酸氢钠液洗敷。较深的伤口,用 0.5% 的普鲁卡因液封闭后,以刀尖扩大口径,检查并取出残留的钩刺;可注入 3% 依米丁 1ml 或复方奎宁 0.3ml(均加 5ml 注射用水)。全身症状较重时,静滴地塞米松或静注葡萄糖酸钙,注射抗蝎毒血清,并进行其他对症疗法。

3. 蜈蚣咬伤(centipede bite)　蜈蚣的第一对足呈钳钩状,蜇人时使蜈蚣毒进入皮肤。伤处红肿,严重时引起邻近淋巴结肿痛、头痛、发热、呕吐和抽搐等。处理以局部的冷敷和弱碱性液洗敷,在普鲁卡因液封闭下取出蜈蚣钩刺,方法如同处理蝎螫;但需用蛇药的糊剂敷贴和片剂口服。

4. 毛虫蜇伤(caterpillar sting) 栖居在松枝上的松毛虫、桑树上的桑毛虫、茶树上的茶毛虫等均可造成蜇伤。毛虫的毛刺刺入后,其毒液进入人体引起皮炎及其他症状:刺伤部位有刺痒、灼热和疼痛,重者有畏寒发热、食欲减退,有时还会引起关节肿胀、疼痛和松毛虫关节炎。治疗方法为除去毛刺、对症处理,酌情加用地塞米松、氯苯那敏和中药复方银翘散等。

5. 水蛭咬伤(leech bite) 水蛭俗称蚂蟥,头尾各有吸盘,能吸附在人体上吸血并分泌抗凝血物质。处理为用浓盐水、乙醇等滴在水蛭身上,使其自行脱落。伤口如出血可用干纱布压迫止血,勿强力牵拉以免吸盘残留在人体中。

四、人咬伤

人咬伤多发生在争斗中,好发于颜面、耳、手指等身体裸露或突出部位。根据创口的深度不同,把损伤分为轻度损伤和重度损伤。轻度损伤指损伤位置表浅,单纯皮肤及皮下组织损伤,重度损伤指损伤位置较深,创口达肌层、骨膜或伴有骨折及肌腱损伤。人咬伤创口直接与牙齿、唾液接触,致病菌污染创面,如清创不彻底,致病菌会大量繁殖,导致感染。因此必须认真清创,仔细判断伤情,包括损伤类型、范围、程度以及波及的组织与是否存在组织缺损。在以往的临床处理中,人咬伤创口一律不缝合,敞开创口使充分暴露并引流。随着医学与相关领域的发展,治疗理念的转变,不再机械地过度强调引流时间。一旦接诊,若非醉酒状态,可立即实施清创术,若是创面表浅或创面相对清洁,可早期行缝合、植皮或皮瓣转移,最大限度消灭组织内的微小无效腔,封闭创面。对于重度损伤,清创后必须放置引流,防止皮肤过早愈合,引流物可为纱条或胶管,并要放到创口底部,待创口有新鲜肉芽长出后,根据创面大小,可进行植皮术、Ⅱ期缝合或待其自然愈合。

被咬伤者可同时注射抗狂犬病血清或狂犬病免疫球蛋白,还应注射破伤风抗毒素,并应用抗菌药物。抗生素可选择头孢类抗生素与抗厌氧菌的抗生素(如硝唑类或喹诺酮类)联合应用。

(颜 洪)

学习小结

本章节从烧伤伤情评估、烧伤临床救治、特殊原因烧伤(电烧伤、化学烧伤、冷伤)及咬蜇伤方面进行阐述,体现专科治疗特色。 重点章节详细叙述了烧伤面积估计、烧伤深度判定、伤情分级、烧伤休克的液体复苏公式、化学烧伤、电烧伤的临床特点和处理原则。 对于重度烧伤,必须熟知和掌握早期的伤情评估及体液复苏,本章节中所介绍的理论、治疗经验和方法大都系烧伤临床与研究工作的总结,具有很强的实用性和中国特色。

复习参考题

1. 烧伤伤情严重程度的分类意义及治疗特点是什么?

2. 试述烧伤感染的病因及防治要点。

3. 电烧伤与热力烧伤的临床特点有何不同?

第九章　外科感染

第一节　概述

感染是各种微生物侵入人体后，在人体器官、组织内生长和繁殖而引起的炎症反应。外科感染从传统上曾被认为是需要外科治疗的感染，或是在外科手术或创伤后引起的感染，包括创伤、烧伤、手术、器械检查等并发的感染。但是近年来发现外科患者极易发生院内感染，故外科感染的定义应扩展为任何影响外科患者的感染，已成为外科领域中最常见的疾病。

一、分类

1. 按发病条件分类

(1) 外源性感染：病原体由体表或外环境侵入人体内造成的感染。

(2) 内源性感染：由患者体内的致病微生物所致，如胃肠道、呼吸道、泌尿道及体表细菌等。这比外伤或手术损害机体免疫屏障而引起的外源性感染更为多见，更为严重。

(3) 院内感染：发生在住院 48 小时后的感染，常由手术操作和接触致病细菌引起，致病细菌多为条件致病菌。院内感染已占至外科感染的一半以上，有的住院患者在出院后发生感染，但也常与患者住院有关联。

(4) 条件感染：常为非致病性病菌或致病力较低的致病性病菌，在机体抵抗力低下或细菌数量过多时，而引起感染。

(5) 二重感染：在治疗感染过程中使用广谱抗菌药物后，原有致病细菌得到抑制，而耐药的致病菌（如金黄色葡萄球菌或白念珠菌等）大量繁殖成为主要致病细菌，形成了二重感染。

2. 按病程分类

(1) 急性感染：病程 3 周以内者。大多数非特异性感染属于此类。

(2) 亚急性感染：病程在 3 周至 2 个月者。亚急性感染除由急性感染迁延形成外，形成原因常与致病菌的毒力、耐药性，或是与宿主抵抗力较弱等有关，如变形杆菌引起的尿路感染、白念珠菌病等。

（3）慢性感染：病程在 2 个月以上者。部分急性感染迁延日久可转为慢性感染。

3. 按致病菌种分类

（1）非特异性感染：即一般感染或化脓性感染，占外科感染的大多数，既可引起全身性感染，又可引起局部化脓性感染。常见致病菌有葡萄球菌、链球菌、大肠杆菌、铜绿假单胞菌、变形杆菌、拟杆菌、厌氧菌等。

（2）特异性感染：特异性感染在致病菌、病程演变及治疗处置等方面与一般感染不同，常见的有破伤风、炭疽、气性坏疽和结核等，可以引起较为独特的病变。

二、发病机制

感染的发生主要取决于病菌、宿主和环境三个主要条件。

1. 病菌的致病力　病菌的致病力和入侵体内的数量在感染发生过程中起重要作用，有些病菌致病力虽然不强，但在体内组织中的量达到或超过 $10^5/g$ 时也易发生感染。此外，不同的器官组织对不同病菌的易感性不同。

2. 宿主的抵抗力　人体抗感染的防御机制由天然免疫与获得性免疫共同参与，天然免疫包括宿主屏障，如完整的皮肤和黏膜以及所分泌的多种有抑菌作用的物质，共同构成体表抵御病原体入侵的屏障；吞噬细胞与自然杀伤细胞识别多种病原体的共同成分，吞噬、杀伤病原体或病原体感染的细胞；补体通过替代途径激活，形成膜攻击复合物，发挥溶细胞作用，并通过调理作用提高吞噬细胞杀菌能力；促炎症细胞因子的活性有利于抑制和清除细菌。干扰素（IFN）、白介素-12（IL-12）则是重要的抗病毒细胞因子。获得性免疫包括 T 细胞免疫应答，细胞毒性 T 细胞对病原体感染细胞具有杀伤作用。Th_1 细胞诱发以单核巨噬细胞浸润为主的局部炎症，介导抗病毒和抗胞内菌感染的细胞免疫；Th_2 细胞的功能是促进抗体形成，介导以体液免疫为主的抗胞外菌和寄生虫感染。B 细胞免疫应答：B 细胞表面受体可直接识别抗原与之结合，B 细胞活化后，经克隆扩增转变为浆细胞，分泌抗体与细胞因子吞噬清除病原体。免疫记忆：获得性免疫产生的记忆性 T 细胞、B 细胞可发挥远期保护作用，当同种病原体再次入侵时，使细胞、体液免疫功能得到进一步提高。

3. 人体环境　皮肤和黏膜组成了解剖屏障，而第二道防线是组织内的内部屏障，即单核巨噬细胞系统，它们可识别细菌及异物，将其吞噬并杀灭。如这些屏障受损，有利于细菌入侵和繁殖；全身性抗感染能力降低，如严重创伤、低蛋白血症、营养不良、糖尿病、使用免疫抑制剂、高龄老人与婴幼儿、先天性或获得性免疫缺陷等更易发生感染；在人体局部和/或全身的抗感染能力降低的条件下，本来栖居于人体但未致病的菌群可以变成致病微生物，发生感染，所引起的感染称为条件性或机会性感染。

三、临床表现和诊断

1. 全身性感染的主要症状　有发热、寒战、心动过速、低血压、呼吸浅快、腹胀和神志淡漠等。以下 4 项中有两项即可诊断全身炎症反应综合征：①体温>38℃ 或<36℃；②心率>90 次/min；③呼吸>20 次/min 或过度通气，PaO_2<32mmHg；④白细胞计数>$12×10^9/L$ 或<$4×10^9/L$，或未成熟细胞>10%。

2. 局部感染的症状　主要有红、肿、热、痛和功能障碍的典型表现。某些感染可有特殊的临床表现，如破伤风有肌强直性痉挛；气性坏疽和其他产气菌蜂窝织炎可出现皮下捻发音（气泡）；皮肤炭疽有发痒性黑色脓疱等。此外，实验室检查血细胞、血和脓液的细菌涂片和培养、降钙素原、C 反应蛋白，以及超声、X 线、CT、MRI 等检查，也有助于全身和局部感染的诊断。其中血和脓液的细菌培养尤为重要，应多次取样，在发热、寒战前抽血培养可提高阳性率，如仍为阴性则要考虑厌氧菌和真菌感染。

四、治疗

外科感染的治疗关键是恰当的外科干预和合理应用抗菌药物。去除感染病灶，通畅引流是基本原则，

同时可以抑制和消除致病细菌,增强机体抗感染能力,调控和阻断炎症反应的发展及防治多器官功能衰竭等。具体如下:

1. 全身治疗

(1)液体复苏:在脓毒症发病6小时内,通过静脉输注晶体液、胶体和血管活性药物,以改善生命器官的组织灌注。需注意根据CVP调整液体的输注量及速度;以血管活性药物辅助,提高平均动脉压至65mmHg以上。

(2)维持肺的通气:使用小潮气量保护性机械通气,潮气量设定为6ml/kg,可降低肺功能损伤,减少各种炎性介质的释出。适当给氧,防治低氧血症。

(3)防治感染灶和抗生素合理使用:使用超声和CT检查,发现体内的感染病灶和感染原,再及时采用切开或置管引流,甚至切除感染病灶。同时,及时根据临床判断,采用经验抗生素治疗,最后再根据培养和敏感试验,选用确定性的有效抗生素治疗。

(4)纠正贫血:如有贫血需适当予以成分输血,使Hb维持在80~90g/L。

(5)血管活性药物:给予小剂量血管升压素,静脉输注0.044U/min,可升高血压,增加尿量,但也会引起肠缺血和心排血量下降。

(6)控制高血糖:高血糖可促进血凝作用,对感染患者有危害,故应酌情给予胰岛素,使血糖维持在10mmol/L左右。

(7)其他支持治疗:包括充分休息和睡眠,增加高热量、高营养的饮食,必要时行肠内或肠外营养,口服肠道生态制剂,补充液体;对高热者物理降温。

2. 局部治疗

(1)休息制动:避免局部感染部位受压,适当限制活动或加以固定,适当抬高患肢。

(2)在炎症未形成脓肿前:可局部热敷和理疗,促进炎症局限或消散。面部感染禁用热敷。局部还可使用50%硫酸镁液、鱼石脂软膏、金黄膏等。

(3)手术处理感染病灶:①切除感染病灶,如阑尾切除术、胆囊切除术、骨髓炎和结核病灶清除术等;②切开脓肿并引流,适用于各部位的脓肿,可切开排脓开放引流,或对脓肿穿刺置管引流,这适用于脓肿部位较深,不宜手术切开者。

第二节 全身性感染

全身性感染系致病细菌和毒素侵入人体后,引起全身炎症反应综合征及各种临床征象,多见于入侵致病细菌数量较大、毒力较强且患者全身抵抗力低下时。如炎症得不到控制,可导致脏器受损和功能障碍,严重者可引起感染性休克和多器官功能障碍综合征。

全身感染临床表现如下:

1. 脓毒症 也称全身性感染,是致病细菌引起的全身炎症反应,对它的诊断必须有确实的细菌感染证据,但血培养不一定是阳性;另外需具备全身炎症反应综合征的临床表现,用以区别一般非侵入性的局部感染。

2. 菌血症 致病细菌自原发病灶或创伤部位入血流,血液培养阳性者,是脓毒症一种。

在外科临床工作中所遇的最常见导致全身性外科感染的原因是致病菌数量多、毒力强和/或机体抗感染能力低下。它常继发于严重创伤后的感染和各种化脓性感染,如大面积烧伤创面感染、开放性骨折合并感染、急性弥漫性腹膜炎、急性梗阻性化脓性胆管炎等,但还有一些感染途径值得注意:外科切口部位感染、手术后肺炎、中心导管相关血流感染、尿路感染和肠源性感染。

1. 外科切口部位感染(surgical site infection,SSI) 外科手术切口分为4类,这是按照手术过程中切口可能被致病细菌污染的机会和情况而制定的。

（1）Ⅰ类（清洁）切口：外科手术仅涉及皮肤和软组织。

（2）Ⅱ类（清洁污染）切口：手术波及脏器，但是在可控情况下脏器裂开孔洞；如消化道或泌尿道手术。

（3）Ⅲ类（污染）切口：手术中脏器出现大的裂口，使细菌得以进入体腔内造成污染，如穿透性腹部损伤，机械性肠梗阻时肠管破损等。

（4）Ⅳ类（污秽）切口：手术时大量细菌溢出至体腔造成感染，或切口本身已经感染，如结肠裂伤行结肠切除术。SSI是最常见的外科感染，它包括任何一种发生在手术部位的感染，主要分为3类：①浅表SSI，发生在切口皮肤和皮下软组织，最常见，占47%。②深层SSI，感染扩展至肌肉和筋膜，占22%。③间隙SSI，感染在体腔内扩散，如腹腔脓肿、脓胸和关节间隙感染等，占31%。仅有46%在院内做出诊断，16%在出院时做出诊断，38%在再入院或随诊时做出诊断。预防性使用抗生素是降低SSI发生率的一种重要手段，预防性抗生素的理想给药时间是手术开始前不久，这会使手术时血内和组织内的抗生素浓度达到最高值，起到预防作用。手术切口切开前30分钟内给予抗生素的感染危险率为1.6%，超过30~60分钟为2.4%。如手术时间长，可在手术开始后3小时追加用药。

预防性使用抗生素的适应证为Ⅱ、Ⅲ类切口，对Ⅰ类切口的使用仍有争议，因有一些Ⅰ类切口手术一旦发生感染后果严重，如开放性心脏手术、关节置换、人造血管置入、开颅手术等，宜应用预防性抗生素。所选择的抗生素必须对相关病原菌起杀菌或抑菌作用，如直肠手术需要抗革兰氏阴性和厌氧菌抗生素。此外也应注意预防性抗生素与第一线治疗性抗生素的不同，如亚胺培南对革兰氏阳性菌和厌氧菌有治疗效用，但并不推荐作为预防性用药。一般来说，选择第一代头孢菌素用于非厌氧菌污染手术的预防，而第二代头孢菌素则用于可能被厌氧菌污染的手术。

2. 手术后肺炎 外科手术后患者很易发生肺炎，特别是接受机械通气时。人工换气吸入肺炎意指气管切开后48~72小时所发生的肺炎，是外科ICU中最常见的一种感染，且常为医源性。病原菌多为耐药细菌，死亡率较高，可分为早期和晚期两种，早期人工换气吸入肺炎多为外伤患者，由胃内容物误吸所致，致病细菌常为甲氧西林敏感金黄色葡菌球菌、链球菌等。而晚期人工换气吸入肺炎在15日后发生，多由甲氧西林耐药金黄色葡菌球菌、铜绿假单胞菌所致病。对其防治包括气管插管的护理和全身使用抗生素等，最好采集气道分泌物行细菌培养和敏感试验，选用合理抗生素。

3. 中心导管相关血流感染 在ICU更易发生，导管相关性血流感染（catheter-related bloodstream infection，CRBSI）的发生率在不同导管中是不同的，如周围静脉导管为0.05%、动脉导管为0.17%、血透导管为0.24%、中心静脉导管为90%以上。菌落形成是指在导管尖端、皮下段或体外中间段出现多于15个菌落形成单位（使用半定量培养和定量培养方法）。而CRBSI是指在48小时内，同时发生了同一菌株的导管菌落形成和周围静脉血至少一次培养阳性的情况；此外还须注意一些临床特点，如发热、畏寒和低血压症状。对CRBSI的防治措施包括：①医护人员加强手的卫生；②选择不易感染的插管部位（腹股沟和股部的CRBSI发生率比锁骨下静脉高出2倍以上）；③使用氯己定消毒皮肤可降低感染率50%；④使用封闭穿刺针导管系统；⑤加强插管后的维护等。

4. 尿路感染 导尿，特别是留置导尿，是引起尿路感染的重要原因，早期很少有明确症状，但却是引起发热的重要原因，也会继发血行感染。致病细菌多为导致院内感染的革兰氏阴性杆菌，如大肠杆菌和肠球菌等。如疑有尿路感染时，即应进行尿液检查，包括革兰氏染色和细菌培养，尿液样本自导管内采集，然后根据培养给予有效的抗生素。最好的预防办法是尽量避免长时间留置导尿。

5. 肠源性感染 肠道是人体中最大的细菌库，正常情况下，肠道黏膜具有屏障功能，但在机体受到严重创伤时、肠黏膜屏障受损或衰竭时，肠管内致病细菌和内毒素可发生移位引起肠源性感染。

第三节　皮肤软组织感染

皮肤软组织感染是皮肤、皮下组织、筋膜或肌肉的感染性疾病，可能局限于一个区域，也可能波及全身,下肢、会阴部和腹壁是最常见的感染部位。软组织感染分为坏死性感染和非坏死性感染。非坏死性软组织感染侵犯皮肤表层和/或皮下组织,单独应用抗生素有效。而坏死性软组织感染除了皮肤、皮下组织和浅筋膜,还会侵犯深筋膜和肌肉,且必须立即行外科清创术。

对软组织感染的诊断,主要根据病史和体格检查。常有近期发作的疼痛、触痛和红斑。需询问造成正常皮肤屏障破坏的因素,以及造成患者易感性上升的因素,此外需了解有无动物咬伤、人咬伤、慢性皮肤病史等。体格检查常可发现红斑、触痛和硬结,还有水疱、结痂斑块等。对非坏死性感染的治疗,通常需要使用对 A 组溶血性链球菌和金黄色葡萄球菌有效的抗生素。社区获得性耐甲氧西林金黄色葡萄球菌菌株的流行越来越引起重视。根据疾病的自然进程和严重程度,外用、口服或静脉用抗感染药物制剂均可应用。如果怀疑有多重感染,必须单用或联合应用广谱抗生素。对坏死性感染的治疗,则基于早期诊断和急诊清创。治疗方案包括纠正水电平衡紊乱、应用广谱抗生素、紧急而彻底的坏死组织清创术和支持疗法。

临床常见的皮肤软组织感染有:

1. 毛囊炎　可发生于任何有毛发的部位,表现为疼痛、触痛和红色丘疹。中心有脓疱,脓疱破溃后常并发浅表的糜烂。绝大多数毛囊炎是由金黄色葡萄球菌感染引起,多发生在背部、臀部、下肢。大多数患者,毛囊炎可在 7~10d 自愈。外用莫匹罗星、克林霉素和红霉素软膏,并与热敷联用,可以加速痊愈。当考虑金黄色葡萄球菌为最可能的致病菌时,可口服第一代头孢菌素或克林霉素。

2. 疖　是毛囊的深部感染,其皮下组织的受累范围大于毛囊。金黄色葡萄球菌是最常见的病原菌。疖实为小脓肿,表现为皮肤易摩擦部位出现压痛、红色结节(直径小于 2cm),可发生于面、颈部、上背部和臀部。易感因素包括摩擦增多、出汗、类固醇激素的应用、糖尿病、遗传或获得性中性粒细胞功能缺陷症。治疗包括热敷和口服对金黄色葡萄球菌敏感的抗生素,如出现波动感须切开排脓,切勿挤压,特别是鼻、上唇及周围"危险三角区"的疖,处理不当,毒素可能由内眦静脉、眼静脉进入颅内海绵状静脉窦,导致化脓性海绵状静脉窦炎,死亡率高。

3. 痈　是侵犯多个毛囊的表皮深部感染。纤维组织间隔破坏,继而形成一个相连的脓肿。典型表现为患处皮肤的疼痛、红肿、压痛、硬结和多个窦道,可伴有发热和全身不适。常见于唇部、后颈部和上背部。这些部位的皮肤较厚,易导致感染向外侧扩散。切开排脓的指征为触痛及波动感。切口需延至痈的边缘,应全面地检查脓腔,保证深部积脓的充分引流。还应给予口服针对金黄色葡萄球菌的抗生素。有糖尿病合并痈的患者应注意积极控制血糖。

4. 脓疱症　局限于表皮,是由破损皮肤接触致病菌引起,主要累及面部和四肢。婴儿和学龄前儿童最常见,且常有基础皮肤疾病,如湿疹、皮炎、水痘、口角炎和疥疮等。病原菌是金黄色葡萄球菌,表现为大量的大疱、水疱变为脓疱,破裂后形成结痂斑块,2~3 周后缓解,诊断时应将脓液或痂块的细菌行革兰氏染色和培养。可局部使用抗菌药膏,如莫匹罗星、红霉素、林可霉素软膏等,促进病变的缓解。患有播散性脓疱病或头皮、口腔的脓疱疮,需口服抗生素治疗。

5. 丹毒　是皮肤淋巴管网受乙型溶血性链球菌侵袭感染所致的急性炎症。早期症状可有畏寒、发热、头痛、全身不适等。细菌入侵后通过皮肤淋巴管扩散,出现触痛、瘙痒、红斑、界限清楚且隆起的水疱斑块,颇似地图状。常伴高热、皮温增高、白细胞增多,淋巴管炎和淋巴结炎常并发。小腿是最常见的发病部位,也可发生于面部、上肢和大腿。诱发丹毒的局部因素包括足癣、下肢溃疡和静脉淤滞性皮炎。丹毒常发生于淋巴水肿、糖尿病、免疫力低下的患者。丹毒复发率较高,可达 30%。治疗丹毒首选青霉素,对 80% 的患者有效。局部治疗包括减少活动和抬高患肢。恢复后可穿弹力袜,以减少下肢淋巴水肿的发生。有脚癣的患者,全身使用抗生素,局部可应用抗真菌药物防止复发。

6. 急性淋巴管炎和急性淋巴结炎　均为溶血性链球菌或金黄色葡萄球菌自破损皮肤或感染处侵入致病,开始为浅部淋巴管炎症,如致病细菌扩散,则引起急性淋巴结炎。急性淋巴管炎分为管状和网状(丹毒)两种,以下肢多见,常继发于足癣。浅淋巴管炎可在感染近心侧出现一条或多条"红线",较硬,有压痛,近端淋巴结也常肿痛。深淋巴管炎不出现红线,仅患肢肿胀,且压痛。两者均会产生较轻的全身症状。急性淋巴结炎常见于肢体感染后的腋窝或腹股沟部,儿童易发生颌下或颏下及颈部淋巴结炎。对其治疗是给予抗生素控制感染,并积极消除原发病灶。对已化脓的淋巴结炎则应切开引流。

7. 咬伤感染　动物或人咬伤造成的皮肤损伤易发生软组织感染,与咬伤的类型、部位、就诊时间、宿主因素和伤口处理情况有关。总感染率高达5%~15%。动物咬伤后感染的患者有剧痛、软组织肿胀、压痛,并常伴有神经、肌腱、骨骼、关节、血管的损伤。手部的咬伤更易导致腱鞘炎、脓性关节炎和脓肿形成。感染常为需氧菌和厌氧菌的多重感染。处理时行清创术,伤口应开放引流,不宜做一期缝合。所有与动物咬伤有关的感染,最好进行感染部位的需氧菌和厌氧菌培养。且应了解患者是否注射过破伤风抗毒素。由非家养的肉食动物咬伤者,伤口需用聚维酮碘充分清洗,接种狂犬病疫苗。对已感染的咬伤,应选用对需氧菌和厌氧菌均有效的广谱抗生素,如阿莫西林-克拉维酸、环丙沙星等,治疗至少3日。

8. 蜂窝织炎　是真皮层和皮下组织的急性细菌感染,主要发生于下肢,但也可侵犯眶周、面颊、肛周、切口周围和皮肤刺破处。发生蜂窝织炎的常见原因包括注射毒品、异物损伤、咬伤、烧伤、手术部位感染、已有皮肤病变的继发感染(如湿疹、足癣)、压疮、静脉淤血、缺血性溃疡。绝大多数蜂窝织炎患者为非坏死性感染,常以疼痛和软组织红斑而就诊,多伴有全身症状(如发热、寒战、不适)。体格检查可见边界扩大的红斑、皮温高、压痛、水肿。还可能存在淋巴管炎,表现为红色线状条纹,可有淋巴结肿大、发热、白细胞核左移。在大多数情况下,治疗蜂窝织炎是使用对链球菌和金黄色葡萄球菌敏感的抗生素进行经验性用药,如双氯西林、头孢菌素、红霉素、克林霉素等。如怀疑革兰氏染色阴性菌感染,患者又伴发压疮和糖尿病足,应加用头孢唑林钠。耐甲氧西林金黄色葡萄球菌感染以及青霉素严重过敏的患者亦可使用万古霉素、替考拉宁和利奈唑胺。坏死性蜂窝织炎虽与非坏死性蜂窝织炎的病原菌相同,但更严重,进展快。治疗时除抗生素治疗外,须立即手术清创。

9. 深部坏死性筋膜炎　主要表现为筋膜坏死和肌坏死。坏死性筋膜炎以微生物侵犯、血栓形成和液化坏死为特征。浅筋膜进行性坏死,细菌在破坏的筋膜里增殖,并沿浅筋膜扩散。如疾病进展,皮肤出现缺血性坏死,皮肤可形成大疱和小水疱,并可见皮肤溃疡。肌坏死是由梭状芽孢杆菌所致的骨骼肌感染,进展快速,常常威胁生命,典型的肌坏死是梭状芽孢杆菌气性坏疽,应立即积极治疗。

第四节　手部急性化脓性感染

1. 甲沟炎　致病菌多为金黄色葡萄球菌。早期出现指/趾一侧皮下组织红、肿、痛,但多无全身症状。如不及时处理可发展为甲下脓肿或指骨骨髓炎。部分患者甲旁脓肿破溃,脓液流出后转为慢性甲沟炎。治疗时早期者可用热敷、理疗、药膏外敷,适当应用抗生素。已成脓者可沿甲沟做纵行切开引流术。如脓液已达甲基部皮下组织时,在两侧甲沟做纵行切开,将甲根上皮板翻起,置纱布条引流。如甲床下积脓应拔去指甲、换药。

2. 脓性指头炎　致病菌多为金黄色葡萄球菌。手指末节掌面的皮肤与指骨骨膜间有许多纵行纤维索,将软组织分为许多密封小腔,感染后脓液不易向四周扩散,但小腔内压力很高,故疼痛剧烈,且可引起指骨缺血、坏死、骨髓炎。临床表现主要是患指指端疼痛,初为针刺样,后因肿胀加重而逐渐加剧,当脓肿形成,动脉受压则转为跳动样痛,触痛明显,可有发热和全身不适。当指头组织末梢神经坏死时,疼痛反可转轻。脓性指头炎易诊断,时久者应拍摄X线片以除外并发骨髓炎。治疗时早期可试用非手术治疗,即青霉素等抗菌治疗、鱼石脂软膏外敷。如不好转,且出现跳动痛即应做脓肿切开、减压引流,不能等到脓液完全形成时才手术。手术时,应在患指侧面做纵向切口,切口近端不可超过手指末节和中节交界处。如脓腔大可做对口引流，不可做鱼口状切口，以免影响指头感觉功能，切口内放置油纱条或皮片引流。

第五节　破伤风

破伤风是由破伤风杆菌经由皮肤或黏膜侵入人体，在缺氧环境下生长并繁殖，产生大量外毒素，主要是痉挛毒素引致病人一系列临床症状和体征。我国目前的发病率明显降低，但在世界范围内的发病率与死亡率仍然很高。在重视预防的同时，仍应了解破伤风的诊断与治疗方法。据估计世界范围内每年发病人数达50万~100万，病例大多发生在发展中国家，50%为新生儿。在发达国家极为少见。

一、发病机制

大多数破伤风患者发病前均有锐器扎伤、挫裂伤或深部刺伤，少有手术引起破伤风者的报告。慢性致病因素包括慢性伤口、吸毒、糖尿病并发症等。破伤风杆菌大量存在于人与多数动物的粪便中，粪便进入土壤后，此菌可形成芽孢而长期存在，破伤风杆菌污染伤口后，可发芽繁殖并分泌外毒素从而致病，外毒素主要是痉挛毒素，痉挛毒素为神经毒素，对人的致死量不足1μg。它通过神经、淋巴和血液途径到达中枢神经系统，毒素与神经节苷脂结合后进入神经细胞，封闭抑制性突触的介质γ-氨基丁酸和甘氨酸的释放，导致骨骼肌伸肌与屈肌同时强烈收缩出现强直痉挛，毒素还可封闭抑制神经元的协调作用，导致自主神经的高度不稳定性，交感神经过度兴奋。

破伤风发病的潜伏期越短，疾病越严重。恢复要等到新的突触前神经抑制性递质生成并释放至远端轴突。一般要2~3周以后。

二、临床表现

潜伏期一般为7~8日，90%以上的患者在受伤后2周内发病。临床上将破伤风分为三种类型：全身型、局部型和头型，其中全身型约占80%。

全身型破伤风的首发症状多为牙关紧闭，主要是由咬肌痉挛所致，而后相继出现面肌痉挛、苦笑征、颈背部强直与吞咽困难。随着疾病的进展，患者可因微小的噪声和接触刺激而发生全身性的肌肉痉挛。典型症状是颈背肌强烈收缩，腹部前突、头足后屈，因身体形如弯弓且又与生理的弯腰相反，表现为"角弓反张"。严重的痉挛可引起椎骨骨折、长骨干骨折和肌腱由附着处撕脱。急性期的死亡主要由于膈肌麻痹和咽部肌肉痉挛所致的呼吸衰竭所致。度过急性期后，自主神经的不稳定在发病后的数日发生。主要表现为高血压、心动过速和高热，病人死亡原因多为窒息、心力衰竭或肺部并发症。

局部型破伤风主要表现为受伤部位及附近肌肉的持续痉挛。这种肌肉僵硬可持续数周后才自行缓解。有时局部肌肉僵硬亦可能是全身型破伤风的早期表现。

头型破伤风是主要侵及脑神经的局部破伤风，发病率约6%，头部外伤与中耳炎是主要的诱因，最易侵及第七对脑神经，以后依次为第六对、第三对、第四对和第十二对脑神经。约有2/3的患者会发展成全身性痉挛，除肌肉痉挛表现为牙关紧闭外，有近一半的患者可引起脑神经麻痹，临床此种情况易造成误诊。如侵犯第七对脑神经，表现极像面神经炎引起的面瘫。

新生儿破伤风是在婴儿出生一周左右发生的全身型破伤风，破伤风杆菌主要是通过切断的脐带伤口进入体内。首发症状为烦躁和不愿进食，进而发展至全身痉挛。主要危险因素是分娩时的卫生状况与母体的免疫状态。因为婴儿体重轻，毒素的相对浓度较高，死亡率高达50%~100%，主要发生在发展中国家，亚洲和非洲国家占80%。

三、诊断

实验室检测很难诊断破伤风,有外伤史,临床出现典型的症状,包括牙关紧闭、苦笑面容、角弓反张,应考虑诊断破伤风。

破伤风需与以下疾病鉴别:

(1)化脓性脑膜炎:虽有角弓反张和颈项强直等,但无阵发性痉挛,却有高热和头痛、呕吐、视乳头水肿等颅内高压表现,脑脊液检查压力增高,呈渗出性改变。

(2)狂犬病:有被疯犬咬伤病史,以吞咽肌抽搐为主,惧怕听见水声或看见水。

(3)低钙性抽搐:有引发低钙性抽搐的原发病存在,注射钙剂后能缓解。

(4)其他:如肌张力障碍综合征、颞下颌关节炎、牙周脓肿、子痫、癔症等。

四、治疗

破伤风的临床治疗重点包括清除感染原、中和循环中的毒素、控制肌痉挛和预防呼吸与代谢并发症等。

1. 清除感染原 应在使用破伤风抗毒素(tetanus antitoxin,TAT)或人破伤风免疫球蛋白(human tetanus immunoglobulin,HTIG)后数小时行伤口的清创,以减少毒素释放。要点是引流脓液、清除污染坏死的组织、敞开伤口。可用3%过氧化氢冲洗,建立一个富氧的环境。

2. 中和游离毒素 可使用TAT或HTIG。TAT为被动免疫制剂,常用剂量是1500U,肌内注射。若伤口大、污染重或受伤已24小时者,剂量须加倍。注射后可维持1周左右有效,故对于污染严重的伤口,应每周重复注射一次,直至伤口基本愈合。如有过敏者需按脱敏法注射。HTIG由破伤风类毒素免疫的健康献血员中采集效价高的血浆或血清制成,适用于对TAT有过敏反应的患者。不需皮试,只限肌内注射,一般认为预防剂量为250U,治疗剂量可达3000~10 000U。因为HTIG的半衰期为25日,故使用一次即可。

3. 控制与解除痉挛 破伤风治疗的关键是控制痉挛,减少痉挛的发生。常用的地西泮可促进 γ-氨基丁酸(γ-aminobutyric acid,GABA)的释放,促进突触传递功能,每次10mg,2~4次/d,必要时可反复静脉注射。苯巴比妥可延长地西泮的作用,用于控制严重的肌肉痉挛。无呼吸机支持使用此类药物时,须注意避免呼吸抑制。有呼吸机支持时,可适当增加用量达到控制痉挛的目的。可按1mg/kg肌内注射,4~6h/次,总量不要超过400mg/d。对仍不能控制痉挛的破伤风患者,也可使用冬眠疗法。对于早期严重病例,还可以使用肌肉松弛剂如琥珀胆碱解除严重的痉挛。但要注意避免引起呼吸肌麻痹,使用时应在床旁备有气管插管或气管切开设备。后期使用琥珀胆碱可引起高钾血症,须慎用。

4. 保持呼吸道通畅 破伤风导致的喉头痉挛、呼吸肌与膈肌痉挛可引起窒息、呕吐物误吸、肺炎、肺不张等并发症。应积极行气管插管治疗,但由于气管插管可能刺激患者而加重痉挛发作,病情较重者可及时行气管切开。此类患者如同时接受大剂量的镇静安眠药和肌松剂治疗,需行呼吸机辅助呼吸。

5. 加强护理与支持治疗 患者应进入重症监护病房,安排在安静、偏暗的房间里,尽量减少声、光和各种操作的刺激。由于肌肉持续痉挛,患者能量消耗严重,可早期给予肠外营养支持,后期可放置鼻肠管,实施肠内营养支持。注意监测水、电解质的变化,维持酸碱平衡的稳定。

6. 抗感染药物的使用 可使用大剂量青霉素和甲硝唑治疗,如伤口有混合性感染,则应选用合适抗菌药物。

五、预防

破伤风的治疗较为困难,而预防接种可有效预防破伤风的发生。创伤后早期彻底清创、改善局部循环,是预防破伤风的重要措施,通过人工免疫和被动免疫方法也可有效预防破伤风发作。破伤风免疫计划一般由破伤风类毒素与百日咳、白喉疫苗以不同组合实施。有效的破伤风全程免疫至少注射3次,以后可据外伤与破伤风发生的风险每5年增强注射一次。外伤后,除非伤口清洁、边缘整齐且伤口表浅无污染,对污染较深且缺血的伤口均认为有发生破伤风的可能。如未完成免疫接种计划,应及时给予破伤风类毒素或人体破伤风免疫球蛋白,并于此后的4周和6个月后完成全程免疫计划。

第六节　气性坏疽

气性坏疽是以严重脓毒症和肌肉组织坏死、水肿并产气为特点的特异性感染,致病菌主要为产气荚膜梭菌。气性坏疽分为创伤后、手术后和自发性气性坏疽,是一种发展迅速、预后极差的厌氧感染。

一、病因学与发病机制

主要的致病菌产气荚膜梭菌,是一种厌氧芽孢梭菌,广泛分布于自然界以及人与动物肠道内,致病物质除外毒素外,还有多种侵袭酶及荚膜,构成强大的侵袭力,入侵创面后可产生10多种毒素,最重要的为α毒素,是一种为卵磷脂酶,具有溶血性和卵磷脂酶活性,能分解细胞膜上磷脂和蛋白质的复合物,可破坏红细胞、白细胞、血小板和组织细胞,引起溶血、组织坏死、血管内皮细胞损伤,促进血小板凝聚,导致血栓形成、组织缺血。α毒素还可以作用于心肌,致血压下降、心率减慢,导致休克,是气性坏疽死亡的主要原因。外毒素还包括胶原酶、透明质酸酶、溶纤维酶和脱氧核糖核酸酶。这些外毒素相互协同作用,破坏感染区域组织的肌肉与胶原纤维,使细菌迅速扩散,并沿肌束和肌肉间隙扩散,使肌肉变成暗红色并失去弹性。其次,这些酶可以分解组织中的糖与蛋白质,产生包括H_2、CO_2、H_2S和N_2等大量气体。

二、临床表现

潜伏期一般在创伤后1~6日,最短为伤后6~10小时,最长为5~6日。

1. 全身表现　病情恶化迅速,出现烦躁、间断欣快感和恐惧感。并出现与体温不符的心率增快、低血压,病情可突然恶化,皮肤、口唇苍白,大量出汗、脉搏快速、体温渐上升。随着病情的发展,可发生溶血性贫血、黄疸、血红蛋白尿、酸中毒等,全身情况可在12~24小时内全面迅速恶化。

2. 局部表现　开始是伤口处突发剧痛,进行性加重,有爆裂感,患肢有沉重感。继之感染区域迅速出现肿胀和浆液性渗出。肿胀迅速向上下蔓延,伤口中有大量浆液性或淡血性渗出物。伤口及周围组织积气是气性坏疽的特点,这些气体多为外毒素分解组织产生的硫化氢等多种不可吸收的气体,有恶臭味。不但伤口局部产气,气体还会迅速沿组织间隙与肌间隙向周边组织蔓延。如皮下有积气,触之可有捻发感。X线片与CT等影像学检查可示皮下间隙与肌间隙积气征。由于肌肉组织肿胀、积气、积液,皮肤张力增大,静脉回流与血供相继发生障碍。皮肤颜色由大理石样斑纹渐变为古铜色,进而变成蓝黑色和黑色,同时伴有黄色浆液性、红色血性水疱出现。探查伤口时,可发现皮下脂肪变性、肿胀;筋膜张力增高,肌肉如"熟肉状",切之无出血。组织活检及渗出物涂片染色可见革兰氏染色阳性粗大梭菌。

三、诊断

诊断要点是:①伤口分泌物涂片可见革兰氏染色阳性粗大梭菌;②X线片可见软组织影;③伤口周围皮肤可及捻发音。

鉴别诊断的疾病有:①食管、胃、气管破裂穿孔合并的皮下气肿,体格检查可出现皮下气肿、捻发音等,但这类疾病很少伴有全身中毒症状,随时间的推移气体可逐渐吸收;②大肠杆菌、克雷伯菌等一些兼性需氧菌的感染,也可产生一定的气体,但气体以CO_2为主,是可溶性气体,不易在组织间大量积聚,而且无特殊臭味;③厌氧性链球菌蜂窝织炎、链球菌肌炎等,病情发展较慢,全身中毒症状较轻。若处理及时,切开减张、充分引流,加用抗生素等治疗,预后较好。

四、治疗

1. **紧急清创** 清创要早,范围要广,在病变区做广泛、多处切开。彻底清除无生机肌肉。充分探查,因细菌扩散的范围常超过肉眼病变的范围,故应整块切除肌肉,包括肌肉的起止点。如感染限于某一筋膜腔,应切除该筋膜腔的肌群。当感染延及整个肢体,全身感染加重且将危及生命时,应果断截肢。如感染已部分超过关节截肢平面,其上的筋膜腔应充分敞开,术后用氧化剂冲洗、湿敷,经常更换敷料,必要时还要再次清创。

2. **抗感染药物** 清创术前就应使用大剂量抗感染药物。青霉素对产气荚膜梭菌多敏感,故为首选,使用剂量需大,每日应用在 1000 万 U 以上。还可以使用大环内酯类和尼立达唑类。

3. **高压氧治疗** 提高组织间的含氧量,可提高该种疾病治愈率,降低伤残率。

4. **支持疗法** 纠正低蛋白、水和电解质紊乱、贫血,营养能量支持和对症处理非常必要。

第七节　抗菌药物在外科的应用

抗菌药物使用对防治感染有着不可磨灭的重要作用,但如果不适当地使用抗菌药物,会带来毒副作用、二重感染、变态反应和耐药菌株形成。所以合理使用抗菌药物在外科感染中有着重要意义。

一、抗菌药物的作用机制

抗菌药物能根据各种药物的特点,选择性地作用于细菌的特殊部位,起到杀灭或抑制细菌生长的作用。

1. **阻断细菌细胞壁的合成** 细菌除细胞膜外,还有一层细胞壁。不同细菌细胞壁的组成各不相同,革兰氏阳性菌细胞壁黏肽层厚而致密,革兰氏阴性杆菌则黏肽层薄而疏松。β-内酰胺类抗生素主要是阻止黏肽链的交叉连接,使细菌无法形成坚韧的细胞壁。细菌的细胞膜上有特殊的蛋白分子能与 β-内酰胺类抗生素结合,其作用靶位称青霉素结合蛋白(penicillin-binding protein,PBP)。PBP 有多种亚型,对青霉素类抗生素的敏感度各不相同,不同的抗生素与不同型的 PBP 结合,使细菌形成丝状体或球形体,然后细胞变形萎缩,溶解死亡。

2. **损害细菌的细胞膜** 细胞膜是一种半透膜,内外为一层蛋白质,中间一层类脂类(主要是磷脂)。细胞膜有选择性的屏障作用,输送养料及催化细胞代谢的作用。多黏菌素类即作用于细胞膜的蛋白质成分或其中间层的磷脂成分;多烯类抗生素主要与细胞膜上的麦角醇结合;咪唑类则抑制真菌细胞膜中固醇类的合成,从而破坏细胞膜,导致细胞内成分外漏而死亡。

3. **阻止细菌蛋白质合成** 蛋白质由氨基酸在核糖体上按一定的程序结合而成。蛋白质的合成需要许多基本成分的参与,氨基糖苷类、四环素类、氯霉素、红霉素、林可霉素等即通过影响细菌蛋白质的合成来发挥作用。

4. **阻断细菌核酸的合成** 喹诺酮类药物及利福平等抗菌药物能抑制脱氧核糖核酸(DNA)的合成及核糖核酸(RNA)的转录。哺乳类动物细胞的核酸结构与细菌不同,不受影响。

5. **影响细菌叶酸代谢** 细菌不能利用环境中的叶酸成分而必须在体内合成。磺胺类药、甲氧苄啶等即作用于细菌叶酸合成中不同的环节来影响细菌代谢。

二、抗菌药物使用的适应证

抗菌药在预防、治疗外科感染中发挥了显著作用,在临床上抗菌药物应用甚广,但应严格执行应用原则:①抗菌药物不能代替外科处理,要科学应用;②应避免产生细菌对抗生素的耐药性、机体对药物发生变态反应、毒性副作用和二重感染;③掌握每一抗菌药物的作用原理、适应证;④切忌滥用抗生素。

1. 围术期应用的适应证　①严重创伤:开放性骨折、火器伤、腹腔内脏器破裂,大面积烧伤;②结肠手术前准备;③人造物体留置手术;④心血管患者做大型手术,器官移植术;⑤营养不良,糖尿病患者、全身情况差,并接受类固醇激素治疗、抗癌药物治疗、免疫缺陷的患者需做手术时;⑥手术范围大、时间长(超过3小时)、污染机会增加,术中可追加一次剂量。

2. 治疗应用的适应证　①未局限化的外科感染如急性蜂窝炎、丹毒、骨髓炎等;②脓毒症;③配合感染性手术治疗,如急性化脓性腹膜炎、急性化脓性胆管炎、脏器脓肿等。

三、抗菌药物的选择

抗菌药物特别是抗生素品种繁多,临床上应用的具体原则是:

1. 能用一种抗菌药物控制感染者,就不联合应用;能用窄谱抗生素治疗时,就不用广谱的抗生素。

2. 尽量使用杀菌性抗生素,如青霉素、头孢菌素、卡那霉素、庆大霉素等,以达到较快地控制感染的目的。联合应用时还可以获得协同作用或相加作用。抑菌性药和某些杀菌药联用可发生拮抗作用,避免联用;如果需要联合使用抗生素,需要有明确指征。

3. 有数种同样有效的抗菌药物可供选用时,应选药源充足、价格低廉和副作用小的药物。

4. 重视耐药菌的发生与治疗,目前常见的是耐甲氧西林金黄色葡萄球菌及耐酶菌株感染增加。应尽量控制抗菌药的使用,选有效药治疗耐药菌。

5. 尽早确定病原菌,进行目标性抗菌治疗,对感染灶应做细菌培养和药物敏感试验,选择高度敏感抗生素应用。

6. 抗菌药物治疗方案制定要结合病人病情、病菌类型以及抗菌药物作用特点制定。包括抗菌药物适应证、药效浓度、药代动力学特点、给药途径、给药剂量、给药次数、给药疗程等方面综合考虑制定抗菌方案。

四、抗菌药物的副作用

1. 毒性反应　毒性反应是指药物引起的机体生理、生化等功能异常及组织、器官病理改变,严重程度与剂量和疗程有关。

(1)局部反应:多发生在用药局部,如皮下、肌肉及静脉等,是由于药物本身的化学刺激、药物内杂质或酸、碱度太强而引起。

(2)肾脏:肾毒性较为常见,表现轻重不一,从尿常规异常、肾功能减退到尿毒症。对肾脏的损害主要见于氨基糖苷类与多肽类,大多为可逆性,在停药后逐渐恢复,少数可有肾小管坏死并发展为肾衰竭。有肾功能减退的患者,药物不易排出,更易引起肾脏的毒性反应及因血和组织中药物蓄积而造成的肝、神经系统及其他脏器损害。有肾功能不全患者,要依据患者肌酐清除率调整抗生素剂量,降低对肾脏影响。

(3)神经系统:青霉素全身用药剂量过大或静脉滴注速度过快时可对大脑皮质产生刺激作用,出现肌肉痉挛、惊厥、癫痫、昏迷等严重反应,称"青霉素脑病",一般用药后24~72小时内出现,也可数日后才发生。氨基糖苷抗生素能引起第八对脑神经损害(耳毒性)。这种损害一般不易恢复,一旦出现前驱症状如头晕、耳鸣、耳胀等时,应立即停药。链霉素、庆大霉素、多黏菌素类等可引起周围神经炎及口唇及手足麻木等症状。

(4)肝脏:肝脏是很多药物,尤其是口服药物的主要代谢器官,很多抗菌药物能影响肝脏代谢,特别是其代谢酶的功能,但一般无严重影响。四环素大剂量或长期应用能引起肝细胞变性甚至坏死;红霉素的酯化物能引起黄疸,表现为黄疸、瘙痒、上腹痛,并可有发热,易误诊为胆道感染;氯霉素也偶可引起黄疸,甚至肝坏死,多发生在已有肝脏病变的基础上。

(5)血液系统:氯霉素可严重影响造血系统,引起再生障碍性贫血、粒细胞缺乏症及血小板减少性紫癜等,有较高的病死率。故临床上应尽量避免用氯霉素,很多抗菌药如氯霉素、β-内酰胺类、氨基糖苷类、四环素类、两性霉素及磺胺类等均可引起白细胞及血小板减少,此时补充维生素 K 能有效防止。

(6)胃肠道:大多数抗菌药物均可引起一些胃肠道副作用,如恶心、胀气、腹泻并偶有呕吐等。是化学性刺激及肠道菌群失调的结果,四环素类及红霉素口服后胃肠道副作用最多见,其他药物则较轻。

2. 过敏反应　抗生素引起的过敏反应以 β-内酰胺类较为严重,青霉素临床应用的主要问题就是过敏反应,其发生率达 5%~10%,最为严重的是过敏性休克,主要表现有呼吸困难、循环衰竭、抽搐、喉水肿、昏迷等,如抢救不及时还可危及生命。其他的过敏反应还有药物热、皮疹、荨麻疹、血管神经性水肿、哮喘和血清病型反应等。

按临床表现可分为两类:

(1)立即过敏反应:用药后数分钟内至数小时内发病,主要有过敏性休克、荨麻疹和血管神经性水肿等。

(2)延迟过敏反应:用药后数日或更长时间后才发病,多为各种皮肤反应,四环素类还能发生感光反应,表现为不同程度的日光灼伤。

为了防止用药中出现严重过敏反应,要详细询问有无青霉素过敏史。常规做皮肤过敏试验。

3. 二重感染　二重感染也称菌群交替症,是在抗菌药物应用过程中出现的新感染。正常情况下,人体的口腔、呼吸道、肠道、生殖系统等部位均有细菌寄生繁殖,多数为条件致病菌,少数为致病菌。这些菌群在互相制约下维持平衡状态。在长期应用广谱抗菌药物后,未被抑制的菌群趁机大量繁殖,造成二重感染。二重感染的致病菌主要有革兰氏阴性杆菌、真菌等,所引起的感染可有口腔、消化道、肺部、尿路等感染及败血症等。多见于长期应用广谱抗生素及年老、体衰、免疫功能低下的患者。

(1)白色念珠菌感染:可表现为口腔感染、肠炎、肛门感染及败血症等。白色念珠菌口腔感染可表现为鹅口疮,在口腔黏膜、舌面、咽部有乳白色斑块。患者可有舌刺痛、口干、咽痛、吞咽困难。肠炎表现为水样或黏液样腹泻。治疗为全身用抑制真菌药物如氟康唑等。

(2)菌群交替性肠炎:所有口服抗菌药物均可引起不同程度的腹泻,是菌群交替所致,称"菌群交替性肠炎"或"抗菌药物相关肠炎",症状轻重不一,轻型腹泻可不需要特殊处理。严重的是难辨梭菌所致的"假膜性肠炎"。多在用广谱抗菌药后 2~3 周发生,表现为大量水样泻,每日 10 余次,大便含黏液,有血便,少数患者排出斑块状假膜,伴有发热、腹痛、腹胀、恶心及呕吐。重症迅速出现脱水、电解质紊乱、循环衰竭、中毒性巨结肠等,有较高的病死率。已证实本病是难辨梭菌的外毒素引起,粪便中能检出这种外毒素。治疗可用甲硝唑及万古霉素。

（姚　捷）

学习小结

外科感染本质上与外科疾病相关,所以治疗上还是以外科手段为主,在感染发生、发展的每一个阶段,都应该重视外科技术的处理。无论何种感染,必然是机体存在微生物侵入并具备生长繁殖的条件,清除感染病灶（感染原）就成为处理外科感染的首要和共同原则。

复习参考题

1. 为什么说当前外科感染是以院内感染和内源性感染为主?

2. 外科感染发病机制中的三个主要条件是什么?

3. 什么是 SIRS? 外科感染、SIRS 与脓毒症的关系是什么?

4. 简述外科使用抗菌药物的适应证和选择。

5. 抗菌药物的副作用有哪些? 怎样防治?

第十章 全身炎症反应综合征与多器官功能障碍综合征

第一节 全身炎症反应综合征

一、相关概念及标准

全身炎症反应综合征(systemic inflammatory response syndrome, SIRS)是指任何致病因素作用于机体所引起的全身性炎症反应。SIRS 是由多种细胞因子和炎症介质所产生介导产生,常由感染、创伤、组织坏死等原因引起。1992 年美国胸外科医师学会(American College of Chest Physicians, ACCP)和危重病医学会(Society of Critical Care Medicine, SCCM)提出了 SIRS 的诊断标准,即临床上出现下述所列两项或两项以上表现时,即为全身炎症反应综合征。①体温>38℃ 或<36℃;②心率>90 次/min;③呼吸>20 次/min 或 $PaCO_2$<4.27kPa(32mmHg);④白细胞数>12×10⁹/L 或<4×10⁹/L,或未成熟粒细胞>10%。脓毒症(sepsis)是指由感染引起的 SIRS,证实有细菌存在或有高度可疑的感染灶。严重脓毒症(severe sepsis)是指脓毒症伴有器官功能障碍、组织灌注不良或低血压。脓毒症休克(sepsis shock)是指严重脓毒症患者在给予足量的液体复苏仍无法纠正的持续性低血压,常伴有低灌注状态或器官功能障碍。脓毒症、严重脓毒症、脓毒症休克是反映机体内一系列病理生理变化和病情严重程度的动态过程,其实质是 SIRS 不断加剧、持续恶化的结果。严重者可引起多器官功能障碍综合征(MODS),如急性呼吸窘迫综合征、急性肾损伤等。

虽然 SIRS 的命名得到了广泛的关注和采用,但也存在一些不可避免的缺陷。主要表现为诊断标准的过于敏感和缺乏特异性。2001 年 12 月,SCCM、ACCP、欧洲重症监护医学会(Euroupean Society of Intensive Care Medicine, ESICM)和美国胸科协会(American Thoracic Society, ATS)及外科感染协会(Surgical Infection Society, SIS)召开联席会议,讨论了 1992 年 ACCP/SCCM 的相关概念及标准,对于上述概念仍予以采纳。SIRS 的标准仍采用 1992 年标准,对于脓毒症的诊断标准做了较大的更新(即 Sepsis2.0 标准,表 10-1)。在新标准中加入了诸多的指标,更加倾向于以异常指标结合具体病情变化诊断脓毒症,从而更加符合临床实际。

表 10-1　2001 年脓毒症诊断标准

已明确或疑似的感染,具有以下征象:

分类	诊断标准
一般指标	发热(中心体温>38.3℃)
	低温(中心体温<36℃)
	心率>90 次/min 或大于不同年龄段正常范围+2 个标准差
	气促,呼吸频率>30 次/min
	意识改变
	明显水肿或液体正平衡(>20ml/kg 超过 24h)
	高血糖症(血糖>110mg/dl 或 6.1mmol/L)而无糖尿病病史
炎症反应参数	白细胞增多症(白细胞计数>12.0×10^9/L)
	白细胞减少症(白细胞计数<4.0×10^9/L)
	白细胞正常,但不成熟白细胞>10%
	血浆 C 反应蛋白>正常值+2 个标准差
	降钙素原(PCT)>正常值+2 个标准差
血流动力学参数	低血压(收缩压<90mmHg,平均动脉压<70mmHg,或成人收缩压下降>40mmHg),或按年龄下降>2 个标准差
	混合静脉血氧饱和度>70%
器官功能障碍指标	低氧血症(PaO$_2$/FiO$_2$<300)
	急性少尿,尿量<0.5ml/(kg·h)至少 2h
	肌酐增加
	凝血异常(国际标准化比值>1.5 或部分凝血活酶时间>60s)
	腹胀(肠鸣音消失)
	血小板减少症(血小板计数<100×10^9/L)
	高胆红素血症(总胆红素>4mg/L 或 70mmol/L)
组织灌流参数	高乳酸血症(血乳酸>3mmol/L)
	毛细血管再充盈时间延长或皮肤出现花斑

　　虽然 Sepsis2.0 标准为脓毒症的早期识别起到了重要的作用,并且得到了广泛的认同和采用。但由于其条目繁多,不利于除重症医学专业的普通科室医生使用。SCCM 和 ESCIM 于 2016 年发布了 Sepsis3.0 标准。新标准对 SIRS 及相关的内容做出了重大的改动。首先取消了 SIRS 的概念,其次以脓毒症相关性器官功能衰竭评价(sepsis-related organ failure assessment,SOFA)作为新的诊断标准。为了更快速地识别脓毒症,该标准提出了快速 SOFA 评分(qSOFA):呼吸频率>22 次/min;精神状态的变化及收缩压<110mmHg。符合其中两项即可定义为脓毒症。该标准目前争议较大,美国内科协会、美国急诊医师协会、中国急诊医师协会等众多的组织拒绝采用此标准。哪种标准更具有临床应用价值仍无定论。

二、病因

　　能够激活大量炎症细胞的各种因素都可以引起 SIRS,可分为感染与非感染因素。非感染因素,如严重创伤、烧伤、胰腺炎、自身免疫疾病、休克、缺血再灌注损伤等,上述病变及其造成的变性坏死组织、缺氧、免疫复合物等均可激活炎症细胞。感染因素是引发 SIRS 的常见原因,病菌本身及其产生的内毒素、外毒素等与 SIRS 密切相关。

三、病理生理及分期

1. 局部炎症反应期 此期炎症介质不产生破坏作用,只促使机体产生抗炎反应。病菌本身及其产生的多种酶与毒素,可以激活凝血、补体、激肽系统以及血小板和巨噬细胞等,导致炎症介质诸如补体活化成分、缓激肽、肿瘤坏死因子-α(tumor necrosis factor-α,TNF-α)、白介素-1(interleukin-1,IL-1)、血小板激活因子(platelet activating factor,PAF)、血栓素 A_2(thromboxane A_2,TXA_2)等的生成,引起炎症的特征性表现红、肿、热、痛等。局部炎症反应产生的趋化因子吸引吞噬细胞进入感染部位,以清除感染病原菌。

2. 有限的全身炎症反应期 病菌及其产物逃脱局部防御进入循环系统,导致血管内补体及凝血因子的激活,可释放出大量 TNF 等促炎信号,使得循环中的巨噬细胞、中性粒细胞被激活。全身水平上的炎症启动,导致全身血管扩张、血流增加(高血流动力学状态)以及组织水肿。此期产生的炎症介质可能是机体对感染和创伤的正常反应,这些炎症介质促进中性粒细胞、淋巴细胞、血小板及凝血因子在炎症局部的聚集,最后产生一个代偿性炎症反应,使症状反应下调。在此期间机体就会产生 SIRS 的发热、心率增快等临床症状。

3. 全身炎症反应失控期 炎症是重要的防御反应,但对于外界刺激反应过度可对自身机体造成损害,炎症受到机体抗炎机制的控制。促炎反应与抗炎反应两者之间可以发挥协调、抑制或是相互拮抗的作用。无论哪种反应失控都会对机体造成严重的损伤。

当炎症反应的调节能力丧失,全身炎症反应过度增强时,将产生大量的细胞因子、炎性介质和其他各种病理性产物,这些介质具有攻击各种细胞而使组织细胞损伤的能力。这种炎症反应一旦失控将产生典型 SIRS 的临床表现。此时细胞内皮功能降低,微血管的通透性增加,液体向组织器官渗透,产生血流分布不均匀或缺血状态,出现休克,进而导致器官衰竭。而当抗炎反应占主导时表现为免疫抑制,即所谓代偿性抗炎反应综合征(compensatory anti-inflammatory response syndrome,CARS)。CARS 的作用在于限制炎症,保护机体免受炎症的损害。当抗炎介质过量时可致免疫功能低下,使机体易于感染,导致 MODS。

SIRS 与 CARS 也可相互并存,相互加强,形成混合型拮抗反应综合征(mixed antagonist response syndrome,MARS),最终形成免疫失衡,发生 MODS。

四、临床表现及诊断

在各种感染性疾病或严重创伤、休克、胰腺炎、出血性休克、缺血再灌注损伤、免疫性器官损伤等状态下,当出现发热、血白细胞增多、心率和呼吸加快等症状和体征时,均应考虑全身性炎症反应综合征,同时要警惕发展为多器官功能不全综合征的可能。

五、治疗

全身炎症反应综合征的处理重在预防,控制好原发性疾病,如感染,减少细菌、毒素及坏死组织诱发炎症反应的作用。同时减轻各种临床侵袭对机体的打击,缓解应激反应。具体治疗措施有以下几个方面:

1. 抗炎介质治疗 SIRS 是失控性炎症的主要病变过程,治疗重点在于抑制促炎因子的释放或降低促炎因子水平,重建机体免疫的内稳状态,阻断 SIRS 的恶化进程。一些药物如己酮可可碱、氨力农、某些 β 受体阻滞剂等可选用。

2. 减轻炎症反应对组织细胞的损伤 乌司他丁是广谱酶抑制剂,可抑制炎症细胞释放的多种蛋白、糖和脂水解酶,保护溶酶体膜的稳定性,从而抑制 SIRS 对组织细胞的损伤。

3. 目前已将 SIRS 的治疗目标调整到基因水平,其中研究最多的是核因子 κB(nuclear factor-κB,NF-κB),调控 NF-κB 水平正在研究之中。

4. 血液净化技术　包括血液滤过和血浆置换,可清除促炎和抗炎因子,明显改善和恢复单核巨噬细胞系统功能,重建机体免疫系统的动态平衡。

5. 中医中药疗法　①大黄:有多种药理效应,能抑制血小板活化因子介导的炎症反应,保护肠黏膜屏障,拮抗 SIRS、清除自由基等;②参脉注射液:降低血浆内毒素水平,减少 TNF-α 等炎性因子过量分泌,在一定程度上能够改善机体的炎症反应。

第二节　多器官功能障碍综合征

多器官功能障碍综合征(multiple organ dysfunction syndrome,MODS)是指在急性的危及生命的打击下,机体系统丧失原有稳态,出现渐进性的、可逆的两个或两个以上器官功能障碍的一种临床综合征。MODS 可由一系列不同类型的病因或打击引发,主要包括脓毒症、多发伤、严重烧伤、重症胰腺炎、大出血、心肺骤停复苏成功、中毒、未能有效复苏的各型休克等。国外流行病学研究表明,MODS 在重症监护病房(intensive care unit,ICU)患者中的发生率约为 19%,并且与 50% ~ 80% 的 ICU 内死亡相关,已成为 ICU 患者死亡的首要原因。缺血再灌注损伤、脓毒症、休克、创伤严重度评分(injury severity score,ISS)≥25 分被认为是 MODS 发生的预警因素。为了早期发现和筛选出具有 MODS 倾向的病人,又提出了全身炎症反应综合征的概念。

相关链接

人们对 MODS 早期的认识来源于 20 世纪 60 年代对休克患者临床诊疗的体会与思考。临床医师和医学研究者发现,一些休克患者尽管已成功复苏,但仍然在治疗后期死于一种当时未知的,表现为渐进的、不可逆的多个器官衰竭的疾病过程。20 世纪 70 年代,国外学者首先提出"多器官功能衰竭(multiple organ failure,MOF)"的说法,定义为"患者在经历重大的疾病打击或手术后出现的,渐进性的多个或全部器官系统的衰竭",认为一个器官受损可导致其他器官功能紊乱,而多个衰竭器官系统的相互作用则导致了患者的最终死亡。随后,对 MOF 的深入研究发现,MOF 患者的死亡率与衰竭的器官个数呈正相关,从单一器官衰竭 30% 的死亡率逐渐升高至四个或四个以上器官衰竭的 100%。同时,研究还发现,一个患者中不同器官的衰竭程度是可以不相同的,因而提出这一疾病过程是一种动态发展的、渐进的临床综合征,即多器官功能障碍综合征(MODS)。目前,MODS 的概念已被临床医师和医学研究者所普遍接受,而 MOF 被认为是 MODS 发展的终末期阶段。

一、病因

多种感染性或非感染性急性疾病可诱发 MODS(表 10-2)。在年老体弱,免疫功能低下,合并心、肝、肾等慢性疾病的基础上则更容易发生 MODS。

表 10-2　MODS 的常见病因

分类	病因
感染性	细菌、真菌等各种病原体引起的严重感染和脓毒症
	继发于创伤、烧伤、大手术、急性重症胰腺炎等的严重感染
非感染性	休克、心跳呼吸骤停复苏后
	创伤、烧伤、大手术、急性重症胰腺炎等本身的炎症反应
	严重溶血、过量输液、中毒、自身免疫性疾病、器官移植排斥反应

二、发病机制

虽然 MODS 由一组异质性的病因引起,器官损伤的表现各不相同,但仍然有一些病理生理过程贯穿于各个损伤器官的进展之中,使得各个脏器系统始终保持着密切的联系。

1. 全身炎症反应失控学说 无论何种诱因导致的 MODS,最早的病理生理改变均是病原微生物入侵和/或组织损伤。病原微生物及其代谢或分解产物中的病原相关分子模式,如脂多糖等,可被固有免疫系统的模式识别受体所识别,进而激活单核巨噬细胞系统;同样,组织损伤崩解所产生的损伤相关分子模式,如腺苷等,也可启动机体的固有免疫系统。单核巨噬细胞激活后,多种促炎介质被释放进入循环,如 IL-1、TNF-α、IL-6、血小板激活因子等。这些炎症介质可引起血管内皮细胞损伤、内皮间紧密连接破坏、毛细血管通透性增高,同时募集、趋化循环中的中性粒细胞等免疫细胞并可激活特异性免疫系统。受趋化的中性粒细胞可黏附于局部毛细血管壁内皮,在与内皮细胞的相互作用下被激活。激活的中性粒细胞释放多种蛋白酶、活性氧和活性氮簇、血栓素、白三烯等物质,进一步引起内皮细胞的激活和毛细血管壁的损伤,加速血浆成分渗出、白细胞活化及其向血管外的迁移,并形成恶性循环。机体呈现出特征性的全身炎症反应综合征(SIRS)。若 SIRS 未得到及时控制,可造成远隔器官的毛细血管内皮损伤、通透性升高、微血栓形成,最终导致远隔器官功能障碍。

在 MODS 病程的中后期,免疫系统异常通常由促炎反应亢进转变为免疫抑制。其特征性的表现主要为:血清内 IL-10、IL-13、TGF-β 等抗炎因子浓度增高;抗体合成受损;T 细胞失能等。这一状态被称为"代偿性抗炎反应综合征(CARS)",并导致所谓的免疫麻痹,使患者易于罹患院内获得性感染,加速 MODS 进展,死亡风险显著增加。

当 SIRS 与 CARS 并存时,相互加强,形成混合型拮抗反应综合征,最终形成免疫失衡,发生 MODS。

2. 二次打击和双向预激学说 在发生 MODS 时,不一定是一次严重的生理损伤的结果,往往是多次重复打击造成的,即所谓的"二次打击"学说。该学说认为,首次打击可能并不严重,但却使全身免疫系统处于预激活状态。如果在此基础上遭受严重的打击,即"二次打击",全身炎症反应将成倍扩增,超大量的产生各种继发性炎症介质。这些炎症介质作用于靶细胞后还可以导致更多的、新的炎症介质产生,从而导致炎症介质的瀑布样效应,最终发展为 MODS。

3. 缺血再灌注损伤 机体在遭受感染、创伤、失血等打击时,由于有效循环血容量不足、心肌抑制、毛细血管通透性增加等一种或多种病理生理情况,直接影响循环系统的前后负荷、心肌收缩力和微循环等各个方面;在活性增强的交感调节下,机体出现血流重新分布和/或低血压。这直接导致了器官系统的灌注不足,组织缺血缺氧,尤其是在胃肠道、脾脏等组织。这些缺血缺氧的组织为获得能量,无氧代谢增加,乳酸等代谢产物因无法彻底氧化而在局部堆积。大量酸性代谢产物可导致微循环自身调控机制受损,并诱发微血栓形成,从而使组织的灌注不足更为恶化。同时,严重缺血缺氧还将加剧微血管内皮肿胀、通透性增加、组织水肿和组织细胞线粒体肿胀,导致由微血管到组织的氧弥散更为困难以及组织氧利用障碍。

MODS 中,各器官系统除了直接由于缺血缺氧出现组织细胞大量坏死、凋亡以及器官功能障碍,还常常在机体得到复苏后遭受再灌注损伤。缺血组织突然恢复灌注(再灌注)后,血管内皮系统等释放大量氧自由基,细胞结构破坏,造成线粒体、溶酶体等重要细胞器功能障碍,还能破坏血管壁细胞外基质等结构。在缺血损伤的基础上进一步加重器官系统的组织损伤和功能障碍。

缺血再灌注损伤还会影响免疫和神经内分泌系统,引起炎症介质的释放和应激反应,削弱肠道黏膜屏障,引起肠道菌群和内毒素移位,诱发内源性感染,进而发展为脓毒症和 MODS。

4. 肠道细菌移位 肠道是机体最大的细菌和毒素库。在生理情况下,完整的肠道黏膜屏障可以阻止细菌或细菌产物(毒素)向肠外移位。然而,在 MODS 进程中,受到全身炎症反应及缺血再灌注损伤影响,肠道黏膜细胞肿胀、脱落,黏膜萎缩、破损,黏膜上皮与固有层之间出现空泡结构,屏障功能严重削弱。肠道细菌及其产物可侵入黏膜上皮及固有层,进而通过淋巴系统进入循环,引起菌血症或内毒素血症。移位的菌群可经血液循环播散到远隔组织器官中,并大量增殖,形成新的感染灶。

在MODS中,肠道细菌移位既可以作为始动环节,也可以作为"二次打击"环节。作为"二次打击"的肠道细菌移位如果发生在MODS病程的中后期,由于机体的免疫系统处于抑制或瘫痪状态,肠源性感染常常难以控制,成为患者死亡的直接原因。

5. 遗传易感性 随着研究的深入,人们发现遗传因素对MODS的发生发展存在不容忽视的影响。基因多态性影响着免疫炎症系统大量效应分子的表达和功能(如TNF-α、IL-1、β启动子区域的多态性位点),因而在一定程度上决定着机体对各种外来打击的耐受性和应激反应的程度,从而对是否继发MODS以及发生MODS后的临床表现、治疗反应乃至预后产生深远影响。随着相关研究的深入,MODS易感基因的筛选可为高危患者的预警以及患者的个体化治疗提供帮助。

三、临床表现与诊断

1. 临床类型 从发病形式及病程来看,MODS的临床表现多可归纳为以下两个临床类型:

(1)一期速发型:也称作单相速发型,指在感染、创伤、休克等原发疾病打击下,机体在急性期即出现两个或两个以上器官功能障碍。

(2)二期迟发型:也称作双相迟发型,指在感染、创伤、休克等原发疾病打击后,机体首先出现一个器官系统功能障碍,随后经过一个相对稳定的阶段,通常在遭受二次打击后,出现一个或多个其他器官功能障碍。

2. 临床诊断 目前国际上尚未达成一个完全统一的MODS诊断标准,但MODS的诊断原则可归纳为以下几点:

(1)存在诱发MODS的急性病因:如感染、创伤、休克等。

(2)符合全身炎症反应综合征的临床表现,即至少满足下列两条诊断标准:①体温>38℃或<36℃;②心率>90次/min;③呼吸>20次/min或$PaCO_2$<4.27kPa(32mmHg);④白细胞计数>12×10⁹/L或<4×10⁹/L,或未成熟粒细胞>10%。

(3)存在两个或两个以上器官功能障碍。

(4)除外其他疾病引起的多系统功能障碍。

(5)器官功能障碍具有可逆性。

四、病情评估

具体器官功能障碍的诊断及MODS严重程度的评价,国内外都有相应的评分系统。国内较为权威的是1995年修订的MODS病情分期诊断及严重程度评分标准(表10-3),国外常用的评分系统有Marshall评分(Marshall score)(表10-4)、脓毒症相关性器官功能衰竭评价(sepsis-related organ failure assessment, SOFA)(表10-5)。

表10-3 1995年修订MODS病情分期诊断及严重程度评分标准

器官系统	评分/分		
	1	2	3
外周循环	无血容量不足:MAP≥60mmHg,尿量≥40ml/h,低血压持续4h以上	无血容量不足:MAP<50~<60mmHg,尿量20~<40ml/h,肢端冷或暖	无血容量不足:MAP≤50mmHg,尿量<20ml/h,肢端冷或暖
心脏	心动过速:体温升高1℃心率升高15~20次/min;心肌酶正常	心动过速,心肌酶异常	室性心动过速/心室颤动,二度~三度房室传导阻滞,心搏骤停

器官系统	评分/分		
	1	2	3
肺	呼吸频率 20~25 次/min，≤70mmHg 吸空气 PaO$_2$ >60mmHg，PaO$_2$/FiO$_2$ ≥ 300mmHg，P$_{(A-a)}$DO$_2$（FiO$_2$1.0）25~50mmHg，胸部 X 线片正常（具备 5 项中的 3 项即可）	呼吸频率>28 次/min，50mmHg< 吸空气 PaO$_2$ ≤ 60mmHg，PaCO$_2$<35mmHg，PaO$_2$/FiO$_2$ > 200 ~ 300mmHg，P$_{(A-a)}$DO$_2$（FiO$_2$1.0）> 100 ~ >200mmHg，胸部 X 线片示肺泡无实变或实变少于 1/2 肺野（具备 6 项中的 3 项即可）	呼吸窘迫，呼吸频率>28 次/min，吸空气 PaO$_2$≤50mmHg，PaCO$_2$>45mmHg，PaO$_2$/FiO$_2$ ≤ 200mmHg，P$_{(A-a)}$DO$_2$（FiO$_2$1.0）>200mmHg，胸部 X 线片示肺泡无实变或实变大于 1/2 肺野（具备 6 项中的 3 项即可）
肾脏	无血容量不足 尿量≥40ml/h，尿 Na$^+$、血 Cr 正常	无血容量不足 尿量 20~40ml/h，利尿剂冲击后尿量可增多，尿 Na$^+$20~30mmol/L，血 Cr<176.8μmol/L	无血容量不足 无尿或尿量<20ml/h，利尿剂冲击后尿量不增多，尿 Na$^+$>40mmol/L，血 Cr>176.8μmol/L（非少尿性肾衰竭者：尿量>600ml/24h）
肝脏	ALT>正常值 2 倍以上，TBIL 17.1~34.2μmol/L	ALT>正常值 2 倍以上，TBIL>34.2μmol/L	肝性脑病
胃肠道系统	腹部胀气，肠鸣音减弱	高度腹部胀气，肠鸣音近乎消失	麻痹性肠梗阻，应激性溃疡出血（具备 2 项中 1 项即可）
凝血机制	PLT<100 ×10^9/L，纤维蛋白原正常，PT 及 TT 正常	PLT<100 ×10^9/L，纤维蛋白原≥2~4g/L，PT 及 TT 比正常值延长≤3s，优球蛋白溶解试验>2h，全身性出血不明显	PLT <50 ×10^9/L，纤维蛋白原<2g/L，PT 及 TT 比正常值延长≥3s，优球蛋白溶解试验<2h，全身性出血明显
脑	兴奋及嗜睡，语言呼唤能睁眼，能交谈，有定向障碍，能听从指令	疼痛刺激能睁眼，不能交谈/语无伦次，疼痛刺激有屈曲或伸展反应	对语言无反应，对疼痛刺激无反应
代谢系统	血糖 3.9 ~ 5.6mmol/L，血 Na$^+$135 ~ 145mmol/L，pH 7.35~7.45	血糖<3.5 或>6.5mmol/L，血 Na$^+$< 130 或 >150mmol/L，pH <7.20 或>7.50	血糖<2.5 或>7.5mmol/L，血 Na$^+$< 125 或 >155mmol/L，pH <7.10 或>7.55

注：MAP，平均动脉压；Cr，肌酐；ALT，丙氨酸氨基转移酶；TBIL，总胆红素；PLT，血小板计数；PT，凝血酶原时间；TT，凝血酶时间；PaO$_2$/FiO$_2$，氧合指数；PaO$_2$，动脉血氧血压；PaCO$_2$，动脉血二氧化碳分压；P$_{A-a}$O$_2$，肺泡动脉血氧分压差。

表 10-4　Marshall 评分

器官系统	评分/分				
	0	1	2	3	4
呼吸（PaO$_2$/FiO$_2$，mmHg）	≥300	226~300	151~225	76~150	≤75
肾脏（Cr，μmol/L）	≤225	226~300	301~350	351~500	>500
肝脏（TBIL，μmol/L）	≤20	21~60	61~120	121~240	>240
心血管（血压校正心率）[①]	≤10.0	10.1~15	15.1~20.0	20.1~30.0	>30
血液系统（PLT，10^9/ml）	>120	81~120	51~80	21~50	≤20
神经系统（GCS 评分，分）	15	13~14	10~12	7~9	≤6

注：①血压校正心率＝心率×右房压（或中心静脉压）/平均动脉压；PaO$_2$/FiO$_2$，氧合指数；Cr，肌酐；TBIL，总胆红素；PLT，血小板计数；GCS，评分，格拉斯哥昏迷评分。

表 10-5　SOFA 评分

器官系统	评分/分				
	0	1	2	3	4
呼吸（PaO$_2$/FiO$_2$）	≥400	<400	<300		<100
肾脏（Cr，μmol/L）	<110	110~170	171~300	301~440	>440
肝脏（TBIL，μmol/L）	≤20	21~60	61~120	121~240	>240
心血管①	血压正常	MAP<70mmHg	多巴胺<5	多巴胺<5 去甲肾上腺素/肾上腺素<0.1	多巴胺>15 去甲肾上腺素/肾上腺素>0.1
血液系统（PLT，10^9/ml）	>150	<150	100	<50	<20
神经系统（GCS评分，分）	15	13~14	10~12	6~9	<6

注：①多巴胺、去甲肾上腺素、肾上腺素输注的速度单位均为 μg/（kg·min）；PaO$_2$/FiO$_2$，氧合指数；Cr，肌酐；TBIL，总胆红素；PLT，血小板计数；GCS 评分，格拉斯哥昏迷评分。

五、治疗原则

对于 MODS 应以预防为主，一旦发生目前尚无特异性治疗，一般以治疗原发疾病并辅以对症支持治疗为主。

1. 积极治疗原发疾病　治疗引起 MODS 的原发疾病，阻断始动环节，是 MODS 治疗的根本性策略。若忽视原发病的诊疗，一味对症支持治疗，常常收效甚微，甚至导致 MODS 病情继续恶化。例如，对于急性重症胰腺炎引起的 MODS，若有手术指征，应积极手术引流或开腹清除坏死组织；对于创伤导致失血性休克患者，应在积极补充血容量的同时进行手术止血等。

2. 加强各器官系统功能监测　通过合理的监测，可以早期发现和治疗病人的器官功能紊乱及指导 MODS 的治疗，故一旦发现 MODS 的病人应早期转至 ICU 进行监测和治疗。

3. 器官功能支持或替代治疗　器官功能支持或替代治疗是目前 MODS 治疗中的一个重要部分，在原发疾病难以确诊或短期难以缓解时则更为关键。通常使用的支持或脏器替代治疗包括有创（无创）机械通气、血管活性药物输注、主动脉球囊反搏、胃肠外营养支持、血液透析/连续性肾脏替代治疗、血浆置换等。

MODS 患者通常病情重、进展快，良好的器官功能支持或替代治疗不仅能够为确诊病因、治疗原发病争取宝贵的时间，而且还能让受损器官系统获得充分的休息，为其功能的恢复创造条件。

4. 积极对症治疗，防治内环境紊乱　重要器官系统一旦发生急性功能障碍，必定造成机体内环境的巨大紊乱。如急性肾功能障碍患者会出现容量过负荷、酸中毒、高钾血症等急性病理生理改变。容量过负荷可能引发心力衰竭，而严重酸中毒和高钾血症则会导致心搏骤停。因此，必须实时针对 MODS 患者可能出现或已经出现的内环境紊乱，进行预防或对症治疗，避免患者因剧烈的内环境波动而死亡。

5. 积极控制感染，严防院内获得性感染　对于原发疾病是感染性疾病的，应及早经验性应用广谱抗生素治疗感染，可联合使用抗生素。一旦获得病原微生物证据后则改用针对性的抗生素治疗。应尽可能地减少抗生素联合使用的种类和广谱抗生素使用的时间，以免引起肠道微生态改变、致病菌或条件致病菌大量增殖和移位，最终导致二次感染打击。同时，医院内部，尤其是 ICU，存在大量耐药菌群，MODS 患者一旦发生耐药菌群的院内获得性感染，则预后较差。因此，医务人员必须严格遵循相关的无菌、消毒制度和隔离制度，尽可能地消除各种院内病原菌传播途径。

6. 免疫炎症调节　虽然公认免疫炎症反应在 MODS 的发生发展中起了重要的作用，针对免疫炎症反应的治疗可能大幅降低 MODS 病人的病死率，但由于 MODS 的病理生理机制尚无确切的定论，针对免疫炎症反应的治疗目前无一在临床取得明显的效果。因此，具有明确临床疗效的特异性治疗仍有待进一步研究。

7. 中医中药治疗　当代中医学将 MODS 称为"脏衰症",并在其预防与治疗方面进行了许多有益的实践。一些中成药的抗感染、脏器保护作用已在一定范围内得到了临床验证,虽然其中具体的机制仍不甚清楚,但相信随着相关研究的深入,中医中药将给 MODS 的治疗带来更多的选择。

第三节　急性呼吸窘迫综合征

急性呼吸窘迫综合征(acute respiratory distress syndrome,ARDS)是继发于严重感染、休克等急性疾病的一种以进行性呼吸窘迫和低氧血症为特点的呼吸系统综合征。剧烈炎症反应致肺泡大量渗出、双肺通气/血流比例失调、肺顺应性显著下降是其肺部病变的主要表现。

相关链接

ARDS 最早由 Ashbaugh 等人于 1967 年报道。当时他们描述了年轻成年人中出现的这样一种病症:快速进展的呼吸急促和低氧血症、肺顺应性降低、胸部 X 线片提示双肺浸润。此后 20 年,类似症状虽一直都有报道,但缺乏统一的诊断标准。直到 1994 年美国与欧洲 ARDS 联席会议发布诊断标准,以及 2005 年的达成 Delphi 共识。2011 年由欧洲重症医学会倡议,美国胸科学会和重症医学会共同参与的专家组,根据多中心临床研究荟萃分析的结果,提出 ARDS 全新的柏林诊断标准,并于 2012 年发表。2012 年的诊断标准中将急性肺损伤(acute lung injury,ALI)的概念去除。

一、危险因素

ARDS 由一系列异质性的急性病症引起,根据是否对肺造成直接损伤分为直接肺损伤因素和间接肺损伤因素两大类。肺内或肺外感染所致的脓毒症是引起 ARDS 的首要原因,胃内容物误吸、严重创伤也是常见病因(表 10-6)。不同病因所致 ARDS 的死亡率也不尽相同,通常创伤患者发生 ARDS 预后相对好于脓毒症继发 ARDS 者。

表 10-6　引起急性呼吸窘迫综合征的危险因素

序号	危险因素	序号	危险因素
1	肺炎	7	吸入引起的损伤
2	肺外脓毒症	8	严重烧伤
3	胃内容物的吸入	9	非心源性休克
4	大面积创伤	10	药物过量
5	肺挫裂伤	11	大量输液或输液相关的急性肺损伤
6	胰腺炎	12	肺血管炎
		13	溺水

二、病理及病理生理改变

1. 病理改变　ARDS 病理改变的特征是弥漫性肺泡损伤,其病理变化呈进行性,病程进展可经过 3 个病理过程,即渗出期、增生期和纤维化期。这三期实际上是一个连续过程,临床上往往渗出、浸润和纤维增生同时并存,肺下垂部位病变较重。肉眼下肺体积变大,重量增加,切面呈灰红色,可流出红染的水肿液,含气少。

2. 病理生理改变　ARDS 的基本病理生理改变是肺泡上皮和肺毛细血管上皮通透性增加所致的非心

源性肺水肿。由于肺泡水肿、萎陷导致严重的通气/血流比例失调,特别是肺内分流增加,从而产生严重的低氧血症。肺血管痉挛和肺微小血栓形成,从而诱发肺动脉高压。

三、临床表现

ARDS 的典型临床经过一般可分为四期,但临床上不一定都能完整观察到,尤其是第 Ⅰ 期,常由于症状较轻而被忽略。

Ⅰ期:患者感到轻度胸闷,自发加快呼吸,双肺听诊及胸部 X 线片检查一般正常,血气分析可出现动脉血二氧化碳分压轻度降低。

Ⅱ期:患者感觉明显呼吸困难,呼吸急促,频率可达 30 次/min 左右;听诊发现双肺呼吸音粗,偶可闻及细湿啰音;胸部 X 线片检查提示肺纹理增多,或可见网状浸润影;血气分析提示动脉血氧分压及二氧化碳分压均轻度降低,肺泡-动脉血氧分压差增加。

Ⅲ期:患者呼吸困难进行性加重,口唇发绀,呼吸频率进一步加快,鼻翼扇动,辅助呼吸肌运动增强,"三凹征"明显;听诊可闻及散在细湿啰音;胸部 X 线片检查提示两肺弥漫性点状或小片状渗出;血气分析提示动脉血氧分压明显降低,肺泡-动脉血氧分压差进一步增大。

Ⅳ期:患者极度呼吸困难,呼吸肌显著疲劳,意识障碍或昏迷;听诊双肺大量湿啰音;胸部 X 线片提示双肺弥漫渗出并融合成大片状;血气分析提示重度低氧血症。此期患者濒临死亡,如不立即抢救随时出现心搏骤停。

四、诊断

对于有 ARDS 诱因、基础无明显呼吸功能障碍的患者,一旦出现进行性呼吸困难,胸部 X 线片及血气分析检查有相应改变,一般不难做出 ARDS 的诊断。诊断标准见表 10-7。

表 10-7 柏林 2012-ARDS 的诊断标准

项目	诊断标准		
时限	具有已知的危险因素后一周内发病 发病一周内,有已知的呼吸系统受损的临床表现,或新发或加重的呼吸系统症状		
胸部影像[①]	双肺透光度减弱,不能完全用肺内液体漏出、大叶/肺不张或结节病变解释的		
肺水肿原因	呼吸衰竭不能完全用心力衰竭或液体输入过多解释的;在没有危险因素存在的情况下,需要做客观的检查(如心脏超声)以除外由于静水压增高所致的肺水肿		
氧合状态[②]	轻度	中度	重度
PaO_2/FiO_2	$200 \sim 300$ 且 PEEP 或 CPAP≥5cmH$_2$O[③]	$100 \sim 200$ 且 PEEP≥5cmH$_2$O	≤100 且 PEEP≥5cmH$_2$O

注:ARDS,急性呼吸窘迫综合征;PaO_2/FiO_2,氧合指数;PEEP,呼气末正压通气;CPAP,持续气道正压通气;CT,计算机体层成像。
①胸部 X 线片或 CT。
②如海拔高度超过 1km 要做校正,PaO_2/FiO_2 ×(大气压/760)。
③轻型病人可考虑无创通气。

五、治疗

柏林 2012-ARDS 制定出标准的治疗流程见图 10-1。对于 ARDS 目前尚无特效的治疗方法,其治疗原则为消除原发病因、呼吸支持、改善循环及组织氧供及防治并发症,维持重要脏器功能,抑制全身炎症反应。

1. 病因治疗与抗感染治疗 病因治疗在 ARDS 的治疗中至关重要,否则即使积极对症支持治疗也很难改善呼吸功能及低氧血症。对于诱因不明的 ARDS,在呼吸支持治疗的同时仍然应该积极寻找病因。感

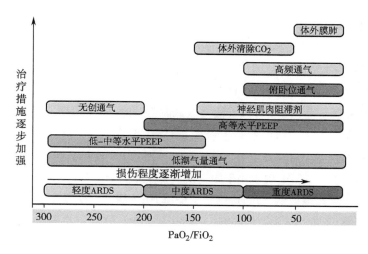

图 10-1 柏林 2012-ARDS 治疗流程图
ARDS,急性呼吸窘迫综合征;PaO_2/FiO_2,氧合指数;PEEP,呼气末正压通气。

染是 ARDS 的首要危险因素,同时也是 ARDS 病人死亡的常见原因。因此积极防治各种感染十分重要,主要措施包括感染灶的充分引流与清除,合理使用抗生素等。

2. 呼吸支持治疗　呼吸支持主要通过提高吸入气体氧分压和辅助通气来改善患者的呼吸功能障碍和低氧血症。具体包括氧疗、治疗机械通气、体外膜氧合器等治疗方法。

（1）氧疗：一般适用于极少数轻度 ARDS 患者。临床上一旦诊断 ARDS 氧疗往往难以奏效,机械通气仍然是主要的治疗手段。

（2）无创机械通气：这是一种通过密闭的鼻罩或面罩向患者提供呼吸机辅助通气的方法,适用于轻度患者。相对有创机械通气,无创通气的优势在于其无创性,可以避免气管插管或气管切开带来的损伤和院内感染风险。一旦通气失败仍需采取有创机械通气。

（3）有创机械通气：这是一种呼吸机通过人工气道(气管插管或气管切开)向患者提供辅助通气或控制通气的方法,适用于绝大多数 ARDS 患者。目前最常用的 ARDS 通气策略为小潮气量、高呼气末正压通气(PEEP)。临床一般采用 6~8ml/kg,平台压一般不超过 $30cmH_2O$,并辅以适度的 PEEP,一般可满足患者的呼吸需求。这一通气策略是 ARDS 呼吸机治疗的基础。临床上实施这一策略通常允许动脉血二氧化碳分压轻度升高,即所谓的"允许性高碳酸血症"。通常情况下,允许性高碳酸血症不应使血 pH 降至 7.20 以下,否则会导致心律失常、意识障碍等酸中毒的严重并发症以及相关的电解质紊乱。

此外,根据病情严重程度,一些辅助通气策略也在临床被广泛应用。①肺复张策略：适用于部分中度及重度 ARDS 病人。常用的方法有控制性肺膨胀法、PEEP 递增法及压力控制法。②俯卧位通气：对于中、重度 ARDS 患者可以明显提高生存率。如无脊髓损伤等禁忌证应尽早实施,每日俯卧位时间最好在 16h 以上。③高频振荡通气：是一种小潮气量、高频率的喷射通气法,可产生短暂的高气道压力,有助于萎陷的肺泡复张。④局部液体通气：指部分肺充满一种称为全氟碳化合物的液体,并进行常规机械通气。⑤体外膜氧合器(extracorporeal membrane oxygenation,ECMO)：是一种由体外循环发展而来,将静脉血引入膜肺,在提高其氧分压、降低二氧化碳分压后泵回患者体内的方法,是一种完全的肺替代治疗。适用于低氧血症极度严重、常规机械通气方法无法维持而又潜在可逆的 ARDS 患者。

3. 药物治疗

（1）限制性补液：ARDS 患者应在保障一定心排血量及重要脏器灌注的前提下,严格控制液体输注,以免因渗透性增加导致血管外肺水增多以及氧弥散能力进一步下降。对低蛋白血症患者,可适当补充白蛋白、血浆等胶体液,并在循环稳定的前提下合用利尿剂,以减少血管外肺水,改善氧合。

（2）肌肉松弛剂：一般与镇静镇痛药物合用,适用于部分中度及重度 ARDS 患者,有助于使患者与呼吸机同步,有利于呼吸肌的彻底休息和氧耗的降低。

(3)糖皮质激素:目前对于激素治疗 ARDS 仍有争议。早期大剂量激素冲击并不能改善 ARDS 病人的预后。仅在 ARDS 中晚期存在肺纤维化时使用小剂量激素可能使 ARDS 病人获益,但一般不应超过 14 日。

(4)一氧化氮吸入:一氧化氮(NO)是一种内源性的血管扩张剂,有助于降低 ARDS 患者升高的肺血管阻力。吸入 NO 治疗通常只作为 ARDS 合并难治性低氧血症时的一种辅助治疗手段。

(5)其他:肺泡表面活性物质、鱼油、前列腺素 E_1、抗氧化剂等理论上有助于 ARDS 恢复的药物目前并未在临床上取得确切的疗效。

4. 对症治疗与营养支持　ARDS 患者由于原发疾病和低氧血症,会出现较大的内环境紊乱,必须严密监测,积极对症治疗,维持内环境稳定。同时,由于感染、创伤等原发疾病以及呼吸做功增加,ARDS 患者消耗较大,应根据情况及时给予营养支持,使患者有足够热量和组织修复所需的蛋白质。

第四节　急性肝衰竭

肝衰竭是多种因素引起的肝脏严重损害导致其合成、解毒、排泄和生物转化等功能发生严重障碍或失代偿,出现以凝血功能障碍、黄疸、肝性脑病、腹水等为主要表现的一组临床症候群。急性肝衰竭(acute hepatic failure,AHF)指患者在原来没有肝病或原有肝病稳定的基础上,急性起病,2 周以内出现以 Ⅱ 度以上肝性脑病为特征的肝衰竭临床表现的综合征。大片肝细胞坏死、存活肝细胞严重变性、肝窦网状支架塌陷或部分塌陷、肝脏体积缩小是 AHF 主要病理学特点,并导致胆红素代谢、凝血物质合成以及体内毒素代谢障碍以及黄疸、出血倾向、神志改变等一系列临床改变。

一、病因

1. 病毒性肝炎　急性病毒性肝炎是我国 AHF 的首要原因,可由各型肝炎病毒单独或双重感染引起,也可以由巨细胞病毒、带状疱疹病毒等引起。其中,又以乙型肝炎、丙型肝炎病毒引起的最为常见。

2. 药物性肝炎　对乙酰氨基酚(即扑热息痛)、利福平、异烟肼、氟烷等是引起 AHF 的主要药物。通常说来,AHF 的发生与药物在患者体内的异常代谢和变态反应有关,而与用药剂量无明显关联。在我国,中药也是引起 AHF 的一类主要药物,如土三七等。

3. 中毒性肝炎　如毒蕈、生鱼胆等中毒。

4. 其他原因　如妊娠脂肪肝、自身免疫性肝炎、脓毒症休克、先天性胆道闭锁、Budd-Chiar 综合征、转移性肝癌等。

二、临床表现

1. 消化道症状　在 AHF 早期以非特异性的消化道症状为主,表现为恶心不适、呕吐、腹胀和食欲减退,但实验室检查可发现转氨酶轻、中度升高。

2. 黄疸　AHF 发生后由于胆红素代谢障碍,血胆红素逐渐升高,一旦超过某临界值患者就会出现肉眼可分辨的皮肤巩膜黄染,并且随着病情加重黄疸会逐渐加深。通常,血清转氨酶会同步显著升高。但在一些重症 AHF 患者中,可因肝细胞迅速大量坏死而出现转氨酶升高与胆红素升高脱节的现象,称为“胆酶分离”。

3. 肝性脑病　是一种 AHF 引起的意识障碍,其临床表现可分为 4 期:Ⅰ 期为前驱期,患者反应较为迟钝,多有细微的性格或行为异常,肝震颤容易引出;Ⅱ 期为昏迷前期,表现为精神错乱、意识模糊、睡眠障碍、行为不能自控,肌张力增高,可有锥体外系体征;Ⅲ 期为昏睡期,精神症状较前一期加重,整日昏睡,虽能叫醒,但很快又睡去;Ⅳ 期为昏迷期,意识完全丧失,呼之不应,随着昏迷加深,各种反射可消失。

4. 出血倾向　AHF 患者由于凝血因子合成障碍、血小板减少、原发疾病(如感染等)引起弥散性血管内凝血等原因,易发生出血,且通常难以处理,死亡风险大。

5. 并发症

(1)脑水肿:表现为头痛、呕吐、视乳头水肿等,严重者可危及生命。其发生机制与 AHF 时毒性物质对脑细胞的损伤、微循环障碍、脑细胞钠泵功能抑制以及输液不当等有关。

(2)感染:主要为肠道细菌移位造成的感染,可引起腹膜炎、肺炎、膈下脓肿等。病原菌除普通致病菌外,还包括条件致病菌和真菌。

(3)急性肾损伤与肝肾综合征:与 AHF 时有效循环血容量不足、毒素清除障碍等因素有关,表现为少尿、血清肌酐升高。

(4)内环境紊乱:包括低钾血症、低钠或高钠血症、各种酸碱平衡紊乱、低血糖等。

(5)肝肺综合征(hepatopulmonary syndrome,HPS):是在慢性肝病和/或门静脉高压的基础上出现肺内血管异常扩张、气体交换障碍、动脉血氧合作用异常,导致的低氧血症。

三、诊断

急性起病,2 周内出现 Ⅱ 度及以上肝性脑病(按Ⅳ度分类法划分)并有以下表现者:

1. 极度乏力,有明显厌食、腹胀、恶心、呕吐等严重消化道症状。

2. 短期内黄疸进行性加深。

3. 出血倾向明显,血浆凝血酶原活动度(PTA)≤40% 或国际标准化比值(INR)≥1.5,且排除其他原因。

4. 肝脏进行性缩小。

四、治疗

目前肝衰竭的内科治疗尚缺乏特效药物和手段。原则上强调早期诊断、早期治疗,针对不同病因采取相应的病因治疗措施和综合治疗措施,并积极防治各种并发症。肝衰竭患者诊断明确后,应进行病情评估和重症监护治疗。有条件者早期进行人工肝治疗,视病情进展情况进行肝移植前准备。

(一)内科综合治疗

1. 病因治疗 去除病因在药物性、中毒性因素所致 AHF 的救治中是最为关键的因素。一旦发现可疑药物、毒物,应立即去除。若疑为乙型病毒性肝炎引起的 AHF,则应行血清学检测,并早期给拉夫米定等核苷类药物抗病毒治疗。妊娠性脂肪肝病人应立即终止妊娠。

2. 监护与一般对症支持治疗 确诊或疑似 AHF 患者应及时转入重症监护病房,在监护下进行诊疗。患者应在安静的环境下绝对卧床休息,高碳水化合物、低脂、适量蛋白饮食,提供每公斤体质量 35~40kcal 总热量,肝性脑病患者需限制经肠道蛋白摄入。补充足够的液体、电解质、维生素等,预防和纠正水电解质、酸碱平衡紊乱,并注意血糖监测。补充血浆、白蛋白,纠正低蛋白血症。

3. 其他治疗

(1)肾上腺皮质激素:目前对于肾上腺皮质激素在肝衰竭治疗中的应用尚存在不同意见。非病毒感染性肝衰竭,如自身免疫性肝炎是其适应证,可考虑使用泼尼松,40~60mg/d。

(2)促肝细胞生长治疗:为减少肝细胞坏死,促进肝细胞再生,可酌情使用促肝细胞生长素和前列腺素 E_1(PGE$_1$)脂质体等药物,但疗效尚需进一步确定。

(3)微生态调节治疗:肝衰竭患者存在肠道微生态失衡,肠道益生菌减少,肠道有害菌增加,而应用肠道微生态制剂可改善肝衰竭患者预后。根据这一原理,可应用肠道微生态调节剂、乳果糖或拉克替醇,以减少肠道细菌易位或内毒素血症及肝性脑病的发生。

（二）肝脏支持治疗

即通过血浆置换、人工肝等方法，定期清除循环中的肝脏毒性物质，为肝脏创造休息与再生的机会。适用于各种原因引起的肝衰竭早、中期，INR 1.5~2.5 和血小板计数>50×10⁹/L 的患者为宜。也可用于肝移植前等待供体。

（三）肝移植

肝移植术可显著改善包括 AHF 在内的各种肝功能衰竭患者的存活率。然而，由于 AHF 起病急骤，进展快，患者常常缺乏足够的生存时间等待肝源。因而，肝移植仍不是 AHF 的常规治疗手段。

（四）并发症的治疗

出现脑水肿可以应用甘露醇和呋塞米交替应用的方法减轻脑水肿，降低颅内压。肝性脑病的治疗除 AHF 的相应治疗外，还包括去除诱因、减少肠源性有毒代谢产物的生成与吸收、促进肝细胞再生、给予支链氨基酸，调节神经递质平衡等。可以应用托伐普坦纠正 AHF 引起的稀释性低钠血症。

第五节　急性肾损伤与急性肾衰竭

相关链接

急性肾损伤（acute kidney injury，AKI）概念经历了数百年的演变。Morgagni 首先于 1796 年提出了"少尿"的概念，并称之为"尿闭症"；1917 年 Davis 提出了"战争性肾炎"；1941 年 Bywater 和 Beall 提出了"挤压伤综合征"的概念。急性肾衰竭（acute renal failure，ARF）的概念于 1951 年首次被正式提出，并得到广泛的应用。由于 ARF 的定义长期未达成共识，导致其发病率、病死率等流行病学研究结果存在巨大差异，疗效判定也无法达成共识，一定程度上影响了 ARF 的诊治水平。2002 年急性透析质量指导组（acute dialysis quality initiative group，ADQI）制定 RIFLE 诊断标准。RIFLE 将 AKI 按严重程度分为风险、损伤、衰竭、肾功能丧失和终末期肾病 5 个层次。确定了 ARF 的诊断标准。2005 年急性肾损伤网络制定了 AKI 的 AKIN 标准，将 AKI 分为 1、2、3 三期，去除了 ARF 的概念。2012 年 3 月改善全球肾病预后组织（KDIGO）制订了 AKI 的新分级标准，同样将 AKI 分为 1、2、3 三期。至此 ARF 的概念逐渐退出历史的舞台，用 AKI 替代 ARF 最大的优点是将肾功能受损的诊断提前，降低了早期漏诊率，利于病人的早期救治。

急性肾损伤是一种常见的临床综合征，主要表现为肾功能的快速下降及代谢废物的蓄积，其诊断有赖于血清肌酐（Scr）的升高和尿量的减少。AKI 的定义为下面任意一条：①48 小时内 Scr 升高大于 26.5μmol/L（0.3mg/dl）；②已知或推测 Scr 在过去一周内升高至基线水平的 1.5 倍或更高；③尿量在 6 小时内少于 0.5ml/（kg·h）。AKI 可继发于多种病因，是危重患者的常见并发症，也是 MODS 中常见的受累器官之一。

一、常见病因及肾损伤机制

AKI 病因主要可分为肾前性、肾性和肾后性三类。肾前性因素主要是各种引起肾脏灌注不足的因素；肾后性因素主要是引起上下尿路梗阻的一系列肾内外病因；肾性因素是指造成肾实质病变从而导致肾功能下降的各种因素。

（一）肾前性因素

1. 容量因素　包括绝对或相对血容量不足，如严重烧伤、大出血、脓毒症等，可导致有效循环血容量不足，肾脏灌注不足，肾小球滤过率降低。

2. 心血管系统因素　包括心力衰竭、心肌梗死、心脏压塞等导致心排血量降低的各种因素；肾血管血栓或癌栓栓塞;血管紧张素转化酶抑制剂等药物引起的肾血管自身调节紊乱等。这些因素同样导致肾脏灌注不足,肾功能受损。

（二）肾性因素

1. 急性血管内溶血　如血型不合输血、自身免疫性溶血性贫血、烧伤等情况下的溶血,产生的大量血红蛋白及细胞分解产物可在肾小管中形成管型,引起肾小管阻塞和肾血管收缩,导致肾小管的急性坏死,肾功能障碍。

2. 挤压综合征　可导致肌肉组织大量坏死、分解,产生并释放的大量肌红蛋白经循环进入肾脏,引起肾小管阻塞和急性坏死,机制同血管内溶血。

3. 药物与中毒　包括汞、铬、铅等金属物质;甲醇、氯仿等有机物;氨基糖苷类抗生素;各种生物毒素等。

（三）肾后性因素

肾后性因素主要引起机械性尿路梗阻,梗阻部位上方尿液潴留导致压力增高,肾盂处的压力经过集合系统逐渐传递到肾小管和肾小球,导致肾小球有效滤过压降低、肾小球滤过减少、肾功能障碍。引起 ARF 的肾后性因素主要包括尿路结石和急性尿道损伤。

二、临床表现

AKI 可以分为少尿期和多尿期,多尿期位于少尿期之后,临床表现也有所不同。主要的临床表现如下:

（一）少尿期

1. 尿量减少　通常发病数小时或数日内出现少尿,通常每日尿量少于 400ml,镜检可发现大量红细胞、白细胞、肾小管上皮和管型,持续 1~2 周。此期肾小球滤过率下降、肾小管尿液浓缩功能受损,故尿生成减少,尿比重降低。一般认为少尿期越短,预后越好,部分患者可不出现明显的少尿过程,但尿比重仍有降低。

2. 水钠潴留　由于盐和水排出减少致使水钠潴溜,未严格控制水钠摄入也是重要的因素之一。可导致全身水肿、肺水肿、脑水肿及心力衰竭、血压升高和低钠血症。

3. 氮质血症　少尿导致尿素、肌酐等代谢产物潴留体内,可引起恶心、呕吐等消化道反应以及神志改变。

4. 代谢性酸中毒　由机体产生的各种有机酸无法从肾脏排出而在体内蓄积所致。可导致呼吸深快、面色潮红,严重者可出现嗜睡、昏迷及心律失常。

5. 电解质紊乱

（1）高钾血症:主要原因为钾离子从肾脏排出减少。此外,AKI 中常见的代谢性酸中毒可加重高钾血症的程度。高钾血症可影响心脏电生理,严重者出现心搏骤停。

（2）低钠血症:低钠血症主要是由于水过多导致的稀释性低钠血症。恶心、呕吐和对呋塞米治疗有反应的病人也可以出现失钠性低钠血症。表现为无力及神经系统症状如嗜睡、昏迷、抽搐等。

（3）低钙血症和高镁血症:影响神经肌肉功能。

（4）高磷血症:是 AKI 常见的并发症,尤其在伴有高分解状态和大量细胞坏死(如挤压伤综合征)的情况下更为明显。

6. 消化系统　常为 AKI 的首发症状,主要表现为恶心、呕吐、厌食、呃逆,部分病人还会出现消化道出血症状。

7. 循环系统　可有充血性心力衰竭、心律失常、心包炎、高血压等。

8. 呼吸系统　可有呼吸困难、咳嗽、胸闷等症状。

9. 血液系统　可表现为贫血、出血倾向,具体机制与慢性肾衰竭时相似。

10. 神经系统 可表现为意识障碍、精神症状、癫痫、下肢不安腿综合征等。

11. 感染 是 AKI 常见的并发症,感染好发于肺部、泌尿系、伤口和全身。

(二)多尿期

发生于少尿期之后,通常每日尿量大于 2500ml,一般持续 2 周左右。此期肾功能开始恢复,但肾小管浓缩功能的恢复慢于肾小球滤过率的恢复,因而尿量增多,但尿比重仍偏低。进入多尿期后,由于肾脏功能未完全恢复,代谢产物仍可能得不到有效清除,血肌酐、尿素氮可继续升高一段时间。此外,若尿量突然明显增加,易出现严重的水电解质及酸碱平衡紊乱。

三、诊断

根据原发疾病、临床表现和实验室检查可做出诊断。诊断标准按照 RIFLE 诊断标准(表 10-8)或 KDIGO 诊断标准(表 10-9)。其中肾小球滤过率(glomerular filtration rate,GFR)可用肌酐清除率来估算。

表 10-8 AKI 的 RIFLE 分级诊断标准

项目	Scr 或 GFR	尿量
危险(risk)	Scr>基础值 1.5 倍或 GFR 下降>25%	<0.5mg/(kg·h)时间超过 6h
损伤(injure)	Scr>基础值 2 倍或 GFR 下降>50%	<0.5mg/(kg·h)时间超过 12h
衰竭(failure)	Scr>基础值 3 倍或 GFR 下降>75% 或 Scr>4mg/dl(352μmol/L)且急性增加至少 0.3mg/dl(26.5μmol/L)	<0.5mg/(kg·h)时间超过 24h 或无尿 12h
肾功能丧失(loss)	持续肾功能完全丧失>4 周	
终末期肾病(ESRD)	终末期肾病持续>3 个月	

注:Scr,血肌酐;GFR,肾小球滤过率;AKI,急性肾损伤。

表 10-9 AKI 的 KIDGO 分期标准

分期	Scr	尿量
①	Scr>基础值 1.5 倍或升高>0.3mg/dl(26.4μmol/L)	<0.5mg/(kg·h)持续 6~12h
②	Scr>基础值 2 倍	<0.5mg/(kg·h)持续 12h
③	Scr>基础值 3 倍或 Scr>4mg/dl(352μmol/L) 或需要启动肾脏替代治疗 或患者年龄<18 岁,GFR 降低至<35ml/(min·1.73m^2)	<0.5mg/(kg·h)持续 24h 或无尿 12h

注:Scr,血肌酐;GFR,肾小球滤过率;AKI,急性肾损伤。

虽然肌酐、尿素氮是目前诊断急性肾衰竭、评价肾衰竭程度的最主要生物学指标,但不够灵敏,只有肾功能明显损伤时才会出现升高,无法应用于 ARF 的预警或早期诊断。而近年来发现的一些生物学指标有望弥补肌酐、尿素氮在这方面的不足,其中包括 N-乙酰-β-葡萄糖苷酶、谷胱甘肽 S-转移酶、半胱氨酸蛋白酶抑制剂 C、肾损伤分子 1、白介素-18 等,但普遍应用于临床还需深入探讨。

四、治疗

(一)病因治疗

原发病的治疗仍是 AKI 治疗的首要任务,如补液扩容、手术解除尿路梗阻、停用肾毒性药物等。只有消除病因,才能终止导致 AKI 的病理生理过程,使肾功能能够得到恢复。

(二)一般对症支持治疗

1. 提供营养支持,严格控制水钠摄入 少尿期应实行"量出为入"原则,即根据前日液体的净出量来决定补液量。如无法精确计算液体净出量,可简单计算为前日尿量加上 400ml。在发热情况下,原则上体温升高 1℃，多补充 100ml 液体。如果无法精确计算丢失的液体量，则尽量将补液量调节至每日体重减少 0.2~0.5kg 为宜。通过提供足够热量，减少自身蛋白分解，适当补充优质动物蛋白、维生素以及辅酶 A 等细胞能量代谢底物，促进机体组织修复。但应限制钾、钠的摄入。多尿期应根据尿量情况与监测结果适当增加补液与补充电解质，但补液量不宜超过尿量的一半，以避免矫枉过正。

2. 纠正代谢酸中毒　轻度代谢性酸中毒一般不必补碱，若血气 pH 低于 7.20 或碳酸氢盐浓度低于 10mmol/L，则可以给予 5% 碳酸氢钠滴注，并根据血气变化决定下一步治疗方案。

3. 纠正高钾血症　高钾血症可引起心搏骤停，是 AKI 最危险的并发症。对于 AKI 患者，平时应控制钾的摄入，一旦确诊高钾血症应迅速对症处理，如纠正酸中毒、滴注含胰岛素的葡萄糖液或进行紧急血液透析等。

（三）肾脏替代治疗

肾脏替代治疗又称血液净化治疗，是指利用体内或体外的半透膜，清除体内有害物质，起到类似肾脏的作用。按照工作原理可分为透析、滤过和吸附三种方式。其中透析是治疗 AKI 最常使用的方式。透析是指使血浆与透析液中的小分子物质顺浓度梯度弥散，以达到血液净化目的的一种治疗方法，包括腹膜透析和血液透析。

连续性肾脏替代治疗（continuous renal replacement therapy，CRRT）为血液透析的一种形式，即采用每日 24 小时或接近 24 小时的长时间持续体外血液净化的方法，是目前临床应用最为广泛的一种肾脏替代治疗。相比传统的间歇性血液透析，CRRT 肾脏功能替代更接近生理状态，可获得更好的血流动力学稳定性、更精确的水电解质及酸碱平衡调控能力、更有效的毒素清除能力。随着 CRRT 相关技术与理论的发展，一些肾外疾病如脓毒症、ARDS、重症胰腺炎等也成为其使用适应证，并从中获益。因此，除外单纯 AKI，CRRT 在合并 AKI 的 MODS 中也是一项重要的治疗策略。

第六节　急性胃肠损伤与急性胃肠衰竭

相关链接

胃肠衰竭指胃肠道实质和/或功能受损，导致消化吸收营养和/或黏膜屏障功能发生障碍。Ivring 于 1956 年提出了肠功能衰竭的概念，定义为功能性肠道总体的减少以致不能满足对食物的消化和吸收。1982 年 Fleming 等将概念深化为肠道功能下降至难以维持消化、吸收营养的最低要求。1991 年美国胸科医师学会与危重医学学会建议用肠功能障碍替代肠衰竭，后期我国专家将定义深化为肠道的消化、吸收和/或黏膜屏障功能障碍。由于重症患者胃肠功能障碍发生率高、对预后影响明显，为统一概念、明确评估方法，欧洲重症监护医学会（ESICM）于 2012 年正式提出急性胃肠损伤的概念，并已经得到临床广泛的认可和使用。急性胃肠衰竭已经作为其中一个分级来描述。

急性胃肠损伤（acute gastrointestinal injury，AGI）是指由于重症患者急性疾病本身导致的胃肠道功能障碍。

一、病因

AGI 可分为原发性 AGI 和继发性 AGI 两类。原发性 AGI 是指由胃肠道系统的原发疾病或直接损伤导致的 AGI，常见于胃肠道系统损伤初期，如腹膜炎、胰腺或肝脏病理改变、腹部手术、腹部创伤等。继发性 AGI 是机体对重症疾病反应的结果，无胃肠系统原发疾病，多发生于肺炎、心脏疾病、非腹部手术或创伤、心肺复苏后等。

二、临床表现和分级

临床上,AGI 表现为一组非特异性的消化系统症状和体征,如腹胀、排气排便减少或停止,胃肠内营养不能耐受、需部分或全部胃肠外营养支持、胃肠道黏膜出血、胆囊区疼痛;腹部压力增高、叩诊呈鼓音,肠鸣音微弱或消失等。因此,急性胃肠衰竭一度未被重视,SOFA 等多器官功能障碍评分中都未设胃肠衰竭一项。然而,国内研究报道,MODS 患者中有一半左右发生急性胃肠功能损伤或衰竭。胃肠道既是 MODS 中容易损伤的脏器,也是 MODS 发生发展的"发动机"。因此,必须要重视 MODS 及其他危重患者中 AGI 的诊治。

AGI 按损伤的严重程度可以分为 Ⅰ ~ Ⅳ 级,具体的临床特点及表现见表 10-10。

Ⅰ 级:存在胃肠道功能障碍和衰竭的风险。

Ⅱ 级:胃肠功能障碍。

Ⅲ 级:胃肠功能衰竭。

Ⅳ 级:胃肠功能衰竭伴有远隔器官功能障碍。

表 10-10　AGI 的临床特点及表现

分级	临床特点	临床表现
AGI Ⅰ 级	有明确病因,胃肠道功能部分受损 具有暂时性和自限性的特点	恶心、呕吐;休克早期肠鸣音消失、肠动力减弱
AGI Ⅱ 级	胃肠道不具备完整的消化和吸收功能,无法满足机体对营养物质和水的需求。 胃肠功能障碍未影响患者一般状况 AGI 通常发生在没有针对胃肠道的干预的基础上,或者当腹部手术造成的胃肠道并发症较预期更严重时	胃轻瘫伴大量胃潴留或反流、下消化道麻痹、腹泻、腹腔内高压(IAH)Ⅰ 级 [腹内压(IAP)12~15mmHg]、胃内容物或粪便中可见出血、存在喂养不耐受 [尝试肠内营养途径 72 小时未达到 20kcal/(kg·d)目标]
AGI Ⅲ 级	给予干预处理后,胃肠功能仍不能恢复,整体状况没有改善。临床常见于肠内喂养(红霉素、放置幽门后管等)后,喂养不耐受持续得不到改善,导致 MODS 进行性恶化	持续喂养不耐受——大量胃潴留、持续胃肠道麻痹、肠道扩张出现或恶化、IAH 进展至 Ⅱ 级(IAP15~20mmHg)、腹腔灌注压(APP)<60mmHg。 喂养不耐受状态出现,可能与 MODS 的持续或恶化相关
AGI Ⅳ 级	AGI 逐步进展,MODS 和休克进行性恶化,随时有生命危险。 患者一般状况急剧恶化,伴远隔器官功能障碍	肠道缺血坏死、导致失血性休克的胃肠道出血、Ogilvie 综合征、需要积极减压的腹腔间隔室综合征(ACS)

注:AGI,急性胃肠损伤;MODS,多器官功能障碍综合征。

三、治疗

(一)病因治疗及对症治疗

治疗急性胃肠衰竭,首先应寻找和消除本病的诱因。同时,与其他器官系统衰竭的治疗相似,仍要加强监测,防治内环境紊乱。此外,要注意抗生素的合理使用,避免进一步破坏肠道微生态。尽早停用导致胃肠道麻痹的药物。给予促进胃肠动力的药物,常用的药物为甲氧氯普胺及红霉素。其次要加强护理、减少并发症、促进恢复。加强对伤口、造瘘口的护理、严密监测肠道分泌量及伤口渗出量、保护皮肤等措施是成功治疗 AGI 的关键。早期活动至关重要,应在康复师的监督下,鼓励患者早期离床活动。当进展为 AGI Ⅳ 级时需要急诊剖腹手术或其他急救处理(如结肠镜减压)。

(二)胃肠外营养支持

在患者无法耐受胃肠内营养或胃肠内营养不足时,需要完全或部分胃肠外营养支持,以提供或补充足够的热量和机体代谢、组织修复所需蛋白质。应尽可能减少胃肠外营养支持的时间,避免胃肠道黏膜营养不良、功能进一步恶化以及导管相关性感染等胃肠外营养的并发症。即使达到 AGI Ⅲ 级也应避免给予早期的肠外营养(住 ICU 前 7 日)以降低院内感染发生率,常规尝试性给予少量的肠内营养。

（三）早期胃肠内营养

改善胃肠道屏障功能最为有效的办法就是胃肠内营养，尤其是微生态免疫营养。较之胃肠外营养，胃肠内营养在改善胃肠功能上具有两方面优势：一是肠道黏膜主要依靠腔内营养形式获得能量及合成各种代谢底物，在缺乏肠内营养时，动脉血无法代偿这部分的营养需求；二是胃肠内营养能够提供肠黏膜所需的特异性组织营养因子，包括小肠黏膜及免疫组织所需的谷氨酰胺、结肠黏膜所需的短链脂肪酸以及精氨酸、ω-3 多不饱和脂肪酸等。因此，必须从病程早期开始就反复尝试恢复肠内营养，并注意在膳食中添加谷氨酰胺等营养因子。

（四）应激性溃疡治疗

应激性溃疡是各种应急反应引起的胃十二指肠急性黏膜糜烂和溃疡，是 AGI 的一个临床表现。目前，一般以非手术治疗为主，处理原则包括：去除诱因；给予质子泵抑制剂、H_2 受体阻滞剂、胃黏膜保护剂等药物，提高胃酸 pH；胃内灌洗冰盐水、凝血酶、去甲肾上腺素等止血；静脉给予凝血酶、垂体后叶激素等止血药物；如出血难以控制，可考虑胃镜下止血或介入手术选择性血管栓塞止血及外科手术。

（五）无结石胆囊炎治疗

无结石胆囊炎也是 AGI 的临床表现之一，主要病因是胆汁淤积和胆囊缺血，易发生胆囊坏疽、穿孔以及胆囊周围脓肿，若处理不及时死亡率较高。其主要治疗手段是 B 超引导下胆囊造瘘，造瘘管放置 10~14 日直至形成窦道。若胆囊造瘘效果不佳，可考虑行开腹或腹腔镜胆囊切除术。

（霍鹏飞）

学习小结

通过本章的学习，初步掌握全身炎症反应综合征和多器官功能障碍的定义，了解肺、肝、肾、胃肠等重要脏器衰竭的临床表现和处理方法，从全身炎症反应综合征、缺血再灌注损伤、免疫系统异常、肠道细菌移位等基本病理生理过程来理解各个器官系统的损伤机制，及 MODS 中各损伤脏器之间的联系，从而在临床实践中能够熟练运用这些知识，举一反三，为危重症患者选择最为适合的治疗或预防 MODS 的措施。

复习参考题

1. 各器官在 MODS 发生发展过程中是否存在因果关系？

2. 简述急性呼吸窘迫综合征的诊断标准。

第十一章　复苏和危重患者的处理

第一节　概述

　　重症监护病房(intensive care unit,ICU)在我国香港、澳门特别行政区称"深切治疗部",在我国台湾地区称"加护病房",是医院集中监护和救治危重患者的医疗病区,是重症医学科的临床基地。ICU 是医院内为需要高度密集医疗照料的重病伤患所特设的病房,为避免来自外界的干扰及感染,重症监护病房采用密闭式设计,对访客入内及会面时间皆有严格限制。重症监护病房内设有诸多设备与仪器以随时监测患者的身体变化,并由医护人员 24h 轮班照顾,对危重患者实施重症监护治疗。重症监护治疗(intensive care)是指运用各种先进的医疗技术,现代化的监护和抢救设备,对收住的各类危重病患者实施集中加强治疗和监护,进行及时或有预见性的治疗,最大限度地确保患者的生存及随后的生命质量。

　　2008 年 7 月国家批准成立重症医学科,其主要业务范围为急危重症患者的抢救和延续性生命支持;发生多器官功能障碍患者的治疗和器官功能支持;防治多器官功能障碍综合征。国家规定二级甲等以上医院应设有重症医学科。ICU 的床位数一般为总床位数的 2%~8%。ICU 强调多专业协同工作,每日要与病人来源的专科医师和其他专业的医师密切协作,提高救治效果。

一、ICU 的历史

　　传统认为 ICU 起源于 Nightingale。她于 1863 年根据克里米亚战争中伤员的救治经验提出应在手术室旁设立手术后患者恢复病房,以利于术后病人的管理和康复。1952 年夏,丹麦首都哥本哈根发生了脊髓灰质炎流行,高级麻醉师 Ibsen 在丹麦哥本哈根医院里组织了多个专业的专家组成的医疗队伍,在高水平的实验室配合下建立起一个共有 105 张病床的抢救单位,给患者进行手动式通气。这个多学科的、先进的医疗单位就是现代完善的 ICU 最早的尝试。1958 年美国巴尔的摩医院麻醉科医师 Safar 建立了一个专业性的监护单位,并正式命名重症监护病房,美国综合 ICU 正式成立。1962 年美国又成立了心脏科 ICU。到1992 年,仅美国就拥有 7434 个这样的治疗单位。

我国的 ICU 起步较晚,开始于 20 世纪 80 年代初期,1982 年北京协和医院成立了手术后 ICU,属外科系统管理,1984 年正式成立了综合 ICU。1997 年 9 月,中国危重病医学专业委员会在北京正式成立。经过 30 多年的探索、实践和发展,目前全国各省级医院及许多市级医院均已设置了 ICU。

二、ICU 的种类

ICU 依医疗科别及伤病种类设置,常见的有外科重症监护病房、内科重症监护病房、心血管重症监护病房、呼吸重症监护病房、烧烫伤重症监护病房、新生儿重症监护病房、急诊重症监护病房等。

2009 年 1 月 19 日,《卫生部关于在〈医疗机构诊疗科目名录〉中增加"重症医学科"诊疗科目的通知》中,对开展"重症医学科"诊疗科目诊疗服务的医院、医师等问题都做出规定,例如"开展'重症医学科'诊疗科目诊疗服务的医院应当有具备内科、外科、麻醉科等专业知识之一和临床重症医学诊疗工作经历及技能的执业医师"。

三、ICU 的特点

ICU 区别于其他病房,具有以下特点:

1. 收治重要脏器功能不全的危重患者。

2. 可对患者进行连续、动态全面监测,以早期诊断、及时处理。

3. 具有最先进的诊治手段。

4. ICU 专科医师与其他专科医师协同诊治。

外科 ICU(surgical intensive care unit,SICU)主要收治经过严密监测和积极治疗后有可能恢复的外科危重患者,主要适应证有:

1. 严重创伤、大手术及器官移植术后需要监测器官功能者。

2. 各种原因引起的循环功能失代偿,需要以药物或特殊设备来支持其功能者。

3. 有可能发生呼吸衰竭,需要严密监测呼吸功能,或需用呼吸器治疗者。

4. 重度水电解质紊乱及酸碱平衡失调者。

5. 麻醉意外、心肺复苏后患者。

6. 单个或多个器官功能不全。

7. 严重代谢障碍和内分泌系统急症,如甲状腺危象、高渗性昏迷等。

急性传染病患者、晚期恶性肿瘤患者、病因不能纠正的脑死亡患者、各种慢性传染病患者、精神病患者等均不是 ICU 的收治对象。

四、ICU 的工作特点及内容

ICU 的工作特点是能够提供很多普通病房不能提供的治疗措施。主要工作内容是对重症患者的生理功能进行严密监测,收集临床资料;对临床资料进行综合分析以做出正确诊断;及时发现和预测重症患者的病情变化和发展趋势;针对病情采取积极有效的治疗措施,防止严重病情的发展,改善和促进器官功能的恢复,或进行生命支持治疗以便争取时间治疗原发病;经过适当治疗后,应及时对病情进行分析和判断,衡量治疗效果及其预后。

第二节　心肺脑复苏

心肺复苏(cardiopulmonary resuscitation,CPR)是指针对呼吸和心搏骤停所采取的紧急医疗措施,以人工呼吸替代病人的自主呼吸,以心脏按压形成暂时的人工循环并诱发自主心脏搏动。由于心肺复苏成功与否的最终标准是病人的生活质量,故心肺复苏的成功不仅是要恢复自主呼吸和心跳,更重要的是恢复中枢神经系统功能。故此,从 20 世纪 60 年代开始又把"心肺复苏"扩展为"心肺脑复苏(cardio-pulmonary-cerebral resuscitation,CPCR)"。

现代心肺复苏(CPR)的基本框架形成于 20 世纪 50~60 年代,其标志是确立了四大基本技术,即口对口人工呼吸、闭胸心脏按压、体表电除颤和肾上腺素等药物的应用。国际复苏联络委员会(International Liaision Committee on Resuscitation,ILCOR)于 2000 年颁布了第一部国际性复苏指南,即《2000 国际心肺复苏和心血管急救指南》。美国心脏协会(American Heart Association,AHA)2005 年发表了《2005 AHA 心肺复苏与心血管急救指南》,2010 年发表了《2010 美国心脏协会心肺复苏及心血管急救指南》,于 2015 年发布《2015 心肺复苏及心血管急救指南更新》(以下简称《2015 指南更新》)。

一、心搏骤停的常见原因

除心脏本身的病变外,休克、缺氧、严重水电解质平衡和代谢紊乱、中毒和呼吸系统疾病等均可导致心搏骤停。可按"6H4T"的提示分析停跳原因(表 11-1)。

表 11-1 "6H4T"的含义

	英文	含义
6 个 "H"	hypovolemia	低血容量
	hypoxia	低氧血症
	hydrogenion(acidosis)	酸中毒
	hyperkalemia/hypokalemia	高/低钾血症
	hypoglycemia	低血糖
	hypothermia	低体温
4 个 "T"	toxins	中毒
	tamponade(cardiac)	心脏压塞
	tension pneumothorax	张力性气胸
	thrombosis of the coronary/pulmonary vasculature	冠状动脉或肺动脉栓塞

二、心搏骤停的心电图类型

心搏骤停的心电图类型见表 11-2。

表 11-2 心搏骤停的心电图类型

分类		特点	区别
可电击性心律	心室颤动 无脉搏性心动过速	发病率、抢救成功率最高。抢救成功的关键在于及早电击除颤和及时有效的 CPR	电除颤有效 闭胸心脏按压、气道管理和通气、静脉通路建立、应用肾上腺素及纠正可逆性病因等均相同
非可电击性心律	心室停顿 无脉搏电活动	无脉搏电活动涵盖一组不同的无脉搏心律:假性电机械分离、心室自主节律、心室逸搏节律及除颤后心室自主节律等,复苏效果普遍极差	电除颤无效 闭胸心脏按压、气道管理和通气、静脉通路建立、应用肾上腺素及纠正可逆性病因等均相同

三、生存链

心肺脑复苏成功与否的关键是时间。1992 年,美国心脏协会主办的全美第 5 次心肺复苏会议提出生存链的概念。生存链(chain of survival)指提高心跳呼吸骤停院外抢救成功率的四个关键步骤:及早启动急救程序(early access)、及早CPR(early CPR)、及早电击除颤(early defibrillation)和及早进一步治疗(early advanced care)。

《2015指南更新》中建议对生存链进行划分,把在院内和院外出现心搏骤停的病人区分开来,确认患者获得不同的救治途径(图11-1)。院外心搏骤停的病人将依赖他们的社区获得救助,非专业人员必须识别出心搏骤停、进行呼救、开始心肺复苏并给予除颤,直到接受过紧急医疗服务培训的团队接手后,将病人转移至急诊室和/或心导管室,病人最终被转移到重症监护病房接受后续治疗。相反,院内病人有专门的监控系统(例如快速反应或早期预警)来预防心搏骤停,如果发生心搏骤停,病人依赖于医疗机构各部门和服务间的顺畅沟通,以及专业医疗人员组成的医疗团队。

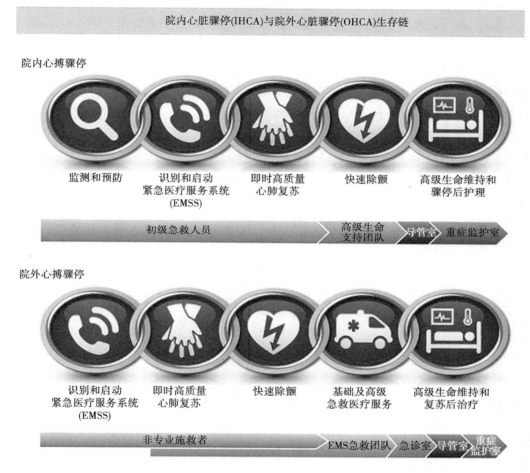

图11-1 生存链示例图片

院外心搏骤停生存链5个环节包括:①识别和启动紧急医疗服务系统(emergency medical services systems,EMS);②即时高质量心肺复苏;③快速除颤;④基础及高级急救医疗服务;⑤高级生命维持和复苏后治疗。

院内心搏骤停生存链5个环节包括:①监测和预防;②识别和启动紧急医疗服务系统;③即时高质量心肺复苏;④快速除颤;⑤高级生命维持和复苏后治疗。

《2015指南更新》指出:在现代信息时代,利用社会媒体技术,帮助在院外疑似发生心搏骤停的病人呼叫附近有意愿帮助并有能力实施心肺复苏的施救者是非常合理的选择。通过手机及其免提功能,施救者可以在不离开病人身边,甚至在不间断按压的情况下完成拨打急救电话,启动EMSs。

四、心肺复苏的操作步骤与阶段

心肺复苏的操作步骤已形成国际公认的"九步法",按顺序依次为:开放气道(airway,A)、人工呼吸(breathing,B)、人工循环(circulation,C)、电击除颤或药物治疗(defibrillation or drug,D)、心电图或心电监测(electrocardiogram,E)、电击除颤(fibrillation,F)、评估分析(gauge,G)、低温脑保护(hypothermia,H)、重症监护(intensive care unit,I)。《2010美国心脏协会心肺复苏及心血管急救指南》中,建议将成人、儿童和婴儿的基础生命支持程序从"A-B-C"(开放气道、人工呼吸、胸外按压)更改为"C-A-B"(胸外按压、开放气道、人工呼吸)。《2015指南更新》中再次确认了这一施救顺序,并对成人心脏按压的按压频率及按压幅度做了相应的更改。

早在1960年前后,Safar将心肺复苏程序归纳为三阶段,目前仍得到普遍认可。三个阶段即基础生命支持(basic life support,BLS)、加强生命支持(advanced life support,ALS)和复苏后治疗(post-cardiac arrest care,PCAC)。

(一)基础生命支持

基础生命支持又称初期复苏或心肺复苏,是心搏骤停后挽救病人生命的基本急救措施,胸外按压和人工呼吸是BLS的主要措施。成年病人BLS的主要内容包括:

1. 立即识别和启动紧急医疗服务系统　对心搏骤停的早期识别十分重要,但并非总是很直观的,尤其是对于非专业人员而言。一旦犹豫不定就会失去宝贵的抢救时间。因此,为了避免在判断过程中花费过多时间,《2015指南更新》指出非专业人员无需检查是否有脉搏。如果发现有人突然神志消失或晕厥,要立即拍打病人的双肩并大声呼叫,以判断病人的反应。一旦发现病人无反应,就应立即(或叫其他人)致电急救中心,启动EMS。调度员应指导非专业施救者检查呼吸,发现无呼吸或非正常呼吸(仅有喘息)就立即判断为发生心搏骤停,并在调度员指导下实施CPR。

医护人员一旦发现病人无反应,必须立即就近呼叫,并继续同时检查呼吸和脉搏,时间不超过10秒,然后再启动EMS。切忌对病人进行反复的血压测量和心脏听诊,或等待心电图而延误抢救时间。

2. 尽早实施高质量的CPR　CPR是复苏的关键,启动EMS后应立即开始CPR。胸外按压是CPR的重要措施,在CPR期间的组织灌注主要依赖于心脏按压。心搏骤停的最初数分钟体内仍有氧存留于肺内与血液中,及早开始闭胸心脏按压可尽早建立血液循环,将氧带到心脏和大脑。因此CPR一开始就应立即进行30次的闭胸心脏按压,而不是进行2次通气。

(1)心脏按压:不管何种原因引起的心搏骤停,都表现为全身有效血液循环停止,组织和细胞立即中断血液灌流,出现缺血缺氧。心脏按压又称心脏按摩,是间接或直接施压于心脏,使心脏维持充盈和输出功能,并能诱发心脏自律搏动恢复的措施。

闭胸心脏按压(close chest cardiac massage)又称胸外心脏按压,是在胸壁外施压对心脏间接按压的方法。闭胸心脏按压通过提高胸腔内压力和直接压迫心脏产生血流。按压解除时胸腔内压下降,静脉血回流到心脏。只要正确操作,动脉峰压可达到80～100mmHg,是急救现场维持人工循环的首选方法(图11-2)。

其要点如下:①按压部位为胸骨下半部分的中间,直接将手掌置于胸部中央相当于双乳头连线水平即可。②按压手法是施救者用一只手的掌根置于按压点手指交叉并翘起;双肘关节与胸骨垂直,利用上身的重力快速下压胸壁。③每次下压使胸骨下端及其连接的肋软骨至少下陷5cm,但不大于6cm后即放松胸骨。按压和放松时间大致相当,放松时手掌不离开胸壁,但按压间隙应避免倚靠在病人胸上,以便

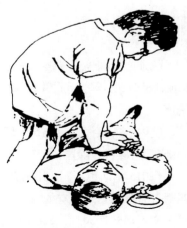

图11-2　闭胸心脏按压

让胸廓充分回弹,如此往复;儿童要求使其下陷约5cm,婴儿约4cm。④按压速率成人或儿童均为每分钟100~120次(而不是每分钟至少100次)。在建立高级气道前,应尽量提高胸部按压在整个心肺复苏中的比例,目标比例至少为60%。多人施救应尽可能轮换进行,以免影响按压质量。一般约2分钟应轮换1次,可利用轮换时间进行检查。⑤按压/通气比在单人施救时统一为30:2,适合于从小儿(除新生儿外)到成人的所有停跳者。双人CPR时,成人按压/通气比仍为30:2,婴儿和儿童采用15:2的按压/通气比。已建立高级气道(例如气管插管、食管气管插管、喉罩气道)的每6秒给予1次呼吸(每分钟10次呼吸)。⑥每2~3分钟或每5组CPR循环后对患者做一次判断,触摸颈动脉搏动和观察有无自主呼吸(时间少于10秒)。如果心跳和呼吸恢复,则在严密观察下进行后续处理,否则继续进行CPR。《2015指南更新》对于按压频率的更新是基于一系列的研究,表明当按压速率超过120次/min时,按压深度会由于剂量依存的原理而减少。例如当按压速率在100~119次/min时,按压深度不足的情况占到约35%;当按压速率在120~139次/min时,按压深度不足的情况占到约50%;当按压速率在140次/min以上时,按压深度不足的比例高达70%。

临床上心脏按压有效的标志为:①可触及大动脉搏动;②发绀消失,皮肤转为红润;③可测得血压;④散大的瞳孔缩小、甚至出现自主呼吸,说明脑血流灌注已经建立。

开胸心脏按压(open chest cardiac massage)是指切开胸壁直接按压心脏。相对于闭胸心脏按压,开胸心脏按压可以提高心脏和脑组织的血流和灌注压,有利于自主循环的建立和脑细胞的保护。但要求技术条件较高,且开胸操作可能延误复苏时间。对于胸廓畸形、胸外伤、多发肋骨骨折、心脏压塞等患者,如闭胸心脏按压时间超过10分钟复苏效果不佳时,具备开胸条件应采用开胸心脏按压。

(2)开放气道:心搏骤停后昏迷的患者舌根、软腭及会厌等口咽软组织松弛后坠,必然导致上呼吸道梗阻。解除上呼吸道梗阻的基本手法有仰头抬颏法、下颌前推法(托下颌法)(图11-3、图11-4)。下颌前推法适用于怀疑存在颈椎损伤(如高处坠落伤、头颈部创伤、浅池跳水受伤等)患者。为排出呼吸道异物或口腔内的分泌物、血液、呕吐物等,在应用上述手法的基础上,将头部后仰并转向一侧,示指深入口腔内将固体物抠出。如有条件,最好使用吸引器予以吸除。

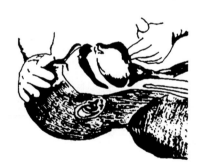

图11-3　仰头抬颏法

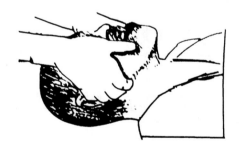

图11-4　下颌前推法

(3)人工呼吸:①口对口和口对鼻人工通气是CPR的基本技术之一,施救者一手捏住患者鼻子,另一手推起患者颏部保持气道开放,眼睛观察胸部运动。平静吸气(不必深吸气)后,用口包住患者口腔向里吹气。吹气时间大约1秒,观察到胸部隆起即可(图11-5)。对口腔严重创伤而不能张开者、口对口通气无法密闭者或溺水者在水中施救等,可采用口对鼻通气;②应用气囊-面罩(简易呼吸器)进行人工通气:院内CPR时一般用气囊-面罩进行人工通气。单人进行气囊-面罩通气时,施救者一只手用拇指和示指扣压面罩,中指及其他手指抬起下颌,另一只手捏气囊。无论单人还是双人操作,通气量只需使胸廓隆起即可,频率保持在8~10次/min,避免快速和过分用力加压通气。气囊远端可连接氧气以提高吸入氧浓度。高质量CPR的要点见表11-3。

3. 尽早进行电除颤　对于大多数成年人,突发性非创伤性心搏骤停的原因是心室颤动。电除颤终止心室颤动的最有效的方法。随着时间的推移,成功除颤的机会迅速下降。从患者倒地至首次电击的时间每延迟 1 分钟,死亡率增加 7%～10%。若不能及时终止心室颤动,有可能在数分钟内转变为心室停顿等更加难治的心律失常。单纯靠 CPR 不太可能终止心室颤动和恢复灌注心率。2010 年 AHA 心肺复苏指南中推荐 CPR 和自动体外除颤器(automated external defibrillators, AED)应早期联合应用(图 11-6)。与以往指南不同,《2015 指南更新》建议,当可以立即取得 AED 时,对于有目击的心搏骤停,应尽快使用 AED 除颤。

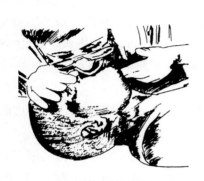

图 11-5　人工呼吸

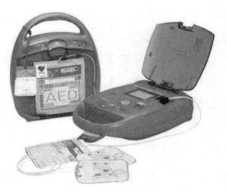

图 11-6　自动体外除颤器

表 11-3　BLS 人员进行高质量 CPR 的要点总结

内容	建议		
	成人和青少年	儿童（1 岁到青春期）	婴儿（不足 1 岁,除新生儿以外）
确认现场安全	确保现场对施救者和患者均是安全的		
心肺复苏程序	C-A-B		
识别心脏骤停	无反应（所有年龄） 没有呼吸或仅仅是喘息（所有年龄） 在 10s 内未扪及脉搏（10s 内可以同时检查呼吸和脉搏）		
按压速率	100～120 次/min		
按压深度	5～6cm	至少为胸部前后径的 1/3 大约为 5cm	至少为胸部前后径的 1/3 大约为 4cm
胸廓回弹	保证每次按压后胸廓回弹,不可在每次按压后依靠在患者胸上		
按压中断	尽可能减少胸外按压的中断,尽可能将中断控制在 10s 以内		
无高级气道的按压通气比	1 或 2 名施救者 30 : 2	2 名施救者 15 : 2	1 名施救者 30 : 2
有高级气道的按压通气比	每 6s 给予 1 次呼吸（呼吸 10 次/min）		

除颤剂量(电击能量)除颤波形和能量级别:不同除颤仪和除颤波形所需的电能不同,双相切角指数波用 150～200J,双相直线波用 120J,单相波初始及后续电击均采用 360J。1～8 岁儿童首次电击能量为 2J/kg,后续电击能量至少为 4J/kg,但不超过 10J/kg 或成人最大剂量。如心室颤动为细颤,应立即静注 0.1% 肾上腺素 1～2ml,使细颤变为粗颤,再电击才能生效。AED 可自动识别心室颤动,并释放 200～360J 的电击能量。

成人心脏骤停医务人员基础生命支持流程见图 11-7。

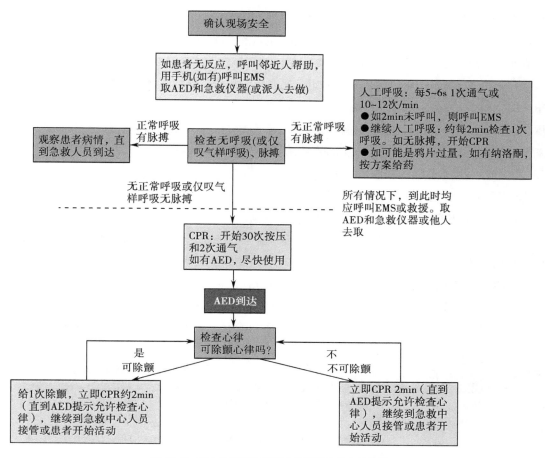

图 11-7　成人心脏骤停医务人员基础生命支持流程
AED. 自动体外除颤器；EMS. 紧急医疗服务系统；CPR. 心肺复苏。

（二）加强生命支持（ALS）

1. 呼吸支持　在 ALS 阶段，开放呼吸道和保障充分通气仍然是重要的任务。利用辅助器械开放气道，常用辅助器械分为基本气道设备和高级气道设备两种。

（1）基本气道设备：指口咽通气道和鼻咽通气道。怀疑颅底骨折时，应避免选用鼻咽通气道。

（2）高级气道设备：包括气管内导管、食管-气管联合导气管和喉罩三种。一般认为，气管内导管是心搏骤停时管理气道的最佳方法，后二者可作为有效的替代措施。放置高级气道后便可连接呼吸机或呼吸囊进行辅助或控制通气。通气频率保持在8~10 次/min，不必考虑通气/按压比，也无需中断胸外按压。气道压低于 30cmH$_2$O，避免过度通气。

2. 恢复和维持自主循环　ALS 期间应着力恢复和维持自主循环，为此强调高质量的 CPR 和对心室颤动和无脉性室速（VF/VT）病人进行早期除颤。对于非心室颤动者，应该采取高质量的复苏技术和药物治疗迅速恢复并维持自主循环，避免发生再次心搏骤停，并尽快进入复苏后治疗以改善患者预后。

高质量的 CPR 和规范的复苏程序对于恢复自主循环非常重要。AED 可自动识别 VF/VT 并立即除颤。对于无脉性电活动或心脏静止，则应用肾上腺素，每 3~5 分钟重复给予，建立人工气道，检测呼气末 CO$_2$（P$_{ET}$CO$_2$）。除颤后立即 CPR 2 分钟。2 分钟后再检查心律，仍为 VF/VT 则再次除颤，并继续 CPR2 分钟。同时给予肾上腺素（每 3~5 分钟可重复给予），建立人工气道，检测呼气末 CO$_2$（P$_{ET}$CO$_2$）。再次除颤后仍为 VF/VT，可继续除颤并 CPR 2 分钟，同时考虑病因治疗。如此反复救治，直至循环恢复。病因治疗对于复苏成功十分重要，尤其是对于自主心跳难以恢复或恢复后难以维持的病人。

3. CPR 期间的监测　在不影响胸外按压的前提下，CPR 时应建立必要的监测方法和输液途径，以便对病情的观察和药物治疗。主要的监测内容包括：

(1)心电图：只有心电图可明确诊断心搏骤停时的心律和复苏过程中出现的心律失常。动态、连续的心电图监测可为治疗提供重要的依据。

(2)呼气末 CO_2(end-tidal CO_2，$P_{ET}CO_2$)：近年来在复苏过程中连续监测 $P_{ET}CO_2$ 用于判断 CPR 的效果。在 CPR 期间，体内 CO_2 的排出主要取决于心排血量和肺组织的灌注量。$P_{ET}CO_2$ 上升(>20mmHg)说明心排血量增加，组织灌注得以改善。在自主循环恢复时，最早的变化是突然升高 $P_{ET}CO_2$(>40mmHg)。因此，在 CPR 期间持续监测 $P_{ET}CO_2$ 可以反映按压的效果，能维持 $P_{ET}CO_2$>10mmHg 表示心肺复苏有效。

(3)动脉血压：直接监测动脉血压对于评估 CPR 的质量十分必要。由于冠状动脉灌注压(CPP)难以在 CPR 期间进行监测，可间接用动脉舒张压水平替代 CPP。如果在胸外按压时，动脉舒张压<20mmHg，很难恢复自主循环，需提高 CPR 质量，或同时应用肾上腺素。

(4)脉搏血氧饱和度(SpO_2)：在 CPR 期间，如果能监测到 SpO_2，说明末梢灌注改善，复苏有效。

(5)其他：如果医院内发生心搏骤停的病人带有颈内静脉或锁骨下静脉导管，可以监测中心静脉压以评估右心功能与其前负荷的关系。同时可监测中心静脉血氧饱和度用于判断组织的氧平衡。

4. 药物治疗　作为心脏按压的辅助手段，心肺复苏期间的用药目的是为了激发心脏恢复自主搏动并增强心脏的收缩力，防治心律失常，调整急性酸碱失衡，补充体液及电解质。给药途径见表 11-4。

表 11-4　抢救心搏骤停的用药途径

给药途径		优先权	优点	缺点
静脉途径	外周静脉	优先选用	外周静脉置管快捷简便，一般作为首选	经外周静脉用药须再注射 20ml 生理盐水，并抬高肢体 10~20s
	中心静脉		经中心静脉用药血浆药物峰浓度高，循环时间短	操作需要中断 CPR，并且有许多并发症
骨髓腔途径		后备选用	儿童、成人同样有效。达到充分血浆浓度的时间与中心静脉相当。可以用于抽取骨髓进行静脉血气分析、电解质和血红蛋白浓度等检测	操作需要中断 CPR，并且有许多并发症
气管途径		后备选用	操作过程快捷简便，若静脉通路未能及时建立，可通过气管导管给药	通过气管给药所达到的血浆药物浓度难以准确预知，最佳用药剂量也不完全明了。已证明 CPR 时气管内应用肾上腺素的剂量，是静脉用药剂量的 3~10 倍

(1)肾上腺素：目前仍被推荐作为心搏骤停的标准缩血管药首选使用。α 肾上腺素能受体活性导致体循环血管收缩，但不增加冠状动脉和脑血管的阻力，从而提高冠状动脉和脑灌注压，增加心脑血流量，有利于自主循环恢复和保护脑功能。同时还有利于自主心律的恢复，提高除颤的成功率。肾上腺素的用法是1mg 静脉或骨髓腔内注射，每 3~5 分钟重复 1 次。若静脉通路未能及时建立，可通过气管导管使用肾上腺素，剂量为 2~2.5mg。

(2)血管升压素：曾在 2010 年指南中推荐替代或联合肾上腺素应用。《2015 指南更新》中指出这种用法相对于单独应用肾上腺素没有优势，从而将其剔除于复苏流程。仅应用于肾上腺素用量过大或效果不佳时。用法是 40U 静脉注射。

(3)胺碘酮：是作用于心肌细胞膜的抗心律失常药，通过对钠、钾和钙等离子通道的影响发挥作用。与安慰剂和利多卡因比较，胺碘酮应用于 3 次电击后仍持续 VF 的患者，可提高存活入院率。因此，胺碘酮可用于对 CPR、电击除颤和缩血管药等治疗无反应的心室颤动(ventricle fibrillation，VF)/无脉搏室性心动过速(ventricular tachycardia，VT)患者，初始剂量为 300mg，用 5% 葡萄糖液稀释到 20ml，静脉或骨髓腔内注射，随后可追加 150mg。

（4）腺苷：在未分化的稳定型、规则的、单型性、宽 QRS 波群心动过速的早期处理中，对于治疗和诊断都有帮助。

（5）利多卡因：《2015 指南更新》仅推荐在 VF/VT 导致的心搏骤停，自主循环恢复后立即或后续给予利多卡因。利多卡因的用法是 100mg（1～1.5mg/kg）静脉注射。

（6）硫酸镁：镁缺乏时补充镁剂是有益的，静脉注射硫酸镁的初始剂量为 2g（8mmol），1～2 分钟注射完毕，10～15 分钟后可酌情重复。

（7）阿托品：从 2010 年指南开始不再建议在治疗无脉性心电活动/心搏停止时常规性使用阿托品。

（8）钙剂：仅在高钾血症、低钙血症、钙通道阻滞剂中毒时使用。初始剂量为 10% 氯化钙 10ml 静脉注射，必要时可重复。不宜与碳酸氢钠经同一通路同时补钙。

（9）碳酸氢钠：心搏骤停后可出现混合性酸中毒，既有呼吸性因素，又有代谢性因素。恢复酸碱平衡的最有效方法是通过良好的胸外按压以支持组织灌注和心排血量，争取迅速恢复自主循环，同时进行恰当的人工通气。在心搏骤停和 CPR（尤其院外停跳）期间，不主张常规应用碳酸氢钠。应用碳素氢钠后可快速解离出 CO_2，加重脑细胞的酸中毒，加重神经系统损伤。仅建议在存在严重的代谢性酸中毒、高钾血症、三环类或巴比妥类药物过量的情况下考虑给予碳酸氢钠溶液。

（10）纳洛酮：《2015 指南更新》指出阿片类药物中毒引起的需行心肺复苏的情况，呼吸抑制可能是主要原因。建议在不影响 CPR 的条件下，尽早给予纳洛酮治疗。具体用法为：纳洛酮 0.4mg 肌内注射或 2mg 鼻内给予。4 分钟后可以重复给药。

（三）复苏后治疗

复苏后治疗（PCAC）是指自主循环恢复后采取的进一步治疗措施，应该在 ICU 进行。近年来提出复苏后综合征（post-resuscitation syndrome）的概念，强调以脑为中心的综合性加强治疗。复苏后治疗的主要内容有防治缺氧性脑损伤和多器官功能障碍或衰竭，而前提是维持呼吸和循环功能的稳定。

1. 呼吸管理　自主循环恢复后，维持良好的呼吸功能对于病人预后十分重要。应常规拍摄胸部 X 线片以判断气管插管的位置、有无肋骨骨折、气胸及肺水肿等。在 PCAC 过程中应避免出现低氧血症，应维持 SpO_2 在 94%～96%。对于自主呼吸恢复的病人，应常规进行吸氧治疗；而对于昏迷、存在通气及氧合障碍的病人进行机械通气治疗。同时要避免高氧、高通气量及高气道压产生的继发损害。

2. 自主循环恢复后的循环支持　自主循环复苏后的早期阶段大多仍然需要应用缩血管药维持血压，应该加强血流动力学监测，一般应该进行动静脉穿刺置管以便监测直接动脉压和中心静脉压，必要时采用有创性或无创性心排血量检测。目前尚无确切资料提示应将复苏后血压和血流动力学参数控制在何水平，能够获得最佳的存活结局。目前一般认为，维持血压在正常或稍高于正常水平为宜，平均动脉压 ≥65mmHg、$ScVO_2$≥70% 神经学功能恢复更佳。《2015 指南更新》指出对于所有 ST 段抬高的病人，以及无 ST 段抬高但血流动力学或心电不稳定，怀疑心血管病变的病人应急诊行冠状动脉血管造影，无论其昏迷与否。

3. 维护其他器官功能　虽然心搏骤停的时间只有数分钟，但复苏成功后组织细胞由于灌注不足而导致的缺血缺氧往往可持续数小时乃至于数日，临床上可表现为多器官功能障碍的特点，如代谢性酸中毒、胃肠道出血、肝肾功能障碍、心排血量降低、急性呼吸窘迫综合征等。这就是所谓的复苏后综合征，而脑损伤也是其表现之一。由于人体各组织器官的相互影响，良好的脑复苏也应建立在其他脏器功能良好的基础上。多器官功能障碍的治疗详见第十章。

4. 脑复苏　心肺复苏的最终目的是恢复智能和生活能力，因此，脑复苏是心肺复苏成败的关键。由于脑组织代谢率高、氧消耗多、能量储备少，在心搏骤停 5min 后即可发生不可逆的脑损伤。在自主循环恢复后还会发生脑充血、脑水肿、持续低灌注等再灌注损伤。所以强调脑复苏这一认识应贯穿于复苏的全过程，才有可能确保脑组织不造成无法逆转的损伤。脑复苏的原则是：改善脑灌注，防治脑水肿和颅内压升高,阻止或打断脑损伤的病理生理进程,促进脑功能恢复。

(1)改善脑灌注:脑血流量取决于脑灌注压的高低。脑灌注压为平均动脉压与颅内压之差。因此适当提高动脉压、降低颅内压和防治脑水肿,在改善脑循环、防止缺氧性脑损伤和恢复脑功能方面有重要作用。为此,可在补充血容量的基础上,适当应用血管活性药物维持血压在正常偏高水平。脱水、低温治疗和肾上腺皮质激素的治疗是降低颅内压和防治脑水肿的措施。脱水要根据血流动力学特点合理选择渗透性脱水剂如甘露醇及甘油果糖和利尿剂。应以增加排出量完成脑组织脱水,而不应过度限制入量。适当的血液稀释(红细胞比容为30%~35%)有利于改善脑血流灌注,促进神经功能的恢复。肾上腺皮质激素虽然在理论上有很多优点,但临床上争论很多,尚无统一的用法及用量。必要时宜选择性监测颅内压,以制定合理的治疗措施。

(2)治疗性轻度低温疗法:一种轻度降温措施。适应证包括院外心室颤动性停跳、恢复自主循环后仍无意识的成人患者、院外非可电击性停跳(PEA/心室停顿)、复苏后仍昏迷的成人患者;低温可以使脑细胞的氧需求量降低,从而维持脑氧供需平衡,有利于脑细胞功能的恢复。研究表明,体温每降低1℃可使脑代谢率降低5%~6%,颅内压降低5.5%。这对于防治复苏后颅内压升高和脑水肿十分有利。

《2015指南更新》建议对所有心搏骤停后恢复自主循环但仍昏迷的成人病人采用目标温度管理。目标温度控制在32~36℃,降温开始时间越早越好,至少持续24小时以上。如果24小时神志未恢复,可维持低温治疗至72小时,一般不超过5日。

体表降温一般利用降温毯或降温头盔等设备进行,方法简便无创,但达到目标体温时间长,有时甚至难以达到。静脉输注冷液体降温可以更快地将中心体温精确控制在目标体温。低温治疗可能引起一些并发症,如增加感染发病率、心血管功能不稳定、凝血功能障碍、血糖升高及电解质紊乱(低磷血症和低镁血症等),应做相应处理。静脉输注冷液体降温由于易引起并发症,同时近期研究并未显示入院前进行降温的优势,《2015指南更新》不建议将静脉输注冷液体降温作为入院前的常规治疗手段。由于低温过程中容易发生寒战,可酌情应用镇静剂进行处理。低温治疗期后应使体温逐渐恢复到正常水平,复温过程中应始终避免出现高热。

(3)控制抽搐/肌阵挛:选用苯二氮䓬类、苯妥英钠、异丙酚或巴比妥类药,近年来较多应用异丙酚持续静脉输注。上述药物均可导致低血压,须恰当应用,并加强循环监测。不主张常规使用肌肉松弛剂。

(4)药物治疗:虽然对于缺氧性脑细胞保护措施进行了大量的研究,目前仍没有大型的临床研究证实钙通道阻滞剂、氧自由基清除剂、改善脑细胞代谢等药物有切实可靠的临床疗效。

(5)高压氧治疗:高压氧能提高血氧分压、脑组织储氧量和脑脊液氧含量,减轻脑水肿,降低颅内压;还能促进缺血缺氧的神经组织和脑血管床的修复,促进意识的恢复。高压氧治疗也有益于全身其他器官的血氧供应。

五、预后

复苏后长期存活的患者中,20%~50%遗留有不同程度的脑缺氧后遗症,如记忆力及智力下降、精神症状、运动共济失调,甚至完全失去生活自理能力,严重者因脑功能未能复苏可呈植物人状态。《2015指南更新》建议在心搏骤停病人恢复自主循环72小时后(低温治疗的病人在复温后72小时后)进行预后判断。出现以下临床体征如瞳孔对光反射消失、肌阵挛、难以控制的癫痫持续状态等,说明神经功能预后不良。

六、伦理学问题

与复苏有关的伦理学问题非常复杂,所有医务人员在为需要复苏的个人提供治疗时,都需要考虑伦理、法律和文化因素。虽然操作者在复苏过程中会参与决策,但他们应该综合考虑科学、个人或其代理者的意愿以及当地的政策或法律规定等因素。

对于发生院外心搏骤停且仅接受了基础生命支持的成人,已制定"终止基础生命支持的复苏规则",在满足下列所有条件的情况下可在使用救护车转移之前终止基础生命支持:

1. 急救人员或第一旁观者没有目击到心搏骤停。

2. 完成三轮心肺复苏和 AED 分析后没有恢复自主循环。

3. 未给予 AED 电除颤。

对于现场有加强生命支持急救人员为发生院外心搏骤停的成人提供救治的情况,已制定"终止加强生命支持的复苏规则",在满足下列所有条件的情况下可在使用救护车转移之前终止复苏操作:

1. 心搏骤停没有任何目击者。

2. 在现场进行一整套加强生命支持救治后未恢复自主循环。

3. 未给予 AED 电除颤。

第三节　重症监测治疗

ICU 的基本监测指标包括体温、心电图、血压、呼吸频率、指脉血氧饱和度、每小时尿量、血气分析及病情评估等。ICU 的主要治疗内容包括呼吸、循环及其他重要脏器功能支持治疗、营养支持和感染控制等。

一、病情评估

使用统一的标准对 ICU 病人病情进行评估有利于正确评估病情严重程度和预后,同时也可以指导和回顾治疗的效果,并对医护质量的提高提供有利的数据。

1974 年美国危重病医学会提出"治疗干预评分系统(therapeutic intervention scoring system,TISS)",它是根据患者所需治疗措施的多少来评估病情严重程度。患者接受治疗的次数越多、过程越复杂,则 TISS 评分越高,表明病情越严重。TISS 虽简单易行,但未考虑患者的年龄和既往健康状况。此后,推出以生理功能紊乱为病情严重程度评判依据的评分系统,有以下三种:①急性生理学和慢性健康状况评价(acute physiology and chronic health evaluation,APACHE)是目前比较广泛采用的方法,评分大于 15 分一般可作为入住 ICU 的标准;②脓毒症相关性器官功能衰竭评价(sepsis-related organ failure assessment,SOFA)是 1994 年由欧洲重症监护医学会提出的,是目前评估脓毒症常用的标准;③简明急性生理学评分(simplified acute physiology score,SAPS)。上述评分系统均将 18 岁以下患者及儿科患者、烧伤患者、冠心病患者及心脏外科手术的患者除外。

SICU 由于主要收治术前、术后高危患者,因此,常将外科手术患者术前、术后高危标准进行病情严重程度的评判,并作为 SICU 的收治标准。

(一)术前患者高危标准

1. 术前有严重的心肺疾病　如急性心肌梗死、慢性阻塞性肺疾病(chronic obstructive pulmonary disease COPD)。

2. 肿瘤广泛根治术　如食管癌或长时间手术(>6 小时)。

3. 严重的多发创伤　如涉及多于三个器官或多于两个系统、两个体腔的开放、多发性长骨和骨盆骨折。

4. 大量失血　超过 1600ml,或在 48 小时内>1.5L/m²。

5. 高龄　年龄>70 岁,有一个以上重要脏器生理储备功能受限。

6. 休克　包括低血容量性休克、感染性休克和其他各种原因引起的休克。

7. 严重营养不良。

8. 呼吸衰竭　常规氧疗无效,需机械通气者。

9. 腹部急症　重症胰腺炎、肠坏死、腹膜炎、内脏穿孔、胃肠道出血。

10. 急性肾损伤　在 48 小时内血清肌酐(Scr)上升至 26.5μmol/L(0.3mg/dl);已知或假定肾功能损害发生在 7 日之内,Scr 上升至基础值的 1.5 倍;尿量<0.5ml/(kg·h),持续 6 小时。

11. 急性肝衰竭　Child-Pugh 评分 7 分以上。

12. 焦虑、神经系统抑制、浅昏迷、昏迷。

(二)术后患者高危标准

1. 病情突然出现大的变化　急性心肌梗死、肺栓塞、术后大出血。

2. 低血压、生命体征不平稳。

3. 术中出血在 4000ml 左右,输 1600ml 以上全血或红细胞。

4. 严重感染、内脏穿孔、肠坏死、胰腺炎、血培养阳性、吸入性肺炎、体温>38.3℃超过 2 日。

5. 任何一个重要脏器衰竭(标准同术前)。

6. 术后水、电解质紊乱,每日输液在 5000ml 以上。

二、呼吸功能的监测和治疗

(一)呼吸功能监测

急性肺通气功能衰竭在术后患者中并非少见,术后肺部并发症是引起死亡的主要原因之一。手术前肺功能异常者较易发生术后肺部并发症,术前肺功能正常者的术后肺部并发症的发生率约为 3%,而异常者为 70%。因此正确认识和监测术前肺功能状态、术后肺功能改变,对于预防术后肺部并发症有着重要意义。主要监测肺通气功能、氧合功能和呼吸泵功能等,以帮助判断肺功能的损害程度、治疗效果以及组织器官对氧的输送和利用状况。

(二)呼吸治疗

在 ICU 维持重症患者呼吸泵功能、保持氧合功能稳定是十分重要的。呼吸治疗除针对原发病治疗外,常用的治疗方法包括氧疗、胸部物理治疗和机械通气治疗等。

1. 氧疗　氧疗是指通过不同的供氧装置或技术,使病人的吸入氧浓度高于大气的氧浓度,以达到纠正低氧血症的方法。供氧方法可分为高流量系统和低流量系统。高流量系统常用的方法为文图里(Venturi)面罩吸氧,低流量系统常用的方法有鼻导管吸氧、面罩吸氧等。

2. 胸部物理治疗　胸部物理治疗又称支气管清洁技术,是一类非药物的、以简单的手法或改变病人的体位、训练及调整病人的呼吸动作或咳嗽的技巧为基础的治疗手段总称。随着技术的发展,振动排痰机、人工咳痰机等设备已广泛应用于临床。

3. 机械通气治疗　机械通气是治疗呼吸衰竭的有效手段。对于药物及氧疗无效的呼吸衰竭应考虑应用机械通气技术。机械通气具有改善通气功能、改善或维持换气功能、减少呼吸肌做功等作用。应用方法可分为无创通气技术及有创通气技术。要根据病人的具体情况选择合理的方法和模式、参数。在保证临床疗效的同时尽量避免呼吸机相关性肺损伤等并发症。具体应用方法可参照第十章第三节。

三、循环功能的监测和治疗

(一)循环功能监测

心电图是危重患者的常规监测项目。监测心电图的临床意义主要是了解心率的快慢、心律失常类型、心肌缺血的情况等。血流动力学监测,尤其是有创监测,可以实时反映患者的循环状态,并可根据测定的心排血量和其他参数计算出血流动力学的全套数据,为临床诊断、治疗和预后的评估提供可靠的依据。有创血压监测的主要适应证为伴有血流动力学不稳定且对治疗反应不良的危重病患者。循环功能监测可分为前负荷和液体反应性监测、心功能监测和组织灌注监测等。详细的病史采集和体格检查有助于病因的判定和病情的评估,如皮肤、尿量和神志改变足以提供休克的诊断依据,而休克的老年病人往往以意识障碍为首发表现。单独的血流动力学指标如中心静脉压对前负荷的指导意义是片面的,往往需要一个以上的指标指导液体复苏。心脏超声的检查可以作为初始评估休克类型的优先检查。肺动脉导管技术虽然作为血流动力学的金标准沿用至今,但由于其实施难度等因素,一般只在难治性休克或右心功能不全的病人中使用。近年来脉搏轮廓分析心输出量监测(pulse indicator continue cardiac output,PiCCO)可同时动态监测心输出量、每搏量变化、外周血管阻力、血管外肺水等指标,在临床已广泛应用。相对于其他指标,动态的乳酸水平测定对于观察组织灌注具有明显的优势。

(二)循环功能治疗

循环功能不全主要表现为低血压或休克,需采取相应的对症治疗,改善机体的低灌流状态。其方法主要包括保证氧供、抗休克治疗、血管活性药物使用、机械循环辅助及手术等。恢复循环血量和调整前负荷是提高心排血量和维持组织血流灌注的有效方法。循环血量的恢复应在中心静脉压、PiCCO 或肺动脉导管等血流动力学监测下尽快完成。应用正性肌力药和血管活性药物是循环支持的重要手段。但在使用之前,应先纠正低氧、高碳酸血症,以及某些药物的不良反应。由急性心梗、暴发性心肌炎、心脏手术等引起的难治性心源性休克,主动脉内球囊反搏(intra-aortic balloon counterpulsation,IABC)及动静脉体外膜氧合器(venoarterial extracorporeal membrane oxygenerator,VA-ECMO)是常用的机械循环辅助技术。

四、其他脏器功能的监测和治疗

(一)肾功能的监测与保护

监测肾功能的动态改变可以及时发现肾功能不全的早期征兆,以便采取治疗或预防措施,避免发生急性肾损伤。肾功能监测的主要指征是少尿和肾功能障碍,监测内容包括肾小球滤过功能、肾小管重吸收和浓缩稀释功能等。

急性肾损伤是可以治疗的,积极治疗原发病、控制发病环节是处理急性肾衰竭的基础。在急性肾损伤少尿期主要采取针对性治疗,包括加强液体管理,纠正水、电解质、酸碱平衡失调,肾脏替代治疗,控制感染等。肾脏替代治疗的适应证包括:

1. 顽固性高钾血症,血钾在 6.5mmol/L 以上。

2. 难以纠正的容量负荷过重。

3. 难以纠正的电解质紊乱。

4. 难以纠正的代谢性酸中毒,pH<7.15。

5. AKI 伴有多器官功能衰竭。

6. 累及终末器官 心包炎、脑病、神经病变、肌病和尿毒症出血。

7. 需要输注血制品或静脉营养。

8. 尿素循环障碍和有机酸尿症导致的高氨血症和甲基丙二酸血症;血尿素氮(BUN)>21.4mmol/L(60mg/dl)或血肌酐(Cr)>442mmol/L(5mg/dl)。

9. 重度中毒或药物过量。

(二)肝功能的监测和治疗

肝脏功能检查的内容和指标很多,但多数指标的特异性和敏感性不强,一般不宜以单一检查项目来评估肝功能。ICU 患者肝功能的治疗一般以肝保护为主。

(三)出凝血功能监测

出凝血功能监测主要是将血管性疾病、血小板疾病和凝血障碍性疾病做初步鉴别,代表性的监测指标有活化部分凝血活酶时间(active partial thromboplastin time,APTT)、凝血酶原时间(prothrombin time,PT)、血栓弹力图(thromboelastography,TEG)等。TEG记录了血栓形成的全过程:凝血块形成和发展、凝血块回缩和溶解;提供了血栓形成速度、强度和稳定性等血栓形成过程的信息,动态评估了血小板与凝血因子的相互作用,TEG在ICU中对凝血功能的监测得到了广泛应用与肯定。

五、营养支持

各种创伤、感染、器官功能障碍等,使病人处于应高代谢和高分解状态。但危重患者往往不能正常摄取营养,如果不给予营养支持,势必引起营养状态的恶化,这对病情的恢复是十分不利的。营养支持的目的是供给细胞代谢所需的能量与代谢底物,维持组织器官结构与功能;通过营养素的药理作用调节代谢紊乱,调节免疫功能,增强机体抗病能力,从而影响疾病的发展与转归。合理的营养支持,可减少净蛋白质的分解及增加合成,改善潜在和已发生的营养不良状态,防治其并发症。

营养支持需要根据患者对能量的存储情况、营养不良的程度、所处代谢状态及耐受能力等方面来判断患者对能量的需求,同时根据治疗后的反应(即营养状态的评定)来调整。危重病人能量补充的原则是:急性应激期应遵循"允许性低热卡"原则[20~25kcal/(kg·d)];在应激与代谢状态稳定后,供给量要适当增加[30~35kcal/(kg·d)]。对于成年危重病人,在给予能量的同时要保证充分的蛋白质供给,蛋白质需求预计为1.2~2.0g/(kg·d),烧伤和多发伤的病人应适当提高。

ICU患者营养支持方法主要有以下两种:①肠内营养支持,可通过经口进食、鼻胃管、鼻空肠营养管的途径给予。②当患者肠道功能异常,或无法胃肠留置导管或造瘘时,可考虑经外周静脉或中心静脉肠外营养支持。营养支持要建立在正确的营养状态评估的基础上。有研究表明,如术前营养状态良好,外科术后在不能经口肠内营养的情况下,7日内单纯给予葡萄糖与给予肠外营养病人预后无明显差异。肠外营养也应尽早逐步过渡为肠内营养。肠内营养是否耐受的评估也不应当以是否存在肠鸣音为标准。一般遵循以下原则:

1. 转入ICU 24~48小时,血流动力学稳定时应考虑营养支持。

2. 除非疾病限制或治疗需要,原则上应以肠内营养为主。

3. 对不能耐受肠内营养者可采取肠内外结合的途径或肠外营养支持。

肠内营养的绝对禁忌证:机械性肠梗阻、麻痹性肠梗阻、肠缺血、腹腔间隔室综合征、肠瘘;相对禁忌证:短肠综合征、炎性肠病、胆囊炎。肠内营养需要超过2个月的采用经皮造瘘;肠外营养需要超过1个月的采用外周中心静脉导管(peripherally inserted central venous catheter,PICC)。

六、感染控制

ICU患者病情时间长、免疫功能低下,尤其使用大剂量抗生素治疗时,患者易出现新的感染。ICU有很多方法来减少患者感染的风险,但这些风险并不能被完全排除。例如,当患者需要有创机械通气辅助呼吸时,细菌缺少了鼻腔的清除作用直接进入肺内,容易导致呼吸机相关性肺炎;同样有创监测的皮肤损害也容易造成新的感染。医院内抗生素的广泛使用造成了耐药菌的产生,耐甲氧西林金黄色葡萄球菌(methicillin resistant Staphylococcus aureus,MRSA)就是其中之一,金黄色葡萄球菌广泛存在于健康者的表皮和鼻腔内,MRSA只是其中一种不能被常规抗生素所控制的细菌;鲍曼不动杆菌同样在医院的环境中分布很广且可长期存活,这对ICU中的患者造成很大威胁,也将此类感染称为ICU获得性感染。调查显示,鲍曼不动杆菌对常用抗生素的耐药率已居高不下。因此,抗感染治疗时,应警惕耐药菌的产生。ICU的感染管理制度对于预防患者院内感染情况的发生有着显著作用;同样,患者是否在进入ICU之前已经合并耐药菌感染也应该值得警惕。加强感染管理是控制ICU感染的关键,应遵循以下管理制度:

1. 所有工作人员均应穿上工作服、换鞋入内,尽量减少人员流动,严格控制人员入室,探视者应换探视衣、鞋套入内。

2. 所有人员要坚持洗手规则,在处理不同患者或同一患者的不同部位前后均需洗手,严格执行无菌操作。

3. 每个患者所用的血压计、听诊器、床头物品、供氧吸引装置等不可与其他患者交叉使用。患者出室后需彻底清洗消毒后方可给其他患者使用。

4. 各种抢救物品与监护仪器在转换使用时,必须规范消毒。

5. 室内地面、家具用消毒液擦拭每日两次,若有污染随时擦拭。

6. 医护人员不得在室内用餐。

7. 病房定期通风,加强床单位的终末消毒。

8. 定期对患者的分泌物、引流物做细菌培养,发现或疑有感染,应立即采取措施,上报感染管理部门。

9. 其他消毒隔离参照医院感染管理制度。

（霍鹏飞）

学习小结

通过本章学习,应当充分了解 ICU 的发展史以及 ICU 的基本概念、分类和收治范围。在此基础上,掌握心肺脑初期复苏的操作技能,熟记 C、A、B 的含义及操作要领。电除颤仪在心肺复苏过程中有重要意义,应能判断除颤时机,并掌握其操作步骤。加强生命支持关系到心肺复苏的效果和患者预后质量,必须熟知其内容和要领。危重患者病情评估、各系统和脏器功能监测、水电解质和酸碱平衡的调控、抗感染治疗、营养支持是 ICU 的基本工作,应当了然于胸。

复习参考题

1. ICU 的临床意义是什么?

2. 简述基础生命支持的内容。

第十二章　围术期处理

手术是外科治疗的主要措施,同时也会给患者造成不同程度的心理和生理上的创伤。围术期是指从患者决定接受手术治疗,直至手术后基本康复这一段时间,包含手术前、手术中及手术后。围术期处理包括术前、术中和术后的防治措施。围术期处理的目的是为病人手术顺利做准备并促进术后尽快恢复。

相关链接

加速康复外科(enhanced recovery after surgery,ERAS)也被称为术后促进康复的程序,指的是采用有循证医学证据的围术期处理的一系列优化措施,以减少或降低手术病人的生理及心理创伤应激,加速病人的康复。ERAS 的概念于 2001 年由 Kehlet 提出,现已在临床得到广泛的认可,并取得了良好的效果。各学科根据自身特点均制订了本专科的相关指南。其要点包括:术前谈话告知;适当的术前营养支持;合理的麻醉方式;积极采用微创的手术方式;术前不常规应用鼻胃引流;术前给予镇静、镇痛药物;术后早期应用缓泻制剂;术后早期经肠道进食等。

第一节　术前评估和准备

外科手术依据轻重缓急,通常分为三类。①择期手术:如无并发症的胃溃疡的胃大部切除术、疝修补术等,施行手术的迟早不影响其疗效,可以在术前做好充分的准备;②限期手术:如各种恶性肿瘤根治手术、阻塞性黄疸的探查手术等,按病情须在限定时间内完成术前准备;③急症手术:如肝脾破裂、绞窄性肠梗阻,病情危急,需在尽可能短的时间内做好重点、必要的准备,争分夺秒进行手术,挽救患者生命。

术前评估和准备的目的在于创造良好的手术条件,最大限度保证患者安全,包括:

1. 进一步明确诊断。

2. 评估机体重要脏器功能状态。

3. 评估患者对手术及麻醉的耐受能力,以及是否存在增加手术和麻醉风险或不利于恢复的潜在风险。

4. 确立手术方式、麻醉方案。

5. 某些特殊患者的特殊术前准备、特殊器械准备、预防感染的措施、家属及患者的心理准备等。

一、一般准备

（一）心理准备及处理

不管手术大小，医务人员必须对疾病诊断、治疗及手术方案、可能的并发症进行充分研究讨论；用恰当的言语和安慰的口气向患者做适度的解释，说明手术的必要性、手术的目的、手术风险及可能的并发症、手术后恢复过程和预后，取得患者的信任及理解，以积极的心态配合手术和术后治疗。同时，也应将疾病的诊断、手术的必要性及手术方式、术中和术后可能出现的不良反应、并发症及意外情况、术后治疗及预后估计等内容向患者家属做详细介绍和解释，取得他们的信任和同意，协助做好患者的工作，配合整个治疗过程顺利进行。

强调履行书面知情同意手续，包括手术及麻醉知情同意书、输血治疗同意书等医疗文书，由患者或法律上有责任的亲属(监护人)签署。为挽救生命而需紧急手术，若亲属未到，需在病史中记录清楚。

住院期间患者会产生各种各样的心理变化。术前主要的心理问题是焦虑。重度焦虑会干扰康复进程，对于严重焦虑的患者需服用抗焦虑药。如过度焦虑影响疗效应推迟手术。

（二）一般生理准备

1. 适应术后改变的训练　练习适应术后床上大小便、正确咳嗽和咳痰的方法，吸烟患者要求术前两周戒烟。

2. 输血和补液　大手术前行血型鉴定、交叉配血和备血，择期手术可在术前两周预存自体血备用，急诊手术可临时申请；对水电解质代谢紊乱和酸碱平衡失调、贫血及低蛋白血症的病人应在术前予以纠正。术前应避免病人容量不足情况的出现。

3. 预防感染　术前应采取多种措施提高病人的体质，预防感染，如：改善营养状况；清洁手术者在术前准备期间，不与感染者接触；手术部位应在术前清洁；术者应严格遵循无菌原则，术中操作轻柔，减少组织损伤。

严格遵照抗生素应用管理规范，合理选择使用抗菌药物。下列情况需要预防性使用抗生素：①涉及感染病灶或切口接近感染区域的手术；②胃肠道手术；③操作时间长、创伤大的手术；④开放性创伤，创面已污染或有广泛的软组织损伤，创伤至实施清创的时间较长，清创时间较长或难以彻底清创者；⑤癌肿手术和血管手术；⑥替代物植入手术及器官移植。预防性抗生素的给药方法：应在术前 0.5~2 小时或麻醉开始时给予首剂药物；手术时间超过 3 小时或术中失血量大于 1500ml 术中应给予第二剂；总预防用药时间一般不超过 48 小时，心脏瓣膜手术等特殊情况可延长至 48 小时。

4. 胃肠道准备　术前 8~12 小时开始禁食、术前 4 小时禁止饮水，以防麻醉或手术中呕吐引起窒息或吸入性肺炎；胃肠道手术患者，术前 1~2 日进流质饮食；必要时进行肠胃减压。一般手术在术前 1 日给予口服泻药。结直肠手术，应行清洁灌肠，并于术前口服肠道抗生素以减少术后并发感染的机会。

5. 营养　手术创伤和饮食限制造成患者营养缺失不足，削弱自身抗感染能力，影响术后伤口的修复和愈合。择期手术的患者，可依据具体情况选择肠胃内、外营养连续 1 周，提供充分热量、蛋白质及维生素。

6. 其他　完善手术前准备工作，术前夜间给予镇静剂，保证充分睡眠；排尽尿液，如手术时间长、硬膜外阻滞或盆腔手术，应留置导尿管；必须取下活动义齿；如体温升高或月经来潮等，可视具体情况推迟手术。

二、特殊准备

对耐受力欠佳者，按具体情况做好特殊准备，必要时请有关专科医师会诊。

1. 营养不良和免疫功能异常　营养不良和免疫功能减退者，术后感染率增高 3 倍以上；患者耐受失血、休克的能力，以及组织愈合能力减退；术后死亡风险增高。对病史中体重下降大于 10%，或预计术后恢复期长且难以经口进食的患者，术前给予营养支持，每日补充蛋白质 2~3g/kg，可通过胃肠内或静脉输注血清白蛋白、血浆等。

对使用影响免疫功能的药物如皮质醇、免疫抑制剂、细胞毒药物以及长期应用抗生素治疗的病人应请相关科室会诊制订治疗方案,减轻药物副作用,调节免疫功能紊乱。

2. 心血管疾病　高血压患者应继续使用降压药物以避免戒断效应,血压在 160/100mmHg 以下,不必做特殊准备。给予低盐低脂饮食,服用镇静药。血压过高者,在术前用降压药,但不要求降至正常后才做手术。对于进入手术室前血压急剧升高者要求麻醉师会诊以决定实施或延期手术。

心脏病患者手术死亡率是正常患者的 3 倍。术前必须充分重视并评估心脏功能,预测手术风险。外科医生、麻醉师及专科医生需会诊进行手术评估及处理。常用 Goldman 指数量化心源性死亡的风险及危及生命的并发症。得分越高,死亡风险及出现并发症的风险越高。心脏病患者手术前由于长期低盐饮食容易出现水电解质平衡紊乱、贫血、恶性心律失常及心功能不全。急性心肌梗死者 6 个月内不进行择期手术。

3. 脑血管病　近期有短暂性脑缺血发作的病人,应进一步检查和治疗。近期有脑卒中病史者,择期手术应至少延后 2 周。

4. 肺功能障碍　肺功能障碍的患者,术前完善胸部 X 线片、心电图、血气分析和肺功能检查。$PaO_2<60mmHg$、$PaCO_2>45mmHg$ 者围手术并发症可能增多。用力呼气量和第 1 秒用力呼气量的检测对肺功能的评估具有较高价值,数值低于 50% 说明存在严重肺部疾病,可能需要术后机械通气和特殊监护。肺功能不全患者术前严格戒烟 2 周,练习深呼吸及咳痰。术前肺部感染者必须控制感染后再行手术治疗。慢性阻塞性肺疾病患者术前应用气管舒张剂。哮喘急性发作者择期手术应延迟。

5. 肝脏疾病　肝功能损害较严重或濒于失代偿者,手术耐受力减弱;严重肝功能损害者不宜行任何手术。术前应用保护肝脏药物,给予葡萄糖、胰岛素、钾盐混合液静滴。输新鲜血浆或人体白蛋白液,纠正出血倾向。腹水者,限制钠摄入量,必要时使用利尿剂。

6. 肾脏疾病　轻、中度肾损伤者,只需一般内科处理。给予低蛋白高糖高热量饮食,维持水电解质与酸碱平衡,不用肾毒性抗生素,最大限度改善肾功能。重度肾损伤者,如需行透析治疗,应在计划手术的 24 小时内进行。

7. 糖尿病　饮食治疗(高蛋白低脂肪与低糖食物)使血糖稳定于轻度升高状态($5.56\sim11.12mmol/L$)。手术前一日晚上停用口服降糖药。停用长效胰岛素,改用普通胰岛素。预防性应用抗生素。

8. 凝血功能异常　完善检查,明确原因;输新鲜血浆、凝血酶原复合物、冷沉淀或浓缩血小板、纤维蛋白、维生素 K,术中应用纤维蛋白胶,改善凝血功能,减少手术失血。术前 7 日停用阿司匹林,术前 10 日停用抗血小板药物。

此外,对于老年患者,术前减少哌替啶、吗啡、巴比妥类药物用量,以免抑制呼吸。前列腺增生排尿困难者,留置导尿管。对于存在高深静脉血栓风险的病人应采用下肢气压治疗、抗凝药等预防血栓的发生。

第二节　术后观察和处理

手术后数小时内,患者对手术的急性反应和麻醉效应会逐渐减退,仍需严密观察和处理,防治并发症,巩固手术疗效,促使患者康复。部分危重、大手术患者需要在 ICU 复苏恢复,接受专业人员观察和处理。未清醒或大手术后患者,每 15~30 分钟监测 1 次主要生命体征。中、小型手术后平稳者可隔 2~4 小时测定 1 次;此外,尚应观察神志、尿量、伤口及引流情况;注意引流液体的量和性质,做好记录。

一、体位

1. 全身麻醉后尚未清醒者　平卧,头歪向一侧,以免呕吐物或口腔分泌物误吸。

2. 休克患者　应取下肢抬高 20°、头身抬高 5°左右的休克体位,休克平稳后改为随意体位。

3. 蛛网膜下腔麻醉后　去枕平卧或头低卧位 12 小时,防止脑脊液漏导致头痛;硬膜外阻滞后,只需平卧 4~6 小时,不必去枕。

4. 颅脑术后,清醒无休克者　可取头高脚低斜坡(15°~30°)卧位。

5. 颈、胸、腹部术后,无休克者　可取半坐卧位。

6. 脊椎和多数骨科术后,无休克者　常平卧硬板床并附加适当的固定支架。

7. 四肢术后　抬高患肢(略高于其心脏水平)并固定。

8. 脓肿切开引流术后,切口有引流物者　常卧向患侧,有助于引流。

二、早期活动

原则上鼓励早期活动。早期活动有助于改善循环和呼吸功能,便于深呼吸及排痰,增加肺活量,减少肺部并发症;促进新陈代谢,加速创口愈合;防止下肢深静脉的血栓形成;促进胃肠道和膀胱功能恢复。但有休克、心肺功能不全、严重感染、出血倾向或要特殊固定、制动体位者,则不宜早期活动。一般术后2日就可以开始下床活动。早期活动先由床上开始,逐步增加,并按具体情况给予指导。

三、饮食和输液

围术期中各种原因的禁食、手术创伤等,都使患者的热量和营养不足,出现不同程度的负氮平衡,故术后营养支持相当重要。

1. 非腹部手术、局麻小手术,术后即可进食;椎管内麻醉术后,无消化道功能障碍者,3~6小时后可试行进食,逐渐增加;全身麻醉后,清醒无呕吐者方可进食。

2. 胸、腹部或危重患者手术,特别是消化道手术后,应禁食至胃肠功能恢复正常,其标志为肛门排气或排便,开始流质饮食;视情况恢复普通饮食;但大型腹部手术或有腹腔内感染者,需延长禁食时间。

3. 术后禁食期间应经静脉输液来供给热量和营养;如禁食时间长,还应行静脉高营养治疗,以纠正负氮平衡及促进合成代谢;应经静脉适当补充手术中的非显性失液及正常的生理需求量的液体。

四、引流的管理

引流物的种类繁多,用来引流手术区域的血液、脓液及其他积液,避免感染、促进愈合恢复,引流管的位置合理,术后注意观察引流效果、检查有无阻塞、扭曲和脱出,注意观察引流量和引流液色泽变化。引流量减少即可拔出。

五、缝线拆除与切口愈合

1. 缝线的拆除时间　可根据切口部位、局部血液供应情况、患者年龄决定。一般头、面、颈部在术后4~5日拆线;下腹部、会阴部在术后6~7日拆线;胸部、上腹部、背部、臀部手术7~9日拆线;四肢手术10~12日拆线(近关节处可适当延长),减张缝线14日。青少年可缩短拆线时间,年老、营养不良患者可延迟拆线时间,有时可采用间隔拆线。电刀切口,也应推迟1~2日拆线。

2. 切口分类　拆线时应记录切口愈合情况,对于初期完全缝合的切口可分为三类。①清洁切口(Ⅰ类切口):指缝合的无菌切口,如甲状腺大部分切除、疝修补术等;②可能感染切口(Ⅱ类切口):指手术时可能带有污染的切口,如胃大部分切除术等。皮肤不容易彻底灭菌的部位6小时内的伤口经过清创术缝合、新缝合的切口再度切开者,都属此类;③污染切口(Ⅲ类切口):指邻近感染区或组织直接暴露于感染物的切口,如阑尾穿孔的切除术、肠梗阻坏死的手术等。

3. 切口愈合等级　分为三级。①甲级愈合:用"甲"字代表,指愈合优良,无不良反应;②乙级愈合:用"乙"字代表,指愈合处有炎症反应,如红肿、硬结、血肿、积液等,但未化脓;③丙级愈合:用"丙"字代表,指切口化脓,需要做切开引流等处理。应用上述分类分级方法,观察切口愈合情况并做出记录。如甲状腺大部切除术后愈合优良,则记"Ⅰ/甲",意即"Ⅰ类切口甲级愈合";胃大部分切除术切口血肿,则记"Ⅱ/乙",意即"Ⅱ类切口乙级愈合",余类推。

第三节　术后不适及并发症的处理

一、术后不适的处理

1. 疼痛　麻醉作用消失后常有切口疼痛,多在手术后 24 小时内最为剧烈。可致失眠,不敢咳嗽、小便或翻身等,不利于康复,应予处理。小手术后疼痛较轻,可给予口服镇痛药如非甾体抗炎药物等;大手术及无法进食者,肌内注射哌替啶或吗啡,但不宜长期使用以免成瘾。同时也应尽量减少阿片类药物的用量,以减少肠麻痹及恶心、呕吐的发生;对于已经存在有肠麻痹的病人可采用持续硬膜外镇痛。术后 2~3 日疼痛多逐渐减轻,如果疼痛仍未缓解,需检查切口,注意有无感染、血肿、包扎不当或固定过紧等,并及时给予处理。

2. 发热　中等以上的手术患者,术后可有不同程度的发热,持续 3~6 日,可以自行消退。早期发热,常与组织创伤吸收、代谢或内分泌异常、低血压、输血或输液反应有关。术后 3 日内发热,多在 38.5℃ 以下,如果体温不超过 38℃,可不予处理;高于 38.5℃,可予以物理降温、对症处理,并应寻找原因,常见原因有感染、致热原、脱水等。若体温高于 38.5℃、白细胞计数高于 $10×10^9/L$ 及血清降钙素原增高三项同时存在,应考虑存在细菌感染,如导管相关性血流感染、尿路感染、切口感染或肺部感染等。发热持续不退者,则需考虑有无脓肿形成、吻合口瘘或更严重的并发症等。完善全身检查,包括血和尿常规、创口分泌液或引流液涂片和培养、血培养、超声及放射线检查等,明确诊断后做相应治疗。

3. 消化道症状　术后恶心、呕吐常为麻醉反应,可以使用 5-羟色胺拮抗药治疗,甲氧氯普胺(胃复安)往往效果不佳;其他如颅内压增高、糖尿病酸中毒、尿毒症、低钾、低钠、急性胃扩张或肠梗阻亦可引起,应按其原因进行治疗。术后腹胀多因胃肠功能抑制,肠腔内积气过多所致,有待胃肠道蠕动恢复后方可缓解。可以使用红霉素静脉滴注促进胃肠蠕动的恢复;如数日后仍腹胀,需排除肠麻痹或粘连性肠梗阻的可能性,应及时处理,给予持续肠胃减压,置肛管,以及高渗低压灌肠等;无机械性肠梗阻者可用新斯的明,有时尚需再次手术。

4. 尿潴留　常见于骨盆、会阴部手术或脊柱麻醉后,主要由排尿反射受抑制引起。疼痛引起膀胱后尿道括约肌反射性痉挛,不习惯在床上排尿等,也是常见原因。处理:安定患者情绪,下腹部热敷,如无禁忌,可协助患者坐起或站立排尿。用镇痛剂消除切口疼痛,或用氨甲酰胆碱,都有助于患者自行排尿;仍无效果,则在严格无菌技术下进行导尿。

二、术后并发症的处理

术后并发症有两类:一种为各种手术都可能发生的;另一类是特定手术后发生的,如甲状腺手术后甲状腺危象,将在相关章节介绍。

(一)切口并发症

1. 血肿、积血、凝血块　是最常见的并发症,均由止血技术缺陷引起。表现为切口部位不适、肿胀和边缘隆起、变色,血液有时由缝线外渗。颈部切口的血肿如发展迅速可压迫气道导致呼吸困难甚至导致病人死亡。处理:无菌条件下排空血凝块,结扎出血点,再次缝合伤口。

2. 血清肿　血清肿(seroma)系伤口的液体而非血或脓液聚集,与手术切断较多淋巴管有关。处理:空针抽吸,敷料压迫。如血清肿持续存在,或通过伤口外渗,在手术室探查伤口,结扎淋巴管。

3. 伤口裂开　伤口裂开是指手术切口的任何一层或全层裂开。主要因素包括:组织愈合能力差;缝合技术缺陷及局部压力突然增高如剧烈咳嗽。切口裂开常发生于术后 1 周内。往往表现为在一次用力动作后出现伤口疼痛、松开,有淡红色液体自切口溢出。一旦发现切口完全裂开,立即用无菌纱布覆盖切口,入手术室重新缝合。

4. 切口感染 Ⅰ或Ⅱ类切口并发感染称为切口感染。多见于手术3~4日后,出现切口疼痛不减轻或加重,伴有体温上升,切口红肿、压痛,或有缝线反应。预防:改善患者的营养状况,遵守无菌技术,彻底止血,缝闭无效腔,术后勤观察。处理:表浅感染拆线后可好转;较深部的感染,其表面常略红,而肿痛明显,在压痛最明显处拆线,开放引流,且加强换药处理;累及筋膜及肌肉的严重感染,需急诊切开清创、应用抗生素。

(二)手术后出血

常见原因为术中止血不彻底、渗血、痉挛小动脉断端舒张等。引流管引流出血液超过100ml/h,持续数小时就提示有术区出血,特别是补足血量后仍有休克,或好转后又恶化者,可有失血性休克的表现。超声检查及诊断性穿刺可明确诊断。术后出血以预防为主,手术中严密止血、关闭切口前严格检查;一旦确诊,都须再次手术探查,彻底止血。

(三)呼吸系统并发症

1. 肺不张和肺炎 好发于吸烟、有急慢性呼吸道感染、年老体衰者。麻醉后未清醒、无咽反射,发生误吸;术后切口疼痛,呼吸受限、不敢深呼吸或咳嗽者亦可发生。表现为术后发热、呼吸促、心率快,咳嗽,有痰;听诊呼吸音减弱或消失、语音传导减弱,有干湿啰音;胸部X线检查有助于诊断。处理:手术后鼓励患者深呼吸,协助患者咳痰,翻身、叩背、变换体位,用超声雾化吸入;如衰弱而无力咳嗽的患者,有气道阻塞、可能窒息或呼吸困难者,应做气管切开;明确阻塞部位的肺不张宜做支气管镜吸痰,给予广谱抗生素。

2. 肺栓塞 表现为突发的呼吸困难、胸痛、咯血、晕厥。出现急性右心衰竭、休克、发绀等体征。严重病人可出现猝死。肺部计算机体层血管成像(CT angiography,CTA)检查可明确诊断。处理包括绝对卧床、呼吸及循环支持、抗凝或溶栓治疗、介入治疗等。

(四)术后感染

1. 脓肿 表现为发热、相应部位的体征(如腹部触痛)、白细胞增加。超声检查、CT扫描及诊断性穿刺可明确诊断。处理:超声定位下穿刺引流或手术切开引流。根据培养结果选用有效的抗生素。

2. 真菌感染 常见于长期应用免疫抑制剂及抗生素的病人。一旦病人持续发热且找不到细菌感染的证据要警惕真菌感染。要进行真菌培养及G试验、GM试验。治疗上可应用氟康唑、伏立康唑或卡泊芬净、米卡芬净等药物。

(五)尿路感染

多为逆行感染,表现为尿频、尿急、尿痛,或排尿困难;也可有发热、肾区疼痛、白细胞计数增高,中段尿检查可见大量白细胞和细菌,多数是革兰氏阴性的肠源性细菌。治疗:应用有效抗生素,保持排尿通畅;如有尿潴留时,置导尿管做引流并需冲洗膀胱。

(霍鹏飞)

学习小结

通过本章学习,了解围术期的工作,其意义是确保外科手术在充分、安全的条件下进行,以及手术后顺利康复,其内容几乎涵盖了针对外科手术患者除手术操作过程以外的所有外科医疗护理措施,需特别强调其重要性。学习中应重点掌握术前病情评估、手术与麻醉方式的制订、特殊患者的术前准备、与患者及其亲属就手术相关问题的沟通交流、医疗文件的签署、术后患者的观察以及各种并发症的预防与处理。有必要充分关注患者术前心理状态的调整和疏导。

复习参考题

1. 简述围术期概念及围术期处理的临床意义。

2. 术后切口并发症有哪些?

第十三章　麻醉和疼痛治疗

第一节　概述

麻醉(anesthesia)是指用药物或其他方法使全身或局部暂时失去知觉，以便手术或其他操作检查的进行。麻醉学(anesthesiology)是运用有关麻醉的基础理论、临床知识和技术保证患者安全，消除手术疼痛和不适，为手术创造良好条件的一门学科。目前，麻醉学已经成为临床医学中一个专门的独立学科，是包括临床麻醉学、重症监测治疗学、急救复苏医学及疼痛诊疗学的综合性学科。其中临床麻醉学是现代麻醉学的主要部分。根据麻醉作用的范围和所选药物的不同，临床麻醉分为：

全身麻醉(general anesthesia)：又分为吸入麻醉(inhalation anesthesia)和非吸入麻醉(non-inhalation anesthesia)，其中非吸入麻醉以静脉麻醉(intravenous anesthesia)为主。如静脉和吸入两者复合使用，则称静吸复合麻醉。通常的麻醉方法是先给静脉麻醉药完成麻醉诱导，再给吸入麻醉药和肌松药或是全凭静脉麻醉药维持麻醉。

区域麻醉(regional anesthesia)：又分椎管内麻醉(intrathecal anesthesia)和外周神经干及神经丛阻滞。前者包括蛛网膜下腔阻滞、硬膜外阻滞和骶管阻滞；后者包括颈神经丛阻滞、臂神经丛阻滞、腰神经丛阻滞、坐骨神经阻滞和股神经阻滞等。

局部麻醉(local anesthesia)：包括表面麻醉、局部浸润麻醉和区域阻滞麻醉等。

第二节　麻醉前准备

一、患者评估

麻醉前全身状况评估具有重要意义，通过访视患者，了解患者的病史、并存疾病、变态反应病史，以及麻醉史、家族史、个人史、既往史和实验室检查，了解患者需手术治疗的外科疾病情况。同时检查患者气道情况、心肺功能和神经系统,若拟实施区域麻醉,还应仔细检查患者的脊柱弯曲度,是否有压痛,四肢的肌张力和活动情况,注意操作部位是否有感染,进而拟定麻醉方案,并签署麻醉知情同意书,制订麻醉管理方案和相关风险的防范措施。其主要目的在于降低围术期并发症的发生风险。

美国麻醉医师协会(American Society of Anesthesiologists,ASA)将病情分为五级,病情分级与围术期死亡的发生有密切关系,在临床上判断患者对麻醉和手术的耐受情况具有相当重要的参考价值。一般认为Ⅰ~Ⅱ级对麻醉和手术的耐受能力较好,风险较小。Ⅲ级患者的器官功能状况虽尚在代偿范围,但麻醉和手术的风险较大,需做好术前准备,才能耐受麻醉和手术。Ⅳ级患者因器官功能代偿不全,虽然积极做好术前准备,但麻醉和手术的风险仍然很大,围术期的死亡率很高。Ⅴ级为濒临死亡患者,麻醉和手术都异常危险,不宜进行择期手术。手术病人病情分级及麻醉耐受估计见表13-1。

表13-1　手术病人病情分级及麻醉耐受估计

分级	评级依据			麻醉耐受估计
	全身情况	外科病变	重要生命器官	
1	良好	局限,不影响或仅有轻微影响	无器质性病变	良好
2	好	对全身已有一定影响,但易纠正	有早期病变但功能仍处于代偿状态	好
3	较差	对全身已造成明显影响	有明显器质性病变,功能接近失代偿或已有早期代偿	差
4	很差	对全身已有严重影响	有严重器质性病变,功能已失代偿,需经常内科治疗	劣

注:只要符合评级依据相应内容的两项,即可评为该级别。

二、麻醉前准备

麻醉前准备的目的:使患者在生理与心理两方面均处于可能达到的最佳状态,以增强患者对麻醉和手术的耐受能力,提高患者在麻醉中的安全性,避免麻醉意外的发生,减少麻醉相关并发症(表13-2)。

表13-2　手术风险分级及可能导致的围术期心脏不良事件发生率

分级	手术	围术期心脏不良事件发生率/%
高风险手术	急诊大手术、主动脉及大血管手术、外周血管手术、长时间手术(>3h)、可能有大量液体丢失的手术	>5
中风险手术	头颈部手术、腹腔或胸腔手术、矫形手术、前列腺手术	<5
低风险手术	内镜手术、表浅手术、白内障手术、乳腺手术	<1

(一)患者心理准备

应着重解除患者及其家属对麻醉和手术的恐惧、顾虑,增强患者的信心。尊重患者的人格权和知情权,尽量满足患者对麻醉方面的要求。对于精神过度紧张者,应辅以药物配合治疗。

(二)患者生理准备

改善患者的营养状况,纠正紊乱的生理功能,治疗伴随的其他疾病。择期手术患者,术前禁食禁水。肠道和膀胱等手术需要特殊体位的患者,在术前最好做体位适应性锻炼。对急症手术患者,应抓紧时间做充分准备。饱胃而需行全身麻醉的患者,除插入鼻胃管引流排空胃肠减压外,一般采用清醒气管插管。ASA关于手术前禁食禁水指南见表13-3。

表 13-3 ASA 关于手术前禁食禁水指南

人群	清淡液体/h	早餐牛奶/h	非母乳清淡食物/h	煎炸高脂肪食物、肉类/h
婴儿	2	4	6	8
儿童	2	4	6	8
成人	2	6	6	8

（三）术前用药

术前用药包括患者可能因外科疾病或其他系统疾病接受的多种药物治疗。术前为了减轻患者焦虑情绪和减少术后并发症的发生,给予一些常规的术前用药。

1. 并存疾病的治疗　与外科疾病并存的其他疾病,术前应得到控制或病情应处于相对稳定状态。同时考虑某些药物与麻醉药之间的相互作用,因此要决定这些药物在围术期是继续使用,还是调整剂量或是停止使用,或用其他药物代替。例如洋地黄、胰岛素、肾上腺皮质激素,一般需要用到手术当日,但需要对其剂量或用药方式做相应的调整,洋地黄和糖皮质激素改用针剂,胰岛素根据血糖水平调整剂量或给药次数。对一个月以前曾经较长时间用糖皮质激素的患者,为了防止术中发生急性肾上腺皮质功能不全,术前必须恢复使用外源性的糖皮质激素,直到术后若干天。单胺氧化酶抑制剂和三环类抗抑郁药,均可影响麻醉的耐受性,易诱发呼吸和循环意外,故应停用。而对于抗高血压药,治疗心绞痛药等需要根据药物作用的利弊,考虑是否停药。针对这些并存疾病,必要时请专科医师会诊,以协助术前准备,减少围术期并发症的发生。

2. 镇静药和镇痛药　术前给予镇静药和镇痛药的目的是减轻患者焦虑情绪,使患者情绪稳定、合作。减轻由于麻醉操作引起的疼痛和不适,并对一些不良刺激产生遗忘作用。同时可以使麻醉诱导期更加平稳。麻醉医师应细致、耐心地进行术前访视,可明显减少患者对此类药物的需求量。这些药物主要包括苯二氮䓬类、巴比妥类和阿片类药。对于高龄、恶病质、急性中毒、上呼吸道阻塞、严重心肺疾患,这些药物应适当减量或者不用,以免产生不良反应。

3. 抗胆碱药　麻醉前用抗胆碱药的目的是抑制多种腺体分泌,抑制迷走神经反射。由于大多麻醉药都不引起呼吸道内腺体和唾液腺分泌增加,故不作为常规术前用药。常用药物有阿托品和东莨菪碱,在抑制腺体分泌和中枢镇静方面东莨菪碱强于阿托品,而抑制迷走神经方面阿托品强于东莨菪碱。心脏病患者如需使用应选东莨菪碱。两种药均忌用于青光眼患者。

第三节　全身麻醉

一、基本概念

（一）全身麻醉

麻醉药经呼吸道吸入、静脉或肌肉注入人体内,产生中枢神经系统抑制,临床表现为神志消失、全身痛觉丧失、遗忘、反射抑制和一定程度的骨骼肌松弛,称为全身麻醉。其特点是患者意识的消失。基本要求是镇静(遗忘)、镇痛、肌肉松弛、反射抑制。全身麻醉分诱导期、维持期和苏醒期。全身麻醉的方法分吸入、静脉、复合和联合麻醉。

（二）关于吸入麻醉的概念

1. 最低肺泡有效浓度　吸入麻醉药的强度是以最低肺泡有效浓度(minimum alveolar concentration, MAC)来衡量的。MAC 是指某种吸入麻醉药在一个大气压下与纯氧同时吸入时,能使 50% 的患者在切皮时不发生摇头、四肢运动等体动反应时的最低肺泡浓度。MAC 相当于半数有效量,是效价强度,单位是容积%(vol%)。由于它是不同麻醉药的等效价浓度,所以能反映该麻醉药的效能,MAC值越小麻醉效能越强。MAC可以作为临床麻醉深度的参考指标,也可以指导临床吸入麻醉药的使用浓度。

2. 血/气分配系数　指吸入麻醉药在血液中的溶解度,是指在单位容量内,在一定的温度条件下,能使血内麻醉药浓度达到饱和状态的量。溶解度越低,麻醉药越容易离开血液,进入中枢神经系统或返回肺泡排出体外,就越容易控制麻醉的深浅。

3. 油/气分配系数　指吸入麻醉药在橄榄油中的溶解度。油/气分配系数与麻醉药的强度/效能成正比,其系数越高,麻醉强度越大。

(三)静脉麻醉药的输注系统

1. 输注泵　恒速微量输注装置,以ml/h计算。适用于小容量的精确给药,一般用于麻醉效应强、作用时间短的静脉麻醉药的输注。

2. 靶控输注系统　靶控输注系统(target controlled infusion,TCI)是以药代动力学和药效动力学为基础,以血浆或效应室的药物浓度为指标,由计算机控制给药输注速率的变化,根据临床需要调节麻醉、镇静和镇痛深度的静脉输注方法。

(四)常用的肌松监测

主要有单次肌颤搐刺激和四个成串刺激(train of four stimulation,TOF)。TOF是指连续给予四个波宽为0.2ms,频率为2Hz的电刺激,记录肌颤搐强度,给予的电流强度为50~70mA。TOF值用来评价肌松残余程度,决定全身麻醉患者是否可以拔管及拔管后是否需要拮抗。

二、全身麻醉药

(一)吸入麻醉药

吸入麻醉药(inhalation anesthetics)指气态或挥发性的液态麻醉药,经呼吸道进入人体内可产生全身麻醉效应。一般用于麻醉的维持,有时也用于麻醉诱导(表13-4)。

表13-4　常用吸入麻醉药的理化性质

药物名	油/气分配系数	血/气分配系数	体内代谢率/%	MAC/vol%
氧化亚氮	1.4	0.47	0.004	105
恩氟烷	98	1.9	2~5	1.7
异氟烷	98	1.4	0.2	1.15
七氟烷	53.4	0.65	2~3	2.0
地氟烷	18.7	0.42	0.02	6.0

注:MAC为最低肺泡有效浓度。

常用吸入麻醉药有:

1. 氧化亚氮(笑气,N_2O)　血/气分配系数低,毒性小,镇痛效果好,麻醉作用较弱,多与其他吸入麻醉药混合使用。临床使用中必须维持吸入的氧浓度高于30%,停止吸入后需吸纯氧5~10分钟,以免发生缺氧。吸入N_2O后可使体内封闭腔内压升高,因而中耳、肠梗阻等手术患者不宜使用。

2. 恩氟烷(安氟醚)　常用浓度0.5%~2%,2%~5%在体内代谢,代谢产物有肾毒性。深麻醉量,脑电图显示癫痫样发作,故癫痫患者慎用。

3. 异氟烷(异氟醚)　对呼吸道有刺激,故不适合吸入诱导。对外周和冠脉血管有扩张作用,并有冠脉窃血可能。

4. 七氟烷(七氟醚)　有芳香气味,易被患者接受,用于面罩诱导时,呛咳和屏气的发生率很低。吸入后肺泡浓度上升快,麻醉后清醒迅速,苏醒过程平稳,恶心呕吐发生率低。有一定的肌肉松弛作用,能增强并延长非去极化肌松药的肌松作用,故可减少合用的肌松药的用量及给药次数。对循环系统有剂量依赖性的抑制作用,血压随吸入浓度的增加而下降,同时左心室收缩功能降低。临床上七氟烷不增加心肌对儿茶酚胺的敏感性,也很少引起心律失常的发生。

5. 地氟烷(地氟醚) 麻醉性能较弱,几乎全部由肺排出,体内代谢率低,因而肝肾毒性低。血/气分配系数为所有吸入麻醉药中最低,故诱导、苏醒非常迅速。

(二)静脉麻醉药

经静脉注入体内,通过血液循环作用于中枢神经系统而产生全身麻醉作用的药物,称静脉麻醉药(intravenous anesthetics)。其优点为起效快、效能强、患者依从性好、对呼吸道无刺激、无环境污染、药物种类多,可根据患者情况制订用药方案,某些麻醉效应可以逆转。缺点是个体差异大,受肝肾功能的影响,无单一药物能满足麻醉需求。常用的静脉麻醉药有:

1. 丙泊酚(异丙酚) 快速、短效催眠性静脉麻醉药,水乳剂,pH 6～8.5。作用持续时间短,苏醒快而完全,没有兴奋现象。临床用于全身麻醉静脉诱导,静脉持续输注或与其他药物复合应用于麻醉维持。麻醉后恶心、呕吐发生率低,故也是门诊小手术的首选药物。它可以降低颅内压,降低脑血流和脑代谢率。能抑制氧自由基的产生或拮抗其氧化效应,对缺血再灌注损伤有预防和治疗作用。呼吸抑制明显,抑制程度与剂量相关。通过直接抑制心肌收缩和扩张外周血管双重作用使血压明显下降,故禁用于严重循环功能不全的患者。反复注射或静脉持续点滴时体内有蓄积,禁用于高脂血症患者。静脉注射常有疼痛,尤其在手背部小静脉。

2. 依托咪酯 催眠性静脉麻醉药,37℃时 pH 为 4.25,脂肪乳剂。起效快,有遗忘现象,降低颅内压,对心血管系统影响很小,对呼吸系统无明显抑制作用。无镇痛作用,睡眠开始时伴有兴奋现象,所以诱导药中应加阿片类药,对肾上腺皮质功能有抑制作用。注药后有时出现不自主肌阵挛。主要用于麻醉的诱导,适用于心血管麻醉,年老体弱和危重患者。

3. 氯胺酮 选择性阻断痛觉冲动向丘脑和新皮质的传导。兴奋脑干和边缘系统,使患者意识模糊,短暂性记忆缺失,痛觉完全消失,但意识并未完全消失,使意识和感觉分离,称分离麻醉(dissociation anesthesia)。无明显呼吸抑制,用后肺顺应性增加,缓解支气管痉挛,咽喉保护性反射消失,呼吸道分泌物增加。临床应用使血压、眼压、颅内压增高,心率增快,心排血指数和肺动脉压增高,主要是刺激中枢神经系统的缘故。常用于基础麻醉,但须与阿托品合用。

4. 硫喷妥钠 超短效巴比妥类药,脂溶性高,起效快,能降低脑血流、脑代谢和脑耗氧量。麻醉期间不升高颅内压。主要缺点是抑制呼吸中枢,可引起支气管痉挛。临床主要用于麻醉的诱导和短小手术的基础麻醉。

(三)骨骼肌松弛药

骨骼肌松弛药(skeletal muscle relaxant),简称肌松药,能选择性作用于神经肌肉接头,与烟碱型受体(N$_2$ 受体)相结合,暂时阻断神经肌肉之间的兴奋传递,从而产生肌肉松弛作用。根据机制肌松药主要分两类:

1. 去极化肌松药 有类似乙酰胆碱的作用,与受体结合引起膜的去极化,从而引起肌肉的收缩。不为神经肌肉接头处的胆碱酯酶分解,造成持续去极化,使相连肌膜兴奋性丧失。反复用药后,肌膜虽可逐渐复极化,但受体对激动剂开放离子通道的作用不敏感,脱敏感受体的存在使正常功能的受体减少,神经肌肉兴奋传递功能下降,非去极化阻滞增强,称为"脱敏感阻滞"。琥珀胆碱(司可林)是目前临床唯一应用的去极化肌松药,也是目前临床上起效最快,恢复最快的肌松药。它起效时间为 1 分钟,持续时间 5～10 分钟;由血浆胆碱酯酶水解;可引起血钾一过性增高,严重者可致心律失常;肌肉强直收缩可引起眼压、颅内压、胃内压升高,部分患者术后有肌痛;也可致恶性高热的发生。

2. 非去极化肌松药 能与乙酰胆碱竞争神经肌肉接头的 N 胆碱受体,竞争性阻断乙酰胆碱的去极化作用,使骨骼肌松弛。抗胆碱酯酶可拮抗其肌松作用,常用的抗胆碱酯酶是新斯的明,常与阿托品合用,减少其副作用。新的拮抗药 Org 25969 是一种环糊精(cyclodextrin),能够螯合甾类肌松药而使其脱离乙酰胆碱受体,迅速逆转神经肌肉传导阻滞作用。判断神经肌肉功能恢复的标准是 TOF 值≥0.9,如果 TOF 值<0.9,即使患者开始苏醒,仍应进行拮抗。常用非去极化肌松药有:

(1)维库溴铵(万可松):中效肌松药,起效时间为 2~3 分钟,作用持续时间为 25~30 分钟。主要在肝中代谢,代谢产物中 3-羟基化合物肌松作用最强,因此肝功能异常患者代谢时间明显延长。少部分在肾脏代谢,所以肾功能异常患者仍可选用。临床用量对循环影响小,无抗迷走和组胺释放作用,适用于心肌缺血的患者。

(2)罗库溴铵(爱可松):是目前起效最快的非去极化肌松药,插管时间为 1~1.5 分钟,持续 40~50 分钟。主要经肝脏代谢,由尿和胆汁排出,肾衰竭患者可选用。无心血管和组胺释放作用;临床常用剂量对血流动力学影响轻微。

(3)哌库溴铵(阿端):长效肌松药,几乎不代谢,原型经肾排出,少量胆汁排泄。插管时间 5 分钟,持续47~124 分钟。无心血管和组胺释放作用。

(4)阿曲库铵(卡肌宁):2/3 由血浆胆碱酯酶水解,1/3 经霍夫曼消除,适用于肝肾功能不全患者。有组胺释放作用,并与用量有关,表现为皮疹、心动过速、血压下降,甚至支气管痉挛。因此过敏体质和哮喘患者禁用。顺阿曲库铵是构成阿曲库铵消旋混合物的 10 种同分异构体之一,主要经霍夫曼降解,对自主神经系统作用弱,不释放组胺,无心血管兴奋作用。

(四)麻醉性镇痛药

麻醉性镇痛药(narcotic analgesics)是一类主要作用于中枢神经系统,能解除或减轻疼痛并改变对疼痛情绪反应的药物。阿片受体主要分为 μ、δ、κ 受体,按药物与阿片受体的关系分为三类药:

1. 阿片受体激动药 指主要作用于 μ 受体的激动药。其最典型的代表是吗啡,其中临床上应用最广泛的是芬太尼及其衍生物。麻醉性镇痛药主要是指这类药。

(1)吗啡:适用于各种疼痛,但对于持续性钝痛的效果优于间断性锐痛,同时可缓解疼痛和焦虑的情绪;有较强的镇咳作用;对呼吸有显著的抑制,主要表现为呼吸频率减慢、二氧化碳潴留。由于有引起组胺释放和对平滑肌的作用,禁用于哮喘和便秘患者。有扩张阻力血管及容量血管的作用,引起体位性低血压;或继发性脑血管扩张,引起颅内压增高。部分患者用后出现皮肤瘙痒、恶心呕吐。

(2)芬太尼及其衍生物:芬太尼的脂溶性高,易透过血脑屏障,易再分布到体内其他组织,尤其是肌肉和脂肪组织。抑制应激反应良好,对心血管系统影响轻微。在体内可产生蓄积作用,使其作用时间延长。主要在肝转化形成多种无药理活性的代谢物,随尿液和胆汁排出,不到 8% 以原形从尿中排出。舒芬太尼代谢产物去甲舒芬太尼的药理活性为舒芬太尼的 1/10。85% 的阿芬太尼呈非解离状态,而芬太尼仅为9%,因此阿芬太尼起效更快。瑞芬太尼有酯键,可被组织和血浆中非特异性酯酶水解,主要经肾排出,清除率不依赖于肝肾功能。芬太尼类药快速静脉注射可引起胸壁肌肉僵硬而影响通气,反复大剂量给药可引起延迟性呼吸抑制。芬太尼及其衍生物的特点见表 13-5。

表 13-5 芬太尼及其衍生物比较（以芬太尼为 1）

名称	镇痛强度	效价比值	持续时间	合成时间/年
芬太尼	1	1	1（30min）	1959
阿芬太尼	1/3	1/（15~30）	1/4	1980
舒芬太尼	5~10	1	2	1979
瑞芬太尼	2~4	1	1/4	1996

2. 阿片受体激动-拮抗药　主要以喷他佐辛为代表,其效力为吗啡的 1/3,呼吸抑制为其 1/2,成瘾性很小,属非麻醉性镇痛药。大剂量可引起呼吸抑制,血压升高,心率增快。

3. 阿片受体拮抗药　以纳洛酮为代表,它不仅可拮抗吗啡等纯阿片受体激动药,而且可拮抗喷他佐辛等阿片受体激动-拮抗药。纳洛酮本身不良反应少见,但拮抗阿片药后,由于痛觉突然恢复可产生痛敏现象,可导致交感神经过度兴奋。因此临床主张小剂量缓慢给药。

（五）麻醉性辅助用药

目前临床上以神经安定类药和肾上腺素受体激动药使用最多。

1. 咪达唑仑　具有苯二氮䓬类共有的镇静、催眠、顺行性遗忘和抗焦虑、抗惊厥作用。起效快,半衰期短。常与其他麻醉药合用;主要用于全身麻醉的诱导和麻醉辅助性用药;它的特异性受体拮抗剂为氟马西尼。

2. 右美托咪定　选择性 α_2 受体激动剂,具有镇静、镇痛效果,抑制呼吸不明显。用于全身麻醉时,可减少外科手术和其他应激引起的交感神经反应,减少阿片类药的用量。

3. 曲马多　是与阿片受体无关的镇痛药。主要激动 μ 受体和抑制去甲肾上腺素及 5-羟色胺的再摄取而减轻疼痛作用。适用于中、重度急慢性疼痛和外科手术的治疗。

三、全身麻醉的实施和管理

（一）麻醉机

麻醉机是向患者提供氧气、吸入麻醉药及进行呼吸管理的麻醉设备,它是临床麻醉与急救不可缺少的设备。麻醉机其基本结构主要包括供气装置、流量计、蒸发器、通气系统、通气机、监测和报警装置、麻醉残气清除系统、各种附件和接头等。现代麻醉机要求提供的氧气及吸入麻醉药浓度精确、稳定和容易控制。麻醉机具有运送和调节麻醉气体,施行吸入麻醉;辅助和控制患者呼吸功能,便于给氧吸入和呼吸管理;监测和报警等多项功能和多种用途。麻醉机要有高精密度挥发器,所有读数均应准确无误,流量控制应高度精确,在高流量或低流量和温度、压力在一定范围内改变时,麻醉气体的浓度要绝对准确。通气环路系统要科学、符合机体生理功能、阻力低、对手术室空气污染轻,设计上要有安全设备,并配备安全监护仪和报警系统。

（二）麻醉监测

1. 基本生命体征监测　包括心电图、无创袖带血压、脉搏血氧饱和度、尿量、体温和呼吸末二氧化碳分压这些常规监测。这些监测手段主要用来监测患者的一般情况和生命体征的变化。对危重患者还包括有创动脉血压,中心静脉压,对大手术患者还应采用漂浮导管行血流动力学等的监测,对神经、脊柱外科的某些手术需要术中唤醒,给予诱发电位等的监测。

（1）呼吸功能监测:主要是观察呼吸频率、节律、幅度和呼吸道通畅情况。浅而快的呼吸是呼吸功能不全的表现,常使通气量锐减,深而慢的呼吸是麻醉过深以及中枢神经系统缺氧的表现;节律紊乱和幅度改变是麻醉过浅或麻醉过深以及中枢神经系统缺氧的表现;呼吸道梗阻时往往表现为呼吸困难,吸气时胸廓软组织凹陷,辅助呼吸肌用力,出现鼻翼呼吸,甚至全身发绀,这些都会引起低氧血症和二氧化碳分压改变。呼吸功能监测主要用以下指标进行观测:①潮气量、每分通气量、呼吸频率、节律、气道压力的改变;②脉搏血氧饱和度;③呼气末二氧化碳浓度的监测,呼气末二氧化碳分压监测可同时反映机体代谢、循环及呼吸通气功能,在临床麻醉中运用越来越普遍;④动脉血气分析。

（2）循环功能监测:主要包括脉搏、心率及其强弱和节律变化;血压、脉压和有创动脉压;心电图;每小时尿量和中心脉压等。在麻醉过程中患者出现血压下降,脉搏增速,脉压减小,尿量减少,结合全身皮色苍白,是休克的表现。可能由于手术出血较多而未及时补充、严重的手术刺激、脱水或严重的全身感染等原因所造成。出现颈静脉怒张,听诊时肺部出现啰音,触诊时发现肝大、中心静脉压急剧升高,是心衰的表现。麻醉过深或麻醉加深时都可使循环系统受抑制。手术刺激致神经反射引起的血压下降,常伴有心动过缓。心电图监测可以观察心脏的电生理活动情况,它对监测心律失常、心脏传导异常、心肌供血及是否有心肌梗死,评价麻醉药对心肌的影响,观察某些心脏药物的疗效和副作用,以及显示电解质钾、钙、镁等都很有参考价值。可以在临床观察尚未觉察出现某些变化前已出现异常,从而及时处理。

2. 麻醉深度监测　全身麻醉过深或过浅对患者都不利,随着"术中知晓"日益被人关注,麻醉深度的监测也越来越被重视。主要包括脑电双频指数(bispectral index,BIS)、脑干听觉诱发电位(brainstem auditory evoked potential,BAEP)、体感诱发电位(somatosensory evoked potential,SEP)等。

(1) BIS:BIS 指测定脑电图线性成分(频率和功率),分析成分波之间的非线性关系(位相和谐波),把能代表不同镇静水平的各种脑电信号挑选出来,进行标准化和数字化处理,最后转化为一种简单的量化指标。是目前以脑电来判断镇静水平和监测麻醉深度较为准确的一种方法。BIS 值为 100 代表清醒状态,0 代表完全无脑电活动状态(大脑皮质抑制),一般认为 BIS 值在 85~100 为正常状态、65~85 为镇静状态、40~65 为麻醉状态、低于 40 可能呈现爆发抑制。

(2) BAEP:是一项脑干受损较为敏感的客观指标,是由声刺激引起的神经冲动在脑干听觉传导通路上的电活动,能客观敏感地反映中枢神经系统的功能,记录的是听觉传导通路中的神经电位活动,反映耳蜗至脑干相关结构的功能状况,凡是累及听通道的任何病变或损伤都会影响 BAEP。往往脑干轻微受损而临床无症状和体征时,BAEP 已有改变。

相关链接

熵 指 数

大脑是静脉麻醉剂和吸入麻醉剂作用的靶器官,全身麻醉导致的意识消失与大脑皮层有关,大脑中的血药浓度决定了麻醉的深浅。大脑是一个复杂的非线性动力学系统,需要一种非线性分析方法对脑电图(electroencephalogram,EEG)信号进行分析解读。熵指数监测仪就是用非线性分析法分析 EEG,通过贴在病人前额的 3 个电极传感器采集原始 EEG 和额肌电图信号,利用频谱熵运算程序和熵运算公式量化麻醉深度的一种监测手段。熵指数不同于其他麻醉深度监测方式的一点是在其算法中加入了额肌电信号(frontal electro-myogram,FEMG),熵模块包括反应熵(reaction entropy,RE)和状态熵(state entropy,SE)。SE 只包括 EEG 信息,而 RE 除了 EEG 还包括额肌熵信息。

SE 主要反映病人皮层状态,可分析计算低频率脑电信号(0.8~32Hz);RE 整合了 SE 和额肌熵,主要反映皮层下状态,可分析计算较高频率(0.8~47Hz)的熵值,包括脑电信号频段(0.8~32Hz)和额肌电信号频段(32~47Hz)。熵指数对肌电干扰的敏感性高,额面部肌肉对肌松剂敏感性差,当麻醉减浅时,额肌会因伤害性刺激产生收缩活动,RE 能马上反映出额肌电复杂性增加的变化。RE 和 SE 的范围分别为 0~100Hz 和 0~91Hz。当 RE 和 SE 的差值大于 10 的时候,提示肌电活动增加,镇痛不足;二者差值缩小,提示镇静,镇痛水平增加。

(三) 简易气道管理

1. 托下颌法　在需要对患者进行气道管理时,操作者双手示指放在患者的下颌角处,向前向上将下颌角提起,从而将患者的气道打开,以便通气。这时患者的下牙槽平面高于上牙槽平面。

2. 托下颌面罩给氧法　分单手法和双手法。双手法在托下颌法的基础上,中指置于颏部同侧下颌支下,辅助向上提下颌。面罩与患者面部吻合好,拇指和示指张开,置于面罩同侧两边,向下用力将面罩扣紧于面部,由助手捏皮球给氧辅助呼吸。单手法适用于熟练操作者。

3. 口咽通气道　主要用于昏迷或全身麻醉拔管后神志不清的患者,用来防止舌根后坠,以免堵塞气道,从而保持呼吸道通畅。口咽通气道有多种型号,大小不等。使用时根据测量嘴角到耳后下颌角连线的长度选择型号。放置时将其内口接近口咽后壁时,再旋转180°成正位,借患者呼吸顺势向下送去,至合适位置。

（四）全身麻醉的实施

主要包括麻醉诱导与麻醉维持。

1. 麻醉诱导 全身麻醉诱导（induction of general anesthesia）是指患者经静脉或吸入方式接受全身麻醉药后,从清醒到神志消失,进入全身麻醉状态,最后达到手术要求的全过程。全身麻醉诱导的方式有:①快诱导方式,包括单纯静脉、单纯吸入和静吸复合方式诱导;②慢诱导方式指以静脉诱导为主,适于饱食、气道不畅、插管困难的患者;③特殊方式的诱导包括清醒插管和静脉基础诱导等。麻醉诱导主要的方法是吸入诱导法和静脉诱导法。麻醉诱导是麻醉实施过程中最关键步骤,在这期间患者从清醒状态直接进入可手术操作状态,全身生理功能发生巨大变化,因此在这期间应密切注视患者的生命体征变化,并根据病情需要及时调整。

（1）吸入诱导法:将麻醉面罩紧扣于患者口鼻部,以5~8L的新鲜气流通过麻醉蒸发器并逐渐增加麻醉药的浓度,待患者神志消失后,再静脉注射肌松药,进行气管插管。用于吸入诱导的麻醉药应对呼吸道无刺激性,起效快,因此常常选用七氟醚为诱导药。

（2）静脉诱导法:将静脉麻醉药注入体内,进入全身麻醉状态的一种方法。相对吸入诱导法来说,静脉诱导迅速,患者相对舒适,也无环境污染。但是静脉麻醉临床分期相对不明显,对循环的干扰较大。诱导前先以纯氧吸入数分钟,去氮以及增加氧的储备。根据患者的实际情况选择适合的麻醉药,密切注意意识、呼吸和循环的变化。待神志消失后注入肌松药,等肌肉松弛后进行气管插管。

2. 麻醉维持 根据手术的需要维持相应的麻醉深度,在提供良好手术条件的同时,维持呼吸、循环及内环境的稳定,并及时处理术中出现的各种反应及并发症。

（1）吸入麻醉维持:通过麻醉机,经呼吸道吸入一定浓度的吸入麻醉药以维持适当的麻醉深度。目前临床常用的吸入麻醉药是异氟烷、七氟醚和地氟醚。由于这些药物麻醉性能强,高浓度吸入可使患者意识、痛觉消失,因此能单独用于麻醉维持。但是吸入浓度越高,对生理的影响越大,且很难达到满意的肌松条件,因此临床上常常与肌松药合用,但是要注意两者可能起协同作用,因此要注意麻醉药物的过量。

（2）静脉麻醉维持:全身麻醉诱导后经静脉给药维持适当的麻醉深度的方法称静脉麻醉维持。如果是用静脉诱导后再用静脉维持,称全凭静脉麻醉（total intravenous anesthesia,TIVA）。由于药物受自身一些局限性的影响,静脉全身麻醉药使用一度受到限制,但随着 TCI 技术的发展,部分解决了药物蓄积、苏醒延迟和术中知晓及对血流动力学影响等问题,因此 TIVA 的应用越来越广泛。目前所用的静脉麻醉药中,除了氯胺酮外,多数属于镇静催眠药,缺乏良好的镇痛作用。因此在麻醉的维持中多选用几种药物的复合维持,最典型的组合就是异丙酚和瑞芬太尼 TCI 联合使用,间断加肌松药做静脉维持。

（3）复合全身麻醉维持:指两种或两种以上麻醉方法复合应用,彼此取长补短,以达到最佳的临床麻醉效果。例如全身麻醉提供镇静和肌松,复合硬膜外阻滞良好的术中、术后镇痛,不但减少了全身麻醉药的用量,使患者苏醒迅速,同时也提供了术后镇痛,促进患者的早日康复。但要注意药物的蓄积作用。

（五）麻醉期间的管理

麻醉期间的管理最主要的是呼吸与循环的管理。

1. 麻醉期间呼吸的管理 在全身麻醉过程中,除人为因素与机械故障外,缺氧是麻醉意外及并发症发生的首要原因。而对呼吸的管理是保证氧输送的重要环节。呼吸的管理首先要做好术前准备,比如术前戒烟、控制肺部感染、加强呼吸功能锻炼等。麻醉本身可能对肺功能产生影响。主要表现为:①全身麻醉降低肺容量;②吸入麻药和某些静脉麻醉药减弱患者对低氧和高二氧化碳通气的反应,导致术后肺不张和低氧血症的发生;③麻醉维持过程中,正压通气加重患者肺部的通气/血流比例失调;④手术体位影响患者的通气量,某些手术操作影响患者肺部的顺应性。因此在全身麻醉过程中需要注意:监测各种呼吸参数,其中主要包括潮气量、呼吸频率、平均气道压、呼气末二氧化碳浓度及血氧饱和度,并随时调整;出现各参数异常,及时寻找原因,对因处理;保持呼吸道畅通,及时吸除分泌物;当患者呼吸恢复时,及时追加肌松药。

2. 麻醉期间循环的管理　麻醉和手术过程中,手术不同的操作带来的不良刺激需要不同的麻醉深度与之相适应,再加上各种麻醉药物对机体的不同影响,均会造成循环功能的不稳定。而循环的波动易导致各类并发症的发生,严重者会危及患者的生命。因此良好的围麻醉期管理、稳定的血流动力学以及充分的脏器灌注是患者术后迅速康复的重要保证。麻醉期间循环功能不稳定主要由以下几方面引起:患者自身的状况,包括年龄、营养状况以及本身存在的系统病变;麻醉药物对循环的抑制和麻醉操作(比如气管插管)对循环系统的影响;手术的不良刺激,包括内脏的牵拉、骨膜的剥离等,都会对循环产生影响;还有术中的输血、输液反应,过敏反应等。因此麻醉医师应根据具体情况,提前做好血流动力学的监测和各种抢救的准备工作,严密观察患者病情变化和手术步骤,力争将可能发生的风险降到最低。

(六)麻醉的苏醒

麻醉苏醒是指手术结束后,停止用麻醉药物,使患者从麻醉状态到意识恢复的这一阶段,也是麻醉管理的重要组成部分。由于个体对麻醉药物的反应不同,加之手术情况千变万化,术中维持麻醉状况所用药物总量多少不一,因此麻醉苏醒阶段所需的时间很难估计。与麻醉诱导期相比,苏醒期时间更长,尤其是疼痛、气管导管、导尿管、引流管等引起的刺激,在苏醒期患者容易出现躁动,血流动力学波动可能比较大,也可能出现苏醒延迟等。临床上根据所用药物及其药代动力学特点,加上一些临床上观察苏醒指标,比如神志、潮气量、呼吸频率变化、肌张力变化以及一些常用的麻醉深度监测指标和肌松监测手段,给予相应的拮抗处理,尽量维持苏醒期的平稳。

四、并发症及其处理

(一)反流、误吸和吸入性肺炎

全身麻醉过程中因患者神志消失,咽喉部吞咽呛咳等保护性反射减弱或消失,加之吗啡、肌松药等全身麻醉药的运用,导致贲门括约肌松弛,可能出现胃内容物的反流。胃内容物的反流一方面由于误吸,导致下呼吸道梗阻,其死亡率高达50%以上;另一方面吸入肺内,导致吸入性肺炎,严重者危及生命。研究表明吸入性肺炎后,肺损伤的严重程度与胃液的 pH 相关,pH 越低,肺损伤越重。饱食急诊手术患者、妊娠妇女、肥胖、糖尿病自主神经病变、贲门失弛症、胃排空延迟者均为这类并发症的高危人群。主要预防措施包括术前严格禁食禁饮,H_2 受体阻滞剂可抑制胃酸分泌,减轻误吸时的肺损伤。对于饱胃与肠梗阻等需要急诊手术的患者,术前胃肠减压,并考虑清醒插管,或是快速诱导气管插管。

(二)呼吸道梗阻

包括上呼吸道梗阻与下呼吸道梗阻。上呼吸道梗阻包括舌根后坠、口腔分泌物或异物阻塞、喉头水肿或喉痉挛。下呼吸道阻塞包括分泌物或呕吐物阻塞气管支气管,或是发生支气管痉挛。发生呼吸道梗阻时,未插管患者表现喉鸣音、"三凹征"等,插管患者出现气道阻力增高。舌后坠时可将头后仰、托起下颌、置入口咽或鼻咽通气道,同时清除咽喉部的分泌物及异物,即可解除梗阻。梗阻的另一常见原因是喉痉挛,常在浅麻醉下或缺氧时刺激喉头而诱发。喉痉挛时,患者表现呼吸困难,吸气时有鸡鸣声,可因缺氧而发绀。轻度喉痉挛者经加压给氧即可解除,严重者可静注琥珀胆碱 25~50mg 后行气管内插管。为预防喉痉挛的发生,应避免在浅麻醉时刺激喉头。

(三)通气不足低氧血症

全身麻醉期间和麻醉后都有可能发生通气不足,主要表现为二氧化碳潴留和/或低氧血症。主要原因有:①麻醉药的残余作用;②全身麻醉后由于痰液等分泌物阻塞气道;③体内二氧化碳产生过多,如腹腔镜手术中使用的人工气腹;④肥胖胸腹手术后敷料的包裹和疼痛等原因限制了通气;⑤颅脑手术本身的创伤。无明显通气功能障碍的低氧血症主要是由于以下原因引起:肺内分流增加,导致通气/血流比例失调;或由于肺水肿,肺毛细血管通透性增加。

（四）急性肺不张

全身麻醉过程容易引起肺不张，小区域的肺不张一般无临床症状，大面积的肺不张易引起呼吸困难、低氧血症、急性循环功能障碍。其发生机制主要包括：全身麻醉和机械通气使功能残气量减小，说明肺泡缩小或陷闭；小气道早期闭合使其远侧气体吸收；肺泡表面活性物质丧失。危险因素主要有：①术前急慢性呼吸道感染或梗阻；②高龄；③吸烟或肥胖；④术前有呼吸肌运动障碍或受限；⑤手术操作和术后疼痛刺激。处理的措施主要有：鼓励患者咳嗽咳痰；纤维支气管镜检查，明确病因，对症处理；存在明显低氧血症时，给予正压通气；抗感染治疗和雾化吸入等对症治疗。

（五）张力性气胸

张力性气胸是由于手术和麻醉操作失误造成，比如：气管插管损伤咽后壁，颈内静脉穿刺、臂神经丛阻滞等伤及胸膜及肺组织等，再加上观察与处理不及时引起张力性气胸。根据气体进入胸腔的速度，积存气量的多少和肺受压的程度不同，临床表现不一，1/5 肺受压即出现临床症状。临床表现为：呼吸困难、发绀、呼吸音低或消失、皮下气肿，严重者出现心动过速甚至休克。胸部 X 线片显示肺压缩。对张力性气胸应进行紧急处理，除了给予必要的呼吸循环支持外，应在无菌条件下，用粗针头在第 2 或第 3 肋间隙进行抽气，必要时行胸腔闭式引流。

（六）急性心肌梗死

麻醉期间和术后发生的心肌梗死，多与术前患者有冠心病病史或潜在性的冠脉供血不足有关。加上术前患者精神的紧张，麻醉手术的应激反应，进一步增加心肌耗氧量，使耗氧与供氧间失衡。对这类患者术中的预防主要是力求心肌氧供需平衡，在降低氧耗包括降低血压、减慢心率的同时，还要提高氧供，例如纠正贫血等，并且改善和维持满意的血流动力学。对心肌梗死后的择期手术患者，延迟至 4~6 个月后进行手术。

（七）脑血管意外

全身麻醉下发生的脑血管意外，一般是在麻醉后发生苏醒延迟、意识障碍，或是出现相关功能区受损体征时才引起临床上关注。发生脑血管意外的患者，术前都存在或是潜在性地存在脑血管疾病，术中意外地发生了脑卒中。脑卒中有 80% 是缺血性脑卒中，其危险因素包括动脉粥样硬化、各种栓子、血管炎以及血液高凝状态。出血性脑卒中的危险因素有动脉瘤、脑血管畸形、高血压性动脉硬化。高血压是脑卒中最危险的因素，收缩压升高可能是脑卒中发生的直接原因，因此术前控制患者的血压相当重要。对患者的预后，控制高血压、保持大脑的灌注、维持血流动力学的相对稳定均十分重要。

（八）全身麻醉后苏醒延迟

全身麻醉停止给药后，患者一般在 60~90 分钟内清醒，指令动作、定向能力和术前记忆得以恢复。大于 2 小时患者仍未苏醒，即可认为苏醒延迟。苏醒延迟的原因主要有以下几个方面：①麻醉药物过量，包括单位时间内过量，总量过大，以及由于患者个体差异过大导致的麻醉药物相对过量；②肝肾功能障碍导致药物代谢及排泄延迟；③术中长时间低血压；④贫血；⑤糖代谢紊乱，如低血糖昏迷、糖尿病酮症酸中毒、非酮症性高渗性昏迷；⑥严重水电解质紊乱；⑦脑疾患。无论哪种原因引起的苏醒延迟，首先要保持呼吸道通畅和血流动力学的稳定，充分给氧，加强监测；必要时给予拮抗药；纠正代谢紊乱和处理并发症。

（九）躁动

全身麻醉恢复期大多数患者呈安静、嗜睡状态，但有部分患者出现不能控制的烦躁不安。引起术后躁动的主要原因如下：①有神经和精神疾病患者；②低氧血症、高碳酸血症；③胃胀气，尿管、引流管的刺激；④某些影响精神或情绪的全身麻醉药物的应用，如氯胺酮、吸入麻醉药等；⑤镇痛不全。预防和处理方法：①维持合适的麻醉深度，手术结束前给予充分的镇痛；②避免不良刺激，包括引流管和导尿管；③防止低氧血症和高碳酸血症的发生；④防止患者因术后躁动引起的自身伤害；⑤必要时适当应用镇静药和镇痛药。

（十）术后恶心呕吐

术后恶心呕吐（postoperative nausea and vomiting，PONV）是全身麻醉的常见并发症，其发生率为 0～30%。严重的 PONV 可致伤口裂开、切口疝、吸入性肺炎，甚至严重的水电解质酸碱平衡紊乱，明显影响预后和延长住院时间。

术后恶心呕吐发生的危险因素有：①年轻女性、非吸烟者、有 PONV 史和晕动病史、早期妊娠、糖尿病患者；②肥胖、过度焦虑；③麻醉药的使用，尤其是阿片类药；④手术方式与方法：手术时间长，腹腔镜手术、中耳手术等明显增加 PONV 的发生。常用的预防与治疗 PONV 的药物有胃动力药、抗组胺药，目前临床上应用最广泛的是 5-羟色胺受体拮抗剂。

第四节　局部麻醉

局部麻醉（local anesthesia）是患者在清醒的状态下，将局麻药用于身体的局部，使机体某一部分的感觉传导功能暂时被阻断，而运动功能保持完好或有程度不等的阻断。这种阻滞应是完全可逆，对组织无明显损害。局部麻醉的优点在于操作简便，安全性高，患者清醒，并发症较少，对生理功能的影响较全身麻醉明显小。

常见的局部麻醉有表面麻醉、局部浸润麻醉、区域阻滞麻醉和神经阻滞麻醉，其中神经阻滞麻醉又分为神经干阻滞、硬膜外阻滞和蛛网膜下腔阻滞。

一、表面麻醉

表面麻醉指渗透作用强的局麻药经与局部黏膜接触，透过黏膜阻滞浅表神经末梢，从而让患者局部处于无痛状态。眼、鼻、咽喉、气管、尿道等的局部浅表手术或内镜检查选用此种方法。常用的药物为 2% 的丁卡因或 2%～4% 的利多卡因。

二、局部浸润麻醉

局部浸润麻醉指沿手术切口线，分层注射局部麻醉药，阻滞局部神经末梢。基本操作方法：先在手术切口线一端进针，针的斜面向下刺入皮内，注药后形成皮丘。将针拔出，在第一个皮丘的边缘再进针，如上操作形成第二个皮丘，如此在切口线上形成皮丘带。再经皮丘向皮下组织注射局麻药。目前临床上常用的药物为 1% 的利多卡因。

实施局部浸润麻醉需要注意：①注射局麻药要深入下层组织，逐层浸润；②穿刺针进针应缓慢，改变方向时应退至皮下，避免针杆弯曲；③每次注药前应回抽，以免注入血管；④每次注药不能超过极量，以免引起局麻药毒性反应；⑤感染和癌肿部位不能注射。

三、区域阻滞麻醉

区域阻滞麻醉指围绕手术区域，在其四周和底部注射局麻药，以阻滞进入手术区域的神经干和神经末梢。区域阻滞的操作要点同局部浸润麻醉。主要的优点在于避免穿刺病理组织，适用于门诊小手术和健康情况较差的虚弱者和高龄患者。

四、神经阻滞麻醉

神经阻滞麻醉指在神经丛、干、节周围注射局部麻醉药，阻滞其神经冲动传导，使这些神经支配区域产生麻醉作用，称为神经阻滞。操作者必须熟悉操作部位的解剖结构以及周围的血管、神经走向，以免因操作不当造成严重并发症。临床麻醉中常用的神经阻滞麻醉有颈神经丛阻滞、臂神经丛阻滞、坐骨神经阻滞、腰神经丛阻滞、股神经阻滞等。下面主要介绍颈神经丛阻滞和臂神经丛阻滞。

（一）颈神经丛阻滞

1. 适应证　适用于颈部的手术,如甲状腺切除术、颈部肿块切除等。对于难以保持上呼吸道通畅者禁用颈神经丛阻滞。颈神经丛阻滞分颈深丛阻滞和颈浅丛阻滞。双侧深丛阻滞时,如果同时阻滞了双侧喉返神经,甚至膈神经,会使声带处于闭合位导致严重的呼吸困难,故不推荐使用。原发性甲亢、颈部巨大肿块且有气管压迫、气管移位者、呼吸道难以保持通畅,颈椎病,呼吸功能不全者视为禁忌。精神极度紧张不合作者、小儿及年龄过大者(>75岁)也不宜选用。

2. 操作方法

(1)颈深丛阻滞:患者去枕平卧,头偏向对侧,双上肢自然平放于身体两侧。麻醉医师站在患侧,嘱患者做抬头运动,显露胸锁乳突肌,定其后缘中点或后缘与颈外静脉交叉点为第四颈椎横突穿刺点。乳突尖下方1.5cm与胸锁乳突肌后缘交叉点为第二颈椎横突穿刺点,第二颈椎横突与第四颈椎横突连线中点即为第三颈椎横突穿刺点,每点注药3~4ml。

(2)颈浅丛阻滞:左手示指或拇、示指固定皮肤,右手持针头在第四颈椎横突点垂直皮肤进针,遇有轻度筋膜脱空感,即达胸锁乳突肌的肌膜下,回抽无血,注药8~10ml局麻药。

(3)改良一点法颈深丛阻滞:目前临床上常用,即在第四颈椎横突穿刺,回抽无血或液体,注药6~8ml,达到同样效果。

3. 意外与并发症的预防与处理

(1)局麻药中毒反应:多因误入血管所致,因颈部血管丰富,药物吸收迅速。因此注药前、中、后都应回抽,并严格掌握药物浓度、容量、注药速度。一旦出现症状,立即停止注药,吸氧,必要时面罩加压供氧,危重患者行气管插管机械通气。烦躁者用咪达唑仑2~3mg静脉注射。抽搐者用异丙酚缓慢注射,直至抽搐停止,必要时用肌松药,维持循环稳定,加快输液,合并低血压给予血管收缩药。

(2)全脊麻与高位硬膜外腔阻滞:可因局麻药液误入蛛网膜下腔或硬脊膜外腔所致。深丛阻滞时,若针深已超过3~3.5cm仍未触及横突,不应贸然继续进针,应重新判定穿刺点的位置,进针方向角度是否有误或体位变动。一旦发生全脊麻或高位硬膜外阻滞症状立即支持呼吸与循环,面罩加压供氧,呼吸停止者立即气管插管、机械通气,合并低血压则加快输液及应用血管收缩药。

(3)霍纳综合征:因颈交感神经阻滞引起患侧瞳孔缩小、眼球内陷、上睑下垂及患侧面部无汗的综合征。药物代谢后症状自行消退,不需要特殊处理。

(4)喉返神经阻滞、膈神经麻痹:前者出现声音嘶哑或失声,轻度呼吸困难,短时间可自行恢复。后者系膈神经受累及,出现胸闷呼吸困难,吸氧可缓解。行双侧深、浅丛阻滞,容易出现以上并发症,因此,原则上应避免同时行双侧深、浅丛阻滞,尤其是三点法(第二、三、四颈椎横突阻滞)。

（二）臂神经丛阻滞

臂神经丛阻滞(brachial plexus block)临床上主要用于上肢和肩关节手术。分为三种方法:肌间沟阻滞、锁骨上阻滞和腋路阻滞。臂丛神经是由第五至第八颈神经前支和第一胸神经前支的大部分组成,行于锁骨下动脉的后方,经锁骨后方进入腋窝,臂丛神经的分支分布于胸上肢肌、上肢带肌、背部浅肌(除斜方肌以外的所有肌肉)以及上臂、前臂、手部的肌肉、关节、骨骼和皮肤。临床上主要根据解剖位置进行定位阻滞,近几年来神经刺激仪的应用大大提高了臂神经丛阻滞的成功率,并且减少了并发症的发生。

1. 臂神经丛阻滞的优点

(1)对患者生理影响小。

(2)血流动力学稳定。

(3)有效地阻断了各种不良的神经反射,预防手术不良应激反应。

(4)便于术后早期康复和功能锻炼。

(5)术后镇痛。

2. 臂神经丛阻滞的方法

（1）肌间沟阻滞：是肩部和上臂手术的首选麻醉方法。患者去枕仰卧，头偏向对侧，手臂贴于身旁，手尽量下垂以暴露颈部。首先确定肌间沟的位置，令患者略抬头，以显露胸锁乳突肌的锁骨头，用手指在其后缘向外滑动，可摸到一条小肌肉即为前斜角肌，以及它和中斜角肌之间的凹陷即肌间沟。肌间沟上小下大，呈倒三角形，用手指沿沟下摸，可触及锁骨下动脉，自环状软骨水平与肌间沟交点为穿刺点，此处相当于第六颈椎水平。垂直皮肤进针刺破椎前筋膜时可有突破感，然后针向脚方向进针少许，接近臂丛神经时患者诉手臂麻木、酸胀或异感。回抽无血和脑脊液，注入 25～30ml 局麻药。

（2）锁骨上阻滞：定位同肌间沟阻滞，肩下垫一薄枕，麻醉者站在患者头端，确定锁骨中点，在锁骨中点上方 1～1.5cm 进针，并向后、内、下方向推进。当患者有放射到手指、腕或前臂的异感时，停止进针，回抽无空气或血，即可将注射器内的药液推入，若患者无异感，针尖深入 1～2cm 时可触及肋骨，可沿第一肋骨纵轴前后搜索，直至引出异感。由于臂丛神经干在此处最粗大，故阻滞完全，但易出现气胸、血肿等并发症。

（3）腋路阻滞：以手、腕和前臂尺侧部手术为首选。患者仰卧头偏向对侧，剃去腋毛，患肢外展 90°，肘屈曲，前臂外旋，手背贴床且靠近头部呈行军礼状。麻醉者站在患侧，充分暴露腋窝，在胸大肌下缘和臂内侧缘相接处摸到腋动脉搏动，以搏动最高点作穿刺点，与动脉呈 10°～20° 角刺入皮肤，然后缓慢进针直至刺破鞘膜的落空感。注射器回抽无血后，注入局麻醉药 20～40ml。每注入 5ml 应回抽一次，此法易产生局麻药毒性反应。

3. 臂神经丛阻滞的常见并发症

（1）局麻药毒性反应。

（2）肌间沟和锁骨上阻滞可出现膈神经麻痹、喉返神经麻痹，星状神经节阻滞造成的霍纳综合征。

（3）肌间沟阻滞可出现高位硬膜外阻滞或全脊麻。

（4）锁骨上阻滞可出现气胸。

（三）可视化技术在神经阻滞中的应用

传统的神经阻滞主要借助于局部体表解剖标志、动脉搏动、针刺异感及神经刺激仪来寻找神经所处的位置。近年来超声技术的发展使神经阻滞的方式发生根本性变革，麻醉医师已经能够通过超声成像技术直接观察神经及周围的结构，在实时超声引导下直接穿刺到达目标神经周围，实施精确的神经阻滞。同时还可通过超声观察局麻药的注射过程，从而保证局麻药均匀地扩散到所需阻滞的神经周围。超声引导下神经阻滞可精确定位神经的位置，提高了阻滞的成功率，降低了麻醉的并发症，减少了麻醉的用药量。

第五节　椎管内麻醉

椎管内麻醉包括硬膜外阻滞和蛛网膜下腔阻滞，其中硬膜外阻滞还包括骶管阻滞。蛛网膜下腔联合硬膜外阻滞（CSE）是取两者的优点，在临床麻醉中应用日趋增多。

一、硬膜外阻滞

硬膜外阻滞分单次给药法和硬膜外置管连续给药法。单次给药法因易发生严重并发症和麻醉意外已很少应用。硬膜外置管连续给药法是在单次少量给药的基础上，根据手术和病情需要少量、多次给药，以满足手术需要，减少并发症的发生，同时可使麻醉时间延长。因此连续硬膜外置管连续给药已经成为临床上常用的麻醉方法。

（一）适应证和禁忌证

1. 适应证　硬膜外阻滞主要用于胸腹部、盆腔和下肢的手术以及术后镇痛，癌性疼痛的治疗和无痛分娩。

2. 禁忌证 绝对禁忌证包括严重休克、穿刺部位感染、凝血机制异常。相对禁忌证包括严重贫血、高血压及心脏代偿功能不良。

（二）穿刺技术

1. 穿刺体位及穿刺部位 穿刺体位有侧卧位与坐位，一般选择侧卧位。穿刺部位根据手术部位而定。一般胸部手术在 $T_4 \sim T_8$；上腹部手术在 $T_8 \sim T_{10}$ 棘突间隙；中腹部手术在 $T_9 \sim T_{11}$ 棘突间隙；下腹部手术在 $T_{12} \sim L_2$ 棘突间隙；下肢手术选择 $L_3 \sim L_4$ 棘突间隙。

2. 穿刺方法 有直入法和侧入法两种。胸椎的中下段棘突呈叠瓦状，间隙狭窄，大部分上腹部手术常常选用侧入法，容易穿刺成功。老年人棘上韧带钙化，脊柱弯曲受限者也一般选用侧入法。直入法与侧入法的穿刺与蛛网膜下腔阻滞相同，针尖所经的组织层次也与蛛网膜下腔阻滞时一样，如穿透黄韧带有阻力突然消失感，即提示已进入硬膜外间隙。

穿刺针突破黄韧带后，根据阻力突然消失、负压出现以及回抽无脑脊液等现象，即可判断穿刺针已进入硬膜外间隙。临床上一般穿刺针到达黄韧带时，即感觉阻力增大且有韧感，此时将针芯取出，后衔接一装有生理盐水的 5ml 玻璃注射器，此后边进针边回抽注射器及试探阻力，一旦突破黄韧带阻力消失，犹如"落空感"，表示针尖已经进入硬膜外间隙。临床上有多种方法可以试验是否在硬膜外间隙，包括阻力消失法、负压测定，还有一些辅助方法，如气泡外溢试验、波动试验、插硬膜外导管试验、注药试验等。

确定针尖已经进入硬膜外间隙后，即可经穿刺针置入硬膜外导管。一般插入硬膜外腔的深度为 3cm，然后右手向里置管，同时左手向外退针，直至将针退至皮肤。在退针过程中不要随意改变针头斜面的方向，以防在退针时将导管隔断。针拔出后，调整好硬膜外导管在硬膜外腔的长度，然后连接注射器，回抽无血和脑脊液，就可以固定导管。置管过程中，如患者出现异感或肢体弹跳，提示导管可能偏于一侧而刺激脊神经根，为避免脊神经根受损，应退出重新穿刺置管。如需要退管重插时，应将穿刺针一起拔出，否则导管退出时遇针口斜面会被割断。遇到导管内有血性物质流出，如反复冲洗后还有血性物质，应拔出导管，换另一间隙重新穿刺。

（三）常用药物

理想的硬膜外阻滞药物应该具备弥散性强、穿透性好、毒性低且起效时间短、维持时间长等特点。临床上常用的局麻药有利多卡因、罗哌卡因及丁哌卡因。鉴于丁哌卡因有可能出现心脏毒性，目前临床上应用已经越来越少。

1. 利多卡因 为酰胺类局麻药，起效快，用药后 5~10 分钟发挥作用，在组织内渗透扩散能力强，阻滞完善，效果好。常用 1%~2% 浓度，作用持续时间为 1~1.5 小时，成年人一次的最大用量为 400mg。

2. 罗哌卡因 罗哌卡因是单一对应结构体长效酰胺类局麻药，它与其他局麻药的主要区别在于，它对运动神经的阻滞作用与药物浓度有关，浓度为 0.2% 对感觉神经阻滞较好，但几乎无运动神经阻滞作用；浓度为 0.75% 则产生较好的运动神经阻滞作用。鉴于罗哌卡因这种感觉-运动分离的特点，临床上常用它来做术后镇痛以及无痛分娩。硬膜外常用浓度为 0.75%，一次最大剂量为 200mg，浓度 0.2% 用于术后镇痛或分娩镇痛。决定硬膜外阻滞范围的最主要因素是药物容量，而决定阻滞深度及作用时间的是药物浓度。根据不同的手术要求以及选择穿刺间隙的不同，对局麻药浓度做相应的调整。以利多卡因为例，上腹部手术，因为浓度过高会引起膈肌麻痹，常选用 1%~1.3% 的浓度。而对于下腹部手术，为了使肌肉松弛，常用 1.5%~2% 的浓度。穿刺成功后常注入 2% 的利多卡因 3~5ml 作试验剂量，目的在于排除导管置入蛛网膜下腔可能；此外根据试验剂量所阻滞的平面范围及其血流动力学的波动，可以粗略估算患者对局麻药的耐受性，同时也可以指导后续的用药。观察 5~10 分钟无蛛网膜下腔阻滞的迹象，再分次给予 3~5ml 局麻药，直至满足手术需要的麻醉平面。如果术中需要追加局麻药一般给予首次剂量的 1/3~1/2，直到手术结束为止。

（四）麻醉管理

一般硬膜外注射局麻药后 5~10 分钟,在穿刺部位上、下 2~3 节段所支配的皮肤会出现感觉的迟钝,20 分钟后麻醉效果基本完全,麻醉平面也趋于稳定。硬膜外阻滞除痛觉神经被阻滞以外,运动神经、交感神经也被阻滞,因此在硬膜外阻滞的过程中可能会出现一系列的生理功能紊乱,常见的有血压下降、呼吸抑制、恶心呕吐。因此在麻醉的过程中要密切监测患者的生命体征变化,及时进行妥善处理。

1. 血压下降　多发生在胸段硬膜外阻滞,由于内脏大小神经阻滞,导致腹腔血管扩张,回心血量减少,同时交感神经阻滞,副交感神经兴奋导致心率减慢。老年体弱患者,由于对局麻药比较敏感,也可能出现血压下降,因此对于老年体弱患者一定要浓度相对低,用量相对少,注药速度相对慢。这些变化多在用药后 20 分钟出现。处理主要为加快输液,必要时静注麻黄碱 5~10mg,血压可迅速上升。

2. 呼吸抑制　主要发生在胸段硬膜外阻滞,由于肋间肌与膈肌有不同程度的麻痹,因此会出现呼吸抑制,甚至呼吸停止。术中应密切注视患者呼吸变化,并做好急救准备。因此胸段硬膜外阻滞时应小剂量、低浓度、分次给药。

3. 恶心呕吐　硬膜外阻滞并不能消除术中对内脏的牵拉痛及牵拉反射,因此患者往往出现恶心呕吐。这时可以加适量静脉麻醉药,比如给予咪达唑仑、芬太尼等,可以减轻或消除对内脏牵拉后产生的不适,但是加用这些药时必须严密观察患者呼吸的变化。

（五）并发症及其处理

1. 穿破硬脊膜　一旦突破硬脊膜,最好改用其他麻醉方法,如全身麻醉或者神经阻滞。

2. 穿刺针或导管误入血管　预防穿刺针导管误入血管主要有以下方法:①置管应该缓慢,导管前端不应太尖锐;②导管置入后注射局麻药前,应常规回抽;③常规注射少量局麻药作为试验剂量;④导管或与导管相连的注射器有血性物质应警惕进入静脉的可能性。

3. 空气栓塞　在硬膜外穿刺时,常用注气试验来鉴别穿刺针是否进入硬膜外腔,也为空气进入循环提供了途径。硬膜外腔如果注气少于 2ml,则不致引起明显症状,如果注气速度达 2ml/(kg·min)或进气量达 10ml 以上,则有可能致死。一旦诊断为空气栓塞,应立即头低左侧卧位,不仅可以防止气栓上行至脑,同时也可以使气栓停留在右心房内被击碎,避免形成气团阻塞。如果遇房间隔缺损或室间隔缺损的患者时,应置患者于左侧半卧位,使左右冠脉开口处于最低位,以防冠脉气栓;对于出现心搏骤停者,如胸外按压 2~3 分钟无效,应立即剖胸做心室穿刺抽气。

4. 穿破胸膜　穿刺针偏向一侧或进针太深,有可能穿破胸膜,引起气胸或纵隔气肿。

5. 导管折断　导管折断的发生率为 0.1% 左右,由于遗留在硬膜外腔的导管不宜定位,即使采用 X 线也难与其他骨质区别,常致手术失败。同时由于残留的导管一般不会引起并发症,所以没有必要进行椎板切除手术以寻找导管,但应密切观察,如有症状,可考虑手术取出。

6. 全脊麻　硬膜外阻滞时如穿刺针或导管误入蛛网膜下腔而未能及时发现,超过蛛网膜下腔阻滞数倍的局麻药进入蛛网膜下腔,可能出现异常广泛的阻滞,称全脊麻。临床上发生率 0.3% 左右。临床表现为全部脊神经支配的区域都无痛觉、血压降低,甚至测不到,意识丧失以及呼吸停止。全脊麻的症状与体征都在注药后的数分钟内出现,若不及时处理,将导致心跳停止。对于全脊麻临床处理原则是维持呼吸与循环稳定。如患者神志消失,应立即气管插管行机械通气,加快输液,必要时用血管活性药升高血压,如能维持循环稳定,30 分钟左右患者能清醒。

7. 异常广泛阻滞　在硬膜外腔注入常规剂量的局麻药,产生异常广泛的阻滞现象,但并非全脊髓麻醉,阻滞虽广,但仍呈节段性。临床上表现为广泛阻滞,但是发展缓慢,多在注入首量后 20~30 分钟发生。前驱症状为胸闷、呼吸困难、说话无力及烦躁不安;继而发展为通气严重不足,甚至呼吸停止,血压可能大幅度下降或是改变不明显。异常广泛阻滞可能是硬膜外腔广泛阻滞,也可能是硬膜下腔广泛阻滞。处理主要维持呼吸循环稳定。

8. 脊神经根或脊髓损伤 硬膜外穿刺都在背部进行,脊神经根损伤都在后根。临床表现主要是根痛,即受损神经根分布区域的疼痛。脊髓损伤有轻有重,若导管插入脊髓或局麻药注入脊髓,可造成严重后果,甚至脊髓横贯性伤害,患者立即感剧痛,偶有一过性意识障碍。临床表现为血压偏低或不稳定,严重者致截瘫,预后不良。

9. 硬脑膜外血肿 穿刺或置管出血率一般为 5% 左右,但出血一般不会形成血肿,大部分患者可自行吸收。因此硬脑膜外血肿的发生率为 0.005% 左右。凝血障碍、血管硬化,使用抗凝治疗的患者可能出现血肿。硬脑膜外血肿虽然罕见,但却是硬膜外阻滞后引起截瘫的首要原因。临床表现为麻醉作用异常持久,消退后又出现麻醉现象,最后导致截瘫。当出现术后患者下肢功能未能在预计时间内恢复,应考虑出现血肿可能,磁共振检查发现硬脊膜外腔高密度影,且穿刺间隙上下散在较低密度影即可诊断。CT 一般不能发现血肿。预后主要取决于早期诊断和早期治疗;确诊者在 8 小时内椎板切开清除血肿,一般效果较好。预防硬脑膜外血肿的措施主要有:①接受抗凝治疗和凝血功能障碍的患者不选用硬膜外阻滞;②提高穿刺技术,减少出血的发生;③对可疑者进行术后随访;④血小板低于 $60×10^9$/L 的患者禁用硬膜外阻滞。

10. 感染 是最严重的并发症。硬膜外腔感染以葡萄球菌多见;蛛网膜下腔感染多在硬膜外阻滞后 4 小时出现脑脊膜炎症状,即寒战、头痛、发热及颈项强直,白细胞增多,涂片常找不到细菌。

二、蛛网膜下腔阻滞

(一)适应证

1. 下腹部手术 如阑尾切除术、腹股沟疝修补术。

2. 肛门及会阴部手术 如肛周痔切除术、肛瘘切除术、肛旁脓肿切排术、直肠良性肿物切除术、前庭大腺囊肿切除术以及阴茎和睾丸切除术。

3. 盆腔的手术 其中包括一些泌尿科和妇产科的手术,子宫及附件切除术、膀胱手术、下尿道的一些手术,还有开放性前列腺切除术等,单纯肾切除需用折刀式体位,蛛网膜下腔阻滞有其优势。

4. 下肢的一些手术 包括下肢骨、血管、皮肤移植等手术,也包括下肢的一些截肢手术。

(二)禁忌证

1. 中枢神经系统病变 如脊髓、脊神经根病变、马尾综合征、脑脊膜膨出等。

2. 感染 如全身败血症,穿刺部位有感染,曾患过化脓性脑膜炎、粘连性蛛网膜炎、病毒感染等。

3. 脊柱疾病 如脊柱外伤、强直,脊柱结核或肿瘤。

4. 严重低血容量患者、各种原因引起的休克、严重贫血、凝血功能障碍、正在服用抗凝药者。

5. 严重心血管疾病、心功能低下者。

6. 严重腰背痛者。

7. 精神病或是不能合作的小儿,患者不能配合或是拒绝者。

8. 严重呼吸功能不全。

9. 腹内巨大肿瘤或是严重腹水者。

(三)常用药物

目前临床上常用的局麻药主要是丁哌卡因和罗哌卡因。

1. 丁哌卡因 迄今为止,丁哌卡因是蛛网膜下腔阻滞的最常用药,常用剂量为 8～12mg,最高不超过 20mg,否则会引起麻醉平面过广。一般常用浓度为 0.5%,用 10% 的葡萄糖配成重比重液。

2. 罗哌卡因 其毒性小于丁哌卡因,一旦出现中毒抢救成功率比丁哌卡因高。常用剂量为 5～15mg,但起效时间要比丁哌卡因长,作用时间要比丁哌卡因短。在蛛网膜下腔阻滞时,罗哌卡因不会出现感觉与运动分离。

（四）穿刺方法

常用的蛛网膜下腔穿刺方法有直入法和侧入法。

1. 直入法　将腰椎穿刺针经穿刺点与皮肤垂直方向进针,左手与患者背部紧贴并固定针的方向,以右手示指沿穿刺针轴方向将针推进。逐层缓慢穿入皮肤、皮下组织、棘上韧带及棘间韧带,棘上韧带及棘间韧带的阻力较柔软但具有韧性;再继续将穿刺针推进则有阻力感,表示穿刺针已经进入黄韧带,再将针推进则阻力消失,表示已经进入硬膜外腔,这时再进针少许,出现第二次阻力消失的落空感,表示已穿破硬膜与蛛网膜进入蛛网膜下腔。

2. 侧入法　老年患者因棘上韧带或棘间韧带钙化,正方穿刺很困难,常常选用侧入法。穿刺点距中线1~1.5cm处进针,然后取与皮肤呈 30°~45°穿刺,针尖向中线及头侧方向推进,穿刺针只穿过部分棘间韧带和黄韧带进入硬膜外腔与蛛网膜下腔。

（五）麻醉平面的调控

麻醉药注入蛛网膜下腔后,要在短时间内调节和控制好麻醉平面。这不仅关系到麻醉是否可满足所要进行的手术的需要,同时也要考虑患者的安危,因为麻醉平面过高,会影响呼吸循环,甚至危及患者的生命安全。这是蛛网膜下腔阻滞中的最重要环节。影响蛛网膜下腔阻滞的因素很多,如穿刺点的高低、患者体位和麻醉药的比重,以及药物剂量,注药速度和患者年龄、身高,针口斜面朝向等。如果局麻药的配制方法与剂量恒定,对于同一患者,则穿刺部位,注药速度和针口斜面方向就成为影响麻醉平面的重要因素。

（六）麻醉管理

蛛网膜下腔阻滞后可能引起一系列的生理紊乱,其严重程度与阻滞的平面关系密切。平面越高,对生理的干扰越大。因此,蛛网膜下腔注药后,应密切注意平面的调节,观察病情变化,并做及时处理。

1. 血压下降和心率减慢　蛛网膜下腔阻滞后,当平面超过 T_4 时,常出现血压下降,大多数在注药后15~30分钟发生,同时伴心率减慢,严重者因脑供血不足出现恶心呕吐,甚至面色苍白,烦躁不安等表现。主要是由于交感神经节前纤维被阻滞,使小动脉扩张,周围血管阻力下降,加之血液淤积在周围血管,导致静脉回心血量锐减,心排血量减少而引起。处理首先快速扩容并抬高下肢,给予对症处理,如用麻黄碱升血压,心率缓慢者用阿托品,如果以上处理不缓解可给予血管活性药。

2. 呼吸抑制　因为胸段脊神经阻滞引起肋间肌麻痹,从而抑制呼吸,表现为胸式呼吸减弱,腹式呼吸增强,严重者潮气量减少,呼吸费力甚至呼吸困难。当全部脊神经被阻滞,即发生全脊椎麻醉,患者立即出现呼吸停止,血压下降甚至心脏停搏。呼吸功能不全时应给予吸氧,并同时借助面罩给予加压通气。一旦出现呼吸停止,应立即气管内插管和机控呼吸。

3. 恶心呕吐　其发生有三个原因:①血压下降引起脑供血不足,兴奋呕吐中枢;②迷走神经兴奋,胃肠蠕动增加;③手术的牵拉。一旦出现呕吐应寻找原因,首先测平面是否过高,以及有无血压下降,做对症处理;或暂停手术,减少对迷走神经的刺激。如仍未见效,可以用止吐药。

（七）并发症及其处理

1. 头痛　是蛛网膜下腔阻滞的最常见并发症,发生率 3%~30%,常出现于麻醉后 1~3 日,年轻女性患者较多见。其特点是抬头或坐起时头痛加重,平卧后减轻或消失。约半数患者的症状在 3~4 日内消失,一般不超过一周,但也有病程较长者。其原因为脑脊液由穿刺孔渗出导致颅内压降低和颅内血管扩张而引起血管性头痛。故穿刺针的粗细与头痛的发生率明显相关,穿刺针较粗或反复穿刺者的发生率较高。为预防蛛网膜下腔阻滞后头痛,应采用细穿刺针穿刺,避免反复多次穿刺,围术期输入足量液体并防止脱水。一旦发生头痛,可按头痛的严重程度分别进行治疗。轻微头痛,经卧床 2~3 日后,可自行缓解;中度头痛,患者应平卧休息,每日输液 2500~4000ml,并用少量的镇痛或安定类药;头痛严重者,可于硬膜外腔内注入生理盐水、5%葡萄糖液或右旋糖酐 15~30ml,疗效较好,必要时可采用硬膜外自体血充填疗法。

2. 尿潴留　主要因支配膀胱的副交感神经纤维很细,对局麻药敏感,阻滞后恢复较晚,即使皮肤感觉恢复,仍可发生尿潴留。另外下腹部或肛门、会阴手术后切口疼痛,以及患者不习惯卧床排尿等因素也可引起尿潴留,尤其是男性患者。可以通过热敷、针灸或肌注副交感神经兴奋药卡巴胆碱治疗,必要时留置导尿。

3. 神经并发症　①脑神经麻痹:很少发生。一般在蛛网膜下腔阻滞后1周左右发病,常先有剧烈头痛、眩晕,继而出现斜视和复视。其发病机制可能是由于蛛网膜下腔阻滞后脑脊液外漏,脑组织失去了脑脊液的"衬垫作用"。当患者坐起或站立时,脑组织因重力作用下沉而压迫脑神经。展神经较长,更容易受牵拉或受压而发生功能障碍。处理纠正蛛网膜下腔阻滞后颅内压低及其他对症治疗。大多数患者在6个月内能自愈。②粘连性蛛网膜炎:较少见。病程发展较慢,常先出现感觉障碍,逐渐发展为感觉丧失和瘫痪。发生原因不明,可能与药物、异物、化学刺激或病毒感染等因素有关。③马尾综合征:其特点是局限于会阴区和下肢远端的感觉和运动障碍,轻者仅表现为尿潴留,严重者大小便失禁。如因穿刺时损伤马尾丛神经纤维,一般数周或数月后可能自愈。如为化学性损伤,恢复较困难。

4. 脑脊膜炎　可因直接或间接原因引起,也称无菌性或化学性脑脊膜炎,如皮肤感染、脓毒症等。临床表现主要是头痛及颈项强直,严重者可危及生命。

三、骶管阻滞

骶管阻滞是经骶裂孔穿刺,注入局麻药,阻滞骶神经的麻醉方法。适用于肛门、直肠、会阴部手术,也可用于婴幼儿以及学龄前儿童腹部手术的麻醉。穿刺部位感染、骶部畸形、凝血功能异常和接受抗凝药物治疗者为该麻醉方法的禁忌。

骶裂孔和骶角是骶管穿刺点的重要解剖标志,其方法是从尾骨尖沿中线向头方向至大约4cm处(成人),可触及一有弹性的凹陷骶裂孔,在孔的两旁可触到蚕豆大的骨质隆起,即为骶角,两骶角连线的中点,即为穿刺点。髂后上棘连线处在第2骶椎(S_2)平面,是硬膜外囊的终止部位,骶管穿刺如越过此连线,即有误入蛛网膜下腔发生全脊麻的危险。

骶管阻滞时可取侧卧位或俯卧位。侧卧位时,腰背部尽量向后弓屈,双膝屈向腹部;俯卧位时,髋部需垫厚枕以抬高骨盆,显露骶部。于骶裂孔中心做皮内小丘,但不做皮下浸润,否则将使骨质标志不清,妨碍穿刺点定位。将穿刺针与皮肤垂直刺进皮肤,当刺破骶尾韧带时可有阻力消失的感觉。此时将针干向尾侧倾斜,与皮肤呈30°~45°顺势推进2cm,即可达到骶管腔。抽吸无脑脊液和血流后,注射生理盐水和空气均无阻力、无皮肤隆起,说明已进入骶管腔。注入试验剂量5ml,观察5分钟后无蛛网膜下腔阻滞现象,分次注入其余局麻药。

穿刺注意事项:骶管有丰富的静脉丛,除容易穿刺损伤出血之外,对局麻药的吸收也较快,故较易引起轻至重度的局麻药毒性反应。此外,抽吸有较多回血时,应放弃骶管阻滞,改用腰部硬膜外阻滞,由于硬膜囊下端终止于S_2水平,S_2的骨质标志是髂后上棘连线,故穿刺针进入深度不得超过此线,否则有进入蛛网膜下腔的危险。骶管阻滞成人用量一般为20ml,采取分次注药法,回抽无血后,先注入试探剂量5ml,观察5分钟后,再将剩余的15ml注入。

四、蛛网膜下腔联合硬膜外阻滞

鉴于蛛网膜下腔及硬膜外阻滞各有其优点,临床上采用蛛网膜下腔与硬膜外联合麻醉技术,此方法既有蛛网膜下腔阻滞的起效快、阻滞完善的作用,也满足了硬膜外置管满足长时间手术及术后镇痛的需要。蛛网膜下腔联合硬膜外阻滞常用于下腹部、盆腔、下肢手术和术后镇痛。

麻醉方法:当硬膜外穿刺针进入硬膜外间隙后,取出一根长的蛛网膜下腔阻滞针经硬膜外穿刺针向内推进,直到出现典型突破脊膜的落空感。拔出脊膜针的针芯,见脑脊液顺畅流出,将局麻药注入蛛网膜下腔,然后拔出蛛网膜下腔阻滞针,再按标准方法经硬膜外穿刺针置入硬膜外导管。

第六节　麻醉的特殊问题

一、手术室外麻醉

近年来需要麻醉医师在手术室外施行麻醉的病例越来越多,包括内镜检查室、人工流产室、放射医学治疗室、心导管室等。麻醉医师在这些地方施行麻醉,必须遵循与手术室内麻醉相同的标准。由于麻醉医师对手术室外环境及手术室外人员对麻醉队伍的熟悉程度不足,麻醉设备条件的限制,加之一些大型设备占据了较大空间,都导致了手术室外麻醉风险的增加。因此 ASA 制定了手术室外麻醉指南,在指南中建议手术室外麻醉必须包括:①麻醉机;②吸引装置;③监护仪和简易手控呼吸皮囊;④可供麻醉师活动的宽裕空间;⑤除颤仪和备有抢救药品的急救车;⑥一支能获得支援和双向交流的医疗辅助队伍;⑦电源和备用电源。

(一)监测

恰当的监测是保证麻醉安全的必要条件。手术室外麻醉要求在整个麻醉过程中必须有训练有素的麻醉医师在场,并持续监测患者的生命体征,包括心电图、血压(间隔时间不能大于 5 分钟)、脉搏血氧饱和度。有时出于安全方面考虑,为了避开放射线损伤时,可以允许麻醉医师离开患者附近,但这时必须站在能监视到患者视线的地方,同时必须能听到监护仪和麻醉机的报警声。

(二)设备和器材

手术室外麻醉由于不合理的布局,麻醉医师不熟悉麻醉设备,当发生麻醉相关并发症时,可获得的帮助距离遥远,都增加了手术室外麻醉的风险。因此事先与相关科室人员的沟通和进行周密计划非常重要,例如麻醉器材和药品的放置空间以及取用方法等。麻醉医师在实施麻醉前必须常规检查麻醉机,熟悉麻醉机的性能,熟悉药品与器材放置地。

(三)人员

手术室外的非麻醉人员包括巡回护士和操作人员,通常对麻醉状态下的患者管理没有手术室工作人员熟悉。当出现麻醉并发症或是意外时,往往不能提供训练有素的协助。因此,麻醉施行地点旁边备有充足的麻醉人员至关重要。同时不同人员之间进行充分的交流是相当必要的。为了保证医疗质量,一般必须配备一名主治以上的麻醉科医师进行室外麻醉的操作与管理,同时配备一名熟悉麻醉科工作的助手。

(四)患者筛选

为了保障手术室外麻醉的安全,患者入选标准如下:①短时间手术(≤2 小时);②年龄≤75 岁和≥14 岁;③无重要脏器病变;④排除困难气道患者,排除以往有不良麻醉史者,排除妊娠者、药物、毒品依赖者。同时所有患者术前必须进行心电图、胸部 X 线片、生化等常规检查,由麻醉医师评估同意后,方可进行麻醉。

(五)药物

手术室外麻醉从无到有,从浅度、中度到深度镇静、镇痛,再到全身麻醉,各种方式都有。麻醉的方式取决于希望达到的麻醉深度、患者术前的状况以及施行手术的需要。根据不同的麻醉方法,选取不同的麻醉药物。在非插管全身麻醉时要注意镇痛、镇静药物的相互叠加或协同作用,密切监测患者的生命体征变化。

对于插管全身麻醉的药物选择与手术室内麻醉无差别。由于门诊等待做无痛操作检查患者数量多,需要周转快,因此常选用副作用少、半衰期短的静脉麻醉药,如丙泊酚、依托咪酯等。对一些麻醉深度不要求,只需稳定患者情绪、解除焦虑的手术操作常选用苯二氮䓬类。对不需要镇静,只是要求镇痛的患者给予阿片类药,例如芬太尼等。但是对静脉麻醉患者尤其是老年人要注意药物的量,以免发生呼吸抑制甚至停止的危险。

(六)恢复室治疗

与手术室内麻醉相比,手术室外麻醉患者需要更长的距离到达恢复室。因此必须等患者情况稳定后方可转运。转运过程中必须在麻醉医师的陪同下至恢复室。在恢复室期间,根据患者的需要维持相应的监测,并需要有专门的麻醉医师和麻醉护士进行麻醉恢复室观察。待符合离恢复室标准后,门诊患者在家人或正常成年人陪同下离院,住院的全身麻醉患者由麻醉医师或麻醉护士护送回病房。

二、小儿麻醉

小儿指年龄从出生至12岁。28天以内称新生儿,1岁以内称婴儿,2~3岁称幼儿,4~12岁为儿童。年龄越小,解剖、生理与成人的差别越大。因此不能把小儿看作是成人的缩影。小儿有自己的解剖、生理与药理特点,临床上应该用相应的方法与设备用于围术期小儿的麻醉管理与实施。

(一)小儿解剖生理特点

1. 呼吸系统　婴儿头部与舌体较大,颈短,鼻腔狭窄,唾液及呼吸道分泌物多,这些均有引起增加呼吸道阻塞的风险。气管最狭窄处在环状软骨水平,鼻孔大小基本与环状软骨处相等,故气管导管如能通过鼻孔,一般都能通过气管。婴儿喉头位置高,会厌软骨大,与声门呈45°角,因此会厌常下垂,妨碍声门显露,故婴儿插管常选用直喉镜片。婴儿肺泡少而小,顺应性低,弹性蛋白少,气道阻力高,功能残气量低,肺总量低,闭合容量高。故有效肺泡面积相对成人较少,而耗氧量却相对成人较大,即换气效率不佳,因此小儿麻醉时特别要注意呼吸的管理。

2. 循环系统　新生儿出生后不久,动脉导管和卵圆孔闭锁,由胎儿循环进入成人循环。心率随年龄增加而减慢,血压随年龄增大而增高。新生儿对容量血管的控制较差,且压力感受器发育不良,故对低血容量反应较差。新生儿不能通过增加心肌收缩力增加心排血量,只能通过增快心率来增加心排血量。

3. 体温调节　新生儿体温调节机制发育不全。体温下降时麻醉容易加深,引起呼吸循环抑制,且苏醒延迟,术中应保温。对于新生儿最理想的环境温度是32~34℃,早产儿为35.5℃,相对湿度为50%。麻醉期间体温升高,易产生缺氧和惊厥。

4. 神经系统　出生第一年神经髓鞘发育不完善,麻醉性镇痛药极易抑制呼吸中枢,对CO_2的敏感性高,对出血的交感反应低,神经肌肉接头发育不成熟,对非去极化肌松药敏感。

5. 基础代谢　小儿的基础代谢率高于成人。寒冷刺激时呼吸做功增加,温度升高可使氧耗量增加2~3倍。禁食时间长易发生低血糖及代谢性酸中毒。

6. 肾功能　新生儿肾功能发育不全,肾浓缩功能差而稀释功能较好,1岁达成人水平。吸收钠的能力低且易失钠,不能保留钾,新生儿对液体过量或脱水的耐受性均低,输液及补充电解质时应精确计算。

7. 药理特点　新生儿药物吸收、分布、代谢及排泄方面与成人有差别。药物代谢酶发育不完善,氧化药物能力差,血液中血浆酶活性低,血浆蛋白浓度低。

(二)麻醉前评估和准备

麻醉前对患儿身体情况进行正确评估和充分准备,不仅可保证麻醉和手术的顺利施行,而且有利于患儿术后康复。

1. 麻醉前禁食　为了避免呕吐和误吸,麻醉前应禁食禁水(表13-6)。

表13-6　小儿麻醉前禁食和水

年龄	牛奶及食物/h	水/h
新生儿	4	2
1~6个月	4	4
6个月以上	6	6

2. 麻醉前用药

（1）麻醉前用药目的：使患儿镇静,减少焦虑,抑制呼吸道黏膜及唾液腺分泌,减少麻醉中自主神经反射,减少麻醉药用量。

（2）用药原则：1 岁以内或 10kg 以下婴儿,不用镇静镇痛药,仅肌注阿托品 0.02mg/kg;1 岁以上者,除抗胆碱能药外,还用镇静镇痛药,心动过速或发热者,可用东莨菪碱或长托宁代替阿托品。为避免患儿哭闹,在手术室外可给予口服一些含咪达唑仑等镇静剂的糖浆。

（三）麻醉方法与装置

全身麻醉是小儿最常用的麻醉方法,小手术可用静脉或开放式吸入麻醉,中等以上手术应行气管内插管,用静吸复合麻醉维持。部位麻醉应用也较多,但应做好全身麻醉准备。

1. 气管插管的适应证　头颈部、口腔手术,胸腔、心血管手术,危重患儿手术,特殊体位手术（如俯卧位、坐位等）,还有饱胃和肠梗阻手术等。

2. 气管导管　选择导管内径(mm)= 4.0+年龄(岁)/4;导管深度（气管顶端至门齿的距离）:2 岁以下 12cm,2 岁及以上 =12cm+年龄/2（经鼻插管增加 2cm）。6 岁以下常用不带套囊的导管,6 岁及以上常用带套囊导管。

3. 气管插管的并发症　口咽、声带及气管黏膜损伤,经鼻插管时可致鼻黏膜、血管及鼻甲、鼻中隔损伤,还有可能发生喉水肿、喉痉挛、导管扭曲、阻塞、导管脱出、肺部感染等。

4. 预防插管后喉头水肿的措施　选择大小合适而优质的导管,喉镜、导管严格消毒,麻醉中避免导管移位,严格无菌操作,疑有喉头水肿者,局部用麻黄碱及激素。

5. 全身麻醉装置　小儿麻醉装置要求无效腔小,阻力小,无重复吸入。4 岁以上或体重大于 20kg 的患儿通常可使用成人麻醉机,一般采用压力控制模式,而非容量控制模式。但婴幼儿（体重<15kg 或年龄≤3 岁）,常用小儿麻醉装置如 Bain 回路等。

（四）麻醉期间监测

小儿麻醉期间情况瞬息多变,严密监测对保证患儿安全至关重要。监测项目应根据病情和手术大小情况有所区别。但是任何仪器都不能代替麻醉医师的临床观察。

（五）麻醉期间输液输血

麻醉期间输液输血是保证手术安全的重要措施。

1. 小儿体液分布　新生儿体液占体重的 80%、婴儿占 75%,均比成人（55%~60%）高。小儿全身体液中有 50% 为细胞外液,小儿水代谢比成人快,不能耐受脱水,而术前禁食及手术创伤均有体液丧失,必须及时补充。

2. 麻醉期间补液

（1）术前禁食禁水的失液量：失液量 = 禁食时间×每小时需要量,小儿每小时液体需要量如表 13-7 计算,此失液量最好在手术的最初 3 小时补给,第 1 小时补给 1/2,第 2、3 小时各补充 1/4。

表 13-7　小儿每小时液体需要量

体重	液体维持量/（ml·h⁻¹）
<10kg	体重（kg）×4
10~20kg	体重（kg）×2+20
21kg 以上	体重（kg）+40

（2）正常维持量：见表 13-7。

（3）手术所致的失液量：失液量根据手术的大小不同而不同。小手术失液量少,仅 0~2ml/（kg·h）;腹部大手术失液量可高达 15ml/（kg·h）;手术创伤小的手术 2ml/（kg·h）;中等手术 4ml/（kg·h）;大手术 6ml/（kg·h）。另外根据血压、尿量、中心静脉压等指标调整输液量。术前已有血容量不足者应增加补液量。

3. 术中输血首先要估计患儿的血容量,根据以下内容估算不同年龄的血容量:

早产儿　　　　　95ml/kg

新生儿　　　　　85ml/kg

2 岁以内　　　　75ml/kg

3 岁以上　　　　70ml/kg

计算小儿最大允许出血量(MABL)的公式为:

$$MABL=[估算血容量×(患儿\ HT-30)]/患儿\ HT$$

对于出血量小于 1/3MABL 用平衡液补充;出血量大于 1/3MABL 而小于 1MABL 用晶体和胶体 1∶1 补液;出血量大于 1MABL 用全血或红细胞;对估计有大出血者应手术开始即可输血。

(六)术后管理

1. 呼吸管理　小儿麻醉苏醒期是麻醉中的另一高危时期,特别易发生低氧血症、二氧化碳蓄积、呼吸道梗阻、通气不足等。其中喉梗阻与喉痉挛非常常见,临床上应引起重视。

(1)喉梗阻:多发生在拔管后 2 小时以内,更多在拔管后即刻出现程度不等的吸气性凹陷,严重者出现明显的"三凹症",血氧饱和度下降,直接喉镜检查可见喉部充血、水肿。

处理:①镇静、吸氧;②静脉注射地塞米松 2～5mg;③局部用麻黄碱 30mg+地塞米松 5mg 用 0.9%氯化钠稀释至 20ml 喷雾。

(2)喉痉挛:多由于浅麻醉下喉头局部刺激(机械性或分泌物)所致。

处理:一般可经吸氧或加深麻醉得到缓解,对于严重喉痉挛用面罩加压给氧困难者,应及时使用琥珀胆碱,重新气管插管。

2. 循环系统管理　小儿麻醉期间心率、心律及血流动力学改变较呼吸系统少见。婴儿主要依靠心率维持心排血量,当心率下降时,心排血量下降。因此,心率下降在小儿麻醉中提示有危险因素存在。麻醉期间低氧血症、迷走神经兴奋、心肌抑制都可以引起心率减慢。小儿对缺氧、失血等代偿能力低,如未及时治疗,可导致心搏骤停。

3. 中枢神经系统管理　易发生苏醒延迟,主要与药物残留、呼吸与循环不稳定、低体温或高热等因素有关。

(七)气管导管的拔管时机

呼吸与循环稳定,肌张力恢复,咳嗽反射恢复。要注意麻醉过浅拔管易引起喉痉挛、屏气、呼吸道分泌增加,拔管期间一定要有气管插管和面罩给氧的准备。

三、老年患者的麻醉

(一)解剖和生理的特点

1. 神经系统　随着年龄的增长,脑平均重量减轻,神经元减少,脑血流下降,脑灌注减少,脑氧代谢下降,神经递质和受体减少,神经系统功能减退。

2. 心血管和自主神经系统　心肌纤维化致弹性减退、心肌肥厚、心室舒张和充盈减少。心排血量、射血分数、氧输送等均减少。动脉硬化、血压升高、静脉弹性减退,顺应性下降,容量相对不足。主动脉弓压力感受器调节血压、心率功能减退,窦房结功能减退,副交感神经系统张力下降、β 受体反应下降。左房及肺血管充盈增加,引起肺充血,心室舒张功能减退。

3. 呼吸系统　肋骨、胸骨、肋软骨变性。胸廓弹性减小,呼吸肌减弱,肺泡气体交换面积减少,解剖和生理无效腔增加,肺实质弹性组织减少,肺顺应性下降、肺活量减小,残余气量增加,FEV_1 下降,肺泡弹性回缩减退,通气/血流(V/Q)比例失调,肺血流减少,$PaCO_2$ 下降,缺氧性肺血管收缩反射减弱,对高碳酸血症和低氧血症的通气反应减弱。

4. 其他系统　肾重量减少,功能性肾小球减少,肾血流量下降,肾小球滤过率下降,肾功能减退;肝重量减少,肝血流减少;体温调节机制减退,易致高热和低体温。

(二)药代动力学和药效的特点

1. 血浆蛋白结合减少　白蛋白含量减少,蛋白质量下降,两种以上药物同时使用时,影响麻醉药与蛋白结合,导致游离药物水平上升,促进药物作用于脑,老年人脑与血浆药物浓度差异比青年人小。

2. 身体组成改变　骨骼肌减少,脂肪增加,血容量下降、麻醉药在脑与血浆药物浓度差异比青年人小,脂溶性高药物易潴留在脂肪内,排泄推迟,作用时间延长,半衰期明显延长,因此易导致苏醒延迟。

3. 肝肾功能减退　肝、肾功能减退,30岁以后开始每年1%肾血流下降伴肾小球功能减退,肾小球滤过率下降,药物血浆浓度下降延迟,半衰期延长。

4. 中枢神经系统变化　神经元减少,脑血流和脑氧代谢下降,对麻醉药需要量减少。

(三)与老年人相关的疾病

1. 中枢神经系统异常　随着年龄的增大表现为记忆力减退、认知或智力下降、运动障碍、感觉减退、自主神经不平衡。具体疾病有帕金森病、抑郁症、老年痴呆等。

2. 自主神经系统异常　维持内环境稳态减弱、迟缓,压力受体反应减弱,体温调节减退。易出现体位性低血压和晕厥,易发热、中暑或体温过低。

3. 心血管系统异常　动脉弹性降低,收缩压剧增,左心室肥厚,窦房结自律性减退。老年常伴有高血压、冠心病、充血性心衰以及房室传导阻滞或其他心律失常。

4. 呼吸系统异常　从鼻腔至终末支气管变狭窄,管壁硬化。肺泡弹性回缩减退,肺实质变厚,PaO_2 下降,V/Q 比例失调。颈动脉体和主动脉弓对低氧血症和高碳酸血症敏感性下降。因此易导致肺气肿、慢性阻塞性肺病、呼吸困难和低氧血症。

5. 其他系统的变化　血清肌酐和尿素氮升高,易发生肾衰竭和电解质紊乱;前列腺肥大、失禁或尿潴留;血糖稳态破坏,常伴有糖尿病;甲状腺激素产生和释放减少,肾素、醛固酮和睾酮减少,维生素D吸收和活性下降,导致骨质疏松、机体抵抗力下降;T细胞功能减退,又因营养和维生素摄入下降,因此老年是癌症发病最明显的危险因素。

(四)围术期并发症的防治

1. 死亡　围术期发生死亡的主要危险因素是大手术、有并存的疾病、营养状况不佳、急诊手术。对于老年患者要降低死亡率,首先是疾病的早发现、早治疗,尽量避免急诊手术;择期手术患者做好术前准备,及早治疗并存病,改善全身状况;术后继续进行评估和治疗。

2. 心血管并发症　随着年龄的增大,围术期心血管的并发症发生率明显增加。麻醉过程中,心血管并发症的发生与麻醉方式关系不大,主要是麻醉、手术的应激反应和血流动力的波动。因此要做好术前心血管的治疗和准备,术中维持血流动力学平稳。

3. 呼吸系统并发症　呼吸系统并发症发生的危险因素有:①术前有充血性心衰史、冠心病史、神经系统疾病史和吸烟史等;②急诊手术、ASA分级Ⅲ~Ⅳ级及患者体能较差;③胸腹手术及主动脉阻断手术。有上述危险因素者心肺并发症发生率明显增加。

4. 神经系统并发症　老年患者术后认知障碍发生率较高。其危险因素为:①高龄;②麻醉时间长;③文化程度低;④手术次数多;⑤术后感染;⑥出现肺部并发症;⑦术前有神经系统疾病。预防措施主要有:①根据手术要求选择恰当的麻醉方式;②尽量选用短效药物,减少麻醉药用量,减少用药种类;③防止低氧血症和高碳酸血症的发生;④术中维持血流动力学稳定;⑤给予良好的术后镇痛,加强术后护理和治疗。术后谵妄发生率为1%~61.3%,为短暂的精神障碍,一般于术后第1~2天出现,夜晚症状加重。其危险因素主要有:①心脏手术中低灌流,术中气栓或血栓形成;②骨科手术时形成的脂肪栓子;③巴比妥类和苯二氮䓬类药的应用;④围术期发生低氧血症、高碳酸血症和败血症。

四、心脏病患者非心脏手术的麻醉管理

(一)术前评估

1. 心功能评估　目前多采用美国纽约心脏病协会四级分类法:

Ⅰ级:体力活动不受限,无症状,日常活动不引起疲乏、心悸和呼吸困难等。

Ⅱ级:日常活动出现疲乏、心悸、呼吸困难或心绞痛,休息后感到舒适。

Ⅲ级:体力活动显著受限,轻度活动后即出现症状,但休息后尚感到舒适。

Ⅳ级:休息时也出现心功能不全症状或心绞痛,任何体力活动都会增加不适感。

对于心功能Ⅰ~Ⅱ级患者可安全进行一般麻醉与手术,而Ⅳ级患者麻醉和手术危险性很大,Ⅲ级患者经积极术前准备使心功能改善,可增加手术的安全性。

2. 心脏危险指数评估　目前多采用 Goldman 评分(表 13-8),此评分法是由 Goldman 等人于 1977 年提出的,主要用于评估 40 岁以上患者的围术期与心脏病相关的并发症发生风险,内容包括 9 项评价指标。各项评分总和与并发症发生的对应关系如下:评分总分 5 分,发生并发症可能性为 1%;12 分为 5%;25 分为 11%;>25 分为 22%。可见分值越高,发生并发症的可能性就越大。

表 13-8　Goldman 心脏危险指数评分

项目	内容	计分/分
病史	心肌梗死<6 个月	10
	年龄>70 岁	5
体格检查	第三心音、颈静脉怒张等心衰症状	11
	主动脉狭窄	3
心电图	非窦性心律,术前有房性期前收缩	7
	持续性室性期前收缩>5 次/min	7
一般内科情况	PaO_2>8kPa,$PaCO_2$>6.7kPa,K^+<3mmol/L,BUN>18mmol/L,Cr>260mmol/L,谷草转氨酶升高,慢性肝病征及非心脏原因卧床	3
胸内、胸外或主动脉外科		3
急诊手术		4
总计		53

3. 围术期心血管危险性评估　围术期有心血管并发症的患者能否进行手术,以及手术风险有多大,在具体患者面前要具体情况具体分析,权衡利弊,决定手术是否进行。

(1)2002 年美国制定了对围术期有心血管病变患者进行手术危险性评估的标准,将围术期因心血管病变相关因素引起手术的风险分成高危、中危和低危。高危者其心源性死亡发生率大于 5%,包括:①不稳定型冠状动脉综合征:心肌梗死、不稳定型或严重心绞痛;②失代偿性心衰及严重的心律失常,包括重度房室传导阻滞,明显的室性心律失常、室上性心律失常且心室率不能控制者。中危者其心源性死亡发生率小于 5%,包括:①轻度心绞痛;②心肌梗死病史或有心电图显示异常 Q 波;③代偿性心衰或有心衰病史;④胰岛素依赖型糖尿病;⑤肾功能不全。低危者其心源性死亡发生率小于 1%,包括:①高龄;②心电图显示左室肥大、左束支传导阻滞、ST-T 异常;③心房颤动;④心功能不佳;⑤有脑血管意外病史;⑥不能控制的高血压。

(2)体能状态是指患者的体力活动能力:体能状态用代谢当量(metabolic equivalent,MET)表示。1MET

是指休息时的氧消耗,为基础单位。大于7MET:良好体能状态;4~7MET:中等体能状态;小于4MET:体能状态差。

(3)2007年美国制定了决定患有心脏病的患者能否进行手术的八个步骤:

第1步:心脏病患者急症非心脏手术经必要准备可立即实施,但选择性手术应进入第2步评估。

第2步:在5年内施行过冠状动脉旁路移植术(coronary artery bypass grafting,CABG)的患者,应判断其有无复发及有无心肌缺血症状,若无则可施行手术,否则进入第3步评估。

第3步:冠心病的最近病情评估,冠状动脉造影及应激试验证明无心肌缺血可施行手术。如有心肌缺血或未经上述检查则进入第4、5步评估。

第4步:高危患者已行冠状动脉造影及内科治疗,应进一步了解病情轻重程度及治疗情况,如未造影或内科治疗者,应推迟手术,并进行检查治疗,改善高危患者全身情况。

第5步:中危患者进入第6步,低危患者进入第7步。

第6步:中危患者有心绞痛和心肌梗死、心衰病史、糖尿病或肾衰竭病史,则应根据全身耐受情况评定。①小于4MET,全身情况较差的患者,应进一步检查,如心电图运动试验和核素测定,阴性者可行手术,阳性者行冠状动脉造影和进一步内科治疗;②大于4MET,全身情况较好的患者,中危和低危患者可施行手术,高危应进一步检查、评估和治疗。

第7步:全身情况较好或低危患者(年龄大于70岁、心电图正常、无心律失常、无脑血管疾病及尚未控制的高血压)。①小于4MET,对高危手术患者需进一步检查,无心肌缺血者可施行手术,反之,则做冠状动脉造影及内科治疗。②大于4MET,可施行手术。

第8步:符合条件进入第8步,可以施行手术。

(二)术前检查

1. 心电图 心脏病患者常规心电图检查多数存在不同的异常,如心肌缺血、节律异常和传导异常等,但部分患者心电图也可以正常。心电图运动试验用于常规心电图正常,而疑有冠心病者。运动试验时心率和收缩压的乘积,可作为围术期心脏病患者对麻醉及手术应激反应的承受能力的粗略评估;运动试验时不能达最大预计心率且出现明显ST段压低者,围术期心脏并发症发生率增加;出现ST段压低,反映心内膜下心肌缺血;ST段升高则为跨壁心肌缺血或心肌梗死区室壁运动异常;试验时血压下降则提示存在严重心脏病,应终止试验。动态心电图用于术前判断是否存在潜在的心肌缺血及心律失常情况。动态心电图检查心肌缺血敏感性、特异性及阴性预测值均比普通心电图高。对于运动受限且常规心电图正常的患者,动态心电图检查有其价值。

2. 超声心动图

(1)常规超声心动图:可了解心室壁运动情况、室壁厚度、有无室壁瘤,心肌收缩情况,瓣膜功能,跨壁压差以及左心室射血分数等。

(2)经食管超声监测技术:经食管超声心动图(transesophageal echocardiography,TEE)是利用安装在内镜尖端的小型超声探头经由食管内探查心脏和大血管解剖结构和血流信息的影像诊断技术。在多种疾病的定性与定量诊断中,TEE的价值已明显高于经胸超声。与经胸超声技术和心外腔超声技术比较,围术期应用TEE具有下列优点:①不干扰手术操作;②不污染手术野,成像连续;③便于观察,不易引起心律失常;④留置超声探头便于术后监测。TEE在术前的诊断价值:

1)术中心脏切开之前再次应用TEE可以进一步确定术前诊断,对手术成功起关键作用。

2)心脏姑息性手术和根治性手术前行TEE检查有助于发现经胸超声心动图和其他检查漏诊的病变,提高手术成功率。

3)在确定最后诊断的基础上,可对拟行手术方案进行修正。

4)常用于检查病变瓣膜的解剖结构和病变程度。

5)广泛应用于先天性心脏病的诊断,如对诊断房缺或室缺的大小及位置、双腔右心室、肺动脉狭窄、右室双出口、异常房室通道、法洛四联症及复杂性大动脉转位有独特的价值。TEE在手术中可以进行手术效果的评价和心功能的测定。

3. 冠状动脉造影　冠状动脉造影是判断冠状动脉病变的金标准。冠状动脉造影的指征包括:①药物难以控制的心绞痛或休息时也有严重心绞痛发作;②心绞痛进行性加重;③心电图运动试验阳性;④放射性心肌显影显示有可逆性缺损;⑤超声心动图应激试验异常、提示缺血。

(三)麻醉前准备

1. 血管用药　术前对各种心血管药物原则上不要随便停药,应继续用至手术日当天。同时须了解术前患者的用药种类、用量、用药时间,以便评估对术中各种麻醉药产生的相互影响。β受体阻滞剂和钙通道阻滞剂常用于冠心病、快速型房性或室性心律失常和中、重度高血压的治疗。

(1)抗高血压药:目前常用抗高血压药有β和α受体阻滞剂、利尿剂、钙通道阻滞剂和血管紧张素转换酶(ACE)抑制剂等。如心功能不全使用ACE抑制剂优于β受体阻滞剂。这些药物术前均不必停药,用药至术日晨。

(2)洋地黄类药:主要用于充血性心力衰竭、快速心室率的心房颤动或心房扑动患者,以改善患者的心功能和减慢心室率。目前主要用地高辛,一般主张在术前一天或手术当天停用,术中和术后根据情况经静脉用毛花苷丙。

(3)利尿药:主要用于心功能不全和高血压患者。会引起低钾,通常连续用药两周以上,即使血钾在正常范围,体内总钾常下降30%~50%。术前应注意补钾,使血钾>3.5mmol/L。如长时间用利尿剂应与保钾利尿药合用。利尿剂还会引起血容量的减少,术前应适当纠正。

2. 麻醉前用药　主要目的是消除患者紧张和焦虑情绪。主要用药有:

(1)镇静催眠药:用量可稍大,咪达唑仑、苯巴比妥钠、哌替啶、吗啡、氟哌利多等。

(2)抗胆碱类药:一般用东莨菪碱或不用,如心动过缓可用阿托品。

(3)中枢性α受体激动药:镇静、抗焦虑、镇痛、镇吐,又有减少腺体分泌和稳定术中血流动力学的作用,但不适用于心力衰竭、低血容量、房室传导阻滞或窦房结功能不全的患者。高血压和冠心病患者应用β受体阻滞剂。

3. 麻醉中监测　监测应根据心脏病变和手术具体情况制订方案。心脏病患者心功能良好者,进行低、中危择期手术,可进行常规监测,包括无创血压、脉搏血氧饱和度、连续心电图监测。心功能较差或一般心脏病患者施行大手术,除常规监测外,还应监测有创动脉血压和CVP。严重心功能不全或心脏病变较重患者,应放心脏漂浮导管。所有患者均应随时按需要监测血气和电解质。

(四)麻醉处理

1. 麻醉处理原则　关键是避免心肌缺血缺氧,保持心肌氧供需平衡。通过调控影响心肌氧供需平衡的各种因素,使围术期心肌氧供需保持平衡。

2. 麻醉中需要解决的关键问题　应尽力避免和治疗心动过速;积极治疗心律失常,尤其严重的心律失常(频发室性期前收缩、短阵室速、三度房室传导阻滞等);保持足够的血容量,既避免输入过量,又要避免不足,避免血流动力学剧烈波动,并及时适量应用升压或降压药;避免缺氧、二氧化碳分压过高或过低;纠正电解质和酸碱平衡的紊乱,尤其血钾变化;加强监测,及时发现和处理循环功能不全的先兆和各种并发症。

3. 麻醉选择　心脏病方面考虑:病变类型、严重程度及治疗情况,手术疾病对心脏病及血流动力造成的影响。手术方面考虑:手术部位、类型、手术大小和时间长短及其对血流动力的影响。无论何种麻醉均应达到下述要求:镇痛完全,避免过度应激;无明显心肌抑制作用;不显著影响心血管系统的代偿能力;不增加心肌氧耗和促发心律失常。

五、困难气道的处理

（一）困难气道的定义

困难气道是指经过正规训练的,有五年以上麻醉工作经验的麻醉医师在行面罩通气和/或气道插管时遇到了困难。困难气道分困难气管插管和困难面罩通气。

1. 困难气管插管　即经过正规训练的麻醉医师使用常规喉镜,正确地进行气管插管时,经三次尝试仍不能成功。

2. 困难面罩通气　即一位经过正规训练的麻醉医师在无他人帮助的情况下不能维持正常的氧合和/或合适的通气(吸入纯氧,$PaO_2<92\%$)。

（二）气道的评估

大约90%的困难气道患者可通过术前访视评估被发现,因此术前应详细询问患者的病史,包括现病史、既往史、家族史等,并详细进行体格检查和了解目前所患的疾病,以及实验室检查情况。

1. 病史和一般情况　了解患者有无打鼾史、睡眠呼吸暂停综合征、气道及其周围组织器官的手术史、头颈部放射治疗史、麻醉史等;了解患者有无肥胖,有无颈粗短、下颌短小,门齿前突,其他病理情况改变包括颈部肿物、瘢痕挛缩、气管移位等。

2. 体格检查评估　包括张口度、甲颏距离、寰枕关节伸展度等。

(1)张口度:张大嘴上下门齿间的距离,正常值3.5~5.6cm,小于3cm气管插管有困难,小于1.5cm无法用常规喉镜进行插管。张口受限常见于下颌关节病变或损伤、瘢痕挛缩等。

(2)甲颏距离:头部后伸时,甲状软骨切迹至下颌缘的距离。成人通常大于6.5cm插管无困难,6~6.5cm插管可能有困难,小于6cm插管多不成功。

(3)寰枕关节伸展度:反映头颈运动幅度,伸展度越大,越能使口轴接近咽轴和喉轴,使三轴线接近重合,便于插管。寰枕关节正常时,可伸展35°,根据伸展度降低的程度分为4级:Ⅰ级伸展度无降低;Ⅱ级降低1/3;Ⅲ级降低2/3;Ⅳ级完全降低;寰枕关节伸展度降低与困难插管有关。

3. Mallampati评分　根据Mallampati评分能预测50%的插管困难。Ⅰ级和Ⅱ级不存在插管难;Ⅲ级和Ⅳ级可能存在插管困难。评估方法对预测困难气道具有一定帮助,但仍不能预测所有可能遭遇的困难气道。

（三）困难气管插管的处理原则

在麻醉前评估发现存在困难气道属已预料的困难气道。在麻醉前评估未发现的气道问题,但在麻醉诱导时仍有发生困难气道的可能性,属于未预料的困难气道,这类患者全身麻醉诱导后易发生急症气道,应有充分的应急准备。

1. 已预料的困难气管插管的处理原则

(1)告知患者这一特殊风险,使患者与家属充分理解和配合,并在麻醉知情同意书上签字。

(2)高年资麻醉医师主持气道管理,并有一名助手参与。

(3)麻醉前确定插管首选方案和备选方案(以微创方法为主)。

(4)气道处理开始前充分面罩吸氧。

(5)尽量选择清醒插管,保留患者自主呼吸,防止已预料的困难气道变成急症气道。

(6)在轻度镇静、镇痛和充分表面麻醉(包括环甲膜穿刺)下尝试喉镜显露。

(7)能见到声门,可直接插管或快速诱导插管。

(8)声门显露不佳者,选择备用喉镜、专用可视喉镜、插管喉罩及纤维气管镜辅助插管。

(9)在处理困难气道的全程中必须确保通气和氧合良好,密切监测SpO_2的变化,当降至90%时应及时辅助通气。以保证患者生命安全为首要目标。

（10）反复三次以上未能插管成功，为确保患者安全，推迟或放弃麻醉和手术也是必要的处理方法，待总结经验并充分准备后再次处理。

2. 未预料的困难气管插管的处理原则

（1）麻醉诱导分两步给药（首先使患者意识消失，保留自主呼吸）。

（2）常规试探性通气试验，测试是否能完全控制患者通气，否则不要盲目给予全部诱导药物，以防发生急症气道。

（3）对能控制通气但显露或插管困难者，选择非急症气道工具。充分氧合，插管时间原则上不能超过1分钟，或 SpO_2 不能低于92%，不成功时，充分氧合、分析原因、调整方法与人员后再次插管。

（4）对于通气困难（不能控制通气）时，立即寻求帮助，呼叫上级医师协助处理。

（5）努力在短时间内解决通气问题，方法如下：①置入口咽或鼻咽通气道，必要时双人双手面罩通气；②置入喉罩，暂时解决通气；③置入食管-气管联合导气管；④置入喉管；⑤考虑唤醒患者。

（6）紧急情况时采用急症气道工具和方法，如经气管喷射通气、用大口径静脉套管针（14G）、专用环甲膜穿刺针、经环甲膜穿刺、高频喷射呼吸机；必要时行气管切开。

（7）考虑唤醒患者和取消手术，以保证患者安全。

3. 注意事项 ①切忌惊慌失措，否则会延误处理问题的时机，只要保持患者有效通气，便不会有生命危险；②若没有其他插管的方法，最理想的办法是辅助患者呼吸，直到患者自主呼吸恢复后，再考虑清醒插管；③插管操作应轻柔、准确、切忌使用暴力，同时避免长时间行气管插管。

第七节　疼痛治疗

一、定义

世界卫生组织（World Health Organization，WHO）和国际疼痛研究协会（International Association for the Study of Pain，IASP）为疼痛所下的定义是：疼痛是组织损伤或潜在组织损伤所引起的不愉快感觉和情感体验。该定义指出了疼痛复杂的生物、心理和社会3个因素的作用，每个因素都或多或少与所有疼痛相关，所以疼痛不仅是组织损伤的产物，损伤的程度与疼痛的强度并不存在完全对等关系，因此医务人员不能想当然地根据自身的临床经验对患者的疼痛强度做出武断结论。疼痛是患者的主观感受，当患者说"我痛"时，便产生了疼痛的概念。

对患者而言，疼痛一方面是机体面临刺激或疾病的信号，另一方面又是影响生活质量的重要因素之一。对医师而言，疼痛既是机体对创伤或疾病的反应机制，也是疾病的症状。急性疼痛常伴有代谢、内分泌甚至免疫改变，而慢性疼痛则常伴有生理、心理和社会功能改变，需要及早给予治疗。

疼痛是第五生命体征。从医学伦理学和尊重人权的角度出发，每一个医务工作者都应该充分认识到患者有陈述疼痛、得到完善镇痛、受到尊重并得到心理和精神上支持的权利和知情权。

相关链接

国际疼痛研究协会（IASP）成立于1973年，总部设在美国华盛顿，是世界上最大的关于疼痛科研、临床、教育的专业组织，共有来自129个国家的8000多名会员加入了该组织，下属87个国家分会，19个特殊学组，欧洲、拉丁美洲联盟分会。IASP每3年举办一次世界疼痛大会，编辑出版疼痛相关正式刊物，建立专项基金，举办多种活动以支持全世界各临床专业的疼痛教育与研究。每年10月11日是IASP倡导的"世界镇痛日"。

二、分类

在医学上,疼痛是最常见的症状之一,疼痛的位置常指示病灶所在,而疼痛的性质间接说明病理过程的类型。由于疼痛涉及临床各个科室,而且千差万别,往往是同症异病或同病异症。许多疼痛既是一组典型的症候群或综合征,又是某些疾病的一组症状,况且疼痛又随着疾病的过程而千变万化,所以疼痛的分类至今尚难统一标准,国内、外学者从不同角度对疼痛的分类提出了诸多观点。

1. 从病理、生理学角度分析疼痛的发生机制 可将疼痛划分为伤害性疼痛和神经病理性疼痛。伤害性疼痛是有害刺激作用于伤害感受器而导致的疼痛,它与实际的组织损伤或潜在损伤相关;神经病理性疼痛是由躯体感觉神经系统的损伤或疾病而直接造成的疼痛。

2. 根据疼痛的持续时间以及损伤组织的可愈合时间 可以将疼痛分为急性疼痛和慢性疼痛。急性疼痛定义为:与组织损伤、炎症或疾病过程相关的,持续的时间较短(通常短于 3 个月)的一种疼痛类型,如蜜蜂的蜇痛、刀刃的刺痛、分娩的产痛等;慢性疼痛为组织损伤痊愈后依然持续存在的,或者持续时间超过3~6 个月的一种疼痛类型,如癌性疼痛、纤维肌痛、带状疱疹后遗神经痛等。

3. 癌痛与慢性非癌痛 因头、颈、上肢、胸腔、腹腔、盆腔或下肢的癌瘤压迫或侵犯神经、神经干,以及骨膜与骨的神经末梢而导致相应部位的顽固性疼痛,称为癌痛。癌痛是一种复杂的疼痛综合征,其发生原因含有病理与心理等多种因素;而不是由于癌症引起的其他慢性疼痛称为慢性非癌痛,慢性非癌痛患者通常有正常人一样的预期生命,在疼痛出现前有特定的社会和工作背景,因此疼痛的缓解要求使用毒性尽量小、尽可能保障患者生活和工作质量的药物。

4. 其他疼痛分类

(1)按疼痛产生的部位不同:可分为躯体痛、内脏痛和非特异性疼痛。

(2)按疼痛的表现形式:可分为局部痛、放射痛、扩散痛、牵涉痛。

(3)按疼痛的性质:可分为锐痛和钝痛。

临床上疼痛可以根据不同因素来分类,但由于疼痛包含有许多复杂的因素,不是一种分类方式可以概括的,因此要结合具体患者,根据病因及病情主要特点进行分类。

三、疼痛强度的评估

疼痛是患者的一种主观感受,因此疼痛强度的评估并没有客观的医疗仪器可供选择,主要还是依靠患者的主诉。评估患者的疼痛强度、范围及其变化直接关系到对患者的诊断分级、治疗方法选择、病情观察、治疗效果评定以及有关疼痛的研究工作。目前评估疼痛的方法很多,常用的有以下几种。

(一)口述描绘评分法

口述描绘评分法(verbal descriptor scale,VRS)是将疼痛测量尺与口述描绘相结合构成的评分法,特点是将描绘疼痛强度的词汇通过疼痛测量尺图形表达,使描绘疼痛强度词汇的梯度更容易被患者理解和使用(图 13-1)。

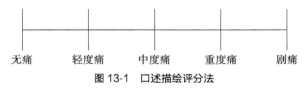

图 13-1 口述描绘评分法

本方法是通过患者口述描绘评分,让患者根据自身的疼痛强度选择相应关键词,但在临床上患者常常感到准确选择描绘疼痛强度的词汇是困难的,常需要使用更多的描述语言加以模拟说明。

(二)视觉模拟评分法

视觉模拟评分法(visual analogue scale,VAS)是画一条长线(一般长为 10cm),线上不应有标记、数字或词语,以免影响评估结果。保证患者理解两个端点的意义非常重要,一端代表无痛,另一端代表剧痛,患者根据自己感受到的疼痛程度,在直线上的某一点上表达出来,然后使用直尺测量从起点到患者确定点的直线距离,用测量到的数字表达疼痛的强度(图13-2)。

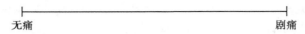

图 13-2 视觉模拟评分法

(三)数字分级法

数字分级法(numeric rating scale,NRS)是 VAS 的一种数字直观的表达方法,其优点是较 VAS 更为直观。NRS 用0~10代表不同程度的疼痛,0 为无痛,10 为剧痛。应该询问患者:你的疼痛有多严重? 或让患者自己圈出一个最能代表自身疼痛程度的数字。由于患者易于理解和表达,明显减轻了医务人员的负担,是一种简单有效和最为常用的评价方法;不足之处是患者容易受到数字和描述字的干扰,降低了其灵敏性和准确性(图13-3)。

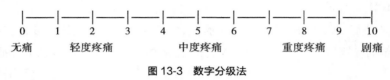

图 13-3 数字分级法

此方法在国际上较为通用,疼痛程度分级标准如下:

0:无痛;1~3:轻度疼痛;4~6:中度疼痛;7~9:重度疼痛;10 剧痛。

(四)疼痛强度 Wong-Baker 脸评分法

对婴儿或无法交流的患者可通过画有不同面部表情的图画评分法来评估,如图13-4所示。

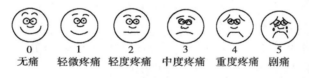

图 13-4 疼痛强度 Wong-Baker 脸评分法

临床观察叹气、呻吟、出汗、活动能力以及心率、血压等生命体征也会提供对疼痛程度评估有用的信息。

(五)麦吉尔疼痛问卷

麦吉尔疼痛问卷(McGill pain questionnaire,MPQ)为一种多因素疼痛调查评分方法,它的设计较为精密,重点观察疼痛及其性质、特点、强度、伴随状态和疼痛治疗后患者所经历的各种复合因素及其相互关系。MPQ 在不同文化程度的人群可以得到相一致的结果,比较有效、可靠,在临床使用过程中可测定有关疼痛的多种信息和因素,适用于临床科研工作或较为详细的疼痛调查工作。但 MPQ 所使用的词汇较为抽象,难以理解和使用,对患者的要求较高,相对复杂、费时,临床应用中具有一定的局限性。

四、疼痛治疗的常用方法

根据疼痛的复杂性,临床治疗的方法有药物治疗、物理疗法、针灸按摩、外科手术、神经阻滞及毁损、神经刺激疗法、心理治疗、患者自控镇痛等。这些方法不仅包括对因和对症处理的措施,而且包含调节机体各方面平衡的综合疗法。

(一)药物治疗

药物治疗是疼痛治疗中十分重要的内容,也是一种可以在医师指导下进行自我控制疼痛的治疗方法。

根据不同需要,可通过口服、经皮、直肠、肌内注射、静脉、椎管内、黏膜及局部等途径给药。大约 90%的癌症患者疼痛可以通过口服药物得到有效治疗,这无疑是最方便的给药方式。

用于疼痛治疗的药物种类十分繁多。在临床疼痛治疗中,常用的有非甾体抗炎药、麻醉性镇痛药、抗抑郁药、抗惊厥药、镇静催眠药、糖皮质激素等。用药前必须熟悉药物的作用、不良反应及疼痛的原因、特点、性质、部位,合理选择药物,以达到镇痛疗效高、不良反应小、患者易于接受的目的。

1. 非甾体抗炎药(nonsteroidal anti-inflammatory drug,NSAID) 非甾体抗炎药是一大类化学结构式各异,但有共同的药理作用的药物,具有良好的镇痛、抗炎和解热作用。NSAID 有中等程度镇痛作用,对头痛、牙痛、神经痛、肌肉痛和关节痛均有较好的镇痛效果,对炎症性头痛疗效更好,此外也可用于术后镇痛和癌性疼痛治疗。NSAID 的镇痛作用机制主要在外周,是通过抑制局部的前列腺素(prostaglandin,PG)合成而实现的。这类药物无耐受性及成瘾性,但有"天花板"效应(药物剂量升限效应),即当药物超过常用剂量时治疗作用并不增加,但不良反应增加。非甾体抗炎药蛋白结合率通常达 90%~95%,因此不主张同时使用两种非甾体抗炎药,且没有证据表明哪种药物止痛效果最好。常用药物有阿司匹林、布洛芬、对乙酰氨基酚、双氯芬酸、吲哚美辛、美洛昔康、塞来昔布、尼美舒利等。

2. 麻醉性镇痛药 麻醉性镇痛药又称阿片类镇痛药,是一类能消除或减轻疼痛并改变对疼痛情绪反应的药物。阿片类药物的镇痛作用机制是多平面的:可与外周神经阿片受体结合,与位于脊髓背角胶状质(第二层)感觉神经元上的阿片受体结合,抑制 P 物质的释放,从而阻止疼痛传入脑内;阿片类药物也可作用于大脑和脑干的疼痛中枢,发挥下行性疼痛抑制作用。阿片类药物有程度不同的成瘾性,但随着开展疼痛治疗及合理用药的宣传教育工作,在阿片类药物医疗消耗量增加的同时,并未增加药物滥用的危险。除便秘外,大多数阿片类药物的不良反应是暂时性或可耐受的,如:呕吐、镇静等不良反应一般出现在用药的最初几日,数日后症状多自行消失。预防性治疗可以减轻或者避免阿片类药物的不良反应。避免出现过高的血药浓度峰值可防止发生严重不良反应,按时给药、口服或经皮途径给药是其重要措施。对终末期癌症疼痛患者的调查发现,85%以上的患者曾经使用过 2 种以上的止痛药及 2 种以上的给药途径。因此,当患者用一种阿片类药物出现不可耐受的不良反应时,应根据患者情况改变给药途径,或更换另一种止痛药物。

常用的麻醉性镇痛药有吗啡、哌替啶、芬太尼、瑞芬太尼、舒芬太尼、美沙酮、可待因、丁丙诺啡、喷他佐辛、纳布啡、布托啡诺等。

3. 抗抑郁药 常用药有三环类抗抑郁药(如阿米替林)、单胺氧化酶抑制药、选择性 5-羟色胺(5-HT)再摄取抑制药、5-HT 与去甲肾上腺素(NE)再摄取抑制药等。治疗疼痛过程中抗抑郁药并不作为首选,选择时要根据患者需要和药物不良反应两方面综合考虑。

4. 抗惊厥药 常用药物有卡马西平、奥卡西平、加巴喷丁等,用于神经病理性疼痛有一定的疗效,对尖锐的刺痛、电击样神经疼痛有效。

5. 镇静催眠药 可以降低机体活动性,诱导睡眠,缓解焦虑状态。许多药物(如安定类、巴比妥类)除产生治疗目标效应以外还可产生一定的抑制作用,但在镇痛治疗中,镇静催眠药作为二线选择。

6. 糖皮质激素 随着镇痛机制的进一步阐明及新制剂的开发,糖皮质激素在疼痛治疗上的应用越来越受到人们的关注。常用药物有地塞米松、泼尼松龙、泼尼松等。合理选择适应证、药物剂型、给药剂量和用药方法是使用糖皮质激素安全有效的关键。长期大量使用糖皮质激素时要关注停药后反跳效应等不良反应。

7. 药物治疗的基本原则

(1)选择适当的镇痛药物和剂量:选择适当药物是基于每个疼痛患者的疼痛类型和疼痛强度及与目前治疗药物可能发生的相互作用而定。如癌痛需要长期治疗,应按 WHO 的三阶梯治疗方案来选择镇痛药。轻度疼痛:首选一阶梯药物——非甾体抗炎药(以阿司匹林为代表);中度疼痛:首选二阶梯药物——弱阿片类药物(以可待因为代表),可合用非甾体抗炎药;重度疼痛:首选三阶梯药物——强阿片类药物(以吗啡为代表),可合用非甾体抗炎药,合用既可增强阿片类药物的镇痛效果,还可减少阿片类药物用量。三阶梯镇痛用药的同时,还可以根据病情选择合用三环类抗抑郁药或抗惊厥药等辅助用药,并按疼痛强度酌情给予相应的药物和剂量。

(2)选择给药途径:WHO最初制定的首选给药途径为口服给药。近年来还出现了芬太尼透皮贴剂、黏膜制剂等新剂型,用法简单,易于掌握,患者愿意接受,因此应以无创给药作为药物治疗的首选途径。舌下含化、经直肠给药、皮下注射或经静脉注射给药也是可选用的给药途径;当全身镇痛产生难以控制的不良反应时,可选用椎管内给药或复合局部阻滞疗法。

(3)制订适当的给药周期:根据药物不同的药代动力学特点,制订合适的给药周期,不仅可以提高药物的镇痛疗效,还可减少不良反应,使药物的峰谷比降低。治疗持续性疼痛,定时给药是非常重要的,如芬太尼透皮贴剂的镇痛作用可在给药后6~12小时出现,持续72小时,因此一般每三日给药一次即可。

(4)调整药物剂量:开始药物治疗时,一方面要避免起始剂量过大产生毒副作用,另一方面也应根据疼痛强度选用相匹配的药物和适当的剂量,尽快达到良好镇痛效果。在治疗过程中,应始终根据患者的疼痛强度个体化给药。如果突发性疼痛反复发作,需频繁追加解救药物,则可能存在基础药物剂量不足,此时应适当增加基础药物剂量,增加幅度一般为基础用药剂量的25%~50%,最多不超过100%,以防药物不良反应造成的危害。对于用其他辅助治疗使疼痛已经减轻的患者,有必要进行渐进性镇痛药物剂量下调,一般每日可减少25%~50%,但应保证镇痛良好。当出现严重不良反应而需调整药物剂量时,应首先停药1~2次,再将剂量减少50%~70%,然后加用其他类型的镇痛药,采用联合镇痛或其他镇痛方式,酌情停用导致不良反应的药物。

(5)镇痛药物的不良反应及处理:镇痛药物的不良反应常是患者不愿使用镇痛药物的重要原因,抑制不良反应和发挥镇痛作用有同等重要的意义。例如恶心、呕吐是阿片类药物常见的副作用,长期使用阿片类药物可因肠蠕动受抑制而出现便秘。对镇痛药产生的不良反应均应采取相应的治疗措施。对具有危险因素的患者更应采取预防措施,有晕动症的妇女,恶心、呕吐发生率高,应该预防选用昂丹司琼类药物、地塞米松或小剂量氟哌啶醇。

(6)辅助治疗:辅助治疗的方法和目的应根据不同的病种和疼痛类型而定。同时,辅助治疗可以加强某些镇痛药的镇痛效果,并减少镇痛药的用量,减轻镇痛药的不良反应。如糖皮质激素对急性神经压迫等有较好的缓解作用;三环类抗抑郁药是治疗神经病理性疼痛,并改善潜在抑郁和失眠较理想的药物。

总之,选用药物治疗疼痛疾患时,多种药物的联合应用、多种给药途径的交替使用可取长补短,提高疗效。但在药物选择上应注意机制互补、疗效协同,避免盲目联合用药,力争用最少的药物、最小的剂量来达到最满意的镇痛效果。

(二)神经阻滞

神经阻滞是疼痛治疗广泛应用的方法,是以药物或物理方法阻断疼痛的神经传导通路,以实现对疼痛的治疗和诊断目的。其机制可能有阻断疼痛的神经传导通路;阻断疼痛引起的恶性循环,即"疼痛→肌紧张或小血管平滑肌痉挛→疼痛加剧";改善血液循环;抗炎作用等。常用中、长效局麻药利多卡因、罗哌卡因或丁哌卡因,肾上腺皮质激素、维生素等。对癌性疼痛或三叉神经痛,用破坏神经药,可望达到长久止痛目的。至于顽固性偏头痛、幻肢痛、灼性神经痛、血栓闭塞性脉管炎、雷诺病等与交感神经有关的疼痛,可行星状神经节阻滞或腰交感神经节阻滞。

(三)患者自控镇痛

患者自控镇痛(patient-controlled analgesia,PCA)是20世纪70年代初Sechzer提出的一种全新的治疗方法,即患者感觉疼痛时通过计算机控制的微量泵主动向体内注射既定剂量的药物。在遵循按需止痛原则的前提下,减少医护人员操作,减轻患者心理负担。此种用药原则在疼痛药理学、疼痛心理学等方面均有一定的优越性。临床上 PCA 可分为静脉 PCA（PCIA）、硬膜外 PCA（PCEA）、皮下 PCA（PCSA）或外周神经阻滞 PCA（PCNA），其中以 PCIA 和 PCEA 在临床上最为常用。①PCEA 适用于胸背以下区域性疼痛的治疗。目前多选用 0.1%~0.25% 丁哌卡因与阿片类药物联合使用，两者联合应用具有协同作用，可降低两种药物用量。②PCIA 操作简单，可用阿片类或非麻醉性镇痛药、NSAID 和氯胺酮等，可单一也可两种药物联合使用。PCIA 起效快、效果可靠、适应证广泛，但其用药针对性差，对全身的影响较大，并发症多见，其镇痛效果略逊于 PCEA。③PCNA 即自控注射局部麻醉药进行外周神经阻滞治疗肢体术后疼痛，可将药液注入臂丛神经鞘、股神经鞘、腰丛或坐骨神经处。④PCSA，近年来有人分别采用吗啡、丁丙诺啡、氯胺酮行 PCSA，已引起临床的关注。另外，临床上还有物理疗法、射频微创疗法、手术疗法、中医中药及针灸、电刺激疗法等镇痛方法。由于导致疼痛因素的复杂性，单一药物或方法不可能达到最佳或完全的疼痛缓解并使其不良反应显著减少，因此推荐联合镇痛方案或用多模式互补方法治疗疼痛。

案例13-1

患者，女性，68 岁，原发性三叉神经痛。疼痛病史：左侧颌面部剧烈疼痛，进食、张口及刷牙洗漱时疼痛显著加重，口唇部存在疼痛扳机点；影响进食饮水。强度：VAS 评分 8 分。性质：体表痛、神经病理性疼痛。时间：持续疼痛，外源性刺激时痛感显著加剧。

思考：

1. 应如何制订三叉神经痛的药物治疗方案？

2. 药物治疗效果不佳时，有哪些其他治疗方式？

（陈向东）

学习小结

通过本章的学习，主要使学生掌握麻醉的相关基本概念，基本掌握麻醉前常规准备工作，包括禁食、禁水时间，外科疾病的一些伴随疾病术前处理原则及药物治疗，一些特殊疾病的术前准备。熟悉常规的术前用药，常见外科疾病的麻醉方法选择，常见麻醉的适应证、禁忌证。了解麻醉科常用药物的药理、用药原则及其适应证与禁忌证。同时熟悉麻醉学的新进展，以及特殊患者的麻醉处理。在本章学习过程中需与具体疾病联系起来，从疾病的生理、病理、临床症状体征及麻醉手术处理相结合，了解整个病情变化及转归，从术前准备，到麻醉方法及药物的选择、术中麻醉管理、术后的随访。掌握疼痛诊疗的基本概念，了解疼痛治疗的基本方法。

复习参考题

1. 全身麻醉发生喉痉挛的主要原因是什么？怎样处理？

2. 麻醉监测主要监测哪些方面？

3. 什么叫全脊麻？出现全脊麻怎样处理？

4. 如何预防椎管内麻醉的并发症？

5. 小儿和老年患者麻醉各有何特点？

6. 用阿片类药物出现呕吐、镇静等不良反应时，应立即停药吗？

7. 为什么对疼痛的治疗宜采用多模式互补方法？

第十四章　肿瘤和外科常见体表肿块

第一节　概述

肿瘤(tumor)是机体在各种内外致瘤因素长期协同作用下,导致其免疫监控失调和基因水平突变,从而促使突变的细胞持续过度增殖而形成的异常新生物。根据肿瘤生长特性及组织学改变,一般分为良性与恶性。良性肿瘤通常治愈后不复发,不转移,预后良好。恶性肿瘤呈进行性、浸润性生长,治疗后常复发,易远处转移,复发和远处转移常是导致死亡的主要原因。近年来,还发现有许多同时具有良性肿瘤和恶性肿瘤的一些特征的肿瘤,称为交界性肿瘤或临界性肿瘤。随着传染病的控制,恶性肿瘤对人类的威胁日益突出,已成为目前最常见的死亡原因之一。在发展中国家,男性常见的恶性肿瘤依次为肺癌、大肠癌、胃癌、肝癌、食管癌,女性常见的恶性肿瘤为乳腺癌、宫颈癌、肺癌、大肠癌、胃癌。

一、病因及发病机制

肿瘤的病因非常复杂,常常是一种致癌因素可诱发多种肿瘤,而一种肿瘤又可能存在多种病因。总的来说,大多数肿瘤的病因还没有被完全了解。现在普遍认为,绝大多数恶性肿瘤与环境因素有关。机体的遗传、内分泌与免疫机制等内在因素在肿瘤的发生、发展中也起重要作用。

（一）环境因素

1. 化学因素　许多化学物具有致癌性。例如香烟中含有的苯并芘就具有强烈的致癌作用,可以引起肺癌和皮肤癌。长期进食亚硝胺类与食管癌、胃癌和肝癌的发生有关,黄曲霉污染食品产生的黄曲霉毒素可能引发肝癌。砷可引起肺癌和皮肤癌。目前公认的化学致癌物还有石棉、铬、镍、煤焦油、芥子气、矿物油、二氯甲醚等。

2. 物理因素　骨、造血系统、肺等是对放射线敏感的器官,长期暴露于自然界或工业、医学及其他来源的电离辐射可引起各种癌症,包括白血病、乳腺癌和甲状腺癌。日本原子弹受害者在急性期出现白血病;在慢性期的原子弹受害者和既往因患关节炎照射过脊椎的患者中发生甲状腺癌或肺癌的比率增高。长期的紫外线照射可以引起皮肤癌,尤其是着色性干皮病患者。极低频电磁场也可能与癌症有关,但尚未定论。

3. 生物因素　主要为病毒的慢性感染,分为 DNA 肿瘤病毒和 RNA 肿瘤病毒两大类,目前已经明确某些

DNA 病毒,如乙型肝炎病毒(HBV)和丙型肝炎病毒(HCV)、EB 病毒、高危险型的人乳头瘤病毒(HPV)分别可导致肝癌、鼻咽癌、Burkitt 淋巴瘤、Hodgkin 淋巴瘤和宫颈癌等;某些 RNA 病毒,如人 T 细胞白血病病毒-1(HTLV-1)和人 T 细胞白血病病毒-2(HTLV-2)可以引起白血病、淋巴瘤等。其他致癌的生物因素包括一些细菌和寄生虫。有资料表明幽门螺杆菌(Helicobacter pylori,Hp)也有致癌性,与胃癌及胃淋巴瘤的发生有关。

(二)机体因素

1. 遗传因素 目前认为,环境因素是肿瘤发生的始动因素,而个人的遗传特征决定肿瘤的易感性。如家族性腺瘤性息肉病、林奇综合征等明显具有家族聚集现象。与癌发生有关的基因异常包括抑癌基因的变异或丢失,或癌基因的激活,这些遗传物质的改变可以使携带者易患癌症。

2. 内分泌因素 某些激素的过度分泌与肿瘤的发生有关,如:促甲状腺激素与甲状腺癌、雌激素和催乳素与乳腺癌、雌激素与子宫内膜癌有关,促生长激素类可以刺激癌的发展。

3. 免疫因素 丙种球蛋白缺乏症患者易患白血病和淋巴造血系统肿瘤;器官移植等需要长期应用免疫抑制剂的患者癌症发病率明显高于一般人群;艾滋病因免疫缺陷容易发生卡波西肉瘤(Kaposi 肉瘤)和淋巴瘤。

(三)发病机制

肿瘤是机体在各种内外致瘤因素联合作用下,细胞中基因发生改变并累积而逐渐形成的。机体中与肿瘤发生、发展过程中相关的基因有:癌基因(oncogene)是具有潜在转化细胞的能力的基因(如 ras、myc、src 等)。原癌基因(proto-oncogene)是指癌基因在正常细胞中以非激活的形式存在的状态。通过点突变、基因扩增和染色体易位这三种方式,原癌基因可被激活转变为癌基因。抑癌基因(antioncogene)又称肿瘤抑制基因,产物能抑制细胞的生长,其功能的丧失可能促进细胞的肿瘤性转化;目前已知的抑癌基因有十余种,如 Rb、p53、NF-1 等。凋亡调节基因(apoptosis regulating genes)调节细胞进入程序性细胞死亡的基因,其产物在肿瘤的发生上起重要作用,如 Bcl-2、bax 等。修复调节基因(repair regulating gene)能及时修复 DNA 损伤,避免 DNA 损伤累积造成原癌基因和抑癌基因的突变而形成肿瘤,如遗传性非息肉性结肠癌综合征。此外,肿瘤的持续生长与端粒酶(telomerase)的活性有关;端粒酶是一种由催化蛋白和 RNA 模板组成的酶,在细胞中负责端粒的延长,可合成染色体末端的 DNA,赋予细胞复制的永生性;大多数体细胞没有端粒酶活性,许多恶性肿瘤细胞都含有端粒酶活性,促进肿瘤细胞的持续生长。

细胞癌变分子机制主要包括:①癌基因激活、过度表达;②抑癌基因突变、丢失;③微卫星不稳定,出现核苷酸异常的串联重复(1~6 个碱基重复序列)分布于基因组;④修复相关基因功能丧失,如错配修复基因突变,该组修复 DNA 损伤的基因一旦发生突变,导致细胞遗传不稳定或肿瘤易感性增加;⑤凋亡机制障碍;⑥端粒酶过度表达;⑦信号转导调控紊乱;⑧浸润转移相关分子事件等机制。

二、肿瘤的分类和命名

肿瘤根据形态、肿瘤生物学行为及对机体的影响,一般分为良性与恶性两大类。不同组织来源的良性肿瘤,一般称为"瘤",如腺瘤、平滑肌瘤、脂肪瘤、血管瘤、软骨瘤、神经纤维瘤、错构瘤等。恶性肿瘤来源于上皮组织者称为"癌"(carcinoma),如鳞癌、腺癌、肉瘤样癌等;来源于间叶组织者称为"肉瘤"(sarcoma),如骨肉瘤、脂肪肉瘤等。胚胎性肿瘤也称作母细胞瘤,包括良性和恶性肿瘤,如胶质母细胞瘤、神经母细胞瘤(恶性)、软骨母细胞瘤(良性)等。但某些恶性肿瘤仍沿用传统习惯称为"瘤"或"病",如淋巴瘤、白血病、精原细胞瘤、Kaposi 肉瘤、Krukenberg 瘤(卵巢转移瘤)等。临床上,还有一些肿瘤性质介于良性和恶性之间,称为交界性或临界性肿瘤。交界性肿瘤有 3 种表现形式:组织学介于良性、恶性肿瘤之间;组织学属于良性,但生物学行为呈浸润性生长;组织学属于恶性,但没有明显的扩散转移等恶性表现。常见于腹壁韧带样纤维瘤、胃肠道间质瘤和癌前病变,如卵巢交界性浆液性或黏液性囊腺瘤等。有的肿瘤虽为良性,但显示出恶性的生物学行为,如胰岛素瘤伴低血糖。

临床上还根据有无形成明确的肿块,将肿瘤分为实体瘤和非实体瘤。实体瘤一般以基于外科的综合治疗为主,非实体瘤大多为血液系统恶性肿瘤,治疗以药物化疗为主。

各种肿瘤,根据其组织及器官来源部位而冠以不同的名称,如背部脂肪瘤、乳腺癌、胃癌、肺癌、结肠癌、股骨骨肉瘤等。相同组织或器官可以发生不同类型的肿瘤,如肺鳞状细胞癌与肺腺癌、肛管鳞状细胞癌与肛管腺癌等。同一细胞类型的癌,由于分化程度不同,又分为高分化、中分化、低分化、未分化癌,如胃中分化腺癌、肺未分化癌等。

三、肿瘤的生物学特性

(一)肿瘤的异型性

肿瘤的异型性是指肿瘤的细胞形态和组织结构与其同源正常组织的形态和结构比较所产生的不同程度的差异。良性肿瘤细胞形态和组织结构的异型性不明显,一般都与来源组织相似。恶性肿瘤的细胞具明显的异型性,表现为细胞的多形性、细胞核的多形性、细胞核浆比例的异常、细胞核染色质异常、细胞内生化、组化特性的异常和细胞超微结构的异常;恶性肿瘤的组织结构异型性显著,表现为肿瘤实质和间质的关系紊乱,失去相应正常组织的结构和层次。

(二)肿瘤的分化

分化指原始幼稚细胞在发育中渐趋成熟的过程;通过分化,细胞在形态、功能、代谢、行为等方面各具特色、各显其能,从而形成不同的组织和器官。肿瘤的分化表示肿瘤细胞与其起源的成熟细胞(相应的正常细胞)的相似程度,肿瘤细胞分化越好表示其组织学形态结构与其同源的正常组织越近似;分化差表示其分化幼稚,甚至完全丧失了同源组织的正常结构功能和形态特征。对大多数肿瘤而言,分化程度低一般可提示肿瘤的恶性程度高。

(三)肿瘤的生长和扩散转移

良性肿瘤多数以膨胀性或外生性生长方式为主,形态表现为结节状,界限清楚,包膜完整,一般不侵袭周围正常组织,生长缓慢,不明显破坏器官的结构和功能,但可对局部器官、组织造成压迫或阻塞。浸润性生长方式是大多数恶性肿瘤的生长方式,早期在体表或腔道可表现为外生性、乳头状、菜花状。浸润性生长的肿瘤无包膜,界限不清,难以确认范围,生长迅速,侵袭性强,浸润周围组织,破坏正常组织器官结构,导致功能障碍。恶性肿瘤的扩散方式有局部浸润、直接蔓延和转移。恶性肿瘤细胞从原发部位侵入淋巴管、血管或体腔,迁徙到他处而继续生长,形成与原发瘤同样类型的肿瘤,这个过程称为转移。转移途径包括淋巴管转移、血行转移及种植性转移。所形成的肿瘤称为转移瘤(metastatic tumors)。

(四)良恶性肿瘤的区别

良性肿瘤和恶性肿瘤在生物学特性上是明显不同的,可以从生长特性及组织学改变两方面加以对比,见表14-1。

(五)肿瘤恶变前的特殊阶段

恶性肿瘤的发生、发展是一个多阶段缓慢的渐变过程。从良性组织到发生恶变有个特殊的中间阶段。这个特殊阶段,根据侧重点的不同,有不同的定义。癌前疾病是一个临床概念,指一类统计学上具有明显癌变危险的疾病,如结肠家族性腺瘤性息肉病。癌前病变是一个病理学概念,指各种上皮组织细胞的非典型性增生,是具有癌变潜能的良性病变,如不及时治愈则可能转变为癌,如鳞状上皮重度不典型增生。上皮内瘤变包含多个器官上皮性组织出现的非典型增生或异型增生性改变,分为轻度、中度和重度(即高级别)三级。高级别上皮内瘤变提示为癌前病变,包括以往描述的上皮重度不典型增生和原位癌,病变具有高癌变危险性和不可逆转性。原位癌在组织学表现为上皮细胞重度不典型增生,其病变程度已累及上皮全层,但基底膜结构完整,病变未浸润基底膜以下的组织。由于原位癌没有形成浸润和转移,不符合恶性肿瘤的特点,一般认为它并不是真正的"癌"。原位癌未能及时治愈可进一步发展为早期浸润癌。

表 14-1　良恶性肿瘤的生物学特性区别

生物学特性	良性肿瘤	恶性肿瘤
生长特性		
生长方式	膨胀性或外生性	浸润性
生长速度	缓慢	较快、进行性
边界、包膜	边界清、常有包膜	边界不清、常无包膜
浸润性	仅极少数局部浸润	浸润、蔓延
转移	不转移	多伴转移
治疗后复发情况	完整切除一般不复发	易复发
组织学改变		
异型性	不明显	明显
分化程度	良好	不良

四、诊断

准确对肿瘤进行诊断是肿瘤治疗的首要条件,除了要明确是否为肿瘤、肿瘤的部位和性质以外,对于恶性肿瘤还应明确恶性程度及分期,以指导临床选择合理的治疗方案。除非患者出现大出血休克、梗阻、穿孔等急症需通过外科等手段提前进行干预以外,平诊的患者必须完善相应的检查以明确诊断;对怀疑肿瘤的患者一般不进行诊断性治疗。

(一)临床诊断

1. 注意病史采集

(1)年龄:由于年龄的不同,好发肿瘤的种类也有所不同。儿童肿瘤多为胚胎性肿瘤或白血病;青少年肿瘤多为肉瘤,如骨、软组织及淋巴造血系统肉瘤。癌多发生于中年以上,但青年癌症患者往往发展迅速,主诉常以转移灶或继发症状为主。

(2)病程:根据病程能够对良恶性的判定有所帮助。良性者病程较长,恶性者较短。但良性者伴出血或感染时可突然增大,癌变的肿瘤可表现增长迅速,但也和恶性程度有关。另外病程和年龄也有关系,老年患者的恶性肿瘤发展速度较慢,儿童患者发展迅速,如肾或肝母细胞瘤。

(3)其他病史:应注意以下几方面病史。既往有明显的癌前病变或相关疾患的病史,如乙型肝炎、丙型肝炎与肝癌相关,鼻咽癌与 EB 病毒反复感染有关;在个人史中,如吸烟、长期饮酒、饮食习惯或职业因素有关的接触与暴露史,应注意采集;有些肿瘤具有家族多发史或遗传史,如胃癌、大肠癌、食管癌、乳腺癌等,需注意采集。

2. 临床表现　肿瘤的临床表现取决于肿瘤的性质、发生的组织部位以及进展的程度;肿瘤恶变早期通常没有特殊症状和体征,容易被忽视,只有进展到一定程度才出现相应的症状及体征。

局部表现:①肿块。常是患者就诊的主要原因,也是诊断肿瘤的重要依据。可在体表发现或在深部触及新生的肿物,也可发现器官(如肝、甲状腺)或淋巴结肿大。发生于体腔内深部器官的肿瘤,一般较难发现,只有肿瘤引起压迫、阻塞或破坏所在器官的结构时才出现明显症状,才能发现肿块。②疼痛。由于恶性肿瘤膨胀性生长、破溃或感染,肿瘤造成空腔器官(如胃肠道、泌尿道)梗阻,刺激所在器官的神经末梢或神经干引起;肿瘤晚期浸润胸膜、腹膜后内脏神经丛等,亦引起疼痛。早期多为隐痛、钝痛,常以夜间明显,随着病情进展,疼痛逐渐加重,变为疼痛难忍。良性肿瘤因肿瘤增大压迫邻近器官组织时也可出现压迫性疼痛症状。③溃疡。体表或胃肠道的肿瘤可因生长过快,出现血供不足进而继发坏死,出现溃疡;亦可因继发感染而溃烂。恶性溃疡常呈火山口状,边缘可隆起外翻,基底凹凸不平,质脆,易出血,可有血性分泌物伴有恶臭;亦可表现为菜花状肿物,中间出现坏死、溃疡。④出血。来自溃疡基底血管破裂或肿瘤破裂。体表肿瘤出血可直接发现,体内肿瘤少量出血表现为血痰、黑便、镜下血尿、黏液血便或血性白带;大量出血表现为呕血、咯血、便血或肉眼血尿等;肝癌破裂可致腹腔内大出血。⑤梗阻。良性和恶性肿瘤都可能影响呼吸道、胃肠道、胆道、泌尿道、脑室等空腔脏器的通畅,引起呼吸困难、腹胀、呕吐、黄疸或尿潴留等。视梗阻的程度可分为不完全性或完全性梗阻。⑥转移。依转移的部位出现不同症状,如区域淋巴结肿大;影响静脉的回流,出现肢体水肿或静脉曲张;骨转移出现局部疼痛或结节,严重者发生病理性骨折;转移至胸腔、腹腔,出现顽固的癌性胸水、腹水。

全身症状:良性及早期恶性肿瘤,多无明显的全身症状。恶性肿瘤患者常有非特异性的全身症状,如贫血、低热、消瘦、乏力等。肿瘤影响营养摄入(如消化道梗阻)或并发感染出血等,则可出现明显的全身症状。恶性肿瘤远处转移时出现相应的症状。恶病质状态常是恶性肿瘤晚期全身衰竭的表现。不同部位恶性肿瘤,出现恶病质的状态时间不尽相同。因明显影响消化和吸收,消化道恶性肿瘤的病人出现恶病质的状态比较早。

(二)实验室检查

1. 常规检查　包括血、尿及粪便常规,这些项目必须检查。如消化道肿瘤患者可伴贫血及大便隐血,白血病患者血常规明显改变,恶性肿瘤患者常有红细胞沉降率加快等。

2. 血清学检查

(1)酶学检查:肝及成骨细胞可分泌碱性磷酸酶(alkaline phosphatase,ALP),肝癌、骨肉瘤患者血清ALP常可增高,但阻塞性黄疸的患者由于胆汁排泄受阻也可增高;前列腺癌时可出现血清酸性磷酸酶增高;前列腺癌骨转移伴骨反应性增生患者,酸性和碱性磷酸酶均可增高。

(2)激素类检查:有功能的内分泌器官肿瘤可出现激素分泌的增加,出现内分泌-肿瘤综合征;如绒毛膜上皮癌伴人绒毛膜促性腺激素(human chorionic gonadotropin,HCG)分泌增加,甲状旁腺肿瘤可出现高钙血症,胰岛细胞肿瘤伴有胰岛素分泌过多,导致低血糖。

(3)肿瘤标记物的检测:肿瘤标记物是由肿瘤细胞产生的,分布在血液、分泌物、排泄物中的酶、激素、糖蛋白、胚胎性抗原或肿瘤代谢产物,通过生化方法可以测定;大多数肿瘤标记物在恶性肿瘤和正常组织之间并无质的特异性差异,而仅是量的差别;肿瘤标记物作为辅助诊断指标,用于对原发肿瘤的初筛、肿瘤高危人群的筛选、良性和恶性肿瘤的鉴别诊断、肿瘤治疗效果的观察和评价以及随访等具有较高的临床价值。临床常用的肿瘤标志物有甲胎蛋白(AFP)、癌胚抗原(CEA)、糖类抗原125(CA12-5)、糖类抗原19-9(CA19-9)、前列腺特异性抗原(prostate-specific antigen,PSA)、神经元特异性烯醇化酶(NSE)等。

理想的肿瘤标志物应具备以下特点:①敏感性高,能早期检测出肿瘤患者,可用于肿瘤普查。甲胎蛋白普查是筛选和诊断无症状小肝癌的最主要方法。②有器官特异性,可较好地用于肿瘤和非肿瘤的诊断及肿瘤之间的鉴别诊断。③肿瘤标志物水平与肿瘤体积大小、临床分期相关,用以判断预后。在卵巢上皮癌组织人表皮生长因子受体-2(HER-2)过度表达对患者具有判断预后的价值。④反映肿瘤的动态变化,监测治疗效果、复发和转移。在肿瘤治疗前、中、后检测肿瘤标志物的水平可帮助了解治疗效果,以及监测肿瘤有无复发和转移,如CEA对大肠癌、AFP对肝癌、HCG对绒毛膜癌的监测。另外,好的肿瘤标记物还可为临床选择化疗药物提供依据以及为临床提供靶向治疗依据,如HER-2阳性胃癌患者可加用曲妥珠单抗治疗。

3. 基因诊断　核酸中碱基排列有严格的特异序列,基因诊断即用此特征,根据有无特定序列以确定是否有肿瘤或癌变的特定基因存在,从而做出诊断。

4. 流式细胞分析仪　是用于了解细胞分化的一种方法,分析染色体DNA倍体类型、DNA指数等,结合肿瘤病理类型用于判断肿瘤恶性程度及推测其预后。

（三）影像学检查

目前临床常用于检查肿瘤的项目主要有 X 线、超声波、各种造影、核素、计算机断层扫描（computerized tomography，CT）、磁共振（magnetic resonance image，MRI）等。通过各种检查方法所得的成像，确定有无肿块存在及其数量、所在部位、形态与大小，以初步判断有无肿瘤及肿瘤的性质。

1. X 线检查

（1）透视与平片：肺肿瘤、骨肿瘤可见特定的阴影。

（2）特殊 X 线显影术：钼靶 X 线、硒静电 X 线摄影术，可检查软组织及软组织肿瘤，如乳腺癌。

（3）造影检查：目前 X 线造影技术被广泛应用到肿瘤的各项检查当中，常用的有以下几种。①普通造影。应用对比剂，钡剂作钡餐或钡灌肠或碘剂（泛影葡胺、碘化油、碘苯酯等）做造影，根据显示的腔道充盈缺损、有无狭窄等形态，进而做出判断。②排泄造影。利用器官排泄特点进行造影，如静脉尿路造影、口服阑尾造影等。③逆行造影。利用特殊器械对腔道进行逆行插管造影，如膀胱镜下逆行输尿管插管肾盂造影、纤维十二指肠内镜下做胆道与胰管逆行造影等。④血管造影。选择性动脉造影为经周围动脉插管，如肝动脉、颈动脉、腹腔动脉、肠系膜上、下动脉造影，可显示患瘤器官或肿瘤滋养血管的图像以帮助诊断。

2. CT CT 在肿瘤的诊断中占有很重要的地位，CT 具有很高的组织密度辨识率，可以根据 CT 图像显示的密度及 CT 值，判断肿块性质，用于颅内肿瘤、实质性脏器肿瘤、实质性肿块及淋巴结等的鉴别诊断。螺旋 CT 扫描速度快，一次屏气可完成全胸或全腹部扫描，可有效减少呼吸运动伪影，并可一次注射对比剂后完成器官的多期扫描，可避免小病灶的遗漏。经电脑工作站处理后，可形成三维图像、CT 血管重建、仿真内镜检查等。

3. 超声检查 利用正常组织与病变组织对声阻抗的不同所产生的超声反射波的差异成像做诊断，是安全、简便、无创的方法，有助于了解肿瘤所在部位、范围及初步判断肿块性质，对判别囊性与实质性肿块有很高的价值。还可以在超声引导下，进行穿刺活检，但要注意有针道种植转移的可能。

4. 放射性核素显像 一般可显示直径在 2cm 以上的病灶。骨肿瘤、甲状腺肿瘤诊断阳性率较高，胃肠道肿瘤阳性率低。正电子发射断层显像（positron emission tomography，PET）以正电子核素为示踪剂，通过正电子产生的 γ 光子，在显示屏上重建出示踪剂在体内的断层图像。PET-CT 则通过计算机重建成像，具有定位定性诊断结合的功能，对颅内肿瘤、结肠癌、肺癌、黑色素瘤、乳腺癌、卵巢癌等诊断率可高达 90% 左右。目前因检查价格昂贵，一般用于其他方法无法确定恶性肿瘤部位、性质、转移病灶范围的患者。

5. MRI MRI 对神经系统、软组织有极好的空间分辨力，如神经组织、骨、关节、肌肉等部位；通过调节磁场可自由选择所需剖面，如对于椎间盘和脊髓，可做矢状面、冠状面、横断面成像，可以观察到神经根、脊髓和神经节等细节改变。MRI 检查对人体没有电离辐射损伤，但 MRI 运行过程中产生的各种噪声很大。

（四）内镜检查

目前内镜检查在肿瘤的诊治方面应用比较广泛，主要是应用金属（硬管）或光导纤维（软管）的内镜直接观察空腔脏器、胸、腹腔以及纵隔的肿瘤或其他病变，并可取组织细胞行病理学检查诊断，还能对小的病变进行治疗，如内镜下息肉切除等；又可向输尿管、胆总管或胰管插入导管做 X 线造影检查。常用的有食管镜、胃镜、直肠镜、乙状结肠镜、气管镜、胸腔镜、纵隔镜、腹腔镜、膀胱镜及阴道镜、子宫镜等。

（五）病理学检查

病理学检查为目前确诊肿瘤直接而可靠的依据，为肿瘤诊断的"金标准"，包括临床细胞学、病理组织学及免疫组织化学三部分。

1. 临床细胞学检查 采集方法简便、费用低，患者易接受，临床应用广泛。正确采集标本是提高诊断阳性率的关键。①体液自然脱落细胞：肿瘤细胞易于脱落，留取胸腔积液、腹水、尿液沉渣及痰液与阴道涂片的标本送病理学检查；②黏膜细胞：通过食管拉网、胃黏膜洗脱液、宫颈刮片及内镜下肿瘤表面刷脱细胞液留取标本；③细针吸取：细针直接穿刺或超声引导下穿刺肿块病灶行涂片染色检查。因多数情况下仅能取到数量极少的细胞,只能做细胞学定性诊断,而无法行组织学诊断,无法鉴别原位癌及浸润癌;而且自然脱落的细胞易皱缩退变、分化较高的单个或少数肿瘤细胞,因光镜下细胞异型性不明显,有时诊断较困难,诊断标准不容易统一。

2. 病理组织学检查　根据肿瘤所在部位、大小及性质等,应用不同的取材方法。①穿刺活检:用专门设计的针头在局麻下获取组织小块,取得的标本可以做组织学诊断。穿刺活检通常用于皮下软组织或某些内脏的实性肿块;缺点是有促进肿瘤转移的可能,必须严格掌握适应证。②钳取活检:多应用于体表或腔道黏膜的表浅肿瘤,特别是外生性或溃疡性肿瘤。它适用于皮肤、口唇、口腔黏膜、鼻咽、子宫颈等处,也可在进行胃肠道内镜检查时获取肿瘤组织。③对手术能完整切除者则术后标本需送常规病理检查,对于可疑恶性肿瘤者手术中可切取部分肿瘤组织做快速(冷冻)切片诊断以决定手术范围。对色素性结节或痣,尤其疑有黑色素瘤者,一般不做切取或穿刺取材,应完整切除检查,避免促进肿瘤转移的风险。

3. 免疫组织化学检查　原理是利用特异性抗体与组织切片中的相关抗原结合,经过荧光素、过氧化物酶、金属离子等显示剂的处理,使抗原-抗体复合物显现出来;具有特异性强、敏感性高、定位准确、形态与功能相结合等优点,对提高肿瘤诊断准确率、判别组织来源、发现微小癌灶、准确分期及肿瘤恶性程度判断有重要意义。对肿瘤判别困难时,常需加做此项检查。

(六)肿瘤分期

肿瘤分期一般只针对恶性肿瘤。根据恶性肿瘤进展、转移的规律,分期依机体内原发肿瘤大小、浸润的深度以及淋巴结播散程度和远处转移的情况来描述恶性肿瘤的严重程度和受累的范围。同时肿瘤分期也为临床讨论、交流患者的病情及治疗方案提供了统一的标准。

国际抗癌联盟提出的 TNM 分期法是目前国际上最为通用的分期方法。TNM 分期系统是基于原发肿瘤的浸润范围("T"是肿瘤一词英文"tumor"的首字母)、淋巴结播散情况("N"是淋巴结一词英文"node"的首字母)、是否存在远处转移("M"是转移一词英文"metastasis"的首字母)。肿瘤分期有临床分期(cTNM)及术后的病理分期(pTNM)。每一种恶性肿瘤的 TNM 分期系统各不相同,因此 TNM 分期中字母和数字的含义在不同肿瘤所代表的意思不同。具体各种肿瘤怎么分期,由各专业委员会会议协定。临床上,如各个分期暂时无法确定时可以用 x 表示,如:无法判断肿瘤的大小或者浸润的深度时,可以标识为 T_x。TNM 分期中 T、N、M 确定后就可以得出相应的总的分期,即 Ⅰ 期、Ⅱ 期、Ⅲ 期、Ⅳ 期等。有时候也会与字母组合细分为 ⅡA 或 ⅢB 等。Ⅰ 期的肿瘤通常是相对早期的肿瘤,有较好的预后,分期越高意味着肿瘤进展程度越高,如结直肠癌 TNM 分期(表 14-2)。

表 14-2　结直肠癌 TNM 分期表

期别	T	N	M
0 期	T_{is}	N_0	M_0
Ⅰ 期	T_1, T_2	N_0	M_0
ⅡA 期	T_3	N_0	M_0
ⅡB 期	T_{4a}	N_0	M_0
ⅡC 期	T_{4b}	N_0	M_0
ⅢA 期	T_1, T_2	N_1/N_{1c}	M_0
	T_1	N_{2a}	M_0
ⅢB 期	T_3, T_{4a}	N_1/N_{1c}	M_0
	T_2, T_3	N_{2a}	M_0
	T_1, T_2	N_{2b}	M_0
ⅢC 期	T_{4a}	N_{2a}	M_0
	T_3, T_{4a}	N_{2b}	M_0
	T_{4b}	N_1, N_2	M_0

期别	T	N	M
ⅣA 期	任何 T	任何 N	M_{1a}
ⅣB 期	任何 T	任何 N	M_{1b}
ⅣC 期	任何 T	任何 N	M_{1c}

注:原发肿瘤(T)T_{is}:原位癌,局限于上皮内或侵犯黏膜固有层;T_1:肿瘤侵犯黏膜下层;T_2:肿瘤侵犯固有肌层;T_3:肿瘤穿透固有肌层到达浆膜下层,或侵犯无腹膜覆盖的结直肠旁组织;T_{4a}:肿瘤穿透腹膜脏层;T_{4b}:肿瘤直接侵犯或粘连于其他器官或结构。区域淋巴结(N)N_0:无区域淋巴结转移;N_1:有 1~3 枚区域淋巴结转移;N_{1c}:浆膜下、肠系膜、无腹膜覆盖结肠/直肠周围组织内有肿瘤种植,无区域淋巴结转移;N_2:有 4 枚以上区域淋巴结转移;N_{2a}:4~6 枚区域淋巴结转移;N_{2b}:7 枚及更多区域淋巴结转移。远处转移(M)M_0:无远处转移;M_1:有远处转移;M_{1a}:远处转移局限于单个器官(如肝、肺、卵巢、非区域淋巴结),但没有腹膜转移;M_{1b}:远处转移分布于一个以上的器官;M_{1c}:腹膜转移有或没有其他器官转移。

五、治疗及随访

传统的肿瘤诊疗方式与肿瘤相关的各学科之间缺乏有效的联系、沟通、协作渠道,导致很多肿瘤患者往往因并发症或合并症需反复到不同的科室求医,有的甚至因为接受了不恰当的诊疗处理从而失去了最佳治疗的机会。目前,对肿瘤进行多学科综合治疗已经是国内外大型医院诊断和治疗该疾病一个普遍模式;肿瘤多学科综合治疗(multidisciplinary therapy,MDT)模式就是以病人为中心,由多个相关科室同时相互协作,通过集体讨论的形式,结合肿瘤性质、分期和患者全身状况,制订最合适的治疗方案。科室组成一般包括(肿瘤)外科、肿瘤科、放射治疗科、病理科、放射诊断科等。一般实体良性肿瘤及临界性肿瘤以完整手术切除为主。尤其临界性肿瘤必须彻底切除,否则极易因切除不彻底发生恶变。恶性肿瘤必须从整体考虑,通过 MDT 讨论,根据 TNM 分期结合患者全身状况拟订出综合治疗的方案。

(一)手术治疗

手术切除恶性肿瘤,仍然是目前早、中期恶性实体肿瘤最有效的治疗方法之一。

1. 根治手术　包括原发恶性肿瘤所在器官的部分或全部,连同周围一定范围的正常组织和区域回流淋巴结整块切除;术中应注意不切割肿瘤,应整块切除以避免肿瘤细胞种植或播散,可采用切口保护、肿瘤表面覆盖、结扎回流静脉等无瘤技术手段,减少肿瘤种植和播散的可能。凡已经有远处转移的肿瘤,如无大出血、梗阻、穿孔等急症需外科及时干预,一般不做手术,可行新辅助放、化疗等转化治疗后重新评估是否手术治疗。

2. 扩大根治术　在原标准根治切除范围基础上,在不影响机体正常功能的情况下,适当切除附近受累器官及区域淋巴结。例如:胃癌扩大根治术包括胰体尾及脾脏切除。

3. 对症手术或姑息手术　对于病期较晚,有广泛或远处转移不能行根治性手术者,主要以手术解除或减轻症状。例如:晚期胃癌伴幽门梗阻者行胃空肠吻合术;晚期乙状结肠癌合并梗阻行姑息性肿瘤切除加降结肠造口解除梗阻;晚期前列腺癌患者行双侧睾丸切除,通过切除内分泌腺体使肿瘤退缩而缓解;对症手术后可减轻痛苦,延长生命,改善生存质量。

4. 复发或转移灶的手术　复发和转移肿瘤治疗更为困难,最终疗效也较差。应根据转化治疗后的情况,根据 MDT 讨论而定,对局限于某个部位的转移病灶,目前趋向于手术切除治疗。

(二)化疗及分子靶向治疗

近年来,恶性肿瘤化疗有了迅速发展,目前已能单独应用化疗治愈绒毛膜上皮癌、恶性葡萄胎、小细胞肺癌、睾丸精原细胞瘤、大细胞淋巴瘤、急性淋巴细胞白血病等。对如颗粒细胞白血病、部分霍奇金淋巴瘤等恶性肿瘤的化疗可获得长期缓解或使肿瘤缩小。新辅助化疗是近几年学科发展的重点,主要用于仍有手术机会的某些中晚期恶性肿瘤患者。通过先做化疗使肿瘤缩小,可以使手术范围缩小,尽可能多地保留器官功能,达到降级或降期的目的,再通过手术或放射治疗等治疗方法治愈肿瘤,如结肠癌肝转移的治疗,目前已经有为数不少的成功病例。根据手术后恶性肿瘤的病理 TNM 分期情况,选择合适的辅助化疗方案化疗可以明显提高恶性肿瘤的治愈率。

1. 化疗药物按作用机制分类

(1)细胞毒素类药物:烷化剂类通过氮芥基团作用于 DNA 和 RNA、酶、蛋白质,可导致细胞死亡。如环磷酰胺、氮芥、卡莫司汀、洛莫司汀等。

(2)抗代谢类药:此类药物可相互竞争核酸代谢物与酶的结合反应,从而影响或阻断肿瘤核酸的合成。如氟尿嘧啶、甲氨蝶呤、巯嘌呤、替加氟(呋喃氟尿嘧啶)、阿糖胞苷等。

(3)抗生素类:丝裂霉素、多柔比星、平阳霉素、博来霉素等抗生素有抗肿瘤的作用。

(4)生物碱类:生物碱类可干扰细胞内纺锤体的形成,使细胞停留在有丝分裂中期。常用的有长春新碱、长春碱、羟喜树碱、紫杉醇及鬼臼毒素类,如依托泊苷(VP-16)、替尼泊苷(VM-26)等。

(5)激素类:能改变内环境进而抑制肿瘤生长,或增强机体对肿瘤侵袭的抵抗力。常用的有甲状腺素、他莫昔芬(三苯氧胺)、托瑞米芬(法乐通)、己烯雌酚、黄体酮、丙酸睾酮、泼尼松等。

(6)其他:不属于以上诸类,如丙卡巴肼、羟基脲、L-门冬酰胺酶、顺铂、奥沙利铂、达卡巴嗪等。

细胞分裂增殖周期包括 G_1、G_2、S、M 期及休眠状态的非增殖细胞 G_0 期,因此还可根据化疗药物对细胞增殖周期作用的不同分类为:①细胞周期非特异性药物:该类药物对增殖或非增殖细胞均有作用,如氮芥类及抗生素类;②细胞周期特异性药物:作用于细胞增殖的整个或大部分周期时相者,如氟尿嘧啶等抗代谢类药物;③细胞周期时相特异药物:药物选择性作用于某一时相,如阿糖胞苷、羟基脲抑制 S 期,长春新碱抑制 M 期。

2. 给药方式　化疗药物的用法包括静脉滴注或静脉注射、口服、肌内注射(适用于对组织无刺激性的药物,如塞替派、博来霉素)等全身性用药方式,一般对组织刺激性大的药物需经中心静脉给药。为了提高药物在局部的作用浓度,有些药物可做瘤内注射、腔内注射、局部涂抹、动脉内注入、局部灌注或热灌注等方式。介入治疗给化疗药物的应用提供了新的方式,如经动脉定位插管单纯灌注或栓塞加化疗,亦可同时于皮下留置微泵。联合用药为应用不同作用及类别的药物,以提高疗效,减轻不良反应,可按化疗方案设定同时或序贯给药。

3. 化疗毒副反应　因为化疗药对正常细胞也有一定的影响,尤其是处于增殖周期的正常细胞,所以用药后可能出现各种不良反应。常见的有:①骨髓抑制,白细胞、血小板减少;②消化道反应,如恶心、呕吐、腹泻、口腔溃疡等;③毛发脱落;④肝肾功能损害;⑤神经系统损害,末梢神经麻木、刺痛等;⑥免疫功能降低,容易并发细菌或真菌感染。

近年来出现的分子靶向药物治疗是在细胞分子水平上,针对已经明确的致癌位点来设计相应的治疗药物,药物进入体内会特异地选择肿瘤细胞作为作用靶点,在发挥更强的抗肿瘤活性的同时,减少对正常细胞、组织或器官的毒副作用。它们在化学结构上可以是单克隆抗体和小分子化合物,作用靶点可以是细胞受体、信号传导和抗血管生成通路等。单克隆抗体常用的有赫赛汀(抗 HER-2 的单抗)、西妥昔单抗(抗 EGFR 的单抗)、贝伐单抗(血管内皮生长因子受体抑制剂)等;小分子化合物常用的有伊马替尼(Ber-Abl 酪氨酸激酶抑制剂)、吉非替尼(表皮生长因子受体酪氨酸激酶 EGFR-TK 抑制剂)等。

(三)放射治疗

是用射线消除肿瘤病灶的物理疗法,目前仍是恶性肿瘤重要的局部治疗方法。放射治疗的治疗目标是最大限度把放射剂量集中到病变(靶区)内,杀灭肿瘤细胞,同时使其周围正常组织和器官少受或免受不必要的照射,使患者的肿瘤得到控制的同时避免出现严重的放射并发症。

临床应用的放射线分为两大类。①电离辐射:包括 X 线、γ 线、各种天然的或人工合成的同位素;②粒子辐射:包括 α 射线、β 射线、质子射线、中子射线、重离子射线、负 π 介子射线等。临床常用的放射治疗技术包括远距离治疗(又称外照射,是最常用的放射治疗技术)、近距离治疗(又称组织间放疗或腔内放疗,还包括治疗甲状腺癌口服^{131}I进行的内放疗)、立体定向放射外科治疗、适形放射治疗等。

适合进行放射治疗的肿瘤分为三类。①对放射线高度敏感的肿瘤:淋巴造血系统肿瘤、性腺肿瘤、多发性骨髓瘤、肾母细胞瘤等低分化肿瘤;②对放射线中度敏感的浅表肿瘤和位于生理管道的肿瘤:口腔癌、鼻咽癌、皮肤癌、宫颈癌、肛管癌、膀胱癌等;③肿瘤位置特殊使手术难以根治的恶性肿瘤:颈段食管癌、中耳癌等。

放射治疗对正常组织细胞也有损伤作用,尤其在辐射量增大时,容易损害照射部位表面皮肤、深部正常腔道及造血系统,较常见的损害为抑制骨髓(白细胞减少、血小板减少)、皮肤黏膜改变及胃肠反应等。治疗中必须常规监测白细胞和血小板。发现白细胞降至3×10^9/L,血小板降至80×10^9/L时须暂停治疗。

(四)生物治疗

肿瘤生物治疗是以免疫治疗为基础,通过现代生物技术或产品,调节机体的抗肿瘤能力,改善宿主个体对肿瘤的应答反应,或通过药物的直接效应来控制肿瘤或减轻治疗相关毒副作用。生物治疗包括免疫治疗与基因治疗两大类。

1. 肿瘤的免疫治疗　①主动免疫治疗:主要是利用灭活的肿瘤细胞或提取的肿瘤抗原物质免疫机体,使宿主免疫系统产生针对肿瘤抗原的抗肿瘤免疫应答,从而阻止肿瘤生长,转移和复发;②被动免疫治疗:是被动性的将具有抗肿瘤活性的免疫制剂或细胞传输给肿瘤患者,以达到治疗肿瘤的目的,包括前面所提到的分子靶向药物治疗和过继性细胞治疗;③非特异性免疫调节剂治疗:通过刺激活化具有免疫效应的细胞或抑制免疫负调控细胞或分子从而达到抑制肿瘤生长的目的。

2. 肿瘤的基因治疗　是指将外源正常基因导入肿瘤靶细胞,用以纠正或者补偿因基因缺陷或基因表达异常引起的肿瘤,以达到治疗肿瘤的目的,目前大部分仍处于临床及实验研究阶段。

(五)中医中药治疗

中医药治疗恶性肿瘤患者,应用祛邪、扶正、化瘀、软坚散结、清热解毒、化痰、祛湿、通经活络及以毒攻毒等原理,以中药补益气血、调理脏腑,配合化学治疗、放射治疗或手术后治疗,可减轻毒副作用。

对肿瘤患者进行定期随访非常重要。肿瘤经过有效治疗达到临床治愈消失后,这只是肉眼或影像学不能发现肿瘤残留的状态,微残留或者细胞级别的转移目前是无法检查发现的,只有通过长时间的随访观察才能最后决定是否肿瘤已经治愈。目前国际通用3年、5年、10年的生存率来表示某组病例的治疗效果(即在同时治疗的病例,生存者的百分率,包括带瘤生存者;无瘤生存的百分率即为治愈率),不同的恶性肿瘤,治疗后的疗效判断也不尽相同。

随访的目的:①早期发现复发或转移病灶,及时处理;②研究评价或比较各种恶性肿瘤治疗方法疗效,提供改进综合治疗的依据,以进一步提高疗效;③随访对肿瘤病人有心理治疗和支持的作用。随访过程中需要注意的事项:局部和区域淋巴结有没有复发和转移、全身有没有复发和转移、患瘤前异常的各种指标如肿瘤标记物等有没有出现逐渐升高的情况。

六、预防

恶性肿瘤是多因素相互作用而引起的,目前尚无可用的单一预防措施。国际抗癌联盟认为1/3的癌症是可以预防的,1/3的癌症如能早期诊断是可以治愈的,1/3的癌症可以减轻痛苦,延长寿命。据此提出了恶性肿瘤三级预防的概念。一级预防:是指病因预防,采取预防、减少和避免接触致癌因素的措施。二级预防:是积极处理癌前病变,一旦发现已经恶变,予以及时治疗;争取早期发现、早期诊断及早期治疗恶性肿瘤。三级预防:是指治疗后的康复,目的是提高生存质量及减轻痛苦,延长生命。对于癌性疼痛的治疗,世界卫生组织提出了三级止痛阶梯治疗方案,基本原则有:①最初用非吗啡类药物,效果不明显时追加吗啡类药物,无效时换为强吗啡类药物或考虑药物以外的治疗,如区域神经阻滞治疗;②从小剂量开始,视止痛效果逐渐增量;③口服为主,无效时直肠给药,最后注射给药;④定期给药。

第二节　常见体表肿瘤与肿块

体表肿瘤是指来源于皮肤、皮肤附件、皮下组织等浅表软组织的肿瘤。在临床上尚需与非真性肿瘤的肿瘤样肿块鉴别。

一、皮肤乳头状瘤

皮肤乳头状瘤是常见的皮肤良性肿瘤。由原因不明的鳞状上皮增生,在皮肤表面形成乳头状突起。可单发或多发,表面常有角化,易恶变为皮肤癌。阴茎乳头状瘤极易恶变为乳头状鳞状细胞癌。治疗以手术为主,连同基底部完全切除,亦可行冷冻或电切。切除标本应送病理检查。

1. 乳头状疣　为非真性肿瘤,多由病毒所致。表面呈乳头状向外突出,见多根细柱状突出物,基底平整,不向表皮下延伸。有时可自行脱落。

2. 老年性色素疣　多见于头额部、暴露部位或躯干,高出皮面、黑色、斑块样,表面干燥、光滑或有粗糙感。基底平整,不向表皮下延伸。若局部扩大增高、出血破溃则有恶变为基底细胞癌的可能。无恶变征象者,可观察或手术切除。

二、皮肤癌

皮肤癌是皮肤最常见的恶性肿瘤,多见于头面部及下肢,常见有两种类型:基底细胞癌与鳞状细胞癌。具有发展慢、恶性程度低、治愈率高等特点。

1. 基底细胞癌(basal cell carcinoma)　来源于皮肤或附件基底细胞,发展缓慢,呈浸润性生长,很少转移。亦可伴色素增多,常呈黑色,亦称色素性基底细胞癌,临床上易误诊为恶性黑色素瘤。质地较硬,表面呈蜡状,破溃者呈鼠咬状溃疡边缘,易出血。好发于头面,如鼻梁旁、眼睑等部位,偶有破坏颅骨侵入颅内。对放射线敏感,可手术切除后辅以放射治疗。远期效果好。

2. 鳞状细胞癌(squamous cell carcinoma)　常发生于男性头颈、阴茎及四肢常暴露的部位,早期就可形成经久不愈的溃疡。亦常继发于慢性溃疡或窦道,或瘢痕部的溃疡经久不愈而癌变。表面呈菜花状,边缘不规则隆起,溃疡底部不平,易出血,常伴感染致恶臭。可局部浸润及淋巴结转移。手术治疗为主,切除时至少包括肿瘤周围 2cm 以上的正常组织,并需要切除足够的深度,必须保证病理阴性切缘。有区域淋巴结肿大时,应常规清扫区域淋巴结。放射治疗亦敏感,但不易根治。在下肢者严重时可伴骨髓浸润,常需截肢。

三、痣与黑色素瘤

1. 色素痣(pigment nevus)　为色素斑块。可分为:①皮内痣。痣细胞位于表皮下,真皮层,常高于皮面。光滑,可长有汗毛(称毛痣)。少见恶变。②交界痣。痣细胞位于基底细胞层,向表皮下延伸。局部扁平,色素较深。局部外伤或感染后易使痣细胞恶变。③混合痣。皮内痣与交界痣同时存在。若有色素加深、范围加大,或有疼痛、瘙痒时,有恶变可能,应及时做完整切除,送病理检查。切忌做不完整的切除或化学烧灼。冷冻、电灼消除因无病理诊断难以明确有无恶变,不宜推广。

2. 黑色素瘤(melanoma)　是起源于黑色素细胞或其母细胞的高度恶性肿瘤,发展迅速,妊娠期发展更快。多由色素痣恶变而来,向四周和深部浸润性生长。若受外伤,或做不彻底切除或切取活检,可迅即出现卫星结节及转移,故应做广泛切除治疗。手术治疗为局部扩大切除,如截指/趾或小截肢,4~6 周后行区域淋巴结清扫。晚期病例可加用卡介苗、白介素或干扰素行免疫治疗。

四、纤维瘤及纤维瘤样病变

纤维瘤由纤维结缔组织构成,位于皮肤及皮下,瘤体不大,质硬,生长缓慢,边缘清楚,表面光滑,与周围组织少粘连,可推动。常见有以下几类:

1. 黄色纤维瘤(fibroxanthoma) 位于真皮层及皮下,多见于躯干、上臂近端。常由不明的外伤或瘙痒后小丘疹发展所致。因伴有内出血、含铁血黄素,故可见褐色素,呈深咖色。质硬,边界欠清呈浸润感,易误为恶性。直径一般在1cm以内,如增大应疑有纤维肉瘤变。可手术切除治疗。

2. 隆突性皮纤维肉瘤(dermatofibrosarcoma protuberans) 多见于躯干。来源于皮肤真皮层,故表面皮肤光薄,似菲薄的瘢痕疙瘩样隆突于表面。低度恶性,具假包膜。切除后局部极易复发,多次复发恶性度增高,并可出现血道转移。故对该类肿瘤手术切除应包括足够的正常皮肤及足够的相应深部筋膜。

3. 腹壁硬纤维瘤(desmoid tumor of abdominal wall) 好发于腹壁肌层和筋膜鞘的纤维瘤,又称腹壁韧带样纤维瘤、带状瘤、纤维瘤病。肿瘤在组织形态学上没有恶性征象,无淋巴和血液转移现象,但却具有侵袭性生长、易复发和局部破坏的特点,可侵及腹腔内肠管或膀胱出现相应症状,目前普遍将其界定为交界性肿瘤。治疗主要靠手术切除,单纯局部切除肿瘤的局部复发率可高达70%,故一般主张切除范围至少包括肿瘤周围3cm以上的正常组织及腹膜,必要时尚需对切缘做多处冰冻切片证实无肿瘤残留。

五、脂肪瘤

脂肪瘤(lipoma)是最常见的体表良性肿瘤,来源于脂肪组织,由成熟的脂肪细胞堆积而成。好发于四肢、躯干。肿块边界清楚,呈分叶状,质软、可有假囊性感、无压痛。生长缓慢,但可达巨大体积。深部者可恶变,应及时切除。多发者(称多发性脂肪瘤)瘤体多较小,直径1~3cm,常呈对称性,有家族史,有的患者伴有疼痛(称痛性脂肪瘤)。可手术切除治疗。小的脂肪瘤可暂不处理。

六、神经纤维瘤

神经纤维瘤包括神经鞘瘤与神经纤维瘤。可发生于神经干或神经末梢的任何部位。前者由鞘细胞组成,后者为特殊软纤维,具有折光的神经纤维细胞并伴有少量神经索。

1. 神经鞘瘤(schwannoma) 多见于体表四肢神经干的分布部位。临床上分为中央型和边缘型。中央型源于神经干中央,故其包膜即为神经纤维。肿瘤呈梭形。手术不慎易切断神经,故应沿神经纵行方向切开,包膜内剥离出肿瘤。边缘型位于神经干边缘,肿瘤沿神经索侧面生长。手术摘除时较少损伤神经。

2. 神经纤维瘤(neurofibroma) 可夹杂有脂肪、毛细血管等。为多发性,且常对称。大多无症状,但也可伴明显疼痛、皮肤常伴咖啡样色素斑,肿块可如乳房状悬垂。本病可伴有智力低下,或原因不明头痛、头晕,可有家族聚集倾向。神经纤维瘤呈象皮样肿型者为另一类型,好发于头顶或臀部。临床似法兰西帽或狮臀,肿瘤由致密的纤维成分组成。中间有血管窦,手术切面位于瘤体时,因血窦开放,渗血不易控制。故手术时应从正常组织切入。创面太大时,需植皮修复。

七、血管瘤

血管瘤按其结构分为三类,临床过程和预后各不相同。

1. 毛细血管瘤(capillary hemangioma) 多见于婴儿,大多数是女性。出生时或生后早期见皮肤有红点或小红斑,逐渐增大、红色加深并可隆起。如增大速度比婴儿发育更快,则为真性肿瘤。瘤体境界分明,压之可稍褪色,释手后恢复红色。大多数为错构瘤,1年内可停止生长或消退。早期瘤体较小时容易治疗,行手术切除或以液氮冷冻治疗,效果均良好。瘤体增大时仍可用手术或冷冻治疗,但易留有瘢痕。亦可用^{32}P敷贴或X线照射,使毛细血管栓塞,瘤体萎缩。个别生长范围较广的毛细血管瘤,可试用泼尼松口服治疗。

2. 海绵状血管瘤（cavernous hemangioma） 由小静脉和脂肪组织构成。多生长在皮下组织内，亦可在肌肉内，少数可发生在骨或内脏等部位。皮下海绵状血管瘤可使局部轻微隆起。皮肤正常，或有毛细血管扩张，或呈青紫色。肿块质地软而境界不甚清楚，有的稍有压缩性，可有钙化结节，形成血栓后可有触痛。肌海绵状血管瘤常使肌肥大、下垂，多发生于股四头肌，久站或多走时有发胀感。治疗应及早施行血管瘤切除术，术前需充分估计病变范围，必要时可行血管造影评估。术中要注意控制出血和尽量彻底切除血管瘤组织。辅助治疗可在局部注射血管硬化剂。对无症状及对外观无明显影响的稳定血管瘤，也可随访观察。

3. 蔓状血管瘤（hemangioma racemosum） 由较粗的迂曲血管构成，大多数为静脉，也可有动脉或动静脉瘘。可发生在皮下和肌肉，还常侵入骨组织，范围较大，甚至可超过一个肢体。瘤体处常见蜿蜒的血管，有明显的压缩性和膨胀性。可手术治疗或经导管介入栓塞治疗。术前必须充分做好血管造影等准备，充分了解病变范围及有无合并动静脉瘘，选择治疗方案。术中需注意控制大出血及做好大量输血等准备。

八、囊性肿瘤及囊肿

1. 皮样囊肿（dermoid cyst） 是囊性畸胎瘤，是由偏离原位的皮肤细胞基所形成的先天性囊性病变。浅表者好发于眉梢或颅骨骨缝处，可与颅内交通呈哑铃状。手术摘除前应有充分估计和准备。

2. 皮脂腺囊肿（sebaceous cyst） 又称"粉瘤"，非真性肿瘤，为皮脂腺腺管排泄受阻所形成的潴留性囊肿。多见于皮脂腺分布密集的头面及背部。表面可见阻塞皮脂腺开口的小黑点，囊内为皮脂与表皮角化物集聚的油脂样豆渣物，易继发感染，出现红肿压痛，伴奇臭。治疗方法为手术切除，术中应将囊壁完全切除。如合并感染，应积极抗感染治疗，感染消退后手术，如形成脓肿改变，需要先做切开引流，3个月后再考虑手术切除完整病灶。

3. 表皮样囊肿（epidermoid cyst） 为明显或不明显的外伤致表皮基底细胞层进入皮下生长而成的囊肿。囊肿壁由表皮所组成，囊内为角化鳞屑。多见于易受外伤或磨损部位，如臀部、肘部，也偶见于注射部位。治疗为手术切除。

4. 腱鞘或滑液囊肿（synovial cyst） 多见于手腕、足背肌腱、腘窝等关节附近的浅表囊肿，是由于慢性劳损而形成的坚硬囊肿。可加压击破或抽出囊液注入醋酸氢化可的松，但治疗后易复发。手术完整切除囊壁是避免复发的关键。

（蔡世荣）

学习小结

肿瘤是人类死亡的主要原因之一。肿瘤的病因非常复杂，还没有被完全了解。绝大多数肿瘤是环境因素与机体因素相互作用引起的。肿瘤的分类通常是以其组织发生为依据，良性肿瘤多数以膨胀性生长为主，无转移，切除后很少复发；而浸润性生长并全身转移是恶性肿瘤的共性。肿瘤的临床表现多种多样，主要有局部肿瘤生长所致肿块、疼痛、溃疡、出血、梗阻等，全身症状有肿瘤导致的消耗或转移症状。肿瘤的诊断是一个多学科的综合分析过程，与其他疾病基本相似，病史和查体为最基本、最重要的诊断手段，结合影像学、肿瘤标记物，从是否存在肿瘤，到定性、定位、分期、肿瘤细胞特性的诊断等，病理学的诊断是"金标准"。TNM分期法是目前国际上最为通用的恶性肿瘤分期系统，有利于了解疾病的程度、预后和转归，制订系统的治疗方案。良性肿瘤以手术切除为主，恶性肿瘤必须从整体考虑，以手术、放化疗、生物治疗等进行综合治疗。

1. 肿瘤常见的临床表现有哪些?

2. 如何鉴别良、恶性肿瘤?

3. 什么是肿瘤的 TNM 分期,其意义是什么?

4. 肿瘤的多学科治疗模式是什么,有什么优势?

5. 肿瘤随访过程中需要注意的事项有哪些?

第十五章　器官移植、移植免疫和组织工程

学习目标	
掌握	器官移植的分类及临床常用器官移植的适应证；自体移植、同质移植、同种移植、异种移植及组织工程等概念的定义。
熟悉	移植免疫学的基本理论；移植排斥反应分类；常用的免疫抑制剂及常见器官移植的临床应用。
了解	器官移植和组织工程的发展简史；国内外现状及未来发展方向。

第一节　器官移植概述

将一个个体的细胞、组织或器官用手术或其他方法，移植到自己体内或另一个体的同一或其他部位，统称移植术（transplantation）。移植术的历史最早可以追溯到公元前 600 年印度的皮肤移植。在我国公元 200 年，华佗亦有移植手术的记载。19 世纪初即有各种组织或器官移植动物的实验报道。20 世纪后，随着手术技巧及免疫抑制药物的发展，细胞、筋膜、软骨、骨、肌腱、肌、血管、淋巴管、综合组织移植和各种器官移植，包括单一和多器官联合移植都陆续开展，成为解决各种临床问题的有效手段之一。国际上通常所说的移植是指器官移植。

一、器官移植简史

同种异体器官移植的实验研究开始于 19 世纪，直到 20 世纪初期，法国医师 Alexis Carrel 发明了血管吻合术，实验动物的器官移植始获成功。他也因"在血管吻合及血管和器官移植中的重大贡献"获得 1912 年诺贝尔奖。然而由于免疫排斥的问题，移植手术尚未在临床试验中成功实施。1954 年，Joseph Murray 成功实施了第一例同种异体肾移植，手术在两个同卵双胞胎之间进行。20 世纪 60 年代第一代免疫抑制药物（硫唑嘌呤）在 Gertrude Elion 和 Georage Hitchings 的不懈努力下问世，外科医师 Roy Calne 和 Murray 将其引入临床，器官移植获得稳定的发展。Gertrude Elion 和 Georage Hitchings 在 1988 年因"药物进展的重要原理"获得诺贝尔奖。自 20 世纪 80 年代以来，由于新一代强有力的免疫抑制剂环孢素的研制成功，以环孢素为主联合上述常规免疫抑制药物或单克隆抗体 OKT3 的抗排斥反应方案广泛应用，使移植疗效成倍提高。目前，肝脏移植与肾脏移植在许多国家已臻成熟，成为一种常规性的手术，应用日益广泛。器官移植作为一种综合性的现代医学，已成为一个新兴学科。

二、分类和基本概念

献出移植物的个体称为供体,接受移植物者称为受体。在自体移植时,移植物重新移植到原来的解剖位置,称为再植术,如断肢再植术。如供受者为同一个体,称自体移植。根据移植器官的多少,一般可分为单器官移植、联合移植和多器官移植。一次同时移植 2 个脏器,称为联合移植,如心肺、胰肾、肝心联合移植。一次同时移植 3 个或更多的器官,称为多器官移植。供者和受者不属同一个体,称异体移植,按遗传学的观点可分为:①同卵双生移植,也叫同质移植,因供受者的抗原结构完全相同,移植后不会发生排斥反应。②同种异体移植,供受者属于同一种族,如人与人、犬与犬之间的移植,这是临床上应用最广的一种移植。但由于供受者的组织相容性抗原的不同,移植后会发生排斥反应。③异种移植,供受者属于不同种族,如人与狒狒、犬与狐,移植后会引起极强烈的排斥,目前尚限于动物实验阶段。

根据移植物植入部位,移植术可分为:①原位移植,即移植物植入到原来的解剖部位,移植前需将受者原来的器官切除,如原位心脏移植、原位肝移植。②异位移植,即移植物植入到另一个解剖位置,一般情况下,不必切除受者原来器官,如肾移植、胰腺移植一般是异位移植。③旁原位移植,即将移植物植入到受者同名器官邻近的位置,不切除原来器官,如胰腺移植到紧贴受者胰腺的旁原位胰腺移植。

根据移植物来源不同分为胚胎、新生儿、成人、尸体及活体供者。活体又包括活体亲属(指有血缘关系如双亲与子女、兄弟姊妹之间)和非亲属(如配偶)。根据移植物性质分类为细胞、组织和器官移植。

为了准确描述某种移植术,往往综合使用上述分类,如原位尸体心脏同种移植、活体亲属同种异体肾移植、血管吻合的胎儿甲状旁腺异位移植。

三、器官保存液

器官获取、保存及移植后缺血再灌注损伤是影响移植预后的重要因素。自 20 世纪中期起,各研究中心不断研发的各种器官保存液相继问世,促进了基于器官保存液的静态冷保存(static cold storage,SCS)技术的迅速发展,使器官保存进一步摆脱了时间及地域限制,器官保护技术进入崭新的纪元,极大地推动了器官移植事业的进步。目前临床常用的器官保存液分为仿细胞内液型(如 UW 液)、仿细胞外液型(如 CS 液)及非细胞内液非细胞外液型(如 HTK 液)。

1. UW 液　是仿细胞内液型器官保存液的一种,也是目前临床最常用器官保存液,被《中国移植器官保护专家共识(2016 版)》所推荐。UW 液由威斯康星大学 Belzer 教授在 1988 年探索出,其采用乳糖盐作为非渗透性阴离子,并加入棉子糖和羟乙基淀粉防止细胞间隙扩大,磷酸盐预防酸中毒,谷胱甘肽和别嘌醇对抗氧自由基,突破了供体移植物的保存时限,被视为器官保存史上的一个重大突破。

2. HTK 液　是一种以组氨酸为缓冲分子的非生理型低 K^+ 保存液。有如下特点:①含钾量低,易于进入受者循环系统,且反复或持续性原位灌洗无任何副作用及危险性;②组氨酸/组氨酸盐酸缓冲系统,组氨酸作为有效的非渗透性因子可防止内皮细胞肿胀并可有效地抑制酸中毒的发生;③色氨酸作为膜稳定剂可防止组氨酸进入细胞内;④α-酮戊二酸及色氨酸作为高能磷酸化合物的底物;⑤黏度低,更易于扩散至组织间隙及毛细血管丛,在短时间内使器官降温。欧洲多中心试验表明:对于 24 小时内移植物的保存,HTK 液与 UW 液同样安全有效。

3. CS 液　作为一种仿细胞外液型器官保存液,近年实验室与临床研究发现 CS 液对于供肝保存有可与 UW 液相媲美的效果,并已经逐渐应用于临床移植中。CS 液有以下特点:①高钠低钾,易于进入受者循环系统;②缓冲系统由组氨酸/乳糖醛酸组成,有较强的缓冲能力,且乳糖醛酸为有效的非渗透性因子,可防止内皮细胞肿胀;③含还原型谷胱甘肽、组氨酸、甘露醇,作为羟自由基的清除剂,可防止氧自由基的损伤;④含谷氨酸盐,可作为高能磷酸化合物的底物;⑤高镁离子含量及轻度酸性可有效防止钙离子超载;⑥黏度低,易于扩散至组织间隙,在短时间内使器官降温。与 UW 液相比,低黏度、强抗氧化性、高抗水肿能力以及低价格是 CS 液的最大优势。当然 CS 液效果还有待世界各大移植中心的临床研究来进一步证实。

四、器官移植的未来发展方向

随着疗效的提高,器官移植已发展成为常规性的治疗方法。然而,无论是在基础研究还是在临床技术上,器官移植领域仍存在一些亟待解决的难题。

1. 外科技术的革新　尽管我国器官移植事业已取得显著性成就,进入世界先进行列,但作为一项巨大的系统工程,器官移植由于手术难度大、学科涉及面广、术后管理困难等原因容易导致严重并发症发生。外科技术上的不断革新,已使外科手术相关并发症的发生率明显降低。但有很多难题需要攻克,例如人脑移植仍存在很多难以攻克的难题。

2. 免疫耐受的诱导　20 世纪 70 年代,环孢素 A(cyclosporine A,CsA)的问世在降低器官排斥反应的同时延长了受者生存时间,使得移植成功率显著提高,有力地推动了器官移植的发展。但是,器官移植后患者需要终身服用免疫抑制剂,会带来不可避免的各种毒副作用,增加潜在的致癌和致感染风险。如何进一步开发新一代的免疫抑制剂,在有效抑制免疫排斥的同时,将机体全身免疫功能的抑制控制在安全范围,减少药物相关不良反应,是器官移植今后努力的方向。

3. 供体器官的拓展　全球范围内器官移植的市场需求量在过去十余年中迅速增加,而合适的供体器官资源非常有限,无法满足如此庞大的市场需求,使得器官资源紧缺危机日益显著。为了更好地解决器官资源短缺这一难题,我国器官移植领域的专家提出一些方案如下:

(1)鼓励活体器官的捐献:活体器官捐献(live organ donation,LOD)在世界范围内已成为器官捐献的三大来源之一。2007 年,国务院颁布了《人体器官移植条例》,进一步加强人体器官捐献管理。随着尸体器官移植数量明显减少,活体器官移植的数量飞速增长,其中中国肝移植注册数据显示活体肝移植例数增长超过 5 倍,可以说 LOD 已成为解决我国器官供体短缺的重要途径之一。

(2)完善规范化捐献体系和宣传普及工作:20 世纪 80 年代,开始鼓励公民逝世后将器官捐献,我国有识之士也开始呼吁建立脑死亡法规,但进展甚微。同时,受我国宗教和传统文化的影响,脑死亡捐献(brain death donation,DBD)很可能需要相当长的时间才能为大众所接受而成为一个稳定的器官捐献来源。因此,我国在开展 DBD 在脑死亡立法、建立完善的各级急救系统和加强对公众的宣传力度等方面还任重道远。2003 年卫生部发布了《脑死亡判定标准(成人)》(征求意见稿)、《脑死亡判定技术规范》(征求意见稿),2009 年卫生部再次修订了上述标准和规范。脑死亡标准的建立将推动相关法规的建立和完善,使 DBD 有法可依,提高公众的认同度,进一步缓解我国器官来源紧缺的现状。

(3)最大程度地利用心脏死亡者的器官:我国标准化器官捐献走过了 25 年漫长而曲折的道路,经过不懈的努力,最终在中国红十字会和卫生部的推动下,于 2009 年正式启动了由 10 个省市参与的器官捐献试点工作,拟逐步建立中国器官捐献系统。

(4)进一步推进边缘性供体或扩大标准器官的利用:随着器官来源短缺的日益严重和等候器官移植患者人数的激增,边缘性供体的概念被提出。希望能够充分利用那些扩大标准器官的选择范围,进一步缓解供器官来源紧缺的现状。边缘性供体器官包括高龄、儿童、糖尿病患者、热缺血或冷缺血时间延长、心脏死亡、高血压、乙型肝炎或丙型肝炎感染、脂肪性和酒精性肝病等,其可增加约 20% 器官来源。

(5)异种移植:临床上最早进行的异种移植尝试是 Reemtsma 在 1964 年进行的将黑猩猩的肾脏移植到人的手术,其中的几例受者存活了数个月,Starzl 在 1993 年尝试将狒狒的肝脏移植给肝炎肝硬化的患者,手术后 70 日,患者死于移植肝无功能。目前异种移植面临的主要问题是未知致病原的传染风险和无法控制的排斥反应。

(6)组织工程化器官:组织工程近年来取得飞速进展,皮肤、血管、膀胱等组织工程器官已经引入临床,取得良好效果。然而实质性的脏器因功能复杂及细胞成分多,成为组织工程发展的挑战,随着3D打印技术的发展,3D打印人体组织器官已经在理论上成为可能。生物3D打印以含有活体细胞的"生物墨水"为材料,打印出一层细胞组织架构,然后按3D成型技术进行制造,逐渐形成立体的细胞组织架构,最终获得所需的人工器官和组织。虽然,目前国内外还没有科学家报道利用3D打印技术构建的离体肝组织进行肝移植的案例,但是随着生物3D技术的快速发展,相信不久的将来有机会实现从细胞、组织到器官的飞跃。

第二节　常见器官移植的临床应用

一、肝脏移植

世界上首例原位肝脏移植由美国外科医师 Starzl 在 1963 年完成,患者在手术中死亡。随着手术技术及免疫排斥药物的发展,肝移植已经成为常规手术,目前已被公认为治疗各种终末期肝病的最有效方法,术后 5 年生存率可达 80%~90%。

（一）适应证

肝脏移植的主要适应证包括:

1. 良性终末期肝病

（1）慢性肝病:肝炎肝硬化、酒精性肝硬化、胆汁性肝硬化、慢性活动性病毒性肝炎(乙型肝炎、丙型肝炎等)、自身免疫性活动性肝炎、药物性肝炎、硬化性胆管炎、巴德-吉亚利综合征(Budd-Chiari syndrome)及严重的遍及两肝叶的肝内胆管结石等。

（2）急性或亚急性肝功能衰竭。

（3）初次肝移植失败或原发病复发致肝功能失代偿者。

2. 肿瘤性疾病

（1）良性肝脏肿瘤:巨大肝血管瘤、多发肝腺瘤。

（2）恶性肝脏肿瘤:肝细胞癌、胆管细胞癌、肝血管内皮癌、平滑肌肉瘤、肝母细胞瘤、继发性肝癌(原发肿瘤已彻底根除,尤其是内分泌肿瘤)。

3. 先天性、代谢性肝病　先天性胆管闭锁、肝豆状核变性(Wilson 病)、多囊肝、先天性肝内胆管扩张(卡罗利病)、糖原贮积症、α_1-抗胰蛋白酶缺乏症、酪氨酸血症等。

（二）禁忌证

随着技术的发展,肝移植手术的禁忌证在不断变化,过去门静脉栓塞是绝对禁忌证,现在已变成相对禁忌证。患者在某些临床状况下行肝移植愈后差、疗效不好,是肝移植的禁忌证,包括:

1. 肝外的难以根治的恶性肿瘤。

2. 难以控制的全身感染,如细菌、真菌、病毒等感染。

3. 难以戒除的酗酒和毒瘾。

4. 心、肺、脑等重要脏器的严重器质性病变。

5. 艾滋病病毒感染者。

6. 有难以控制的精神疾病。

但是对于这些绝对禁忌证也是有选择的,如果肝功能衰竭与感染并存,而肝功能衰竭马上就要危及患者生命时,感染就变成了相对禁忌证。患者在一定的临床状况下肝移植可能会产生比较高的并发症发生率和死亡率,但是肝移植在相对禁忌证情况下也有可能取得满意生存率。

（三）肝癌肝移植适应证

1996 年,意大利 Mazzaferro 等首先提出肝癌肝移植受者选择标准,即 Milan 标准(单个肿瘤直径≤5cm,

或多发肿瘤≤3个且最大直径≤3cm),取得了较好的疗效,并逐渐在国际上得到推广。但过于严格的Milan标准把很多有可能通过肝移植得到良好疗效的肝癌患者拒之门外;且由于供体的紧缺,原来符合Milan标准的肝癌患者很容易在等待供肝的过程中由于肿瘤生长超出标准而被剔除。

为解决Milan标准可能过于严格的问题,美国加州大学旧金山分校Yao等根据其治疗经验在2001年提出了UCSF标准,即单个肿瘤直径≤6.5cm,或多发肿瘤≤3个且每个肿瘤直径均≤4.5cm,所有肿瘤直径总和≤8cm。Yao等分析了70例肝癌肝移植患者,符合UCSF标准的术后1年及5年生存率分别为90%及75.2%,与符合Milan标准的肝癌肝移植无显著性差异;超越Milan标准但符合UCSF标准的肝癌肝移植患者,其2年生存率有85%。这一结果也得到了多家移植中心临床数据的证实,原国家卫生计生委发布的《原发性肝癌诊疗规范》(2017年版)中推荐UCSF标准作为肝癌患者肝移植的标准。

我国郑树森院士团队结合其10余年的肝癌肝移植研究成果与中国国情在2008年提出了肝癌肝移植的“杭州标准”:①无门静脉癌栓;②累计肿瘤直径≤8cm;③如果累计肿瘤直径>8cm,则必须同时满足AFP水平≤400μg/L且组织病理学分级为中高分化。“杭州标准”较Milan标准明显扩大了肝癌肝移植的纳入范围,且不影响存活率,更适应我国国情,是首个把肿瘤分化程度的生物学特点加入评价内容的标准,然而其临床上的推广应用仍需要前瞻性多中心临床试验的验证。

(四)手术方式

肝移植常用的手术方式有原位肝移植、背驮式肝移植、活体肝移植等。

1. 原位肝移植(orthotopic liver transplantation) 1963年由Starzl等首创,至今仍被公认是肝移植的经典术式。其将病肝和肝后下腔静脉一并切除。供肝植入时依次吻合肝上下腔静脉、门静脉、肝动脉后开放血供,完成止血后,最后重建胆管。手术中需完全阻断肝上下腔静脉和门静脉,易导致无肝期的血流动力学不稳定,同时还阻断了双肾静脉的回流,对术后肾功能造成一定的影响。为此,体外静脉-静脉转流技术在10余年前的提出很好地维持了血流动力学和酸碱平衡的稳定,不仅减轻术者在手术中无肝期的心理压力,还良好地控制术中转流血量和肝素化程度。然而,目前随着外科技术的熟练和进步,越来越多的肝移植中心已开展无肝期的非静脉-静脉转流下吻合,同样取得了理想的效果。

2. 背驮式肝移植(piggyback liver transplantation) 为了克服经典肝移植术中血流动力学不稳的缺点,1989年Tzakis等报道了世界首例背驮式肝移植。经典的背驮式肝移植在切除病肝时保留肝后下腔静脉,将供肝下腔静脉的上端与受体肝中、肝左静脉所形成的共同开口相吻合,供肝下腔静脉的下端结扎。该术式在无肝期仍维持了下腔静脉回流通畅,保证了手术过程中血流动力学的平稳,减少了肝移植术后肾衰竭的发生,对合并心功能不全或全身情况较差的重型肝炎或肝硬化终末期患者也更为有利。

3. 活体肝移植 随着供肝资源的日趋匮乏,活体肝移植重要性日益凸显,已成为目前解决供肝短缺最有效的手段之一。

(五)术后并发症

术后并发症由技术与非技术原因所致。技术因素所致的常见并发症有术后出血、血管并发症、胆道并发症等。非技术因素所致的并发症包括排斥反应、感染性并发症、原发性移植肝无功能、急性肾衰竭、原发疾病的复发以及慢性移植物失功等。

二、胰腺移植

胰腺移植为胰岛素依赖型糖尿病患者提供正常胰腺,维持血糖稳定。首例胰腺移植由美国外科医师Kelly等在1966年实施,我国胰腺移植和胰肾联合移植分别始于1982年和1989年。近年来胰肾联合移植和胰腺移植的1年存活率达到95%和85%。

(一)适应证

1. 难以控制的糖尿病 ①糖尿病血糖水平高度不稳定,胰岛素难以控制血糖或反复出现低血糖伴意识障碍、严重酮症酸中毒等;②难于脱敏的胰岛素过敏或出现抗皮下注射胰岛素状态。

2. 各种原因胰腺疾病,如急性坏死性胰腺炎、慢性胰腺炎、胰腺肿瘤、胰腺损伤等,导致行全胰切除术后。

（二）禁忌证

胰腺移植的禁忌证是患有不可根治的肿瘤和精神疾病。任何急性病无论与糖尿病是否有关,都应在移植前治疗和处理,特别要注意治疗感染性疾病,受者的年龄一般要求不超过 60 岁。但随着胰腺移植疗效的提高及适应证的拓宽,其禁忌证也在不断改变。目前,胰腺移植的禁忌证是指患者在一定的临床状态下,胰腺移植的疗效或预后极差,此类患者则不应该予以选择。

（三）手术方式

胰腺移植主要包括单独胰腺移植,肾移植后胰腺移植和胰肾联合移植(simultaneous pancreas-kidney transplantation, SPK)。SPK 同时纠正了糖代谢紊乱和尿毒症,胰肾免疫保护作用和移植成功率高,全世界迄今为止 80%以上的胰腺移植采用该术式。按胰腺外分泌处理方式又包括空肠引流和膀胱引流,空肠引流符合生理状态,避免了胰液流入膀胱引起的化学性膀胱炎、慢性尿道感染及尿道狭窄等远期并发症。按移植胰腺内分泌回流方式分为经体循环回流和门静脉回流。

（四）术后并发症

胰腺移植术后并发症有血管栓塞、排斥反应、出血、急性胰腺炎、胰瘘、感染、化学性膀胱炎等。其中血管栓塞和排斥反应是移植物失功的主要原因,术后预防性抗凝治疗及密切观察胰腺内外分泌功能是获得满意疗效的关键所在。

三、肾移植

肾移植是目前终末期肾病的最有效的治疗措施。1954 年美国波士顿的布里格姆医院 Joseph Murry 实施了世界首例纯合双生子间的肾移植手术获得成功,开辟了器官移植的新纪元。半个多世纪以来,随着移植免疫学、外科技术、免疫抑制药物等发展,肾移植发展迅速。我国于 1960 年由吴阶平院士率先实行第一例人体肾移植。20 世纪 70 年代肾移植在全国正式展开。

（一）适应证

肾移植适于患有不可恢复的肾脏疾病并有慢性肾衰竭的患者(肾小球肾炎、间质性肾炎、肾盂肾炎、肾血管硬化症和多囊肾,外伤所致双肾或孤立肾丧失者)。

（二）禁忌证

1. 慢性肾衰竭患者如果伴有以下疾病不适宜进行肾移植:难以治愈的感染、消化性溃疡、精神病、慢性呼吸功能衰竭、顽固性心力衰竭、恶性肿瘤、凝血功能障碍、严重的心血管疾病等。

2. 部分导致慢性肾衰竭的全身疾患,肾移植后患者预后较差,也应列为肾移植术的禁忌证,如淀粉样变性、结节性动脉周围炎和弥漫性血管炎等。

（三）供者来源

当前外科技术进步、免疫抑制药物的发展使得肾移植技术已近成熟,困扰肾移植发展的主要问题不再是技术问题,而是供体肾来源的短缺、延长移植肾功能及选择合适的移植时机。目前供体肾按来源主要有尸体供肾、活体供肾,其中活体供肾又分为亲属与非亲属供肾。人类白细胞抗原(human leukocyte antigen, HLA)匹配较好的患者长期预后也较好,统计表明无错配患者移植肾 10 年存活率达 63%,5~6 个错配 10 年存活率仅有 47%左右。

（四）手术方式

一般采用将供肾移植于腹膜外髂窝的方法。供肾肾动脉与受者髂内动脉或髂外动脉吻合,肾静脉与受者髂外静脉吻合,供肾输尿管与受者膀胱吻合。一般受者病肾无需切除,若原有的肾脏病继续存在会直接危害患者的健康或使疾病进一步扩散,则要考虑行病肾切除。

（五）术后并发症

主要有:①排斥反应;②感染;③免疫抑制剂毒副作用;④移植肾延迟复功;⑤术后出血或血肿;⑥伤口感染;⑦尿瘘和输尿管梗阻尿瘘。

四、心脏移植

心力衰竭是严重威胁健康的疾病之一,心脏移植是治疗终末期心脏病唯一有效的方法。自1967年首例人类心脏移植成功以来,目前心脏移植技术日益成熟,心脏移植后总的1年、3年、5年和10年生存率分别为79.4%、71.2%、65.2%和45.8%。

（一）适应证

心脏移植已成为目前治疗终末期心脏病的唯一有效方法,终末期心脏病包括扩张型心肌病、心脏瓣膜病、缺血性心肌病及先天性心脏病等,尤以扩张型心肌病为多。适合心脏移植的患者应具备下列条件:①内科或其他外科治疗手段无效的终末期心脏病;②射血分数(ejection fraction,EF)<20%;③预计生存时间大于1年的可能性<75%;④年龄不宜大于55岁;⑤肺血管阻力必须<6mmHg·min/L(6 Wood单位);⑥其他脏器无严重器质性病变。

（二）手术方式

Lower及Shumway于1960年提出的原位心脏移植技术,一直沿用至今,它包括从心房中部离断(保留受者多根肺静脉与左房后壁的连接),切除供者和受者的心脏,并于相应的半月瓣上方切断大动脉。原位心脏移植术开展40多年来,手术术式不断改进,主要包括标准原位心脏移植术、全心原位心脏移植术和双腔原位心脏移植术3种。目前双腔原位心脏移植术是临床最常见的术式。

（三）手术并发症

1. 围术期并发症 ①心脏移植中后期常因肺动脉压升高,导致严重和顽固的右心衰竭,是造成围术期患者死亡的主要原因;②肾功能不全也是心脏移植早期易出现的并发症之一。

2. 排斥反应 同种心脏移植排斥反应分为超急性、急性和慢性3种类型。超声心动图、磁共振、心电图和免疫学等方法能帮助判断有无排斥,但是判断排斥的级别,并指导临床治疗需要心内膜活检。

3. 感染 由于手术后应用大量的免疫抑制剂,造成了患者免疫功能低下,因而比较容易发生感染,感染原可以是细菌、真菌、病毒和原虫,感染可累及任何器官,尤以肺部感染和尿路感染常见。

五、肺移植

临床上第一例肺移植在1963年由James Hardy实施,患者术后仅生存18日便死于肾衰竭。直到1983年才有肺移植后长期生存的报道。目前肺移植是一种可接受的治疗终末期肺病的方式,过去的30年全球范围内进行了超过43 000例肺移植,目前肺移植的术后中位生存期仅有5.6年,仍然是医学上一个有待攀登的高峰。

（一）适应证

所有药物治疗失败的慢性终末期肺病患者都有接受肺移植的适应证,主要有:①肺阻塞性疾病,主要包括慢性阻塞性肺气肿和α_1-抗胰蛋白酶缺乏症;②肺纤维化疾病,包括间质性肺纤维化及特发性肺纤维化疾病;③肺感染性疾病,包括结核毁损肺及双肺弥漫性支气管扩张进展为囊性纤维化,结核患者移植前应该完全控制结核,否则移植后排斥治疗会导致结核全身播散;④肺血管疾病,原发性肺动脉高压和/或心内畸形致艾森门格综合征患者;⑤肺再移植患者。

（二）手术方式

肺移植的手术方式主要包括4种。①单肺移植术:主要适用于无肺部感染的肺实质性疾病,以及无严重心力衰竭的肺血管性疾病等;②双肺移植术:主要适用于合并感染的终末期肺病,如囊性肺纤维化、支气管扩张等,以及严重大疱性肺气肿、无严重心力衰竭的肺血管性疾病,目前双侧单肺连续移植已逐渐取代了整体双肺移植;③活体肺叶移植术:主要适用于儿童和体型较小的成人(体重 20~50kg)终末期肺部疾患;④心肺联合移植:对于先天性心脏病导致的肺动脉高压,可行单纯肺移植同时行心脏修补或心肺联合移植。

(三)术后并发症

主要包括原发性移植物失功(primary graft dysfunction,PGD)、细支气管阻塞综合征(bronchiolitis obliterans syndrome,BOS)、再灌注肺水肿、排斥反应、支气管吻合口并发症和感染(主要为细菌性或病毒性)。

六、小肠移植

因小肠的特殊生理状况,小肠移植后排斥反应发生率高,且易并发严重感染,对小肠移植的探索较为艰难。早在 1905 年,移植手术的先驱 Alexis Carrel 针对小肠移植是否可以作为治疗肠衰竭的方案进行了探索。1967 年,Lillehei 医师首次进行了人体小肠移植,患者术后死于血栓形成。直到 1990 年,Starzl 及Deltz 等报道了成功长期存活的小肠移植病例。目前,小肠移植的 5 年存活率可达 50% 左右。

(一)适应证

①短肠综合征:肠闭锁、肠扭转、坏死性小肠结肠炎、外伤、血栓症、缺血导致的小肠梗死及克罗恩病肠大部切除术后所致的短肠;②肠吸收功能不良:微绒毛包涵体病、分泌性腹泻、自身免疫性肠炎、放射性肠炎;③肠运动功能不良:全小肠粘连致长期慢性梗阻、假性肠梗阻、小肠肌细胞及神经细胞病变。造成小肠功能丧失的原发病在儿童与成人有很大不同,在儿童中排前 3 位的为腹裂畸形、肠扭转和坏死性小肠炎,在成人排前 3 位的为肠缺血、克罗恩病和外伤。

(二)手术方式

常见的小肠移植的术式有三种:腹部多脏器移植(abdominal multivisceral transplantation)、肝肠联合移植(combined liver and intestine transplantation)和单纯小肠移植(small intestine transplantation)。

(三)并发症

小肠移植常见的并发症包括手术并发症、移植物功能恢复延迟、移植物抗宿主反应(graft versus-host reaction,GVHR)、排斥反应、感染、移植术后淋巴细胞增生病、移植物功能障碍和营养性疾病。这些并发症常常联合发生并且危及生命,这使得小肠移植成为最具挑战性的腹腔器官移植。

第三节　移植免疫

器官移植已经成为临床治疗器官终末期病变的有效手段。器官移植后由于受者的免疫系统识别供者器官所携带的异体抗原而引起一系列免疫反应,研究这一系列免疫反应的学科便是移植免疫学。本章主要介绍移植免疫学的基础知识。

一、移植排斥反应

参与免疫反应主要细胞是抗原呈递细胞(antigen presenting cell,APC)、淋巴细胞(lymphocyte)和效应细胞(effector cell)。这些细胞在机体防御外来入侵者中扮演各自特有的角色。APC 呈递抗原给淋巴细胞,淋巴细胞识别 APC 呈递的抗原后触发机体免疫反应,效应细胞产生免疫效应。

在机体对外来抗原产生免疫应答的过程中,免疫系统无法区分对机体有利的入侵者(如移植器官)和对机体有害的入侵者(如病原体),因此产生免疫排斥反应。移植排斥反应包括同种异体移植排斥反应、异种移植排斥反应和移植物抗宿主病(graft versus-host disease,GVHD)。同种异体移植排斥反应是由于受体的免疫系统识别来自移植器官的同种异体抗原而产生的一系列免疫反应,最终导致移植器官功能丧失。

1. 移植排斥反应的分类　根据临床上排斥反应发生的时间及病理学特征,器官移植排斥反应主要有三种。

(1)超急性排斥反应(hyperacute rejection):超急性排斥反应是由于受体存在针对移植器官特异性抗原的预存抗体而产生的排斥反应,通常发生在移植后数分钟到数日内。受体通常由于输血、妊娠、以往移植等原因而预先接触到移植器官特异性抗原,因而体内预先产生了 IgG 型抗体。当移植器官再灌注后,抗原抗体迅速结合,随后激活补体,引发级联反应,导致移植器官广泛的微血管血栓形成,移植器官迅速被损伤。超急性排斥反应仅能够通过监测预存抗体来避免,一旦发生,抗排斥治疗难以逆转,只能行再次移植来治疗。

(2)急性排斥反应(acute rejection):最常见的排斥反应,是由受体 T 淋巴细胞所介导,通常首次发生在移植后 1~3 周内。当受体 T 淋巴细胞识别移植器官特异性抗原后,T 淋巴细胞发生活化、增殖、分化,引起一系列细胞免疫、体液免疫反应及相关效应机制,最终导致移植物损伤。急性排斥反应通常可用免疫抑制治疗获得良好控制。

(3)慢性排斥反应(chronic rejection):是移植物功能慢性丧失最常见的原因,可由多次急性排斥反应所致,亦可能与急性排斥反应无关。慢性排斥反应具体机制尚未明确,可能不仅仅是单纯的免疫学现象。移植前后引起移植物损伤的任何危险因素,如缺血再灌注损伤、炎症反应等,均有可能是慢性排斥反应的诱发因素或者参与慢性排斥反应。从免疫学的角度来看,慢性排斥反应是由受体 T 细胞和 B 细胞共同介导的排斥反应,在移植后数月或数年均可能发生。慢性排斥反应通常无法采用现有的免疫抑制治疗给予控制,多需再次移植。

2. 免疫抑制剂　主要用于急性排斥反应的治疗,目前临床常用的抗排斥药物有钙调磷酸酶活性抑制剂、抗增殖类药物、mTOR 抑制剂、糖皮质激素及单克隆抗体等,目前推荐联合用药,减少单一用药的剂量及毒副作用,并增加协同作用。一般情况下,移植受体需要终身维持免疫抑制治疗。

(1)钙调磷酸酶活性抑制剂(CNIs):目前主要有两种,环孢素 A(CsA)和他克莫司(tacrolimus/FK506)。CsA 通过与细胞内结合蛋白结合,FK506 与 FK 结合蛋白结合抑制钙调磷酸酶活性,细胞内结合蛋白的不同与这两种药物副作用的不同可能有关。

(2)抗增殖类药物:吗替麦考酚酯(MMF)是最新的抗增殖类药物,MMF 在体内脱酯化后生成具有免疫抑制活性的代谢产物麦考酚酸(MPA)。MPA 通过非竞争性、可逆性地抑制次黄嘌呤核苷酸脱氢酶(IMPDH),阻断鸟嘌呤核苷酸的从头合成途径,使鸟嘌呤核苷酸耗竭,进而阻断 DNA 和 RNA 的合成。由于 T 细胞和 B 细胞高度依赖于从头合成途径进行生物合成鸟嘌呤核苷酸,因而 MPA 可选择性地作用于 T 细胞和 B 细胞,比硫唑嘌呤更安全。

(3)mTOR 抑制剂:包括西罗莫司和依维莫司,90 年代后期被应用于临床。既有免疫抑制作用,同时又可抑制细胞增殖,最近的临床试验表明其可以抑制肿瘤的发生。

(4)糖皮质激素:用于抗排斥的诱导阶段及发生急性排斥反应的挽救治疗。激素毒副作用大,可导致胰岛素抵抗、向心性肥胖、高血压及高脂血症,并可影响儿童的生长发育,倾向于使用小剂量并递减至最低剂量维持。

(5)单克隆抗体类:目前临床常用于免疫诱导阶段的抗排斥治疗,显著减少器官移植早期急性排斥反应的发生。①白介素-2 受体抗体:现临床常用的有利珠单抗和巴利昔单抗;②抗 CD_{20} 的单克隆抗体:如利妥昔单抗;③抗 CD_3 单克隆抗体:主要有 OKT3 单克隆抗体。

3. 移植抗原与组织配型　器官被移植给免疫系统功能健全的受者就有产生移植排斥的风险。尽可能减少供者和受者之间同种异型抗原(alloantigen)的差异是减少移植器官抗原性的最佳方案。引起免疫应

答的供体移植物抗原称为移植抗原,包括:

(1)主要组织相容性复合体(major histocompatibility complex,MHC):又称为人类白细胞抗原(HLA),分为三类分子,其中Ⅰ类和Ⅱ类分子和移植免疫相关,Ⅰ类分子(HLA-A,B,C)存在于体内几乎所有有核细胞的表面,Ⅱ类分子(HLA-DR,DQ,DP)通常仅表达于抗原呈递细胞的表面,供受体MHC之间的差异是发生急性排斥的主要原因。

(2)次要组织相容性抗原(minor histocompatibility antigen,mH antigen):可引起较弱的排斥反应,以MHC限制性方式被T细胞识别。

(3)内皮糖蛋白(endothelial glycoprotein):如ABO血型抗原,表达于血管内皮,导致超急性排斥反应。ABO血型相容性和减少排斥反应的关系最早在肾脏移植的临床实践中被认识。目前,ABO血型相容成为减少移植器官抗原性的一项基本措施。另外一个减少移植器官抗原性的关键是供受者之间HLA相匹配,即HLA配型(HLA typing)或称组织配型(tissue typing)。每个人都有两套不相同的*HLA-A*、*HLA-B*和*HLA-D*等位基因(来自父母各一套),供受体间HLA完全相符是避免排斥和延长移植器官生存的重要途径。目前常用的组织配型检测方法为分子生物学方法即基因核苷酸序列分析法,简称DNA配型,DNA配型目前有聚合酶链反应(polymerase chain reaction,PCR)和DNA测序等方法。

二、移植免疫耐受

1. 免疫耐受　当前人类器官移植最大的障碍在于移植排斥反应。器官移植后需要终身服用免疫抑制剂者整个免疫系统功能受到抑制,导致了发生机会性感染和恶性肿瘤的风险。因此,控制移植排斥反应最理想的方法是诱导移植耐受。移植耐受(transplantation tolerance)是指移植受体对供者抗原产生持续的特异性的免疫无应答状态。这种免疫无应答状态只特异性地针对移植抗原,而不影响宿主的其他免疫功能,并且不依赖持续性地给予外来非抗原特异性的免疫抑制剂。

2. 移植免疫耐受的机制　迄今为止所提出的有关移植免疫耐受的理论只是建立在一系列实验或临床观察上所提出的假说。由于T细胞在移植免疫过程中扮演着重要的角色,抗原反应性T细胞克隆清除和克隆无能被认为是这些假说的细胞学基础。克隆清除可以发生在胸腺(中枢淋巴器官),也可以在外周淋巴器官。胸腺内阴性选择是抗原反应性淋巴细胞克隆清除最主要的机制。克隆无能主要发生在外周淋巴器官,它可以通过阻止T细胞共刺激信号或者通过免疫抑制机制来实现。免疫抑制机制包括运用抗原反应性T细胞TCR独特型的调节细胞、否决细胞及诸如TGF-β负调控细胞因子等。在中枢免疫器官内,能识别异源抗原的T细胞和B细胞克隆被清除或处于无反应性状态而形成的耐受称中枢耐受。在外周免疫器官,成熟T细胞和B细胞在克隆无能、调节性免疫细胞等机制作用下形成的对外源性抗原耐受,称外周耐受。中枢耐受和外周耐受均属于移植耐受。由于阴性选择所致的克隆清除仅在胚胎和新生儿期发生,故通过中枢耐受机制来诱导特异性免疫耐受并不现实。对于成年的动物和人类,目前的移植耐受策略多为诱导外周耐受。可行的外周耐受方案有以下几种:①全身放射治疗、全身淋巴系统放射治疗或者单克隆抗体引起细胞清除;②单纯供者骨髓输注或造血干细胞输注导致嵌合体形成;③方案①和②结合;④细胞表面分子靶向治疗(如抗细胞黏附分子单克隆抗体、抗T细胞亚群分子单克隆抗体等);⑤免疫抑制药物(如环孢素、西罗莫司);⑥供体特异性输血结合药物或者单克隆抗体治疗;⑦调控特定的细胞群(即基因改造的致耐受性DC、调节性T细胞),尤其是近年来体外培育调节性T细胞过继输注成为一个研究热点。

第四节　组织工程

组织工程学(tissue engineering)是一门旨在解决移植器官短缺而提出的学科领域,其将细胞生物学和材料学相结合,在体内或体外构建组织或器官。其基本原理为:当具有特定功能的种子细胞与可降解生物材料混合,并在体外培养一段时间或植入体内后,随着种子细胞的不断增殖、细胞外基质分泌和生物材料的逐渐降解、吸收,最终形成具有正常结构和功能的特定组织或器官。组织工程的发展提供了一种组织再生的技术手段,改变了外科传统的"以创伤修复创伤"的治疗模式,进入无创修复的新阶段。

一、组织工程学的建立

20世纪80年代,专门从事肝脏移植的小儿外科医师——美国哈佛大学Joseph P. Vacanti教授因缺乏可供移植的肝脏来源,曾设想能否取自身的细胞来再造一个有功能的器官。对此专门从事生物材料研究的麻省理工学院的Robert Langer教授向Vacanti建议把细胞种植在可降解和可吸收的合成材料中,随着细胞生长,生物材料可逐步降解而使植入的细胞最终形成组织或器官。经过初步的实验研究,两位科学家于1993年在《科学》撰文,阐述了组织工程学的基本原理和未来应用前景。1987年美国国家科学基金会采用"组织工程学"来描述这一新兴领域并确定了这门学科的成立。

二、组织工程学的发展

组织工程学的发展可分为两个阶段:①20世纪80年代至90年代初的初期阶段,提出组织工程的概念和证实利用细胞和生物材料构建组织的可行性;②20世纪90年代至今,组织工程学迅速发展,不仅体现在研究内容不断深化和研究手段不断提升,还体现在传统的组织工程学概念得到不断的扩展以及多学科的渗透和交叉的新发展趋势。

三、组织工程学在外科领域的应用

1. 器官组织工程　组织工程化器官的构建仍处于相对不成熟阶段。主要原因是器官为多种细胞类型组成的复合组织,其结构和生理功能比单一组织复杂许多。随着3D打印技术的发展,3D打印人体组织器官已经在理论上成为可能。在2013年,生物打印领域的公司成功打印出500μm左右的肝脏组织,能正常存活40日左右,并且具有部分肝脏的功能。

2. 血管组织工程　组织工程化的血管理论上是包括血管内皮层和肌层的双层管状结构,因此可以保持良好的通畅性。Niklason等学者在生物反应器内模拟血流动力学的环境,将牛血管细胞与生物材料形成的复合物在反应器中培养6~8周后,形成与天然血管有相似组织学结构和生理特征的组织工程化血管。

3. 骨和软骨组织工程　近几年骨组织工程研究取得了诸多进展,主要集中于应用自体骨髓间充质干细胞(bone marrow stem cell,BMSC)修复各类骨缺损的实验研究及初步的临床应用。骨组织工程的临床应用是组织工程领域最让人振奋的突破性成果。

4. 皮肤组织工程　国外生物公司已开发出了数种商品化人造皮肤,并已用于临床皮肤缺损的治疗。进一步降低异种脱细胞真皮的免疫原性,以及将异种脱细胞真皮与体外扩增的自体表皮细胞进行联合移植,将有可能为组织工程化皮肤修复临床皮肤缺损带来更好的前景。

组织工程学技术已被认为是解决组织、器官缺损修复与功能重建的最佳手段,其避免了传统自体或异体组织、器官移植治疗时以创伤修复创伤及供体来源不足等缺陷,它在临床应用的成功充分证实了组织工程学技术的可行性,随着诱导多潜能干细胞技术、纳米技术及3D生物打印等技术的不断进展,组织工程必将在未来医学中起到巨大作用。

（王立明）

器官移植是解决各种器官终末期疾病的有效手段，随着手术技巧及移植免疫学的发展，器官移植也获得广泛的应用，器官短缺成为需首要解决的问题，组织工程应运而生，且取得一定的进展。本章简单介绍了器官移植、移植免疫和组织工程的基本概念，并简述了器官移植和组织工程的发展历史、现状及未来发展，详细描述了各种同种异体器官移植如肝移植、肾移植、心肺移植等的适应证、禁忌证，对各种常用器官移植具体手术方法及术后并发症也进行了简单介绍。

复习参考题

1. 简述同种异体移植的临床应用及主要问题。

2. 简述肝癌肝移植的适应证。

第十六章 微创外科技术

学习目标

掌握　显微外科的主要应用范围及基本技术方法；内镜外科技术的主要基本技术方法、应用范围及优缺点；腹腔镜外科技术的主要应用范围、基本技术方法及优缺点；血管内及血管外介入技术的穿刺方法、基本技术及主要应用范围。

了解　机器人外科技术的主要进展及优缺点。

第一节　显微外科技术

一、概述

显微外科是指外科医师在手术显微镜等光学放大设备下，应用精细的显微外科器械及材料，对细小的组织进行精细操作的外科技术。作为一项专业的外科技术，显微外科技术能够放大手术范围 10 倍左右，扩大手术的治疗范围；同时精细的操作也能减少组织创伤，提高手术质量。1921 年，显微外科之父——瑞典耳鼻喉专家 Nylén 首次使用改进的单目 Brinell-Leitz 显微镜对一个慢性中耳炎迷路瘘管形成的患者进行了手术，此后经过半个多世纪的发展，显微外科技术已经广泛应用于包括手足整形外科、矫形外科、骨科、眼耳鼻喉科、神经外科、口腔颌面外科、妇产科、普外科、儿外科等几乎所有外科专业。

二、基本器材

手术显微镜和手术放大镜是最重要的手术设备。与一般的显微镜不同，手术显微镜具有以下要求：

1. 显微镜放大倍数在 6~25 倍，个别可达 25~30 倍，最好可通过手及脚踏随意变换。

2. 足够的工作距离，最好在 20~30cm，个别可深达 40cm，以适应深部手术的需要。

3. 镜内有同轴照明的冷光源，亮度足够，可调节度大。

4. 具有主刀及助手的两套双筒双目镜，可分别调节屈光度及瞳孔间距，助手手术野与主刀应保持一致。

5. 放大后的图像应该为正立体像以产生空间的立体感。

6. 显微镜应装于合适的支架上，以满足适当角度进行观察和操作，条件允许可安装参观镜、录像机等备示教记录用。

根据手术参与人员的多少，手术显微镜分为单人双目式、双人双目式和三人双目式等，单人双目式是显微外科手术中最常见的模式。根据固定手术显微镜的支架系统不同，手术显微镜又分为通用式、电动升降式、电动液压升降式、固定式、携带式和平衡式等。显微外科手术时,术者常常根据需要及条件综合选择显微镜的类型。

手术放大镜常用于较小血管、神经以及对精细操作要求不高的显微外科手术。目前,临床上较常用的手术放大镜有镜片式、望远镜式及额戴式,可用于部分脑外科、心胸外科及耳鼻喉科手术及操作。

显微外科有一套特殊的器械与相应的手术显微镜和手术放大镜相匹配,主要包括显微镊子、剪刀、持针器、血管夹、反压器、微型血管钳、血管冲洗固定器、冲洗针头、双极电凝器等。这些器械轻巧、不反光、无磁性、精细,需要妥善放置。显微外科缝合材料常采用一端连针带线的无损伤缝针,缝针的弧度有 1/2、3/8、1/4 三种,以 3/8 最为常用。无损伤缝针常采用 7-0、8-0、9-0 和 11-0 四种规格,可满足一般显微外科手术的需要。

三、基本缝合技术

显微外科缝合技术是显微外科手术的基础,主要包括微血管、神经、肌腱、淋巴管、导管的缝合吻合技术,以微血管、神经的缝合吻合技术最为常用。

1. 显微血管缝合技术 是显微外科技术的基础,也是核心。显微血管缝合时一般要遵循几个原则:①缝合的血管必须是正常的血管,缝合后需要保证良好的血流;②缝合血管的口径最好相似,两个断端口径如有轻度不同,如相差 1/5～1/4,仍可做端端缝合;③血管吻合前应去除血管断端外膜,保证近端动脉能够喷射状出血,吻合时应保持血管断面的湿润;④缝合的血管应有适当的张力,过大易产生吻合口瘘,过小则影响血流;⑤注意无损伤血管缝合技术的使用,尽量轻柔操作;⑥注意选择合适的针距与边距,一般口径大,管壁薄,管腔内血压较低则针距可以稍大些。

临床上最为常用的两种手工血管吻合方法一种是端端缝合,也叫对端缝合;另一种是端侧缝合。另外也有粘连吻合、高频电凝吻合、激光吻合、可溶性材料支撑下吻合等新方法的试验与应用。

(1)端端缝合:一般适用于两个血管断端直径相近的缝合,缝合时直接将两个血管断端进行吻合,能够保证血液最大流速和流量。缝合时,一般先缝合前壁,以后将血管夹翻转 180° 缝合后壁。3 种缝合顺序如下:180° 缝合法、Cobbett 120° 缝合法和 Fujino 连接的间断缝合法。其中 180° 缝合法步骤如下:先将血管的外膜提起,以断口按钟面计算缝合六针为例,先缝合 12 点钟一针,以后缝合相对的 6 点钟一针,第三缝合 2 点钟一针,第四缝合 4 点钟一针,翻转血管,第五缝合 8 点钟一针,最后第六缝合 10 点钟一针。

(2)端侧缝合:一般适用于两端血管直径相差悬殊或者受区血管不宜被切断做端端吻合的缝合。这种方法首先需要制备血管侧口,侧口开孔宜选择在血管缝合后与血流方向呈锐角的位置,侧口径应稍大于与其吻合的血管口径。其次,采用四定点端侧吻合方法,先吻合血管后壁,后吻合血管前壁。

2. 显微神经缝合技术 神经缝合也要遵循以下几个原则:①缝合的神经组织必须是正常的,尤其对于创伤性的神经离断,需要清除挫伤的断端;②避免缝合时扭转神经;③在无张力下进行神经缝合,尽量准确对合神经束;④保证缝合后的神经具有良好的血供。

显微外科神经缝合技术一般包括外膜、束膜以及外膜束膜联合缝合三种方法,而临床上较常用的是神经外膜束膜联合缝合,这种缝合不需要做环形切除,只需在断面修剪整齐即可。可以先将神经干周边粗大的神经束组膜缝合再行四周神经外膜缝合,也可将神经外膜与紧邻的神经束组膜一起联合缝合。

四、应用领域

虽然显微外科手术已经广泛应用于临床各个专科,但是选择显微外科手术时也需要遵循一些原则:①常规手术能够达到同样疗效的一般不采用复杂的显微外科手术;②术前需要充分评估确保患者能够耐受长时间的手术,一般至少 8 小时;③采用不吻合血管的邻近组织转移修复能达到相同手术效果的一般不采用吻合血管的游离组织移植;④只能采用次要部位的组织作为供区;⑤既要参考受区的功能与外观形态,也要尽可能减少供区功能与外观形态的损伤。

目前,显微外科主要应用于骨科及整形外科,包括:断肢再植;足趾移植再造手、拇指或手指;周围神经损伤修复;皮瓣移植术和肌肉或肌皮瓣移植;神经移植;骨移植或骨膜移植;吻合血管的关节移植术等。另外在其他外科领域,显微外科也发挥着作用,如神经外科的颅内-颅外动脉搭桥、颅内肿瘤及脑血管畸形手术等;眼科的角膜、眼内异物、眼内肿瘤等手术;耳鼻喉科的耳聋、电子耳蜗植入等手术;口腔颌面外科的组织缺损畸形修复等手术;心胸外科的冠状动脉旁路移植;普通外科及器官移植的血管重建;泌尿外科的肾血管、输尿管、膀胱、睾丸移植及阴茎离断再植等手术;妇产科的输卵管复通、卵巢修复及卵巢移植等手术。

五、显微外科技术训练

显微镜下手术具有以下特点:显微镜视野范围小,操作器械容易越出视野难以找到;景深有限导致轻微上下移动就会出现视野模糊;细微的抖动在显微镜下表现很明显;长时间对准一个焦点容易使眼肌疲劳,离开后返回不能立即看清楚细结构。因此,要熟练地进行显微外科手术需要经过长时间的训练,并需要完成正规和持久性的理论学习及动物实验操作。在练习显微操作时,首先需要克服的就是手抖,因为在显微镜放大下,轻微的抖动都会变得明显,影响操作。练习者一般用前臂和腕部的力量进行缝合、打结等操作,经过一段时间训练,便可开始进行小血管及神经的缝合操作,这时可以选取动物模型或者动物的单个组织进行训练。血管缝合技术有文献报道可选取大白鼠的尾动脉、股动脉、颈动脉以及兔耳再植模型等。经过动物模型的训练,熟练掌握了显微外科的血管神经缝合技术,就可以在临床上对单项组织或复合组织进行移植操作等,最后真正进入临床实践。

显微外科作为微创外科的重要内容之一,将会更加全面地发展并应用到临床的各个学科。

第二节　内镜外科技术

一、概述

内镜(endoscope)的发展历史最早可追溯到希波克拉底描述过的直肠诊视镜,但真正内镜的发展仍起源于近代,经历了硬管式内镜、半可屈式内镜、纤维内镜、超声与电子内镜等阶段。内镜下治疗始于1868年Bevan用食管镜取出食管异物,次年Pantaleoni借助子宫镜使用化学试剂对患者子宫息肉进行了烧灼。近年来,随着电子内镜的发展,越来越多的外科手术被内镜外科手术所代替,开创了内镜微创伤外科的新领域。

内镜外科技术作为21世纪微创技术的重要技术之一,在现代电子纤维镜技术提供的良好监视的情况下,将内镜通过自然的或人工的通道安全地插入到体内病灶处,精细的内镜操作器械通过内镜的操作通道,不仅可以实现对病灶的活检,而且可以容许对病灶进行注射、切割、圈套切除、气囊扩张、支架植入等复杂操作,从而实现对病灶的切除、止血、清除、引流以及空腔脏器通路的重新建立等治疗目的。内镜技术及腹腔镜技术的联合、内镜超声引导下的外科操作、经自然腔道内镜手术(natural orifice translumenal endoscopic surgery,NOTES)等新兴技术也正在进一步拓宽内镜技术在传统外科领域的应用。

二、内镜的配置

内镜的配置包括内镜、主机系统、手术设备、手术器械及图像采集系统等。

1. 内镜　根据光线传导途径的不同,现代内镜主要分为纤维光学内镜及电子内镜。根据用途的不同可分为胃镜、结肠镜、支气管镜、鼻咽镜、小肠镜、胆道镜及超声内镜等。内镜主要分为光学部分、机械部分以及各种通道。光学部分主要包括传递光线的光导纤维、摄像镜头及其传递通路。机械部分主要用来控制镜头的插入,镜头的前段(约10cm)可以通过后端的手控操作部调节完成不同方向的弯曲运动,从而改变镜头前进的方向。各种通道包括充气充水通道、负压吸引通道,还有工作通道。根据工作通道的数量主要分为单工作通道内镜及双工作通道内镜,这些通道用于各种活检及手术操作器械的插入,不同用途内镜的工作通道因插入器械的需要,其口径大小有所不同。消化及呼吸道的超声内镜通过在内镜头端安置的特殊内镜超声探头,容许在内镜直视下对空腔脏器的管壁全层甚至壁外的淋巴结以及邻近组织进行观察乃至穿刺活检,为肿瘤的分期提供了更为准确的检查方法。

2. 主机系统　主机系统包括摄像主机、冷光源及充气吸引器等部件。内镜使用的光源为冷光源,避免对组织的灼伤。充气设备通常使用空气,由于内镜治疗的更广泛使用,也可使用CO_2充气,避免过度充入空气带来的严重肠胀气。

3. 手术设备　内镜手术涉及的手术设备包括高频电刀、氩气刀、激光器、热凝器、液电碎石器、微波机及内镜冷冻机等。

4. 手术器械　常用的手术器械包括活检钳、注射针、息肉圈套器、内镜用钛夹、静脉圈套器、针刀、IT刀、气囊扩张器、探条扩张器、抓钳、造影管、十二指肠乳头切开刀、取石网、取物网、囊肿穿刺器、内镜穿刺活检针、用于不同器官的扩张支架及带膜支架、各种引流管(如鼻胆、鼻肠引流管)及造瘘管(如胃造瘘管)。

5. 图像采集系统　包括专业的医用图像采集系统或基于普通电脑的采集系统,用于图片及影像资料的收集、储存。

三、内镜外科的基本技术

内镜手术与传统手术的主要差别在于无需单独建立手术路径(切口)来完成手术,而是通过人体的自然通道或人工已建立的通道(如胆道放置的T管)插入内镜抵达病灶部位,在内镜直视下完成手术全过程。主要优点包括简便、创伤微小、高效、快速、无切口、术后疼痛小及恢复快等。

内镜下的外科手术一般在局部麻醉(口咽部)或静脉麻醉下完成,一些操作时间长的复杂手术如早期癌症的内镜黏膜下剥离术及肿瘤切除术、双镜联合手术等也可在气管插管及全身麻醉下进行。

尽管内镜外科技术在胃肠、胆胰、泌尿、鼻咽、气管支气管、宫腔、关节、椎间盘等多个领域广泛开展,但在各领域应用的基本技术具有共性。包括:

1. 注射术　采用内镜注射针在内镜监视下将药物注射到目标区域,如息肉所在的黏膜下、出血点、曲张血管等。常用的注射剂包括生理盐水、止血药物、硬化剂、组织黏合剂、蛋白胶、肉毒毒素等,通过注射达到将需要切除的病灶抬起、止血、封闭小的穿孔、使肿瘤坏死、使血管或黏膜下组织黏合及松弛平滑肌等目的。

2. 热凝固治疗术　内镜热凝固治疗包括高频电、热探头、氩气刀(argon plasma coagulation, APC)、射频、激光。目前高频电、热探头、APC使用较多,而激光由于操作复杂、价格昂贵等原因较少使用。通过电流产热实现凝固组织而达到止血、使肿瘤坏死等目的。

3. 切除术　通常用于黏膜面病灶的切除,除采用热凝使病灶坏死外,还可采用息肉摘除、热活检钳摘除、套扎、圈套电切及针刀等行黏膜下剥离术(endoscopic submucosal dissection, ESD)等多种方法切除黏膜病灶。近年来,随着内镜下剥离技术的进步,内镜也被用于对黏膜下甚至是肌层内的小病灶的切除。

4. 钳夹术　采用内镜用的止血钳夹,对出血点或穿孔处或黏膜缺损面进行钳夹,以达到止血、修补穿孔及黏膜缺损预防出血穿孔等目的。

5. 导线置入技术　是指内镜操作时将导线插入通过狭窄的管腔或狭小的开口的技术,通常在单独内镜图像指引下或在X线监视下进行,是实现进一步内镜操作的基础,如胰胆管造影、球囊扩张、支架植入等。

6. 扩张术　采用带导丝的探条扩张器或球囊扩张器,对狭窄的管腔进行逐渐扩张,以缓解管腔的狭窄及重建通道。

7. 支架植入术　在导丝置入的基础上,在狭窄的空管腔内植入塑料或金属支架,以维持管腔的通畅性。常用支架类型包括硬管式和钛镍合金自膨式支架。带膜的支架可以用于封堵空腔脏器的穿孔及瘘口。

8. 引流术　在内镜下通过穿刺引流液体囊腔或置管引流梗阻段以上的体液,将液体引流入体腔内或体外,如鼻胆管引流、胰腺假性囊肿经胃内引流。

9. 碎石术　内镜下的碎石器包括机械碎石器、液电碎石器、弹道碎石器、激光碎石器及超声碎石器等,在内镜下或 X 线透视辅助下破碎各种结石或粪石,以便其排出或经内镜取出。

10. 十二指肠乳头切开术　经电子十二指肠镜选择性插入十二指肠乳头,用特制的乳头切开刀将乳头括约肌切开,建立十二指肠与胆管、胰管之间的通道,从而达到取出胆石或蛔虫、引流胆管及胰管等目的。

11. 超声内镜穿刺术　在内镜超声的指引下对空腔脏器黏膜外的目标物进行穿刺,从而实现组织活检、注射药物或进一步建立通道的目的。

四、消化内镜外科技术临床应用概况

1. 胃肠道止血　内镜下的胃肠道止血主要分为静脉曲张性出血及非静脉曲张性出血。

(1) 静脉曲张性出血:主要采用 3 种方法止血。①结扎术:使用结扎器将曲张静脉吸入,对曲张的食管静脉进行套扎,从而达到止血或预防出血的目的,主要适用于单纯的食管静脉曲张患者;②硬化剂注射:在内镜下配合特殊的外套管,将硬化剂(如 5% 氨基乙醇油醇、5% 鱼肝油酸钠)等注射到曲张静脉内或其周围组织,以使血管内血栓形成机化,或使静脉周围组织水肿、纤维增生硬化,从而使静脉瘪陷,达到止血的目的;③栓塞止血术:将组织黏合剂(如 α-氰基丙烯酸正丁酯、D-TH 胶等)注射到出血点的静脉腔内,使静脉壁黏合达到止血目的。

(2) 非静脉曲张性出血:对于非曲张性静脉,止血可采用喷洒或注射止血,应用药物、高频电凝止血、APC 凝固、氩(Ar⁺)激光、掺钕钇铝石榴石(Nd-YAG)激光、热探头、微波、止血夹等,也可多种方法联合使用。急诊内镜下止血术直接而快速、创伤小,可在明确诊断的同时进行止血治疗,最常使用的方法包括注射止血、钳夹、电凝等。镜下止血成功率可达 90% 以上,是胃肠道出血以及术后吻合口出血的首选治疗方法。诊断明确而内镜未能确切止血或止血失败者需要急诊手术止血。内镜止血也有再出血、穿孔、狭窄等风险。

2. 胃肠道良性疾病的内镜治疗　①息肉切除术:通常采用圈套器套住息肉并勒紧,而后使用凝固电流切除息肉。对于扁平的息肉可在黏膜下注射盐水将其托起,以便圈套。对于很小的息肉可采用热活检钳摘除或 APC 凝固的方法切除。对于直径大于 3cm 或较大的扁平息肉也可采用分次的多块切除法或内镜黏膜下剥离术。②黏膜下肿瘤或病变:内镜下也可将黏膜切开,再用针刀或 IT 刀等剥离切除黏膜下或浅肌层的病变或肿瘤,如异位胰腺、黏膜下囊肿、脂肪瘤、平滑肌瘤或小的间质瘤。对黏膜下病灶的处理应先行超声内镜检查以明确病变累及的深度及管壁外是否有病变或肿大淋巴结。

3. 消化道恶性肿瘤的内镜切除　对于直径小于 3cm 的消化道早期癌症,若癌症局限于黏膜层或黏膜下层,且分化较好(G_1、G_2),没有脉管受侵,也没有淋巴结转移及肌层浸润者,可在内镜下行癌症局部切除术。切除方法通常采用黏膜切除术或黏膜下剥离术。内镜切除前应行超声内镜检查,以明确病变累及深度、范围及周围有无淋巴结肿大。对切除标本应妥善固定送病理检查,当存在切缘阳性、基底部受累、浸润固有肌层、分化不良及伴脉管受侵等不良预后因素时,应考虑追加手术或追加放化疗。

4. 消化道良性及恶性狭窄　内镜方法对各种原因引起的良性狭窄以及无法手术解决的恶性狭窄,可起到有效缓解症状的作用,部分可治愈。治疗方法包括:①高频电凝、微波烧灼治疗,以切开中央型狭窄的瘢痕或切除腔内部分肿瘤;②水囊扩张术,扩张后即刻起效,但常不能持久,也可在瘢痕部分烧灼后加行扩张;③支架放置术,可即刻解决梗阻症状。但也存在穿孔、支架脱位或再次堵塞等并发症。对于良性狭窄应禁止使用不可回收的自膨式金属支架,避免发生肠壁穿透以及支架无法取出等并发症。

5. 食管瘘或食管吻合口瘘　对于食管吻合口瘘或食管-气管瘘,带膜的可回收支架的放置可有效解决吻合口瘘的问题,使患者快速恢复进食,可显著降低食管瘘的死亡率。但也存在支架易滑脱、再手术取支架以及支架取出后吻合口瘘未愈合等并发症。

6. 逆行胰胆管造影及 Oddi 括约肌切开术　1968 年 McCune 等发展了通过纤维十二指肠镜,经十二指肠乳头插入导管注入造影剂行逆行胰胆管造影的方法,即内镜逆行胰胆管造影术(endoscopic retrograde cholangiopancreatography,ERCP)。尽管以单纯检查为目的的 ERCP 正逐步被磁共振成像技术取代,然而胰胆管内镜技术正在成为胆胰疾病治疗的重要手段。十二指肠乳头切开术经乳头插入特制的十二指肠乳头切开刀,予以切开,为解除壶腹部梗阻或进一步行各种胰胆管内镜技术提供了基础。

(1)肝内外胆管结石:十二指肠乳头切开取石以及胆道镜取石正逐步成为肝胆管结石治疗的首选方法。

肝内外胆管结石的内镜技术包括:①乳头切开取石术,乳头切开后通过取石网等直接取出结石或采用乳头气囊扩张取出结石。②胆道碎石术,对无法取出的巨大结石可通过直接碎石或子母胆道镜碎石后取出。③胆道引流术,可在胆管中插入引流管行鼻胆管引流或胆汁内引流等姑息治疗。④术中胆道镜取石,可在开放手术或腹腔镜手术时结合胆道镜取出结石,可较传统手术更加有效地清除结石,降低传统手术的结石残留率及再手术率。也可经术中安置的 T 管术后取石或碎石。⑤经皮经肝胆管造影术(percutaneous transhepatic cholan-giography,PTC),适用于因肿瘤、结石、胆道狭窄等引起肝内胆管扩张时,先通过经皮经肝穿刺引流,一周后再对窦道进行反复扩张,经扩张后的窦道置入胆道镜行碎石及取石治疗。

(2)胆瘘、胆道梗阻及胆道炎症:对于因肝胆管良性及恶性疾病引起的胆管狭窄、术后胆瘘以及化脓性胆管炎,通过内镜下的引流可达到有效的治疗。包括鼻胆管引流及胆汁内引流术,前者主要适用于短期的引流,如梗阻性黄疸的术前准备、术后胆瘘等。后者则是通过 ERCP 技术将内引流塑料或金属支架插过狭窄段胆道的方法,对于良性胆道狭窄应选用塑料支架,金属支架因难以取出而主要适用于恶性胆道狭窄。

(3)胰腺炎:对于急性胆源性胰腺炎,通过 ERCP 行十二指肠乳头切开术,可解除因小结石嵌顿胆胰共同开口引起的胰管梗阻及胰管高压,从而达到治疗胰腺炎及预防复发的目的。适用于检查发现胆总管结石或伴胆管扩张,考虑胆源性胰腺炎的患者。对于慢性胰腺炎引起的严重疼痛以及并发症(如假性胰腺囊肿)可考虑内镜治疗,治疗方法包括胰管扩张术、胰管取石术、胰管内引流术及胰管假性囊肿引流术。

五、呼吸内镜外科技术临床应用概况

1. 内镜设备　呼吸内镜分为硬质气管镜及纤维支气管镜两种。由于纤维支气管镜缺乏通气通道,故并不能完全取代硬质气管镜。硬质气管镜的主要缺点是进入支气管的深度及角度受限,但操作相对方便容易,目前硬质气管镜的价值主要在于作为介入通道允许纤维支气管镜及其他器械进入气道内,经纤维支气管镜的目镜观察定位,在直视下进行支架释放、激光消融、取异物和冷冻、电切等操作。纤维支气管镜可深入支气管进行观察,可调节角度,但因支气管内镜工作通道直径的限制,手术可选择的器械及种类较消化内镜有限。在复杂的内镜外科手术中,往往需要联合两种内镜以提高手术效率。行呼吸内镜外科手术时,必须配备多功能检测仪,必要时还应准备麻醉机。

2. 适应证　呼吸内镜外科技术主要使用范围包括:①经气管、支气管针吸活检,对支气管内病灶活检以及对肺内病灶穿刺活检;②气管及支气管异物的取出;③外科手术后分泌物潴留堵塞支气管所致的肺不张,通过床旁支气管镜及时抽吸使肺复张;④吸出分泌物及支气管肺泡灌洗术,可用于肺部严重感染时清除潴留痰液,也可用于肺癌、间质性肺疾病或免疫缺陷病的诊断;⑤支气管胸膜瘘,可通过支气管镜向瘘口处注入纤维蛋白胶等封堵瘘口;⑥摘除小肿瘤和肉芽组织;⑦气管支气管内的激光治疗或近距离放射治疗;⑧协助气管内插管和气管插管定位,尤其是双腔管插管及困难气道的插管。

3. 麻醉与入路　手术操作时间短的操作可采用会厌部丁卡因喷雾局麻,对操作时间较长或联合内镜操作应采用静吸复合麻醉。呼吸内镜可经口或经鼻两种途径进行。

4. 并发症　纤维支气管镜检查是比较安全的,但也可发生如下并发症:①喉、气管、支气管痉挛;②出血;③心律失常、心搏骤停。硬质气管镜还可发生其他并发症:①切牙损伤或脱落;②喉、气管、支气管损伤。

六、泌尿系统内镜外科技术临床应用概况

膀胱镜包括电镜鞘、检查窥镜、处置和输尿管插管窥镜以及镜芯四部分;操作设备包括电灼器、剪开器和活组织检查钳等。膀胱镜可通过电凝设备行膀胱出血点止血或切除小的膀胱肿瘤;对于膀胱内结石可用碎石器击碎后冲洗出来;膀胱内小异物可用异物钳或活组织钳取出;对于输尿管口狭窄,可用剪开器剪开或采用扩张器进行扩张。在膀胱镜基础上,发展了输尿管肾盂镜、经皮肾镜,可在直视下取出输尿管结石或液电击碎后再清除。输尿管梗阻时,可通过输尿管镜植入支架或导管引流,对低恶性肿瘤可在内镜下行局部切除,晚期恶性肿瘤可行姑息性切除。

七、外科手术并发症的内镜治疗

1. 食管穿孔及食管吻合口瘘　颈部手术引起的食管损伤穿孔以及食管切除重建后的吻合口瘘是严重的外科并发症,胸内的吻合口瘘死亡率高达 50% 左右。通过内镜下放置带膜的硅胶带膜支架及自膨式的可回收带膜支架可有效治疗吻合口瘘,迅速恢复进食,并可减少吻合口狭窄的机会。但金属支架宜在 3 个月内取出,过久的放置可因金属支架刺激两端炎症增生引起梗阻或导致取出困难。

2. 吻合口狭窄　消化道重建后的吻合口狭窄可通过气囊扩张、探条扩张、电刀切割等方法有效缓解。

3. 吻合口出血　内镜下采用电凝、氩气刀、热探头、止血夹等措施对胃肠道重建手术后的吻合口出血常能可靠止血,避免再次手术带来的创伤。

4. 内镜下肠营养管放置　由于疾病本身或因术后并发症等,需要长期肠内营养支持时,可经内镜行胃造瘘术或置入空肠营养管,避免了手术行营养管置入,同时较放射监视或盲视置管更能够进行准确定位放置。

5. 胆瘘　对于外科手术后的胆瘘行 ERCP 检查除了明确胆瘘位置外,还能有效解除胆道下段的梗阻,引流胆道中的胆汁。常用的方法包括鼻胆管引流、胆汁内引流及十二指肠乳头括约肌切开术。对良性胆瘘禁止使用金属支架行胆汁内引流。

6. 胆道狭窄　对于术后胆道的良性狭窄可采用 ERCP 联合气囊或胆道探条扩张器扩张狭窄胆道。胆道内引流对于狭窄位置扩张及预防进一步狭窄有重要意义。

八、内镜技术的模拟培训

尽管内镜检查及内镜外科技术具有传统检查及治疗手段难以替代的优势,但内镜技术需要很长时间的学习才能掌握。目前已开放有多种针对消化内镜及呼吸内镜的模拟训练器,除常规的检查外,这些训练器还涵盖了常用的内镜外科技术(如扩张、支架植入、息肉切除)、超声内镜、ERCP 等多种训练模块。训练者能够在模拟人或组织上反复训练同一操作技巧,并被容许"犯错",同时系统还会给学习者评分并提出改进建议,有利于训练者熟悉基本操作技巧及诊断正确性,缩短掌握内镜技术的学习曲线。

第三节 腹腔镜外科技术

一、概述

自 1987 年法国医师 Mouret 首次完成腹腔镜胆囊切除术以来,腹腔镜外科技术不仅在妇科及普通外科得到飞速发展,而且迅速扩展到包括小儿外科、泌尿外科、整形外科等多个学科领域。腹腔镜技术在世界范围内广泛普及并形成一门新的学科——腹腔镜外科学。

微创外科的观念并非首创,采用金属镜观察身体内部的医学实践最早可追溯到希腊及两河流域文明。现代内镜的最早应用是在 1805 年,法兰克福的产科医师 Bozzini 借助烛光照亮管道检查了患者的尿道及阴道。1897 年泌尿外科医师 Nitze 联合 Reinecke 和 Leiter 生产了第一个带照明设施的膀胱镜。1901 年匹兹堡的 Von Ott 首次用头灯照明,并通过金属镜对患者的腹腔进行了检查。但第一个真正意义上的腹腔镜应用始于 1902 年 Kelling 向腹腔内充入过滤的空气,用膀胱镜对犬的腹腔进行了检查。1910 年,Jacobaeus 首次用膀胱镜对人的胸腹腔进行了检查。1938 年匈牙利的 Veress 发明了带弹簧安全装置的气腹针,并一直沿用至今。1952 年英国的物理学家 Hopkins 发明了纤维光导技术和柱状透镜,腹腔镜所获得的图像获得了质的提高,给腹腔镜的发展带来了革命性的变化。现代腹腔镜外科的发展源于德国妇科医师 Semm 领导的 Kiel 学院,他们使用自己设计的自动气腹机、冷光源、内镜热凝设备等开展了大量的妇科手术。1983 年,Semm 等报道了腹腔镜阑尾切除术,但腹腔镜技术在普通外科中的应用始终发展缓慢,直到 1987 年法国的 Mouret 医师在用腹腔镜治疗妇科疾病的同时切除了病变的胆囊。1989 年法国的 Dubois 首次报道了 36 例腹腔镜胆囊切除术的经验及录像,轰动了世界。之后,腹腔镜技术在消化外科的应用得到雨后春笋般的发展,消化外科的绝大多数外科术式,如胃癌根治术、胰十二指肠切除术、结肠癌根治术等均可在腹腔镜下安全完成,以腹腔镜技术为代表的微创技术成为了 21 世纪外科学发展的主要方向之一。

二、腹腔镜技术的优缺点

除了避免传统手术的大切口及切口疼痛外,腹腔镜技术使外科医师能以最小的腹壁创伤达到对腹腔的最大暴露,同时避免了腹腔内器官的持续体外暴露、蒸发、浆膜面干燥,减少了对腹内组织的触摸、挤压和牵拉,因而对腹腔内组织的骚扰明显减轻。但腹腔镜技术同时也存在一定的弊端,首先是必须在腹腔内充入气体,气腹对心肺循环存在一定的影响,另外外科医师失去了视觉的立体感和手的触觉,以及必须使用电热凝系统所带来的负面损伤。但是通过器械及摄像系统的不断改进,以及外科医师强化训练和经验的不断累及,这些难点将得到克服。腹腔镜技术的主要优缺点见表 16-1。

表 16-1 腹腔镜技术的主要优缺点

分类	内容
优点	术后疼痛轻
	肠功能恢复快
	切口并发症如感染、裂开减少
	腹腔粘连减少,女性术后不孕减少
	手术对免疫力的抑制作用减轻
	较传统手术美观
	由于视频放大效应,对盆腔及膈下显露更手术佳
	最大程度减少医师与患者间交叉感染的机会

分类	内容
缺点	设施昂贵
	对外科技巧要求更高,外科医师训练时间更长
	穿刺相关并发症
	热灼伤
	气腹可能引起患者术后腹痛和肩痛
	气腹对心肺的影响
	对切除标本的完整取出受一定限制

三、适应证与禁忌证

腹腔镜技术在消化外科领域应用已相当广泛,除在器官移植受体手术中的应用未被报道外,其他小到阑尾切除、腹膜活检,大到胰十二指肠切除术、标准肝叶切除术、胃癌标准根治术均有报道。腹腔镜技术在良性疾病中的应用得到较为广泛的认可,在恶性疾病中的应用仍存在较多的争议。目前已被普遍接受的腹腔镜手术方式包括胆囊切除术、腹腔镜探查术、结肠切除术、阑尾切除术、腹腔镜抗反流手术、腹腔镜手术治疗肥胖症等。未来可能被广泛接受的手术方式包括结直肠癌根治术、早期胃癌的腹腔镜手术、腹腔镜溃疡病手术、直肠脱垂的手术、急腹症的腹腔镜探查术等。

腹腔镜手术的禁忌证分为绝对禁忌证和相对禁忌证:

1. 绝对禁忌证

(1)患者因心肺并发症、凝血功能障碍等并发疾病而不能承受全身麻醉或开腹手术。

(2)腹腔内大出血需要快速手术抢救的情况:腹部损伤、主动脉瘤破裂出血、术后腹腔大出血。

(3)肠梗阻肠道明显扩张。

2. 相对禁忌证

(1)缺乏有腹腔镜手术相关经验的外科医师。

(2)缺乏相关设备或设施。

(3)严重的心肺疾病不能承受气腹。

(4)凝血机制障碍。

(5)重度肥胖。

(6)腹腔内广泛粘连或肠梗阻肠道扩张影响暴露。

四、腹腔镜技术设备和器械

1. 摄像主机 对手术野的高质量图像显示是腹腔镜手术的基本需求。现在使用的硅芯片轻便型摄像头包含一个放大镜组,可自动色彩校正和高速快门,用以消除过度曝光。芯片上的像素值决定了图像的清晰度,三晶片摄像头较传统的单晶片摄像头具有较高的解析度,因而能提供更好的图像清晰度及色彩还原。目前高清晰的腹腔镜主机分辨率可达到1280×1024。传统的摄像主机均仅提供二维图像,新的提供三维图像的摄像主机在开发之中,新的图像处理设备必将推动腹腔镜高难度手术的发展。

2. 腹腔镜 腹腔镜(laparoscope)是利用 Hopkins 的柱状透镜技术设计的光学系统。它具有光学观察及光纤投光系统两个通道。光线通过组合的石英玻璃柱传导并经空气透镜组折射而产生明亮清晰的图像,几乎不出现失真。从2.5mm 至12mm 直径的腹腔镜均有商品,临床常用的是10mm 腹腔镜,10mm 镜的光线通过量是5mm 镜的4倍、是3mm 镜的10倍,因而提供更好的图像效果。腹腔镜的视角可从0°到70°,

临床常用的是0°镜和30°镜,30°镜可通过转变镜面方向达到更好的侧方和前方显示效果。

3. 冷光源系统　目前使用的冷光源系统均具有自动或手动调节光亮度的功能,最常用的光源为高能量光源,如氙气灯。灯泡的热量通过机器内强力排风扇排除及光导纤维的传导散热,以免烫伤腹腔内器官。

4. 显示器　尽管一套显示器可以满足多数腹腔镜手术,但两个以上的显示器可以方便主刀和助手以最舒适的角度观看。目前常用的模拟显示器水平解析度可达800以上。而新一代的全数字液晶显示器,其解析度可达1250以上。

5. 图像存储系统　将手术的图像进行存储有利于腹腔镜技术的交流、学习及教学。

6. CO_2气腹系统　建立CO_2气腹的目的是获得足够的空间,充分暴露目标器官,避免副损伤。使用CO_2建立气腹较其他气体有经济、吸收快、不易形成气体栓塞等优点。

7. 常用止血分离设备

(1)单极电凝:单极电凝的工作原理是高频电流通过电刀头、人体组织和负极板构成一个完整的回路,高频电流使组织细胞迅速脱水、凝固,达到止血目的。优点是操作简单、切割组织快捷、经济,是分离切割无明显血管结构的疏松组织和针对小血管止血的常用工具。与超声刀比较,单极电凝的止血范围更广,无需精确夹住出血点,因而对于小血管回缩后的出血有优势。缺点主要有:①烟雾明显,影响手术视野,且烟雾中含有有毒气体;②热损伤范围大,尤其是组织多、切割缓慢时,损伤周围组织可达15mm以上。

(2)双极电凝:双极电凝不使用负极板,电流通过双极电凝的两个尖端之间释放,在两个电极间产生热效应,凝固蛋白质达到止血效果。优点是:①电流更加集中,止血效果较单极电凝好,可电凝直径3~5mm的血管,如子宫、卵巢血管等;②在两个电凝极板间发挥作用,对周围组织损伤较小;③止血时无需精确夹住出血点,仅将出血部位包含在两个电极之间即可。主要缺点是:①产生烟雾较大,影响手术野;②不能切割组织,因而仅能先凝固组织或与剪刀等配合实现分离作用。

(3)PK刀:PK刀是改进了的双极高频电刀,利用射频电场,在刀头电场周围形成等离子体薄层,离子被电场加速后将能量传给组织,打断组织中的分子键使靶细胞以分子单位解体。凝血效果优于双极电凝。

(4)结扎速血管闭合系统:止血的原理基于双极电凝,电极片与组织接触的面积明显大于传统的双极电凝,容许更大的电流通过。主机可以通过反馈控制系统感受到电极片之间靶组织的电阻抗,当组织凝固到最佳程度时,系统自动断电,同时结合两极间施加的压力,使血管胶原蛋白和纤维蛋白溶解变性,组织发生胶合而形成一透明带,凝血效果优于双极电凝,理论上可以闭合直径小于7mm的血管。凝固组织血管完成后通过刀片锐性切割来实现分离切割组织,为保证确切的凝血效果,被凝固组织前段有1~2.5mm的组织不被切割,因而精细分离作用较差。

(5)超声刀:超声刀是利用金属刀头高频机械振荡带动组织高速振荡,组织细胞内水汽化、蛋白氢键断裂、蛋白凝固而达到切开组织及凝血效果。优点是:①不产生烟雾,手术视野相对清晰;②热损伤较小;③凝血与切割同步,有较好的精细分离作用。缺点是:①切割速度较慢;②价格较贵。

8. 其他手术设备和器械　其他设备还包括激光器、腹腔镜超声、冲洗吸引器等。手术器械主要有电钩、电凝棒、分离钳、抓钳、肠钳、打结器、针持、吸引管、穿刺针、活检钳、扇形牵拉钳、施夹钳、各类腔内切割缝合器及吻合器等。

五、腹腔镜基本技术

1. 建立气腹　①闭合法:通常在脐上或脐下做纵切口或弧形切口,长约1cm。在切口两侧用巾钳或手提起腹壁,将气腹针垂直刺入腹腔,通常可感觉到突破白线和腹膜的两次落空感。进入腹腔后轻轻转动气腹针,若气腹针可轻松地在腹腔内转动,说明已进入腹腔。不确切时可先抽吸看是否有血液或肠液,再滴盐水,如果水面自行缓慢下降,则证实已进入腹腔。可向腹腔内注入CO_2,气腹压力一般控制在12~

15mmHg。对于肺功能差的高龄患者根据情况采用更低的气腹压力。②开放法:通常在脐周切口1cm左右,在直视下切开白线和腹膜,将戳卡置入腹腔,再缝线固定套管,该法的主要缺点是套管容易松动。③细针穿刺法:在腹腔内有腹水或怀疑有腹腔粘连的情况下,也可采用细针穿刺法建立气腹,用塑料套管针先在估计无粘连的部位按常规腹腔穿刺方法行腹腔穿刺,抽到腹水或针进入腹腔后推入塑料套管,通过滴水法监测是否确已进入腹腔,将气腹管与塑料套管针相连,建立气腹后再在恰当部位切口置入戳卡。

2. 腹腔镜下止血　　腹腔镜下通常采用止血设备如单极电凝、双极电凝、结扎速血管闭合系统或超声刀等进行止血,也可采用钛夹、合成夹、腔镜下切割缝合器、缝扎等方法进行止血。

3. 腹腔镜下组织分离　　腹腔镜下组织分离是成功完成手术的关键步骤,由于不能像开腹手术那样用手去感觉分离组织疏松及致密情况,来确定分离层面。要求术者对正常的解剖层面必须非常熟悉,分离应尽量在解剖层面进行,分离过程中尽量减少出血,避免出血后视野不清而给解剖层面的辨认带来更大的难度。尤其要注意钝性分离和锐性切割的良好配合,分离过程中强调轻柔的钝性分离是为了辨认正确的分离层面,锐性切割是为进一步的钝性分离做好准备。组织分离和切开的主要方法包括电凝切割、剪刀锐性剪开、超声刀切割、分离钳分离、高压注水分离等。

4. 腹腔镜下缝合　　腹腔镜下的缝合和结扎技术是腹腔镜操作中难度较高的技术,这种难度是由于手触觉的丧失、二维平面视图对距离感的影响、操作杆位置固定以及结扎部位与操作杆间的成角狭小等多种因素造成的。镜下缝合结扎技术也是完成腹腔镜胃肠等消化道手术者所必须具备的技巧,需要经过一定时期的体外模拟训练和手术操作才能熟练掌握。缝合打结的基本方法包括腔内打结和在腔外用推结器打结两种。

5. 腹腔镜下消化道重建　　腹腔镜胃肠道手术根据消化道重建是否在腹腔镜下完成分为完全腹腔镜手术和腹腔镜辅助手术,腹腔镜胃肠手术消化道重建通常采用吻合器械完成。腹腔镜辅助手术是在组织分离完成后将预切除部分的消化道通过小切口拖出后在体外完成吻合的方法,通常取出消化道标本的切口能满足消化道重建的要求。完全腹腔镜手术则吻合步骤也在腹腔内完成,通常更适合一些深在部位的吻合,如直肠、贲门等部位的吻合等。

6. 标本取出　　腹腔镜手术标本的取出也是一个重要步骤。对于小的标本可从戳卡取出;对于大的标本,可由戳孔扩大或另外取小切口取出;对于恶性肿瘤标本,应使用标本袋或切口保护措施,以免肿瘤细胞污染切口造成切口种植;对于感染性标本应注意避免污染戳孔导致感染;对于良性疾病的标本,可采用器械或组织粉碎机将组织破坏、缩小后取出。

六、腹腔镜技术并发症

腹腔镜除了可发生与传统手术同样的并发症以外,还可发生特有的一些并发症,主要是与CO_2气腹相关的并发症和穿刺损伤。

1. 与CO_2气腹相关的并发症

(1)气体栓塞:气体栓塞很少见,但一旦发生可威胁生命。CO_2吸收溶解速度快,少量的CO_2进入血液中可自然吸收并通过呼吸排出,临床上并无症状。致命性的气体栓塞通常是由于气针直接插入血管内充气或腔静脉、肝静脉破裂时气体进入血管造成的。一旦怀疑气栓发生,应立即停止充气,有条件可进行中心静脉插管,抽取右心房内气体。

(2)皮下气肿:是由于腹膜外充气或Trocar切口松弛漏气造成。通常发生于皮下松弛的患者。轻度的皮下气肿一般无症状,查体时可有皮下捻发音,多于数日后自行吸收,无需处理。但严重的纵隔气肿可引起呼吸循环功能的障碍,应积极处理,立即停止手术,局部穿刺排气,严密观察病情变化。预防措施关键是气针必须正确穿入腹腔内。

(3)高碳酸血症及酸中度:CO_2过度吸收可导致高碳酸血症及呼吸性酸中毒,表现为血pH下降、PCO_2

升高、PO_2降低;治疗措施主要是加强机械性通气,加快通气频率,帮助CO_2加快排出。

2. 穿刺过程引起的损伤 穿刺可引起血管、肠道、肠系膜、膀胱等器官损伤,可发生在气腹针、第一戳卡以及辅助戳卡插入的任何过程。其预防的关键在于正确掌握穿刺技术,对于特别消瘦或特别肥胖的患者应尤其注意。对于辅助戳卡,强调必须在图像监视下进行,另外皮肤切口不应太小,以减少穿刺所需力量,穿刺过程以旋转的力量为主,以向内推进的力量为辅。

七、腹腔镜技术在消化外科中的应用现状

1. 腹腔镜胆囊切除术 1991年,腹腔镜胆囊切除术(laparoscopic cholecystectomy,LC)在我国开展,目前已成为治疗胆囊结石的金标准术式,约90%以上的胆囊切除术在腹腔镜下完成,是目前腹腔镜技术在外科应用最广、效果最明显的术式。腹腔镜胆囊切除术的适应证与开腹手术相近。腹腔镜胆囊切除术发生胆管损伤并发症的概率也已较初期大大降低,小于0.2%。对于术前明确有胆管结石者,则术前或术中行内镜下十二指肠乳头括约肌切开术取石联合LC,或LC联合胆道镜取石。

2. 肥胖症 20世纪90年代WHO就明确将肥胖列为能严重危害人类健康并可致死但又能预防的一种慢性疾病。外科治疗肥胖症的主要方法包括胃减容术和胃短路术。传统开腹手术因患者过度肥胖操作困难,并发症多。近年,随着腹腔镜外科技术的发展,腔镜微创手术的诸多优点在病态肥胖症患者的治疗上得到了极大的体现。因而腹腔镜手术治疗肥胖症已取代传统开腹手术成为手术的金标准。中国修订的肥胖症手术适应证为:单纯重度肥胖症而无其他内分泌原因;体重连续5年以上稳定增加,BMI≥30;年龄>16岁;经内科治疗1年以上疗效不佳。

3. 胃食管反流性疾病 在欧美国家,腹腔镜下胃底折叠术(Nissen手术)是治疗重度胃食管反流性疾病的金标准术式。该术式继承了传统手术的疗效,无需消化道重建,操作简单,手术时间短,又有微创手术的创伤小、疼痛轻、切口美观等优点。我国胃食管反流性疾病患病率虽也较高,但由于我国食管胃反流与食管癌的明确关系尚不能肯定,重度反流患者较少以及对该疾病和手术治疗认识差异等问题,目前该病仍主要通过药物治疗。

4. 直肠癌 自1991年Jacobs报道了世界上首例腹腔镜下右半结肠切除术以来,腹腔镜技术在结直肠癌手术中已获得较广泛开展。2005年美国结直肠外科医师学会(American Society of Colon and Rectal Surgeons,ASCRS)对腹腔镜结直肠癌手术给予了积极评价:腹腔镜治疗结直肠癌的技术已建立并切实可行,同时对于结肠癌而言,该技术也是安全及有效的。与开腹手术比较,腹腔镜直肠癌手术具有以下优点:①出血少、创伤小、切口小、恢复快;②对盆筋膜脏、壁二层之间疏松结缔组织间隙的判断和入路的选择更为准确。在腹腔镜引导下应用腔内超声止血刀,可到达狭窄的小骨盆各部,以极少的出血沿盆筋膜间隙完整地切除直肠系膜。这是一个明显技术依赖的手术,手术医师的技术和经验对手术的效果至关重要。

5. 腹腔镜技术在胃癌中的应用 1991年Kitano完成了第一例胃癌腹腔镜下胃大部切除术,但腹腔镜技术在胃癌尤其是进展期胃癌中的应用发展明显慢于结直肠癌。其原因主要包括:①胃周解剖较结直肠的解剖复杂,血管多,手术分离层面多;②胃癌淋巴结清扫的难度大,D2淋巴结清扫需要对上腹部的主要血管进行骨骼化操作,技术难度大;③胃癌恶性程度更高,对进展期胃癌的腹腔镜手术学者们存在更多顾虑。腹腔镜技术在早期胃癌中的应用逐步得到广泛的认可。早期胃癌的腹腔镜手术方式主要包括腹腔镜胃腔内黏膜切除术、腹腔镜胃楔形切除术、腹腔镜下胃切除术。

6. 腹腔镜肝脏手术 由于肝脏本身解剖特殊性、技术难度大(尤其是肝创面止血的技术)、肿瘤准确定位难等因素,腹腔镜肝脏手术发展迟缓。随着超声刀、腔镜直线切割缝合器等器械的应用,基本解决了腹腔镜肝脏手术出血问题。目前,腹腔镜肝脏肿瘤手术主要适应证是左肝Ⅱ、Ⅲ段及右肝前部的Ⅳ、Ⅴ、Ⅵ段肿瘤,对于右肝后部肿瘤不主张腔镜手术。迄今尚无前瞻性随机对照研究来论证腔镜下肝脏肿瘤切除的长期疗效。

第四节　介入治疗技术

一、概述

介入手术是以 X 线、CT、超声、磁共振等影像学为基础,在影像设备引导下利用经皮穿刺技术及导管技术对一些疾病明确病变性质或进行诊断及治疗的技术方法,具有安全、有效、微创等特点,是微创外科的重要组成部分。根据介入穿刺途径的不同可分为血管内介入治疗及血管外介入治疗。

血管内介入治疗是指将导管插入血管腔内并送到目标血管,根据造影确定的病变部位、范围和性质,进行血管栓塞、血管成形、药物灌注、溶栓术、内支架置放和异物取出等治疗的技术。血管外介入治疗是指在超声、CT、MRI 或腔内超声的定位引导下通过穿刺到靶部位,继而行置管引流、狭窄部位扩张、支架植入、射频消融、电化学治疗、局部注射等治疗的技术。

二、血管穿刺或经皮穿刺置管的基本技术

Seldinger 插管术及改良 Seldinger 插管术是目前血管内介入或血管外介入穿刺插管的基本方法。

Seldinger 首先采用了经皮穿刺血管插管术,该方法通过穿刺针穿入血管并送入导丝,退出穿刺针后再沿导丝送入导管,从而达到介入治疗的目的。该方法取代了以前直接切开暴露血管穿刺的方法,操作更加简便、安全,降低了并发症发生风险。1974 年 Driscol 改良了新的穿刺针,以不带针芯的薄壁穿刺针直接穿刺血管,当针尖穿过血管前壁进入血管腔时,血液会自针尾喷出,避免了进一步进针刺伤后壁,降低了术后发生血肿等并发症的机会。随着现代介入放射学技术的发展,Seldinger 插管术不仅应用于血管内介入诊断与治疗,而且在各种血管外介入治疗中也得到广泛应用。

血管内介入常用的穿刺血管包括股动脉、肱动脉、桡动脉、腘动脉以及股静脉、颈内静脉、锁骨下静脉、门静脉等。采用无针芯薄壁穿刺针插入血管腔后,针尾呈上下颤动,有血液从针尾喷出,即可将导丝插入约 20cm,退出穿刺针,再沿导丝引入扩张器,然后沿导丝引入导管。使用导管鞘时,将导管鞘套在扩张器上,一次送入血管腔内。操作过程中应始终按压动脉穿刺口,以免术后形成血肿,甚至假性动脉瘤。当确定导管已顺利进入髂总动脉以上时,拔出导丝,并静脉注射肝素盐水 5~10ml。然后根据插管目的做选择性或超选择性插管,进行检查或治疗。在选择性和超选择性插管过程中,需及时静脉注射稀释的造影剂(通常称之为"冒烟")3~5ml,在透视下判定导管前进的状态,减少插管的盲目性。可采用导丝及超滑导丝引导插管、导管成袢技术、术中导管塑形、同轴导管技术、上入路下行插管技术等多种技术选择性及超选择性地插管到目的器官。

三、血管内介入治疗的并发症

血管内介入治疗的常见并发症:包括穿刺部位的出血、血肿以及假性动脉瘤。易导致出血或假性动脉瘤的因素包括患者高血压、凝血功能障碍、动脉硬化、穿刺鞘口径过大、穿刺点高于腹股沟韧带、术中术后未妥善压迫及术后过早活动等。

介入部位血管并发症:包括动脉内膜剥离致动脉狭窄、动脉内血栓形成、远端血管栓塞等。

造影剂带来的肾脏损害:常见于术前有肾功能不全的患者,高龄、造影剂用量大以及脱水、低血容量也是危险因素。主要由造影剂导致的肾小管损害引起,表现为少尿,肾功能异常通常在术后 4~5 日达高峰,术后两周左右逐渐恢复,发生率约 1%。数字减影的造影剂用量少,可减少该并发症的发生。

造影剂过敏反应:术前患者应行碘过敏测试。造影剂引起的过敏反应通常在静脉注射后 20 分钟出现,轻症者表现为荨麻疹,重症者可发生喉头水肿以及过敏性休克。可预防性使用甾体激素和抗组胺类

药物。

四、常用的血管内介入治疗技术

1. 介入血管内药物灌注术　介入血管内药物灌注术(transcatheter intravascular infusion)通过选择性或超选择性血管插管,经局部血管直接灌注药物于靶组织,能够有效提高药物的局部浓度、延长药物局部作用时间、降低全身副作用,达到提高疗效的目的。主要适用于以下几种情况:

(1)消化道出血的介入治疗:适用于上消化道及下消化道出血的止血治疗。选择性动脉造影时可根据造影剂外渗来判断出血部位,当出血速度大于或等于0.5ml/min时,通常可发现出血部位。但一些呈现间隙性出血特征的消化道大出血,也可能因检查时出血暂时停止而漏诊。对于上消化道大出血,当检查发现为较粗血管出血时,通常采用栓塞的方法止血为宜;对于较小的出血可灌注血管升压素或凝血酶等止血药物止血。对于下消化道出血,通常主张首先采用局部灌注血管升压素或凝血酶。近来随着超选择性血管插管技术的进步,在保证超选择的情况下,下消化道出血也可采用栓塞颗粒或吸收性明胶海绵栓塞的方法达到可靠止血。

(2)经导管动脉灌注化疗(transcatheter arterial infusion chemotherapy):适用于全身各个部位的原发性或转移性恶性肿瘤的治疗,尤其是手术不能切除晚期恶性肿瘤的姑息治疗;也可作为手术切除肿瘤前后的新辅助及辅助治疗措施。其优势有:①能提高肿瘤局部药物浓度数倍,从而直接杀灭肿瘤细胞;②通过血液循环流经全身,也起到了静脉化疗作用;③降低了化疗药物的全身不良反应。恶性肿瘤抗癌药物灌注的常用药物包括细胞周期特异性药物(如氟尿嘧啶、长春新碱、甲氨蝶呤等)、细胞周期非特异性药物(如环磷酰胺、顺铂、丝裂霉素、多柔比星等)和生物制剂(如肿瘤坏死因子、干扰素、白介素-2等)。

(3)血管内血栓溶解术:适用于急性、亚急性自体动静脉或移植血管(例如冠状动脉搭桥术的移植血管)所形成的血栓,或者由于血栓所造成的肢体血管闭塞。有活动性出血、明显出血倾向或近期有脑出血史者应列为禁忌证。溶栓治疗常用药物有链激酶、尿激酶、蝮蛇抗栓酶等。

(4)血管痉挛性疾病的介入治疗:适用于心、脑、肠系膜血管闭塞痉挛以及周围血管痉挛性疾病,常用的扩张血管药物包括硝酸甘油、复方丹参、罂粟碱、山莨菪碱及妥拉唑林等。

2. 选择性动脉栓塞术　动脉栓塞术是在经造影确定病变性质、部位和范围后,在选择性动脉插管的基础上,在拟栓塞的血管部位经导管注入栓塞物,阻塞血管从而达到止血、使靶组织缺血等目的。常用的栓塞物主要有自体凝血块、吸收性明胶海绵、丝线、碘油乳剂、聚乙烯醇颗粒、弹簧小钢圈和血管硬化剂(如无水乙醇、鱼肝油酸钠等),对恶性肿瘤也可配合化疗药物一并使用。其主要适应证包括:①病变或外伤引起的急性动脉性出血的止血;②肝、肾、盆腔脏器恶性肿瘤的姑息治疗,可控制出血、减轻疼痛,使肿瘤缩小,灌注化疗药物;③动静脉畸形、动静脉瘘、血管瘤等血管病变;④脾功能亢进症;⑤作为某些手术前的处理,以减少手术出血。

3. 经皮腔内血管成形术　经皮腔内血管成形术(percutaneous transluminal angio-plasty,PTA)是通过经皮穿刺技术将球囊导管等器材送入狭窄的血管,进行血管成形的一系列技术。包括:①血管溶栓术;②球囊扩张术;③斑块旋切术;④激光成形术;⑤内支架成形术。其中以球囊扩张术最为常用,主要适用于动脉粥样硬化引起的动脉狭窄(如冠状动脉粥样硬化症等)、心脏瓣膜狭窄及巴德-吉亚利综合征(Budd-Chiari syndrome)等。其主要并发症包括穿刺部位出血、血栓形成、血管破裂及假性动脉瘤形成等,经皮血管腔内成形术后,远期血管再狭窄率因不同血管而异,但通常高于支架放置术,平均可达30%左右。目前球囊扩张术常配合血管内支架治疗血管狭窄。血管内支架治疗适用于各种先天性或后天性病变所致的血管狭窄,目前主要用于冠状动脉、髂动脉、股动脉、肾动脉及静脉系统狭窄或闭塞经PTA后的血管支撑,亦用于动脉瘤、夹层动脉瘤、肺动脉狭窄或主动脉缩窄的治疗。临床的金属内支架有热形状记忆式、自膨式和球囊扩张式三类。

4. 经颈静脉肝内门体分流术　经颈静脉肝内门体分流术(transjugular intrahepatic portacaval stent shunt,TIPS)是经颈内静脉使用可扩张支架行肝内门体分流的治疗方法。方法是经颈内静脉或颈外静脉(常用右侧颈静脉)穿刺,将血管套管置入肝上下腔静脉后,再将导管置入肝静脉,在X线透视指引下穿刺门静脉,经造影证实导管进入门静脉后,用球囊导管扩张肝实质建立穿刺道,然后置放内支架支撑,形成肝内门体分流。该方法创伤小、成功率高、并发症少、适应证广,且降低门静脉压力显著,控制食管静脉曲张出血疗效可靠。TIPS主要适用于门静脉高压症伴食管静脉曲张破裂大出血经非手术治疗无效、顽固性腹水、门静脉高压行断流术后再出血、巴德-吉亚利综合征以及肝移植前暂时性门静脉减压治疗等。TIPS的主要缺点是再出血以及门静脉-肝静脉通道再狭窄率较高,约25%的病例术后可出现肝功能恶化,肝性脑病的发生率也高达10%~20%。TIPS的主要并发症包括腹腔内出血、胆道出血(穿刺入胆道)、肝动脉损伤、内支撑移位或成角等。

五、常用的血管外介入治疗技术

1. 经皮穿刺活组织检查　采用X线、CT等影像学诊断和监视导向可大大提高穿刺活检的精确度和阳性率,减少并发症,已广泛应用于身体各部位、多器官病变,一般阳性率90%以上。目前的活检针大致可分为三类。①细抽吸针:口径较细,对组织损伤小,但仅能获得细胞学标本;②切割针:通过针芯切割槽的快速切割,可获得条形组织芯或组织碎块供组织病理学诊断,如Turner针、Rotex针等;③环钻针:主要用于骨组织病变的活检,针尖有尖锐的切割齿,便于穿过较硬的骨组织获取标本。经皮穿刺活检常用的导向方法为透视、超声和CT。透视最简单,适用于肺部及骨骼等能在透视下定位的病变。超声定位对实质器官的囊性或实体性肿物定向准确,可在床旁操作,操作方法相对简单。CT导向更加准确,对穿刺针的定位更加精准,但操作较超声导向更复杂,对于困难穿刺需多次CT扫描,增加了射线暴露。

2. 经皮穿刺腹腔内脓肿或积液置管引流术　目前对于腹腔内脓肿或积液通常优先采用穿刺置管引流的方法治疗。可在B超或CT引导下首先采用18~22号的针头进行穿刺,抽到脓液或腹腔内积液证实穿刺针已进入脓腔或积液腔后,插入导丝并扩张穿刺道,根据脓液的黏稠程度选择合适大小的引流管,通过导丝将引流管引入腹腔。导管也可通过一个锁定的猪尾环(Cope型环)与皮肤固定。对于脓腔巨大且估计脓液黏稠时,也可采用腹腔镜手术的带保护功能的穿刺鞘(5mm或10mm)在B超或CT引导下直接穿刺脓腔,放置更粗的引流管。对于腹腔内深部脓肿(如盆腔、小肠间、腹膜后、膈下脓肿),应在影像学引导且确保穿刺道无肠管时进行,对隐匿部位的脓肿可考虑从侧腰部或俯卧位情况下从腰骶部穿刺引流。采用经皮穿刺置管术可使大多数腹腔内脓肿或局限性积液患者避免行开腹手术。此方法也可用于胸腔积液积脓、胰腺假性囊肿等疾病的治疗。胰腺假性囊肿引流后向囊腔内注射黏合剂,往往可获得治愈的效果。

3. 经皮经肝穿刺胆道引流术　是在经皮经肝穿刺肝胆管造影的基础上建立起来的治疗梗阻性黄疸的有效手段,优于手术引流。先行超声或CT引导下经皮经肝穿刺胆管造影术,在明确病变部位及程度后,将引流管置于胆管内引流。可分为外引流及内引流。外引流将胆汁引流至体外,缓解黄疸,但因会丧失大量电解质及导致胆道外源性感染等问题,外引流主要用于手术前短期引流。内引流是引流导管头端插过狭窄梗阻区,置于梗阻远端胆管或十二指肠内,胆汁直接引流通过狭窄部位进入十二指肠内,留于体外的引流管在贴近皮肤处切断,固定于皮肤上。

4. 经皮经肝穿刺胆道扩张及支架植入术　对良性胆道狭窄可在胆道引流的基础上,将导丝插入通过狭窄处,再插入球囊扩张器扩张胆管狭窄处,有效率可达80%以上。也可植入支架以维持管腔扩张。

5. 经皮穿刺微波或射频热凝固治疗　微波和射频均是高速变化的电磁波,其强大的外部磁场可使机体生物组织内的自由电子和离子做相反方向的运动,这些离子的运动方向随着外部磁场的高速变化而变化,导致分子间的摩擦,从而产热。适用于不宜手术治疗的肝、胰、脾、肾等实质器官的癌肿以及腹腔实质性肿瘤的治疗。

6. 经皮穿刺无水酒精注射技术　对于不宜手术治疗的实质器官肿瘤也可采用定位穿刺注射无水酒精的方法治疗,对于囊肿或囊性肿瘤,也可在穿刺抽出囊液后注射无水酒精破坏囊壁。无水酒精可使组织局部脱水、蛋白质凝固、局部微循环血栓形成,从而导致肿瘤坏死。单次通常注射无水酒精5～20ml,可反复多次注射,也可同时注入少量利多卡因止痛。

第五节　机器人外科技术

一、外科机器人概述

外科机器人的概念首先于20世纪80年代末期由美国国家航空航天局提出,经过20多年的发展,目前它已成为集医学、机器人学、材料学、机械工程以及计算机和信息技术等诸多学科的复杂机器人系统,为传统外科手术及微创外科技术带来了重大的变革和影响。

外科机器人的发展历程:Kwoh等于1985年采用PUMA560工业机器人作为辅助定位装置完成首例脑部手术,提高了神经外科活检的精确度。3年后,Davies等使用该系统成功完成了经尿道前列腺切除术。这套设备最终演化成专门的经尿道前列腺切除设备(PROBOT)。Sacramento CA联合手术设备有限公司发明的ROBODOCO是第一个获得FDA认证的手术机器人,被用于在髋关节置换术中精确地调整股骨。1993年美国Computer Motion公司研制了第一台内镜自动定位系统,即扶镜机(AESOP 伊索),可通过外科医师的声控调节扶镜的机器手;1998年该公司发明了第一代操作机器人(ZEUS 宙斯)。2000年Intuitive Surgery研发的达芬奇手术系统被美国FDA批准上市,成为目前允许临床使用的、唯一合法的商品化手术机器人。2010年全球机器人手术总量超过250 000例,涵盖了几乎所有的外科领域,日益成为外科发展的主流。

二、达芬奇手术机器人的组成及主要优缺点

达芬奇手术机器人由外科医师主控制台、患者床边用于放置手术器械的机械手臂和成像处理设备组成。目前FDA已经批准达芬奇机器人手术系统用于成人和儿童的普通外科、胸外科、泌尿外科、妇产科、头颈外科以及心脏手术。达芬奇系统安装的仿真手腕具有7个方向的活动自由度,其活动的幅度超过人手的正常活动范围,同时机器人可滤过人手的细小抖动,提高了手术操作的精度。该系统的三维可视化功能较传统腹腔镜可提供深度感知,同时可将手术野放大10～20倍,有利于外科医师清晰地进行组织定位和操作。手术医师远离手术台,可减少接触干扰,同时该系统还可利用网络进行远程手术。

同时达芬奇机器人手术在现实应用中还有很多局限性,手术机器人目前尚未能完全解决器械操作时触觉反馈缺少的问题,这会影响到手术操作的精确性、力度控制等;同时该系统的购置费用、维护费用以及手术费用昂贵,限制了广泛使用;该系统设备庞大使手术室更加拥挤、设备的安置耗时也是现实使用的缺陷;再者该系统在机械臂安置后难以在术中大角度更换手术野,因而不适合需要多术野操作的复杂手术。

三、达芬奇手术机器人外科手术的应用现状

1. 心脏外科　心脏外科是最能体现手术机器人价值的领域,传统开放式心胸外科手术需要开胸、分离胸骨、游离肋骨,在体外循环下完成,手术创伤大,手术风险高,术后恢复时间长。手术机器人操作更加灵活,尤其是在精细缝合方面的优势较开放手术更加明显,克服了常规腔镜手术技术局限,实现了心脏外科的微创化。手术机器人最早于1999年完成了首例冠状动脉旁路移植术,2003年起用于各种心脏外科直视手术。目前达芬奇机器人心脏手术的适应证几乎涵盖所有的心胸外科手术,如心脏外科的全腔内心脏搭桥、心脏不停跳取乳内动脉、二尖瓣置换、二尖瓣成形、三尖瓣成形、房间隔缺损修补、心脏

肿瘤切除等。

2. 泌尿外科 达芬奇手术机器人技术被越来越广泛地应用于泌尿外科手术,其中前列腺癌手术是达芬奇手术机器人使用最为广泛的手术方式。在美国 60%～90% 的前列腺癌手术采用达芬奇手术机器人完成,这主要由于达芬奇机械臂的灵活性克服了狭窄骨盆对泌尿器官解剖上的限制。由于该术式具有微创效果明显、出血及并发症明显减少,更好地保护自主神经,术后泌尿及性功能较开放手术明显改善等优势,外科医师对前列腺癌的手术治疗持更积极的态度。同时达芬奇手术机器人在膀胱癌根治术、肾部分切除术、肾盂成形术等复杂手术方面较传统腹腔镜手术均有一定优势。

3. 妇科 达芬奇手术机器人在 2005 年被 FDA 批准用于妇科微创手术后,该技术得到迅速普及。机器人手术具有更高的精确性,能在骨盆内完成更精细而复杂的操作,有利于功能的重建和盆腔淋巴结清扫。在妇科的复杂手术中,如宫颈癌根治手术、复杂的子宫肌瘤切除、全子宫切除、输卵管再通吻合和盆底重建等,较传统腹腔镜手术有明显优势。

4. 腹部外科 早期手术机器人在腹部外科主要用于比较简单的手术,但并没有表现出比传统腹腔镜手术具有优势。近年来,随着手术机器人在更复杂腹部外科手术中的应用,如肝叶切除、复杂胆道重建、胃旁路减重、胃癌根治、直肠癌根治和胰十二指肠切除等,机器人手术在狭窄空间操作、消化道重建及精细操作方面较传统腹腔镜手术具有优势。对于一些需要精细缝合的腹部外科手术如内脏动脉瘤切除吻合、细口径的胆管空肠吻合在传统腹腔镜下难以完成,唯有手术机器人能精准完成这些手术。

四、其他外科机器人系统

Eberhard Karls 大学微创外科的 Schurr 研制了主仆操作系统并称之 ARTEMIS(月亮与狩猎的女神)。2001 年以色列 Mazor 公司开发的脊柱外科机器人 Spine Assistant 的辅助定位系统成功解决了脊柱微创外科手术中的高精度定位问题。Accuray 公司开发了一个用于放射的、非侵入性机器人系统的 Cyber Knife,能通过追踪呼吸运动补偿病灶因为呼吸运动带来的移位问题,实现了更加精确的放射治疗。美国 Johns Hopkins 大学开发了一种用于支撑喉镜下手术的手术机器人。该系统采用主从控制模式,可同时控制 3 个蛇形末端执行器进行多自由活动度的精细操作,尤其是缝合动作,可遥控机器人完成在咽喉内的手术。同时一些体内机器人系统也得到开发应用,如意大利 Mitech 实验室人员 Dario 等研制了用于计算机辅助结肠镜检查的微型机器人。内镜医师能通过远程控制该机器人像蠕虫一样前进,完成传统的结肠镜所具有的功能。

(胡俊波)

学习小结

手术显微镜和手术放大镜是显微外科最重要的手术设备。显微外科缝合技术是显微外科手术的基础,主要包括微血管、神经、肌腱、淋巴管、导管的缝合吻合技术,其中以微血管、神经的缝合吻合技术最为常用。临床上最为常用的两种手工血管吻合方法一种是端端缝合,也叫对端缝合;另一种是端侧缝合。另外也有粘连吻合、高频电凝吻合、激光吻合、可溶性材料支撑下吻合等新方法。显微外科神经缝合技术一般包括外膜、束膜以及外膜束膜联合缝合三种方法,而临床上较常用的是神经外膜束膜联合缝合。

内镜外科技术是目前治疗消化道息肉及良性肿瘤的优选方法,在早期恶性肿瘤的应用也显示了良好的优势。内镜外科技术的球囊扩张术及支架植入术是治疗消化道良性狭窄以及肿瘤晚期姑息解除梗阻的主要方法。内镜止血术可作为消化道出血的优选方法,既能明确出血部位,多数情况下亦能有效止血。超声刀是目前满足腔镜手术下实现精细分离和良好止血的最佳止血设备,双极电凝及其他电设备也具有良好的止血效果。

腹腔镜手术特殊的并发症包括 CO_2 气腹相关的并发症及穿刺并发症。腔镜手术在多数良性疾病的治疗显示了超越开放手术的优势,对某些恶性肿瘤的手术也显示了与开放手术相同或相当的长期疗效。Seldinger 插管术及改良 Seldinger 插管术是目前血管内介入或血管外介入穿刺插管的基本方法。血管内/外注射、球囊扩张以及支架植入术是血管内/外介入治疗的基本技术。经皮穿刺置管引流是治疗体腔内脓肿及局限性积液的优选方法,在大多数患者可替代传统的开放手术治疗。

机器人外科手术具有操作更精细、3D 视图及远程操作等优势,目前在心脏手术及泌尿系统手术中的应用范围有逐步超过开放手术及传统腹腔镜手术之势。

复习参考题

1. 简述显微外科血管缝合及神经缝合的基本方法。

2. 简述内镜外科技术治疗消化道息肉及早期癌症的适应证及基本治疗方法。

3. 简述 ERCP 技术上发展起来的内镜外科技术在胆胰疾病中的应用。

4. 简述腔镜外科常用止血设备的原理及优缺点。

5. 简述腹腔镜手术的主要优缺点。

6. 简述腹腔镜手术的特殊并发症。

7. 简述 Seldinger 及改良 Seldinger 血管及体腔穿刺的原理及基本方法。

8. 简述血管内、外介入的基本技术。

第十七章　神经系统疾病

学习目标

掌握　颅内压增高与脑疝的概念、病因及颅内压的调节机制；颅内压增高与脑疝的病理生理和临床表现；颅内压增高与脑疝的辅助检查和治疗原则；蛛网膜下腔出血的常见病因；颅内动脉瘤的临床表现以及出血性脑卒中的外科治疗。

熟悉　常见椎管内肿瘤的临床表现和治疗原则；颅内和椎管内动、静脉畸形的临床表现。

了解　常见颅内肿瘤的临床表现和治疗原则。

第一节　颅内压增高和脑疝

一、概述

颅骨分为脑颅骨和面颅骨,脑颅骨共 8 块,围成颅腔容纳脑;面颅骨共 15 块,构成颜面的基本轮廓。脑颅骨由额骨、顶骨和枕骨构成颅腔穹窿形的顶部称颅盖。由额骨、蝶骨、颞骨、枕骨和筛骨的一小部分构成颅腔的底部,称颅底。颅底内面观凹凸不平,由前向后形成前高后低的 3 个阶梯状的颅窝,分别是颅前窝、颅中窝和颅后窝。生长发育过程中,相邻脑颅骨间借颅缝、骨膜和软骨直接连接成一整体,无活动性。因此,成人颅腔的容积相对固定。

颅腔被小脑幕分成幕上腔和幕下腔。幕上腔又被大脑镰分隔成左右两分腔,分别容纳左右大脑半球。幕下腔容纳小脑、脑桥和延髓。中脑在小脑幕切迹裂孔中通过,其外侧面与大脑颞叶的沟回、海马回相邻,发自大脑脚内侧的动眼神经,经过小脑幕切迹,走行于海绵窦的外侧壁,经眶上裂入眶(图 17-1)。

颅腔与脊髓腔相连处的出口称为枕骨大孔(图 17-2)。延髓下端通过此孔与脊髓相连,小脑扁桃体位于延髓下端的背面,其下缘与枕骨大孔后缘相对。

脑位于颅腔内,分为端脑、间脑、中脑、脑桥、延髓和小脑 6 部分。中脑、脑桥和延髓自上而下组成脑干。大脑皮质的不同部位有不同的功能定位。脑和脊髓的表面有 3 层被膜,由外向内依次为硬脑(脊)膜、蛛网膜和软脑(脊)膜。蛛网膜与软脑(脊)膜间的腔隙称蛛网膜下腔,内含脑脊液。脑脊液是无色透明的液体,由各脑室的脉络丛产生,流动于脑室及蛛网膜下腔中,最后经上矢状窦旁的蛛网膜颗粒将脑脊液回收到硬脑膜窦(主要是上矢状窦),回流至静脉系统。脑脊液处于不断产生和回流的相对平衡状态,具有运输营养物质,带走代谢产物,调节中枢神经系统的酸碱平衡,缓冲脑和脊髓内的压力,保护及支持脑和脊髓的作用。

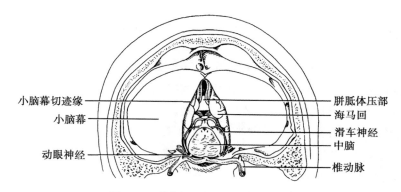

图 17-1　小脑幕处局部解剖（下面观）

小脑幕切迹缘
小脑幕
动眼神经
胼胝体压部
海马回
滑车神经
中脑
椎动脉

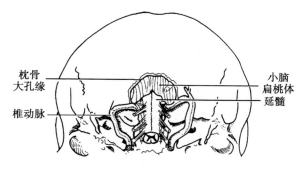

图 17-2　枕骨大孔处局部解剖（下面观）

枕骨
大孔缘
椎动脉
小脑
扁桃体
延髓

二、颅内压

1. 颅内压的形成　颅腔是由颅骨形成的半封闭体腔,成年颅缝闭合后,颅腔的容积即固定不变,1400～1500ml。颅腔内容物主要包括脑组织、脑脊液(cerebrospinal fluid,CSF)和血液三种内容物。三种颅内容物与颅腔容积相适应,使颅内保持一定的压力。颅内压(intracranial pressure,ICP)是指颅腔内容物对颅腔壁所产生的压力。

2. 颅内压的正常值　由于颅内脑脊液介于颅腔壁与脑组织之间,一般以脑脊液静水压代表颅内压,通常以侧卧位腰椎穿刺所测得的压力代表颅内压。成人正常颅内压为 70～180mmH_2O(6.0～13.5mmHg),儿童正常颅内压为 50～100mmH_2O(3.7～7.4mmHg)。

3. 颅内压的调节与代偿　理论上讲,脑组织、脑脊液、血液这三种内容物的变化,都可以影响颅内压。脑组织的体积在短期内难以变化,而脑组织需要一定的血流量以维持其功能,因此,脑脊液的增减是调节颅内压的主要方式。颅内压增高时,部分脑脊液被压力挤入椎管内的脊髓蛛网膜下腔,同时脑脊液的吸收加快,脉络丛血管收缩致使脑脊液分泌减少,从而通过颅内脑脊液量的减少,保持颅内压的平衡;颅内压降低时,脑脊液的吸收减少而分泌增加,使颅内脑脊液量增多,以维持颅内压在正常范围。

1965 年,Langlitt 以犬做颅内体积与压力关系的实验,取得了体积与压力关系曲线(图 17-3)。该曲线表明颅内压力与体积之间不呈线性而类似指数关系,即颅内压的调节功能存在一临界点,当颅内容物体积的增加超过该临界点后,即使体积仅有微小的变化,也可引起颅内压急剧上升,甚至导致脑疝。

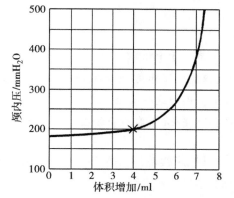

图 17-3　颅内体积与压力关系曲线图

三、颅内压增高

颅内压增高是由颅脑疾病导致颅腔内容物体积增加或颅腔容积缩小,超过可代偿的容积,导致颅内压持续高于正常值上限,出现头痛、呕吐和视乳头水肿三个主要表现,即颅内压增高的"三主征"。

【病因】 引起颅内压增高的原因很多,大体可分三类。

1. 颅腔内容物体积或量增加 脑体积增加:如脑组织损伤、炎症、缺血缺氧、中毒等导致脑水肿;脑脊液增多:脑脊液分泌过多,吸收障碍或脑脊液循环受阻导致脑积水;颅内血容量增加:高碳酸血症时血液中二氧化碳分压增高,脑血管扩张致颅内血容量急剧增多。

2. 颅内占位性病变 使颅内空间相对变小,如颅内血肿、颅内肿瘤、脑脓肿等。

3. 颅腔容积因先天性或后天原因变小 先天性畸形如狭颅症、颅底凹陷症等;外伤致大面积凹陷性骨折,使颅腔空间狭小。

【病理生理】 在颅内压增高的发生发展过程中,机体首先通过生理调节机制,调节脑脊液量和脑血容量维持正常的范围,这种调节有一定限度,超过限度就会引起颅内压增高。

1. 脑脊液量减少 颅内压增高早期,机体首先保持一定的血流量以维持脑组织正常功能,此阶段主要通过减少脑脊液量来代偿。通过以下途径完成:脑室和颅内蛛网膜下腔的脑脊液被挤入椎管蛛网膜下腔;脑脊液吸收加快;脉络丛血管收缩,脑脊液分泌减少。但是,因脑脊液总量仅占颅腔容积10%,因此,在一定程度内该调节有效,颅内压增加到一定程度时,上述生理调节能力逐渐丧失,导致失代偿。

2. 脑血流量减少 正常成人每分钟约有1200ml血液进入颅内,并能自行调节。脑血流量=脑灌注压/脑血管阻力,其中脑灌注压=平均动脉压-颅内压,正常的脑灌注压为70~90mmHg(9.3~12.0kPa),脑血管阻力为12~25mmHg(1.6~3.3kPa)。

颅内压增高时,脑灌注压首先下降,机体则通过脑血管扩张来降低脑血管阻力,维持脑血流量稳定,保证脑供血。但当颅内压急剧增高,脑灌注压低于40mmHg(5.3kPa)时,脑血管的自动调节功能丧失,脑血流量急剧下降,致脑组织缺氧和代谢紊乱,加重脑水肿,使颅内压进一步增高;当颅内压增高接近平均动脉压时,脑血流量几乎为零,脑组织处于严重缺血缺氧状态,最终导致脑死亡。

3. 全身血管加压反应 又称库欣反应。当颅内压急剧升高,脑灌注压严重下降,脑处于严重缺血缺氧状态,为保持必需的脑血流量,机体通过自主神经系统的反射作用,使全身周围血管收缩、血压升高、心搏出量增加,以提高脑灌注压,同时呼吸减慢加深,以提高血氧饱和度。这种动脉压升高并伴心率减慢、心搏出量增加和呼吸深慢的三联反应,即为全身血管加压反应,或称库欣反应。

相关链接

库欣反应的来历

库欣于1900年曾用等渗盐水灌入犬的蛛网膜下腔以造成颅内压增高,当颅内压增高接近动脉舒张压时,出现血压升高、脉搏减慢、脉压增大,继之出现潮式呼吸、血压下降、脉搏细弱,最终呼吸、心跳停止导致死亡。因为这一实验结果与临床上急性颅脑损伤所见情况十分相似,所以颅内压急剧增高时,病人出现生命体征变化(全身血管加压反应)即称为库欣反应。

【临床表现】 头痛、呕吐、视乳头水肿是颅内压增高的"三主征",但出现的时间并不一致,其中多以头痛为首发症状。

1. 头痛 是最常见的症状,系颅内压增高使脑膜血管和神经受刺激与牵拉所致。以清晨和晚间较重,多位于前额部及颞部,以胀痛和撕裂痛多见。头痛的部位和性质与颅内原发病变的部位和性质有一定关系。程度可随颅内压增高而进行性加重。当患者咳嗽、打喷嚏、用力、弯腰低头时,头痛加重。

2. 呕吐　多呈喷射状呕吐,常出现于剧烈头痛时,易发生于饭后,偶可伴恶心,多无诱因及先兆,瞬间发生。系因迷走神经受激惹所致,呕吐后头痛有时可有所缓解。

3. 视乳头水肿　是颅内压增高的重要客观体征,因视神经受压、眼底静脉回流受阻引起,表现为视神经乳头充血、隆起,边缘模糊,中央凹陷变浅或消失,视网膜静脉怒张、迂曲,动、静脉比例失调,搏动消失,严重时视乳头周围可见火焰状出血。长期、慢性颅内压增高可引起视神经萎缩而导致失明。

4. 意识障碍及生命体征变化　慢性颅内压增高的患者往往神志淡漠,反应迟钝;急性颅内压增高者常有明显的进行性意识障碍甚至昏迷。患者可伴有典型的生命体征变化,即库欣反应,严重者可因呼吸循环衰竭而死亡。

【辅助检查】

1. 影像学检查　CT 是诊断颅内占位性病变所导致颅内压增高的首选辅助检查措施。通常能显示病变的位置、大小和形态,对判断引起颅内压增高的原因有重要参考价值;对于肿瘤性颅内占位病变明确诊断,MRI 比 CT 更有优势。头颅 X 线片:慢性颅内压增高患者,可见脑回压迹增多、加深,蛛网膜颗粒压迹增大、加深,蝶鞍扩大,颅骨局部破坏或增生等;小儿可见颅缝分离。以上征象多需 3 个月以上病程方可出现。脑血管造影或数字减影脑血管造影主要用于疑有脑血管畸形等疾病者。

2. 腰椎穿刺　可以测定颅内压力,同时取脑脊液做检查。但有明显颅内压增高者,腰椎穿刺可能引发脑疝,应禁忌腰椎穿刺。

3. 颅内压监护　将导管或微型压力传感器探头置于颅内,导管或传感器另一端与颅内压监护仪连接,将压力传感器感受的颅内压转变为电信号,显示于示波屏或数字仪,并用记录器连续描记压力曲线,动态反映颅内压变化。监护过程严格无菌操作,预防感染,不宜超过 1 周。

【治疗原则】颅内压增高患者应留院观察。密切观察神志、瞳孔,监测血压、呼吸、脉搏等重要生命体征变化。

1. 非手术治疗　主要方法有:

一般治疗:限制液体入量,摄入量应限制在 1500～2000ml/d,并应通便、吸氧,避免剧烈咳嗽、纠正水电解质紊乱,保持呼吸道畅通,必要时行气管切开。

降低颅内压:使用高渗性脱水剂,使脑组织间的水分通过渗透作用进入血液循环,达到减轻脑水肿和降低颅内压的目的,临床多用 20% 甘露醇,快速静脉滴注,每日 2～4 次;为增加降颅压效果,临床多联合利尿性脱水剂,如呋塞米 20～40mg,肌内或静脉注射,每日 1～2 次;此外,也可采用 20% 人血清白蛋白 20～40ml 静脉注射,有一定的临床效果。

激素治疗:肾上腺皮质激素可稳定血脑屏障,预防和缓解脑水肿,降低颅内压,对于肿瘤相关水肿有效,但增加颅脑外伤患者死亡率,应谨慎使用。

冬眠低温疗法或亚低温疗法:降低脑组织的代谢率,减少脑组织的氧耗量,防止脑水肿的发生与发展。

辅助过度换气:用于手术麻醉状态或依靠呼吸机支持通气状态的患者。通过过度换气,促进体内 CO_2 排出,动脉血二氧化碳分压每下降 1mmHg,可使脑血流量递减 2%,从而在一定程度上调节颅内压相应下降,但长时程应用会增加脑缺血,增加颅脑外伤患者的病死率。

预防或控制感染。

对症处理:遵医嘱给予镇痛、抗癫痫、降体温等治疗措施。但对疼痛者忌用吗啡、哌替啶等药物,注意避免抑制呼吸。

2. 病因治疗　手术去除病因是最根本和最有效的治疗方法。如手术切除颅内肿瘤、清除颅内血肿、处理大片凹陷性骨折等。有脑积水者行脑脊液分流术,将脑室系统的脑脊液通过特殊引流管引入蛛网膜下腔、腹腔等处,新建脑脊液循环通路。

四、脑疝

颜内某分腔的病变导致颜内压增高到一定程度时,使颜内各分腔之间的压力不平衡,脑组织在压力的作用下,从高压区向低压区移位,部分脑组织因移位,被挤入颜内生理孔隙,导致脑组织、血管及脑神经等重要结构受压和移位,继而出现严重的临床症状和体征,称为脑疝。脑疝是颜内压增高的危象和引起死亡的主要原因(图17-4)。

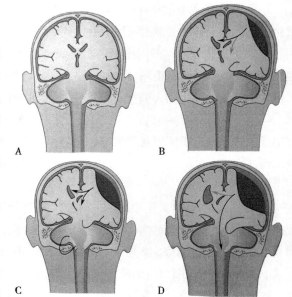

图17-4 脑疝示意图
A. 正常颜腔;B. 一侧脑出血后导致大脑镰下疝;C. 大脑镰下疝伴小脑幕切迹疝;D. 大脑镰下疝伴小脑幕切迹疝伴枕骨大孔疝。

【病因与分类】 常见原因包括颜内血肿、肿瘤、脓肿、寄生虫病及各种肉芽肿炎症性病变等。

根据移位的脑组织及其被挤入的颜内生理孔隙,可分为以下常见的3类:小脑幕切迹疝,又称颞叶沟回疝,是位于小脑幕切迹缘的颞叶海马回、沟回被挤压后,通过小脑幕切迹挤入小脑幕裂孔,甚至进入幕下;枕骨大孔疝,又称小脑扁桃体疝,颜后窝的小脑扁桃体及延髓,被挤压后,经枕骨大孔被推挤入椎管内;大脑镰下疝,又称扣带回疝,是一侧半球的扣带回经镰下孔被挤入对侧半球的分腔。其他还有小脑幕切迹上疝(小脑蚓疝)和中心疝等。几种脑疝可单独发生,也可同时或相继出现。

【临床表现】 不同类型脑疝的临床表现各不相同,本节介绍最常见的小脑幕切迹疝和枕骨大孔疝。

(一)小脑幕切迹疝

1. 颜内压增高症状 剧烈头痛,进行性加重,频繁剧烈的喷射性呕吐。

2. 进行性意识障碍 由于中脑通行于小脑幕裂孔,脑疝发生过程中,中脑逐渐被疝入的脑组织挤压、损伤,阻断了脑干网状上行激活系统,随脑疝的进展过程,患者逐渐出现意识障碍,由嗜睡、蒙眬到浅昏迷、深昏迷。

3. 瞳孔改变 同侧动眼神经经中脑发出后,沿小脑幕切迹向前方走行。脑疝初期,由于患侧动眼神经受疝入脑组织的挤压刺激,可导致患侧瞳孔缩小,对光反射迟钝,但这个阶段患者往往没有出现明显的意识障碍,临床多容易忽视。随病情进展,患侧动眼神经被挤压后发生麻痹,患侧瞳孔逐渐散大,对光反射迟钝,直接和间接对光反应消失,并伴上睑下垂、眼球外斜。此阶段是明确发生脑疝的征象,临床必须紧急处理。若小脑幕切迹疝进行性恶化,将会导致对侧动眼神经因脑干移位也受到推挤,或因脑干缺血致动眼神经核功能丧失,则出现双侧瞳孔散大固定,对光反应消失。此阶段已是脑疝晚期的临床表现。

4. 运动障碍 颞叶海马回、沟回直接压迫大脑脚,首先造成同侧锥体束受累,因锥体交叉原因,患者表现为病变对侧肢体肌力减弱或瘫痪,肌张力增高,腱反射亢进,病理征阳性。

5. 生命体征变化 表现为血压升高、脉缓有力、呼吸深慢、体温上升。晚期,生命中枢衰竭,可出现血压下降、脉搏快弱、心律不齐、潮式呼吸、叹气样呼吸、体温下降,最终因呼吸循环衰竭而死亡。

(二)枕骨大孔疝

由于颜后窝容积较小,对颜内压增高的代偿能力很有限,临床病情进展更快。患者常有进行性颜内压增高的临床表现:剧烈头痛、频繁呕吐,也可症状隐匿;但多以颈项强直、颈后痛或强迫头位为主要临床特征;由于脑疝发生时延髓受压,呼吸循环中枢首先受累,故患者生命体征紊乱出现较早,而瞳孔改变及意识障碍出现较晚(因中脑位于幕上小脑幕裂孔处)。临床上,患者常表现为突发呼吸骤停、继而心跳停止,往往因没有抢救机会而死亡。

【处理原则】患者一旦出现典型的脑疝症状,特别是双侧瞳孔不等大时(提示小脑幕切迹疝),应立即按颅内压增高的处理原则,快速给予脱水治疗以降低颅内压,确诊后尽快手术去除病因;若难以确诊或虽确诊但病变无法切除者,可在药物治疗的同时,尽快行侧脑室穿刺引流术或病变侧颞肌下减压术、部分脑叶切除减压术等姑息性手术,以降低颅内压和抢救脑疝。

第二节　颅脑损伤

颅脑损伤在全身各部位损伤中发病率位于第 2 位,仅次于四肢损伤,但病死率和致残率均居首位。常因交通事故、高处坠落、跌倒、锐器或钝器打击头部所致,战时多见于火器伤。颅脑损伤可分为头皮损伤、颅骨损伤和脑损伤,三者可单独或合并存在。而对预后起决定作用的是脑损伤的程度及处理效果。

一、解剖概要

1. 头皮　头皮分为 5 层(图 17-5)。皮层:具有丰富的血管,外伤时易致出血;皮下层:内有血管、神经穿行;帽状腱膜:与皮肤连接紧密,与骨膜连接疏松;帽状腱膜下层:是帽状腱膜与骨膜之间的疏松结缔组织;骨膜:由致密结缔组织构成。骨膜在颅缝处贴附紧密,其余部位贴附疏松,故骨膜下血肿易被局限。头皮血供丰富,由颈外动脉的分支供血,各分支间有广泛吻合支,故头皮抗感染及愈合能力较强。

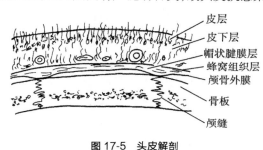

图 17-5　头皮解剖

2. 颅骨　颅骨分为颅盖和颅底两部分,构成颅腔的坚强支架。颅盖:在颅骨的穹窿部,内骨膜与颅骨板结合不紧密,故颅顶部骨折时易形成硬脑膜外血肿。颅底:骨面凹凸不平,被蝶骨嵴和岩骨嵴分为颅前窝、颅中窝和颅后窝。颅骨的气窦:如额窦、筛窦、蝶窦及乳突气房等均贴近颅底,颅底部的硬脑膜与颅骨贴附紧密。颅底骨折越过气窦时,相邻硬脑膜常被撕裂,形成脑脊液漏,可导致颅内感染。

3. 脑组织　位于颅腔内,分为大脑、小脑及脑干等部分,为软脑膜、蛛网膜及硬脑膜所覆盖。蛛网膜下腔内走行血管及脑脊液。

二、头皮损伤

(一)头皮血肿

【分类】头皮富含血管,遭受钝性打击或碰撞后,可使血管破裂,而头皮仍保持完整,形成血肿。按血肿出现于头皮的不同层次分为皮下血肿、帽状腱膜下血肿和骨膜下血肿。

【临床表现】

1. 皮下血肿　血肿体积小、局限、张力高、压痛明显,周边较中心区硬,而中心区反而凹陷,易被误诊为颅骨凹陷性骨折。

2. 帽状腱膜下血肿　因帽状腱膜下层组织疏松,出血较易扩散,严重者血肿可蔓延至全头,临床表现为全头增大,触之较软,有明显波动。小儿及体弱者,可致贫血,甚至休克。

3. 骨膜下血肿　因骨膜在颅骨骨缝处结合紧密,故血肿多局限于某一颅骨范围内,以骨缝为界,张力较高,可有波动。

【处理原则】较小的头皮血肿一般在1~2周内可自行吸收,无需特殊处理;适当加压包扎,有利于防止血肿扩大。若血肿较大,可在严格消毒下穿刺抽吸,再加压包扎。

【治疗措施】

1. 减轻疼痛　早期冷敷以减少出血和疼痛,24~48小时后改用热敷,以促进血肿吸收。

2. 预防并发症　血肿加压包扎,嘱患者勿用力揉搓,以免增加出血。处理头皮血肿时,应着重考虑是否合并颅骨损伤,甚至脑损伤。要注意观察患者意识状况、生命体征和瞳孔等。

（二）头皮裂伤

头皮裂伤是常见的头皮开放性损伤,多为锐器或钝器打击所致。头皮血管丰富,出血较多,可引起失血性休克。处理时着重检查是否合并颅骨损伤和脑损伤。处理原则为尽早清创缝合,因为头皮血供丰富,即使伤后已达24小时,只要无明显感染征象,仍可彻底清创行一期缝合。现场急救可局部压迫止血。伤口清创缝合时,注意应将裂口内的头发、泥沙等异物彻底清除。常规应用抗生素和破伤风抗毒素(tetanus antitoxin,TAT)。

（三）头皮撕脱伤

头皮撕脱伤是最严重的头皮损伤,多因发辫被卷入转动的机器所致,因机械力的牵拉,使头皮自帽状腱膜下层或连同骨膜一并撕脱。常因剧烈疼痛和大量出血而发生休克,较少合并颅骨和脑损伤。治疗上在以加压包扎止血、防治休克、及早清创和抗感染治疗的前提下,及时行植皮术。

三、颅骨骨折

颅骨骨折指颅骨受暴力作用致颅骨结构的改变。颅骨骨折提示受伤者受暴力较重,其严重性并不在于骨折本身,而在于可能合并脑、脑膜、血管和神经损伤。

【分类】颅骨骨折按骨折部位分为颅盖骨折和颅底骨折;按骨折形态分为线性骨折和凹陷性骨折;按骨折是否与外界相通分为开放性骨折和闭合性骨折。

【临床表现】

1. 颅盖骨折　按形态可分为线性骨折和凹陷性骨折。线性骨折发生率最高,局部压痛、软组织肿胀。婴幼儿骨质较软,可呈"乒乓球"样骨折(图17-6)。凹陷性骨折(图17-7)好发于额、顶部,头皮局部可扪及凹陷区,凹陷内插的骨折片如位于脑功能区,造成继发性脑损伤,出现偏瘫、失语、癫痫等神经系统定位体征。如果凹陷的骨折片刺破静脉窦,可引起致命性大出血。

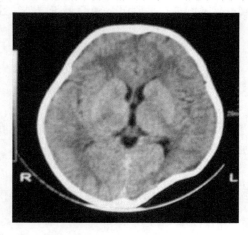

图17-6　儿童"乒乓球"骨折

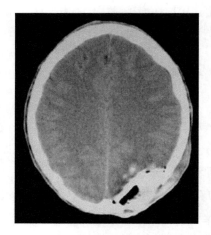

图17-7　成人凹陷性粉碎性骨折合并脑挫裂伤

2. 颅底骨折　常为线性骨折。由于颅底的硬脑膜与颅骨贴附紧密，故颅底骨折时易撕裂硬脑膜，产生脑脊液外漏而成为开放性骨折。根据骨折的发生部位，可分为颅前窝骨折、颅中窝骨折和颅后窝骨折。

（1）颅前窝骨折：骨折多累及眶顶和筛骨。骨折后表现为鼻出血，或进入眶内在眼睑和球结膜下形成广泛瘀血斑，俗称"熊猫眼"（图 17-8）。骨折多同时撕裂颅底硬膜，脑脊液经额窦、筛窦由鼻孔流出，即脑脊液鼻漏。气体经额窦或筛窦进入颅内形成颅内积气。常因筛板骨折伴有嗅神经损伤、因视神经管骨折造成视神经损伤。

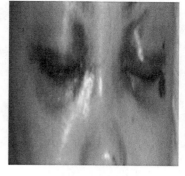

图 17-8　颅前窝骨折"熊猫眼"征

（2）颅中窝骨折：骨折累及蝶骨及颞骨岩部。血液和脑脊液流经蝶窦由鼻孔流出，形成脑脊液鼻漏。若骨折线累及颞骨岩部，并且合并鼓膜破裂，血液和脑脊液流经中耳和破裂的鼓膜形成脑脊液耳漏（图 17-9）。若鼓膜未破则流经咽鼓管入鼻腔形成鼻漏。颞骨岩部骨折常伴有面神经和听神经损伤，表现为同侧面神经周围性瘫和神经性耳聋。

（3）颅后窝骨折：骨折常累及岩骨和枕骨。在乳突和枕下部可见瘀血斑，即 Battle 征（图 17-10）。

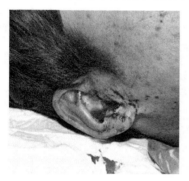

图 17-9　颅中窝骨折脑脊液耳漏

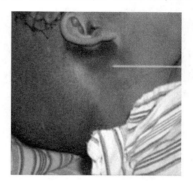

图 17-10　颅后窝骨折乳突瘀血

【处理原则】

1. 颅盖骨折　单纯线性骨折或凹陷性骨折下陷较轻（小于 1cm），一般无需特殊处理。手术处理的适应证包括：合并脑损伤或大面积骨折片陷入颅腔导致颅内压升高，有脑疝可能者；骨折片压迫脑重要功能区引起神经功能障碍，如偏瘫、癫痫等；颅骨凹陷深度超过 1cm，即使近期没有特殊临床症状，但可继发脑损害并产生临床症状，如癫痫等，应考虑手术；开放性粉碎性凹陷性骨折者，因骨折碎片污染，易继发感染，则需手术摘除陷入的骨片；注意位于静脉窦处的凹陷性骨折，应在术前、术中做好充分的大出血准备。

2. 颅底骨折　本身无需特殊处理，重点是预防颅内感染。出现脑脊液漏时即属开放性骨折，应用抗生素预防感染，并且加强基础护理，不可堵塞、冲洗外耳道或鼻腔，头高位卧床休息，避免增加腹压动作，如咳嗽、便秘、擤鼻涕等。大部分脑脊液漏在伤后 1~2 周自愈，必要时可配合腰椎穿刺脑脊液外引流。如果 2 周~1 个月以上仍未停止，可行手术修补硬脑膜。

四、脑损伤

脑损伤是指脑膜、脑组织、脑血管及脑神经在受到外力作用后所发生的损伤。

【病因与分类】

1. 根据脑损伤发生的时间和机制　分为原发性脑损伤和继发性脑损伤。前者是指暴力作用于头部后立即发生的脑损伤，主要有脑震荡、脑挫裂伤、原发性脑干损伤、弥漫性轴索损伤等。后者是指头部受伤一定时间后出现的脑损伤，主要有脑水肿和脑内血肿。

2. 根据受伤后脑组织是否与外界相通　分为开放性脑损伤和闭合性脑损伤。有硬脑膜破裂、脑组织与外界相通者为开放性脑损伤,多由锐器或火器直接造成,常伴有头皮裂伤和颅骨骨折。凡硬脑膜完整的脑损伤均属闭合性脑损伤,多为头部接触钝性物体或受间接暴力所致。

【损伤机制】脑损伤的机制甚为复杂,各种脑损伤机制图17-11。

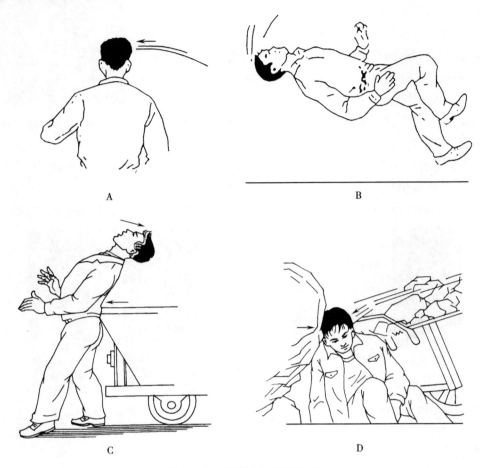

图 17-11　各种脑损伤机制示意图
A. 加速性损伤;B. 减速性损伤;C. 抽鞭样损伤;D. 挤压性损伤。

1. 接触力　即直接暴力。外力与头部直接碰撞,由于冲击、凹陷性骨折或颅骨的急速变形(内陷和弹回),导致局部脑损伤,这种损伤多发生在着力部位。

2. 惯性力　来源于受伤瞬间,头部的减速或加速运动,使脑在颅腔内急速移位,与颅骨内壁相撞或与颅底摩擦,导致相应部位或弥散性脑损伤。运动中的头部突然受阻于固定物体,除有接触力作用外,还受减速引起的惯性力作用。脑组织在惯性力的作用下,相对于颅腔的运动,可导致不同的脑损伤,如果发生在直接着力部位,称为冲击伤;继而因惯性力作用,使脑损伤发生在直接着力部位的对侧,称为对冲伤。如高处坠落时,头颅撞击于地面的瞬间,头部产生减速运动,脑组织撞击在受力侧的颅腔内壁上造成冲击伤,随后瞬间,由于惯性力的作用,脑组织向冲击力的对侧移位,使对侧脑组织作用于对侧颅腔内壁,在受力对侧造成对冲伤。由于颅前窝与颅中窝凹凸不平,各种不同部位和方式的头部外伤,均易在额极、颞极和底面发生惯性力的脑损伤。

(一)脑震荡

脑震荡是指头部受到撞击后,立即发生一过性脑功能障碍,无肉眼可见的神经病理改变,但在显微镜下可见神经组织结构紊乱。

【临床表现】患者在伤后立即出现短暂的意识障碍,持续数秒或数分钟,一般不超过30分钟,同时可伴皮肤苍白、出汗、血压下降、心动过缓、呼吸浅慢、肌张力降低、生理反射迟钝或消失等自主神经和脑干功能紊乱的表现。清醒后患者大多不能回忆受伤当时的经过及伤前近期的情况，而对往事记忆清楚，称为"逆行性遗忘"。伤后常有头痛、头昏、失眠、耳鸣、恶心、呕吐、情绪不稳、记忆力减退等症状，一般可持续数日或数周，神经系统检查无阳性体征。

【辅助检查】 无明确的客观辅助检查证据：脑脊液检查无红细胞，CT 检查颅内亦无异常发现。

【处理原则】 一般卧床休息 1~2 周，可适当给予镇痛、镇静药物。多数患者 2 周内恢复正常。

（二）脑挫裂伤

脑挫裂伤是常见的原发性脑损伤。可发生于着力部位，即冲击伤，也可发生于对冲部位，即对冲伤。

【病理生理】 脑挫裂伤指主要发生于大脑皮质的损伤，可单发，也可多发，好发于额极、颞极及其基底。脑挫裂伤轻者软脑膜下有散在的点状或片状出血灶。重者有软脑膜撕裂，脑皮质和深部的白质广泛挫碎、破裂、坏死，局部出血，甚至形成血肿。脑挫裂伤的继发性改变，即脑水肿和血肿形成，具有更为重要的临床意义。

早期的脑水肿多属血管源性，一般伤后 3~7 日内发展到高峰，期间易发生颅内压增高甚至脑疝。伤情较轻者，脑水肿可逐渐消退，病灶区日后可形成瘢痕、囊肿或与硬脑膜粘连，成为外伤性癫痫的原因之一；若蛛网膜与软脑膜粘连影响脑脊液循环，可形成外伤性脑积水；广泛的脑挫裂伤在数周后可形成外伤性脑萎缩。

【临床表现】

1. 意识障碍 是脑挫裂伤最突出的症状之一。患者伤后立即出现，其程度和持续时间与损伤程度、范围直接相关。绝大多数超过半小时，持续数小时、数日不等，严重者长期持续昏迷。

2. 局灶症状和体征 依损伤的部位和程度不同而异。若伤及脑皮质功能区，伤后立即出现相应的神经功能障碍症状或体征，如语言中枢损伤出现失语，运动区损伤出现锥体束征、肢体抽搐、偏瘫等。

3. 头痛、呕吐 与颅内压增高、自主神经功能紊乱或外伤性蛛网膜下腔出血等有关。后者还可出现脑膜刺激征，脑脊液检查有红细胞。

4. 颅内压增高和脑疝 因继发脑水肿和颅内出血所致。可使早期的意识障碍或偏瘫程度加重，或意识障碍好转后又加重。

【辅助检查】

1. 影像学检查 CT 检查是首选项目，可了解脑挫裂伤的部位、范围及周围脑水肿的程度，还可了解脑室受压及中线结构移位等。MRI 检查有助于明确诊断。

2. 腰椎穿刺检查 腰椎穿刺脑脊液中含大量红细胞，同时可测量颅内压或引流血性脑脊液，以减轻症状。但颅内压明显增高者禁忌腰椎穿刺。

【病情观察】

1. 保持呼吸道通畅 体位：头部轻度抬高至 30°卧位，利于颅内静脉回流。保证气道通畅：舌后坠者，放置口咽通气道，以免舌根后坠阻碍呼吸。昏迷患者，如判断短期内不能清醒，应在必要时行气管插管或气管切开。

2. 病情观察 密切观察病情变化：观察患者意识、生命体征、瞳孔和肢体活动等变化，警惕颅高压危象的发生，有条件者可监测颅内压。

（1）意识状态：意识反映大脑皮质和脑干的功能状态，意识障碍的程度、持续时间和演变过程是分析病情进展的重要指标。关于意识障碍程度的分级，有多种分法。传统方法分为清醒、模糊、浅昏迷、昏迷和深昏迷 5 级。格拉斯哥昏迷评分（Glasgow coma score，GCS）（表 17-1）：依据患者睁眼、语言及运动反应进行评分，三者得分相加反映意识障碍程度。最高 15 分，表示意识清醒；8 分以下为昏迷；最低 3 分，分数越低表明意识障碍越严重。

表 17-1　格拉斯哥昏迷评分

项目		评分/分
睁眼反应	自动睁眼	4
	呼唤睁眼	3
	刺痛睁眼	2
	不能睁眼	1
语言反应	回答正确	5
	回答错误	4
	吐词不清	3
	有音无语	2
	不能发声	1
运动反应	按吩咐动作	6
	刺痛能定位	5
	刺痛时回缩	4
	刺痛时屈曲	3
	刺痛时过伸	2
	无动作	1

（2）生命体征：伤后早期，由于组织创伤反应，可出现中等程度发热；若损伤累及间脑或脑干，可导致体温调节紊乱，出现体温不升或中枢性高热；伤后即发生高热，多系丘脑下部或脑干损伤；伤后数日体温升高，常提示有感染性并发症。若伤后血压上升、脉搏缓慢有力、呼吸深慢或节律变化，注意库欣反应，提示颅内压升高，要警惕颅内血肿或脑疝发生；枕骨大孔疝患者可突然发生呼吸心跳停止；开放性颅脑损伤，可因早期出血性休克而导致血压脉搏变化。闭合性脑损伤呈现休克征象时，应检查有无内脏出血，如迟发性脾破裂、应激性溃疡出血等。

（3）瞳孔变化：可因动眼神经、视神经及脑干部位的损伤引起。对于最常见的脑疝-小脑幕切迹疝，观察瞳孔是病情判断的最重要指标。伤后一侧瞳孔进行性散大、对侧肢体瘫痪、意识障碍，提示脑受压或脑疝；双侧瞳孔散大、对光反应消失、眼球固定伴深昏迷或去皮质强直，多为原发性脑干损伤或终末期脑疝的表现。

（4）神经系统体征：原发性脑损伤引起的偏瘫等局灶症状，在受伤当时已出现，且不再继续加重；伤后一段时间才出现一侧肢体运动障碍且进行性加重，同时伴有意识障碍和瞳孔变化，多为小脑幕切迹疝压迫中脑的大脑脚，损害其中的锥体束纤维所致。

（5）其他：观察有无剧烈头痛、喷射状呕吐、烦躁不安等颅内压增高表现或脑疝先兆。观察有无脑脊液漏，注意 CT 和 MRI 扫描结果及颅内压监测情况。

【处理原则】非手术治疗手段主要目的是防治脑水肿，减轻脑损伤后的病理生理反应，预防发生继发性脑损伤、脑疝。经非手术治疗无效或颅内压增高明显，甚至出现脑疝迹象时，应及时手术去除颅内压增高的病因，以解除脑受压。手术方法包括脑挫裂伤灶清除、血肿清除、去骨瓣减压术等。

（三）原发性脑干损伤

不同于因脑疝所致的继发性脑干损伤。原发性脑干损伤在伤后立即出现昏迷，并且程度深、时间长。伤后早期出现严重的生命体征紊乱，表现为呼吸节律紊乱、心率及血压波动明显；双侧瞳孔时大时小，对光反射消失，眼球位置歪斜或同向凝视；也可四肢肌张力增高，伴单侧或双侧锥体束征，严重者去大脑强直。主要靠 CT、MRI 和脑干听觉诱发电位诊断。原发性脑干损伤的死亡率和致残率均较高。

（四）下丘脑损伤

下丘脑是自主神经系统的皮质下中枢，与机体的内脏活动、代谢、内分泌、体温、意识和睡眠关系密切。

下丘脑损伤后患者表现为意识障碍、体温调节障碍、尿崩症、消化道出血、糖代谢紊乱及呼吸循环紊乱。诊断主要靠临床表现,CT 和 MRI 可发现该区域异常密度(或信号)影。尿崩症和消化道出血分别予以对症处理。

五、颅内血肿

颅内血肿是颅脑损伤中最多见、最严重、可逆性的继发性病变。由于血肿直接压迫脑组织,引起局部脑功能障碍及颅内压增高,若不及时处理,可导致脑疝危及生命。早期发现并及时处理可在很大程度上改善预后。

颅内血肿按所在部位分为硬脑膜外血肿、硬脑膜下血肿及脑内血肿;按出现时间分为急性(3 日内)、亚急性(3 日~3 周)、慢性(3 周以上)。

【病因与病理】不同部位的颅内血肿其病因有所不同。

1. 硬脑膜外血肿　多因骨折或颅骨的短暂变形,撕破位于颅骨内板脑膜血管沟中的脑膜中动脉,或直接损伤大的静脉窦而引起出血,或骨折本身导致板障血管破裂出血。血液积聚使硬脑膜与颅骨分离可导致血肿腔增大,而血肿腔的增大又促进了血肿的形成。硬脑膜外血肿多见于颅盖骨折,并且以颞部多见,颞部骨质菲薄,而脑膜中动脉主干走行于此,骨折易导致脑膜中动脉撕裂,形成血肿。

2. 硬脑膜下血肿　血肿积聚于硬脑膜下腔隙,急性、亚急性硬脑膜下血肿常继发于脑挫裂伤,出血多来自挫裂的脑实质血管。较少见的情况是,血肿因大脑表面回流到静脉窦的桥静脉或静脉窦本身撕裂所致,可不伴有脑挫裂伤。慢性硬脑膜下血肿好发于老年人,可仅有轻微或无明确外伤史,其出血来源及发病机制尚不完全清楚,可能是老年性脑萎缩的颅腔空间较大,遇到轻微惯性力作用时,脑与颅骨产生相对运动,使进入上矢状窦的桥静脉撕裂出血所致。慢性硬脑膜下血肿形成完整包膜,血肿腔内含有机化物质,并且血肿缓慢增大,出现脑受压和颅内压增高症状,患者多以肢体运动障碍、意识障碍、抽搐甚至脑疝作为首诊症状。

3. 脑内血肿　浅部血肿多因脑挫裂伤致脑实质内血管破裂引起,常与硬脑膜下血肿同时存在,多伴有颅骨凹陷性骨折;深部血肿多见于老年人,由脑受力变形或剪切力作用使深部血管撕裂导致,血肿位于白质深处,脑表面可无明显挫伤。

【临床表现】

1. 硬脑膜外血肿

(1)意识障碍:典型的意识障碍是伤后昏迷有"中间清醒期",即原发性脑损伤的意识障碍清醒后,经过一段时间因颅内血肿形成,颅内压增高使患者再度出现昏迷,并进行性加重。原发性脑损伤较严重或血肿形成较迅速,可不出现中间清醒期,伤后持续昏迷并进行性加重。

(2)颅内压增高及脑疝表现:常有头痛、恶心、剧烈呕吐等,伴有血压升高、呼吸和心率减慢、体温升高。当发生小脑幕切迹疝时,患侧瞳孔先短暂缩小,随后进行性散大,对光反应消失,对侧肢体偏瘫进行性加重。幕上血肿者大多先经历小脑幕切迹疝,然后合并枕骨大孔疝,故严重的呼吸循环障碍常发生在意识障碍和瞳孔改变之后。幕下血肿者可直接发生枕骨大孔疝,较早发生呼吸骤停,而无瞳孔变化、意识障碍逐渐加重的临床过程。

(3)神经系统体征:伤后立即出现的症状和体征,系原发脑损伤的表现。单纯硬脑膜外血肿,除非压迫脑功能区,早期较少出现体征。但当血肿增大引起小脑幕切迹疝时,则可出现对侧锥体束征。脑疝发展,脑干受压严重时导致去大脑强直。

2. 硬脑膜下血肿

(1)急性和亚急性硬脑膜下血肿:症状类似硬脑膜外血肿,脑实质损伤较重,原发性昏迷时间长,少有"中间清醒期",颅内压增高和脑疝症状多在 1~3 日内进行性加重。

（2）慢性硬脑膜下血肿：由于致伤外力小，出血缓慢，病程较长，患者表现差异很大，大致可归为三种类型：慢性颅内压增高症状，即头痛、呕吐和视乳头水肿等；血肿压迫所致局灶症状和体征，即偏瘫、失语和局限性癫痫等；脑供血不足、脑萎缩症状，即智力下降、记忆力减退和精神失常等。

3. 脑内血肿　以进行性加重的意识障碍为主，若血肿累及重要脑功能区后，可能出现偏瘫、失语、癫痫等症状。

【辅助检查】CT 检查是重要的诊断方法。

1. 硬脑膜外血肿（图 17-12）　示颅骨内板与脑表面之间有双凸镜影或弓形密度增高影；常伴颅骨骨折和颅内积气。

2. 硬脑膜下血肿（图 17-13）　急性或亚急性硬脑膜下血肿：颅骨内板与脑表面之间有高密度、等密度或混合密度的新月形或半月形影，多伴有脑挫裂伤和脑受压；慢性硬脑膜下血肿：颅骨内板下低密度的新月形、半月形或双凸镜形影。

3. 脑内血肿（图 17-14）　脑挫裂伤灶附近或脑深部白质内见到圆形或不规则高密度血肿影，周围有低密度水肿区。

【处理原则】

1. 非手术治疗　若颅内血肿较小，患者无意识障碍和颅内压增高症状，或症状已明显好转者，可在严密观察病情下，采用脱水等非手术治疗。治疗期间一旦出现颅内压进行性升高、局灶性脑损害、脑疝早期症状，应紧急手术。

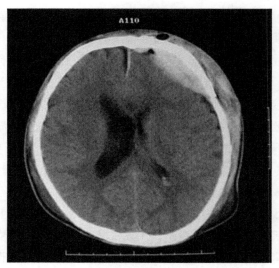

图 17-12　硬脑膜外血肿双凸镜影

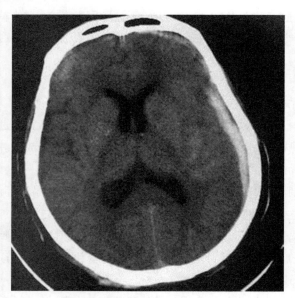

图 17-13　硬脑膜下血肿新月形影

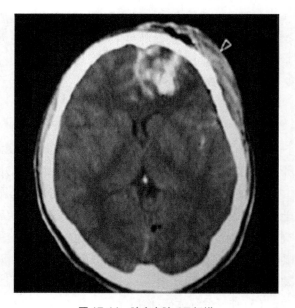

图 17-14　脑内血肿 CT 扫描

2. 手术治疗　开颅血肿清除术并彻底止血。开颅一并清除硬脑膜下血肿和受损糜烂的脑组织后，脑内血肿即已显露，将之一并清除。慢性硬脑膜下血肿若已经形成完整包膜且有明显症状者，可采用颅骨钻孔冲洗引流术，术后在血肿腔内放置引流管继续引流，利于脑组织膨出和消灭无效腔，必要时冲洗。

患者,男性,20岁。高处坠落摔伤,受伤当即昏迷数分钟,后恢复神清,来医院途中再次出现昏迷。右侧瞳孔散大,直径40mm,光反应消失。

思考:

1. 该患者进一步需要什么检查?

2. 可能的诊断及分期是什么?

六、开放性脑损伤

头颅损伤后脑组织与外界相通称为开放性脑损伤。按致伤原因分为非火器性和火器性开放性脑损伤,皆伴有头皮裂伤、颅骨骨折、硬脑膜破裂和脑脊液漏,可发生失血性休克、颅内感染。

【临床表现】

1. 头部伤口　非火器所致开放性脑损伤,伤口往往掺杂有大量异物如毛发、泥沙和碎骨片等,可有脑脊液和脑组织从伤口溢出,或脑组织由硬脑膜和颅骨缺损处向外膨出。火器所致开放性脑损伤可见弹片或弹头所形成的伤道。

2. 脑损伤症状　患者出现意识障碍、生命体征改变。根据伤及皮质功能区的不同部位,产生局灶症状和体征,如肢体瘫痪、感觉障碍、失语、偏盲等。

3. 颅内压增高与脑疝　脑损伤或合并存在凹陷性骨折,会出现明显颅内压增高甚至脑疝。

4. 失血性休克　伤口大量出血者,可出现休克征象。

【辅助检查】

1. 头颅 X 线片　可以了解颅骨骨折的类型、范围,颅内有无碎骨片和异物及其分布情况。

2. CT　可确定脑损伤的部位和范围,以及是否有继发颅内血肿和脑水肿,对存留的骨折片和异物做出精确定位。

【处理原则】

1. 现场紧急救治　积极抢救患者生命:保持呼吸道通畅;保持循环稳定,积极防治休克;妥善保护伤口或膨出脑组织。

2. 彻底清除异物　争取在伤后 24 小时内施行清创术,在无明显污染并应用抗生素的前提下,清创时限可延长到 72 小时。彻底清除异物,严密缝合硬脑膜和伤口。

3. 积极预防感染　应用抗生素及 TAT 预防感染。

第三节　颅内和椎管内肿瘤

一、颅内肿瘤

【概述】 颅内肿瘤(intracranial tumor)指生发于颅腔内的神经系统肿瘤。根据其原发部位,分原发性和继发性两大类。原发性颅内肿瘤发生于脑组织、脑膜、脑神经、垂体、血管及残余胚胎组织等;继发性肿瘤是身体远隔部位转移或由邻近部位侵入到颅内的肿瘤。据调查,原发性颅内肿瘤的年发病率为(78 ~ 125)/10 万。成年患者多为胶质细胞瘤(如星形细胞瘤、胶质母细胞瘤等),其次为脑膜瘤、垂体瘤及听神经瘤等。40 岁左右为颅内肿瘤的发病高峰期,此后随年龄增长发病率下降。老年患者胶质细胞瘤及脑转移瘤多见。青少年患者中,颅内肿瘤所占比例高达 7%,以颅后窝及中线部位的肿瘤为多,如髓母细胞瘤、颅咽管瘤及松果体区肿瘤等。原发性颅内肿瘤的发生率在性别上无明显差异,男性患者可能略高于女性。其发生部位在小脑幕上与幕下比例约为 2:1。

颅内肿瘤的发病原因和身体其他部位的肿瘤一样,目前尚不完全清楚。环境因素与宿主因素是肿瘤发生的两大因素。诱发颅内肿瘤的可能因素有遗传因素、物理和化学因素以及生物因素等。颅内肿瘤发病部位以大脑半球最多,其次为蝶鞍、鞍区周围、脑桥小脑角、小脑、脑室及脑干。一般不向颅外转移,但可在颅内直接向邻近正常脑组织浸润扩散,也可随脑脊液的循环通道转移。颅内肿瘤的预后与病理类型、病期及生长部位有密切关系。良性肿瘤单纯外科治疗有可能治愈;交界性肿瘤单纯外科治疗后易复发;恶性肿瘤一旦确诊,需要外科治疗辅助放射治疗和/或化疗。

【分类】颅内肿瘤的分类曾提出多种多样的方法,各家意见不一。2000 年世界卫生组织对中枢神经系统肿瘤进行了重新整理和分类:

1. 神经上皮组织起源肿瘤　包括星形细胞瘤、少突胶质细胞瘤、室管膜肿瘤、脉络丛肿瘤、松果体肿瘤、神经节细胞瘤等。

2. 外周神经起源肿瘤　包括神经鞘瘤、恶性神经鞘瘤、神经纤维瘤、恶性神经纤维瘤。

3. 脑膜起源的肿瘤　包括各类脑膜瘤、脑膜肉瘤。

4. 淋巴或造血组织肿瘤　恶性淋巴瘤等。

5. 生殖细胞起源肿瘤　生殖细胞瘤、绒毛膜上皮癌、畸胎瘤等。

6. 腺垂体肿瘤　包括嫌色性腺瘤、嗜酸性腺瘤、嗜碱性腺瘤、混合性腺瘤。近年来根据有无内分泌功能分为功能性和非功能性肿瘤。

7. 鞍区肿瘤　颅咽管瘤、颗粒细胞瘤。

8. 转移性肿瘤。

【发病部位】大脑半球发生颅内肿瘤机会最多,其次为鞍区(包括蝶鞍及周围区域)、脑桥小脑角区域、小脑、脑室及脑干。不同性质的肿瘤各有其好发部位:神经上皮组织起源肿瘤好发于大脑半球的白质内;室管膜瘤好发于脑室壁;髓母细胞瘤好发于小脑半球蚓部;脑膜瘤好发于蛛网膜颗粒的主要分布部位,即颅底的嗅沟、鞍区、斜坡上部;外周神经源性肿瘤,如听神经鞘瘤好发于脑桥小脑角;颅咽管瘤好发于鞍上中线附近;脊索瘤好发于颅底中线区。颅内转移瘤可发生于颅内各个部分,但以两侧大脑半球靠近皮层居多。因此,临床上有时可依据肿瘤部位来推测肿瘤的性质。

【临床表现】颅内肿瘤的临床表现主要包括颅内压增高及局灶性症状和体征两大部分。

1. 颅内压增高的症状和体征　主要为头痛、呕吐和视力障碍(视乳头水肿),称为颅内压增高的三主征。

(1)头痛:由于颅内压增高或肿瘤本身压迫、牵拉颅内相关结构会引起头痛症状。表现为发作性头痛,清晨或睡眠时为重,头痛部位多无定位意义。但幕上病变常有额颞部钝性疼痛,颅后窝肿瘤可致枕颈部疼痛并向眼眶放射。头痛程度随病情进展逐渐加剧。老年人因脑萎缩、反应迟钝等原因头痛症状出现较晚。

(2)呕吐:呕吐呈喷射性,多伴有恶心。幕下肿瘤由于影响第四脑室底部的呕吐中枢,故呕吐出现较早而且严重。

(3)视力障碍:视乳头水肿是颅内压增高重要的客观体征,临床表现为视力减退。

除上述三主征外,还可出现复视、癫痫、头晕、黑矇、复视、意识障碍、大小便失禁等症状,症状常呈进行性加重。当颅内肿瘤囊性变或瘤内卒中时,可出现急性颅内压增高症状。

2. 局灶性症状和体征　颅内组织受到肿瘤的压迫、刺激、破坏,或肿瘤造成局部血液供应障碍,引起相应的神经缺陷体征,这些体征的表现形式及发生顺序有助于定位诊断,称为定位体征。最早出现的局灶性症状,尤其具有定位意义,因为首发症状或体征表明了脑组织首先受到肿瘤损害的部位。不同部位的颅内肿瘤具有许多局灶性的特异性症状和体征,概述如下:

（1）大脑半球肿瘤的临床表现：大脑半球功能区附近的肿瘤早期可出现局部刺激症状，晚期则出现破坏性症状。大脑半球不同部位肿瘤可产生不同定位症状和体征。①精神症状。常见于额叶肿瘤，表现为痴呆和精神情感改变；癫痫发作额叶、颞叶、顶叶肿瘤较为多见，可为全身阵挛性大发作（额叶多见）、复杂部分性发作（颞叶多见）、局灶部分性发作（顶叶多见）。②感觉障碍。为顶叶受损的常见症状，与躯体感觉皮层受累直接关联，表现为深浅感觉障碍。③运动障碍。中央前回运动皮质受损，表现为对侧肢体肌力减弱或呈上运动神经元性瘫痪。④失语症。见于优势大脑半球肿瘤，如额叶的布罗卡区（Broca's area）受累表现为运动性失语。⑤视野损害。枕叶视觉皮质及颞叶深部肿瘤累及视辐射，从而引起对侧同象限性视野缺损或对侧同向性偏盲。

（2）鞍区肿瘤的临床表现：鞍区肿瘤根据解剖位置关系，临床表现为内分泌功能紊乱及视神经、视交叉受压两个方面症状，症状在早期即可表现，而颅内压增高症状较少见。临床表现特点是：①视力和视野改变。鞍区肿瘤因压迫视神经及视交叉出现视力减退和视野缺损，多表现为双颞侧偏盲。②功能性垂体腺瘤表现为内分泌功能紊乱、相应垂体激素分泌过多。催乳素（prolactin，PRL）分泌过多，女性以停经、泌乳和不育为主要表现；男性则出现性功能减退。生长激素（growth hormone，GH）分泌过高，在成人表现为肢端肥大症，在儿童表现为巨人症；促肾上腺皮质激素（adrenocorticotropic hormone，ACTH）分泌过多可导致库欣综合征（Cushing syndrome）。

（3）脑室内肿瘤的临床表现：因影响脑脊液循环，早期出现颅高压症状。第三脑室前部肿瘤可因压迫视神经、视交叉，产生类似于鞍区肿瘤的临床表现。第三脑室后部肿瘤可压迫松果体区，产生帕里诺综合征（Parinaud syndrome）。

（4）颅后窝肿瘤的临床表现：小脑半球肿瘤主要表现为患侧肢体协调动作障碍、暴发性语音、眼球震颤、同侧肌张力减低、腱反射迟钝、易向患侧倾倒等。小脑蚓部肿瘤主要表现为步态不稳、行走不能、站立时向后倾倒。肿瘤易压迫第四脑室，造成脑脊液循环通路梗阻，早期即出现脑积水及颅内压增高表现。脑桥小脑角肿瘤主要表现为眩晕、患侧耳鸣及进行性听力减退。

【分类与特点】

1. 原发性肿瘤

（1）神经胶质瘤：来源于神经上皮，是颅内最常见的恶性肿瘤，占颅内肿瘤40%～50%。根据肿瘤细胞的分化情况又可分为：星形细胞瘤、少突胶质瘤、室管膜瘤、髓母细胞瘤、多形性胶质母细胞瘤等。其中，多形性胶质母细胞瘤恶性程度最高，病情进展快，对放、化疗均不敏感；髓母细胞瘤也为高度恶性，好发于2～10岁儿童，多位于颅后窝中线部位，因阻塞第四脑室及导水管而引发脑积水，对放射治疗敏感；少突胶质细胞瘤占胶质瘤7%，生长较慢，分界较清，可手术切除，但术后易复发，需术后放疗及化疗；室管膜瘤约占12%，肿瘤与周围脑组织分界尚清楚，有种植性转移倾向，术后需放疗和化疗；星形细胞瘤是胶质瘤中最常见的，约占40%，恶性程度较低，生长缓慢，与周围组织分界不清，常不能彻底切除，术后易复发。

（2）脑膜瘤：发生率仅次于神经胶质瘤，为第二常见的颅内肿瘤。良性居多，生长缓慢，多位于大脑半球矢状窦旁，其次为大脑凸面、蝶骨嵴、鞍结节、嗅沟、颅后窝、岩骨尖、斜坡及脑室内等。邻近的颅骨有增生或被侵蚀的迹象。良性脑膜瘤均有完整包膜，压迫嵌入脑实质内，因此临床症状多为压迫性症状，手术解除压迫后，受累功能多有良好的恢复。但是手术应彻底切除受侵犯的硬脑膜及与之相邻的颅骨，否则容易复发。肿瘤对放疗及化疗效果不显著。脑膜瘤直径小于3.0cm，可行立体定向放射治疗。恶性脑膜瘤少见，多表现为边界不清，侵袭性生长，肿瘤切除后易复发，预后较差。

（3）垂体腺瘤：为来源于腺垂体的良性肿瘤。按肿瘤是否具有内分泌功能，分为功能性垂体腺瘤和非功能性垂体腺瘤。功能性垂体腺瘤按细胞的分泌功能可分为催乳素腺瘤（PRL腺瘤）、生长激素腺瘤（GH腺瘤）、促肾上腺皮质激素腺瘤（ACTH腺瘤）、促甲状腺素腺瘤（TSH腺瘤）及混合性腺瘤。PRL腺瘤主要表现为女性绝经、泌乳、不育等，男性性欲减退、勃起功能障碍、体重增加、毛发稀少等。GH 腺瘤在青春期前发病者为巨人症，成年后发病表现为肢端肥大症。ACTH 腺瘤主要表现为库欣综合征，如满月脸、水牛背、腹壁及大腿皮肤紫纹、肥胖、高血压及性功能减退等。非功能性垂体腺瘤无内分泌症状，表现为垂体功能低下、肿瘤压迫视神经、视交叉产生的视力、视野障碍。

垂体腺瘤在临床上依据肿瘤的直径分为微腺瘤、大腺瘤及巨大腺瘤。直径小于 1.0cm，生长限于鞍内者称为微腺瘤，一般多为功能性腺瘤，因为微腺瘤多无压迫症状，需做血清内分泌激素含量测定方能确诊。如肿瘤增大直径超过 1.0cm 并已超越鞍膈者称为大腺瘤。若肿瘤直径大于 3.0cm 者，称为巨大腺瘤。除上述内分泌症状外，还可引起视神经或视交叉的压迫症状，表现为视力、视野的受损，其典型表现为双颞侧偏盲。

手术摘除是首选的治疗方法。经单侧鼻孔蝶窦入路手术治疗是近年来首选。对巨大型、侵袭性肿瘤，仍选择开颅手术治疗。药物治疗(如溴隐亭)对抑制 PRL 腺瘤生长，促进肿瘤缩小，以及恢复患者的月经周期、促使受孕具有良效，但停药后症状往往复发，肿瘤将重新生长。伽马刀可用于治疗垂体微腺瘤，但应注意防止视神经损伤。

(4)听神经瘤：发生于第八对脑神经前庭支的良性肿瘤，约占颅内肿瘤 10%。位于脑桥小脑角内。

主要表现：患侧的神经性耳聋伴有耳鸣，同时前庭功能障碍；生长巨大的肿瘤，导致同侧三叉神经及面神经受累，表现为同侧面部感觉部分减退及轻度周围性面瘫；压迫同侧小脑半球，产生共济失调症状，表现为眼球震颤、闭目难立、步态摇晃不稳及同侧肢体的共济失调；巨大肿瘤累及后组脑神经，表现为饮水呛咳、吞咽困难、声音嘶哑等；脑干受压，产生锥体束症状。

治疗：手术切除是根本治疗手段。由于是良性肿瘤，全切除后可得到根治。如肿瘤直径未超过 3cm，用伽马刀治疗可取得良效。

(5)颅咽管瘤：为先天性良性肿瘤，大多为囊性，多位于鞍上中线结构附近，可压迫视神经及视交叉，阻塞脑脊液循环而导致脑积水。临床往往以尿崩症为主要症状。临床表现为视力障碍、视野缺损、尿崩、肥胖和发育迟缓等。成年男性有性功能障碍，女性有月经不调。治疗以手术切除为主。早期确诊、采用显微外科技术、争取首次手术全切除、加强激素替代治疗等，对提高疗效有重要意义。

2. 转移性肿瘤　转移性肿瘤多来自肺、乳腺、甲状腺、消化道等部位的恶性肿瘤，多位于幕上脑组织内，可单发或多发，男性多于女性。有时脑部症状出现在前，原发灶反而难以发现。

【辅助检查】CT 或 MRI 是诊断颅内肿瘤的首选方法，因为 CT 与 MRI 两种技术各有优缺点，常常需将两种检查结合起来，从而确定肿瘤的位置、性质、大小及瘤周组织情况。

【处理原则】

1. 降低颅内压　颅内压增高是颅内肿瘤产生临床症状并危及患者生命的核心环节。因此，去除原发病、避免复发、降低颅内压是颅内肿瘤治疗的关键原则。

在积极争取手术治疗的同时，临床上降低颅内压的方法主要还有脱水治疗、脑脊液引流及为防止颅内压增高采取的综合治疗措施。相关的治疗措施、原则及用药方案参考本章第一节。

2. 手术治疗

(1)肿瘤切除手术：手术彻底切除肿瘤是根本方法，手术切除原则是在保留正常脑组织、保留正常脑功能的基础上，尽可能彻底切除肿瘤。根据肿瘤切除的范围可分作肿瘤全切除或肿瘤部分切除术。肿瘤切除的程度又可分为次全(90%以上)切除、大部(60%以上)切除、部分切除和活检。

(2)减压手术：当肿瘤不能完全切除时，可将颅腔内某些非重要功能区的脑组织大块切除，使颅内留出空间，降低颅内压，延长寿命，即内减压术。也可依据病情需要，术中去除颅骨骨瓣，敞开硬膜，预留颅内压增高的调节空间，而达到降低颅内压目的。

(3)脑脊液分流术：某些肿瘤造成脑脊液循环通路梗阻，如第四脑室、第三脑室肿瘤。可根据病情，为解除脑脊液梗阻而采用侧脑室分流手术,重新建立脑脊液循环通路,从而延缓颅内压增高。常见有侧脑室-腹腔分流术。

3. 放射治疗 对无法全部手术切除的肿瘤,应考虑施行放射治疗,进一步抑制肿瘤的生长,延缓颅高压发生、发展的进程,延长生命。而对放射治疗敏感的肿瘤如生殖细胞瘤、髓母细胞瘤、恶性淋巴瘤等,可能单独应用放射治疗而获得有效控制。

(1)常规放射治疗:传统放射治疗方案多为直线加速器或^{60}Co进行局部照射。常规放射治疗的总剂量为50~60Gy。

(2)内照射法:又称肿瘤间质内放射治疗。将放射性核素植入肿瘤组织内放射治疗,可减少对正常脑组织的损伤。可通过Ommaya囊经皮下穿刺将放射性核素直接注入瘤腔,或用吸附核素的吸收性明胶海绵,术中插入肿瘤实质内达到放射治疗目的。

(3)立体定向放射外科治疗:适用于直径小于3.0cm、常规手术难以处理的病灶,可以精确放射线照射区域。

4. 化学治疗 传统化学治疗主要是应用各类细胞毒性制剂,对多数恶性颅内肿瘤能起到延长患者生存期的作用。按照细胞毒性药物在细胞周期中的作用期相,又分为细胞周期非特异性药物和细胞周期特异性药物。化学治疗是颅内肿瘤的综合治疗方案中重要的环节之一。中枢神经系统肿瘤的生长环境与其他颅外肿瘤有很大不同,在选药和用药原则、用药方法方面有一定特点。因此,能通过血脑屏障、对中枢神经无毒性、在血液及脑脊液中能维持长时间的高浓度是药物的基本要素,同时脂溶性高、分子量小,更易透过血脑屏障。对脑转移癌患者,应注意参考原发肿瘤的病理类型选择合适的化疗药物。

5. 基因药物治疗 是未来较有希望的治疗手段。基本原理是利用某一基因片段,细胞毒药物的前体携带并转录进入肿瘤细胞,从而可特异性地杀伤分裂期的瘤细胞及诱导周围瘤细胞凋亡,而不涉及正常或静止的细胞,以达到治疗目的,目前正处于临床研究阶段。由于神经系统肿瘤的特殊复杂性,目前还没有形成治疗上的突破。

二、椎管内肿瘤

椎管内肿瘤又称脊髓肿瘤,是指发生于脊髓本身和椎管内与脊髓邻近组织(脊神经根、硬脊膜、脂肪组织等)的原发性或转移性肿瘤,发生率仅为颅内肿瘤1/10。可发生于任何年龄,以20~50岁多见;除脊膜瘤外,男性多于女性。肿瘤发生于自颈髓到马尾的任何节段,以胸段者最多,颈、腰段次之。

【分类】根据肿瘤与硬脊膜及脊髓的关系,椎管内肿瘤一般可分为硬脊膜外、髓外硬脊膜下和髓内三大类。髓内肿瘤大多原发于脊髓内,占脊髓肿瘤5%~10%,主要以室管膜瘤、星形细胞瘤及胶质母细胞瘤常见。髓外硬脊膜下肿瘤生长在脊髓外、硬脊膜层内侧,此类肿瘤最为多见,占65%~70%,主要以神经纤维瘤、脊膜瘤常见。硬脊膜外肿瘤位于椎管内、硬脊膜层外侧,约占椎管内肿瘤25%,以转移瘤最多见。

【临床表现】随肿瘤增大,肿瘤对脊髓持续的压迫是椎管内肿瘤出现临床症状的病理生理基础。肿瘤的进行性压迫而损害脊髓和神经根,临床表现分为3期。

1. 刺激期 属早期,肿瘤较小。由于肿瘤刺激硬脊膜和脊神经后根,造成疼痛。此期最常见症状是神经根痛,疼痛部位固定且沿神经根分布区域扩散,随着牵张或压迫的加重,疼痛可逐渐加剧。咳嗽、打喷嚏和用力大便时,疼痛加重,部分患者可出现夜间痛和平卧痛。此为椎管内肿瘤特征性表现之一。

2. 脊髓部分受压期 肿瘤增大直接压迫脊髓,在表现为根痛的同时,出现脊髓传导束受压症状,表现为受压平面以下肢体的运动和感觉障碍。典型体征为脊髓半切综合征(布朗-塞卡综合征,Brown-Sequard syndrome),表现为病变节段以下,同侧上运动神经元性瘫痪及深感觉减退,对侧病变平面2~3个节段以下的痛、温觉丧失。

3. 脊髓完全受压期 脊髓功能因肿瘤长期压迫造成横贯性损害,功能完全丧失,表现为压迫平面以下的运动、感觉和括约肌功能完全丧失,直至完全瘫痪。

【辅助检查】

1. 实验室检查　脊髓肿瘤由于引起蛛网膜下腔阻塞,脑脊液中蛋白量增加,但细胞数正常,称蛋白-细胞分离现象,是诊断椎管内肿瘤的重要依据之一。脑脊液检查示蛋白质含量增加,在 5g/L 以上,可在体外自凝,称为 Froin 征。

2. 影像学检查　脊髓 MRI 检查是目前最有价值的辅助检查方法,可详细研判病变与脊髓、神经、椎骨的关系。注射顺磁性造影剂 Gd-DTPA 更有助于术前确定肿瘤的位置、大小、数目及其与脊髓的关系,对手术方法的选择及综合治疗帮助很大。脊柱 X 线平片、脊髓造影、CT 等检查也可协助诊断。

【处理原则】　椎管内肿瘤的有效治疗方法是手术切除。良性椎管内肿瘤经手术全切后一般预后良好;恶性椎管内肿瘤经手术切除大部分并做充分减压后辅以放射治疗,可使病情得到一定程度的缓解。

第四节　颅内和椎管内血管性疾病

脑血管性疾病是指由各种脑部血管病变引起脑功能障碍的一组疾病的总称。其发病率和死亡率都较高,存活者中 50%~70% 遗留残疾,严重威胁人类健康,与恶性肿瘤、冠心病构成人类死亡的 3 大疾病。有些颅内和椎管内血管疾病,如颅内动脉瘤、血管畸形、脑卒中需要外科手术治疗。

一、蛛网膜下腔出血

蛛网膜下腔出血(subarachnoid hemorrhage,SAH)是指各种原因导致脑血管突然破裂,血液流至蛛网膜下腔的统称。它并非一种单一的疾病,而是某些疾病造成血管破裂出血的临床表现,其中 70%~80% 需要外科处理。临床上将蛛网膜下腔出血分为自发性和外伤性两类。

【病因】　自发性蛛网膜下腔出血常见的病因为颅内动脉瘤和脑(脊髓)血管畸形,占自发性蛛网膜下腔出血的 70%~80%,尤其以颅内动脉瘤破裂出血多见。其他原因有高血压动脉硬化、烟雾病(脑底异常血管网病)、颅内肿瘤卒中、血液病致原发性出血、多种感染引起的动脉炎、抗凝治疗的并发症等。

【临床表现】

1. 出血症状　患者发病突然,多有情绪激动、用力排便、咳嗽等诱发因素。患者突然剧烈头痛,颈部强直,伴恶心呕吐、面色苍白、全身冷汗,可有一过性意识不清,严重者呈昏迷状态。患者脑膜刺激征明显,常在蛛网膜下腔出血后 1~2 日内出现。多数患者出血后经对症治疗,病情逐渐稳定,意识情况和生命体征好转,脑膜刺激征减轻。

颅内动脉瘤是临床自发性蛛网膜下腔出血最重要的原发病。在首次破裂出血后,如未及时治疗,一部分患者可能会再次或三次出血。

2. 脑神经损害症状　多以一侧动眼神经麻痹常见,提示出血的原发病可能是同侧颈内动脉后交通动脉瘤或大脑后动脉动脉瘤,因出血造成同侧动眼神经受刺激麻痹,产生临床症状。

3. 偏瘫　出血后脑血管痉挛,以及位于功能区的病变出血,可导致一定的锥体束受累症状。

4. 其他症状　如视力视野障碍、颅内血管杂音、出血后反应性发热等。

相关链接

脑膜刺激征

脑膜刺激征是临床上常见的体征,为出血性脑血管病血液流入到蛛网膜下腔,或炎症刺激了脊髓神经根及由其支配的相应肌群,所出现的一种防御反应性肌痉挛现象。主要表现为颈强直、凯尔尼格征阳性等。

【诊断】

1. 颅脑 CT 及 CTA 检查　诊断急性 SAH 准确率几近 100%，出血后即可在 CT 清晰显示，1~2 周后出血逐渐吸收。显示脑沟与脑池蓄积高密度影，提示有血性脑脊液（图 17-15）。CTA 可有一定诊断价值。

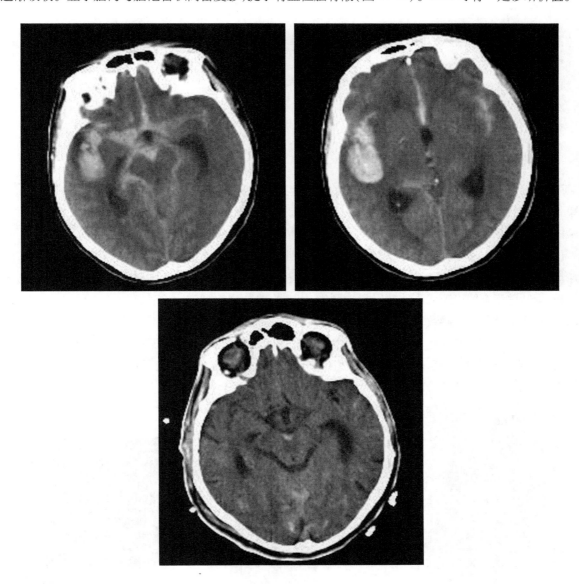

图 17-15　蛛网膜下腔出血的 CT 影像

2. 颅脑 MRI 及 MRA　SAH 很难在 MRI 上有效显影，因此 MRI 不作为常规筛查手段。但磁共振血管成像（magnetic resonance angiography，MRA）有一定的诊断价值。

3. 脑血管造影　数字减影血管造影（digital substraction angiography，DSA）是脑血管病诊断的金标准，可有效明确血管性疾病的具体性质、大小、部位、单发或多发、有无血管痉挛以及侧支循环情况。

4. 腰椎穿刺　穿刺获得血性脑脊液是诊断的客观依据。但伴有颅高压的患者，施行腰椎穿刺可能诱发脑疝、导致动脉瘤再次破裂等。如果 CT 已确诊存在蛛网膜下腔出血，则不需要再行腰椎穿刺。

【处理原则】

1. 首先应明确是否为蛛网膜下腔出血　充分结合病史、体格检查和辅助检查手段，如 CT、DSA 等。

2. 药物治疗　治疗目的是制止继续出血，防止继发性脑血管痉挛。患者需住院治疗，绝对卧床休息，给予镇静治疗；有便秘者，可服用缓泻剂；血压高者应降压治疗。防止动脉瘤再度出血，防止继发性血管痉挛。

3. 病因治疗　对引起蛛网膜下腔出血的动脉瘤或动、静脉畸形应考虑给予适当的手术、介入或放射治疗。

案例17-2

患者,男性,21岁。情绪激动后突发剧烈头痛、恶心,后昏迷1小时。查体:神志浅昏迷,左侧肢体偏瘫。
思考:

1. 需要哪些检查手段和处置?
2. 可能的诊断及诊断依据是什么?

二、颅内动脉瘤

颅内动脉瘤是颅内动脉壁的囊性膨出,多因动脉壁局部薄弱和血流冲击而形成,极易破裂出血,是蛛网膜下腔出血最常见的原因。以40~60岁人群多见,在脑血管意外的发病率中,仅次于脑血栓形成和高血压脑出血。

【病因与病理】　发病原因尚不清楚,主要有先天性缺陷和后天性退变之说。前者认为大脑动脉环(威利斯环,Willis circle)的分叉处动脉壁先天性平滑肌层缺乏;后者主要指动脉粥样硬化和高血压破坏动脉内弹力板,动脉壁逐渐膨出形成囊性动脉瘤。另外,体内的感染病灶脱落的栓子,侵蚀脑动脉壁可形成感染性动脉瘤,头部外伤也可导致动脉瘤形成。

动脉瘤多呈球形,紫红色,瘤壁极薄,术中可见瘤内的血流旋涡,瘤顶部最薄,是出血的好发部位。破裂的动脉瘤周围被血肿包裹,破口处与周围组织多有粘连。动脉瘤90%发生于颈内动脉系统,10%发生于椎基底动脉系统,通常位于脑血管分叉处(图17-16)。

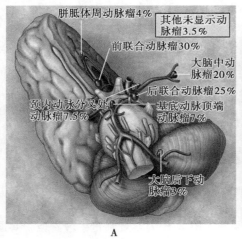
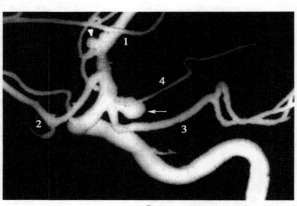

图17-16　动脉瘤
A. 颈内动脉系统和椎基底动脉系统的多处动脉瘤;B. DSA 示两处动脉瘤。

【临床表现】

1. 局灶症状　小的动脉瘤可无症状。较大的动脉瘤可压迫邻近结构出现相应的局灶症状,如动眼神经麻痹,表现为患侧眼睑下垂,瞳孔散大,眼球内收和上、下视不能,直接和间接对光反应消失。

2. 动脉瘤破裂出血症状　多突然发生,患者可有运动、情绪激动、用力排便、咳嗽等诱因,部分患者则无明显诱因或在睡眠中发生。一旦破裂出血,血液流至蛛网膜下腔,患者可出现剧烈头痛、呕吐、意识障碍、脑膜刺激征等,严重者可因急性颅内压增高而引发枕骨大孔疝,导致呼吸骤停。

多数动脉瘤破口会被凝血封闭而出血停止,病情逐渐稳定。如未及时治疗,随着破口周围血块溶解,动脉瘤可能于 2 周内再次破溃出血,再出血率为 15%～20%。

蛛网膜下腔内的血液可诱发脑动脉痉挛,发生率为 21%～62%,多发生在出血后 3～15 日。局部血管痉挛只发生在动脉瘤附近,患者症状不明显;广泛脑血管痉挛可致脑梗死,患者出现意识障碍、偏瘫、失语甚至死亡。

动脉瘤破裂出血后,病情轻重不一。为便于判断病情,选择造影和手术时机,评价疗效,国际常采用 Hunt 五级分类法。

一级:无症状,或有轻微头痛和颈强直。

二级:头痛较重,颈强直,除动眼神经等脑神经麻痹外,无其他神经症状。

三级:轻度意识障碍、躁动不安和轻度脑症状。

四级:半昏迷、偏瘫,早期去大脑强直和自主神经障碍。

五级:深昏迷、去大脑强直,濒危状态。

【诊断】

1. 确定有无蛛网膜下腔出血　出血急性期,CT 确诊的阳性率高,安全迅速可靠。

2. 数字减影脑血管造影　是确诊颅内动脉瘤的金标准,可判断动脉瘤的位置、数目、形态、内径、有无伴随血管痉挛。

【治疗原则】颅内动脉瘤应手术治疗。采取保守治疗约 70% 患者会死于动脉瘤再次破裂出血,首次造影手术使动脉瘤的手术死亡率已降至 2% 以下。

1. 非手术治疗　主要是防止出血或再出血,控制动脉痉挛。卧床休息,对症处理,控制血压,降低颅内压。早期使用钙通道阻滞剂等扩血管药物治疗,处理脑血管痉挛。使用氨基己酸抑制纤溶酶的形成,预防堵塞第一次破裂的裂口的血栓溶解,导致再次出血。

2. 手术治疗　开颅动脉瘤蒂夹闭术是首选方法,既不阻断载瘤动脉,又完全彻底消除动脉瘤。也可采用颅内动脉瘤介入栓塞治疗,具有微创、简便、相对安全、恢复快等优点。

三、颅内和椎管内动静脉畸形

颅内和椎管内血管畸形可分为五种类型:动静脉畸形(arteriovenous malformation,AVM)、海绵状血管畸形、毛细血管扩张、静脉畸形、静脉曲张。上述五种血管畸形中以动静脉畸形最常见,占颅内幕上血管畸形的 62.7%,占幕下血管畸形的 42.7%;其次是海绵状血管畸形。

(一)颅内动静脉畸形

颅内动静脉畸形(intracranial arteriovenous malformation)是一团发育异常的病态脑血管,由 1 支或几支弯曲扩张的动脉供血,不经毛细血管床,直接向静脉引流。畸形血管团内有脑组织,体积随人体发育而增长,周围的脑组织因"盗血现象"而致缺血,有时伴陈旧性出血。多在 40 岁以前发病,男性稍多于女性。

【临床表现】

1. 出血　是最常见的首发症状。畸形血管破裂可致脑内、脑室内和蛛网膜下腔出血,病人出现意识障碍、头痛、呕吐等症状。

2. 癫痫　常为首发症状。可在颅内出血时发生,也可单独出现。若长期癫痫发作,脑组织缺氧不断加重,可致患者智力减退。额、颞、顶部 AVM 较易出现癫痫。额部 AVM 多发生全面性发作,顶部以局灶部分性发作为主,而颞叶以复杂部分性发作为主。

3. 头痛　多为单侧局部或全头痛,呈间断性或迁移性痛。可能与小量出血、脑积水及颅内压增高有关。

4. 神经功能障碍及其他症状　因 AVM 周围脑组织缺血萎缩、血肿压迫或合并脑积水所致,出现运动、感觉、视野及语言功能障碍等。

【诊断】

1. 头颅 CT 增强扫描　AVM 表现为混杂密度区,大脑半球中线结构无移位。在急性出血期,CT 可以确定出血的部位及程度。CTA 可供筛查患者使用。

2. 头颅 MRI　因病变内高速血流表现为流空信号。另外,MRI 能显示良好的病变与脑解剖关系,为切除 AVM 选择手术入路提供依据。MRA 可供诊断参考。

3. 脑血管造影　是确诊本病的必需手段。可了解畸形血管团大小、范围、供血动脉、引流静脉以及血流速度。

【治疗】手术切除是最根本的治疗方法。对位于脑深部或重要功能区的、直径小于 3cm 的 AVM 可采用伽马刀治疗,对血流丰富、体积较大者可行血管内栓塞术。各种治疗后都应择期复查脑血管造影,了解畸形血管是否消失。

（二）脊髓血管畸形

脊髓血管畸形少见,男多于女,80% 患者发病年龄在 20~40 岁,主要为 AVM,其次为脊髓内海绵状血管畸形。

脊髓 AVM 病情发展缓慢,可多年保持稳定。病变系先天脊髓血管发育异常,由一团扩张迂曲的畸形血管构成,内含一根或几根增粗的供血动脉和扩张迂曲的引流静脉。本病可位于髓内或髓外,亦可在硬脊膜外形成动静脉瘘。

【临床表现】脊髓受压:因血管扩张迂曲,压迫脊髓或神经根。出血:病变血管破裂引起脊髓蛛网膜下腔出血或脊髓内血肿,出血可反复发作,导致神经根刺激症状。也可因较大出血直接导致截瘫。

【诊断】脊髓 MRI 可见病变内高速血流表现为流空信号。脊髓血管造影是确诊本病的必需的手段。

【治疗】本病以手术切除为主。显微外科手术需切除表浅局限的脊髓 AVM 和髓内海绵状血管瘤,效果满意。对无症状的髓内病变手术需谨慎。

四、脑卒中的外科治疗

脑卒中是各种原因引起的脑血管疾病急性发作,造成脑的供应动脉狭窄或闭塞及非外伤性的脑实质性出血,并出现相应临床症状及体征。脑卒中包括缺血性脑卒中及出血性脑卒中,前者发病率高于后者。部分脑卒中患者需要外科治疗。

【病因】

1. 缺血性脑卒中　发病率占脑卒中的 60%~70%,多见于 40 岁以上者。主要原因是在动脉粥样硬化基础上发生脑血管痉挛或血栓形成,导致脑的供应动脉狭窄或闭塞。某些使血流缓慢和血压下降的因素是本病的诱因,故患者常在睡眠中发病。

2. 出血性脑卒中　多发生于 50 岁以上的高血压动脉硬化患者,男性多见,是高血压死亡的主要原因,常因剧烈活动或情绪激动使血压突然升高而诱发。

【病理生理】

1. 缺血性脑卒中　脑动脉闭塞后,该动脉供血区的脑组织可发生缺血性坏死,同时出现相应的神经功能障碍及意识改变。栓塞部位以颈内动脉和大脑中动脉为多见,基底动脉和椎动脉次之。

2. 出血性脑卒中　出血多位于基底核壳部,可向内扩展至整个基底核区。大的出血可形成血肿压迫脑组织,造成颅内压增高甚至脑疝;脑干内出血或血肿可破入相邻脑室,可产生严重后果。

【临床表现】

1. 缺血性脑卒中　根据脑动脉狭窄和闭塞后,神经功能障碍的轻重和症状的持续时间,分为 3 种:

（1）短暂性脑缺血发作(transient ischemic attack,TIA):神经功能障碍持续时间不超过 24 小时。患者表现为突发的单侧肢体无力、感觉麻木、一过性黑矇及失语等大脑半球供血不足表现;椎基底动脉供血不足表现以眩晕、步态不稳、复视、耳鸣及猝倒为特征。症状反复发作，可自行缓解，大多不留后遗症。

（2）可逆性缺血性神经功能障碍（reversible ischemic neurologic deficit，RIND）：发病似 TIA，但神经功能障碍持续时间超过 24 小时，可达数日，也可完全恢复。

（3）完全性脑卒中（complete stroke，CS）：症状较上述两个类型严重，常伴意识障碍，神经功能障碍时间长，不能完全恢复。

2. 出血性脑卒中　因突发颅内血肿，导致突然出现意识障碍和偏瘫；重症者可出现昏迷、完全性瘫痪、去皮质强直、生命体征紊乱。临床表现为颅内压增高和局灶性功能缺失的典型临床症状。

【诊断】主要为影像学检查。缺血性脑卒中经脑血管造影可发现病变的部位、性质、范围及程度；急性脑缺血发作 24～48 小时后，头部 CT 可显示缺血病灶；磁共振血管成像（MRA）可提示动脉系统的狭窄和闭塞；颈动脉 B 超检查和经颅多普勒超声探测亦有助于诊断。对于急性脑出血首选 CT 检查。

【外科治疗】

1. 缺血性脑卒中　一般先行非手术治疗，包括卧床休息、扩血管、抗凝、血液稀释疗法及扩容治疗等。脑动脉完全闭塞者，在 24 小时内进行手术治疗，可行颈动脉内膜切除术、颅外-颅内动脉吻合术等，以改善病变区的血供情况。

2. 出血性脑卒中　经绝对卧床休息、控制血压、止血、脱水降颅压等非手术治疗，病情仍继续加重时应考虑手术治疗。可选开颅血肿清除术，或经颅穿刺血肿抽吸加尿激酶溶解引流术。对出血破入脑室及内侧型脑内血肿患者，手术效果欠佳；若病情过重如深昏迷、双瞳孔散大或年龄过大伴重要脏器功能不全者，不宜手术治疗。

第五节　颅脑和脊髓先天性畸形

一、先天性脑积水

先天性脑积水又称婴幼儿脑积水，是指婴幼儿时期脑室系统和/或蛛网膜下腔积聚大量脑脊液，导致脑室和/或蛛网膜下腔异常扩大，并出现颅内压增高和脑功能障碍。先天性脑积水是最常见的先天性神经系统畸形疾病之一，多见于 2 岁以内的婴幼儿。

【病理生理与临床分类】脑脊液存在于脑室系统及蛛网膜下腔内，其分泌和吸收处于动态平衡状态。正常情况下脑脊液主要由脑室内的脉络丛产生，经第三、第四脑室进入蛛网膜下腔，并由上矢状窦两旁的蛛网膜颗粒吸收，进入上矢状窦的静脉血中，脑脊液循环途径中的任何部位发生阻塞，皆可引起其上方的脑室扩大和颅内压增高。

若脑室系统内有梗阻，梗阻部位多在脑室系统的狭窄处，如室间孔、导水管等，使脑脊液循环通道阻塞，梗阻部位以上的脑室系统可显著扩大，称为非交通性脑积水；若脑室无梗阻，而在脑脊液流出脑室后的蛛网膜下腔发生梗阻，脑脊液不能被蛛网膜颗粒吸收，称为交通性脑积水。

【病因】造成婴幼儿脑积水的常见原因是产伤后颅内出血和新生儿或婴儿期各种感染所致的脑膜炎，由于血液或炎性渗出容易造成脑脊液循环通路的某些关键部位，如第四脑室开口、中脑和小脑幕游离缘之间间隙的继发粘连，致脑脊液流通障碍；也可因大脑表面蛛网膜下腔的粘连，或上矢状窦旁的蛛网膜颗粒发生粘连，而使脑脊液回收障碍。20%～30% 的病例是先天畸形所致，其中有中脑导水管狭窄或闭锁、第四脑室正中孔和侧孔发育不良（Dandy-Walker 畸形）和小脑扁桃体下疝畸形（Arnold-Chiari 畸形）等。其他病因还有先天性蛛网膜囊肿、颅内肿瘤和血管性病变、脑脓肿等。

【临床表现】婴儿头围进行性增大，超过正常范围，致使前额前突、头皮变薄、静脉怒张；囟门扩大隆起且张力增高，面颅明显小于头颅，颅骨变薄，头颅叩诊呈破罐音；晚期出现眶顶受压变薄和下移，使眼球受压下旋以致上部巩膜外露,呈"落日征"(图 17-17)。早期或病情轻时生长发育迟缓,病情重时生长发育障碍、智力差、视力减退、癫痫、肢体瘫痪。

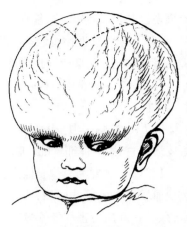

图 17-17　先天性脑积水的外貌

【辅助检查】颅骨 X 线摄片示颅腔扩大、颅骨变薄、囟门增大和骨缝分离;CT 所示脑室扩大程度和脑皮质厚度,有助于推断梗阻的部位;MRI 能准确显示脑室和蛛网膜下腔各部的形态、大小和存在的狭窄,有助于判断脑积水的原因。

【治疗】除极少数患者经利尿、脱水等治疗或未经治疗可缓解症状,停止发展外,绝大多数脑积水患儿需行手术治疗。目前常采用的手术有如下三种:

1. 去除病因的手术　如切除肿瘤、清除脓肿等,恢复脑脊液循环通路。

2. 脑脊液循环通路重建术

(1)Torkildsen 手术:放置导管将侧脑室与枕大池相连通。较大儿童或成人的单纯中脑导水管梗阻,可采用此法;婴幼儿脑积水常伴有基底池粘连,不宜采用此法。

(2)脑室镜第三脑室造瘘术:应用脑室镜,在第三脑室底打开一孔,使脑脊液从脑室流向桥前池。但 2 岁以下的婴幼儿手术成功率低,2 岁以上手术成功率接近成人。

3. 脑脊液分流术　通过改变脑脊液的循环途径,将脑脊液分流到人体体腔而吸收,重建脑脊液循环通路,达到疏通脑积水的目的,如脑室-腹腔分流术、脑室-心房分流术等。

二、颅裂和脊柱裂

颅裂和脊柱裂都是由于胚胎发育障碍所致。颅裂和脊柱裂均可分为显性和隐性两类。隐性颅裂只有简单的颅骨缺损,无颅腔内容物的膨出,隐性脊柱裂只有椎管的缺损而无椎管内容物的膨出,隐性颅裂和脊柱裂大多无需特殊治疗。下面仅讨论显性颅裂和脊柱裂。

(一)颅裂

显性颅裂又称囊性颅裂或囊性脑膜膨出,根据膨出物的内容可分为:

脑膜膨出:内容物为脑膜和脑脊液。

脑膨出:内容物为脑膜和脑实质,不含脑脊液。

脑膜脑膨出:内容物为脑膜、脑实质和部分脑室,脑实质与脑膜之间有脑脊液。

【临床表现】颅裂多发于颅骨的中线部位,分布于鼻根点至枕外隆凸的矢状线上,好发于枕部及鼻根部。临床表现为囊性膨出,婴儿哭闹时可因张力增高而膨出体积增大。位于枕部者,可在枕外隆凸下方见膨出;颅裂多无神经障碍,但位于颅盖部的脑膜脑膨出,可合并脑发育不全等其他脑畸形,故可有肢体瘫痪、挛缩或抽搐等脑损害后功能障碍。

【诊断】依据典型的临床表现,较容易诊断。特别是 X 线片显示有颅骨缺损,即可诊断为囊性颅裂。CT 和 MRI 检查能清楚地显示颅裂的部位、大小、膨出的内容物以及是否合并脑发育不全、脑积水等。

【治疗】手术治疗的目的是关闭颅裂处的缺损,解除肿块的膨出,恢复正常解剖结构。

(二)脊柱裂

脊柱裂最常见的形式是棘突和椎板缺如,椎管向背侧开放,好发于腰骶部。脊柱裂可分为(图 17-18):①脊膜膨出:脊膜囊样膨出,含脑脊液,不含脊髓神经组织;②脊髓脊膜膨出:膨出物含有脊髓神经组织;③脊髓膨出:脊髓一段通过缺损的骨质区域,暴露于外界。

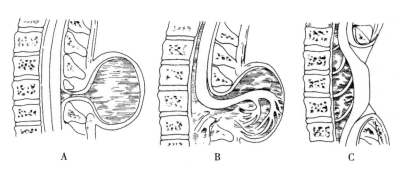

图 17-18 脊柱裂

A. 脊膜膨出；B. 脊髓脊膜膨出；C. 脊髓膨出。

【临床表现】临床表现可归纳为局部表现和脊髓、神经受损两个方面：

1. 局部表现　出生后在背部中线有一囊性肿物，随年龄增大而增大，呈圆形或不规则状，多数基底宽，囊内充满脑脊液。脊髓膨出则局部表面没有皮肤，椎管及脊膜敞开，因此又称脊髓外翻。

2. 脊髓、神经受损　程度不等的下肢弛缓性瘫痪和膀胱、肛门括约肌功能障碍。

【诊断】根据临床表现，脊柱 X 线片可见棘突、椎板缺损，必要时，穿刺囊腔抽到脑脊液，诊断即可确立。MRI 检查可见到膨出物内的脊髓、神经，并可见到脊髓空洞症等畸形。

【治疗】无症状的隐性脊柱裂可不手术，显性脊柱裂均需手术治疗。

（三）狭颅症

狭颅症亦称颅缝早闭，系因颅缝过早闭合引起头颅畸形、颅内压增高、大脑发育障碍和眼部症状，病因不明。婴儿出生后，颅骨随脑的发育而相应增长。在发育期间，若出现一条或数条颅缝提早闭合，会导致颅缝闭合两侧的颅骨不能生长，而其他方向的颅骨仍可继续生长，形成各种头颅狭小畸形；狭小头颅造成颅腔压迫，限制了正在迅速发育中的脑组织，引起颅内压增高和各种脑功能障碍。

【临床表现】

1. 头颅畸形　因提早闭合颅缝的不同，可产生各种类型头颅畸形（图 17-19）。如果所有颅缝均过早闭合，特别是冠状缝、矢状缝同时受累，头颅的生长只能向上方发展，形成尖头畸形或塔状头；矢状缝过早闭合，颅骨横径生长受累，只能沿着前后径增长，形成舟状头或长头畸形；两侧冠状缝过早闭合，形成扁头畸形；一侧冠状缝过早闭合，形成斜头畸形。

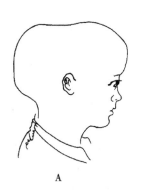 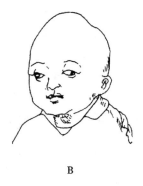 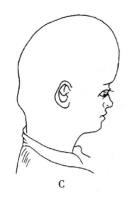

图 17-19 颅畸形

A. 舟状头；B. 塔状头；C. 扁头。

2. 脑功能障碍和颅内压增高　患儿有头痛、呕吐和视乳头水肿等颅内压增高表现，伴随智力低下等神经症状。

3. 眼部症状和其他　由于颅骨畸形，导致眼眶变浅，可引起突眼和分离性斜视等。也常可合并身体其他部位畸形，如并指/趾、腭裂、唇裂及脊柱裂等。

【诊断】依据上述临床表现,X线颅骨摄片发现骨缝过早消失,代之以融合处骨密度增加,一般不难诊断。

【治疗】狭颅症治疗以外科手术为主,目的在于扩大颅腔、缓解颅内压增高,使受压脑和神经组织得到正常生长和发育。手术治疗有两种方式:一是切除过早闭合的骨缝,再造新的骨缝;二是切除受累严重的整块骨板,以达到减压和有利于脑发育的目的。

(四)颅底陷入症

颅底陷入症的主要特点是枕骨大孔周围的颅底结构向颅内陷入,枢椎齿突高出正常水平,甚至突入枕骨大孔;枕骨大孔的前后径缩短和颅后窝狭小,因而使延髓受压和局部神经受牵拉。

【临床表现】婴幼儿颅底组织结构疏松而富于弹性,故多不出现临床症状。成年以后出现颈神经根、后组脑神经受损症状和延髓、小脑功能障碍,并可因导致颅内压增高、小脑扁桃体疝而致死。

【诊断】在X线颅骨侧位片上,自硬腭后缘至枕骨大孔的后上缘做一连线(Chamberlain线),如枢椎齿状突超出此连线3mm以上,即可确诊(图17-20)。MRI能清楚地显示延髓、颈髓的受压部位和有无小脑扁桃体疝,便于估计病情和制订手术方案。

【治疗】对有X线检查证据者,若无明显临床症状,可暂不手术;但应嘱患者注意避免外伤。若已出现明显临床症状,需及时进行手术治疗。手术包括广泛枕下减压术和酌情切除第1~3颈椎椎板,解除颅底陷入造成的继发损害。在手术过程中,麻醉插管及摆放体位时,应注意勿使患者头部过伸,以免使潜在的小脑扁桃体疝加重延髓损害导致呼吸停止或死亡。

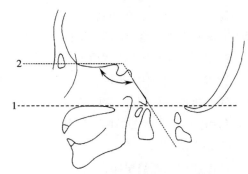

1. Chamberlain线；2. Boogaard线。

图 17-20　颅骨侧位线

（吴安华　马驰原）

学习小结

颅内压增高是由颅脑疾病导致颅腔内容物体积增加或颅腔容积缩小,超过颅腔可代偿的容量,导致颅内压持续高于正常值上限,以头痛、呕吐和视乳头水肿三主征为特征性临床表现。脑疝是指颅内占位病变导致颅内压增高到一定程度时,颅内各分腔之间的压力不平衡,脑组织在压力推挤下,从高压区向低压区移位,部分脑组织被挤入颅内生理孔隙,导致脑组织、血管及脑神经等重要结构受压和移位,而出现严重的临床症状和体征。

在学习蛛网膜下腔出血时要特别注意,SAH并非一种疾病,而是某些疾病的临床表现,其中70%~80%需要外科处理。临床上将蛛网膜下腔出血分为自发性和外伤性两类。其中自发性蛛网膜下腔出血,占急性脑血管意外的15%左右。动脉瘤破裂出血的临床表现实际上也是SAH的症状,多突然发生,血液流至蛛网膜下腔,患者可出现剧烈头痛、呕吐、意识障碍、脑膜刺激征等,严重者可因急性颅内压增高而引发枕骨大孔疝,导致呼吸骤停。尤其头痛程度极其剧烈是该病的特点。出血性脑卒中的诊疗侧重于准确及时,归根结底它是一种出血性疾病,因此在急性期CT是必需和可靠的检查手段。明确诊断后要卧床休息,特别是控制血压、止血、脱水降颅压等,病情仍继续加重时应考虑手术治疗。严格把握手术指征。可选开颅血肿清除术,或锥颅穿刺血肿抽吸加尿激酶溶解引流术。若病情过重如深昏迷、双瞳孔散大或年龄过大,伴重要脏器功能不全者,不宜手术治疗。

学习AVM的病理生理可帮助理解记忆其临床表现。AVM由于缺乏正常的毛细血管网,故动脉血进入静脉系统没有充分的压力缓冲,长期血管容易破裂出血;出血后该区域的脑组织缺乏正常的血液供应,病变周围胶质增生及出血后的含铁血黄素刺激大脑皮质就会引起癫痫发作。出血、缺血的发生也会带来头痛和局灶性神经功能缺损症状。

1. 硬脑膜外血肿、硬脑膜下血肿及脑内血肿的出血机制各是什么？

2. 开放性颅脑损伤的治疗有哪些？

3. 胶质瘤的临床表现和治疗原则有哪些？

4. 颅内肿瘤的手术治疗原则包括哪些？

5. 常见椎管内肿瘤有哪些类型？椎管内肿瘤的治疗原则包括什么？

6. 颅内动脉瘤破裂之后，围术期的处理方法中，镇静制动特别重要，为什么？

7. 自发性蛛网膜下腔出血的常见病因有哪些？

8. 动脉瘤破裂出血后最适宜的检查手段是什么？

9. 高血压脑出血的患者手术治疗方式有哪些？

10. 从解剖学的角度，归纳分析狭颅症、颅底陷入症的形成原因及临床表现。

11. 从病理生理学角度，归纳分析先天性脑积水的临床成因及手术治疗方式。

第十八章　颈部疾病

学习目标

掌握　单纯性甲状腺肿的诊断和处理原则；甲亢的临床表现及术后并发症。

了解　甲状腺解剖生理；甲状腺癌的临床及病理特点和治疗原则。

第一节　甲状腺疾病

一、概述

甲状腺位于甲状软骨下方、气管的两旁，由中央的峡部和左右两个侧叶构成，峡部有时向上伸出一锥体叶，可借纤维组织和甲状腺提肌与舌骨相连。峡部一般位于第2~4气管软骨的前面；两侧叶的上极通常平甲状软骨，下极多数位于第5~6气管环（图18-1）。但有人甲状腺位置可达胸骨上窝甚至伸向胸骨柄后方，此时称胸骨后甲状腺。

甲状腺由两层被膜包裹着：内层被膜叫甲状腺固有被膜，很薄，紧贴腺体并形成纤维束伸入到腺实质内；外层被膜包绕并固定甲状腺于气管和环状软骨上。实际上外膜不完全包被甲状腺，尤其在与气管接触处没有该层膜。由于外层被膜易于剥离，因此又称甲状腺外科被膜，两层膜间有疏松的结缔组织、甲状腺的动、静脉及淋巴、神经和甲状旁腺。手术时分离甲状腺应在此两层被膜之间进行。成人甲状腺约重30g。正常情况下，做颈部检查时，不容易看到或摸到甲状腺。由于甲状腺借外层被膜固定于气管和环状软骨上，还借左、右两叶上极内侧的悬韧带悬吊于环状软骨上，因此，吞咽时甲状腺亦随之上下移动。临床上常借此鉴别颈部肿块是否与甲状腺有关。

甲状腺的血液供应非常丰富，主要来源于甲状腺上动脉（颈外动脉的分支）和甲状腺下动脉（锁骨下动脉的分支）（图18-2）。甲状腺上、下动脉均有分支，这些分支在甲状腺的上下左右以及与喉部、气管、咽部、食管的动脉分支都互相吻合，构成丰富的血管网。因此在甲状腺大部切除后，虽然结扎了两侧的甲状腺上、下动脉，但并不会造成残留甲状腺的血液供应障碍。甲状腺有3条主要静脉，即甲状腺上、中、下静脉。甲状腺上、中静脉血液流入颈内静脉，甲状腺下静脉血液直接流入无名静脉。

甲状腺的淋巴回流路径是经峡部上缘的淋巴管，汇入环甲膜的喉前淋巴结。经腺体侧叶上极的淋巴管沿甲状腺上动、静脉汇入颈总动脉分叉处的颈深淋巴结。甲状腺的淋巴管向下汇入气管前淋巴结和沿喉返神经的小淋巴结群。

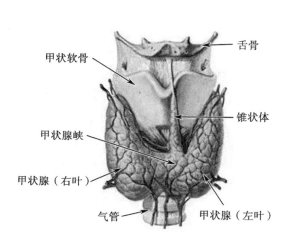

图 18-1 甲状腺解剖

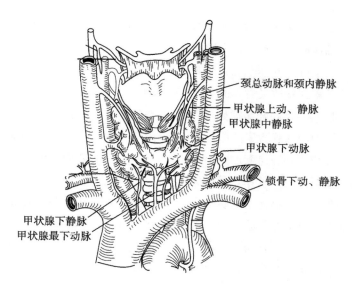

图 18-2 甲状腺的血供

颈部淋巴结分区划分规定如下(图 18-3)：

第Ⅰ区(level Ⅰ)：包括颏下区及颌下区淋巴结。

第Ⅱ区(level Ⅱ)：为颈内静脉淋巴结上组,即二腹肌下,相当于颅底至舌骨水平,前界为胸骨舌骨肌侧缘,后界为胸锁乳突肌后缘,为该肌所覆盖。

第Ⅲ区(level Ⅲ)：为颈内静脉淋巴结中组,从舌骨水平至肩胛舌骨肌与颈内静脉交叉处,前后界与Ⅱ区同。

第Ⅳ区(level Ⅳ)：为颈内静脉淋巴下组,从肩胛舌骨肌到锁骨上。前后界分区司。

第Ⅴ区(level Ⅴ)：为枕后三角区或称副神经链淋巴结,包括锁骨上淋巴结,后界为斜方肌,前界为胸锁乳突肌后缘,下界为锁骨。

第Ⅵ区(level Ⅵ)：为内脏周围淋巴结,或称前区。包括环甲膜淋巴结、气管周围淋巴结、甲状腺周围淋巴结,咽后淋巴结也属这一组。这一区两侧界为颈总动脉,上界为舌骨,下界为胸骨上窝。

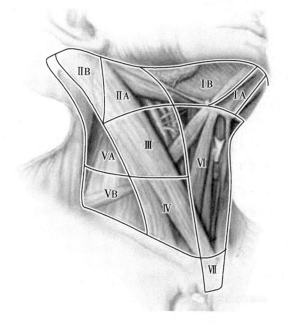

图 18-3 颈部淋巴结分区

第Ⅶ区(level Ⅶ)：为胸骨上缘至主动脉弓上缘的上纵隔区。

声带的运动由来自迷走神经的喉返神经支配。喉返神经走行在气管、食管之间的沟内,多在甲状腺下动脉的分支间穿过。喉上神经亦来自迷走神经,分为：内支(感觉支)分布在喉黏膜上,外支(运动支)与甲状腺上动脉贴近、同行,支配环甲肌,使声带紧张。

甲状腺的主要功能是合成、储存和分泌甲状腺激素。甲状腺激素分甲状腺素(thyroxine, T_4)和三碘甲状腺原氨酸(triiodothyronine, T_3)两种,与体内的甲状腺球蛋白结合,储存在甲状腺的结构单位——滤泡中。释放入血的甲状腺激素与血清蛋白结合,其中 90% 为 T_4,10% 为 T_3,其主要作用包括：①增加全身组织细胞的氧消耗及热量产生;②促进蛋白质、碳水化合物和脂肪的分解;③促进人体的生长发育及组织分化,此作用与机体的年龄有关,年龄越小,甲状腺素缺乏的影响越大,胚胎期缺乏常影响脑及智力发育,同样也对出生后脑和长骨的生长发育影响较大。T_3 作用于垂体细胞,可使生长激素分泌增加,还可使已释放的生长激素发挥最大的生理效应。

甲状腺功能与人体各器官系统的活动和外部环境互相联系,主要调节的机制包括下丘脑-垂体-甲状腺轴控制系统和甲状腺腺体内的自身调节系统。首先甲状腺激素的产生和分泌需要垂体前叶分泌的促甲状腺素(thyroid stimulating hormone,TSH),TSH直接刺激和加速甲状腺分泌和促进甲状腺激素合成,而甲状腺激素的释放又对TSH起反馈性抑制作用。例如人体在活动或因外部环境变化,甲状腺激素的需要量激增时(如寒冷、妊娠期妇女、生长发育期的青少年),或甲状腺激素的合成发生障碍时(如给予抗甲状腺药物),血中甲状腺激素浓度下降,即可刺激垂体前叶,引起促甲状腺激素的分泌增加(反馈作用),而使甲状腺合成和分泌的速度加快;当血中甲状腺激素浓度增加到一定程度后,又可反过来抑制促甲状腺素的分泌(负反馈作用),使甲状腺激素合成和分泌的速度减慢。TSH的分泌除受甲状腺激素反馈性抑制的影响外,主要受下丘脑促甲状腺激素释放激素(thyrotropin-releasing hormone,TRH)的直接刺激。而甲状腺激素释放增多除对垂体释放TSH有抑制作用外,也对下丘脑释放的TRH有对抗作用,间接地抑制TSH分泌,从而形成了一个下丘脑-垂体-甲状腺轴反馈调节系统。此外,甲状腺本身还有一个能改变甲状腺激素产生和释放的内在调节系统,即甲状腺对体内碘缺乏或碘过剩的适应性调节。甲状腺通过上述调节控制体系维持抗体正常的生长、发育与代谢功能。

二、单纯性甲状腺肿

单纯性甲状腺肿是甲状腺功能正常的甲状腺肿,是以缺碘、致甲状腺肿物质或相关酶缺陷等原因所致的代偿性甲状腺肿大,不伴有明显的甲状腺功能亢进或减退,故又称非毒性甲状腺肿,其特点是散发于非地方性甲状腺肿流行区,且不伴有肿瘤和炎症,病程初期甲状腺多为弥漫性肿大,以后可发展为多结节性肿大。

【病因】 单纯性甲状腺肿的病因可分为五类:

1. 碘缺乏 碘是合成甲状腺激素的必需元素,碘元素不足,机体不能合成足够的甲状腺激素,反馈刺激垂体TSH升高,升高的TSH促使甲状腺增生,引起甲状腺肿。

2. 酶缺陷 甲状腺激素合成过程中某些酶的先天性缺陷或获得性缺陷可引起单纯性甲状腺肿,如碘化物运输酶缺陷、过氧化物酶缺陷、去卤化酶缺陷、碘酪氨酸偶联酶缺陷等。

3. 药物 碘化物、氟化物、锂盐、氨基比林、氨鲁米特、磺胺类、保泰松、胺碘酮、磺胺丁脲、甲巯咪唑、丙硫氧嘧啶等药物可引起单纯性甲状腺肿。这些药物通过不同的机制,干扰或抑制甲状腺激素合成过程中的各个环节,最终影响甲状腺激素合成,反馈引起TSH升高,导致甲状腺肿。

4. 吸烟 吸烟可引起单纯性甲状腺肿,因为吸入物中含硫氰酸盐,这是一种致甲状腺肿物质,吸烟者血清甲状腺球蛋白水平要高于非吸烟者。

5. 遗传因素。

【临床表现】

1. 甲状腺肿大或颈部肿块 病程早期为弥漫性甲状腺肿大,查体可见肿大甲状腺表面光滑,质软、随吞咽上下活动,无震颤及血管杂音,随着病程的发展,逐渐出现甲状腺结节性肿大,一般为不对称性、多结节性,多个结节可聚集在一起,表现为颈部肿块。结节大小不等、质地不同、位置不一。甲状腺肿一般无疼痛,如有结节内出血则可出现疼痛。如体检发现甲状腺结节,质硬、活动度欠佳,应警惕恶变可能。

2. 压迫症状 压迫症状是非毒性甲状腺肿最重要的临床表现,压迫症状在病程的晚期出现,但胸骨后甲状腺肿早期即可出现压迫症状。肿大的甲状腺可能压迫气管、食管及周围神经、血管。

【诊断】 非地方性甲状腺肿流行区的居民,甲状腺弥漫性肿大或结节性肿大,在排除甲亢、甲减、桥本甲状腺肿、急性甲状腺炎、亚急性甲状腺炎、无痛性甲状腺炎、甲状腺癌等疾病后可诊断为单纯性甲状腺肿。检查发现甲状腺肿大比较容易。但临床上更需要判断甲状腺肿及结节的性质。

【治疗】 对于多数单纯性甲状腺肿患者,不论是弥漫性还是结节性,可以不需任何特殊治疗。有下列情况者需要手术:①有局部症状,从颈部不适到严重压迫症状;②甲状腺肿进展较快;③胸骨后甲状腺肿;④结节性甲状腺肿不能排除恶变者;⑤伴甲状腺功能异常者(包括临床甲亢)。手术方式多采用甲状腺次全切除。

三、甲状腺功能亢进症

甲状腺功能亢进症,简称"甲亢",是由于甲状腺合成释放过多的甲状腺激素,造成机体代谢亢进和交感神经兴奋,引起心悸、出汗、进食和便次增多、体重减少的症状。多数患者还常常同时有突眼、眼睑水肿、视力减退等症状。根据病因分为原发性甲亢、继发性甲亢、高功能腺瘤。原发性甲亢最常见,是指在甲状腺肿大的同时出现功能亢进症状,表现为腺体弥漫性、两侧对称肿大,常伴有眼球突出,故又称突眼性甲状腺肿。继发性甲亢较少见,可继发于结节性甲状腺肿。高功能腺瘤少见,甲状腺内有单个或多个自主性高功能结节,无突眼。

【病因】原发性甲亢的病因迄今尚未完全明了。由于病人血中的 TSH 浓度不高,有的还低于正常,甚至应用 TRH 也未能刺激这类患者血中的 TSH 浓度升高。而在患者血中发现了两类甲状腺的自身抗体,因此确定原发性甲亢是一种自身免疫性疾病。两类抗体中,一类是能刺激甲状腺功能活动,作用与 TSH 相似但作用时间较持久的物质(TSH 半衰期仅 30 分钟,而该物质半衰期为 25 日),因此称为"长效甲状腺刺激物";另一类为"刺激甲状腺免疫球蛋白"。两类物质都属于 G 类免疫球蛋白,来源于淋巴细胞,都能与 TSH 受体结合,抑制 TSH 的作用,加强甲状腺细胞功能,分泌大量 T_3。至于继发性甲亢和高功能腺瘤的病因,也未完全清楚。病人血中长效甲状腺刺激物等的浓度不高,或许与结节本身自主性分泌紊乱有关。

【临床表现】甲亢的临床表现主要是甲状腺激素分泌增多的表现。甲状腺激素有促进新陈代谢及促进机体氧化还原反应的作用;从而表现为进食增加,胃肠活动增强,出现便次增多;虽然进食增多,但氧化反应增强,机体能量消耗增多,患者体重减少;产热增多则怕热、出汗;甲状腺激素增多刺激交感神经兴奋,临床表现为心悸、心动过速、失眠,对周围事物敏感、情绪波动,甚至焦虑。

甲亢患者若长期没有得到合适的治疗,会引起消瘦和甲亢性心脏病。甲亢性心脏病可表现为心脏扩大、心律失常、心力衰竭,严重的会导致死亡。

甲亢的病人出现的脉率增快及脉压增大尤为重要,常可作为判断病情严重程度和治疗效果的重要标志。

【诊断】甲亢的诊断并不困难,依据临床表现及辅助检查,可明确诊断。

常用的辅助检查:

1. 基础代谢率测定 基础代谢率% =(脉率+脉压)-111。正常值为-10%~+10%;+20%~+30%为轻度甲亢,+30%~+60%为中度,>+60%重度。

2. 甲状腺摄^{131}I 率测定 正常 24 小时摄^{131}I 率为 30%~40%,高峰出现在 24 小时。如果摄取率 2 小时>25%、24 小时>50%且吸收高峰提前出现,均可诊断为甲亢。

3. 血清中 T_3 和 T_4 含量的测定 甲状腺分泌的 T_3、T_4、FT_3、FT_4 明显升高,由于甲状腺和垂体轴的反馈作用,TSH 常常降低。甲亢时,T_3 可高于正常的 4 倍以上,而 T_4 仅为正常的 2.5 倍,因此,T_3 的测定对甲亢的诊断具有较高的敏感性。

【治疗】

1. 外科治疗 甲状腺大部切除术对中度以上的甲亢仍是目前最常用而有效的疗法,能使 90%~95% 的患者获得痊愈,手术死亡率低于 1%。缺点是有一定的并发症,5%左右的患者术后甲亢复发,也有少数患者术后发生甲状腺功能减退。

手术治疗适应证:①多发结节性甲状腺肿伴甲亢或高功能腺瘤;②中度以上的毒性弥漫性甲状腺肿(Graves 病);③腺体较大,伴有压迫症状,或胸骨后甲状腺肿等类型甲亢;④抗甲状腺药物或^{131}I 治疗后复发者或坚持长期用药有困难者。因甲亢对妊娠可造成不良影响,故妊娠早、中期的甲亢患者凡具有上述指征者,仍应考虑手术治疗,并可以不终止妊娠。

手术禁忌证为:①青少年患者;②症状较轻者;③老年患者或有严重器质性疾病不能耐受手术者。

2. 术前准备

(1)一般准备:对精神过度紧张或失眠者可适当应用镇静和安眠药以消除患者的恐惧心情。心率过快者,可口服普萘洛尔(心得安)10mg,3 次/d。发生心力衰竭者,应予以洋地黄制剂。

(2)术前检查:除全面体格检查和必要的化验检查外,还应包括 4 方面。①颈部、胸部 X 片,了解有无气管受压或移位;②详细检查心脏有无扩大、杂音或心律不齐等,并做心电图检查;③喉镜检查,确定声带功能;④测定 T_3、T_4、TSH,了解甲亢程度,选择手术时机。

(3)药物准备:是术前用于降低基础代谢率和控制症状的重要环节。

1)抗甲状腺药+碘剂法:先用硫脲类药物,通过降低甲状腺素的合成,控制因甲状腺素升高引起的甲亢症状,待甲亢症状得到基本控制后,改服 2 周碘剂,才能进行手术。由于硫脲类药物丙硫氧嘧啶,或甲巯咪唑(他巴唑)、卡比马唑(甲亢平)等能使甲状腺肿大和动脉充血,症状控制后必须加用碘剂 2 周,待甲状腺缩小变硬后手术更安全。

2)单用碘剂法:开始即用碘剂,2~3 周后甲亢症状得到基本控制,脉率<90 次/min 以下,血清 T_3、T_4 水平正常,便可进行手术。部分患者,服用碘剂 2 周后,症状减轻不明显,此时要加用硫脲类药物,直至症状基本控制,停用硫脲类药物后,继续单独服用碘剂 1~2 周,再进行手术。碘剂的作用在于抑制蛋白水解酶,减少甲状腺球蛋白的分解,从而抑制甲状腺激素的释放,碘剂还能减少甲状腺的血流量,使腺体充血减少,语颤消失,腺体缩小变硬。常用的碘剂是复方碘化钾溶液,每日 3 次;第一日每次 3 滴,第二日每次 4 滴,以后逐日每次增加一滴,至每次 16 滴为止,然后维持此剂量。由于碘剂只抑制甲状腺激素释放,而不抑制其合成,因此一旦停服碘剂后,储存于甲状腺滤泡内的甲状腺球蛋白大量分解,甲亢症状可重新出现,甚至比原来更为严重。因此,凡不准备施行手术者,不要服用碘剂。

3)普萘洛尔法:对于常规应用硫脲类药物不能耐受或无效者、碘剂过敏者,可单用普萘洛尔做术前准备。普萘洛尔是一种肾上腺素能 β 受体阻滞剂,能控制甲亢的症状,缩短术前准备的时间,且用药后不引起腺体充血,有利于手术操作,用法为每 6 小时 1 次,每次 20~60mg 口服。一般 4~7 日后脉率降至正常水平时,便可施行手术。由于普萘洛尔在体内的有效半衰期不到 8 小时,所以口服普萘洛尔要在术前 1~2 小时;术后继续逐渐减量应用普萘洛尔 4~7 日。此外,术前不用阿托品,以免引起心动过速。有哮喘病和心脏病者禁用此法。

3. 切除腺体数量　应根据腺体大小或甲亢程度决定。通常需切除大部分腺体,并同时切除峡部;腺体切除过少容易引起复发,过多又易发生甲状腺功能减退(黏液水肿)。应保存两叶腺体背面包膜部分,以免损伤喉返神经和甲状旁腺。

4. 术后处理　①术后当日应密切观察患者生命体征:神志、呼吸、脉搏、血压、体温,防治甲状腺危象;②术后采用半卧位,利于呼吸与创口引流;③观察呼吸,保持呼吸道通畅、排痰,注意创口情况;④甲亢者术后继续用碘剂,每次 10 滴,每日 3 次,共 1 周;⑤术后当日禁食。

【术后的并发症】

1. 术后呼吸困难和窒息　是术后最危急的并发症,多发生在术后 48 小时内。常见原因为:①切口内出血压迫气管:主要是手术时止血不彻底,或因血管结扎线滑脱引起;②喉头水肿:主要是由于手术操作创伤或气管插管损伤所引起;③术后气管塌陷:是气管壁长期受压,发生软化,术后失去周围组织支撑所引起;④双侧喉返神经损伤。临床表现为进行性呼吸困难、烦躁、发绀,甚至窒息。如因出血所引起者,尚有颈部肿胀、引流口渗出鲜血等。如发生上述情况,应立即在床旁拆除缝线,敞开伤口,去除血肿。待情况好转后,再送手术室做进一步检查处理。

2. **喉返神经损伤** 主要是手术操作直接损伤引起,如切断、缝扎、挫夹或牵拉过度;少数是由于血肿压迫或瘢痕组织牵拉而引起。前者在术中立即出现症状,后者在术后数日才出现症状。如完全切断或缝扎喉返神经,损伤是永久性的,挫夹、牵拉或血肿压迫所致的损伤多为暂时性,一般可在 3~6 个月内逐渐恢复。一侧喉返神经损伤所引起的声嘶,可由健侧声带过度地向患侧内收而好转,术后喉镜检查虽仍见患侧声带外展,但病人并无明显声嘶。两侧喉返神经损伤会发生两侧声带麻痹,引起失音或呼吸困难,需做气管切开。

3. **喉上神经损伤** 多由于结扎、切断甲状腺上动静脉时,离开腺体上极较远,未加仔细分离,连同周围组织大束结扎所引起。若损伤喉上神经外支,会使环甲肌瘫痪,引起声带松弛,音调降低。分离向上延伸很高的甲状腺上极时,有时可损伤喉上神经的内支,由于喉黏膜的感觉丧失,患者失去喉部的反射性咳嗽,进食时,特别是饮水时,就可引起误咽而呛咳。一般可自行恢复。

4. **手足搐搦** 手术时甲状旁腺被一并切除、损伤或其血液供应受累时,都可引起甲状旁腺功能不足,引起手足搐搦。

症状多在手术后 1~2 日出现。轻者仅有面部或手足的强直感或麻木感,常伴心前区的重压感;重者发生面肌和手足的搐搦(一种带疼痛性的痉挛)。每日可发作数次,每次 10~20 分钟,甚至数小时,严重病例还伴有喉和膈肌痉挛,可引起窒息而死亡。晚期常继发双眼白内障。经过 2~3 周后,未受损伤的甲状旁腺增大或血供恢复,起到代偿作用,症状消失。

在不出现搐搦的间歇期间,神经肌肉的应激性明显增高,如果在耳前叩击面神经,颜面肌肉即发生短促的痉挛,即低钙叩击面征(Chvostek sign);如果用力压迫患者的上臂神经,即引起手的搐搦,即低钙束臂征(Trousseau sign)。血钙多降低血磷则上升,同时尿中的钙、磷排出减少。

治疗:限制肉类、蛋和乳制品的摄入,因为这些食物含磷较高,影响钙的吸收。发作时立即静脉注射 10% 葡萄糖酸钙或氯化钙 10~20ml。症状轻者可以口服葡萄糖酸钙或乳酸钙 2~4g,每日 3~4 次。同时加用维生素 D_2,每日 5 万~10 万单位,以促使其在肠道吸收。最有效的方法是口服双氢速甾醇(AT10)油剂,有提高血钙的特殊作用,从而降低神经、肌肉的应激性。甲状旁腺永久损伤者,可以采用同种异体甲状旁腺移植,亦有疗效,但不持久。

5. **甲状腺危象** 发病原因迄今尚未肯定。过去认为:甲状腺危象是手术时过度挤压甲状腺组织,促使大量甲状腺素突然进入血液中的结果。但是患者血液中的甲状腺素含量并不一定高。因此,不能简单地认为甲状腺危象是由于甲状腺素在血液中过多的结果。近年来有人认为甲状腺危象是由于肾上腺皮质激素分泌不足引起的,甲亢时肾上腺皮质激素的合成、分泌和分解代谢加速。久之,肾上腺皮质功能减退,而手术创伤应激诱发危象。同时也可由于术前准备不充分,甲亢症状未能很好控制所致。

临床多于术后 12~36 小时内发生高热,脉快而弱(>120 次/min),患者烦躁、谵妄,甚至昏迷,并常有呕吐和水样便。如不积极治疗,患者往往迅速死亡。故危象一旦发生,应及时予以抢救治疗。

治疗措施包括:①复方碘溶液 3~5ml,口服,紧急时可用 10% 碘化钠 5~10ml 加入 500ml 10% 葡萄糖液中静脉滴注,以减少甲状腺素的释放;②β 受体阻滞剂或抗交感神经药,常用的有普萘洛尔 5mg,加入 5% 葡萄糖液 100ml 静脉滴注,或口服 40~80mg,每 6 小时一次。利血平 2mg 肌内注射,每 6 小时一次;③氢化可的松,每日 200~400mg,分次静脉滴注;④镇静剂,常用苯巴比妥 100mg 或冬眠合剂 II 号半量,肌内注射,6~8 小时一次;⑤降温,一般配合冬眠药物物理降温,使病人体温尽量保持在 37℃ 左右;⑥静脉输入大量葡萄糖液并保持水、电解质及酸碱平衡;⑦吸氧以减轻组织的缺氧;⑧如有心衰者可给予洋地黄制剂,如有肺水肿可给予呋塞米。

6. **术后复发** 造成术后复发的常见原因:未切除甲状腺峡部或锥体叶;或切除的腺体不够,至残留的腺体过多;或甲状腺下动脉未予结扎等。复发甲状腺功能亢进的再次手术常常带来难以估计的困难,而且容易损伤喉返神经和甲状旁腺。

7. 甲状腺功能减退　由于腺体切除过多引起。表现为轻重不等的黏液性水肿：皮肤和皮下组织水肿，面部尤甚，按之不留凹痕，皮肤干燥，毛发疏落，患者常感疲乏，性情淡漠，智力较迟钝，动作缓慢，性欲减退。此外，脉率慢、体温低、基础代谢率降低。治疗可长期服用左甲状腺素钠片，疗效较好。

四、甲状腺炎

（一）亚急性甲状腺炎

亚急性甲状腺炎又称病毒性甲状腺炎、De Quervain 甲状腺炎、肉芽肿性甲状腺炎。该病 1904 年由 De Quervain 首先报告，一般认为和病毒感染有关，多见于 30~40 岁女性。

【临床表现】　多数表现为甲状腺突然肿胀、发硬、吞咽困难及疼痛，并向患侧耳颞处放射。常始于甲状腺的一侧，很快向腺体其他部位扩展。病人可有发热，红细胞沉降率增快。病程约为 3 个月，愈后甲状腺功能多不减退。

【诊断】　病前 1~2 周有上呼吸道感染史。病后 1 周内因部分滤泡破坏可表现基础代谢率略高，但甲状腺摄取 ^{131}I 量显著降低，这种分离现象和泼尼松实验治疗有效有助于诊断。

【治疗】　泼尼松每日 4 次，每次 5mg，2 周后减量，全程 1~2 个月。约有 10% 的患者可发生永久性甲状腺功能减退，需要长期甲状腺素替代治疗。抗生素治疗无效。

（二）慢性淋巴细胞性甲状腺炎

慢性淋巴细胞性甲状腺炎又称桥本甲状腺炎（Hashimoto thyroiditis），是一种自身免疫性疾病，也是甲状腺肿合并甲状腺功能减退最常见的原因。由于自身抗体的损害，病变甲状腺组织被大量淋巴细胞、浆细胞和纤维化所取代。血清中可检出抗甲状腺球蛋白抗体（anti-thyroglobulin antibody，anti-TGAb）、抗甲状腺微粒体抗体（anti-thyroid microsome antibody，anti-TMAb）及抗甲状腺细胞表面抗体等多种抗体。组织学显示甲状腺滤泡广泛被淋巴细胞和浆细胞浸润，并形成淋巴滤泡及生发中心，本病多发生在 30~50 岁女性。

【临床表现】　甲状腺多为双侧对称性、弥漫性肿大，峡部及锥状叶常同时增大，也可单侧性肿大。甲状腺往往随病程发展而逐渐增大，但很少压迫颈部出现呼吸和吞咽困难。多伴甲状腺功能减退。

【诊断】　甲状腺肿大，基础代谢率降低，甲状腺摄 ^{131}I 量减少，血清抗甲状腺过氧化物酶自身抗体（thyroid peroxidase autoantibody，TPOAb）和抗甲状腺球蛋白抗体显著增高可帮助诊断。还可以行穿刺活检帮助确诊。

【治疗】　长期服用左甲状腺素治疗，有压迫症状或疑恶变者手术治疗。

五、甲状腺腺瘤

甲状腺腺瘤（thyroid adenoma）是最常见的甲状腺良性肿瘤。按形态学可分为滤泡状腺瘤和乳头状囊性腺瘤两种。滤泡状腺瘤多见，周围有完整的包膜，乳头状囊性腺瘤少见，常不易与乳头状腺癌区分，诊断时要注意鉴别。本病多见于 40 岁以下女性。

【临床表现与诊断】　患者因稍有不适或无任何症状而被发现颈部肿物。多数为单发，圆形或椭圆形，表面光滑，边界清楚，质地韧实，与周围组织无粘连，无压痛，可随吞咽上下移动。肿瘤直径一般在数厘米，巨大者少见。巨大瘤体可产生邻近器官受压征象，但不侵犯这些器官。有少数患者因瘤内出血瘤体会突然增大，伴胀痛；病史较长者，往往因钙化而使瘤体坚硬；有些可发展为功能自主性腺瘤，而引起甲状腺功能亢进。

部分甲状腺腺瘤可发生癌变。具有下列情况者，应当考虑恶变的可能性：①肿瘤近期迅速增大；②瘤体活动受限或固定；③出现声音嘶哑、呼吸困难等压迫症状；④肿瘤硬实、表面粗糙不平；⑤出现颈淋巴结肿大。

【治疗】　根据临床表现，可选择密切观察或手术治疗。因甲状腺腺瘤有恶变可能（10%），手术治疗需切除患侧腺叶或完整的肿瘤,切除的标本需要行冰冻切片检查,以判断有无恶变。

六、甲状腺癌

甲状腺癌(thyroid carcinoma)是最常见的甲状腺恶性肿瘤,约占全身恶性肿瘤的1%,近年来呈上升趋势。

【病理类型】

1. 乳头状癌 约占成人甲状腺癌的60%和儿童甲状腺癌的全部。多见于30~45岁女性,恶性程度较低,约80%肿瘤为多中心性,约1/3累及双侧甲状腺。较早便出现颈淋巴结转移,但预后较好。这些特点对计划治疗十分重要。

2. 滤泡状腺癌 约占20%,常见于50岁左右中年人,肿瘤生长较快,属中度恶性,且有侵犯血管倾向,33%可经血运转移到肺、肝和骨及中枢神经系统。患者预后不如乳头状癌。

3. 未分化癌 约占15%,多见于70岁左右老年人。发展迅速,且约50%早期便有颈淋巴结转移,高度恶性。除侵犯气管、喉返神经或食管外,还能经血运向肺、骨远处转移。预后很差,平均存活3~6个月,1年存活率仅5%。

4. 髓样癌 仅占7%。来源于滤泡旁细胞(parafollicular cell),又称C细胞,细胞排列呈巢状或囊状,无乳头或滤泡结构,呈未分化状;瘤内有淀粉样物沉积。可兼有颈淋巴结侵犯和血行转移。预后不如乳头状癌,但较未分化癌好。

总之,不同病理类型的甲状腺癌,其生物学特性、临床表现、诊断、治疗及预后均有所不同。

【临床表现】 甲状腺内发现肿块,质地硬而固定、表面不平是各型癌的共同表现。随着病程的进展,可逐渐出现声音嘶哑,呼吸、吞咽困难,交感神经受压引起霍纳综合征(Horner syndrome)及侵犯颈丛出现耳、枕、肩等处疼痛和局部淋巴结及远处器官转移等表现。颈淋巴结转移在未分化癌发生较早。有的患者甲状腺肿块不明显,因发现转移灶而就医时,应想到甲状腺癌的可能。未分化癌以局部浸润为主,髓样癌患者应排除Ⅱ型多发性内分泌腺瘤综合征的可能。对有家族史和合并出现腹泻、颜面潮红、低血钙者应注意。

【诊断】 主要根据临床表现,若甲状腺肿块质硬、固定,颈淋巴结肿大,或有压迫症状,或存在多年的甲状腺肿块,在短期内迅速增大者,均应怀疑为甲状腺癌。

超声检查有助于诊断,细针穿刺细胞学检查常可以明确诊断。血清降钙素测定可协助诊断髓样癌。

【临床分期】

1. 乳头状癌、滤泡状癌,年龄在45岁以下。

Ⅰ期:任何 T、任何 N、M_0

Ⅱ期:任何 T、任何 N、M_1

2. 乳头状癌、滤泡状癌,年龄在45岁以上及髓样癌。

Ⅰ期:$T_1N_0M_0$

Ⅱ期:$T_2N_0M_0$

Ⅲ期:$T_3N_0M_0$ $T_{1~3}N_{1a}M_0$

Ⅳa期:$T_{4a}N_{0~1a}M_0$ $T_{1~4a}N_{1b}M_0$

Ⅳb期:T_{4b}任何 NM_0

Ⅳc期:任何 T 任何 NM_1

3. 未分化癌 所有未分化癌均视为Ⅳ期。

Ⅳa期:T_{4a}任何 NM_0

Ⅳb期:T_{4b}任何 NM_0

Ⅳc 期:任何 T 任何 NM。

T_1 肿瘤直径≤2cm

T_2 原发肿瘤直径为 2~4cm

T_3 原发肿瘤直径>4cm,肿瘤局限在甲状腺内或有少量延伸至甲状腺外

T_{4a} 肿瘤蔓延至甲状腺包膜以外,并侵犯皮下软组织、喉、气管、食管或喉返神经

T_{4b} 肿瘤侵犯椎前筋膜或包裹颈动脉或纵隔血管

T_x 原发肿瘤大小未知,但未延伸至甲状腺外

N_0 无淋巴结转移

N_{1a} 肿瘤转移至Ⅵ区[气管前、气管旁和喉前(Delphian)淋巴结]

N_{1b} 肿瘤转移至单侧、双侧、对侧颈部或上纵隔淋巴结

N_x 术中未评估淋巴结

M_0 无远处转移灶

M_1 有远处转移灶

M_x 未评估远处转移灶

【治疗】 甲状腺癌的治疗方法有以下几种:

1. 手术治疗 包括甲状腺本身的手术以及颈淋巴结的清扫。甲状腺的切除范围目前仍有分歧,范围最小的是腺叶加峡部的切除,最大至甲状腺全切除。甲状腺切除范围的趋势是比较广泛的切除,有证据显示甲状腺近全切或全切除术后复发率较低。

颈淋巴结清扫范围同样有争论,但最小范围清扫,即中央区淋巴结清扫,已经达成共识。颈部淋巴结清扫可做中央区颈淋巴结清扫或改良颈淋巴结清扫。前者指清除颈总动脉内侧、甲状腺周围、气管食管沟之间及上纵隔的淋巴结组织;后者指保留胸锁乳突肌、颈内静脉及副神经的颈淋巴结清扫。对高危组病人,肉眼可见颈淋巴结转移、肿瘤侵犯至包膜外以及年龄超过 60 岁者,应做改良颈淋巴结清扫;若疾病分期较晚,颈淋巴结受侵犯广泛者,则应做传统淋巴结清扫。理想的手术方式应该根据每个病人具体情况不同,充分评估淋巴结转移情况,行择区性颈淋巴结清扫,即个体化手术原则。

2. 放射性核素治疗 对于乳头状癌、滤泡癌,术后应用^{131}I。适合于45 岁以上病人、多发性癌灶、局部侵袭性肿瘤及存在远处转移者。主要是破坏甲状腺切除术后残留的甲状腺组织,对高危病人有利于减少复发和死亡率。应用碘治疗目的是:①破坏残留甲状腺内隐匿微小癌;②易于使用核素检测复发或转移病灶;③术后随访过程中,增加甲状腺球蛋白作为肿瘤标记物的价值。

3. 内分泌治疗 分化型甲状腺癌的细胞膜表面表达 TSH 受体,并且对 TSH 刺激发生反应,使甲状腺癌组织复发和增生。通过超生理剂量的 T_4 抑制血清 TSH 水平,可以减少肿瘤复发的危险。所以术后患者要长期接受左甲状腺素替代治疗。目的是一方面供应机体甲状腺激素的需求,另一方面抑制肿瘤的复发。TSH 抑制治疗的目标是:①肿瘤组织持续存在的患者,在没有特殊禁忌证情况下,血清 TSH 应当维持在<0.1mU/L;②临床无症状的高危型患者,血清 TSH 应当维持在 0.1~0.5mU/L,5~10 年;③临床无症状的低危型患者,TSH 应当维持在 0.3~2.0mU/L,5~10 年。超生理剂量的 T_4 治疗的副作用包括亚临床甲亢,加重缺血性心脏病、心房颤动和绝经后妇女的骨质疏松。

4. 外照射放射治疗 主要用于未分化甲状腺癌。

七、甲状腺结节

甲状腺结节是外科医师经常碰到的一个问题,成人中约4%可发生甲状腺结节。恶性病变虽不常见,但术前难以鉴别,最重要的是如何避免漏诊癌肿。

【诊断】 病史和体格检查是十分重要的环节。

1. 病史　很多病人无症状,在体格检查时偶然发现。有些病人可有症状,如短期内突然发生的甲状腺结节增大,则可能是腺瘤囊性变出血所致;若过去存在甲状腺结节,近日突然快速、无痛地增大,应考虑癌肿可能。

对于甲状腺结节,男性更应重视。有分化型甲状腺癌家族史者,发生癌肿的可能性较大。双侧甲状腺髓样癌较少见,但有此家族史者应十分重视,因该病为自主显性遗传型。

2. 体格检查　明显的孤立结节是最重要的体征。约4/5分化型甲状腺癌及2/3未分化癌表现为单一结节,有一部分甲状腺癌表现为多发结节。检查甲状腺务必要全面、仔细,以便明确是否是弥漫性肿大或还存在其他结节。癌肿病人常于颈部下1/3处触及大而硬的淋巴结,特别是儿童及年轻乳头状癌病人。

3. 血清学检查　甲状腺球蛋白水平可能与腺肿大小有关,但对鉴别甲状腺结节的良恶性并无价值,一般用于曾做手术或核素治疗的分化型癌病人,检测是否存在早期复发。

4. 核素扫描　甲状腺扫描用于补充体格检查所见,且能提供甲状腺功能活动情况。但应了解扫描的局限性,冷结节并不意味着一定是恶性病变,多数甲状腺冷结节系良性病变,有无功能一般不能作为鉴别良性或恶性的依据。

5. 超声检查　B超检查可显示三种基本图像:囊肿、混合性结节及实质性结节,并提供甲状腺的解剖信息;而对良恶性肿瘤的鉴别,特异性较低。

6. 针吸涂片细胞学检查　目前细针抽吸细胞学检查应用广泛。操作时病人仰卧,肩部垫枕,颈部过伸,但老年人颈部过伸应有限度,以免椎动脉血流受阻。采用7号针头,宜用局部麻醉。强调多方向穿刺的重要性,至少应穿刺6次,以保证取得足够的标本。穿刺时以左手示、中指固定结节,以右手持针筒,回抽针栓以产生负压,同时缓慢向外将针头拔出2mm,再刺入,重复数次。见到针栓内有细胞碎屑后停止抽吸,去除负压吸引,拔出针头,脱开针筒,针筒内吸入数毫升空气,再接上针头,并将针头内标本排到玻片上,要求能有1~2滴橘红色液体,内有细胞碎屑。然后用另一玻片按45°推出涂片,或以另一玻片平放稍加压后分开,可得到薄而均匀的涂片。

【治疗】　若能恰当应用细针抽吸细胞学检查,则可更精确地选择治疗方法。细胞学阳性结果一般表示甲状腺恶性病变,而细胞学阴性结果则90%为良性。若针吸活检发现结节呈实质性,以及细胞学诊断为可疑或恶性病变,则需早期手术以取得病理诊断。若细胞学检查为良性,仍有10%机会可能是恶性,需做甲状腺核素扫描及甲状腺功能试验。如是冷结节,以及甲状腺功能正常或减低,可给以左甲状腺素,以阻断TSH生成,并嘱病人在3个月后复查。3个月后如结节增大,则不管TSH受抑是否足够,均有手术指征。但若结节变小或无变化,可仍予以TSH抑制治疗,隔3个月后再次复查,如总计6个月结节不变小,则有手术指征。有统计表明,若根据一般的临床检查即行手术,预计癌肿指数百分比,即手术证实为甲状腺癌占所有手术切除甲状腺结节的比例,约为15%。若采用甲状腺扫描、B超及TSH抑制治疗,预计癌肿指数百分比将达到20%,如采用针吸细胞学检查选择治疗,则可超过30%。

对甲状腺可疑结节的手术,一般选择腺叶及峡部切除,并做快速病理检查。结节位于峡部时,应以活检证实两侧均为正常甲状腺组织。腺叶切除较部分切除后再做腺叶切除更安全,再次手术易损伤甲状旁腺和喉返神经。另外,腺叶部分切除或次全切除会增加癌细胞残留的机会。

第二节　原发性甲状旁腺功能亢进症

原发性甲状旁腺功能亢进症(primary hyperparathyroidism,PHPT)是一种可经手术治愈的疾病,国内并不常见,但欧美等国家不少见。

一、解剖及生理概要

甲状旁腺紧密附于甲状腺左右二叶背面,数目不定,一般为4枚。呈卵圆形或扁平形,外观呈黄、红或棕红色,平均重量每枚 35~40mg。从甲状旁腺独特的胚胎发育情况看,甲状旁腺的分布十分广泛。上甲状旁腺多数位于以喉返神经与甲状腺下动脉交叉上方 1cm 处为中心、直径 2cm 的一个圆形区域内(约占80%)。下甲状旁腺有 60%位于甲状腺下、后侧方,其余可位于甲状腺前面,或与胸膜紧密联系,或位于纵隔。

甲状旁腺分泌甲状旁腺激素(parathyroid hormone,PTH),其主要靶器官为骨和肾,对肠道也有间接作用。PTH 的生理功能是调节体内钙的代谢并维持钙和磷的平衡,它促进破骨细胞的作用,使骨钙(磷酸钙)溶解释放入血,致血钙和血磷浓度升高。当其血中浓度超过肾阈时,便经尿排出,导致高尿钙和高尿磷。PTH 同时能抑制肾小管对磷的回收,使尿磷增加、血磷降低。因此当发生甲状旁腺功能亢进时,可出现高血钙、高尿钙和低磷血症。PTH 不受垂体控制,而与血钙离子浓度之间存在反馈关系,血钙过低可刺激PTH 释放;反之,血钙过高则抑制释放。

二、病理

原发性甲状旁腺功能亢进症包括腺瘤、增生及腺癌。单发腺瘤约占 80%,多发腺瘤占 1%~5%;甲状旁腺增生约占 12%,4 枚腺体均受累;腺癌仅占 1%。

三、临床表现

原发性甲状旁腺功能亢进症包括无症状型及症状型两类。无症状型病例可仅有骨质疏松等非特异性症状,常在普查时因血钙增高而被确诊。我国目前以症状型原发性甲状旁腺功能亢进症多见。按其症状可分为三型:

Ⅰ型:最为多见,以骨病为主,也称骨型。患者可诉骨痛,易于发生骨折。骨膜下骨质吸收是本病特点,最常见于中指桡侧或锁骨外 1/3 处。

Ⅱ型:以肾结石为主,故称肾型。在尿路结石患者中,甲状旁腺腺瘤者为患者在长期高血钙后,逐渐发生氮质血症。

Ⅲ型:为兼有上述两型的特点,表现有骨骼改变及尿路结石。

其他症状可有消化性溃疡、腹痛、神经精神症状、虚弱及关节痛。

四、诊断

主要根据临床表现,结合实验室检查、定位检查来确定诊断。①血钙测定:是发现甲状旁腺功能亢进的首要指标,正常人的血钙值一般为 2.1~2.5mmol/L,甲状旁腺功能亢进者血钙>3.0mmol/L;②血磷值<0.87mmol/L;③甲状旁腺激素(PTH)测定值升高;④原发性甲状旁腺功能亢进时,尿中环腺苷酸(cyclic adenylic acid,cAMP)排出量明显增高。对可疑病例,可做 B 超、核素扫描或 CT 检查,主要帮助定位,也有定性价值。

五、治疗

主要采用手术治疗。术中 B 超可帮助定位;术中冰冻切片检查有助于定性诊断。①甲状旁腺腺瘤:原则是切除腺瘤,对早期病例效果良好。病程长并有肾功能损害的病例,切除腺瘤后可终止甲状旁腺功能亢进的继续损害,但对已有严重肾功能损害,疗效较差。②甲状旁腺增生:有两种手术方法,一是做甲状旁腺次全切除,即切除大部分腺体,保留 1/2 枚腺体。另一种方法是切除所有 4 枚甲状旁腺,同时做甲状旁腺自体移植,并冻存部分腺体,以备必要时应用。③甲状旁腺癌:应做整块切除,且应包括一定范围的周围正常组织。

手术并发症及术后处理并发症很少,偶尔可发生胰腺炎,原因尚不清楚。探查广泛,且操作不慎时可损伤喉返神经。术后 24~48 小时内血清钙浓度会明显下降,病人会感到面部、口周或肢端发麻,严重者可发生手足抽搐。静脉注射 10%葡萄糖酸钙溶液,剂量视低血钙症状而定。一般在术后 3~4 日后恢复正常。术后出现血清钙下降,往往表示手术成功,病变腺体已经切除。

第三节　颈淋巴结结核

颈淋巴结结核(cervical lymph node tuberculosis)多见于儿童和青年人。结核杆菌大多经扁桃体、龋齿侵入,近 5%继发于肺和支气管结核病变,并在人体抵抗力低下时发病。

一、临床表现

颈部一侧或两侧有多个大小不等的肿大淋巴结,一般位于胸锁乳突肌的前、后缘。初期,肿大的淋巴结较硬,无痛,可推动。病变继续发展,发生淋巴结周围炎,使淋巴结与皮肤和周围组织发生粘连;各个淋巴结也可相互粘连,融合成团,形成不易推动的结节性肿块。晚期,淋巴结发生干酪样坏死、液化,形成寒性脓肿。脓肿破溃后形成经久不愈的窦道或慢性溃疡。上述不同阶段的病变,可同时出现于同一病人的各个淋巴结。少部分病人可有低热、盗汗、食欲不振、消瘦等全身症状。

二、诊断

根据结核病接触史及局部体征,特别是已形成寒性脓肿,或已溃破形成经久不愈的窦道或溃疡时,多可做出明确诊断。

三、治疗

全身治疗:适当注意营养和休息。口服异烟肼 6~12 个月;伴有全身症状或身体他处有结核病变者,加服乙胺丁醇、利福平或阿米卡星肌内注射。

局部治疗:①少数局限的、较大的、能推动的淋巴结,可考虑手术切除,手术时注意勿损伤副神经;②寒性脓肿尚未穿破者,可低穿刺抽吸治疗,应从脓肿周围的正常皮肤处进针,尽量抽尽脓液,然后向脓腔内注入 5%异烟肼溶液做冲洗,并留适量于脓腔内,每周 2 次;③对溃疡或窦道,如继发感染不明显,可行刮除术,伤口不加缝合,开放引流;④寒性脓肿继发化脓性感染者,需先行切开引流,待感染控制后,必要时再行刮除术。

第四节　颈部肿块

一、概述

颈部肿块可以是颈部或非颈部疾病的共同表现。据统计,恶性肿瘤、甲状腺疾患及炎症、先天性疾病和良性肿瘤各占颈部肿块的 1/3。其中恶性肿瘤占有相当比例,所以颈部肿块的鉴别诊断就具有重要意义。

（一）肿瘤

1. 原发性肿瘤　良性肿瘤有甲状腺瘤、舌下囊肿、血管瘤等;恶性肿瘤有甲状腺癌、恶性淋巴瘤(包括霍奇金淋巴瘤、非霍奇金淋巴瘤)、涎腺癌等。

2. 转移性肿瘤　原发病灶多在口腔、鼻咽、甲状腺、肺、纵隔、乳房、胃肠道、胰腺等处。

（二）炎症

急性或慢性淋巴结炎、淋巴结结核、涎腺炎、软组织化脓性感染等。

（三）先天性畸形

甲状舌管囊肿或瘘、胸腺咽管囊肿或瘘、囊状淋巴管瘤（囊状水瘤）、颏下皮样囊肿等。

根据肿块的部位，结合病史和检查发现，综合分析，才能明确。病史询问要详细，体格检查要仔细、全面，不要只注意局部。根据以上线索，选择适当的辅助检查，必要时可穿刺或切取活组织检查。

二、常见的颈部肿块

（一）慢性淋巴结炎

多继发于头、面、颈部的炎症病灶。肿大的淋巴结散见于颈侧区或颌下、颏下区。在寻找原发病灶时，应特别注意肿大淋巴结的淋巴接纳区域。常须与恶性病变鉴别，必要时应切除肿大的淋巴结做病理检查。

（二）转移性肿瘤

约占颈部恶性肿瘤的 3/4，在颈部肿块中，发病率仅次于慢性淋巴结炎和甲状腺疾病。原发癌灶绝大部分在头颈部，尤以鼻咽癌和甲状腺癌转移最为多见。锁骨上窝转移的淋巴结的原发灶，多在胸腹部（肺、纵隔、乳房、胃肠道、胰腺等），如胃肠道、胰腺癌肿多经胸导管转移至左锁骨上淋巴结。

（三）恶性淋巴瘤

包括霍奇金淋巴瘤和非霍奇金淋巴瘤，来源于淋巴组织恶性增生的实体瘤，多见于男性青壮年。肿大的淋巴结常先出现于一侧或两侧颈侧区，以后相互粘连成团，生长迅速。需依靠淋巴结病理检查确定诊断。

（四）甲状舌管囊肿

是与甲状腺发育有关的先天性畸形。胚胎期，甲状腺是由口底向颈部伸展的甲状腺舌管下端发生的。甲状腺舌管通常在胎儿 6 周左右自行闭锁，若甲状腺舌管退化不全，即可形成先天性囊肿，感染破溃后成为甲状舌管瘘。本病多见于 15 岁以下儿童，男性为女性的 2 倍。表现为在颈前区中线、舌骨下方有直径 1~2cm 的圆形肿块。境界清楚，表面光滑，有囊性感，并能随吞咽或伸、缩舌而上下移动。治疗宜手术切除，需切除一段舌骨以彻底清除囊壁或窦道，并向上分离至舌根部，以免复发。

（陈锦鹏）

学习小结

本章主要讲述甲状腺及甲状旁腺疾病、颈部淋巴结结核及颈部肿块，重点讲述甲状腺的解剖位置和毗邻器官的关系，这是避免甲状腺手术副损伤的关键。应掌握甲状腺常见疾病的临床表现、诊断、治疗方法，掌握甲状腺功能亢进症的手术指征并做好充分的术前准备是治疗成功的重要保证；应当熟知颈部淋巴结结核及颈部肿块常见疾病和诊断方法。

复习参考题

1. 甲状腺功能亢进症术前准备有哪些？

2. 原发性甲亢的手术指征是什么？

3. 甲状腺功能亢进症手术后的并发症有哪些？如何防治？

4. 如何鉴别甲状腺腺瘤与甲状腺肿？

5. 甲状腺肿的手术指征是什么？

6. 甲状腺结节的处理原则是什么？

第十九章　乳房疾病

学习目标	
掌握	乳房的正确检查方法。
熟悉	乳房肿块的鉴别诊断要点；急性乳腺炎的诊断、预防和治疗；乳腺癌的临床表现、诊断和外科处理原则。
了解	乳房淋巴引流途径。

乳房疾病是妇女常见病,在西方发达国家,乳腺癌的发病率居女性恶性肿瘤发病率之首。近年我国乳腺癌发病率的增长速度高出发达国家 1%～2%,据国家癌症中心和卫生部疾病预防控制局 2012 年公布的 2009 年乳腺癌发病数据显示:全国肿瘤登记地区乳腺癌发病率位居女性恶性肿瘤的第 1 位。

第一节　解剖生理

乳腺位于皮下浅筋膜的浅层与深层之间(图 19-1)。浅筋膜伸向乳腺组织内形成条索状的小叶间隔,一端连于胸肌筋膜,另一端连于皮肤,将乳腺腺体固定在胸部的皮下组织之中。起支持作用和固定乳房位置的纤维结缔组织称为乳房悬韧带或库珀韧带(Cooper 韧带)。乳腺被结缔组织分隔为 15～25 个叶,每个叶又分为若干小叶,每个小叶是一个复管泡状腺。腺泡上皮为单层立方或柱状,在上皮细胞和基膜间有肌上皮细胞。导管包括小叶内导管、小叶间导管和总导管。小叶内导管多为单层柱状或立方上皮,小叶间导管为复层柱状上皮,总导管又称输乳管。输乳管会在近乳头处形成膨大的输乳管窦,末端变细并开口于乳头。乳腺是很多内分泌腺的靶器官,在不同的年龄段,乳腺的生理状态在各激素的影响下表现不同。

乳腺淋巴回流途径:①乳房大部分淋巴液经胸大肌外侧缘淋巴管流至腋窝淋巴结,再流向锁骨下淋巴结(75%)。部分乳腺上部淋巴液可流向胸大小肌淋巴结(Rotter 淋巴结),直达锁骨下淋巴结。通过锁骨下淋巴结后,淋巴液继续流向锁骨上淋巴结。②部分乳房内侧的淋巴液通过肋间淋巴管流向胸骨旁淋巴结。③两侧乳房间皮下有交通淋巴管,一侧乳房的淋巴液可流向另一侧。④乳房深部淋巴网可沿腹直肌鞘和肝镰状韧带通向肝(图 19-2)。

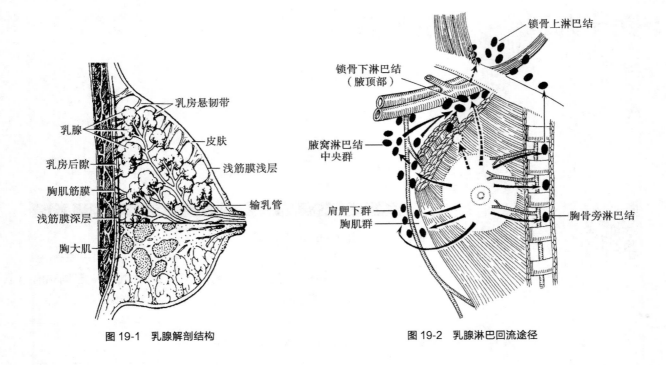

图 19-1　乳腺解剖结构

图 19-2　乳腺淋巴回流途径

第二节　乳房检查

一、体位

端坐或仰卧位,两侧乳房充分暴露,以利对比。

二、视诊

应观察乳腺的发育情况:两侧乳房是否对称,大小是否相似,两侧乳头是否在同一水平上,乳头是否有回缩凹陷,乳头乳晕有无糜烂,乳房皮肤色泽如何,有无水肿和橘皮样变,是否有红肿等炎性表现,乳腺区浅表静脉是否怒张等。

三、扪诊

手掌平伸,四指并拢,用最敏感的示指、中指、无名指的末端指腹按顺序轻扪乳房的外上、外下、内下、内上区域,最后是乳房中间的乳头及乳晕区。检查时不可用手指抓捏乳腺组织,否则会把抓捏到的乳腺组织误认为肿块。发现乳房肿块后,应该注意乳房肿块的位置、形态、大小、数目、质地、表面光滑度、活动度及有无触痛等。最后轻挤乳头,若有溢液,依次挤压乳晕四周,并记录溢液来自哪个乳管。由于乳腺癌常易发生腋下及锁骨上区淋巴结转移,故乳房部的体格检查应常规检查上述区域的淋巴结的大小、质地及活动度等。腋窝淋巴结示意图见图 19-3。

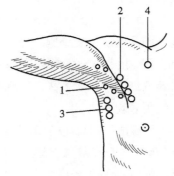

1. 中央群;2. 胸肌群;

3. 肩胛下群;4. 锁骨下群

图 19-3　腋窝淋巴结示意图

四、特殊检查

1. 钼靶 X 线摄影检查　由于乳腺钼靶检查可以观察到临床触摸不到肿块的早期乳腺癌,尤其是新一代数字式乳腺钼靶 X 线摄影检查,图像更清晰,早期乳腺癌的诊断率更高,其鉴别良、恶性肿瘤的准确率可达 90% 以上。

2. B 超检查　　B 超检查也是乳腺疾病常用的检查方法之一,可与乳腺钼靶 X 线摄影检查结合起来使用。应用 B 超检查乳房病变的最大优点是可以快速、准确地判别乳腺肿块的性质为实性或囊性。对乳腺囊肿、脓肿及囊性增生症的诊断优于其他检查。

3. 磁共振成像(MRI)检查　　MRI 是钼靶和 B 超检查的重要补充,对发现微小病灶、评价病灶范围有优势。

4. 乳管镜检查　　如果患者有乳头溢液(流水),可以采用乳管镜检查,大多数患者可以确诊。该方法确诊率高、痛苦小。

5. 病理学检查　　病理学检查是临床确诊乳腺癌的必备依据,主要用于乳腺钼靶 X 线摄影检查和 B 超检查可疑者。病理学检查包括细胞病理学检查和组织病理学检查两种。细胞病理学检查损伤小、痛苦少、速度快、方便易行,准确率在 70%~90%。组织病理学检查不但可以定性,还能在手术前确定肿瘤的类型,准确率在 90%~97%。

第三节　多乳头、多乳房畸形

胚胎期自腋窝至腹股沟连线上,由外胚层的上皮组织发生 6~8 对乳头状局部增厚,即为乳房始基。出生时除胸前一对外均退化。未退化或退化不全即出现多乳头和/或多乳房,临床也称副乳,此种异常多见于女性。多乳房在成年女性行经、妊娠或哺乳时可出现胀痛,有时有乳汁分泌。多乳头、多乳房畸形一般不需处理,但应注意其乳腺组织有发生各种乳房疾病的可能,包括肿瘤。

第四节　急性乳腺炎

急性乳腺炎(acute mastitis)是指乳腺的急性化脓性感染,是产褥期的常见病,是引起产后发热的原因之一,最常见于哺乳妇女,尤其是初产妇。哺乳期的任何时间均可发生,而哺乳的开始最为常见,多见于产后 3~4 周。

一、病因

1. 乳汁淤积　　乳汁淤积有利于细菌的生长繁殖。引起乳汁淤积的原因有:①孕妇产前未能及时矫正乳头内陷,婴儿吸乳时困难;②乳汁过多,排空不完全,产妇没有及时将乳房内多余乳汁排空;③乳管不通,乳管炎症,肿瘤及外在压迫堵塞乳管。

2. 细菌侵入　　乳头内陷时婴儿吸乳困难,易造成乳头周围的破损,是细菌沿淋巴管入侵造成感染的主要途径。另外婴儿经常含乳头而睡,也可使婴儿口腔内炎症直接侵入乳管,引起化脓性感染。其致病菌以金黄色葡萄球菌为常见。

二、临床表现

急性乳腺炎局部皮肤红、肿、热、痛,出现较明显的硬结,触痛明显,同时病人可出现寒战、高热、头痛、无力、脉率增快等全身症状。腋下可出现肿大的淋巴结,有触痛,血白细胞计数升高,严重时可合并败血症。由于治疗措施不得力或病情进一步加重,导致脓肿形成,脓肿可为单房性或多房性。浅表的脓肿易被发现,而较深的脓肿波动感不明显,不易发现。如果乳腺炎病人全身症状明显,局部及全身药物治疗效果不明显时要注意进行疼痛部位的穿刺,待抽出脓液或涂片中发现白细胞来明确诊断。脓液应做细菌培养和药物敏感试验。

三、治疗

1. 脓肿形成前

(1)早期仅有乳汁淤积的产妇全身症状轻,可继续哺乳,采取积极措施促使乳汁排出,减轻淤积。

(2)局部治疗:对乳房肿胀明显或有肿块形成者,局部热敷有利于炎症的消散,每次热敷20~30min,3次/d,严重者可用25%硫酸镁湿敷。

(3)抗生素使用:选用针对金黄色葡萄球菌的敏感抗生素,如青霉素类或头孢类。根据病情口服或肌内注射、静脉滴注。四环素、氨基糖苷类、喹诺酮类、磺胺药和甲硝唑等药物应该避免使用。

2. 脓肿已形成 应及时切开引流,切口一般以乳头、乳晕为中心呈放射形,乳晕下浅脓肿可沿乳晕做弧形切口,脓肿位于乳房后,应在乳房下部皮肤皱襞做弧形切口。

四、预防

保持乳头清洁,经常用温肥皂水洗净,如有乳头内陷者更应注意清洁,不要用乙醇擦洗。养成良好的习惯,定时哺乳,每次将乳汁吸尽,不让婴儿含乳头睡觉。如有乳头破损要停止哺乳,用吸乳器吸出乳汁,伤口愈合后再行哺乳。注意婴儿口腔卫生。

第五节 乳腺增生病

乳腺增生病是指乳腺导管、乳腺小叶、腺泡上皮、纤维组织的单项或多项良性增生。以周期性加重的乳房胀痛和多发性乳房肿块为主要临床特点。常见于中年女性,由于本病的临床表现有时与乳腺癌混淆,因此正确认识本病十分重要。

一、病因

本病系体内女性激素代谢障碍,尤其是雌、孕激素比例失调,使乳腺实质增生过度和复旧不全。部分乳腺实质成分中女性激素受体的质和量异常,使乳房各部分的增生程度参差不齐。

二、临床表现

突出的表现是乳房胀痛和肿块,特点是部分病人发作具有周期性。疼痛与月经周期有关,往往在月经前疼痛加重,月经来潮后减轻或消失,有时整个月经周期都有疼痛。体检发现一侧或双侧乳腺有弥漫性增厚,可局限于乳腺的一部分,也可分散于整个乳腺,肿块呈颗粒状、结节状或片状,大小不一,质韧而不硬,增厚区与周围乳腺组织分界不明显。少数病人可有乳头溢液。本病病程较长,发展缓慢。

三、诊断

根据临床表现,一般不难诊断。但要特别注意本病与乳腺癌同时存在的可能。应嘱病人3~6个月复查。钼靶和B超检查有利于两者的鉴别。

四、治疗

1. 药物治疗 可用中药或中成药调理,包括疏肝理气、调和冲任及调节卵巢功能。常用如口服中药逍遥散3~9g,每日3次。对症状较重的病人,可用三苯氧胺治疗,于月经干净后5日开始口服,每日两次,每次10mg,连用15日后停药。

2. 手术治疗 对乳腺增生病来说,局部切除手术不能达到治疗目的,更多地在于排除乳房恶性病变,对于肿块较硬,难以与乳腺癌鉴别者,行手术治疗以明确诊断是必要的。

第六节　乳房肿瘤

女性乳房肿瘤发病率较高,良性以纤维腺瘤多见,约占良性肿瘤的 3/4,其次为乳管内乳头状瘤,约占 1/5,恶性肿瘤绝大多数为乳腺癌(98%),肉瘤少见(2%)。男性乳房肿瘤发病率很低,男性乳腺癌发病率约为女性 1%。

一、乳房纤维腺瘤

(一)病因

本病产生的原因是小叶内纤维细胞对雌激素的敏感性异常增高,可能与纤维细胞所含雌激素受体的量或质的异常有关。雌激素是本病发生的刺激因子,所以纤维腺瘤发生于卵巢功能期。

(二)临床表现

乳腺纤维腺瘤可发生于青春期后的任何年龄的女性,但以 18~25 岁的青年女性多见。部位多在乳腺外上象限,大多为单发,少数为多发,呈圆形或椭圆形,边界清楚,表面光滑,具韧性,活动良好,与表皮和胸肌无粘连。除肿块外,病人多无自觉症状。月经周期对肿块的大小无影响。

(三)治疗

乳房纤维腺瘤虽属良性,但有恶变可能,故一旦发现,应予手术切除。手术可在局麻下施行。显露肿瘤后,连同其包膜整块切除。切下的肿块必须常规进行病理检查,排除恶性病变的可能。由于妊娠可使肿瘤增大,所以在妊娠前或妊娠后发现的纤维腺瘤一般都应手术切除。

二、乳管内乳头状瘤

乳管内乳头状瘤多见于经产妇,40~50 岁为多。75% 病例发生在大乳管近乳头的壶腹部,瘤体很小,带蒂而有绒毛,且有很多壁薄的血管,故易出血。发生于中小乳管的乳头状瘤常位于乳房周围区域。

(一)临床表现

一般无自觉症状,常因乳头溢液污染内衣而引起注意,溢液可为血性、暗棕色或黄色液体。肿瘤小,常不能触及,偶有较大的包块。大乳管乳头状瘤可在乳晕区扪及直径为数毫米的小结节,多呈圆形、质软、可推动,轻压此包块,常可从乳头溢出血性液体。

(二)治疗

本病无有效治疗药物,以手术治疗为主。对单发的乳管内乳头状瘤应切除病变的乳管系统。术前需正确定位,用指压确定溢液的乳管口,插入钝头细针,做乳晕切口,沿针头或亚甲蓝显色部位,切除乳管及周围的乳腺组织。并常规进行病理检查,如有恶变应施行乳腺癌根治术。对年龄较大、乳管上皮增生活跃或渐变者,可行单纯乳房切除术。乳管内乳头状瘤一般认为属良性,但恶变率为 6%~8%,尤其对起源于小乳管的乳头状瘤应警惕其恶变的可能。

三、乳房肉瘤

乳房肉瘤是较少见的恶性肿瘤,包括中胚叶结缔组织来源的间质肉瘤、纤维肉瘤、血管肉瘤和淋巴肉瘤等。另外还有一种不同于一般肉瘤的肿瘤,是以良性上皮成分和富于细胞的间质成分组成,因其个体标本上常出现裂隙因而称作分叶状肿瘤,按其间质成分、细胞分化的程度可分为良性及恶性。良性者称为分叶状纤维腺瘤;恶性者称作叶状囊肉瘤,其上皮成分可表现为良性增生,而间质成分则有核分裂及异型性。

临床上常见于 50 岁以上的女性,表现为乳房肿块,较大,界限清晰,皮肤表面可见扩张的静脉,可以推动,腋窝淋巴结转移较少,以肺、纵隔和骨转移多见。治疗以单纯乳房切除为主。放化疗疗效不确定。

四、乳腺癌

乳腺癌是发生在乳腺腺上皮组织的恶性肿瘤。乳腺癌99%发生在女性,男性仅占1%,在我国发病呈逐年上升趋势。

(一)病因

乳腺癌的病因尚未完全清楚,研究发现乳腺癌的发病存在一定的规律性,具有乳腺癌高危因素的女性容易患乳腺癌。乳腺癌家族史是乳腺癌发生的危险因素,所谓家族史是指一级亲属(母女、姐妹)中有乳腺癌患者。近年发现乳腺腺体致密也成为乳腺癌的危险因素。乳腺癌的危险因素还有月经初潮早(<12岁)、绝经迟(>55岁)、未婚、未育、晚育、未哺乳;患乳腺良性疾病未及时诊治;经组织活检证实患有乳腺非典型增生;胸部接受过高剂量放射线照射;长期服用外源性雌激素;绝经后肥胖;长期过量饮酒;携带与乳腺癌相关的突变基因。现已知乳腺癌的易感基因有 BRCA-1、BRCA-2、p53、PTEN 等,与这些基因突变相关的乳腺癌称为遗传性乳腺癌,占全部乳腺癌的5%~10%。具有以上若干项高危因素的女性并不一定患乳腺癌,只能说明其患乳腺癌的风险比正常人高。

(二)病理类型

1. 非浸润性癌　包括导管内癌(癌细胞未突破导管壁基底膜)、小叶原位癌(癌细胞未突破末梢乳管或腺泡基底膜)及乳头湿疹样乳腺癌(伴发浸润性癌者,不在此列)。此型属早期,预后较好。

2. 早期浸润性癌　包括早期浸润性导管癌(癌细胞突破管壁基底膜,开始向间质浸润)、早期浸润性小叶癌(癌细胞突破末梢乳管或腺泡基底膜,开始向间质浸润,但仍局限于小叶内)。此型仍属早期,预后较好。

3. 浸润性特殊癌　包括乳头状癌、髓样癌(伴大量淋巴细胞浸润)、小管癌(高分化腺癌)、腺样囊性癌、黏液腺癌、大汗腺样癌、鳞状细胞癌等。此型分化一般较高,预后尚好。

4. 浸润性非特殊癌　包括浸润性小叶癌、浸润性导管癌、硬癌、髓样癌(无大量淋巴细胞浸润)、单纯癌、腺癌等。此型一般分化低,预后较上述类型差,且是乳腺癌中最常见的类型,占80%,但判断预后尚需结合疾病分期等因素。

5. 其他罕见癌。

(三)临床表现

早期乳腺癌往往不具备典型的症状和体征,不易引起重视,常通过体检或乳腺癌筛查发现。以下为乳腺癌的典型体征:

1. 乳腺肿块　80%的乳腺癌患者以乳腺肿块首诊。患者常无意中发现乳腺肿块,多为单发,质硬,边缘不规则,表面欠光滑。大多数乳腺癌为无痛性肿块,仅少数伴有不同程度的隐痛或刺痛。

2. 皮肤改变　乳腺癌引起皮肤改变可出现多种体征,最常见的是肿瘤侵犯了连接乳腺皮肤和深层胸肌筋膜的 Cooper 韧带,使其缩短并失去弹性,牵拉相应部位的皮肤,出现"酒窝征";若癌细胞阻塞了淋巴管,则会出现"橘皮样改变";乳腺癌晚期,癌细胞沿淋巴管、腺管或纤维组织浸润到皮内并生长,在主癌灶周围的皮肤形成散在分布的质硬结节,即所谓"皮肤卫星结节"。炎性乳腺癌是一种罕见的特殊类型乳腺癌,肿瘤特点酷似急性炎症改变,乳腺弥漫性增大,乳腺皮肤红、肿、热、痛,病程进展快、预后差,转移发生率高达30%~40%,5年生存率仅为25%~48%。

3. 乳头、乳晕异常　肿瘤位于或接近乳头深部,可引起乳头回缩。肿瘤距乳头较远,乳腺内的大导管受到侵犯而短缩时,也可引起乳头回缩或抬高。乳头乳晕湿疹样癌(Paget disease),即佩吉特病,表现为乳头皮肤瘙痒、糜烂、破溃、结痂、脱屑,伴灼痛,以致乳头回缩。

4. 腋窝淋巴结肿大　乳腺癌可出现同侧腋窝淋巴结肿大,肿大的淋巴结质硬、散在、可推动。随着病情发展,淋巴结逐渐融合,并与皮肤和周围组织粘连、固定。晚期可在锁骨上和对侧腋窝摸到转移的淋巴结。

(四)诊断

乳腺癌的早期发现、早期诊断,是提高疗效的关键。应结合患者的临床表现及病史、体格检查、影像学检查、组织病理学和细胞病理学检查,进行乳腺癌的诊断与鉴别诊断。

多数患者是自己无意中发现乳腺肿块来医院就诊,少数患者是通过体检发现乳腺肿物或可疑病变。可触及肿块可采用针吸活检或手术切除活检明确诊断。若是靠影像学检查发现的可疑病变,肿块无法触摸,可借助影像学检查定位进行活检。病理学检查是乳腺癌诊断的金标准。

乳腺癌的 TNM 分期:

T_0:原发癌未查出

T_{is}:原位癌

T_1:癌瘤长径≤2cm

T_2:癌瘤长径>2cm 且≤5cm

T_3:癌瘤长径>5cm

T_4:肿瘤大小不计,但侵及皮肤或胸壁。炎性乳腺癌属于此类

N_0:同侧腋窝无肿大淋巴结

N_1:同侧腋窝有肿大淋巴结,尚可推动

N_2:同侧腋窝肿大淋巴结融合,或与周围组织粘连

N_3:有同侧胸骨旁淋巴结转移,有同侧锁骨上淋巴结转移

M_0:无远处转移

M_1:有远处转移

根据以上情况,可把乳腺癌分为以下各期:

0 期:$T_{is}N_0M_0$

Ⅰ 期:$T_1N_0M_0$

Ⅱ 期:$T_{0\sim1}N_1M_0$,$T_2N_{0\sim1}M_0$,$T_3N_0M_0$

Ⅲ 期:$T_{0\sim2}N_2M_0$,$T_3N_{1\sim2}M_0$,T_4 任何 NM_0,任何 TN_3M_0

Ⅳ 期:包括 M_1 的任何 TN_0

(五)治疗

随着对乳腺癌生物学行为认识的不断深入,以及治疗理念的转变与更新,乳腺癌的治疗进入了综合治疗时代,形成了乳腺癌局部治疗与全身治疗并重的治疗模式。根据肿瘤的分期和患者的身体状况,采用手术、放射治疗、化疗、内分泌治疗、生物靶向治疗及中医药辅助治疗等多种手段。

1. 手术治疗　自 1894 年 Halsted 提出乳腺癌根治术以来,一直是治疗乳腺癌的标准术式。该术式的根据是乳腺癌转移及解剖学模式,即由原发灶转移至区域淋巴结,以后再发生血运转移。20 世纪 50 年代有扩大根治术问世。但随着手术范围的扩大,发现术后生存率并无明显改善。这一事实促使不少学者采取缩小手术范围以治疗乳腺癌。目前应用的五种手术方式均属治疗性手术,而不是姑息性手术。

(1)乳腺癌根治术:根治术的范围是将整个患病的乳腺连同癌瘤周围 2cm 宽的皮肤、乳腺周围脂肪组织、胸大小肌和其筋膜以及腋窝、锁骨下所有脂肪组织和淋巴结整块切除。目前使用较少。

(2)乳腺癌扩大根治术:是指乳腺癌根治术的同时一并切除乳房内侧部的胸壁,即在胸膜外将第2、3、4肋软骨,包括胸廓内动、静脉和胸骨旁淋巴结(即乳房内动、静脉及其周围的脂肪及淋巴组织)切除。目前已经很少使用。

（3）乳腺癌改良根治术：目前已成为常用的手术方式。分为保留胸大肌、切除胸小肌的 Patey 改良根治术，保留胸大、小肌的 Auchincloss 改良根治术。前者清扫淋巴结与根治术相仿，后者不能清扫腋上组淋巴结。根据大量病例观察，认为Ⅰ、Ⅱ期乳腺癌应用根治术及改良根治术的生存率无明显差异。

（4）全乳房切除术：该术式适宜于原位癌、微小癌及年迈体弱不宜做根治术者。

（5）保留乳房的乳腺癌切除术：适合于临床Ⅰ期、Ⅱ期的乳腺癌患者，且乳房有适当体积，术后能保持外观效果者。术后必须辅以放射治疗、化疗等。多中心或多灶性、无法获得切缘阴性者禁忌施行该手术。今年来随着技术的发展和病人对美容效果要求的提高，保乳手术在我国的开展逐年增加。

前哨淋巴结活检（sentinel lymph node biopsy）：前哨淋巴结指接受乳腺癌引流的第一枚淋巴结，可采用示踪剂显示后切除活检。根据前哨淋巴结的病理结果预测腋淋巴结是否有肿瘤转移，对腋淋巴结阴性的乳腺癌病人可不做腋淋巴结清扫。该项工作是 20 世纪 90 年代乳腺外科的一个重要进展。前哨淋巴结活检适用于临床腋淋巴结阴性的乳腺癌病人，对临床Ⅰ期的病例其准确性更高。

关于手术方式的选择目前尚有分歧，但没有一个手术方式能适合各种情况的乳腺癌。手术方式的选择还应根据病理分型、疾病分期及辅助治疗的条件而定。对可切除的乳腺癌病人，手术应达到局部及区域淋巴结最大程度的清除，以提高生存率，然后再考虑外观及功能。对Ⅰ、Ⅱ期乳腺癌可采用乳腺癌改良根治术及保留乳房的乳腺癌切除术。

2. 化疗　乳腺癌是实体瘤中应用化疗最有效的肿瘤之一，化疗在整个治疗中占有重要地位。由于手术尽量去除了肿瘤负荷，残存的肿瘤细胞易被化学抗癌药物杀灭。一般认为辅助化疗应于术后早期应用，联合化疗的效果优于单药化疗，辅助化疗应达到一定剂量，治疗期不宜过长，以 6 个月左右为宜，能达到杀灭亚临床型转移灶的目的。常用的有 CEF 方案（环磷酰胺、表柔比星、氟尿嘧啶）。化疗期间应定期检查肝、肾功能，应用阿霉素者要注意心脏毒性。

术前化疗又称新辅助化疗：可探测肿瘤对药物的敏感性，并使肿瘤缩小，减轻与周围组织的粘连。新辅助化疗可使大部分原发性乳腺癌体积明显缩小，用于进展期乳腺癌可以提高其切除率，对早期乳腺癌可以提高选择保留乳腺术式的机会。药物可采用蒽环类联合紫杉类方案，一般 4~6 个疗程。

3. 内分泌治疗　乳腺癌的内分泌治疗始于 1896 年 Beatson 用卵巢切除治疗晚期乳腺癌，至今已有上百年的历史。乳腺癌的内分泌治疗在肿瘤的内分泌治疗中最为成熟和卓有成效。体内雌激素水平病理性上升，是刺激乳腺癌细胞增生的主要因素。雌激素在绝经前主要由女性的卵巢分泌，绝经后由肾上腺和部分脂肪组织分泌。乳腺细胞中存在雌激素和孕激素受体，这些受体使得乳腺组织随着激素水平而增生。研究表明，大约 2/3 的乳腺癌细胞含有一定量的雌激素受体（estrogen receptor，ER），这类乳腺癌称为雌激素受体阳性乳腺癌；40%~50% 的乳腺癌细胞含有孕激素受体（progesterone receptor，PR），这类乳腺癌称为孕激素受体阳性乳腺癌。雌激素受体或孕激素受体阳性乳腺癌对内分泌治疗敏感。

内分泌治疗的重要进展就是他莫昔芬的应用。他莫昔芬的用量为每日 20mg，至少服用 3 年，一般服用 5 年。该药安全有效，副作用有潮热、恶心、呕吐、静脉血栓形成、眼部副作用、阴道干燥或分泌物多。长期应用后少数病例可能发生子宫内膜癌。

新近发展的芳香化酶抑制剂，如阿那曲唑、来曲唑、依西美坦等，这一类药物对于绝经后的病人有效。

4. 放射治疗　是乳腺癌局部治疗的手段之一。在保留乳房的乳腺癌手术后，放射治疗是一重要组成部分，应于肿块局部广泛切除后给予较高剂量放射治疗。单纯乳房切除术后可根据病人年龄、疾病分期分类等情况，决定是否应用放射治疗。根治术后是否应用放射治疗，多数认为对Ⅰ期病例无益，对Ⅱ期以后病例可能降低局部复发率。目前要求腋窝有淋巴结转移者均需要放射治疗。

5. 生物治疗　通过转基因制备的曲妥珠单抗对于人表皮生长因子受体-2（HER2）过度表达的乳腺癌有一定的疗效。近 10 余年，患者 5 年生存率开始有所改善，首先归功于早期发现、早期诊断，其次是术后综合辅助治疗的不断完善。医务人员应重视卫生宣教及普查。根据乳腺癌是全身性疾病的概念,应重视对乳腺癌生物学行为的研究,并不断完善综合辅助治疗,以进一步改善生存率。

（陈锦鹏）

学习小结

通过本章的学习，学会正确的乳房检查方法，了解急性乳腺炎脓肿形成的病因与表现，正确认识乳腺增生的发病基础及其和乳腺癌的关系。 掌握乳腺癌早期诊断的方法及治疗方案，早期的综合治疗可以大幅度提高生存率。

复习参考题

1. 简述乳腺增生病与乳腺癌的关系。

2. 乳腺增生病的治疗方法有哪些?

3. 乳腺癌的综合治疗方法有哪些?

第二十章　胸部损伤

学习目标	
掌握	胸部损伤的病因与分类、急诊剖胸探查手术指征；创伤性窒息、连枷胸、开放性气胸、张力性气胸、进行性血胸、大量血胸、肺爆震伤、心脏压塞、胸腹联合伤的概念和快速致命性胸伤的急救处理原则。
熟悉	胸部损伤的解剖生理概要；肋骨骨折、气胸、血胸、心脏损伤的病理生理、临床表现、诊断及治疗原则；胸膜腔闭式引流术。
了解	肺损伤、胸内大血管损伤的病理生理、临床表现、诊断及治疗原则。

第一节　概述

无论平时还是战时,胸部损伤(thoracic trauma)的发生率和危害程度,在创伤中均占十分重要的地位。胸部损伤发生率虽然低于四肢和颅脑损伤,但在创伤死亡者中有胸部损伤者占50%以上。在交通伤和战伤中分别有35%~40%和7%~12%的伤员有胸部损伤,约25%的交通伤和战伤死亡者直接死因是胸部损伤。

一、解剖生理概要

胸部包括胸壁、胸膜腔和胸内脏器。

1. 胸壁中的骨性胸廓支撑保护胸内脏器,参与呼吸运动。骨性胸廓的损伤范围和程度与暴力的大小成正比。

2. 起始于降主动脉的肋间动脉管径较大,损伤后可发生致命性大出血。

3. 正常双侧均衡的胸膜腔负压(呼气末$-5\sim-3cmH_2O$,吸气末$-10\sim-8cmH_2O$)维持纵隔位置居中。一侧胸腔积气或积液会导致纵隔移位,使健侧肺受压,并影响腔静脉回流。

4. 膈肌分隔两个压力不同的体腔,胸腔压力低于腹腔。膈肌破裂时,腹内脏器和腹腔积液会疝入或流入胸腔。

5. 胸内脏器主要包括心脏、肺、大血管及食管。较大暴力可使胸腔内的心、肺等发生碰撞、挤压、旋转和扭曲,造成组织破裂或广泛挫伤。继发于挫伤的组织水肿可导致器官功能障碍或衰竭。

6. 上腔静脉无静脉瓣,骤升的胸膜腔内压会使上腔静脉压力急剧升高,导致上半身毛细血管扩张和破裂。

7. 正常呼吸功能的维持除神经支配外,取决于:①胸壁结构的完整;②肋间肌及膈肌的正常运动;③胸膜腔负压的保持;④呼吸道的通畅。但较重的胸部损伤往往破坏了以上因素中的一个或几个,严重影响呼吸和循环功能。

二、病因与分类

1. 除按解剖部位进行分类外,临床上常根据暴力性质不同和是否造成胸膜腔与外界相通,将胸部损伤分为钝性伤(blunt trauma)和穿透伤(perforating wound),两者特点不同(表20-1)。当胸部与上腹部受到钝性暴力挤压时,病人声门紧闭,胸膜腔内压骤然剧增,右心房血液经无静脉瓣的上腔静脉系统逆流,造成末梢静脉及毛细血管过度充盈扩张并破裂出血,致使上半身广泛皮肤、黏膜、末梢毛细血管淤血及出血性损害,称为创伤性窒息(traumatic asphyxia)。穿透伤或钝性伤均可引起膈肌破裂,同时造成胸腔和腹腔脏器的损伤,称为胸腹联合伤(thoraco-abdominal injury),可引起膈疝(diaphragmatic hernia)。

2. 依据危及生命的严重程度,胸部损伤可分为:①快速致命性胸伤(immediately life-threatening chest injuries),包括气道梗阻、进行性或大量血胸、心脏压塞、开放性气胸、张力性气胸和连枷胸;②潜在致命性胸伤(potentially life-threatening chest injuries),包括胸腹联合伤、食管破裂、肺挫伤、心肌挫伤。

表 20-1 胸部损伤病因与分类特点

项目	钝性伤	穿透伤
定义	胸膜腔与外界不相通(闭合性,多无伤口)	胸膜腔与外界相通(开放性)
病因	减速性、挤压性、撞击性或冲击性暴力	火器或锐器暴力、医源性损伤
损伤机制	机制复杂	机制清楚
胸壁骨折	多有肋骨和/或胸骨骨折	常无肋骨和/或胸骨骨折
损伤范围	损伤广泛,常合并其他部位损伤	直接与伤道有关,合并伤少
脏器病变	多为组织挫伤所致水肿	多为器官裂伤所致出血
病理生理	急性呼吸窘迫综合征、心力衰竭和心律失常	进行性出血所致的休克
早期诊断	比较困难,容易误诊或漏诊	比较容易
治疗	多不需要剖胸手术	需要急诊剖胸手术相对多
死亡原因	循环、呼吸衰竭	严重失血性休克

三、急救处理

胸部损伤的急救处理包括医院前急救处理和医院内急诊处理。对于快速致命性胸部损伤应在医院前急救和医院急诊时给予快速有效的处理,并警惕和搜寻是否存在潜在致命性胸伤的证据。

1. 医院前急救处理 包括基本生命支持与快速致命性胸伤的现场紧急处理。原则是维持呼吸通畅、给氧、控制出血、补充血容量、镇痛、骨折固定、保护脊柱,并迅速转运。快速致命性胸伤需在现场施行紧急处理,气道梗阻需立即清理呼吸道,必要时人工辅助呼吸;心脏压塞需快速行心包穿刺减压;开放性气胸需迅速包扎和封闭胸部伤口,变开放为闭合;张力性气胸需快速减压,放置具有单向活瓣作用的胸腔穿刺针或胸膜腔闭式引流;对连枷胸需立即局部压迫消除反常呼吸运动,有效镇痛,对有呼吸困难者,必要时给予人工辅助呼吸。

2. 医院内急诊处理　通过询问外伤史、查体、诊断性穿刺、床边 B 超或胸部 X 线检查等,正确及时地诊治快速致命性胸伤并排查潜在致命性胸伤至关重要。胸部损伤的急诊处理(图 20-1),应遵循"先抢救后辅助检查,边治疗边诊断"的原则。

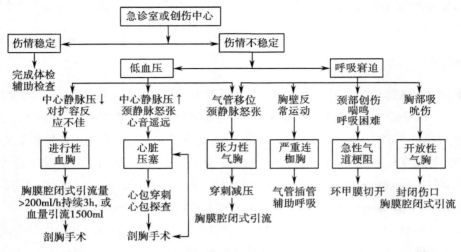

图 20-1　胸部损伤的急诊处理

有下列情况时应行急诊剖胸探查手术:①进行性血胸;②心脏大血管破裂伤;③严重肺裂伤或气管、支气管断裂伤;④胸腹联合伤;⑤食管破裂;⑥胸壁大块缺损;⑦胸内存留较大的异物。剖胸手术目的和步骤为:止血;清除异物;修补脏器或切除严重毁损的部分脏器;心包、胸膜腔闭式引流;胸壁修复与肋骨固定;皮下及皮肤一期或二期缝合。

四、胸膜腔闭式引流术

1. 目的　持续引流,排出胸膜腔内积气、积液,恢复胸膜腔负压。

2. 适应证　①中、大量气胸,开放性气胸,张力性气胸;②胸腔穿刺术治疗下肺无法复张者;③需使用机械通气或人工通气的气胸或血气胸者;④拔除胸腔引流管后气胸或血胸复发者;⑤剖胸手术者;⑥急性脓胸等。

3. 方法　根据临床诊断及胸部 X 线检查确定安置引流管的部位,气胸引流一般在前胸壁锁骨中线第 2 肋间隙,血胸则在腋中线与腋后线间第 6 ~ 8 肋间。病人取半卧位,消毒后在局部胸壁全层做局部浸润麻醉,并试行穿刺证实诊断,切开皮肤,钝性分离肌层,经肋骨上缘置入带侧孔的胸腔引流管。引流管的侧孔应深入胸腔内 2 ~ 3cm。缝合固定后,引流管外接闭式引流装置,胸膜腔闭式引流主要靠重力引流,无菌水封瓶应置于病人胸部水平下 60 ~ 100cm,胸膜腔引流管连接水封瓶的长玻璃管插至水平面下 3 ~ 4cm,保证胸腔内气、液体克服 $3 ~ 4cmH_2O$ 的压力能通畅引流出胸腔,而外界空气、液体不会吸入胸腔(图 20-2)。

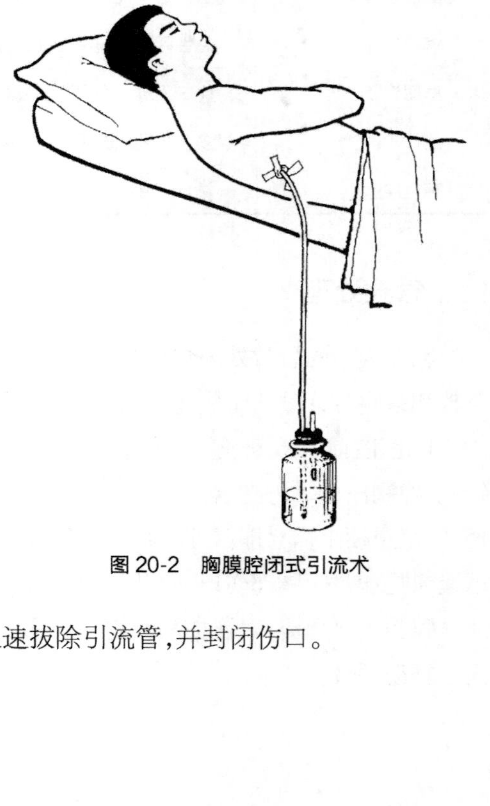

4. 术后注意　鼓励咳嗽,经常挤压引流管以保持管腔通畅,记录每小时或 24 小时引流液量,观察水柱波动情况。引流

图 20-2　胸膜腔闭式引流术

后肺膨胀良好,已无气体和液体排出,可在病人深吸气屏气时迅速拔除引流管,并封闭伤口。

第二节　肋骨骨折

肋骨骨折在胸部损伤中最常见,第4~7肋骨最易发生骨折。老年人肋骨骨质疏松,脆性增大,容易发生骨折。已有恶性肿瘤转移灶的肋骨,容易发生病理性骨折。

相关链接

肋骨的特点及与骨折的关系

第1~3肋骨粗、短,并有锁骨、肩胛骨和肌肉保护,一般不易发生骨折,出现骨折常常提示伤情较重,多有锁骨、肩胛骨及颈部、腋部血管神经损伤。第4~7肋骨较长且薄,并且固定,最易发生骨折。第8~10肋骨前端肋软骨形成肋弓与胸骨相连。第11~12肋骨前端游离,弹性较大,一般不易发生骨折,若发生骨折,常提示腹内脏器和膈肌损伤。

一、病因

根据暴力作用方式不同,分为直接暴力和间接暴力两种。

1. 直接暴力　比如钝物打击、摔倒、高处坠落、撞击、子弹和弹片冲击,暴力直接作用于肋骨,可使肋骨向内弯曲折断。

2. 间接暴力　比如车祸,前后挤压暴力使肋骨腋段向外弯曲折断。

二、病理和病理生理

1. 肋骨骨折时,如肋骨断端向内移位,可刺破肋间血管、壁层胸膜和肺,产生气胸、血胸或血气胸。

2. 肋骨骨折可为一侧或两侧、单根或多根肋骨骨折;同一肋骨可发生一处或多处骨折。3根以上相邻的肋骨有2处以上骨折称为多根多处肋骨骨折。多根多处肋骨骨折使局部胸壁失去完整肋骨的支撑而发生软化,形成浮动胸壁,出现反常呼吸运动,即软化区胸壁在吸气时受胸内负压的牵拉而内陷,呼气时则受肺内正压推动而外突,与正常呼吸时相反,称为连枷胸(flail chest)(图20-3)。连枷胸病人随呼吸运动出现两侧胸膜腔压力不均衡的周期性变化,使纵隔在吸气时移向健侧,呼气时移向患侧,称为纵隔扑动(mediastinal flutter),影响肺通气,导致缺氧和二氧化碳潴留,同时影响静脉血液的向心回流,严重时可发生呼吸衰竭和循环衰竭。连枷胸常伴有广泛肺挫伤,挫伤区域的肺间质或肺泡水肿导致氧弥散障碍,出现低氧血症。

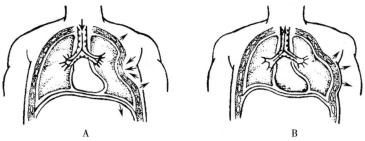

图20-3　浮动胸壁出现反常呼吸运动
A. 吸气;B. 呼气。

三、临床表现

1. 症状　最常见的症状是局部疼痛,在深呼吸、咳嗽及转动体位时加剧。胸痛使呼吸变浅、咳嗽无力,呼吸道分泌物增多、潴留,易致肺不张和肺部感染。连枷胸病人呼吸困难明显。

2. 体征　胸壁畸形、肿胀、局部皮下淤血,骨折处压痛明显,有骨擦感。连枷胸时有反常呼吸运动。胸廓挤压试验有助于骨折的定位和与软组织挫伤鉴别。合并皮下气肿、气胸、血胸时有相应的症状和体征。

相关链接

胸廓挤压试验

　　两手分置病人胸前后壁或左右侧挤压,胸痛加重为阳性,提示肋骨骨折,可伴骨擦感,有助于与胸壁软组织挫伤鉴别。

四、诊断

根据病史、临床表现以及胸部 X 线检查,一般可诊断。胸部 X 线检查,可明确肋骨骨折的诊断并准确定位,还可判断有无气胸、血胸、肺挫伤的存在及锁骨、胸骨、脊柱的损伤情况。应注意前胸肋软骨骨折早期在 X 线片上不显示,易漏诊。

五、治疗

肋骨骨折的处理原则是有效控制疼痛、固定胸廓、清除呼吸道分泌物、防治并发症。镇痛的方法很多,可口服或肌内注射镇痛药物,或使用自控镇痛装置,或肋间神经封闭等。固定胸廓的方法因肋骨骨折的损伤程度和范围不同而异。鼓励病人咳嗽排痰,早期下床活动,减少呼吸系统并发症。对咳嗽无力、不能有效排痰或呼吸衰竭者,应及时行气管插管或气管切开,以利于更好地管理呼吸道、清除气道分泌物、充分氧疗及施行辅助呼吸等。

1. 闭合性单处肋骨骨折　肋骨骨折两断端因有上、下完整的肋骨和肋间肌支撑,较少有肋骨断端错位、活动和重叠。固定胸廓能减少肋骨断端活动和减轻疼痛,可采用多头胸带或弹性胸带包扎固定胸廓。若骨折错位不明显、疼痛不重,也可不固定。对老年和体弱病人可应用抗生素预防感染。

2. 闭合性多根多处肋骨骨折　必须紧急处理,处理措施包括包扎固定法、牵引固定法及内固定法。

(1)包扎固定法:适用于现场急救处理和胸壁软化范围小、反常呼吸运动不严重的连枷胸病人。用棉垫等压迫胸壁软化区后用多头胸带或弹性胸带包扎固定胸廓,减轻或消除反常呼吸运动。

(2)牵引固定法:对胸壁软化范围大、反常呼吸运动明显的连枷胸病人,可选用外固定牵引。用巾钳夹住浮动胸壁中心部肋骨,用绳子通过滑轮吊起作重力牵引,牵引重量 2~3kg,使浮动胸壁复位,固定时间 2 周(图20-4)。为克服病人必须卧床的缺点,也可采用胸壁外固定法(图 20-5)。

(3)内固定法:长期胸壁浮动且不能脱离呼吸机者可施行手术固定肋骨,术中采用 Judet 夹板、克氏针或不锈钢丝等固定肋骨断端。近年来也有使用电视胸腔镜下导入钢丝的方法固定浮动胸壁。因其他指征需要剖胸手术时,也可同时施行肋骨固定手术。

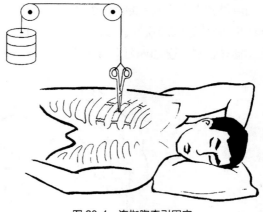

图 20-4　连枷胸牵引固定

3. 开放性肋骨骨折　对胸壁伤口进行彻底清创,清除坏死组织及异物,修整骨折断端,防止刺破胸膜,固定肋骨断端,分层缝合胸壁各层组织,预防感染。若胸膜已破,应胸膜腔闭式引流。

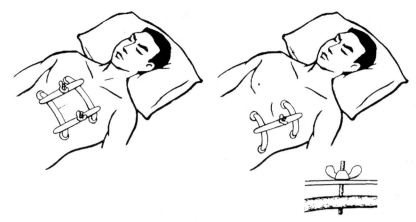

图 20-5　连枷胸壁外固定肋骨牵引架牵引

第三节　气胸

胸膜腔内积气称为气胸（pneumothorax）。气胸的形成多因钝性伤或穿透伤导致肺组织、气管、支气管、食管破裂，空气进入胸膜腔，或因胸壁伤口穿破胸膜，胸膜腔与外界沟通，外界空气进入胸膜腔所致。因肺大疱、大疱性肺气肿、肺结核等肺部疾病使肺组织和脏层胸膜破裂，肺和支气管内空气逸入胸膜腔称为自发性气胸。依据胸膜腔内压力的改变，气胸分为闭合性气胸、开放性气胸和张力性气胸三类（图20-6）。依据胸膜腔积气量及肺萎陷程度分为少量气胸（肺萎陷≤30%）、中量气胸（50%＞肺萎陷＞30%）、大量气胸（肺萎陷≥50%）。

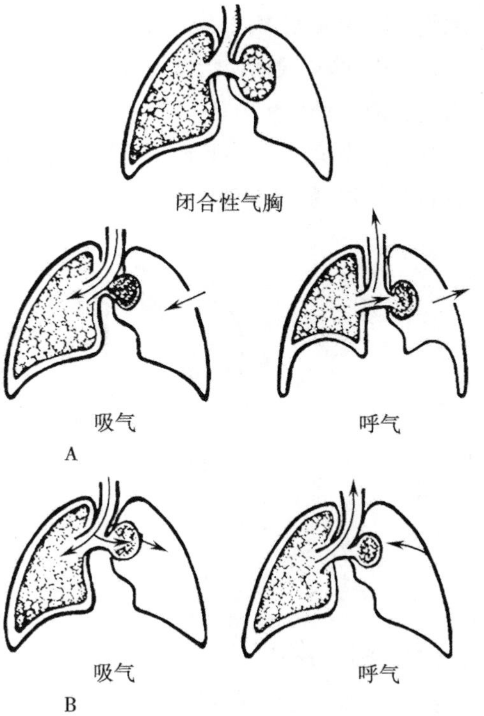

一、闭合性气胸

闭合性气胸（closed pneumothorax）是指空气经胸部伤口或肺组织裂口进入胸膜腔，就诊时，伤口伤道已闭合，胸膜腔与大气不相通，不再继续漏气，胸膜腔内压仍低于大气压。

闭合性气胸

图 20-6　气胸分类（依据胸膜腔内压力的改变）
A. 开放性气胸；B. 张力性气胸。

（一）病理生理

与胸膜腔内的积气量有关。伤侧胸膜腔内积气，胸膜腔内压增加，伤侧肺萎陷，同时可引起纵隔向健侧移位，使健侧肺组织也受压、萎陷，肺呼吸面积减少，通气/血流比例失衡，肺通气和换气功能下降，导致病人不同程度的缺氧。随着胸腔内积气与肺萎陷程度增加，伤侧肺表面的裂口变小，直至不再漏气，此时气胸即处于稳定状态并可缓慢吸收。

（二）临床表现

1. 症状　少量气胸对呼吸和循环功能影响小，病人多无明显的临床症状。中量和大量气胸，病人常有胸闷、憋气、心悸等不适，重者有明显呼吸困难。

2. 体征　中量以上气胸体格检查可发现患侧胸廓饱满，呼吸动度降低，气管向健侧移位，患侧叩诊呈鼓音，呼吸音减弱或消失。

（三）诊断

根据病史、临床表现及胸部 X 线检查，诊断多无困难。胸部 X 线检查可显示不同程度的胸膜腔积气和肺萎陷及纵隔移位。经伤侧锁骨中线第 2 肋间行诊断性胸腔穿刺,抽出气体即可明确诊断。若伴有胸腔积血称为血气胸。

（四）治疗

1. 少量气胸 多无临床症状,积气可在 1~2 周内自行吸收,一般不需要特殊处理。

2. 中量气胸和大量气胸 需行胸膜腔穿刺,反复抽不尽,则行胸膜腔闭式引流术,排尽积气,促使肺尽早膨胀。

二、开放性气胸

开放性气胸(open pneumothorax)多为锐器、子弹和弹片使胸膜腔与大气相通,空气经胸壁破裂口随呼吸自由进出胸膜腔。开放性气胸一般导致肺完全萎陷,胸膜腔内压与大气压相等。

（一）病理生理

1. 吸气时 大量气体进入患侧胸膜腔,患侧胸膜腔内负压消失,而吸气时健侧胸膜腔负压升高,与患侧胸膜腔的压力差增大,致使纵隔向健侧移位,进一步使健侧肺扩张受限。

2. 呼气时 气体经胸壁破裂口排出体外,两侧胸腔的压力差减小,纵隔又向患侧移位,因此开放性气胸引起纵隔扑动(图 20-7)。

3. 纵隔扑动 影响肺通气,导致静脉回心血流下降,使大血管扭曲影响射血,刺激肺门及纵隔引起休克,引起呼吸和循环功能障碍。

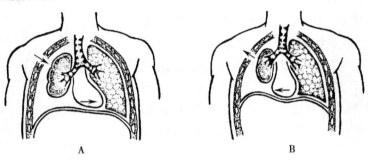

图 20-7 开放性气胸引起纵隔扑动
A. 吸气;B. 呼气。

（二）临床表现

病人出现严重或极度呼吸困难、发绀、颈静脉怒张。患侧胸壁可见伴有气体进出胸腔发出吸吮样声音的伤口,称为胸部吸吮伤口(sucking wound)。患侧胸部叩诊为鼓音,听诊呼吸音明显减弱或消失,气管向健侧移位。胸部 X 线检查可发现患侧大量气胸,肺明显或完全萎陷,纵隔向健侧移位。

（三）诊断

结合病史、临床表现及床边胸部 X 线检查,可明确诊断。

（四）治疗

开放性气胸是可迅速致死的危急重症。以下为急救处理要点:

1. 将开放性气胸立即转化为闭合性气胸,赢得抢救时间,并迅速转运到医院。使用无菌敷料如凡士林纱布、棉垫等,或清洁材料如塑料袋、衣物等,制作成不透气敷料和压迫物,在病人呼气末封盖伤口并加压包扎。

2. 必要时胸穿抽气。在转运途中若发现呼吸困难或出现张力性气胸表现,可在呼气末开放密闭敷料,排出高压气体,并立即封闭,在下一呼气末再开放排气。

3. 入院后清创、缝合胸壁伤口,并行胸膜腔闭式引流术;给予抗生素预防感染;若怀疑有胸腔内脏器严重损伤或进行性血胸等,则根据需要选择剖胸探查手术或电视胸腔镜手术。

三、张力性气胸

张力性气胸(tension pneumothorax)是指气管、支气管或肺损伤处形成单向活瓣,气体随吸气进入胸腔,呼气时活瓣关闭,气体不能经气道排出而积聚在胸腔内,如此反复,胸膜腔内气体不断增多,导致胸膜腔压力高于大气压,又称高压性气胸。常见于较大、较深的肺裂伤或气管、支气管完全断裂。

(一)病理生理

张力性气胸,导致患侧肺完全萎陷,纵隔向健侧移位,健侧肺受压,腔静脉回流受阻,产生严重的呼吸和循环障碍。当胸膜腔内压高于大气压时,气体经支气管、气管周围疏松结缔组织或壁层胸膜裂伤处进入纵隔或胸壁软组织,形成纵隔气肿或面部、颈部、胸部、腹部皮下气肿。

(二)临床表现

病人表现为严重或极度呼吸困难、烦躁、发绀、意识不清乃至昏迷、大汗淋漓。体格检查可见患侧胸壁饱满,肋间隙增宽,呼吸动度减弱,颈静脉怒张,气管向健侧明显移位,皮下捻发感,叩诊呈鼓音,听诊呼吸音消失。胸部 X 线检查(图 20-8)显示患侧胸腔内大量积气,肺完全萎陷,纵隔、膈肌明显移位,严重者可见纵隔气肿及皮下气肿。病人可伴有脉搏细弱、血压降低等表现。

(三)诊断

结合病史、临床表现及胸部 X 线检查,诊断多无困难。胸腔穿刺有高压气体冲出,更进一步确立诊断。

(四)治疗

张力性气胸是可迅速致死的危急重症。急救处理是立即胸腔排气,降低胸腔内压力。

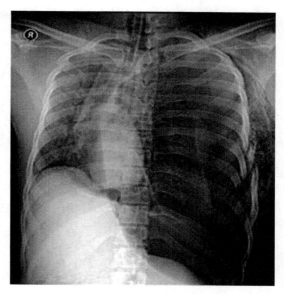

图 20-8 左侧张力性气胸胸部 X 线片

1. 入院前或院内急救时,可用粗针头在病人胸前锁骨中线第 2 肋间穿刺胸膜腔减压,立即有高压气冲出,多能收到排气减压的良好效果。应外接单向活瓣装置,或在针柄处外接剪有小口的柔软塑料袋、气球或避孕套等,使胸腔内高压气体易于排出,而外界空气不能进入胸腔。

2. 进一步处理是在患侧前胸部锁骨中线第 2 肋间插管行胸腔闭式引流术,可外接适当调节恒定负压的引流装置,以加快气体排出,促使肺膨胀。经胸腔引流,一般肺裂口多在 1 周内闭合。

3. 待停止漏气 24 小时后,临床症状消失,听诊呼吸音正常,X 线检查证实肺已复张,方可拔除胸腔闭式引流管。

4. 对于经过引流后,仍持续漏气,肺不能复张者,常提示肺裂伤较大或有支气管断裂可能,应进一步明确诊断,考虑剖胸探查手术或电视胸腔镜手术。

案例20-1

患者,男性,22 岁,15 分钟前被人用斧头砍伤右胸部。查体:BP 60/40mmHg。面色苍白,气管左偏,右胸叩诊鼓音,听诊呼吸音消失,右胸部伤处可闻及吸吮音,可见 3 根肋骨横断,大量气体和血液从伤口溢出。

思考:

1. 考虑何种损伤? 如何分类?

2. 威胁生命的情况有哪些? 如何紧急处理?

第四节　血胸

胸腔内积血称为血胸(hemothorax),常与气胸合并存在,称为血气胸(hemopneumothorax)。胸腔积血主要来源于心脏、胸内大血管及其分支、胸壁血管、肺组织、膈肌破裂和腹腔脏器出血。血胸通常分为非进行性血胸、进行性血胸、凝固性血胸及感染性血胸。临床上将成人胸腔积血少于 500ml,胸部 X 线检查患侧肋膈窦消失或肋膈角变钝,称为少量血胸;胸腔积血 500~1000ml,胸部 X 线检查患侧积液可达肺门平面,称为中量血胸;胸腔积血超过 1000ml,胸部 X 线检查患侧积液超过肺门平面,称为大量血胸(图20-9)。

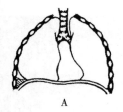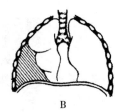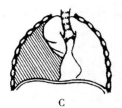

图 20-9　血胸分类
A. 少量;B. 中量;C. 大量。

相关链接

胸腔积血主要来源与特点

1. 心脏、胸内大血管及其分支损伤破裂,出血量大而急,多迅速导致失血性休克,往往得不到抢救机会而死亡,仅少数获得医院内救治机会。

2. 胸壁血管如肋间血管、胸廓内血管、膈肌血管、腹腔脏器出血,压力较高,出血不易自止,常需剖胸止血。

3. 肺组织破裂出血最为多见,由于肺循环压力较低,出血量相对少且缓慢,多可自行停止,需剖胸止血者不多。

一、病理生理

血胸的严重性不仅表现在急性失血影响循环功能,而且随着胸腔积血的增多和压力的增高,压迫肺,造成肺萎陷,减少呼吸面积,同时将纵隔推向健侧,使健侧肺受压,影响腔静脉血液回流,导致呼吸和循环功能障碍。持续大量出血所致胸腔积血称为进行性血胸。心、肺、膈肌的运动有清除纤维蛋白的作用,胸腔内出血多不凝固,但当胸腔内迅速积聚大量血液,超过肺、心包和膈肌运动所起的去纤维蛋白作用时,胸腔内的积血发生凝固,形成凝固性血胸。凝血块机化后形成纤维板,限制肺、膈肌及胸壁的呼吸运动,损害呼吸功能。血液又是良好的细菌培养基,经胸壁伤口及支气管、肺破裂口进入胸腔的细菌,会在积血中迅速滋生繁殖,引起感染性血胸,最终导致脓血胸(pyohemothorax)。少数病人因肋骨骨折断端活动刺破肋间血管或血管破裂处凝血块脱落,发生延迟出现的胸腔内积血,称为迟发性血胸。

二、临床表现

血胸的临床表现与出血量、出血速度及个人体质有关。少量血胸多无明显的症状和体征。中量血胸和大量血胸,病人可出现不同程度的面色苍白、脉搏细速、血压下降和末梢循环充盈不足等低血容量性休克的表现,并有呼吸急促、肋间隙增宽、气管向健侧移位,患侧胸部叩诊呈浊音或实音,听诊呼吸音明显减弱或消失;胸部 X 线检查显示患侧胸腔大片积液阴影,通常呈外高内低的弧形影,若有气胸时可出现液平面,并可见纵隔向健侧移位。

三、诊断

结合病史、临床表现及胸部 X 线检查,诊断多无困难。胸腔穿刺抽出血液可进一步确立诊断。血胸诊断确立后,要注意判断是否存在进行性血胸、凝固性血胸及感染性血胸。

1. 进行性血胸　具备以下征象时常提示存在进行性血胸:①持续脉搏加快、血压下降,虽经输血、补液等处理,休克状况改善不明显或暂时好转后又继续加重;②胸腔闭式引流量每小时超过 200ml,持续 3 小时以上;③引流或胸腔穿刺抽出的血液为新鲜血液,并迅速凝固;④血红蛋白量、红细胞计数和红细胞比容呈进行性下降,引流液的血红蛋白量和红细胞计数与周围血相接近。

2. 凝固性血胸　因血液迅速凝固胸腔穿刺抽不出血液或胸腔闭式引流量减少,而体格检查发现血胸持续存在的证据,胸部 X 线连续检查胸腔积液阴影不断增大,应考虑凝固性血胸。

3. 感染性血胸　具备以下情况时应考虑感染性血胸:①有畏寒、高热等感染的全身表现;②抽出胸腔积血 1ml,加入 5ml 蒸馏水,无感染者呈淡红透明状,出现混浊或絮状物则提示感染;③胸腔积血无感染时红细胞白细胞比例与周围血相似,为 500∶1,感染时白细胞数明显增多,比例达 100∶1 可确定为感染性血胸;④积血涂片和细菌培养发现致病菌有助于诊断,并可据此选择有效抗生素。

四、治疗

积极抗感染,根据血胸的不同类型选择不同的治疗方法。

1. 非进行性血胸　血胸持续存在会增加发生凝固性血胸或感染性血胸的可能性。采用胸腔穿刺或胸腔闭式引流术治疗,及时排出积血,促使肺膨胀,改善呼吸功能,并使用抗生素预防感染。

(1)少量血胸:可自行吸收,不需要胸腔穿刺抽取。

(2)中量以上血胸:当一次胸腔穿刺不能抽取干净时,主张早期行胸腔闭式引流术,既可彻底引流积血,避免反复穿刺导致感染,又有助于观察有无进行性出血。

2. 进行性血胸　迅速抗休克治疗,补充血容量,同时积极术前准备,及时剖胸探查或胸腔镜手术,彻底止血。

3. 凝固性血胸　待病人病情稳定后尽早剖胸手术,清除胸内凝血块,并剥除胸膜表面凝血块和机化形成的包膜;手术可提早到伤后 2~3 日,更为积极的开胸引流无益,但明显推迟手术时间可能使清除肺表面纤维蛋白膜变得更加困难,从而使简单手术复杂化。

4. 感染性血胸　应及时改善胸腔引流,排尽感染性积血或积脓。若效果不佳或肺复张不良,应尽早手术清除感染性积血,剥离脓性纤维膜。

近年,电视胸腔镜已用于凝固性血胸、感染性血胸的处理,具有创伤小、疗效好、住院时间短、费用低等优点。

第五节　肺损伤

肺占据了胸腔大部分空间,胸部钝性伤和穿透伤均容易引起肺的损伤。根据损伤的组织学特点,肺损伤包括肺裂伤、肺挫伤和肺爆震伤。肺挫伤是最常见的肺损伤,也是胸部损伤引起死亡的重要原因。肺爆震伤在平时仅见于意外事故,在战时多见。

一、病理和病理生理

1. 肺裂伤伴有脏层胸膜裂伤者可发生血气胸,而脏层胸膜完整者则多形成肺内血肿。肺挫伤大多为钝性暴力致伤,在伤后炎症反应中肺毛细血管通透性增加,炎性细胞沉积和炎性介质释放,使损伤区域发生继发水肿,大面积肺间质和肺泡水肿则引起换气障碍,导致低氧血症。

2. 爆震伤又称冲击伤,其特点有:多部位受伤,可同时有心、肺、胃、肠及鼓膜损伤;外轻内重,看似体表伤情轻,但内脏损伤较重;病情进展快。爆炸产生的高压气浪或水波浪冲击胸部时可使胸壁撞击肺组织,紧随高压后的负压波亦可使肺碰撞胸壁,致肺挫伤,肺毛细血管出血,小支气管和肺泡破裂,肺组织广泛性渗出而产生肺水肿,称为肺爆震伤(blast injury of lung)。严重者并有肺裂伤,可引起血胸和气胸。此外,气体尚可进入肺循环引起气栓;若大量气栓进入脑动脉和冠状动脉,可立即造成死亡。

二、临床表现

1. 肺裂伤、肺挫伤 表现为呼吸困难、咯血、血性泡沫痰及肺部啰音,重者出现低氧血症;肺裂伤常伴有血气胸,肺挫伤常伴有连枷胸。

2. 肺爆震伤 其临床表现多变,肺爆震伤的主要症状包括胸痛、咳嗽、咳血性泡沫样痰、口唇发绀、呼吸困难等;听诊双肺布满湿啰音,合并气胸、血胸时,患侧呼吸音减弱或消失。肺损伤严重者可发生呼吸衰竭。

三、诊断

根据病史、临床表现及胸部 X 线检查,可明确诊断。

1. 肺裂伤 所致血气胸的诊断与处理如前所述。肺内血肿大多在胸部 X 线检查时发现,表现为肺内圆形或椭圆形、边缘清楚、密度增高的团块状阴影,常在 2 周至数月自行吸收。

2. 肺挫伤 胸部 X 线片出现斑片状浸润影,一般伤后 24~48 小时变得更明显,CT 检查准确率高于 X 线检查。

3. 肺爆震伤 胸部 X 线检查显示两肺布满斑点状及斑片状阴影或显示气胸、血胸的征象。纤维支气管镜检有助于气管、支气管裂伤的确诊和定位。

四、治疗

安静休息,吸氧,半卧位,应用有效敏感抗生素预防感染,必要时给予肾上腺皮质激素。以下为治疗原则:

1. 注意观察、检查并及时发现其他脏器的损伤,及时处理合并伤,肺内存留较大的异物需尽早手术摘除,气管或支气管裂伤需尽早手术修补吻合。

2. 鼓励并帮助病人咳嗽,保持呼吸道通畅。

3. 应用强心、利尿剂治疗肺水肿。

4. 限制晶体液过量输入,补液、输血应谨慎,原则上要少输和慢输,尽量避免加重心肺负担。

5. 对严重缺氧、呼吸窘迫病人使用机械通气支持,必要时行气管切开。

第六节　心脏大血管损伤

严重胸部损伤常有心脏大血管损伤,包括心脏损伤和胸内大血管损伤。心脏损伤可分为钝性心脏损伤与穿透性心脏损伤。心脏大血管损伤无论平时还是战时均较常见,是创伤致死致残的主要原因之一。

一、钝性心脏损伤

钝性心脏损伤多由胸前区遭受撞击、减速、挤压、高处坠落、冲击等钝性暴力所致。钝性心脏损伤的严重程度与遭受钝性暴力的撞击速度、撞击质量、心脏被压缩程度正相关；与心脏受创面积负相关；与心脏舒缩时相有关，舒张末期较收缩末期易发生心脏破裂伤。由于撞击参数不同，相同的撞击能量可导致不同程度的心脏损伤。钝性心脏损伤轻者为心肌挫伤（myocardial contusion），重者为心脏破裂（cardiac rupture）。所有因钝性暴力所引起的心脏损伤，如果无原发性心脏破裂或心内结构损伤，统称为心肌挫伤，心肌挫伤是钝性心脏损伤最常见类型，其发生率占钝性胸部损伤的17%~76%。

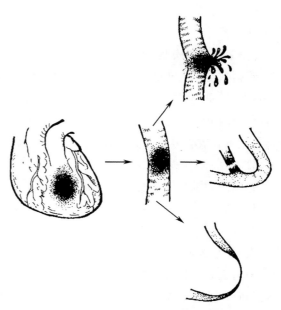

图 20-10　重度心肌挫伤演变结局示意图

（一）病理和病理生理

心肌挫伤轻者仅存在心外膜下和/或心内膜下出血和瘀斑、少量心肌纤维断裂；重者呈心肌全层大面积出血、水肿和坏死，但和心肌梗死不同，从正常到损伤的心肌之间可无移行区。重度心肌挫伤可继发心脏破裂和心内结构损伤包括瓣膜、腱索和室间隔损伤及室壁瘤（图 20-10）。重度心肌挫伤的致死原因多为严重心律失常或心力衰竭。钝性心脏破裂心壁肌肉呈大面积出血坏死，中央区域呈星形不规则裂口，病人绝大多数因快速大出血死于事故现场。

（二）临床表现

病人多合并胸壁软组织损伤、肋骨骨折和/或胸骨骨折等。轻度心肌挫伤可无明显症状，中度和重度挫伤可出现心悸、气促、胸痛，甚至心绞痛、休克、心力衰竭等症状和体征。钝性心脏破裂伤极少数有可能通过有效的现场急救而成功送达医院，一般处于濒死状态。

（三）诊断

根据病史、临床表现，可初步诊断。钝性心脏损伤常合并多发伤，临床表现可被中枢神经系统或其他部位严重损伤的表现所掩盖，容易漏诊。心肌挫伤的诊断主要依赖临床医师的警惕性与辅助检查。常用的辅助检查为：

1. 心电图　可存在 ST 段抬高、T 波低平或倒置，房性、室性期前收缩或心动过速等心律失常。

2. 超声心动图　可显示心脏结构和功能改变以及有无心包积液。食管超声心动图可减少胸部损伤时经胸探头检查的痛苦，还能提高心肌挫伤的检出率。

3. 血清心肌酶学检测　传统的检测为磷酸肌酸激酶及其同工酶（CK、CK-MB）和乳酸脱氢酶及其同工酶（LDH、LDH_1、LDH_2）的活性测定。近年来已采用单克隆抗体微粒子化学发光或电化学法进行磷酸肌酸激酶同工酶的质量测定和心肌肌钙蛋白（cardiac troponin，cTn）I 和 T（cTnI 和 cTnT）测定；前者的准确性优于同工酶活性测定，后者仅存在于心房和心室肌内，不会因骨骼肌损伤影响检测值，特异性高。

（四）治疗

主要为休息、严密监护、吸氧、镇痛，纠正心律失常或心力衰竭等对症处理。临床特殊治疗主要针对可能致死的并发症，并发症一般在伤后早期出现，但也有迟发者。心肌挫伤后是否会发生严重并发症常难以预测，如果病人的血流动力学不稳定、心电图异常或上述心肌标志物异常，应转入 ICU 监护治疗。如手术抢救钝性心脏破裂，心肌因水肿质脆易碎，难以缝合，抢救成功率极低，不主张行急诊开胸手术。

二、穿透性心脏损伤

穿透性心脏损伤是指心脏被致伤物所穿透，造成心脏破裂的一类损伤，多由锐器、火器所致，50%~

85%病人死于受伤现场或抵达医院前。近年,心脏介入诊断治疗的普及,使心导管所致的医源性心脏穿透伤有所增多。

(一)病理和病理生理

锐器致伤多为非贯通伤(只有入口,没有出口),刀伤裂缘周围几乎无组织水肿破坏,修补相对容易;火器致伤多导致心脏贯通伤(既有入口,又有出口),火器伤裂缘附近组织水肿破坏较多。火器致伤也可为非贯通伤,异物留存心脏。穿透性心脏损伤好发的部位依次为右心室、左心室、右心房和左心房,除心壁全层裂开,还可导致心房和心室间隔、瓣膜装置及冠状动脉损伤。大多数心导管所致的心脏损伤部位在心房的心耳处。

穿透性心脏损伤病理生理分为三期:

1. 亚临床期 极早期或极小裂口出血量尚少而无症状,为亚临床期,本期或长或短。

2. 临床期 随出血增加出现症状则进入临床期,其症状特点取决于心包裂口大小,即心包内血液的流失速度:如心包裂口较小时易被凝血块阻塞而出血滞留于心包腔,由于心包缺乏弹性,腔内快速积血 120ml 以上就可使心包腔内压力升高,导致急性心脏压塞,既妨碍心脏舒张又减缓心脏出血,典型表现为贝克三体征(Beck triad)。如心包裂口较大则难以被凝血块阻塞,血液迅速流失而心脏出血持续不停,导致失血性休克。

3. 濒死期 如果压塞或休克未能纠正,随着时间推延症状进一步加重,血压测不出,脉搏细弱,心率极快,心音不清,病人进入濒死状态,称濒死期。

(二)临床表现

取决于心包、心脏损伤程度和心包引流情况。心脏压塞临床表现为:①静脉压升高;②心音遥远、心搏微弱,脉压小;③动脉压降低。穿透性心脏损伤典型表现是严重失血性休克或濒死状态的症状和体征。少数病人由于伤后院前时间短,就诊早期生命体征尚平稳,仅有损伤史与胸部较小伤口,易延误诊断和抢救时机。

(三)诊断

诊断要点:①胸部伤口位于心脏体表投影区域或其附近;②伤后时间短,病情进展迅速;③贝克三体征或失血性休克,可有大量血胸的体征。依赖胸部 X 线检查、心电图、超声波、超声心动图,甚至心包穿刺术明确诊断都是耗时、准确性不高的方法。情况允许时首选床边超声检查。对于伤后时间短、生命体征尚平稳、不能排除心脏损伤者,应在具备全身麻醉手术条件的手术室,局麻下扩探伤道明确诊断,以避免延误抢救的黄金时机。

(四)治疗

早期诊断和及时处理是挽救病人生命的唯一途径。一般来说,穿透性心脏损伤需要手术救治者多于钝性心脏损伤。

穿透性心脏损伤分期救治原则:

1. 亚临床期 应留下病人密切观察生命体征,不宜脱离观察视线外送检查(必要时行床旁超声检查,明确心包有无积液)。高度怀疑心脏压塞者应行剑突下心包开窗术(图 20-11),有活动性出血即改全身麻醉下剖胸,修补心脏破裂口,术中注意不要缝合和损伤冠状动脉。心脏介入诊治过程中发生的医源性心脏损伤,多为导管尖端所致,因其口径较小,发现后应立即终止操作、拔除心导管,给予鱼精蛋白中和肝素抗凝作用,进行心包穿刺抽吸治疗。经上述处理,一般可获得成功,从而避免开胸手术。

2. 临床期 多数病人就诊时已进入临床期,须区分心脏压塞或失血休克之亚型。此两型病情进展迅速,迅速解除心脏压塞和/或控制心脏出血,可以成功地挽救病人生命;应立即施行剖胸手术,术前不应采用其他任何诊疗措施以免延误。在气管插管全身麻醉下,经胸骨正中切口或左前外侧切口入胸,切开心包缓解压塞,控制出血,迅速补充血容量;大量失血者需回收胸腔内积血,经大口径输液通道回输;血压稳定

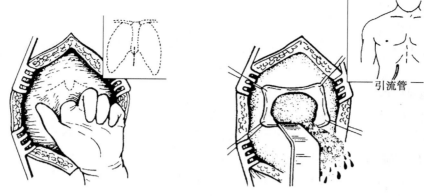

图 20-11 剑突下心包开窗术

后,采用无损伤带针缝线加垫,避开冠状血管较大分支,修补心脏裂口。

3. 濒死期 病人送达急诊室时生命体征微弱或呼吸心搏将停。由于心肺脑复苏的时间要求,不允许转送手术室,须立即施行急诊室开胸手术。

穿透性心脏损伤经抢救存活者,应注意心脏内有无遗留的异物及其他病变,如创伤性室间隔缺损、瓣膜损伤、创伤性室壁瘤、心律失常、假性动脉瘤或反复发作的心包积液、缩窄性心包炎等。应重视出院后病人的随访,尽早诊断心脏内的残余病变,以便及时做出相应的外科处理。

案例20-2

患者,男性,19岁,30分钟前被刀刺伤左胸部。查体:BP 60/50mmHg,面色苍白,颈静脉怒张,脉搏细弱,心音遥远。

思考:

1. 考虑何种损伤?

2. 应采取哪些紧急措施?

三、胸内大血管损伤

胸内大血管损伤同心脏破裂一样是一类致命性损伤。据统计,大血管损伤约85%由火器或锐器所致,约15%由交通事故等钝性伤所致。

（一）病理和病理生理

胸内大血管包括胸主动脉及其三大分支、腔静脉和肺动、静脉。无论穿透伤还是钝性伤均可伤及以上大血管,造成血管破裂大出血、假性动脉瘤和主动脉瘘形成,在短时间内危及病人生命。

1. 胸主动脉损伤 可发生在该动脉不同部位,种类较多(图20-12)。

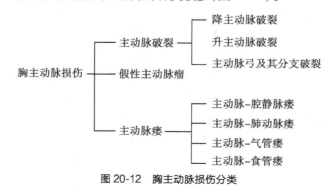

图 20-12 胸主动脉损伤分类

2. 腔静脉损伤　包括上腔静脉和下腔静脉损伤。心包无裂口、裂口小或裂口被凝血块阻塞,则导致急性心脏压塞;反之则引起失血性休克。

3. 肺动、静脉损伤　除引起失血性休克和/或急性心脏压塞外,空气经损伤的肺静脉进入左心,可引起体循环气栓。

（二）临床表现

主要是失血性休克和/或急性心脏压塞的症状和体征。

1. 胸主动脉损伤　胸前及后背疼痛、失血性休克、两侧股动脉搏动减弱或消失。升主动脉破裂可引起急性心脏压塞;假性动脉瘤引起周围组织压迫;主动脉瘘主要表现为进行性心力衰竭、咯血或呕血。

2. 腔静脉损伤　急性心脏压塞和/或失血性休克的症状和体征。

3. 肺动、静脉损伤　除失血性休克和/或急性心脏压塞的症状和体征,还可突然出现偏瘫,甚至死亡。

（三）诊断

主要依靠病史、临床表现及影像学检查。影像学检查包括:

1. 胸部 X 线检查　常见纵隔阴影增宽。

2. 经胸壁超声心动图结合经食管超声　可提高胸内大血管损伤的诊断率。

3. 计算机断层扫描（CT）、磁共振血管成像（MRA）以及数字减影血管造影（DSA）等更能精确显示胸内大血管损伤的情况。

腔静脉损伤和肺动、静脉损伤多在术中或尸检时方能明确诊断。

（四）治疗

胸内大血管损伤病人仅有少数能够生前发现和存活到医院,送到医院仍存活者,若能迅速诊断、及时手术,在现代化医疗条件下,加强多学科协作的专科救治,大多数病人可以存活,并减少晚期并发症和后遗症的发生。

1. 胸主动脉损伤　对部分胸主动脉损伤,包括降主动脉损伤、假性动脉瘤和主动脉瘘等,首选治疗方法是经皮介入腔内支架移植术。当疑诊升主动脉及其三大分支破裂时,应立即施行剖胸手术探查,缝合破裂口或人工血管置换,术中要注意防止脊髓缺血性损伤引起截瘫。

2. 腔静脉损伤　应立即施行剖胸手术探查,缝合破裂口或用心包补片等修补,以防止腔静脉狭窄。

3. 肺动、静脉损伤　剖胸探查是唯一有效的救治措施。常需要在体外循环下修复破裂口。

（蔡建辉）

学习小结

胸部损伤常见,多伴合并伤。根据暴力性质不同和是否造成胸腔与外界相通,临床上将胸部损伤分为钝性伤和穿透伤。另外,依据危及生命的严重程度,胸部损伤可分为快速致命性胸伤,包括气道梗阻、进行性或大量血胸、心脏压塞、开放性气胸、张力性气胸和连枷胸;潜在致命性胸伤,包括胸腹联合伤、食管破裂、肺挫伤、心肌挫伤。有下列情况时应行急诊剖胸探查手术:①进行性血胸;②心脏大血管破裂伤;③严重肺裂伤或气管、支气管断裂伤;④胸腹联合伤;⑤食管破裂;⑥胸壁大块缺损;⑦胸内存留较大的异物。

多数胸部损伤,如肋骨骨折、气胸,甚至包括连枷胸、开放性气胸、张力性气胸等,有的虽然可迅速危及生命,但这类损伤往往仅需通过立即包扎固定、封闭伤口、胸腔穿刺和/或胸腔闭式引流术等一般救治措施,即可挽救生命。需要剖胸探查等较复杂专科处理者仅是少数严重的胸部损伤。及时正确诊断、果断有效救治至关重要。80%以上早期死亡病例发生于现场和运送途中,加强现场和运送途中的救治水平,已成为当前提高严重胸部损伤疗效的重点和难点。

1. 简述胸部损伤的病因与分类。

2. 急诊剖胸探查的指征有哪些?

3. 简述肋骨骨折的临床表现、诊断及治疗方法。

4. 三类气胸的共同点和差异表现在哪几个方面?

5. 简述开放性气胸、张力性气胸的临床表现和救治措施。

6. 哪些征象常提示存在进行性血胸?

7. 简述心脏压塞的临床表现及穿透性心脏损伤分期救治原则。

第二十一章　胸膜及纵隔疾病

第一节　脓胸

脓胸(empyema)是指脓性渗出液积聚于胸膜腔内的化脓性感染,脓胸是一种好发于青壮年的严重影响劳动力的疾病,慢性迁延不愈可导致胸廓畸形,严重影响正常心肺功能,若伴有气管、食管瘘,则脓腔内可有气体,出现液平面,称为脓气胸。

一、概述

（一）解剖

胸膜(pleura)是衬覆于胸壁内面、膈上面、纵隔两侧面和肺表面等处的一层浆膜,被覆于胸壁内面、纵隔两侧面和膈上面及突至颈根部等处的胸膜称为壁层胸膜,覆盖于肺表面的胸膜称为脏层胸膜,两层胸膜之间密闭、狭窄、呈负压的腔隙称胸膜腔。胸膜腔内实际是潜在的间隙,间隙内仅有少许浆液,可减少摩擦。

（二）病理与病理生理

按病理发展过程可分为急性和慢性。当致病菌侵入胸膜腔并造成急性感染时为急性脓胸,一般病程在 6 周以内,早期积极治疗可防止转为慢性,预后较好;当胸膜被厚层纤维板覆盖,肺不能扩张,引流不再能使脓腔缩小时为慢性脓胸,病程在 6 周或 3 个月以上。按感染菌属不同可分为化脓性、结核性和特异病原性脓胸,以化脓性菌属感染最为多见。青少年脓胸多为结核性,多由于结核性胸膜炎时不及时规律抗结核治疗导致。按波及的范围又可分为全脓胸和局限性脓胸,后者脓液积聚于肺和局部胸壁之间、肺叶间、肺与纵隔或膈肌之间。

脓胸形成过程大致包括三个阶段,反映病变的演变过程。

Ⅰ期:渗出期(急性期)、急性炎症反应期,胸膜肿胀伴有渗出液,内含有白细胞和纤维蛋白,呈浆液性,渗出早期及时引流可完全恢复肺功能。

Ⅱ期:化脓纤维化期(过渡期),渗出液逐渐由浆液性转为脓性,脓细胞及纤维蛋白增多,积液变得稠厚,大量的纤维蛋白沉积在胸膜表面,形成较厚的纤维板,易形成局限性脓胸。此期虽然肺活动度减弱,但仍能完全复张,对肺功能的影响降低。

Ⅲ期:机化期(慢性期),积液变得异常稠厚,甚至凝聚成块,在胸膜表面大量纤维板机化固定紧束肺组织,牵拉胸廓内陷,纵隔向患侧移位,并限制胸廓的活动性,严重影响呼吸功能,可导致患侧肺功能丧失。

二、急性脓胸

(一)病因

1. 肺内感染灶。

2. 胸内和纵隔内其他脏器或身体其他部位病灶,直接或经淋巴侵入胸膜引起感染化脓。

3. 胸腔术后并发症。

4. 胸部外伤。

5. 继发于脓毒血症或败血症的脓胸,则多通过血行播散。

致病菌以金黄色葡萄球菌、肺炎球菌、链球菌多见。此外还有大肠杆菌、铜绿假单胞菌、真菌等,虽略少见,但亦较以前增多。若为厌氧菌感染,则成腐败性脓胸。

致病菌进入胸膜腔的途径有:

1. 直接由化脓病灶侵入或破入胸膜腔,或因外伤、手术污染胸膜腔。

2. 经淋巴途径 如膈下脓肿、肝脓肿、纵隔脓肿、化脓性心包炎等,通过淋巴管侵犯胸膜腔。

3. 血源性播散 在全身败血症或脓毒血症时,致病菌可经血液循环进入胸膜腔。

(二)临床表现

1. 症状 常有高热、寒战、脉率快、呼吸急促、食欲减退、胸痛、全身乏力、白细胞及中性粒细胞升高等全身感染中毒征象,积脓较多者尚有胸闷、咳嗽、咳痰及胸痛等呼吸系统症状,合并有支气管胸膜瘘时可有咳脓痰等。

2. 体征 可见急性面容,患侧肋间隙饱满,呼吸动度减弱、语颤减弱,叩诊呈浊音,听诊呼吸音减弱或消失,大量积脓时纵隔向健侧移位,严重者可伴有发绀和休克。

(三)诊断

结合病史、临床表现、影像学检查,脓胸的诊断一般不困难,只要胸腔穿刺穿得脓液,脓胸的诊断即可确立,但在诊断过程中,必须判断以下内容:①是急性脓胸还是慢性脓胸;②是全脓胸还是局限性脓胸;③是化脓性脓胸还是其他类型脓胸;④主要的致病菌;⑤有无并发症。

1. 胸部X线 可见患侧胸腔呈均匀一致的密度增高影。少量积液显示肋膈角变钝;中等量以上积液则显示内低外高的弧形致密影,呈典型的"S"形;大量积液,患侧呈现大片致密阴影,纵隔向健侧移位。如合并气胸,可见液气平面,若未经胸腔穿刺而出现液气平面者,应高度怀疑有气管、食管瘘(图21-1)。

2. CT 有助于区别肺脓肿与脓胸,了解病变程度,判断脓腔大小、数量、部位及少量脓胸的显像。

(四)并发症

1. 肺纤维化最常见。肺内大量纤维瘢痕组织增生,形成肺纤维化。

2. 胸部窦道致病菌毒力强,脓液向外穿过胸壁软组织并穿透皮肤,形成窦道,并有脓液流出。

3. 支气管胸膜瘘脓液向肺组织侵蚀或合并肺实质病变,使支气管与胸膜腔相通。

4. 肋骨或脊柱骨髓炎、心包炎、纵隔脓肿、腹腔脓肿等。

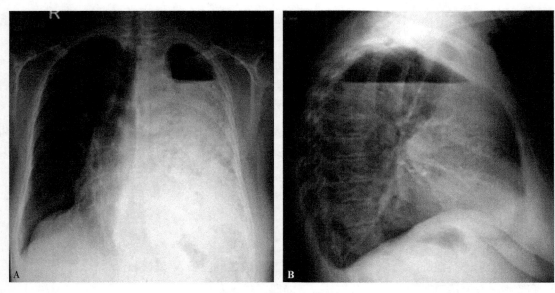

图 21-1 脓胸的 X 线征象

A. 后前位片提示左肺中下野呈均匀一致的密度增高影,左上野可见液气平面;B. 侧位片提示胸顶液气平面。

（五）治疗

急性脓胸的治疗原则包括早期引流、排除脓液、控制感染、消除脓腔、全身支持、促使肺复张,必要时选择手术治疗。

1. **早期引流、彻底排净脓液** 外科引流清除脓液是急性脓胸处理的关键,首选胸腔闭式引流术,可早期达到充分引流、促肺复张的治疗效果,具有方便、创伤小、风险小等优点,由于脓胸时膈肌常向上牵拉,手术时须谨防穿破膈肌。B 超定位下穿刺引流术作为复杂脓胸的治疗手段,已广泛应用于临床,适用于脓液稀薄、单纯性包裹性脓胸的患者。

2. **控制感染** 早期全身应用足量、有效抗生素控制感染是治疗急性脓胸的重要环节,并根据细菌培养及药物的敏感试验,及时调整抗生素,目前很少采用局部灌注抗生素的治疗,但仍可作为厌氧菌感染治疗的一种辅助手段。

3. **胸腔灌注** 对脓液多且黏稠的患者可进行胸腔灌注,多采用尿激酶 20 万单位或链激酶 50 万单位加入 100ml 0.9%NaCl 溶液中,经胸管灌入胸腔,夹闭引流管,通过改换体位等方式,使灌注液充分与脓腔各部接触,4~6 小时后开放引流。灌药后患者可出现胸痛、发热、心悸、胸闷等症状,给予对症处理后如症状仍不能缓解,应立即开放引流管,症状多能自行缓解,必要时可用 0.9%NaCl 溶液反复冲洗胸腔,以稀释脓液,促进脓液引出。

4. **控制原发感染,全身支持治疗** 如补充营养和维生素,注意水和电解质的平衡,纠正贫血等。

5. **手术治疗** 随着胸腔镜的普及,且因其创伤小、术后恢复快等优点,胸腔镜治疗受到了越来越多医师和患者的青睐,对引流不畅、多发包裹性脓胸患者有良好的治疗效果。

三、慢性脓胸

（一）病因

1. 急性脓胸就诊过晚,逐渐进入慢性期。

2. 急性脓胸处理不及时或治疗不得当,如未及时引流;或引流管太细、引流位置不当或插管太深,使引流不畅;或引流管拔除过早,脓腔尚未消失等。

3. 胸腔毗邻存在慢性感染灶,形成慢性脓胸。

4. 胸腔内残腔未闭合,异物存留,继发感染化脓。

5. 术后胸腔感染、食管瘘、支气管瘘、胸内残腔未闭合、胸腔积液等,细菌和污染物不断进入胸腔,均可形成慢性脓胸。

6. 特异性感染,如结核性脓胸、阿米巴脓胸、真菌性脓胸、血胸并发感染等。

（二）临床表现

1. 症状　由于长期感染和体质消耗,常有长期低热,食欲减退、乏力、消瘦、贫血、低蛋白血症和恶病质等全身慢性中毒症状,有时有气促、慢性咳嗽、咳脓痰等症状,特殊菌属感染（如结核）时,可有盗汗、午后低热等结核中毒症状。

2. 体征　患侧胸壁塌陷,肋间隙变窄,呼吸动度减弱或消失,叩诊呈实音,呼吸音减弱或消失,纵隔向患侧移位,部分患者可有杵状指/趾表现,既往有引流史者胸壁可见引流口瘢痕或瘘管。

（三）诊断

结合病史、临床表现、影像学检查、胸腔穿刺及化验结果,慢性脓胸的诊断一般不困难,关键在于寻找形成慢性脓胸的原因,明确病理性质。胸部 X 线片见患侧胸膜增厚,呈一片模糊致密阴影,有的可见空腔和液平,心脏和气管向患侧移位,膈肌抬高,肋间隙变窄等。CT 可显示增厚的胸膜、脓腔和肺情况。

（四）治疗

慢性脓胸的治疗原则包括:改善全身状况、提高机体抵抗力;消除病因和脓腔;尽量使肺复张,最大限度恢复肺功能。

1. 支持治疗　改善全身情况,消除中毒症状和营养不良。

2. 消灭致病原因和脓腔　尽力使受压的肺复张,恢复肺的功能。常用手术方法有改进引流、胸膜纤维板剥除术、胸廓成形术和胸膜肺切除术,各有其适应证,有时需综合应用。

（1）改进引流:针对引流不畅的原因,如引流管过细、引流位置不在脓腔最低位等予以改进。有些患者经过改进引流后获得痊愈;或减轻中毒症状,使脓腔逐渐缩小,为以后进行必要的根治手术创造有利条件。因而也可认为这是大手术前的准备措施。

（2）胸膜纤维板剥除术:将脏层和壁层胸膜上增厚的纤维板剥除,使肺复张,达到消灭脓腔、改善肺功能和胸廓呼吸运动的目的,是治疗慢性脓胸的理想手术方式。适用于肺内无病变或病变已愈合,肺组织仍能复张的患者。但只在病期不长、纤维板粘连不甚紧密的患者手术成功的可能性较大。而很多患者由于病程已久,韧厚的胸膜纤维板与肺组织紧密粘连融合,以致不可能剥除,即使用"十"字切口,将纤维板分块切除,有时亦未能成功。此外,肺被压缩时间过久,肺组织已纤维化不能复张;或是肺内有广泛病变、结核性空洞或支气管扩张等,均不宜行胸膜纤维板剥除术。

（3）胸廓成形术:目的是去除胸廓局部的坚硬组织,使胸壁内陷,以消灭两层胸膜间的无效腔。适用于肺组织有纤维化,难于复张,肺内有活动性结核病灶或存在支气管胸膜瘘,不宜实施纤维板剥脱,但肺组织尚可保留的患者。这种手术不仅要切除覆盖在脓腔上的肋骨,而且也要切除增厚的壁层胸膜纤维板,但需保留肋间神经血管、肋间肌和肋骨骨膜。这些保留的胸壁软组织可制成带蒂的移植瓣,用来充填脓腔和堵塞支气管胸膜瘘。肺表面的脏层纤维板往往有肉芽组织和坏死组织,须小心剥除,注意不要造成肺表面漏气。

（4）胸膜肺切除术:将脓胸纤维板和肺一并切除,适用于慢性脓胸合并肺内严重病变,如支气管扩张、结核性空洞、纤维化实变毁损、伴有不易修补成功的支气管胸膜瘘等。这一手术技术要求高、难度大、出血多、创伤重,必须严格掌握适应证,否则手术并发症多,死亡率高。

第二节　原发性纵隔肿瘤

纵隔内组织和器官较多,胎生结构来源复杂,所以纵隔区内肿瘤种类繁多,有原发,也有经淋巴或血行转移。原发性肿瘤中以良性多见,但也有相当一部分为恶性。常见的纵隔肿瘤有胸骨后甲状腺肿,淋巴源性肿瘤或支气管囊肿、畸胎瘤、神经源性肿瘤、心包囊肿、胸腺瘤等。

一、概述

(一)解剖

纵隔实际上是一解剖间隙,前为胸骨,后为胸椎(包括两侧脊柱旁肋脊区),两侧为纵隔胸膜,胸廓出口以下,膈肌以上。纵隔内有心脏、大血管、食管、气管、神经、胸腺、胸导管、丰富的淋巴组织和结缔脂肪组织等。

临床中为了诊断定位方便,常将纵隔划分为若干部分。过去简单的划区法是以胸骨角与第4胸椎下缘的水平连线为界,把纵隔分成上、下两部。通常将含有很多重要器官的纵隔间隙,称中纵隔(内脏器官纵隔);在气管、心包前面的间隙为前纵隔;在气管、心包后方的(包括食管和脊柱旁纵隔)称后纵隔。临床上常将这两种划区综合来确定病变部位。

(二)常见原发纵隔肿瘤和囊肿

纵隔肿瘤好发部位见图 21-2。

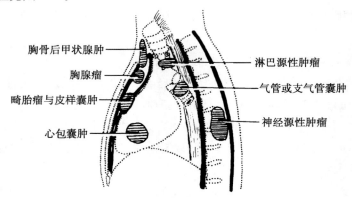

胸骨后甲状腺肿　　　　　　　　　　淋巴源性肿瘤
胸腺瘤　　　　　　　　　　气管或支气管囊肿
畸胎瘤与皮样囊肿　　　　　　　　　　
心包囊肿　　　　　　　　　　神经源性肿瘤

图 21-2　纵隔肿瘤好发部位

1. 神经源性肿瘤　多起源于交感神经,少数起源于外围神经。这类肿瘤多位于后纵隔脊柱旁肋脊区内。以单侧多见。一般无明显症状,压迫神经干或恶变侵蚀时可发生疼痛。纵隔神经源性肿瘤可分成两大类:

(1)自主神经系统肿瘤:大多起源于交感神经。恶性的有神经母细胞瘤及节细胞神经母细胞瘤,良性的有神经节细胞瘤。尚有少数发生于迷走神经的神经纤维瘤。

(2)起源于外围神经的肿瘤:良性的有神经鞘瘤和神经纤维瘤。临床上这两类肿瘤表现相似,故有人统称为神经纤维瘤。多发生于脊神经根或其近侧段,亦有来源于肋间神经。恶性者有恶性神经鞘瘤及神经纤维肉瘤。

2. 畸胎瘤与皮样囊肿　多位于前纵隔,接近心底部的心脏大血管前方。根据胚层来源虽可分成表皮样囊肿、皮样囊肿和畸胎瘤(含外、中、内三种胚层组织)三种类型,但其发生学相同。畸胎瘤多为实质性,内含大小不同、数目不等的囊肿。囊壁常有钙化片,内除有结缔组织外还含有表皮、真皮及皮脂腺等。囊内多为褐黄色液体,混有皮脂及胆固醇结节,并有毛发。实体部分有骨、软骨、肌、支气管、肠壁及淋巴样组织等。10%畸胎瘤为恶性。

3. 胸腺瘤　多位于前上纵隔。分上皮细胞型、淋巴细胞型和混合型三类。呈椭圆形阴影或分叶状,边缘界限清楚。多为良性,包膜完整,但临床上常视为有潜在恶性,易浸润附近组织器官。约15%合并重症肌无力,反之,重症肌无力患者中约有半数以上有胸腺瘤或胸腺增生异常。有些退化的残余胸腺内含有活跃的生发中心,常迷走异位于气管前、甲状腺下极、肺门、心包、膈肌等处的脂肪组织内。胸腺因涉及人体免疫功能,有些病症可能与自身免疫机制改变有关。

4. 纵隔囊肿　较常见的有支气管囊肿、食管囊肿(又称胃肠囊肿、前肠囊肿或肠源性囊肿)和心包囊肿,均因胚胎发育过程中部分胚细胞异位而引起。三种囊肿均属良性。多呈圆形或椭圆形,壁薄,边缘界限清楚。

5. 胸内异位组织肿瘤和淋巴源性肿瘤　前者有胸骨后甲状腺肿、甲状旁腺瘤等;后者多系恶性,如淋巴肉瘤、霍奇金淋巴瘤(霍奇金病)等。肿块常呈双侧性且不规则。淋巴源性肿瘤不宜手术,多采用放射治疗或化学治疗。

6. 其他肿瘤　一般有血管源性、脂肪组织性、结缔组织性、来自肌组织等间叶组织肿瘤。较为少见。

（三）临床表现

一般而言,纵隔肿瘤阳性体征不多,其症状与肿瘤大小、部位、生长方向和速度、质地、性质等有关。良性肿瘤由于生长缓慢,向胸腔方向生长,可生长到相当大的程度尚无症状或症状轻微。相反,恶性肿瘤侵蚀性高,进展迅速,故肿瘤较小时已经出现症状。

常见症状有胸痛、胸闷,刺激或压迫呼吸系统、神经系统、大血管、食管的症状。此外,还可出现一些与肿瘤性质相关的特异性症状。

压迫神经系统:如压迫交感神经干时,出现霍纳综合征;压迫喉返神经出现声音嘶哑;压迫臂丛神经出现上臂麻木、肩胛区疼痛及向上肢放射性疼痛;哑铃状的神经源性肿瘤有时可压迫脊髓引起截瘫。

刺激或压迫呼吸系统:可引起剧烈咳嗽、呼吸困难甚至发绀;破入呼吸系统可出现发热、脓痰甚至咯血。

压迫大血管:压迫无名静脉可致单侧上肢及颈静脉压增高;压迫上腔静脉可出现包括面部上肢肿胀发绀、颈浅静脉怒张、前胸静脉迂曲等征象的上腔静脉综合征。

压迫食管:可引起吞咽困难。

特异性症状对确诊意义较大,如随吞咽运动上下为胸骨后甲状腺肿;咳出头发样细毛或豆腐渣样皮脂为破入肺内的畸胎瘤;伴重症肌无力很多与胸腺瘤相关。

（四）诊断

除了上述临床表现对诊断有重要参考意义外,临床中大多数患者无特异临床表现,多数以其他系统疾病或不适检查胸部 X 线或胸部 CT 扫描时发现,下列检查有助于诊断。

1. 胸部影像学检查　是诊断纵隔肿瘤的重要手段,胸部 X 线正侧位可显示肿瘤的部位、密度、外形、边缘清晰光滑度、有无钙化或骨影等。断层摄片、CT 或 MRI 更能进一步显示肿瘤与邻近组织器官的关系。必要时做心血管造影或支气管造影,能进一步鉴别肿瘤与心脏大血管或支气管、肺等的关系,提高确诊率。

2. 超声　有助于鉴别实质性、血管性或囊性肿瘤,并可初步了解与毗邻组织关系。

3. 放射性核素^{131}I 扫描　可协助诊断胸骨后甲状腺肿。

4. 颈部肿大淋巴结活检　有助于鉴别淋巴源性肿瘤或其他恶性肿瘤。

5. 气管镜、食管镜、纵隔镜等检查　有助于鉴别诊断,但应用较少,而目前胸腔镜作为临床广泛采用的手段,在诊断纵隔疾病中已有较好的应用,也成为外科治疗的首选术式。

6. 诊断性放射治疗　在短期内能否缩小,有助于鉴别对放射性敏感的肿瘤,如恶性淋巴瘤等。

（五）鉴别诊断

临床中也有部分疾病易与纵隔肿瘤相混淆,应注意鉴别。

1. 中心型肺癌　肺癌肿块影近纵隔面者,易误诊为纵隔肿瘤,痰细胞学检查、支气管镜或 CT 检查有助于鉴别。

2. 纵隔淋巴结结核　常见于青少年儿童,其肿块影呈分叶状或结节状,肺内可能伴有结核灶或肺门淋巴结肿大,结核菌素试验强阳性有助于鉴别。

3. 其他　如胸内脊髓膜突出症、胸壁肿瘤突向纵隔、局限性脓胸等需与纵隔肿瘤鉴别。

（六）治疗

除恶性淋巴源性肿瘤适用放射治疗外，绝大多数原发性纵隔肿瘤只要无其他禁忌证，均应外科治疗。即使良性肿瘤或囊肿毫无症状，由于会逐渐长大，压迫毗邻器官，甚至出现恶变或继发感染，因而均以手术为宜。恶性纵隔肿瘤若已侵入邻近器官无法切除或已有远处转移，则禁忌手术，可根据病理性质给予放射或化学治疗。

二、纵隔神经源性肿瘤

纵隔神经源性肿瘤（mediastinal neurogenic tumor）是原产生于胸腔内周围神经、交感神经和副交感神经的神经成分来源的肿瘤，每个纵隔神经源性肿瘤都有一种与其神经嵴有关的胚胎来源，依据肿瘤内主要特殊神经细胞类型及神经细胞分化成熟程度进行病理学分类。目前尚无确切证据显示纵隔神经源性肿瘤存在特异的病因因素。

（一）病理与病理生理

组织学上根据肿瘤结构主要成分所占的比例，将纵隔神经源性肿瘤分为神经鞘瘤、交感神经肿瘤和副神经节细胞瘤三个亚型，各亚型肿瘤中均有良性肿瘤和恶性肿瘤，临床中以良性肿瘤多见。

（二）临床表现

1. 典型神经鞘瘤　病例无临床症状，呈无痛性生长过程，由于肿瘤部位和大小不同，可以出现各种症状，如肿瘤生长的很大或部位特殊，出现胸内脏器受压表现，如胸痛、咳嗽、呼吸困难、咯血，喉返神经受压可导致声音嘶哑。

2. 交感神经细胞肿瘤　多发于 20 岁以下病人，半数以上属于恶性，生长速度快，除了神经压迫症状以外，还可发现有脊髓硬化、高血压、腹泻和皮肤潮红等症状，与肿瘤含有神经上皮产生的儿茶酚胺和其他血管活性物质作用有关。

3. 神经母细胞瘤　全身症状包括食欲不振、消瘦、体重减轻、疼痛，特别是不明原因的低热、贫血常是肿瘤初发症状，胸部常缺乏局部症状，多在体检时偶然发现纵隔阴影。当肿瘤生长达一定程度可出现局部压迫症状，如肺膨胀受限产生咳嗽、咳痰、肺部感染甚至呼吸困难，其他有吞咽困难、循环障碍等。纵隔神经母细胞瘤位于脊柱旁沟，常沿神经根扩展，从椎间孔侵入椎管，形成哑铃状肿瘤，压迫脊髓和神经常表现感觉异常、肌萎缩、下肢麻痹、尿失禁等。

（三）诊断

大多数纵隔神经源性肿瘤，与无症状的纵隔病变一样，多在常规胸部 X 线检查时发现，若出现症状，主要与交感神经肿瘤或副神经节细胞瘤，或恶性肿瘤的特有症状有关。

胸部正、侧位 X 线片是确定纵隔神经源性肿瘤最常用的检查方法，后纵隔圆形软组织密度肿物，80%是神经源性肿瘤。CT 扫描可以确定病变的部位、性质、轮廓特点以及与周围结构关系，也可筛查出恶性肿瘤远处部位（如肺、肝）转移，还可估计后纵隔肿瘤椎管内侵犯程度，结合 MRI 可以确定肿瘤是否侵犯椎管内，并能从冠状位、矢状位、轴位三个方向来确切显示肿瘤整个范围（图21-3）。

（四）治疗

纵隔神经源性肿瘤诊断确定后，应进行术前评估，选择适宜外科治疗方法。

1. 外科处理的目的　①良性神经源性肿瘤，若无外科手术，难以获得确切病理诊断；②肿瘤增长最终可能侵犯周围脏器，将限制外科彻底切除。

2. 手术方式　首选电视胸腔镜外科手术（video-assisted thoracic surgery，VATS）摘除肿瘤，随着胸腔镜技术的不断成熟，已广泛用于纵隔神经源性肿瘤的诊断与治疗，VATS 可以在直视下解剖游离肿瘤，最后经小切口将肿瘤移出胸腔，尤其是对于胸膜顶后纵隔神经源性肿瘤，VATS 技术较常规开胸手术有更多的优点。常规开胸手术需经肋间撑开，选择肿瘤上或下一到两个肋间进入胸腔，可避免开胸时损伤肿瘤，对肿

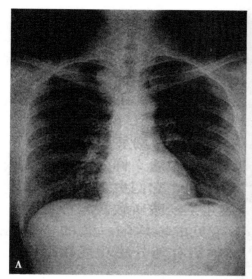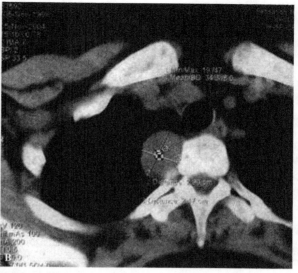

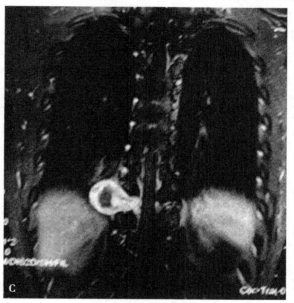

图 21-3 纵隔神经源性肿瘤影像学表现
A. 胸部正位片提示右上纵隔软组织密度影;B. 胸部 CT 平扫显示圆形肿块影,边界清晰,肿瘤的上下
都可见到典型的压沟表现;C. 胸部 MRI 显示后纵隔哑铃状肿瘤,与大血管分界显示清晰。

瘤与周围组织粘连较重的病例,有时可能需要切除部分邻近组织以达到肿瘤切除边缘干净,有时不可避免地需牺牲神经根,分离和结扎临近的肋间血管时要非常小心,避免发生血管断端回缩到椎管,造成出血和脊髓损伤。

3. 哑铃状肿瘤的处理 对于任何一个后纵隔肿瘤都应警惕哑铃状肿瘤的存在,这种肿瘤约 60% 出现脊髓受压症状,为了彻底摘除椎管内肿瘤,有时会损伤椎管内血管,造成椎管内出血、血肿,术后产生瘫痪,因此,术前进行充分检查并设计最佳手术方案很有必要。摘除哑铃状肿瘤最好选择胸外科与神经外科合作手术,在胸腔内游离解剖肿瘤直至椎间孔,由神经外科医师切开椎板进入椎管,经硬膜外将肿瘤从脊髓内解剖出来,胸腔内外部分肿瘤完全摘除后,应用组织瓣严密封闭椎间孔,以防术后脑脊液外漏。

三、胸腺瘤

胸腺和人体其他器官一样,可发生良性或恶性肿瘤,最常见的是胸腺瘤(thymoma),其他肿瘤或类肿瘤疾病还有胸腺癌、胸腺囊肿、胸腺脂肪瘤、胸腺增生等。胸腺瘤是一种少见的上皮性肿瘤,却是最常见的纵隔肿瘤之一,通常发生在前上纵隔,发展缓慢,常被称为"惰性"肿瘤。

(一)病理与病理生理

对胸腺瘤进行准确的病理组织学分型和临床分期,直接关系到胸腺瘤的诊断和治疗,对预后的评价具有重要意义。1985年,Marino等根据胸腺上皮细胞的形态,将胸腺瘤分为3种组织学类型(表21-1)。该分类方法公布后,越来越受到重视,逐渐为临床所接受,是判断胸腺瘤预后的一个独立的指标,髓质型胸腺瘤预后较皮质型好。

表21-1 胸腺瘤的 Marino 分型

分型	组织学特征
皮质型	由中等到较大的上皮细胞组成,核呈圆形或卵圆形,染色质细而分散,核仁位于中央,胞质不清楚,肿瘤内有许多不成熟的淋巴细胞
髓质型	由小到中等的上皮细胞组成,核的形状不规则,多呈梭形,没有核仁。肿瘤内淋巴细胞数量较少,且都是成熟的 T 细胞
混合型	由皮质型和髓质型两种成分组成

胸腺瘤的临床病理分期均基于1978年Bergh的分期,1981年Masaoka改良为标准的临床分期系统,随后又经过多次的修订,将胸腺瘤分为4期(表21-2),其中I期为非浸润性胸腺瘤,II~Ⅳ期为浸润型胸腺瘤。该分期强调将具有恶性行为的胸腺瘤进一步细化,并重视镜下肿瘤与包膜的关系,被国内外学者广泛接受。

表21-2 胸腺瘤的 Masaoka 分期

分期	特点
I 期	肿瘤包膜完整,显微镜下未见包膜受侵
ⅡA 期	显微镜下肿瘤侵及周围脂肪组织或纵隔胸膜
ⅡB 期	术中肉眼见肿瘤侵及包膜
Ⅲ期	肿瘤侵及周围器官(如心脏、大血管等)
ⅣA 期	有胸膜或心包种植播散
ⅣB 期	有淋巴或血行远处转移

随着临床对胸腺瘤的不断认识,结合当前实际情况,胸腺瘤分类方法的发展方向是:在简化的同时增加分类的严密性和临床的可重复性,尽可能综合更多的预后独立因素,以期有效地指导胸腺瘤的临床治疗。

(二)临床表现

像任何纵隔肿瘤一样,胸腺瘤的临床症状产生于对周围器官的压迫和肿瘤本身特有的症状。小的胸腺瘤多无临床主诉,也不易被发现。胸腺瘤生长到一定体积时,常有的症状是胸痛、胸闷、咳嗽及前胸部不适。压迫无名静脉或上腔静脉,出现颈部、面部、上肢浮肿、静脉压升高等上腔静脉梗阻综合征的表现。剧烈胸痛,短期内症状迅速加重,严重刺激性咳嗽,胸腔积液所致呼吸困难,心包积液引起心悸、气短,周身关节骨骼疼痛,均提示恶性胸腺瘤或胸腺癌的可能。

胸腺瘤特有的表现是合并某些综合征,如重症肌无力、单纯红细胞再生障碍性贫血、红斑狼疮等。

(三)诊断

胸部 X 线显示,胸腺瘤多位于前纵隔中部,向纵隔一侧突出,常呈圆形或椭圆形,边缘光滑。实质性的良性胸腺瘤有分叶状轮廓,恶性胸腺瘤边缘常不规则。胸部 CT 检查可显示胸腺瘤性质、囊变、钙化及周围组织间隙,增强胸部 CT 可见前纵隔内包膜完整、边界清楚的软组织影,其内常有坏死、囊性变。穿刺活检对诊断胸腺瘤的敏感性很高,有助于胸腺瘤和纵隔淋巴瘤及其他恶性病变鉴别。

(四)治疗

手术切除仍是胸腺瘤的首选治疗方法,肿瘤的组织学分型、临床分期和手术切除的完整性是影响胸腺瘤预后的主要因素。术后放射治疗可以提高Ⅱ~Ⅳ期胸腺瘤患者的局部控制率。化疗对于胸腺瘤是有效的系统治疗。

1. 手术治疗　胸腺瘤一经发现,应争取尽早手术治疗,外科手术切除是目前国内外公认的治疗胸腺瘤的首选治疗方法。手术适应证主要有以下几点:

(1)包膜完整的胸腺瘤。

(2)肿瘤外侵及周围组织(纵隔、胸膜、心包),但能整块切除者。

(3)肿瘤侵及部分肺叶、左无名静脉、部分主动脉外膜,部分上腔静脉壁及一侧膈神经等周围器官者,尚能完整或姑息性切除者。

(4)肿瘤明显外侵伴上腔静脉综合征,在肿瘤切除同时能行上腔静脉人造血管移植者。

(5)胸腺瘤伴重症肌无力。

(6)巨大肿瘤化疗或放射治疗后相对缩小,术前判断尚能完整切除者。

(7)肿瘤巨大及压迫症状严重,术前判断虽不能完整切除肿瘤,但行姑息性切除尚能明显缓解压迫症状者。

2. 术后辅助治疗　胸腺瘤是一种对放射治疗敏感的肿瘤,放射治疗在胸腺瘤治疗中占有重要地位,目前的推荐是:Ⅰ期患者不建议进行术后放射治疗;Ⅱ期及以上患者,完全切除者(R_0),可行术后放射治疗减少复发。对不完全切除者,足量术后放射治疗(60Gy)是标准治疗。对于非R_0切除的胸腺瘤和R_2切除的胸腺瘤,可考虑辅助放化疗。

3. 术前新辅助化疗和不能手术胸腺瘤患者的放射治疗　对于局部进展无法切除的患者,新辅助化疗是标准治疗,新辅助化疗后评价仍无法切除则只能放化疗。

4. 化疗　目前 CAP 方案(环磷酰胺+多柔比星+顺铂)是胸腺瘤的推荐方案。其他方案包括 EP 方案(依托泊苷+顺铂)、紫杉醇+卡铂(胸腺癌推荐首选方案)、ADOC(顺铂+多柔比星+长春新碱+环磷酰胺)等。

5. 分子靶向治疗　与胸腺瘤相关的基因有表皮生长因子受体、人表皮生长因子受体2、*Kit*、*K-ras*、*Bcl-2*、*TP53*、*p161INK4A*、血管内皮细胞生长因子和肿瘤侵袭因子等。近年来,虽然积极探索了胸腺瘤的分子通路,但临床研究结果大多令人失望,尚未对胸腺瘤的临床治疗策略产生任何影响。

由于胸腺瘤患者有较好的长期生存率,但在治疗后很长一段时间仍然可以出现局部复发和远处转移,因而长期随访仍是个值得重视的问题。

四、畸胎瘤

畸胎瘤(teratoma)是由不同于其所在部位组织的多种组织成分构成的肿瘤,可发生在身体的许多部位。纵隔畸胎瘤是胚胎时期部分腮裂组织随着膈肌下降而入纵隔,它来自胚胎期一种多功能细胞,在身体发育过程中,增殖发展而成为畸胎瘤,是原发于纵隔内肿瘤中发病率较高,预后较好的一种疾病。

(一)病理与病理生理

根据肿瘤包膜是否完整及其与周围组织关系可将肿瘤分为以下3期:

Ⅰ期:包膜完整,有或无胸膜及心包粘连,显微镜下无周围组织侵犯。

Ⅱ期:肿瘤局限于纵隔,显微镜下有或无周围结构侵犯(如胸膜、心包和大血管)。

ⅢA期:转移至胸腔内组织(淋巴结和肺等);ⅢB期:胸腔外转移。

(二)临床表现

良性畸胎瘤病人无任何症状,即使肿瘤巨大仍可无任何不适,可伴有体重下降、贫血等,无症状畸胎瘤病例可达34%~62%。主要临床表现有以下几点:

1. 无痛性肿块　是畸胎瘤最常见的症状,多为圆形囊性、边界清楚、质地软硬不均,甚至可扪及骨性结节。

2. 压迫和腔道梗阻症状 纵隔畸胎瘤常可压迫呼吸道而引起呛咳、呼吸困难及颈静脉怒张。破裂穿入气管支气管树,囊内容物可咳出,常为豆腐渣皮脂甚至毛发及牙齿,破入心包可造成心脏压塞。

3. 急性症状 当发生继发感染和囊内出血时,肿块迅速增大,局部明显压痛,并同时伴有发热、贫血、休克等全身感染或失血症状。

4. 肿瘤恶变的症状 恶性畸胎瘤和良性畸胎瘤恶变时,常表现为肿瘤迅速生长、失去原有弹性、外生性肿瘤可见浅表静脉怒张、充血,局部皮肤被浸润并伴有皮肤温度增高。可经淋巴和血行转移而有淋巴结肿大和肺、骨转移症状,同时出现消瘦、贫血、瘤性发热等全身症状。

（三）诊断

纵隔畸胎瘤的临床表现不典型,易被误诊为肺内肿块、肺脓肿、胸腔积液等,只有当肿瘤破入支气管咳出或体表肿块破溃流出皮脂、毛发样物质时方具有诊断价值。因此,临床诊断主要来自影像学检查,常用到的影像学检查有 X 线、胸部 CT 平扫、彩超等。

（四）治疗

所有纵隔畸胎瘤均应手术治疗,它既是诊断性的,也是治疗性的。当畸胎瘤存在不成熟的组织成分,因可能恶变,需手术切除;对良性畸胎瘤,其并发症较多,为减少对纵隔内脏器的压迫和以后手术困难,亦需尽早手术摘除。常用的手术方式包括开胸畸胎瘤切除术、胸腔镜手术,肿瘤较小且容易分离者首选胸腔镜手术。

案例21-1

患者,男性,56 岁,以"发热 3 周,胸闷 1 周"入院。查体:左侧肋间隙固定、变窄,左侧叩诊浊音,左肺呼吸音弱。胸部 CT 显示:左侧大量胸腔积液,呈多房性,胸膜增厚。

思考:

1. 考虑何种疾病?

2. 进一步处理原则?

案例21-2

患者,女性,48 岁,以"体检发现纵隔肿物 1 个月"入院。查体:胸部无明显阳性体征。胸部 CT 显示:前纵隔有一 3.0cm×2.5cm 的类圆形肿物,纵隔未见明显肿大的淋巴结。

思考:

1. 诊断为何种疾病?

2. 治疗原则?

（车成日）

学习小结

脓胸根据病程可分为急性脓胸和慢性脓胸,根据感染菌属的不同可以分为化脓性、结核性和特异病原性脓胸,按波及的范围又可分为全脓胸和局限性脓胸;脓胸形成过程大致包括渗出期、化脓纤维化期、机化期三个阶段;急性脓胸主要临床表现是高热、寒战、脉快、白细胞及中性粒细胞升高等全身感染中毒征象;慢性脓胸主要临床表现有长期低热,食欲减退、消瘦、贫血、低蛋白血症和恶病质等全身慢性中毒症状。急性脓胸的治疗原则包括早期引流,排除脓液,控制感染,消除脓腔,全身支持,促使肺复张,必要时选择手术治疗;慢性脓胸的治疗主要是改善全身状况、提高机体抵抗力,消除病因和脓腔,尽量使肺复张，最大限度恢复肺功能。

原发性纵隔肿瘤以良性多见，但也有相当一部分为恶性，临床中为了诊断定位方便，常将纵隔划分为上纵隔、前纵隔、中纵隔和后纵隔。 纵隔肿瘤阳性体征不多，其症状与肿瘤大小、部位、生长方向和速度、质地、性质等有关。 神经源性肿瘤是胸腔内周围神经、交感神经和副交感神经等神经成分来源的肿瘤，可分为神经鞘瘤、交感神经肿瘤和副神经节细胞瘤三个亚型，常见于后纵隔。 外科处理的目的是获得确切病理诊断及外科彻底切除。

胸腺瘤是一种少见的上皮性肿瘤，却是最常见的纵隔肿瘤之一，手术切除仍是胸腺瘤的首选治疗方法，综合治疗是胸腺瘤治疗的必要组成部分。

纵隔畸胎瘤是原发于纵隔内肿瘤中发病率较高的肿瘤，临床表现不典型，易被误诊为肺内肿块、肺脓肿、胸腔积液等，所有纵隔畸胎瘤均应手术治疗，它既是诊断性的也是治疗性的，预后较好。

复习参考题

1. 简述脓胸的病因与分类。
2. 急性脓胸的常见致病菌及感染途径有哪些？
3. 急、慢性脓胸的临床表现与诊断方法有哪些？
4. 简述急、慢性脓胸的治疗。

5. 简述原发性纵隔肿瘤常见的发病部位。
6. 简述纵隔神经源性肿瘤发病特点及治疗。
7. 简述胸腺瘤的临床表现及治疗。
8. 简述纵隔畸胎瘤的发病特点及治疗原则。

第二十二章　肺部疾病

第一节　肺部感染性疾病

一、支气管扩张

支气管扩张（bronchiectasia）是指支气管管腔的持续性扩张，是由于支气管管壁及其周围肺组织的炎症性破坏所造成。

（一）病因

支气管扩张的病因为支气管阻塞及其远端发生感染，这两者常互为因果。有先天性支气管管壁软骨支持组织发育缺陷的患者，更易发生感染和支气管扩张。

1. 支气管阻塞的原因　如淋巴结肿大、异物、稠厚分泌物、脓块、肿瘤、支气管壁的局灶性炎症等。如阻塞的病因早期得到解除，支气管扩张的病变是可逆的，否则将会继发炎症和纤维化，使得病变不可逆。

2. 支气管远端的反复感染。

（二）病理

解剖学上可将支气管扩张分为圆柱状、囊状及混合性扩张三种。圆柱状扩张病理改变较轻，囊状扩张管壁破坏多较严重，混合性扩张介于两者之间。支气管扩张多发生在周围第三、四级支气管分支，下叶较上叶多见。炎症先损坏管壁纤毛柱状上皮，继而管壁弹力纤维、平滑肌、软骨等受损。组织破坏后逐渐为纤维组织所替代，支气管遂呈柱状或囊状扩大，成为感染分泌物蓄积的管柱或囊袋。有的支气管还可因炎症瘢痕及纤维化收缩而被闭塞，致肺不张。一般经过抗感染治疗可使支气管和肺部炎症改善，但不能逆转支气管扩张的病理改变。故切除病肺组织是治疗中度以上支气管扩张的有效方法。

（三）临床表现

临床表现主要为咳痰、咯血，反复发作呼吸道和肺部感染。咳痰与病变部位、程度、支气管是否引流通畅有关。患者一般排痰量较多,呈黄绿色脓性黏液,甚至有恶臭,静置后分为三层,上层为泡沫、中层为黏液、下层为脓性物及坏死组织。体位改变,尤其是清晨起床时可能诱发剧烈咳嗽、咳痰,这可能是由于扩张支气管内积存的脓液引流入近端气道,引起刺激所致。有时痰中带血或大量咯血。病程久者可能有贫血、营养不良或杵状指/趾。

(四)诊断

支气管扩张的主要诊断方法是支气管造影,明确扩张所在的部位、范围和性状。但目前在临床中已较少应用支气管碘油造影,高分辨率、薄层 CT 扫描是一种较为理想的诊断方法。CT 中可见囊状或柱状支气管扩张征象(图 22-1)。

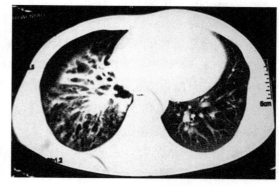

图 22-1 支气管扩张 CT 表现
可见右肺下叶支气管呈柱状和囊状扩张,
肺组织可见广泛性高密度渗出影。

(五)治疗

1. 适应证

(1)一般情况较好,心、肝、肾等重要器官功能均无障碍者。

(2)支气管扩张以单侧分布为主,非手术治疗无效者。

(3)双侧病变但咳痰、咯血的主要来源明确,或病变范围<50%者。

(4)反复咯血不止,经积极保守治疗或介入治疗无效者。

2. 禁忌证

(1)一般情况差,心、肺、肝、肾功能不全,不能耐受手术者。

(2)病变范围广泛,切除病肺后可能严重影响呼吸功能者。

(3)合并肺气肿、哮喘或肺源性心脏病者。

3. 手术方式

(1)病变局限于一段、一叶或多段者,可做肺段或肺叶切除术。

(2)病变若侵犯一侧多叶甚至全肺,而对侧肺的功能良好者,可做多叶甚至一侧全肺切除术。

(3)双侧病变,若一侧肺的肺段或肺叶病变显著,而另侧病变轻微,估计痰或血主要来自病重的一侧,可做单侧肺段或肺叶切除术。

(4)双侧病变,若病变范围占总肺容量不超过50%,切除后不致严重影响呼吸功能者,可根据情况一期或分期做双侧手术。一般先进行病重的一侧。分期间隔时间至少半年。

(5)双侧病变范围广泛,一般不宜做手术治疗。但若反复大咯血不止,积极内科治疗无效,能明确出血部位,可考虑切除出血的病肺以抢救生命。

4. 术前准备

(1)术前检查:除胸外科常规检查外,需做痰细菌培养和药物敏感试验,以指导临床用药。支气管造影必须为近期所做,以决定手术范围和一期或分期手术。但应待造影剂基本排净后才能进行手术。为了观察咯血来源,或明确有无肿瘤、异物等,必要时可考虑行支气管镜检查。心肺功能检查属重要检查项目。临床上一般可按活动能力、登楼高度及运动使心跳加速后的恢复时间等粗略估计心功能,再结合心电图、超声心动图等进行综合分析。呼吸功能可做肺通气功能,如肺活量、最大通气量、时间肺活量、血液气体分析等检查,了解肺功能和组织供氧情况。

(2)控制感染和减少痰量:为了防止术中、术后并发窒息或吸入性肺炎,应在术前应用有效抗生素。尽可能将痰量控制在 50ml/d 以下。指导患者行体位引流及抗生素超声雾化吸入,有利于提高排痰效果。咯血患者不宜做体位引流术。

（3）支持疗法：由于患者耗损很大，常有营养不良，故宜给予高蛋白、高维生素饮食。纠正贫血。对慢性感染灶，最好给予清除，以防诱发呼吸道感染。

5. 术后处理

（1）在完全苏醒前和苏醒后6~12小时应有专人护理。

（2）24~48小时内应细致观察血压、脉搏、呼吸。

（3）详细记录胸腔积液引流量、尿量和体温。特别注意胸膜腔引流管通畅情况、肺复张后的呼吸音以及是否有缺氧现象。最初24小时内，胸膜腔引流液量一般为500ml左右。如见大量血性液体流出，每小时超过100ml时，应警惕胸内出血。

（4）吸氧：患者术后早期普遍存在一定程度的低氧血症，因此术后常规给予吸氧，以纠正低氧血症。

（5）帮助改变体位和咳嗽排痰：早期雾化吸入抗生素和溶纤维蛋白酶，有助于痰的液化咳出。呼吸道内有分泌物不能排出时，可插鼻导管吸痰，防止肺不张。采用各种排痰方法均无效时，必要时可用纤维支气管镜吸引，甚至做气管切开吸痰。有严重呼吸功能不全时，可用呼吸机施行人工辅助呼吸。

（6）术后补液：不宜过多过快，一般控制为1.5ml/（kg·h），以免造成肺水肿，对全肺切除术后、心功能较差或老年患者更应注意。大多数患者应在术后第一日恢复正常饮食。

（7）药物治疗：包括预防、控制感染，应用祛痰剂协助排痰；预防深静脉血栓形成及维持水电解质平衡。

支气管扩张外科治疗的原则是去除所有的受累肺组织，同时最大限度地保留肺组织。支气管扩张手术切除后，疗效多较满意，症状消失或明显改善者约占90%。术后有残余症状者，多为残留病变，或因术后残腔处理不当，致剩留的肺叶或肺段支气管发生扭曲，致支气管扩张复发。

二、肺结核

肺结核（pulmonary tuberculosis）的外科治疗开始于19世纪晚期。20世纪40年代出现有效抗结核药物（如链霉素等），对手术指征和手术方法的选择，起了决定性作用。采用外科治疗的首要条件是病变通过内科治疗病情已经稳定，不再处于活动进展播散期，但是其中有些病变不可逆转恢复，需要采用外科手术切除病灶或用萎陷疗法促进愈合。必须明确，外科治疗是肺结核综合疗法的一个组成部分，术前术后必须应用有效抗结核药物配合治疗，同时增强病人的抵抗力，防止和减少手术并发症的发生。

（一）肺切除术

1. 适应证

（1）肺结核空洞：①厚壁空洞，内层有较厚的结核肉芽组织，外层有坚韧的纤维组织，不易闭合；②张力空洞，支气管内有肉芽组织阻塞，引流不畅；③巨大空洞，病变广泛，肺组织破坏较多，空洞周围纤维化并与胸膜粘连固定，不易闭合；④下叶空洞，萎陷疗法不能使其闭合。

（2）结核性球形病灶（结核球）直径大于2cm时，干酪样病灶不易愈合，有时溶解液化成为空洞，故应切除。有时结核球难以与肺癌鉴别，或并发肺泡癌，或瘢痕组织发生癌变，故应警惕及早做手术切除（图22-2）。

（3）毁损肺即肺叶或一侧全肺毁损，有广泛的干酪病变、空洞、纤维化和支气管狭窄或扩张。肺功能已基本丧失，药物治疗难以奏效。且成为感染原，反复发生化脓菌或霉菌感染。

（4）结核性支气管狭窄或支气管扩张瘢痕狭窄，可造成肺段或肺叶不张。结核病灶及肺组织纤维化又可造成支气管扩张，继发感染，引起反复咳痰、咯血。

（5）反复或持续咯血经药物治疗无效，病情危急，经纤维支气管镜检查确定出血部位，可将出血病肺切除以挽救生命。

（6）其他适应证：①久治不愈的慢性纤维干酪型肺结核，反复发作，病灶比较集中在某一肺叶内；②胸廓成形术后仍有排菌，如有条件可考虑切除治疗；③诊断不确定的肺部可疑块状阴影或原因不明的肺不张。

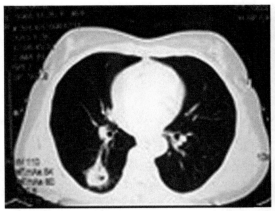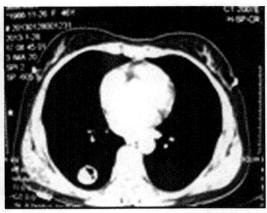

图 22-2　右肺下叶背段结核病灶
右肺下叶背段可见 2.5cm×3.2cm 包块,有毛刺,胸膜凹陷征,空泡,
与肺癌不容易鉴别,手术病理学检查提示结核病灶。

2. 禁忌证

(1)肺结核正在扩展或处于活动期,全身症状重,红细胞沉降率等基本指标不正常,或肺内其他部位出现新的浸润性病灶。

(2)一般情况和心肺代偿能力差。

(3)临床检查及肺功能测定提示病肺切除后将严重影响病人呼吸功能者。年龄大不是禁忌证,应根据重要脏器的功能决定是否手术。

(4)合并肺外其他脏器结核病,经过系统的抗结核治疗,病情仍在进展或恶化者。

3. 术前准备及术后处理

(1)患者肺部病灶稳定 6 个月以上,改善患者全身状况,控制感染,控制痰量;控制其他并发症如糖尿病,高血压等。

(2)由于多数病人已经长期应用多种、大量的抗结核药物治疗,因而需要详细询问、统计、分析后,定出初步手术时机和方案。有耐药性的病人,应采用新的抗结核药物做术前准备,必要时静脉滴注。

(3)痰菌阳性者应做支气管镜检,观察有无支气管内膜结核。有内膜结核者应继续抗结核治疗,直到控制稳定。

(4)术后继续抗结核治疗至少 6~12 个月。若肺切除后有胸内残腔,而余肺内尚有残留病灶,宜考虑同期或分期加做胸廓成形术。

4. 并发症

(1)支气管胸膜瘘:结核病病人的发生率明显高于非结核病者。

原因:①支气管残端有内膜结核,致愈合不良;②残端有感染或胸膜腔感染侵蚀支气管残端,引起炎性水肿或缝线脱落致残端裂开;③支气管残端处理不当,如残端周围组织剥离过多致供血受损;或残端缝合后未妥善覆盖有活力的带蒂软组织促进愈合;或残端过长,致分泌物潴留感染;或术后残腔未妥善处理;或支气管残端闭合不良,致发生残端瘘。若胸膜腔内有空气液平,经排液 10~14 日后仍持续存在,加上病人有发热、刺激性咳嗽,术侧在上卧位时加剧,咳出血性痰液,应疑及并发支气管胸膜瘘。向胸膜腔内注入亚甲蓝液 1~2ml 后,如病人咳出蓝色痰液即可确诊。

瘘的处理取决于术后发生瘘的时间。早期可重新手术修补瘘口,先将残端解剖游离,将支气管口上的上皮去除干净,缝合新鲜的残端,再妥善包埋在附近的组织下。较晚者宜安置闭式引流,排空感染的胸膜腔内液体。若引流 4~6 周瘘口仍不闭合,需按慢性脓胸处理。

(2)顽固性含气残腔:大多并不产生症状,此腔应保持无菌,可严密观察和采用药物治疗,经几个月逐渐消失。少数有呼吸困难、发热、咯血或持续肺泡漏气等征象,则需按支气管瘘处理。

(3)脓胸:结核病肺切除后遗留的残腔易并发感染引起脓胸,其发病率远较非结核病者高。

(4)结核播散:若在术前能采用有效的抗结核药物做术前准备,严格掌握手术适应证和手术时机,特别是痰菌阴性者,本并发症并不多见。相反,痰菌阳性痰量多,活动性结核未能有效控制,加上麻醉技术、术后排痰不佳以及并发支气管瘘等因素,均可导致结核播散。

上述各并发症常互相影响,较少单独发生。故应注意结核病治疗的整体性,方能获得较好疗效。

(二)胸廓成形术

胸廓成形术是将不同数目的肋骨节段行骨膜下切除,使该部分胸壁下陷后靠近纵隔,并使其下面的肺得到萎陷,因而是一种萎陷疗法。它的主要作用:①使病肺松弛和压缩,减小该部呼吸运动幅度,从而使病肺得到休息;②萎陷使空洞壁靠拢,消灭空腔,促进愈合;③压缩减缓该部分的血液和淋巴回流,减少毒素吸收,同时使局部缺氧,不利于结核分枝杆菌繁殖。手术可一期或分期完成,根据病人一般情况以及所需切除肋骨的数目和范围而定。分期手术可避免一期手术创伤范围过大以及术后发生胸壁反常呼吸运动造成有害的生理变化。

近30年来由于胸廓成形术治疗肺结核的局限性和术后并发脊柱畸形等缺点,以及肺切除术的普及且具有更满意的疗效,已很少采用。但对于一些不宜做肺切除术的病人,以及在无条件做开胸手术的基层单位,胸廓成形术仍不失为一种可供选择的外科疗法。此外,它还可为某些病人创造肺切除术的条件。

1. 适应证

(1)上叶空洞,病人一般情况差不能耐受肺切除术者。

(2)上叶空洞,但中下叶亦有结核病灶。若做全肺切除术,则创伤太大,肺功能丧失过多;若仅做上叶切除术,术后中下肺叶可能代偿性膨胀,致残留病灶恶化。可同期或分期加做胸廓成形术。

(3)一侧广泛肺结核灶,痰菌阳性,药物治疗无效,一般情况差,不能耐受全肺切除术,但支气管变化不严重者。

(4)肺结核合并脓胸或支气管胸膜瘘,不能耐受肺切除术者。

2. 禁忌证

(1)张力空洞、厚壁空洞以及位于中下叶或近纵隔处的空洞。

(2)结核性球形病灶或结核性支气管扩张。

(3)因本术术后可引起胸廓或脊柱明显畸形,青少年病人应尽量避免选择。

胸廓成形术应自上而下分期切除肋骨,每次切除肋骨不超过3~4根,以减少反常呼吸运动。每期间隔约3周。每根肋骨切除的长度应后端包括胸椎横突,前端在第1~3肋应包括肋软骨,以下逐渐依次缩短,保留靠前面部分肋骨。切除肋骨的范围应超过空洞以下二肋。每次手术后应加压包扎胸部,避免胸廓反常呼吸运动。术前准备及术后处理基本上与肺切除术相同。一般可获得良好疗效。

案例22-1

患者,女性,69岁,以"咳嗽、咳痰、咯血15个月"入院。15个月前开始出现咳嗽、咳痰,痰呈黄色脓性,量较多,每日60ml,伴有间断咯血,量不多,抗感染治疗后略有好转。查体:正常,双侧叩诊清音,右肺下叶可及干啰音。

思考:

1. 首先考虑何种疾病?

2. 为确诊,首选何检查?

案例22-2

患者,男性,32岁,以"咳嗽1年"入院。肺结核病史10年,曾抗结核治疗9个月。查体:右肺上叶呼吸音减弱。胸部 CT 检查示:右肺上叶可见一空洞(5.0cm×4.0cm),上叶可见多个钙化灶。

思考:

1. 初步诊断是什么?

2. 进一步治疗方案是什么?

第二节　肺和支气管肿瘤

肺和支气管肿瘤包括原发性和转移性肿瘤。肺和支气管原发性肿瘤中多数为恶性肿瘤,最常见的是肺癌,肉瘤较少见,肺和支气管良性肿瘤也较少见。肺的转移瘤绝大多数为其他器官组织的恶性肿瘤经血行播散到肺部。

一、肺癌

肺癌(lung cancer)大多数起源于支气管黏膜上皮,因此也称支气管肺癌(bronchogenic carcinoma)。近50 年来,全世界肺癌的发病率明显增高。据统计,在欧美某些国家和我国大城市中,肺癌的发病率已居男性各种肿瘤的首位。肺癌病人多数是男性,男女之比为(3~5):1。但近年来,女性肺癌的发病率也明显增加。发病年龄大多在 40 岁以上。

(一)病因

肺癌的病因至今不完全明确。大量资料表明,长期大量吸烟是肺癌的一个重要致病因素。纸烟燃烧时释放致癌物质。每日吸烟 40 支以上并持续多年,肺鳞癌和小细胞癌的发病率比不吸烟者高 4~10 倍。

某些工业部门和矿区职工,肺癌的发病率较高,这可能与长期接触石棉、铬、镍、铜、锡、砷、放射性物质等致癌物质有关。城市居民肺癌的发病率比农村高,这可能与大气污染和烟尘中致癌物质含量较高有关。因此,应该提倡戒烟,并加强工矿和城市环境的三废处理工作。

人体内在因素如免疫状态、代谢活动、遗传因素、肺部慢性感染等,也可能对肺癌的发病有影响。近来,肺癌分子生物学方面的研究表明,*P53*、*nm23-H* 等基因表达的变化及基因突变与肺癌的发病有密切的关系。

(二)病理

肺癌起源于支气管黏膜上皮。癌肿可向支气管腔内和/或邻近的肺组织生长,并可通过淋巴、血行或经支气管转移扩散。癌肿的生长速度和转移扩散的情况与癌肿的组织学类型、分化程度等生物学特性有一定关系。肺癌病理标本见图 22-3。

肺癌的分布情况:右肺多于左肺,上叶多于下叶。起源于主支气管、肺叶支气管的肺癌,位置靠近肺门者称为中心型肺癌;起源于肺段支气管以下的肺癌,位置在肺的周围部分称为周围型肺癌。

1. 分类　2004 年世界卫生组织(WHO)对肺癌的病理分类进行了修订,按细胞类型将肺癌分为 9 种(表 22-1)。

表 22-1　肺癌病理组织学分类(WHO 2004)

序号	病理分类	序号	病理分类
1	鳞状细胞癌	6	肉瘤样癌
2	小细胞癌	7	类癌
3	腺癌	8	唾液腺型癌
4	大细胞癌	9	未分类癌
5	腺鳞癌		

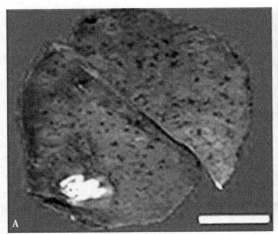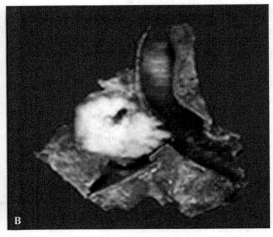

图 22-3　肺癌病理标本（肉眼观）

A. 周围型，生长在肺段支气管以下，位于肺周边者；B. 中心型，生长在主支气管或肺叶支气管，近肺门者。

临床上最常见的为下列 4 种：

(1)鳞状细胞癌(鳞癌)：患者年龄大多在 50 岁以上，男性吸烟者多见。大多起源于较大的支气管，常为中心型肺癌。虽然鳞癌的分化程度不一，但生长速度尚较缓慢，病程较长，对放射和化学疗法较敏感。通常先经淋巴转移，血行转移发生较晚。

(2)小细胞癌(未分化小细胞癌)：发病率比鳞癌低，发病年龄较小，多见于男性。一般起源于较大支气管，大多为中心型肺癌。细胞形态与小淋巴细胞相似，形如燕麦穗粒，因而又称为燕麦细胞癌。小细胞癌细胞质内含有神经内分泌颗粒。小细胞癌恶性程度高，生长快，较早出现淋巴和血行广泛转移。对放射和化学疗法虽较敏感，但可迅速耐药，预后差。

(3)腺癌：发病年龄较小，女性相对多见。多数起源于较小的支气管上皮，多为周围型肺癌，少数则起源于大支气管。早期一般没有明显临床症状，往往在胸部 X 线检查时发现，表现为圆形或椭圆形分叶状肿块。一般生长较慢，但有时在早期即发生血行转移，淋巴转移则较晚发生。细支气管肺泡癌是腺癌的一种类型，起源于细支气管黏膜上皮或肺泡上皮，影像学呈特征性的磨玻璃影。发病率低，女性较多见，常位于肺野周围部分。一般分化程度较高，生长较慢，癌细胞沿细支气管、肺泡管和肺泡壁生长，而不侵犯肺间质。淋巴和血行转移发生较晚，但可侵犯胸膜或经支气管播散到其他肺叶。在 X 线形态上可分为结节型和弥漫型两类。前者可以是单个结节或多个结节，后者形态类似支气管肺炎。

(4)大细胞癌：此型肺癌甚为少见，约半数起源于大支气管。细胞大，胞质丰富，胞核形态多样，排列不规则。大细胞癌分化程度低，常在发生脑转移后才被发现。预后很差。

此外，少数肺癌病例同时存在不同类型的癌肿组织，如腺癌内有鳞癌组织，鳞癌内有腺癌组织或鳞癌与小细胞癌并存。这一类癌肿称为混合型肺癌。

2. 转移　肺癌的扩散和转移，有下列几种主要途径：

(1)直接扩散：肺癌形成后，癌肿沿支气管壁并向支气管腔内生长，可以造成支气管腔部分或全部阻塞。癌肿可直接扩散侵入邻近肺组织，并穿越肺叶间裂侵入相邻的其他肺叶。癌肿的中心部分可以坏死液化形成癌性空洞。肺癌侵犯胸膜，造成胸膜转移及胸膜腔播散也较常见。此外，随着癌肿不断地生长扩大，还可侵犯胸壁、胸内其他组织和器官。

(2)淋巴转移：淋巴转移是常见的扩散途径。小细胞癌在较早阶段即可经淋巴转移。鳞癌和腺癌也常经淋巴转移扩散。癌细胞经支气管和肺血管周围的淋巴管道，先侵入邻近的肺段或肺叶支气管周围的淋巴结，然后根据肺癌所在部位，到达肺门或气管隆嵴下淋巴结，或侵入纵隔和气管旁淋巴结，最后累及锁骨上前斜角肌淋巴结和颈部淋巴结。纵隔和气管旁以及颈部淋巴结转移一般发生在肺癌同侧,但也可以在对侧,即所谓交叉转移。肺癌侵入胸壁或膈肌后,可向腋下或上腹部主动脉旁淋巴结转移。

(3)血行转移:血行转移是肺癌的晚期表现。小细胞癌和腺癌的血行转移较鳞癌更为常见。通常癌细胞直接侵入肺静脉,然后经左心随着大循环血流而转移到全身各处器官和组织,常见的有肝、骨骼、脑、肾上腺等。

(三)临床表现

肺癌的临床表现与癌肿的部位、大小,是否压迫、侵犯邻近器官及有无转移等情况有着密切关系。早期肺癌特别是周围型肺癌往往无任何症状,大多在胸部 X 线检查时发现。癌肿在较大的支气管内长大后,常出现刺激性咳嗽,极易误认为伤风感冒。当癌肿继续长大影响引流,继发肺部感染时,可以有脓性痰液,痰量也较前增多。

另一常见症状是血痰,通常为痰中带血点、血丝或断续地少量咯血,大量咯血则很少见。有的肺癌患者,由于肿瘤造成较大的支气管不同程度的阻塞,可以在临床上出现胸闷、哮鸣、气促、发热和胸痛等症状。

晚期肺癌压迫侵犯邻近器官、组织或发生远处转移时,可以产生下列征象:①压迫或侵犯膈神经,引起同侧膈肌麻痹。②压迫或侵犯喉返神经,引起声带麻痹,声音嘶哑。③压迫上腔静脉,引起面部、颈部、上肢和上胸部静脉怒张,皮下组织水肿,上肢静脉压升高。④侵犯胸膜,可引起胸腔积液,往往为血性;大量积液,可以引起气促;有时癌肿侵犯胸膜及胸壁,可以引起持续性剧烈胸痛。⑤癌肿侵入纵隔,压迫食管,可引起吞咽困难。⑥上叶顶部肺癌,亦称 Pancoast 肿瘤,可以侵入纵隔和压迫位于胸廓上口的器官或组织,如第 1 肋骨、锁骨下动脉和静脉、臂丛神经、颈交感神经等,产生剧烈胸肩痛、上肢静脉怒张、水肿、上肢痛和运动障碍,同侧上眼睑下垂、瞳孔缩小、眼球内陷、面部无汗等霍纳综合征。肺癌血行转移后,按侵入的器官而产生不同症状。

少数肺癌病例,由于癌肿产生内分泌物质,临床上呈现非转移性的全身症状:骨关节病综合征(杵状指、骨关节痛、骨膜增生等)、库欣综合征、重症肌无力、男性乳腺增大、多发性肌肉神经痛等。这些症状在切除肺癌后可能消失。

(四)诊断

早期诊断具有重要意义。只有在病变早期得到诊断,早期治疗,才能获得较好的疗效。为此,应当广泛进行防癌的宣传教育,倡导戒烟,建立和健全肺癌防治网。对 40 岁以上成人,定期进行胸部 X 线普查。中年以上久咳不愈或出现血痰,应提高警惕,做周密的检查;如胸部 X 线检查发现肺部有肿块阴影时,应首先考虑到肺癌的诊断,宜进一步详细检查,不能轻易放弃肺癌的诊断或拖延时间,必要时应剖胸探查。目前,大部分肺癌病例在明确诊断时已失去外科手术的治疗机会。因此,如何提高早期诊断率是十分迫切的问题。

诊断肺癌的主要方法:

1. X 线检查　是诊断肺癌的一个重要手段。大多数肺癌可以经胸部 X 线片和 CT 检查获得临床诊断。中心型肺癌早期胸部 X 线片可无异常征象。当癌肿阻塞支气管,排痰不畅,远端肺组织发生感染,受累的肺段或肺叶出现肺炎征象。若支气管管腔被癌肿完全阻塞,可产生相应的肺叶或一侧全肺不张。当癌肿发展到一定大小,可出现肺门阴影,由于肿块阴影常被纵隔组织影所掩盖,需做胸部 CT 检查才能显示清楚。

肿瘤侵犯邻近的肺组织和转移到肺门及纵隔淋巴结时,可见肺门区肿块,或纵隔阴影增宽,轮廓呈波浪形,肿块形态不规则,边缘不整齐,有时呈分叶状。纵隔转移淋巴结压迫膈神经时,可见膈肌抬高,透视可见膈肌反常运动。气管隆嵴下肿大的转移淋巴结,可使气管分叉角度增大,相邻的食管前壁,也可受到压迫。晚期病例还可看到胸腔积液或肋骨破坏。

周围型肺癌最常见的 X 线表现,为肺野周围孤立性圆形或椭圆形块影,直径从 1~2cm 到 5~6cm 或更大。肿块影轮廓不规则,常呈现小的分叶或切迹,边缘模糊毛糙,常显示细短的毛刺影。周围型肺癌长大阻塞支气管管腔后,可出现节段性肺炎或肺不张。癌肿中心部分坏死液化,可示厚壁偏心性空洞,内壁凹凸不平,很少有明显的液平面。

结节型细支气管肺泡癌的 X 线表现,为轮廓清楚的孤立球形阴影,与上述的周围型肺癌的 X 线表现相似。弥漫型细支气管肺泡癌的 X 线表现为浸润性病变,轮廓模糊,自小片到一个肺段或整个肺叶,类似肺炎。

2. 计算机断层扫描(CT) 可显示薄层横断面结构图像,避免病变与正常组织互相重叠,密度分辨率很高,可发现一般 X 线检查隐藏区(如肺尖、膈上、脊柱旁、心后、纵隔等处)的早期肺癌病变,对中心型肺癌的诊断有重要价值。CT 可显示位于纵隔内的肿块阴影、支气管受侵的范围、癌肿的淋巴结转移状况以及对肺血管和纵隔内器官组织侵犯的程度,并可作为制订中心型肺癌的手术或非手术治疗方案的重要依据。由于 CT 检查的分辨率高,可清楚显示肺野中 1cm 以上的肿块阴影,因此可以发现胸部 X 线片容易遗漏的、较早期的周围型肺癌。对于周围型肺癌肺门及纵隔淋巴结转移的情况,是否侵犯胸膜、胸壁及其他脏器,少量的胸腔积液,癌肿空洞内部情况等都可提供详细的信息。因此,CT 检查对周围型肺癌的诊断、治疗方案的选择具有重要价值。

3. 痰细胞学检查 肺癌表面脱落的癌细胞可随痰液咳出。痰细胞学检查找到癌细胞,可以明确诊断,多数病例还可判别肺癌的病理类型。痰检查的准确率为 80% 以上。起源于较大支气管的中央型肺癌,特别是伴有血痰的病例,痰中找到癌细胞的机会更多。临床上对肺癌可能性较大者,应连续数日重复送痰液进行检查。

4. 支气管镜检查 对中心型肺癌诊断的阳性率较高,可在支气管腔内直接看到肿瘤,并可采取小块组织(或穿刺病变组织)做病理切片检查,亦可经支气管刷取肿瘤表面组织或吸取支气管内分泌物进行细胞学检查。

5. 纵隔镜检查 可直接观察气管前隆嵴下及两侧支气管区淋巴结情况,并可采取组织做病理切片检查,明确肺癌是否已转移到肺门和纵隔淋巴结。中央型肺癌,纵隔镜检查的阳性率较高。检查阳性者,一般说明病变范围广,不适宜手术治疗。

6. 正电子发射体层成像(PET) 利用[18F]-氟代脱氧葡萄糖作为示踪剂进行扫描显像。由于恶性肿瘤的糖酵解代谢高于正常细胞,[18F]-氟代脱氧葡萄糖在肿瘤内聚积程度大大高于正常组织,肺癌 PET 显像时表现为局部异常浓聚。可用于肺内结节和肿块的定性诊断,并能显示纵隔淋巴结有无转移。目前,PET 是肺癌定性诊断和分期的最好、最准确的无创检查。

7. 经胸壁穿刺活组织检查 对周围型肺癌阳性率较高,但可能产生气胸、胸膜腔出血或感染,以及癌细胞沿针道播散等并发症,故应严格掌握检查适应证。

8. 转移病灶活组织检查 晚期肺癌病例,已有锁骨上、颈部、腋下等处淋巴结转移或出现皮下转移结节者,可切取转移病灶组织做病理切片检查,或穿刺抽取组织做涂片检查,以明确诊断。

9. 胸腔积液检查 抽取胸腔积液经离心处理后,取其沉淀做涂片检查,寻找癌细胞。

10. 剖胸检查 肺部肿块经多种方法检查,仍未能明确病变的性质,而肺癌的可能性又不能排除时,如患者全身情况许可,应做剖胸探查术。术时可根据病变情况或活检结果,给予相应治疗,以免延误病情。

肺癌的分期和 TNM 分类:肺癌的分期对临床治疗方案的选择具有重要指导意义。世界卫生组织按照肿瘤的大小(T),淋巴结转移的情况(N)和有无远处转移(M)将肺癌加以分类,为目前世界各国所采用(表 22-2、表 22-3)。

表 22-2　2017 年第 8 版肺癌国际分期中 TNM 的定义

项目	分类及定义
原发肿瘤（T）	T_X：未发现原发肿瘤，或者通过痰细胞学或支气管灌洗发现癌细胞，但影像学及支气管镜无法发现
	T_0：无原发肿瘤的证据
	Tis：原位癌
	T_1：肿瘤最大径≤3cm，周围包绕肺组织及脏层胸膜，支气管镜见肿瘤侵及叶支气管，未侵及主支气管
	T_{1a}：肿瘤最大径≤1cm
	T_{1b}：肿瘤最大径＞1cm，≤2cm
	T_{1c}：肿瘤最大径＞2cm，≤3cm
	T_2：肿瘤最大径＞3cm，≤5cm；侵犯主支气管（不常见的表浅扩散型肿瘤，不论体积大小，侵犯限于支气管壁时，虽可能侵犯主支气管，仍为 T_1），但未侵及隆嵴； 侵及脏层胸膜；有阻塞性肺炎或者部分肺不张。符合以上任何一个条件即归为 T_2
	T_{2a}：肿瘤最大径＞3cm，≤4cm
	T_{2b}：肿瘤最大径＞4cm，≤5cm
	T_3：肿瘤最大径＞5cm，≤7cm。直接侵犯以下任何一个器官，包括：胸壁（包含肺上沟瘤）、膈神经、心包；同一肺叶出现孤立性癌结节。符合以上任何一个条件即归为 T_3
	T_4：肿瘤最大径＞7cm，无论大小，侵及以下任何一个器官，包括：纵隔、心脏、大血管、隆嵴、喉返神经、主气管、食管、椎体、膈肌；同侧不同肺叶内孤立癌结节
区域淋巴结（N）	N_X：区域淋巴结无法评估
	N_0：无区域淋巴结转移
	N_1：同侧支气管周围和/或同侧肺门淋巴结以及肺内淋巴结有转移，包括直接侵犯而累及的
	N_2：同侧纵隔内和/或隆嵴下淋巴结转移
	N_3：对侧纵隔、对侧肺门、同侧或对侧前斜角肌及锁骨上淋巴结转移
远处转移（M）	M_X：远处转移不能被判定
	M_0：没有远处转移
	M_1：远处转移
	M_{1a}：局限于胸腔内，包括胸膜播散（恶性胸腔积液、心包积液或胸膜结节）以及对侧肺叶出现癌结节（许多肺癌胸腔积液是由肿瘤引起的，少数患者胸液多次细胞学 检查阴性，既不是血性也不是渗液，如果各种因素和临床判断认为渗液和肿瘤无关，不应该把胸腔积液纳入分期因素）
	M_{1b}：远处器官单发转移灶
	M_{1c}：多个或单个器官多处转移

表 22-3　2017 年第 8 版肺癌国际分期标准

分期	N_0	N_1	N_2	N_3	M_{1a} 任何 N	M_{1b} 任何 N	M_{1c} 任何 N
T_{1a}	ⅠA$_1$	ⅡB	ⅢA	ⅢB	ⅣA	ⅣA	ⅣB
T_{1b}	ⅠA$_2$	ⅡB	ⅢA	ⅢB	ⅣA	ⅣA	ⅣB
T_{1c}	ⅠA$_3$	ⅡB	ⅢA	ⅢB	ⅣA	ⅣA	ⅣB
T_{2a}	ⅠB	ⅡB	ⅢA	ⅢB	ⅣA	ⅣA	ⅣB
T_{2b}	ⅡA	ⅡB	ⅢA	ⅢB	ⅣA	ⅣA	ⅣB
T_3	ⅡB	ⅢA	ⅢB	ⅢC	ⅣA	ⅣA	ⅣB
T_4	ⅢA	ⅢA	ⅢB	ⅢC	ⅣA	ⅣA	ⅣB

（五）鉴别诊断

肺癌病例按肿瘤发生部位、病理类型和病程早晚等不同情况,在临床上可以有多种表现,易与下列疾病混淆。

1. **肺结核**

（1）肺结核球易与周围型肺癌混淆。肺结核球多见于青年,一般病程较长,发展缓慢。病变常位于上叶尖后段或下叶背段。在 X 线片上块影密度不均匀,可见到稀疏透光区和钙化点,肺内常另有散在性结核病灶。

（2）粟粒性肺结核易与弥漫型细支气管肺泡癌混淆。粟粒性肺结核常见于青年,全身毒性症状明显,抗结核药物治疗可改善症状,病灶逐渐吸收。

（3）肺门淋巴结结核在 X 线片上肺门块影可能误诊为中心型肺癌。肺门淋巴结结核多见于青少年,常有结核感染症状,很少有咯血。

应当指出,肺癌可以与肺结核合并存在。二者的临床症状和 X 线征象相似,易被忽视,以致延误肺癌的早期诊断。对于中年以上肺结核病人,在原有肺结核病灶附近或其他肺内出现密度较浓的块状阴影、肺叶不张、一侧肺门阴影增宽,以及在抗结核药物治疗过程中肺部病灶未见好转,反而逐渐增大等情况时,都应引起对肺癌的高度怀疑,必须进一步做痰细胞学检查和支气管镜检查。

2. **肺部炎症**

（1）支气管肺炎:早期肺癌产生的阻塞性肺炎,易被误诊为支气管肺炎。支气管肺炎发病较急,感染症状比较明显。X 线片上表现为边界模糊的片状或斑点状阴影,密度不均匀,且不局限于一个肺段或肺叶。经抗菌药物治疗后,症状迅速消失,肺部病变吸收也较快。

（2）肺脓肿:肺癌中央部分坏死液化形成癌性空洞时,X 线片表现易与肺脓肿混淆。肺脓肿在急性期有明显感染症状,痰量多,呈脓性,X 线片上空洞壁较薄,内壁光滑,常有液平面,脓肿周围的肺组织或胸膜常有炎性变。支气管造影空洞多可充盈,并常伴有支气管扩张。

3. **肺部其他肿瘤**

（1）肺部良性肿瘤:如错构瘤、纤维瘤、软骨瘤等有时需与周围型肺癌鉴别。一般肺部良性肿瘤病程较长,生长缓慢,临床上大多没有症状。在 X 线片上呈现接近圆形的块影,密度均匀,可以有钙化点,轮廓整齐,多无分叶状。

（2）支气管腺瘤:是一种低度恶性的肿瘤。发病年龄比肺癌低,女性发病率较高。临床表现可以与肺癌相似,常反复咯血。X 线片上的表现,有时也与肺癌相似。经支气管镜检查,诊断未能明确者宜尽早做剖胸探查术。

4. **纵隔淋巴肉瘤**　可与中心型肺癌混淆。纵隔淋巴肉瘤生长迅速。临床上常有发热和其他部位表浅淋巴结肿大。在 X 线片上表现为两侧气管旁和肺门淋巴结肿大。对放射治疗高度敏感,小剂量照射后即可见到肿块影缩小。纵隔镜检查亦有助于明确诊断。

（六）治疗

肺癌的治疗方法主要有外科手术治疗、放射治疗、化学治疗、中医中药治疗以及免疫治疗等。尽管80%的肺癌病人在明确诊断时已失去手术机会,但手术治疗仍然是肺癌最重要和最有效的治疗手段。然而,目前所有的各种治疗肺癌的方法效果均不能令人满意,必须适当地联合应用,进行综合治疗以提高肺癌的治疗效果。具体的治疗方案应根据肺癌的分期和 TNM 分类,病理细胞类型,病人的心肺功能和全身情况以及其他有关因素等,进行认真详细的综合分析后再做决定,采用多学科综合治疗。

非小细胞肺癌和小细胞肺癌在治疗方面有很大的不同。凡非小细胞肺癌病灶较小,局限在支气管和肺内,尚未发现远处转移,病人的全身情况较好,心肺功能可以耐受者,均应采用手术治疗。并根据手术时发现的情况、病理类型、细胞分化程度、淋巴结转移情况,决定综合应用化疗、放射治疗及其他治疗。对于癌肿已侵犯胸膜、胸壁、心包等情况(T_3,T_4)以及纵隔淋巴结已有转移(N_2)者,可根据情况(如能切除者)考虑进行扩大的肺切除术,例如合并胸壁切除及重建、心包部分切除术、胸膜剥脱术、左心房部分切除术及纵隔淋巴结清扫术等。术后辅助放射治疗或化疗。扩大的肺癌切除术手术范围大,损伤严重,故在病例选择方面应特别慎重。这些病人的手术适应证仍有争论,需进一步研究和探讨。

通常来说 T_1 或 $T_2N_0M_0$ 病例以根治性手术治疗为主;而Ⅱ期和Ⅲ期病人则应加做术前后化疗、放射治疗等综合治疗,以提高疗效。

小细胞肺癌常在较早阶段就已发生远处转移,手术很难治愈,以化疗和放射治疗为主。可采用化疗-手术-化疗、化疗-放射治疗-手术-化疗或化疗-放射治疗-化疗,以及附加预防性全脑照射等积极的综合治疗,已使疗效比过去有明显提高。

1. 手术治疗 手术治疗的目的是尽可能彻底切除肺部原发癌肿病灶和局部及纵隔淋巴结,并尽可能保留健康的肺组织。肺切除术的范围,取决于病变的部位和大小。对周围型肺癌,一般施行解剖性肺叶切除术;对中心型肺癌,一般施行肺叶或一侧全肺切除术。有的病例,癌变位于一个肺叶内,但已侵及局部主支气管或中间支气管,为了保留正常的邻近肺叶,避免做一侧全肺切除术,可以切除病变的肺叶及一段受累的支气管,再吻合支气管上下切端,临床上称为支气管袖状肺叶切除术。如果相伴的肺动脉局部受侵,也可同时做部分切除,端端吻合,称为支气管袖状肺动脉袖状肺叶切除术。手术中,应同时行系统性肺门及纵隔淋巴结清除术。

胸腔镜肺切除术是一种微创的肺切除方法,具有胸部损伤小、手术视野大、术后恢复快等优点。适用于早期肺癌患者的解剖性切除和肺癌的分期晚、高危患者的姑息切除。

手术治疗结果:非小细胞肺癌,T_1 或 $T_2N_0M_0$ 病例经手术治疗后,约有半数的人能获得长期生存,有报告其 5 年生存率可达 70% 以上。Ⅱ期和Ⅲ期病例生存率则较低。据统计,我国目前肺癌手术的切除率为 85%~97%,术后 30 日死亡率在 2% 以下,总的 5 年生存率为 30%~40%。

禁忌证:①远处转移,如脑、骨、肝等器官转移(即 M_1 病例);②心、肺、肝、肾功能不全,全身情况差的患者;③广泛肺门、纵隔淋巴结转移,无法清除者;④严重侵犯周围器官及组织,估计切除困难者;⑤胸外淋巴结转移,如锁骨上(N_3)等,肺切除术应慎重考虑。

2. 放射治疗 放射治疗是局部消灭肺癌病灶的一种手段。临床上使用的主要放射治疗设备有钴-60治疗机和加速器等。在各种类型的肺癌中,小细胞癌对放射治疗敏感性最高,鳞癌次之,腺癌和细支气管肺泡癌最低。据统计单独应用放射治疗,3 年生存率约为 10%。通常是将放射治疗、手术与药物疗法综合应用,以提高治愈率。临床上常采用的是手术后放射治疗。对癌肿或肺门转移病灶未能彻底切除的病例,于手术中在残留癌灶区放置小的金属环或金属夹做标记,便于术后放射治疗时准确定位。一般在术后 1 个月左右病人健康情况改善后开始放射治疗,剂量为 40~60Gy,疗程约 6 周。为了提高肺癌病灶的切除率,有的病例可手术前进行放射治疗。

晚期肺癌病例,并有阻塞性肺炎、肺不张、上腔静脉阻塞综合征或骨转移引起剧烈疼痛者以及癌肿复发的病例,也可进行姑息性放射治疗,以减轻症状。

放射治疗可引起倦乏、食欲减退、低热、骨髓造血功能抑制、放射性肺炎、肺纤维化和癌肿坏死液化空洞形成等放射反应和并发症,应给予相应处理。

下列情况一般不宜施行放射治疗:①健康状况不佳,呈现恶病质者;②高度肺气肿放射治疗后将引起呼吸功能代偿不全者;③全身或胸膜、肺广泛转移者;④癌变范围广泛,放射治疗后将引起广泛肺纤维化和呼吸功能代偿不全者;⑤癌性空洞或巨大肿瘤,后者放射治疗将促进空洞形成。

对于肺癌脑转移病例,若颅内病灶较局限,可采用 γ 刀放射治疗,有一定的缓解率。

3. 化学治疗 对有些分化程度低的肺癌,特别是小细胞癌,疗效较好。化学疗法作用遍及全身,临床上可以单独应用于晚期肺癌病例,以缓解症状,或与手术、放射等疗法综合应用,以防止癌肿转移复发,提高治愈率。

常用于治疗肺癌的化学药物有环磷酰胺、氟尿嘧啶、丝裂霉素、多柔比星、表柔比星、丙卡巴肼(甲基苄肼)、长春碱、甲氨蝶呤、洛莫司汀(环己亚硝脲)、顺铂、卡铂、紫杉醇、吉西他滨等。应根据肺癌的类型和病人的全身情况合理选用药物,并根据单纯化疗还是辅助化疗选择给药方法、决定疗程的长短以及哪几种药物联合应用、间歇给药等,以提高化疗的疗效。

需要注意的是,目前化学药物对肺癌疗效仍然较低,症状缓解期较短,副作用较多。临床应用时,要掌握药物的性能和剂量,并密切观察副作用。出现骨髓造血功能抑制、严重胃肠道反应等情况时要及时调整药物剂量或暂缓给药。

近年来,根据肿瘤代谢及基因的某些靶点设计研制了许多新药,用于抑制肿瘤生长,即靶向治疗。目前,已有多种靶向治疗制剂用于肺癌的治疗,但疗效仍需观察。

4. 中医中药治疗 按病人临床症状、脉象、舌苔等表现,应用辨证论治法则治疗肺癌,一部分病人的症状得到改善,寿命延长。

5. 免疫治疗 近年来,通过实验研究和临床观察,发现人体的免疫功能状态与癌肿的生长发展有一定关系,从而促使免疫治疗的应用。免疫治疗的具体措施包括:

(1)特异性免疫疗法:用经过处理的自体肿瘤细胞或加用佐剂后,做皮下接种进行治疗。此外尚可应用各种白介素、肿瘤坏死因子、肿瘤核糖核酸等生物制品。

(2)非特异性免疫疗法:用卡介苗、短小棒状杆菌、转移因子、干扰素、胸腺肽等生物制品,或左旋咪唑等药物以激发和增强人体免疫功能。

当前,肺癌的治疗效果仍不能令人满意。由于治疗对象多属晚期,其远期生存率低,预后较差。因此,必须研究和开展以下工作,以提高肺癌治疗的总体效果:①积极宣传,普及肺癌知识,提高肺癌诊断的警惕性,研究和探索早期诊断方法,提高早期发现率和诊断率;②进一步研究和开发新的有效药物,改进综合治疗方法;③改进手术技术,进一步提高根治性切除的程度,同时最大限度地保存正常肺组织;④研究和开发分子生物学技术,探索肺癌的基因治疗技术,使之能有效地为临床服务。

二、支气管腺瘤

支气管腺瘤(bronchial adenoma)主要起源于支气管或气管黏膜腺体。女与男之比约2:1。腺瘤生长缓慢,但可浸润扩展入邻近组织,并可有淋巴结转移,甚至血行转移。因此,支气管腺瘤是一种低度恶性肿瘤。

(一)分类

支气管腺瘤可分为三种类型:

1. 支气管类癌(carcinoid of bronchus) 是最为常见的一种类型。起源于支气管壁黏液分泌腺的嗜银细胞,电镜检查显示类癌细胞含有神经分泌颗粒。肿瘤突入支气管腔,质软,血管丰富,易出血,呈暗红色或红色,可带蒂或无蒂,表面有完整的黏膜覆盖。有的肿瘤一部分在支气管内,另一部分向支气管壁外生长入肺组织内而呈哑铃状。一般与周围组织分界清楚或具有包膜。

2. 支气管腺样囊性癌(cystic adenoid carcinoma of bronchus) 亦称圆柱型腺瘤,起源于腺管或黏膜分泌腺。支气管腺样囊性癌常发生在气管下段或主支气管根部,恶性程度较高,常侵入邻近组织,偶有淋巴结和远处转移。肿瘤突入气管或支气管腔内,呈粉红色,表面黏膜完整。

3. 支气管黏液表皮样癌(muco-epidermoidal carcinoma of bronchus) 最为少见,起源于肺叶支气管或主支气管黏膜分泌腺。恶性程度高低不一,大多数为低度恶性,常呈息肉样,表面黏膜完整。

(二)临床表现

常见的症状为咳嗽、咯血或支气管阻塞引起的哮鸣、呼吸困难、反复呼吸道感染或肺不张。支气管类癌患者,有时有阵发性面部潮红、水肿、肠蠕动增加、腹泻、心悸、皮肤发痒等类癌综合征。

（三）诊断

胸部 X 线片和胸部 CT 可以显示肿瘤肿块阴影,或肿瘤引起的支气管阻塞征象。但局限在支气管壁内较小的肿瘤,X 线检查可能不显示病变,CT 或 MRI 检查有助于诊断。腺瘤生长缓慢,有的病例症状出现多年后,才能明确诊断。

支气管镜检查是重要的诊断方法。绝大多数支气管腺瘤可以直接被窥察。由于腺瘤血管丰富,容易出血,进行支气管镜检查时,应避免做活组织检查,以免导致大量咯血。

（四）治疗

支气管腺瘤,如尚未发生远处转移,应在明确诊断后进行手术治疗,彻底切除肿瘤。发生于肺叶支气管的腺瘤,通常做肺叶切除术。发生于主支气管或气管的腺瘤,为了尽量保留正常肺组织,可以做支气管袖状切除术,切除含有肿瘤的一段支气管或气管,做对端吻合术。肿瘤局限于支气管壁的病例,也可以切开支气管,摘除全部腺瘤后,再修复支气管。

全身情况禁忌手术或已有转移的腺瘤病人,可施行放射治疗或药物治疗。

三、肺或支气管良性肿瘤

肺或支气管良性肿瘤比较少见。临床上较常见的有错构瘤、软骨瘤、纤维瘤、平滑肌瘤、血管瘤和脂肪瘤等。

肺错构瘤是由支气管壁各种正常组织错乱组合而形成的良性肿瘤,一般以软骨为主。此外,还可以有腺体、纤维组织、平滑肌和脂肪等。具有完整的包膜,生长缓慢。大多发生在肺的边缘部分,靠近胸膜或肺叶间裂处。多见于男性青壮年。一般不出现症状,往往在胸部 X 线检查时发现。肿瘤呈圆形、椭圆形或分叶状块影,边界清楚,可以有钙化点。治疗方法是施行肺楔形切除术。位置在肺表浅部分,而肿瘤又较小者,也可做肿瘤摘除术。

四、肺转移性肿瘤

原发于身体其他部位的恶性肿瘤,转移到肺的相当多见。据统计在死亡于恶性肿瘤的病例中,20%～30%有肺转移。常见的原发恶性肿瘤有胃肠道、泌尿生殖系统、肝、甲状腺、乳腺、骨、软组织、皮肤癌肿和肉瘤等。恶性肿瘤发生肺转移的时间早晚不一,大多数病例在原发癌肿出现后 3 年内转移。有的病例可以在原发肿瘤治疗后 5 年、10 年以上才发生肺转移。少数病例,则在查出原发癌肿之前,先发现肺转移病变。

（一）临床表现

除原发肿瘤症状外大多数没有明显的特殊临床症状,一般在随访原发肿瘤的病人中,进行胸部 X 线检查时被发现。少数病例可以有咳嗽、血痰、发热和呼吸困难等症状。

（二）诊断

根据肺部 X 线和胸部 CT 表现,结合原发癌症的诊断或病史,一般可诊断肺转移性肿瘤。多数病例为多发性、大小不一、密度均匀、轮廓清楚的圆形转移病灶。少数病例,肺内只有单个转移病灶,X 线表现与周围型原发肺癌相似。痰细胞学检查阳性率很低。支气管镜检查,对诊断没有帮助。单个肺转移性肿瘤很难与原发性周围型肺癌相区别。

（三）治疗

肺部转移性肿瘤一般是恶性肿瘤的晚期表现。两侧肺出现广泛散在转移瘤者,没有外科手术适应证。但对符合以下条件的病人,可以进行手术治疗,以延长其生存期:①原发肿瘤已得到比较彻底的治疗或控制,局部无复发;身体其他部位没有转移。②肺部只有单个转移瘤;或虽有几个转移病变,但均局限于一个肺叶或一侧肺内；或肺转移瘤虽为两侧和多个，但估计可做局限性肺切除术，病人肺功能还能耐受者。③病人的全身情况、心肺功能良好。

手术方法应根据情况选择肺楔形切除术、肺段切除术、肺叶切除术或非典型的局限性肺切除术；甚至经胸骨正中或分二期行双侧肺转移瘤切除术；或用超声刀协助做局限性肺切除术；或冷冻切除术。由于肺转移瘤手术达到根治目的较为困难，因而一般不做全肺切除术，对需做全肺切除术的病人应特别慎重。

肺部单发性转移瘤病例手术切除后可有约 30% 生存达 5 年以上；多发性转移瘤手术后也有 20% 的 5 年生存率的报告。对原发肿瘤恶性度较低、发生肺转移的时间较晚的病人，手术治疗效果较好。

案例22-3

患者，女性，52 岁，以"咳嗽、咳痰、痰中带血 1 个月"入院。1 个月前无明显诱因下出现咳嗽、咳痰，痰中带血丝，量不多，未做任何治疗。查体：胸部查体无明显阳性体征。

思考：

1. 首先考虑何种疾病？

2. 进一步做何检查？

（车成日）

学习小结

支气管扩张是指支气管管腔的持续性扩张，临床表现主要为咳痰、咯血，反复发作呼吸道和肺部感染。目前在临床中已较少应用支气管碘油造影，高分辨率、薄层 CT 扫描是一种较为理想的诊断方法。支气管扩张外科治疗的原则是去除所有的受累肺组织，同时最大限度地保留正常肺组织。

外科治疗是肺结核综合疗法的一个组成部分，有肺切除术和胸廓成形术。

肺和支气管原发性肿瘤中最常见的是肺癌。肺癌也称支气管肺癌。按肺癌的分布情况分为中心型肺癌和周围型肺癌。病理组织学分类为小细胞肺癌和非小细胞肺癌两大类。常见的肺癌有鳞癌、小细胞癌、腺癌和大细胞癌。常出现刺激性干咳。肺癌的治疗方法主要有外科手术治疗、放射治疗、化学治疗、中医中药治疗以及免疫治疗等。小细胞肺癌常在较早阶段就已发生远处转移，手术很难治愈，以化疗和放射治疗为主。手术治疗仍然是肺癌最重要和最有效的治疗手段。

支气管腺瘤可分为支气管类癌、支气管腺样囊性癌和黏液表皮样癌三种类型，其中支气管类癌最常见。

肺或支气管良性肿瘤比较少见。临床上较常见的有错构瘤、软骨瘤、纤维瘤、平滑肌瘤、血管瘤和脂肪瘤等。

肺部转移性肿瘤一般是恶性肿瘤的晚期表现。

复习参考题

1. 肺结核手术切除术的适应证有哪些？

2. 肺癌的鉴别诊断有哪些？

3. 支气管扩张的临床表现有哪些？

第二十三章　食管疾病

学习目标	
掌握	食管癌的病理、临床表现、诊断及治疗。
熟悉	食管良性疾病的临床表现、诊断及治疗。
了解	食管良性肿瘤的概述。

第一节　食管良性疾病

一、食管良性肿瘤

食管良性肿瘤很少见,发病率明显低于食管恶性肿瘤,文献统计占全部食管肿瘤的 1%～10%。

（一）分类

食管良性肿瘤按其组织发生来源可分为腔内型、黏膜下型及壁内型。①腔内型:包括息肉及乳头状瘤;②黏膜下型:有血管瘤及颗粒细胞成肌细胞瘤;③壁内型肿瘤:发生于食管肌层,最常见的是食管平滑肌瘤(esophageal leiomyoma)(图 23-1)。

（二）临床表现

食管良性肿瘤患者的症状和体征主要取决于肿瘤的解剖部位和体积大小。较大的肿瘤可以不同程度地堵塞食管腔,出现吞咽困难、呕吐和消瘦等症状。很多患者有吸入性肺炎、胸骨后压迫感或疼痛感。血管瘤患者可发生出血。

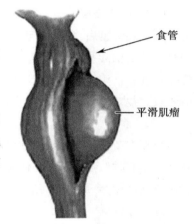

图 23-1　食管平滑肌瘤

（三）诊断

食管良性肿瘤患者,不论有无症状,均须经 X 线检查和内镜检查,方可做出诊断。发病最多的食管平滑肌瘤因发生于肌层,故黏膜完整,肿瘤大小不一,呈椭圆形、生姜形或螺旋形。食管 X 线吞钡检查可出现"半月状"压迹;食管镜检查可见肿瘤表面黏膜光滑、正常。这时切勿进行食管黏膜活检,以免破坏黏膜。

（四）治疗

不论哪一型的食管良性肿瘤都需进行外科手术切除病变。对腔内型小而长蒂的肿瘤可经内镜摘除。对壁内型和黏膜下型肿瘤,一般需经剖胸切口,用钝性加锐性分离法解剖出肿瘤,小心保护黏膜防止破损。食管良性肿瘤的手术效果满意,预后良好,恶变者罕见。

二、腐蚀性食管灼伤

腐蚀性食管灼伤多为误吞强酸或强碱等化学腐蚀剂引起食管化学性灼伤。亦有因长期反流性食管炎、长期进食浓醋或长期服用酸性药物(如多西环素、四环素、阿司匹林等)引起食管化学性灼伤者,但较少见。强碱产生较严重的溶解性坏死;强酸产生蛋白凝固性坏死。

(一)病理

食管化学灼伤的严重程度,决定于吞服化学腐蚀剂的类型、浓度、剂量、食管的解剖特点、伴随的呕吐情况以及腐蚀剂与组织接触的时间。吞服化学腐蚀剂后,灼伤的部位常不只限于食管,还常包括口咽部、喉部、胃或十二指肠部。通常腐蚀剂与食管三个生理狭窄段接触的时间最长,因此常在这些部位发生较广泛的灼伤。

根据灼伤的病理程度,一般可分为Ⅰ度、Ⅱ度、Ⅲ度灼伤。①Ⅰ度:食管黏膜表浅充血、水肿,经过脱屑期以后7~8日痊愈,不遗留瘢痕。②Ⅱ度:灼伤累及食管肌层。在急性期组织充血、水肿、渗出,组织坏死脱落后形成溃疡;3~6周内发生肉芽组织增生;之后纤维组织形成瘢痕而导致狭窄。③Ⅲ度:食管全层及其周围组织凝固坏死,可导致食管穿孔和纵隔炎。

灼伤后病理过程大致可分为三个阶段:第一阶段即在伤后最初几日内发生炎症、水肿或坏死,常出现早期食管梗阻症状。第二阶段在伤后1~2周,坏死组织开始脱落,出现软的、红润的肉芽组织;梗阻症状常可减轻,这时食管壁最为薄弱,持续3~4周。第三阶段瘢痕及狭窄形成,并逐渐加重。病理演变过程可进行数周至数月,但超过1年后再发生狭窄者少见。瘢痕狭窄的好发部位常在食管的生理狭窄处,即食管入口、气管分叉平面及食管下端处。

(二)临床表现

误服腐蚀剂后,立即引起唇、口腔、咽部、胸骨后以及上腹部剧烈疼痛,随即有反射性呕吐,吐出物常带血性。若灼伤涉及会厌、喉部及呼吸道,可出现咳嗽、声音嘶哑、呼吸困难。严重者可出现昏迷、虚脱、发热等中毒症状。瘢痕狭窄形成后可导致食管部分或完全梗阻,甚至唾液也难咽下。因不能进食,后期出现营养不良、脱水、消瘦、贫血等。小儿生长发育受到影响。

(三)诊断

早期主要依据有吞服腐蚀剂病史以及上述有关临床表现,体格检查发现口咽部有灼伤表现,即可确立诊断。但有时口咽部有无灼伤表现不一定能证明食管有无灼伤,故必要时要通过食管碘油造影确诊。胸骨后疼痛、后背疼痛或腹痛应排除食管或胃穿孔。晚期做食管X线造影能明确狭窄的部位和程度。

(四)治疗

1. 急诊处理程序 ①简要采集病史,包括所服腐蚀剂的种类、时间、浓度和量。②迅速判断患者一般情况,特别是呼吸系统和循环系统状况。保持呼吸道通畅,必要时气管切开。尽快建立静脉通道。③尽早吞服植物油或蛋白水,以保护食管和胃黏膜。无条件时甚至吞咽生理盐水或清水稀释。对以往用弱酸溶液中和碱性物、碱性溶液中和酸性物的方法,现有争议。有人认为此法不仅无益,而且有害,因化学反应产生的热可造成再度损伤。④积极处理并发症,包括喉头水肿、休克、胃穿孔、纵隔炎等。⑤防止食管狭窄,早期使用肾上腺皮质激素和抗生素,可减轻炎症反应、预防感染、纤维组织增生及瘢痕形成。对疑有食管、胃穿孔者禁用激素。腔内是否置管做食管腔内支架或食管加压法防止狭窄,其效果目前尚有争议。

2. 扩张疗法 宜在伤后2~3周待食管急性炎症、水肿开始消退后进行。对轻度环状狭窄可采用食管镜下探条扩张术;对长管状狭窄宜采用吞线经胃造瘘口拉出,系紧扩张子顺向或逆向做扩张术。有的采用塑料细条做扩张术。食管扩张应定期重复进行。

3. 手术疗法 对严重长段狭窄及扩张疗法失败者,可采用手术治疗。在狭窄部的上方将食管切断,根据具体情况以胃、空肠或结肠与其吻合替代食管。将狭窄段食管旷置或切除。胃或肠段上提途径可经胸膜腔、胸骨后或胸骨前皮下，根据患者一般情况而定。

三、贲门失弛症

贲门失弛症（achalasia of cardia）又称贲门痉挛，是指吞咽时食管体部无蠕动，贲门括约肌松弛不良，是食管神经肌肉的功能失调。多见于30~50岁的中青年患者，女性稍多。

（一）病因和病理

病因至今未明。一般认为本病系食管肌层内神经节的变性、减少或缺如，食管失去正常的推动力。食管下括约肌和贲门不能松弛，致食物滞留于食管内。久之食管扩张、肥厚、伸长、屈曲、失去肌张力。食物淤滞，慢性刺激食管黏膜，致充血、发炎，甚至发生溃疡。时间久后，少数患者可发生癌变。

（二）临床表现

主要症状为吞咽困难、胸骨后沉重感或阻塞感。本病患者由于吞咽困难影响进食或营养，尤其是有长期明显食管扩张患者，易引起营养障碍，出现体重下降，有的患者明显贫血，小儿则产生发育不良、消瘦及佝偻病。多数病程较长，症状时轻时重，发作常与精神因素有关。热食较冷食易于通过，有时咽固体食物因可形成一定压力，反而可以通过。初为间歇发作，随着疾病进展，以后呈持续性进食困难。食管扩大明显时，可容纳大量液体及食物。在夜间可发生气管误吸，并发肺炎。

（三）诊断

食管吞钡造影特征为食管体部蠕动消失，食管下端及贲门部呈鸟嘴状，边缘整齐光滑，上端食管明显扩张（图23-2）。钡剂不能通过贲门。做食管纤维镜检查可确诊，并排除癌肿。

（四）治疗

1. 非手术疗法　病程短且病情较轻，可用解痉镇痛药。宜少吃多餐，细嚼慢咽，避免吃过热或过冷食物。部分轻症早期患者可先试行食管扩张术，扩张的方法有用机械、水囊、气囊、钡囊等，可缓解症状。但应注意防止强力扩张的并发症，如食管穿孔、出血。

2. 手术疗法　通常采用经腹或经左胸做食管下段贲门肌层切开术（heller手术），方法简单，效果良好。切开肌层应彻底，直至黏膜膨出。肌层剥离范围约至食管周径的一半。但需注意防止切破黏膜或损伤迷走神经。也有在此手术基础上加做抗反流手术，如胃底固定术、幽门成形术等。

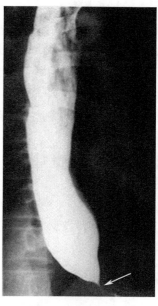

图23-2　食管吞钡造影
箭头所指为食管贲门鸟嘴状改变。

四、食管憩室

食管壁的一层或全层局限性膨出，形成与食管腔相通的囊袋，称为食管憩室（diverticulum of esophagus）。按其发病机制，可分为牵引型和膨出型两种。牵引型大多发生在气管分叉附近，多因该处淋巴结炎症或淋巴结结核感染后与附近的食管壁发生粘连及瘢痕收缩所致。膨出型则多因食管内外有压力差，食管黏膜经肌层的薄弱点疝出而成，多发生于咽部和膈上5~10cm处。牵引型因系食管全层向外牵拉，故称真性憩室；膨出型因只有黏膜膨出，故称假性憩室。

（一）咽食管憩室

1. 病因和病理　因咽下缩肌与环咽肌之间有一薄弱的三角区，加上肌活动的不协调，即在咽下缩肌收缩将食物下推时，环咽肌不松弛或过早收缩，致食管黏膜自薄弱区膨出，属膨出型假性憩室。

2. 临床表现　早期无症状。当憩室增大，可在吞咽时有咕噜声。若憩室内有食物潴留，可引起颈部压迫感。淤积的食物分解腐败后可发生恶臭味，并致黏膜炎症水肿，引起吞咽困难。体格检查有时颈部可扪到质软肿块,压迫时有咕噜声。巨大憩室可压迫喉返神经而出现声音嘶哑。如反流食物吸入肺内,可并发肺部感染。

3. 诊断　主要靠食管吞钡 X 线检查确诊。可显示憩室的部位、大小、连接部等。

4. 治疗　有症状的患者可考虑做手术治疗。切除憩室,分层缝合食管壁切口。若一般情况不宜手术者,可每次进食时推压憩室,减少食物淤积,并于食后喝温开水冲净憩室内食物残渣。

(二)食管中段憩室

1. 病因和病理　气管分叉或肺门附近淋巴结炎症,形成瘢痕,牵拉食管全层。大小一般 1~2cm,可单发,也可多发。憩室颈口多较大,不易淤积食物。

2. 临床表现　常无症状。若发生炎症水肿时,可有咽下哽噎感或胸骨后、背部疼痛感。

3. 诊断　主要依靠食管吞钡 X 线检查确诊。有时需做食管镜检查排除癌变。

4. 治疗　临床上无症状者,不需手术。若并有炎症、水肿时,可含服消炎及解痉药物,缓解症状。如果并发出血、穿孔或有明显症状者,可考虑手术治疗。游离被外牵的食管壁,予以复位或切除憩室。

(三)膈上憩室

1. 病因和病理　食管下段近膈上处,从平滑肌层的某一薄弱处,因某种原因如贲门失弛症、食管裂孔疝等,引起食管内压力增高,致黏膜膨出。好发于食管下段后右方。少数为食管全层膨出形成真性憩室。

2. 临床表现与诊断　主要症状为胸骨后或上腹部疼痛。有时出现吞咽困难或食物反流。诊断主要依靠食管吞钡 X 线检查,可显示憩室囊、憩室颈及其位置方向。

3. 治疗　有明显症状或食物淤积者,可考虑切除憩室,同时处理食管、膈肌的其他疾病。

第二节　食管癌

食管癌(esophageal cancer)是常见的一种消化道肿瘤,全世界每年约有 30 万人死于食管癌。其发病率和死亡率各国差异很大。我国是世界上食管癌高发地区之一,每年平均病死约 15 万人。男性多于女性,发病年龄多在 40 岁以上。

一、流行病学及病因学

我国食管癌发病率男性约为 31.66/10 万,女性约为 15.93/10 万,占各部位癌死亡的第二位,仅次于胃癌。国外食管癌以亚洲、非洲、拉丁美洲某些地区的黑色人种,印度人、日本人以及巴西、智利等地的居民发病率较高,而欧洲、北美洲和大洋洲地区发病率较低。我国发病率河南省最高,此外江苏省、山西省、河北省、福建省、陕西省、安徽省、湖北省、山东省、广东省等均为高发区。

食管癌的人群分布与年龄、性别、职业、种族、地理、生活环境、饮食生活习惯、遗传易感性等有一定关系。调查资料显示,食管癌可能是多种因素所致的疾病。已提出的病因如下:①化学病因,亚硝胺。这类化合物及其前体分布很广,可在体内、外形成,致癌性强。在高发区的膳食、饮水、酸菜,甚至患者的唾液中,测亚硝酸盐含量均远较低发区为高。②生物性病因,真菌。在某些高发区的粮食中、食管癌患者的上消化道中或切除的食管癌标本上,均能分离出多种真菌,其中某些真菌有致癌作用。有些真菌能促使亚硝胺及其前体的形成,更促进癌肿的发生。③缺乏某些微量元素。钼、铁、锌、氟、硒等在粮食、蔬菜、饮水中含量偏低。④缺乏维生素。缺乏维生素 A、维生素 C 以及动物蛋白、新鲜蔬菜、水果摄入不足,是食管癌高发区的一个共同特点。⑤烟、酒、热食热饮、口腔不洁等因素。长期饮烈性酒、嗜好吸烟、食物过硬、过热、进食过快,引起慢性刺激、炎症、创伤或口腔不洁、龋齿等均可能与食管癌的发生有关。此外,还有食管癌遗传易感因素。总之,引起食管癌的因素是复杂的、多方面的,有些可能是主导因素,有些可能是促进因素,也有些或许只是一些相关现象,食管癌的病因尚有待继续深入研究。

二、病理

临床上食管的解剖分段多分为(图23-3):①胸廓入口处。②胸段，又分为上、中、下三段。胸上段——自胸廓上口至气管分叉平面;胸中段——自气管分叉平面至贲门口全长度的上一半;胸下段——自气管分叉平面至贲门口全长度的下一半。通常将食管腹段包括在胸下段内。胸中段与胸下段食管的交界处接近肺下静脉平面处。胸中段食管癌较多见，下段次之，上段较少，多系鳞癌。贲门部腺癌可向上延伸累及食管下段。

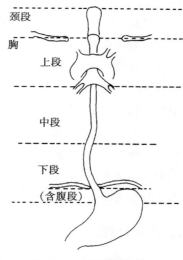

图23-3 食管的解剖分段

早期食管癌病变多数限于黏膜表面(原位癌)，未见明显肿块。肉眼所见表现为充血、糜烂、斑块或乳头状。至中、晚期癌肿长大，逐渐累及食管全周，肿块突入腔内，还可穿透食管壁全层，侵入纵隔和心包。

按病理形态，临床上食管癌可分为四型。①髓质型:管壁明显增厚并向腔内外扩展，使癌瘤的上下端边缘呈坡状隆起。多数累及食管周径的全部或绝大部分。切面呈灰白色，为均匀致密的实体肿块。②蕈伞型:瘤体呈卵圆形扁平肿块状，向腔内呈蘑菇样突起，故名蕈伞。隆起的边缘与其周围的黏膜境界清楚，瘤体表面多有浅表溃疡，其底部凹凸不平。③溃疡型:瘤体黏膜面呈深陷而边缘清楚的溃疡。溃疡的大小和外形不一，深入肌层，阻塞程度较轻。④缩窄型(即硬化型):瘤体形成明显的环行狭窄，累及食管全部周径，较早出现阻塞。

三、扩散及转移

癌肿最先向黏膜下层扩散，继而向上、下及全层浸润，很易穿过疏松的外膜侵入邻近器官。癌转移主要经淋巴途径:首先进入黏膜下淋巴管，通过肌层到达与肿瘤部位相应的区域淋巴结。颈段癌可转移至喉后、颈深和锁骨上淋巴结;胸段癌转移至食管旁淋巴结后，可向上转移至胸部纵隔淋巴结，向下累及贲门周围的膈下及胃周淋巴结，或沿着气管、支气管至气管分叉及肺门。但中、下段癌亦可向远处转移至锁骨上淋巴结、腹主动脉旁和腹腔丛淋巴结，这均属晚期。血行转移发生较晚。

四、临床表现

早期时症状常不明显，但在吞咽粗硬食物时可能有不同程度的不适感觉，包括咽下食物哽噎感，胸骨后烧灼样、针刺样或牵拉摩擦样疼痛。食物通过缓慢，并有停滞感或异物感。哽噎停滞感常通过吞咽水后缓解消失。症状时轻时重，进展缓慢。

中晚期食管癌典型的症状为进行性吞咽困难，先是难咽干的食物，继而半流质，最后水和唾液也不能咽下。常吐黏液样痰，为下咽的唾液和食管的分泌物。患者逐渐消瘦、脱水、无力。

持续胸痛或背痛为晚期症状，表示癌已侵犯食管外组织。当癌肿梗阻所引起的炎症水肿暂时消退，或部分癌肿脱落后，梗阻症状可暂时减轻，常误认为病情好转。若癌肿侵犯喉返神经，可出现声音嘶哑;若压迫颈交感神经节，可产生霍纳综合征;若侵入气管、支气管，可形成食管、气管或支气管瘘，出现吞咽水或食物时剧烈呛咳，并发生呼吸系统感染。后者有时亦可因食管梗阻致内容物反流入呼吸道而引起。最后出现恶病质状态。若有肝、脑等脏器转移，可出现黄疸、腹水、昏迷等状态。

体格检查时应特别注意锁骨上有无肿大淋巴结、肝有无肿块和有无腹水、胸腔积液等远处转移体征。

五、诊断

对可疑病例，均应做食管吞钡X线双重对比造影。早期可见:①食管黏膜皱襞紊乱、粗糙或有中断现象。

②小的充盈缺损。③局限性管壁僵硬,蠕动中断。④小龛影:中、晚期有明显的不规则狭窄和充盈缺损,管壁僵硬;有时狭窄上方口腔侧食管有不同程度的扩张(图23-4)。

我国创用带网气囊食管细胞采集器,做食管拉网检查脱落细胞,早期病变阳性率较高,是一种简便易行的普查筛选诊断方法。但目前对此法已有争议。对临床已有症状或怀疑而又未能明确诊断者,则应尽早做纤维食管镜检查。在直视下钳取多块活组织做病理组织学检查。

在纤维食管镜检查时还可同时做染色检查法,即将0.5%～2%甲苯胺蓝或3%复方碘溶液喷布于食管黏膜上。前者将使肿瘤组织蓝染而正常上皮不染色;后者将使正常食管鳞状上皮染成棕黑色,这是上皮细胞内糖原与碘的反应,而肿瘤组织因癌细胞内的糖原消耗殆尽,故仍呈碘本身的黄色。

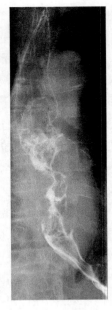

图 23-4 食管吞钡造影(食管癌)
食管吞钡造影可见食管中段充盈缺损,食管狭窄,病变上端明显扩张。

六、鉴别诊断

早期无吞咽困难时,应与食管炎、食管憩室和食管静脉曲张相鉴别。已有吞咽困难时,应与食管良性肿瘤、贲门失弛症和食管良性狭窄相鉴别。临床表现可参考有关章节。诊断方法主要依靠吞钡X线食管摄片和纤维食管镜检查。

七、预防

我国在20世纪50年代末就开始了食管癌防治的研究,在高发区农村建立防治研究点。在高发区人群中采取宣教和应用食管细胞学诊断方法开展普查,以求早期发现,早期治疗,提高治愈率。80年代后期采用维生素和中草药等做化学治疗预防和人群干预试验。具体措施有3项。①病因学预防:改良饮水(减少水中亚硝胺及其他有害物质)、防霉去毒、改变不良生活习惯、应用化学药物(亚硝胺阻滞剂)等;②发病学预防:应用预防药物(维生素A酸类化合物、维生素B_2、维生素B_6、维生素C、维生素E、维生素K等),积极治疗食管上皮增生,处理癌前病变,如食管炎、息肉、憩室等;③大力开展防癌宣传教育,普及抗癌知识,在高发区人群中做普查、筛检。

八、治疗

分外科治疗、放射治疗、化学治疗和综合治疗。两种以上疗法同时或先后应用称为综合治疗。结果显示以综合治疗效果较好。

1. 手术治疗 手术是治疗食管癌首选方法。若全身情况良好,有较好的心肺功能储备,无明显远处转移征象者,可考虑手术治疗。一般以颈段癌长度<3cm、胸上段癌长度<4cm、胸下段癌长度<5cm切除的机会较大。然而也有瘤体不太大但已与主要器官,如主动脉、气管等紧密粘连而不能切除者。对较大的鳞癌估计切除可能性不大而患者全身情况良好者,可先采用术前放射治疗,待瘤体缩小后再做手术。

禁忌证:①全身情况差,已呈恶病质,或有严重心、肺或肝、肾功能不全者;②病变侵犯范围大,已有明显外侵及穿孔征象,如已出现声音嘶哑或已有食管气管瘘者;③已有远处转移者。

手术径路常用左胸切口,中段食管癌切除术有用右胸切口者。联合切口有用胸腹联合切口者或颈、胸、腹三切口者。手术方法应根据病变部位及患者具体情况而定,对肿瘤的根治性切除,应注意长度和广度,原则上应切除食管大部分。切除的长度应在距癌瘤上、下5cm以上;切除的广度应包括肿瘤周围的纤维组织及所有淋巴结(特别注意颈部、胸顶上纵隔、食管气管旁和隆嵴周围、腹内胃小弯、胃左动脉及腹主动脉周围等处)。食管下段癌与代食管器官吻合多在主动脉弓上;而食管中段或上段癌则应吻合在颈部(图23-5)。常用的代食管器官是胃,有时用结肠或空肠。常见的术后并发症是吻合口瘘和吻合口狭窄。

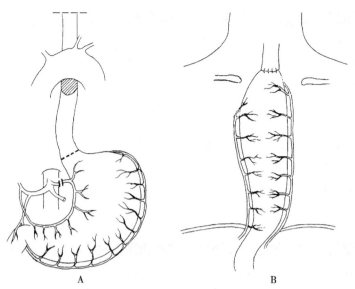

图 23-5 食管癌切除后胃代食管术
A. 上、中段食管癌的切除食管范围；B. 胃代食管，颈部吻合术。

经食管裂孔钝性剥除食管癌做食管内翻剥脱术可用于心肺功能差、患早期癌而不宜做开胸手术者。但此法可并发喉返神经麻痹及食管床大出血，应掌握适应证及止血技巧。现已逐渐发展，对早期食管癌或心肺功能差者有时可采用电视胸腹腔镜联合行食管癌根治术。

对晚期食管癌，不能根治或放射治疗、进食有困难者，可做姑息性减状手术，如食管腔内置管术、食管胃转流吻合术、食管结肠转流吻合术或胃造瘘术等。这些减状手术有可能发生并发症，应严格掌握适应证和手术技术。

国内外统计，食管癌的切除率为 58%~92%，手术并发症发生率为 6.3%~20.5%；切除术后 5 年和 10 年生存率分别为 8%~30% 和 5.2%~24%。我国食管癌的临床外科治疗结果优于国际上的统计数字。特别近 20 年来在手术技术方面做了大量改进工作，出现了各种手术途径和很多种不同的切除技术和吻合技术，例如近年来用管状吻合器进行机械吻合术日益广泛，缩短了手术时间，降低了并发症发生率。各种改进的目的在于减少近期和远期并发症，提高患者术后生活质量和远期生存率。经过长时间的随访显示，多种方法并无本质上的差别，只要按照操作规程，仔细操作，熟练掌握各种技术，均可取得良好效果。

2. 放射治疗 ①放射和手术综合治疗：可增加手术切除率，也能提高远期生存率。术前放射治疗后，休息 2~3 周再做手术较为合适。对术中切除不完全的残留癌组织做金属标记，一般在术后 3~6 周开始术后放射治疗。②单纯放射治疗：多用于颈段、胸上段食管癌，因手术难度大，手术并发症多，疗效常不满意；也可用于有手术禁忌证而病变时间不长，患者尚可耐受放射治疗者。

3. 化学治疗 采用化学治疗与手术治疗相结合，或与放射治疗、中医中药相结合的综合治疗，有时可提高疗效，或使食管癌患者症状缓解，存活期延长。但要定期检查血常规，并注意药物反应。

案例23-1

患者，男性，65 岁，进行性吞咽困难 3 个月，体重减轻 8kg。查体：消瘦，浅表淋巴结未触及肿大，胸部无明显阳性体征。上消化道造影示食管下段充盈缺损。

思考：

1. 考虑何种疾病，如何确诊？

2. 需与哪些疾病鉴别？主要治疗方法有哪些？

（车成日）

食管良性肿瘤患者的症状和体征主要取决于肿瘤的解剖部位和体积大小。较大的肿瘤可以不同程度地堵塞食管腔，出现吞咽困难、呕吐和消瘦等症状。很多患者有吸入性肺炎、胸骨后压迫感或疼痛感。血管瘤患者可发生出血。

食管化学灼伤的严重程度，取决于吞服化学腐蚀剂的类型、浓度、剂量、食管的解剖特点、伴随的呕吐情况以及腐蚀剂与组织接触的时间。

食管壁的一层或全层局限性膨出，形成与食管腔相通的囊袋，称为食管憩室。

贲门失弛症是指吞咽时食管体部无蠕动，贲门括约肌松弛不良，是食管神经肌肉的功能失调。多见于 30~50 岁的中青年，女性稍多。

食管癌的临床表现根据食管癌的分期不同而不同，检查主要有上消化道造影、胃镜检查和胸部 CT 等，行胃镜检查同时可行拉网细胞学检查、碘染色、超声内镜检查等。食管癌早期首选手术治疗。

1. 简述腐蚀性食管灼伤的临床表现。
2. 简述腐蚀性食管灼伤的急诊处理程序。
3. 简述贲门失弛症的临床表现及诊断。
4. 食管癌的易感因素有哪些？
5. 简述食管的解剖分段。
6. 简述食管癌的临床表现及诊断。

第二十四章　心脏疾病

学习目标

掌握	常见先天性心脏病和后天性心脏病的概念；常见心脏病手术适应证和禁忌证及手术方式。
熟悉	常见先天性心脏病和后天性心脏病病变和症状体征的关系；常见先天性心脏病和后天性心脏病的临床表现、诊断和鉴别诊断。
了解	常见先天性心脏病和后天性心脏病病变的病因、病理解剖、病理生理。

第一节　先天性心脏病

一、概述

先天性心脏病(congenital heart disease,CHD)是胎儿时期心脏血管发育异常导致的畸形,发病率在活产婴儿中为 0.5%~0.8%,女性相对多见,是最常见的致死性疾病之一。先天性心脏病临床表现严重程度差异很大,根据是否存在体循环(左心系统)与肺循环(右心系统)之间的分流,先天性心脏病分为三大类。①左向右分流型(潜在发绀型):在大动脉、心房或心室之间存在异常通道,早期由于体循环压力高于肺循环,血液左向右分流,病人无发绀,病情发展到晚期,肺动脉压力持续升高成为不可逆性改变,血液右向左分流,病人出现发绀、咯血。如动脉导管未闭、房间隔缺损、室间隔缺损等。②右向左分流型(发绀型):由于心脏解剖结构异常,大量右心系统静脉血进入左心系统,病人出生后出现持续性发绀。如法洛四联症、完全性肺静脉异位连接、完全性大动脉转位等。③无分流型(无或有发绀型):体循环与肺循环之间无分流,病人一般无发绀,严重者发绀。如主动脉缩窄、肺动脉狭窄等。先天性心脏病手术常见并发症包括灌注肺、残余缺损、三度房室传导阻滞、感染性心内膜炎、肺动脉高压危象和低心排血量综合征等。

二、动脉导管未闭

动脉导管位于左肺动脉根部与降主动脉峡部之间,是胎儿赖以生存的生理性血流通道。出生后,随着婴儿啼哭,肺即膨胀充气,肺泡开始换气,肺血管阻力明显下降,流经动脉导管的血液明显减少,加之前列腺素 E_1 及 E_2 含量显著减少和血液氧分压增高,约85%婴儿在生后 2 个月内动脉导管闭合,退化为导管韧带,逾期不闭合且伴有血液分流者,称动脉导管未闭(patent ductus arteriosus,PDA)。动脉导管未闭是先天性心脏病第三位常见类型,占 5%~20%。

【病理解剖】 动脉导管未闭粗细长短不等。按照外形可分为管型、漏斗型和窗型。单独存在,或合并主动脉缩窄、室间隔缺损、法洛四联症等先天性心血管畸形。

【病理生理】

1. 因主动脉压力(120/80mmHg)明显超过肺动脉压(30/10mmHg),血液经未闭的动脉导管从降主动脉持续流向肺动脉,形成左向右分流。

2. 分流量大小取决于导管直径、主动脉与肺动脉之间的压力阶差。

3. 左向右分流导致肺循环血流增加,左心室容量负荷加重,左心室肥大甚至左心衰竭;同时,肺循环血流增加使肺动脉压力升高,早期出现动力性肺动脉高压,如果分流量大或时间长,则肺小动脉内膜增厚、中层平滑肌和纤维增生及管腔狭窄,形成阻力性肺动脉高压,此时肺血管阻力和压力明显升高,右心后负荷加重,导致右心室肥厚。

4. 当肺动脉压力接近或超过主动脉压时,血液呈现双向或右向左分流,病人出现发绀、杵状指/趾,即艾森门格综合征(Eisenmenger syndrome),最终因为右心衰竭而死亡。

【临床表现】

1. **症状** 导管直径细、分流量小者常无明显症状;直径粗、分流量大者常反复发生呼吸道感染,有心悸、气促、乏力、多汗、发育不良等症状。如伴有心力衰竭或并发细菌性心内膜炎时,有全身感染症状,如发热、胸痛及周围血管栓塞症状。

2. **体征** 胸骨左缘第 2 肋间闻及粗糙的连续性机器样杂音,以收缩末期最为响亮,常扪及连续性震颤。左向右分流量大者,因相对性二尖瓣狭窄而闻及心尖部舒张中期隆隆样杂音。由于舒张压降低,脉压增大,有甲床毛细血管搏动、水冲脉、股动脉枪击音等周围血管征。肺动脉高压时,仅有收缩期杂音或杂音消失,肺动脉瓣第二心音亢进。当病情发展为严重肺动脉高压且出现右向左分流时,出现下半身发绀和杵状趾,称为"差异性发绀"。

【诊断】 根据杂音性质、部位、周围血管征,结合超声心动图、X 线检查和心电图改变,一般不难诊断。必要时,做右心导管和/或升主动脉造影检查。

1. **心电图** 正常或左心室肥大,肺动脉高压者双室肥厚,以右室肥厚为主。

2. **胸部 X 线** 心影增大,主动脉结突出,左心室扩大,肺血增多,透视下可见肺门区动脉搏动增强,称为"肺门舞蹈征"。肺动脉高压者右室明显增大。如发现心影较原来缩小,肺门血管增粗,肺野外带血管变细,即残根征,表明肺动脉高压严重。

3. **超声心动图** 一般能明确诊断。二维超声切面显示未闭动脉导管,多普勒超声检查在肺动脉内可见由降主动脉分流而来的五彩相间的分流束。

4. **右心导管和/或升主动脉造影** 不典型病例需做右心导管或升主动脉造影检查。如肺动脉血氧含量比右心室血氧含量高出 0.5vol%,右心导管经动脉导管进入降主动脉,或升主动脉造影显示动脉导管及肺动脉,可明确诊断。对合并肺动脉高压者可测定肺动脉压力和阻力,判定手术指征。

【鉴别诊断】 动脉导管未闭需与主动脉-肺动脉间隔缺损、主动脉窦瘤破裂、冠状动静脉瘘和室间隔缺损合并主动脉瓣关闭不全等相鉴别。

【治疗】 一旦确诊均应积极手术治疗,手术效果好。未经手术者有合并感染性心内膜炎的可能。

(一)手术适应证

1. 诊断明确,辅助检查提示左心容量负荷增加,肺血增多,或心导管检查肺/体循环血流比值(Qp/Qs)>1.5,需要手术。

2. 婴儿反复发生肺炎、呼吸窘迫、心力衰竭、喂养困难或发育不良者,应及时手术。无明显症状者若伴有肺充血、心影增大,宜择期(3 岁左右)手术。

3. 成年病人只要肺血管继发性病理改变尚处于可逆阶段,血流动力学仍以左向右分流为主,应争取手术治疗。

4. 如病人合并感染性心内膜炎,一般需先经抗菌药物治疗,待感染控制 4~6 周后再行手术治疗。对少数药物治疗不能控制者,特别有赘生物脱落,发生动脉栓塞或有假性动脉瘤形成时,应及时手术治疗。

(二)手术禁忌证

1. 艾森门格综合征　不可单独手术处理动脉导管,只能行心肺联合移植术。

2. 在某些复杂先天性心脏病(如法洛四联症、主动脉弓中断等)中,动脉导管未闭是病人赖以生存的代偿通道,在此情况下,不可单独手术处理动脉导管,需同期进行心脏畸形矫治。

(三)手术方法

根据基本技术、手术路径和导管处理方式不同,手术方法可分为 3 类。

1. 结扎/钳闭或切断缝合术　常温心脏不停搏下经左后外侧第 4 肋间切口或电视胸腔镜技术进入左侧胸腔,解剖动脉导管三角区纵隔胸膜,保护喉返神经,游离动脉导管,控制性降压后粗丝线双重结扎或钽钉钳闭动脉导管,此法常用。如导管粗大、术中损伤出血,可用两把导管钳或 Pott-Smith 钳钳闭导管,在两钳之间边切边用 Prolene 线缝合,此法已不常用。常见并发症为动脉导管或附近主动脉及肺动脉破裂出血、喉返神经损伤、导管再通、假性动脉瘤形成。

2. 体外循环下结扎导管或肺动脉内口缝合术　经胸骨正中切口,建立体外循环,在心包腔内游离并结扎动脉导管,或者切开肺动脉,浅低温下短暂降低流量或停止体外循环,直接缝闭或补片修补导管内口。适用于合并其他心脏畸形需同期手术,导管粗短、钙化、瘤样变伴有严重肺动脉高压、感染性心内膜炎,或结扎术后再通的病例。

3. 导管封堵术　避免了传统外科手术,减少了危险性,目前已成为治疗动脉导管未闭的首选方法。①介入封堵是经皮穿刺动脉和静脉,在 X 线引导下,右心导管经肺动脉和动脉导管,进入降主动脉,确定位置后释放 Amplatzer 封堵器或弹簧圈封闭动脉导管,适用于年龄稍大的病例;②外科经胸封堵是采用胸骨左缘第 2 肋间小切口,在超声引导下穿刺肺动脉到达动脉导管及主动脉,释放封堵器,适用于全部年龄段病例。外科经胸封堵术避免了 X 线辐射,若封堵失败,外科补救措施更加及时、有效。

三、房间隔缺损

房间隔缺损(atrial septal defect,ASD)是心房间隔先天性发育不全所致的左右心房间异常交通,可分为原发孔(第一孔)型和继发孔(第二孔)型,以后者居多。根据最新的命名分类,原发孔型房间隔缺损被归入房室间隔缺损(心内膜垫缺损)。房间隔缺损是先天性心脏病第二位常见的类型,占 20%~30%。

【病理解剖】 原发孔型房间隔缺损位于冠状静脉窦前下方,常伴二尖瓣大瓣裂缺。继发孔型房间隔缺损位于冠状静脉窦后上方,按照其解剖位置可分为以下四种类型:中央型(卵圆孔型)、上腔型(静脉窦型)、下腔型和混合型。多数为单孔缺损,少数为筛孔状多孔缺损。缺损直径一般为 2~4cm,如伴有肺静脉异位引流入右心房,则称为部分性肺静脉异位引流型。房间隔缺损可单独存在,也可和其他心血管畸形合并存在。

【病理生理】

1. 无论收缩期或舒张期,正常左心房压力(8~10mmHg)略高于右心房(3~5mmHg)。房间隔缺损时血液自左向右分流。

2. 分流量多少取决于缺损大小、两侧心房压力差、两侧心室充盈压和肺血管阻力。原发孔型房间隔缺损的分流量还与二尖瓣反流程度有关。

3. 分流所致容量负荷增加造成右心房、右心室增大和肺动脉扩张。同动脉导管未闭一样,房间隔缺损也会引起肺动脉高压,但因心房压力差小,分流量少,故出现较晚。当右心房压力高于左心房时,血液右向左分流,引起发绀,发生艾森门格综合征,最终因右心衰竭而死亡。

4. 继发孔型房间隔缺损的病程进展较慢;原发孔型房间隔缺损常伴有二尖瓣反流,其病理生理改变较重,病程进展也较快。

【临床表现】

1. 症状 与缺损大小和分流量有关。继发孔型房间隔缺损儿童期多无明显症状,少数分流量大者出现发育迟缓、活动耐量差,青年期逐渐出现易疲劳、活动后气短、心悸等症状。原发孔型症状出现早,病情进展快。

2. 体征 因右心室血流增加、肺动脉瓣相对狭窄,胸骨左缘第2~3肋间闻及2~3级吹风样收缩期杂音,肺动脉瓣第二心音亢进伴固定分裂。分流量大者因三尖瓣相对性狭窄可在剑突下闻及柔和的舒张期杂音。原发孔型房间隔缺损伴二尖瓣裂缺者在心尖部闻及2~3级收缩期杂音。病程晚期出现心房颤动和肝大、腹水、下肢水肿等右心衰竭体征。

【诊断】 根据症状、体征和超声心动图检查,结合心电图和X线检查,一般可明确诊断,诊断困难或为明确手术适应证时可行右心导管检查。

1. 心电图 ①原发孔型房间隔缺损表现:电轴左偏,PR间期延长,可有左室高电压和左心室肥大;②继发孔型房间隔缺损表现:电轴右偏、不完全性或完全性右束支传导阻滞、右心室肥大。房间隔缺损晚期出现心房颤动。

2. 胸部X线 右心房、右心室增大,肺动脉段突出,主动脉结小,呈典型"梨形心";肺血增多,透视下可见"肺门舞蹈征"。原发孔型房间隔缺损显示左心室扩大。

3. 超声心动图 准确显示缺损位置、大小和房间隔水平分流信号,以及缺损与上腔静脉、下腔静脉及二尖瓣、三尖瓣的位置关系。原发孔型房间隔缺损可有右心、左心扩大和二尖瓣裂缺及其所致的二尖瓣反流。

4. 右心导管 主要用于测定肺动脉压力并计算肺/体循环血流比值、肺血管阻力,有助于判断合并肺动脉高压病人的手术适应证。当右心房血氧含量超过上腔静脉、下腔静脉血氧含量1.9vol%,或者右心导管进入左心房,提示存在房间隔缺损。

【鉴别诊断】 需与高位室间隔缺损、肺动脉瓣狭窄和原发性肺动脉扩张等鉴别。

【治疗】 小的房间隔缺损,没有明显血流动力学意义者可暂不手术,定期检查。

(一)手术适应证

1. 诊断明确,辅助检查显示右心容量负荷增加,右心房、右心室扩大,肺血增多,或心导管检查Qp/Qs≥1.5者,需手术治疗。

2. 年龄不是决定手术的关键因素,合并肺动脉高压时应尽早手术,50岁以上成人、合并心房颤动或内科治疗能控制的心衰病人也应考虑手术。

(二)手术禁忌证

艾森门格综合征不可单独手术修补房间隔缺损,只能行心肺联合移植术。

(三)手术方法

1. 直视下房间隔缺损修补术 多采用右侧胸部切口,体外循环下经右心房切口完成修补,根据缺损大小选择直接缝合或采用相似大小涤纶布或自体心包连续缝合修补缺损。如合并部分性肺静脉异位连接,应使用补片将异位肺静脉开口隔入左心房。原发孔型应先修复二尖瓣裂缺,再用补片修补房间隔缺损。

2. 介入封堵和经胸封堵 分别在X线和心脏超声引导下植入封堵器封闭房间隔缺损。不需要体外循环,创伤小,恢复快,适用于继发孔型且房间隔缺损大小、位置适宜的病人。

四、室间隔缺损

室间隔缺损(ventricular septal defect,VSD)是胎儿期室间隔发育不全所致的心室间异常交通。根据缺损大小分为小型缺损(缺损直径<0.5cm 或<1/3 本人主动脉瓣环直径)、中型缺损(缺损直径0.5cm~1.5cm 或<本人主动脉瓣环直径的 1/3~1/2)和大型缺损(缺损直径>1.5cm 或>1/2本人主动脉瓣环直径)。室间隔缺损可单独存在,也可合并其他复杂心血管畸形。室间隔缺损是先天性心脏病最常见的类型,占25%~50%。

【病理解剖】 根据缺损位置不同,分为膜部缺损、漏斗部缺损和肌部缺损三大类型(图24-1),其中膜部缺损最为常见,其次为漏斗部缺损,肌部缺损较少见。绝大多数室间隔缺损为单个,肌部缺损有时为多个。

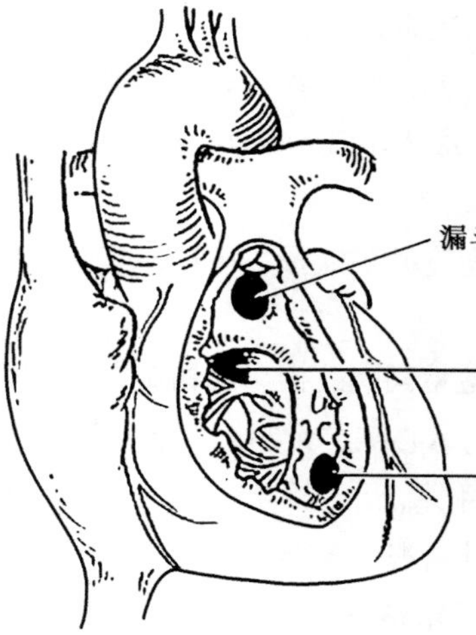

图 24-1　室间隔缺损分型

【病理生理】

1. 收缩期正常左心室压力(120mmHg)明显高于右心室(30mmHg)。经室间隔缺损,血液自左向右分流。

2. 室间隔缺损血流动力学改变　主要取决于缺损大小、左心室与右心室压力阶差和肺血管阻力高低。

3. 小型缺损分流量少,对心功能影响小,但感染性心内膜炎发病率明显增加;大型缺损分流量多,肺循环血流增加,左心室容量负荷加重,左心扩大。因肺循环血流增加引起肺小动脉痉挛和肺动脉压力升高,右心室后负荷增加,右心室肥厚,随病程进展终致阻力性肺动脉高压,出现右向左分流,出现艾森门格综合征。

【临床表现】

1. 症状　小型缺损分流量小,一般无明显症状。中型以上缺损分流量大,出生后即反复呼吸道感染、充血性心力衰竭、喂养困难和发育迟缓。能度过婴幼儿期的较大缺损病人,表现为活动耐量差、劳累后心悸、气促,逐渐出现发绀和右心衰竭。室间隔缺损病人易并发感染性心内膜炎。

2. 体征　胸骨左缘第2~4肋间常触及收缩期震颤,可闻及3级以上粗糙的全收缩期杂音。心脏杂音部位与室间隔缺损的解剖位置有关。分流量大者因二尖瓣相对性狭窄,在心尖部可闻及柔和的、舒张期杂音。肺动脉高压时肺动脉瓣第二心音亢进、分裂,而心前区杂音变得柔和、短促且强度降低,可伴有肺动脉瓣关闭不全的舒张期杂音。

【诊断】 根据心脏杂音部位、性质,结合超声心动图、心电图和 X 线检查,一般可做出诊断。严重肺动脉高压有时需行右心导管检查,以明确手术适应证。

1. 心电图　缺损小者心电图多正常;缺损大者常有左心室高电压、左心室肥大。肺动脉高压时表现为双心室肥大、右心室伴劳损。

2. 胸部 X 线　缺损小者肺充血及心影改变轻。缺损较大者肺血增多,肺动脉段突出,左心室增大。阻力性肺动脉高压时,左、右心室扩张程度反而减轻,伴肺血管影"残根征"。

3. 超声心动图　左心房、左心室扩大,或双室扩大,可显示缺损大小、位置和分流方向、合并畸形,同时了解肺动脉压力。

4. 右心导管　主要用于测定肺动脉压力并计算 Qp/Qs、肺血管阻力,有助于判断合并肺动脉高压病人的手术适应证。

【鉴别诊断】 室间隔缺损需与肺动脉狭窄、房间隔缺损、动脉导管未闭、主动脉-肺动脉间隔缺损鉴别。

【治疗】 以手术治疗为主。

(一)手术适应证

根据症状、体征、心功能、缺损大小和位置、肺动脉高压程度、房室扩大等情况综合判断。年龄和体重不是手术的决定因素。

1. **大型室间隔缺损**　新生儿或婴幼儿出现喂养困难、反复肺部感染、充血性心力衰竭时,应尽早手术。大龄儿童和成人出现 Qp/Qs>2、心脏杂音明显、X 线检查显示肺充血、超声心动图显示左向右分流为主时,应积极手术。

2. **中型室间隔缺损**　出现反复肺部感染、发育迟缓等症状,且伴心脏扩大、肺充血、肺动脉高压时,应尽早手术。

3. **小型室间隔缺损**　随访观察,约半数膜部小缺损在 3 岁以前自然闭合。一旦超声心动图、X 线检查或心电图显示心脏扩大、肺充血,或心导管检查 Qp/Qs≥1.5 者,需手术治疗。尤其合并感染性心内膜炎时,应积极手术。

4. **特殊情况**　漏斗部(干下型)缺损易并发主动脉瓣脱垂导致主动脉瓣关闭不全,宜尽早手术。

(二)手术禁忌证

艾森门格综合征不可单独手术修补室间隔缺损,只能行心肺联合移植术。

(三)手术方法

1. **直视下室间隔缺损修补术**　是目前治疗室间隔缺损的最主要方法。经右侧胸部切口或胸骨正中切口,体外循环下,根据缺损位置选择右心房、肺动脉或右心室切口显露室间隔缺损,多发肌部缺损有时需采用平行室间沟的左心室切口才能良好显露。缺损小者可直接缝合,缺损大者或位于肺动脉瓣下者用涤纶补片或自体心包片修补。

2. **介入封堵和经胸封堵**　是治疗室间隔缺损的新方法。分别在 X 线和心脏超声引导下植入封堵器封闭室间隔缺损。不需要体外循环,创伤小,恢复快,但目前仅适用于严格选择的病例,远期效果尚待进一步评估。

五、法洛四联症

法洛四联症(tetralogy of Fallot,TOF)是右室漏斗部或圆锥发育不全所致的一种具有特征性肺动脉狭窄和室间隔缺损的心脏畸形,主要包括四种畸形:肺动脉狭窄、高位室间隔缺损、主动脉骑跨和右心室肥厚(图 24-2)。法洛四联症约占先天性心脏病 10%,是最常见的右向左分流型(发绀型)先天性心脏病,常并发脑血栓、脑脓肿、细菌性心内膜炎和高血压。

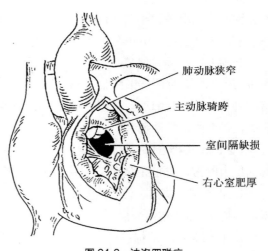

肺动脉狭窄
主动脉骑跨
室间隔缺损
右心室肥厚

图 24-2　法洛四联症

【病理解剖】

1. **肺动脉狭窄**　可发生在右室体部、漏斗部、肺动脉瓣及瓣环、主肺动脉和左右肺动脉等部位,狭窄可以是单处或多处。

2. **右心室肥厚**　继发于肺动脉狭窄。随年龄增长,右心室肌束进行性肥大、纤维化和内膜增厚,加重右室流出道梗阻。

3. **主动脉骑跨程度**　与室间隔缺损的位置和大小有关。

4. **常见合并畸形**　有动脉导管未闭、房间隔缺损、右位主动脉弓、左位上腔静脉和肺静脉异位连接等。

【病理生理】 肺动脉狭窄和室间隔缺损是引起法洛四联症病理生理改变的基础。主要表现在四个方面:

1. **左、右心室收缩压峰值相等**　右心室压只能等于而不超过体循环压力,右心室功能得到保护,避免承担进行性加重的压力超负荷,临床很少出现充血性心力衰竭。成人法洛四联症因左心室高压导致右心室压力超负荷,右心室心肌肥厚,常伴三尖瓣关闭不全。

2. 心内分流方向　主要取决于右心室流出道梗阻严重程度和体循环阻力。法洛四联症一般是右向左分流,体循环阻力骤然下降或右心室漏斗部肌肉强烈收缩时,可致肺循环血流突然减少,引起缺氧发作;蹲踞时体循环阻力上升,右向左分流减少,发绀减轻,缺氧症状缓解。

3. 肺部血流减少　主要取决于肺动脉狭窄严重程度,与狭窄部位无关。

4. 慢性缺氧　导致红细胞增多症和体-肺循环侧支血管增多。右心室排出的血液大部分经由心室间隔缺损进入骑跨的主动脉,肺部血流减少,而动静脉血在主动脉处混合后被送达身体各部位,造成动脉血氧饱和度显著降低,出现发绀。持久的低氧血症刺激骨髓造血系统,继发红细胞增多症。

【临床表现】

1. 症状　发绀、呼吸困难、喜蹲踞位、缺氧性发作、心力衰竭、杵状指/趾等是法洛四联症病人的特征性临床表现。大多数病人出生即有呼吸困难,生后3~6个月出现发绀,俗称"紫娃",并随年龄增长逐渐加重。由于组织缺氧,体力和活动耐量均较同龄人差,伴喂养困难、发育迟缓。蹲踞是特征性姿态,多见于儿童期。蹲踞时发绀和呼吸困难有所减轻。缺氧发作多见于单纯漏斗部狭窄的婴幼儿,常发生在清晨和活动后,表现为骤然呼吸困难,发绀加重,甚至晕厥、抽搐死亡。

2. 体征　生长发育迟缓、体重偏低,口唇、眼结膜和肢端发绀,杵状指/趾。胸骨左缘第2~4肋间可闻及2~3级喷射性收缩期杂音,肺动脉瓣区第二心音减弱或消失。严重肺动脉狭窄者,杂音很轻或无杂音。

【诊断】　根据特征性症状和体征,结合超声心动图、心电图、X线检查和实验室检查,一般可做出诊断。严重法洛四联症需行选择性右心造影,以明确手术适应证。

1. 实验室检查　血红细胞计数、红细胞比容与血红蛋白含量升高,且与发绀程度成正比。动脉血氧饱和度降低。重度发绀病人血小板计数和全血纤维蛋白原含量明显减少,血小板功能差,凝血时间和凝血酶原时间延长。

2. 心电图　电轴右偏,右心室肥大。

3. 胸部X线　肺血减少,肺血管纹理纤细;心影正常或稍大,肺动脉段凹陷,心尖圆钝,升主动脉增宽,呈"靴状心"。

4. 超声心动图　右心室流出道、肺动脉瓣或肺动脉主干狭窄;右心室增大,右心室壁肥厚;室间隔连续性中断;升主动脉内径增宽,骑跨于室间隔上方。多普勒超声显示室间隔水平右向左分流信号。

5. 选择性右心造影　能明确主动脉与肺动脉的位置关系、肺动脉狭窄部位和程度、肺动脉分支和左心室发育情况。

【鉴别诊断】　法洛四联症需与单纯肺动脉狭窄、法洛三联症、大血管转位等先天性心脏病鉴别。

【治疗】　确诊后即应考虑手术治疗。出生后无症状的病儿可稍推迟手术时机。手术分为姑息性和根治性手术两大类。

（一）手术适应证

1. 根治性手术的两个必备条件:①左心室发育正常,左心室舒张末期容量指数≥30ml/m²。②肺动脉发育良好,McGoon比值≥1.2或Nakata指数≥150mm²/m²。McGoon比值指心包返折处两侧肺动脉直径之和除以膈肌平面降主动脉直径,正常值>2.0;Nakata指数指心包返折处两侧肺动脉横截面积之和除以体表面积,正常值≥330mm²/m²。

2. 有症状的新生儿和婴儿应早期手术,符合条件者应实施一期根治。对无症状或症状轻者,目前倾向于1岁左右行择期根治术,以减少继发性心肌损害。

3. 对不具备上述根治性手术条件,或者冠状动脉畸形影响右心室流出道疏通的病人,应先行姑息手术。

（二）手术禁忌证

无论根治性还是姑息性手术,禁忌证为经内科治疗无效的顽固性心衰、严重肝肾功能损害。

（三）手术方法

1. 根治性手术　经胸骨正中切口,建立体外循环,经右心室切口,剪除肥厚的壁束和隔束肌肉,疏通右心室流出道,用补片修补室间隔缺损,将骑跨的主动脉隔入左心室,自体心包片或人工血管片加宽右心室流出道、肺动脉瓣环或肺动脉主干及分支。

2. 姑息性手术　目的是增加肺血流量,改善动脉血氧饱和度,促进左心室和肺血管发育,为根治性手术创造条件。手术方式较多,最常用有两种:①体循环-肺循环分流术,经典术式为改良 Blalock-Taussig 分流术,即在非体外循环下用直径 4~5mm 的人工血管连接无名动脉和右肺动脉;②右心室流出道疏通术,体外循环下纵行切开右心室和肺动脉,不修补室间隔缺损,切除肥厚的右心室漏斗部肌肉,用自体心包或人工材料补片拓宽右心室流出道及肺动脉。姑息性手术后需密切随访,一旦条件具备,应积极实施根治性手术。

案例24-1

患者,男性,6岁,平时反复发生呼吸道感染,每年发生肺炎 3~4 次,活动后乏力气促,无发绀。胸骨左缘第 3、4 肋间闻及 3~4 级全收缩期杂音,粗糙、传导广、伴震颤,肺动脉瓣第二心音亢进,心电图显示双心室肥大、右心室伴劳损。

思考:

1. 主要考虑何种疾病? 为了明确诊断,主要进行哪些检查?

2. 需要与哪些疾病鉴别? 主要手术方法有哪些?

第二节　后天性心脏病

一、概述

后天性心脏病(acquired heart disease)又称获得性心脏病,与先天性心脏病相对应,是由后天疾病所导致的,可能是某些疾病的并发症,比如高血压性心脏病是由于高血压导致的,肺心病是由于肺动脉高压引起的;也有可能是致病因素直接作用于心脏所导致的心脏功能的改变,比如由风湿热导致瓣膜病变而引起的风湿性心脏病。后天性心脏病在内科疾病中属于常见病。按病因不同,除了畸形,也就是先天性心脏病外,主要需要外科治疗的后天性心脏病包括:①损伤,心脏大血管损伤(详见第二十章第六节);②炎症,包括慢性缩窄性心包炎、心内膜炎等;③肿瘤,包括心脏原发性肿瘤和继发性肿瘤,其中心脏黏液瘤最常见;④其他性质的疾病,包括风湿性心脏病、冠状动脉粥样硬化性心脏病等。

二、慢性缩窄性心包炎

慢性缩窄性心包炎(chronic constrictive pericarditis)是由于慢性炎症侵及心包或急性心包炎治疗不当,造成心包粘连、增厚,甚至钙化,使心脏的舒张和收缩受限,心功能逐渐减退,造成全身血液循环障碍的疾病。

【病因】

1. 过去多数由结核性心包炎所导致。由于抗结核药物在我国广泛应用,结核性心包炎病例明显减少。

2. 目前大多数病人病因不明,即使将切除的心包做病理检查和细菌学检查,也难明确致病原因。

3. 化脓性心包炎、心包积血、心脏手术、放射治疗、病毒感染等可导致慢性缩窄性心包炎,但病例数较少。

【病理解剖】

1. 因慢性炎症,脏层心包和壁层心包纤维组织粘连、增厚,形成坚硬的纤维瘢痕组织,一般厚 0.3～0.5cm,有时可达 1.0cm 以上,在膈面最为坚厚。部分病例瘢痕组织内有钙质沉积,钙质斑块嵌入心肌或形成钙质硬壳包裹心脏。

2. 壁层心包与脏层心包互相粘连,心包腔消失,但在结核病例局部心包腔内仍可含有干酪样组织或液体。

3. 增厚的心包长期束缚心脏,导致心肌缺血、萎缩和变性。

【病理生理】

1. 心包缩窄使心脏舒张期充盈受限,与心脏压塞不同的是,心包缩窄在心脏舒张早期对心室充盈影响较小,舒张中晚期心室容量已接近缩窄心包的限量而难以充盈,导致收缩期每搏排出量减少,静脉回心血流受阻,出现体静脉系统淤血和重要器官动脉供血不足。

2. 由于肾血流量减少,造成肾对钠和水的潴留,使血容量增加,导致静脉压进一步增加,出现肝大、腹水、胸腔积液、下肢水肿等体征。

3. 心包缩窄使肺静脉血液回流受阻,呈现肺淤血、肺血管压力升高。

4. 病人长期处于高血容量及低心排血量状态。

【临床表现】 主要是重度右心功能不全的表现。

1. 症状 易倦、气促、乏力、咳嗽、腹部饱胀、食欲不佳和消化功能失常等。气促常发生于劳累后,但如有大量胸腔积液或因腹水使膈肌抬高,则静息时亦感气促。肺部明显淤血者,可出现端坐呼吸。

2. 体征 颈静脉怒张、肝大、腹水、下肢水肿,心尖搏动减弱或消失,心浊音界一般不增大,心音遥远。脉搏细速,有奇脉。收缩压降低,脉压小,静脉压常升高达 20～40cmH$_2$O。胸部检查可有一侧或双侧胸腔积液征。

【诊断】 根据病史和颈静脉怒张、肝大、腹水、脉压小而静脉压高这些体征,结合胸部影像学和超声心动图检查,大多数病人的诊断并无困难。少数病人为了明确诊断需要施行心导管检查。

1. 心电图 各导联 QRS 波低电压,T 波平坦或倒置。部分病人心房颤动。

2. 胸部 X 线 心影大小接近正常,左右心缘变直,主动脉弓缩小。心脏搏动减弱或消失。在斜位或侧位片上显示心包钙化较为清晰。可有胸腔积液。

3. CT 和 MRI 可以清楚地显示心包增厚及钙化的程度和部位,亦有助于鉴别诊断。

4. 超声心动图 心包粘连、增厚或钙化,心房扩大、心室缩小和心功能减退。

5. 心导管 右心房和右心室舒张压升高,右心室压力曲线示收缩压接近正常,舒张早期迅速下倾,再迅速升高,并维持在高平面。肺毛细血管和肺动脉压力均升高。

【鉴别诊断】 缩窄性心包炎需与肝硬化、结核性腹膜炎、充血性心力衰竭和心肌病相鉴别。

【治疗】 缩窄性心包炎应首选外科手术治疗,剥离并切除部分增厚的心包,以解除其对心脏的束缚,恢复心脏舒张和收缩功能,改善和消除临床症状。手术前需改善病人的营养状况,纠正电解质紊乱、低蛋白血症和贫血,给予低盐饮食和利尿药物。术后要加强对病人心、肺、肾功能的监测,输液量不宜过多,注意保持水电解质平衡。

（一）手术适应证

炎症已基本控制,临床症状明显,病人全身状态较好者,均应尽早施行手术。结核所致的心包炎,如心衰可以控制,应在结核治愈后手术。

（二）手术禁忌证

1. 炎症或结核未能治愈，严重恶病质和心力衰竭。

2. 严重器质性肺功能及肝、肾功能障碍。

（三）手术方法

剥离并切除部分增厚的心包。通常采用胸骨正中切口，心包剥离的原则是先松解流出道再解决流入道。先后顺序为：左心室流出道→左心室→右心室流出道→右心室→右心房及腔静脉。心包切除的范围为两侧达膈神经，上方超越大血管基部，下方到达心包膈面。剥离心包应避免伤及心肌和冠状血管，如钙斑嵌入心肌，难于剥离时，可留下局部钙斑。心包剥离后，心脏功能大多立即改善，淤滞在组织内的体液回纳入血液循环，心脏的负担加重，术中应根据情况给予强心、利尿药物。

三、心脏黏液瘤

心脏的原发性肿瘤和继发性肿瘤，除黏液瘤外均较少见。据统计，心脏黏液瘤（heart myxoma）约占心脏原发性肿瘤的50%，我国心脏黏液瘤病人年龄大多数在30~50岁，心脏各房室均可发生黏液瘤，但以位于左心房者最常见，其次为右心房，心室黏液瘤较少见。少数病人可有多发性心脏黏液瘤，并有再发倾向及家族史。

【病理解剖】

1. 黏液瘤起源于心内膜下具有多向分化潜能的间叶细胞。心房间隔卵圆窝区富含此类细胞，因而是好发部位。

2. 肿瘤长大后呈息肉样肿块突入心脏，常有瘤蒂附着于房间隔或心房壁，瘤体能随心动周期而活动。

3. 肿瘤多呈椭圆形或圆形，有时有分叶或形似一串葡萄，长3~5cm，重30~100g。外观呈半透明、晶莹的胶冻，色彩多样，可呈淡黄、浅绿或暗紫，夹杂红色出血区。质脆易碎，碎屑进入血液循环可导致体动脉或肺动脉栓塞。

4. 显微镜检查见大量富含酸性黏多糖的基质及少量弹性纤维和胶原纤维，基质内有散在的或排列成条索状的梭状或星状细胞。此外，尚可见到淋巴细胞、浆细胞、红细胞、含有含铁血黄素的吞噬细胞和平滑肌细胞。在肿瘤基部毛细血管比较丰富。

5. 黏液瘤多属良性，但少数病例可能发生恶变，成为黏液肉瘤或出现远处转移。

【病理生理】

1. 突入心腔内的瘤体妨碍正常血流。

2. 左心房黏液瘤常造成二尖瓣瓣口梗阻，影响瓣膜的开放和闭合，产生二尖瓣狭窄或关闭不全。

【临床表现】 心脏黏液瘤的临床表现复杂多样，主要取决于瘤体的位置、大小、生长速度、瘤蒂的长短，以及是否发生脱落、出血、坏死等。总的说来，可归纳为以下三大表现：

1. 血流阻塞现象 ①左心房黏液瘤最常见的临床症状是由于房室瓣血流受阻引起心悸、气促等，与风湿性二尖瓣病变相类似。体格检查在心尖区可听到舒张期或收缩期杂音，肺动脉瓣第二心音增强。瘤体活动度较大的病例，在病人变动体位时，杂音的响度和性质可随之改变。②右心房黏液瘤造成三尖瓣瓣口阻塞时可呈现颈静脉怒张、肝大、腹水、下肢水肿等，与三尖瓣狭窄或缩窄性心包炎相类似的症状。体格检查在胸骨左缘第4、5肋间可听到舒张期杂音。③移动度较大的黏液瘤如突然阻塞房室瓣瓣孔，病人可发生晕厥、抽搐，甚或导致猝死。

2. 全身反应 由于黏液瘤出血、变性、坏死，引起全身免疫反应，常有发热、消瘦、贫血、食欲差、关节痛、荨麻疹、无力、红细胞沉降率增快，血清蛋白的电泳改变等表现。

3. 动脉栓塞 少数病例出现栓塞现象，如偏瘫、失语、昏迷（脑栓塞）；急性腹痛（肠系膜动脉栓塞）；肢体疼痛、缺血（肢体动脉栓塞）等。有的病例摘除栓子经病理检查后才明确诊断。

【诊断】 根据以上临床表现,结合超声心动图、心电图、X 线检查和实验室检查,一般可明确诊断。超声心动图检查诊断准确率极高。

1. 心电图 大多显示窦性心律,可呈现电轴右偏、P 波增宽,呈双峰或电压增高。表现亦与二尖瓣病变相似,但黏液瘤病例很少出现心房颤动。

2. 胸部 X 线 左心房黏液瘤常显示左心房、右心室增大、肺部淤血等与二尖瓣病变相类似的征象。

3. 超声心动图 可以看到黏液瘤呈现的能移动的云雾状光团回声波。左心房黏液瘤在左室收缩期时光团位于心房腔内,舒张期时移位到二尖瓣瓣口。

【鉴别诊断】 左心房黏液瘤的临床诊断易与二尖瓣狭窄相混淆。黏液瘤病例多无风湿热史,病程较短,症状和体征可随体位变动而改变。通过超声心动图检查可进行鉴别。

【治疗】 立即手术摘除肿瘤,恢复心脏功能。避免肿瘤发生恶变以及突然堵塞房室瓣瓣口导致猝死,或肿瘤碎屑脱落并发栓塞。黏液瘤手术治疗效果良好,手术死亡率和复发率均低。但少数病例可以再发,故术后必须定期随诊,并做超声心动图复查。

1. 手术适应证 心脏黏液瘤明确诊断后应尽早手术,即使病人有发热、红细胞沉降率快、全身情况衰弱,甚至合并感染性心内膜炎或动脉栓塞,也要尽快手术。如果出现瓣口堵塞、急性心力衰竭,则应进行急诊手术。

2. 手术禁忌证 对于因黏液瘤脱落等导致大面积脑梗死,病人处于深度昏迷状态,或大面积肺梗死导致心搏骤停,经抢救病人意识无法恢复者不宜手术。

3. 手术方法 常规直视下或电视胸腔镜辅助下心脏黏液瘤摘除术,均需建立体外循环,目前常用的经右房-房间隔切口对摘除肿瘤最为有利,必要时亦可采用左右房联合切口,将瘤体连同蒂部附着的部分房间隔组织一并切除,然后补片修补或直接缝合房间隔切口。术中应注意阻断循环前不要搬动心脏、挤捏心脏或用手指做心内探查,以免瘤体脱落造成栓塞。术中注意避免破损肿瘤组织,切除肿瘤后应详细检查各个心腔,并用生理盐水反复清洗心腔,以防遗漏多发性黏液瘤或残留肿瘤碎屑。

四、风湿性心脏病

风湿性心脏病(rheumatic heart disease)是最常见的后天性心脏病之一,是链球菌感染导致急性风湿热引起变态反应,侵犯心脏后所遗留的慢性瓣膜病变。最常累及二尖瓣,主动脉瓣次之,三尖瓣很少见,肺动脉瓣则极为罕见。风湿性病变可以单独损害一个瓣膜区,也可以同时累及几个瓣膜区,常见的是二尖瓣合并主动脉瓣病变。心脏瓣膜病约占我国心脏外科病人的 30%。近年来由于加强了对风湿热的防治,风湿性心脏病的发病率有所下降。

(一)二尖瓣狭窄(mitral stenosis)

单纯性二尖瓣狭窄约占慢性风湿性心脏病的 40%,女性发病率较高。在儿童和青年期发作风湿热后,往往在 20~30 岁以后才出现二尖瓣狭窄的临床症状。

【病理解剖】 二尖瓣两个瓣叶在交界处互相黏着融合,造成瓣口狭窄。瓣叶增厚、挛缩、变硬和钙化,限制了瓣叶活动,致使瓣口面积减小。如果瓣膜下方的腱索和乳头肌纤维硬化融合缩短,可将瓣叶向下牵拉,形成漏斗状。僵硬的瓣叶将失去开启、闭合功能。一般小瓣(后瓣)的病变较大瓣(前瓣)更为严重。风湿性二尖瓣狭窄可分为下列两种类型:

1. 隔膜型狭窄 大瓣病变较轻,活动限制较少,主要是交界增厚粘连。

2. 漏斗型狭窄 大瓣和小瓣均增厚、挛缩或有钙化,病变波及腱索和乳头肌,将瓣叶向下牵拉,瓣口狭窄呈鱼口状,常伴有关闭不全。

【病理生理】 可分为三期：

1. **左心房代偿期**　正常成年人二尖瓣瓣口面积为 $4\sim6cm^2$，当瓣口面积<$2.5cm^2$ 时，可出现心脏舒张期杂音，舒张期左房注入左室血流受阻，心率加快，但左心房无扩大。

2. **左心房失代偿期**　当瓣口面积<$1.5cm^2$ 时，左心房排血障碍，左心房压力持续升高，造成左心房扩大。肺毛细血管压力升高到 40mmHg，超过正常血浆渗透压 30mmHg，产生急性肺水肿。

3. **右心室受累期**　因左房淤血使肺静脉回流受阻，导致肺静脉淤血、肺动脉高压，使右心室排血负担加重，逐渐肥厚、扩大，三尖瓣相对关闭不全，最终发生右心衰竭。左心房血流淤滞易产生左心房附壁血栓。

【临床表现】 主要取决于瓣口狭窄的程度。

1. **症状**　瓣口面积缩小至 $2.5cm^2$，静息时可无症状出现。当瓣口面积小于 $1.5cm^2$ 时，左心房排血困难，肺部慢性阻塞性淤血，肺顺应性减低，临床上可出现气促、咳嗽、咯血、发绀等症状。在剧烈体力活动、情绪激动、呼吸道感染、妊娠、心房颤动等情况下，有时可诱发阵发性气促、端坐呼吸或急性肺水肿。肺淤血引起的咯血为痰中带血；急性肺水肿引起的咯血为血性泡沫痰液。有的病例由于支气管黏膜下静脉曲张破裂，可引起大量咯血。此外，还常有心悸、心前区闷痛、乏力等症状。

2. **体征**　瓣口面积缩小至 $2.5cm^2$ 左右，心尖区可听到舒张中期隆隆样杂音。当瓣口面积小于 $1.5cm^2$ 时，常有颧部潮红、口唇轻度发绀，即所谓二尖瓣面容。右心室肥大者心前区可扪到收缩期抬举性搏动。多数病例在心尖区能扪到舒张期震颤。心尖区可听到第一心音亢进和舒张中期隆隆样杂音，这是风湿性二尖瓣狭窄的典型杂音。在胸骨左缘第 3、第 4 肋间，常可听到二尖瓣开瓣音。但在瓣叶高度硬化，尤其并有关闭不全的病例，心尖区第一心音则不脆，二尖瓣开瓣音常消失，肺动脉瓣区第二心音常增强，有时轻度分裂。并发心房颤动者，则脉律不齐。右心衰竭的病人出现颈静脉怒张、肝大、腹水和双下肢水肿。

【诊断】 根据病史和体征，结合超声心动图、心电图与胸部 X 线片，即能明确诊断，并可综合评估瓣膜病变的类型和严重程度。怀疑同时有冠心病者可行冠状动脉造影。

1. **心电图**　轻度狭窄病例，心电图可以正常。中度以上狭窄可呈现电轴右偏、P 波增宽，呈双峰或电压增高。肺动脉高压病例，可示右束支传导阻滞，或右心室肥大。病程长的病例，常示心房颤动。

2. **胸部 X 线**　轻度狭窄病例，可无明显异常。中度或重度狭窄，可见肺淤血，左心房扩大，双房影。主动脉结缩小、肺动脉段隆出。

3. **超声心动图**　辅助检查中最重要的是超声心动图。M 型超声显示心动曲线呈城墙样改变。二维超声心动图可显现二尖瓣瓣叶增厚和变形、活动异常、瓣口狭小、左心房增大，左心室正常或缩小，并可检查心脏内有无血栓、瓣膜有无钙化以及估算肺动脉压力增高的程度，排除心脏黏液瘤等情况。

【鉴别诊断】 需与先天性二尖瓣狭窄和左心房黏液瘤相鉴别。先天性二尖瓣狭窄很少见，瓣膜质量基本正常。黏液瘤病例多无风湿热史，病程较短，症状和体征可随体位变动而改变。超声心动图检查可进行鉴别。

【治疗】 无症状或心脏功能 I 级者，内科治疗 10 年期望存活率为 85%，不主张施行手术治疗。有症状且心功能 II 级以上者，风湿活动控制 3~6 个月后均应手术治疗。手术目的是扩大二尖瓣瓣口开放面积，解除左心房排血障碍，减轻或消除症状，改善心功能。

1. **手术适应证**

（1）二尖瓣扩张术的适应证：①隔膜型二尖瓣狭窄，特别是瓣叶良好，没有钙化，听诊心尖部第一心音较脆；有开瓣音的病人，同时没有心房颤动、左房内无血栓等；②严重二尖瓣狭窄合并妊娠中期的病人，为降低围生期心功能不全的风险，对瓣膜和瓣下结构病变的条件限制可适当放宽。

（2）二尖瓣成形术的适应证：适用于隔膜漏斗型二尖瓣狭窄伴有心房颤动和左心房血栓者。

（3）二尖瓣置换术的适应证：①二尖瓣中度以上漏斗型狭窄，瓣叶及其附属结构病变严重，或同时伴有二尖瓣关闭不全者;②有心房颤动,有栓塞史或检查发现左房内血栓形成者;③其他瓣膜需要手术置换合并二尖瓣狭窄者;④二尖瓣术后再狭窄者。生物瓣膜和机械瓣膜又因年龄和生理的不同,适应证稍有区分。

2. 手术禁忌证　风湿活动期、脑栓塞3个月内以及肝肾功能不全不能承受体外循环手术者。

3. 手术方法

(1)二尖瓣扩张术:包括经皮穿刺球囊导管二尖瓣交界扩张分离术和全身麻醉下开胸闭式二尖瓣交界分离术两种术式。后者临床已很少开展,目前有被前者取代的趋势。扩张术后5年内,约有10%的病人因发生再狭窄,需再次手术。

(2)二尖瓣成形术:采用正中胸骨切口或右侧胸部切口,体外循环下进行。经房间沟切开左心房,或者经右房,切开房间隔进入左房,显露二尖瓣,瓣叶病变较轻,切开融合交界,扩大瓣口和切开、分离黏着融合的腱索和乳头肌,以改善大瓣活动度。

(3)二尖瓣置换术:基本方法同二尖瓣成形术。术中见二尖瓣瓣膜病变严重,已有重度纤维化、硬化、挛缩或钙化,则需做人工瓣膜置换术。如瓣膜条件允许,可考虑保留后叶或全部二尖瓣及瓣下结构,以防止术后心室扩大和左室破裂。根据病情选择人造瓣膜种类及型号,采用连续或间断缝合人工瓣膜。如合并心房颤动,可同时加行改良迷宫手术。

相关链接

人 工 瓣 膜

临床上较常使用的人工瓣膜有机械瓣膜、生物瓣膜两大类(图24-3)。各有其优缺点,应根据情况选用。目前认为生物瓣膜仅限用于老年人、儿童,无抗凝治疗条件以及需要妊娠的妇女,其余病人选用机械瓣膜为宜。心脏瓣膜替换疗效较好,自20世纪60年代以来,挽救了数百万病人。但正确的术后处理十分重要,如心功能的维护、机械瓣替换术后的抗凝治疗、病人的远期随访和治疗等。

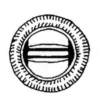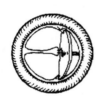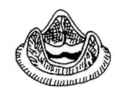

A   B

图24-3　人工瓣膜的种类
A. 机械瓣膜;B. 生物瓣膜。

(二)二尖瓣关闭不全(mitral incompetence)

风湿性二尖瓣关闭不全多数合并狭窄,主要病理改变是二尖瓣瓣叶和腱索增厚、挛缩、瓣膜面积缩小、瓣叶活动度受限制等。

【病理生理】

1. 左心室收缩时,由于二尖瓣两个瓣叶不能对拢闭合,一部分血液反流入左心房,使排入体循环的血流量减少。

2. 由于左心房血量增多,压力升高,左心室前负荷增加,逐渐产生左心房代偿性扩大,二尖瓣瓣环也相应扩大,使二尖瓣关闭不全加重,左心室长时期负荷加重,引起左心衰竭。

3. 左心房压力升高导致肺静脉淤血,肺循环压力升高,最后引起右心衰竭。

【临床表现】

1. 症状　病变轻、心脏功能代偿良好者可无明显症状。病变较重或历时较久者可出现乏力、心悸,劳累后气促、咳嗽等症状。急性肺水肿和咯血的发生率远较二尖瓣狭窄少。临床上出现症状后,病情可在较短时间内迅速恶化。

2. 体征 心尖搏动增强并向左向下移位。心尖区可闻及Ⅲ级或Ⅲ级以上的全收缩期杂音,常向左侧腋中线传导。肺动脉瓣区第二心音亢进,第一心音减弱或消失。晚期病人出现颈静脉怒张、肝大和下肢水肿。

【诊断】 根据病史和体征,特别是超声心动图可明确诊断。结合心电图与胸部 X 线检查,可综合评估瓣膜病变的类型和严重程度。合并冠心病危险因素或年龄 50 岁以上者可行心导管检查及冠状动脉造影。

1. 心电图 较轻的病例心电图可以正常。较重者则常显示电轴左偏、二尖瓣型 P 波、左心室肥大和劳损。

2. 胸部 X 线 左心房及左心室明显扩大。吞钡 X 线检查见食管受压向后移位。

3. 超声心动图 左心房和左心室前后径明显增大。心脏收缩时二尖瓣瓣口未能完全闭合。超声多普勒检测示舒张期血液湍流,可估计关闭不全的轻重程度。

【鉴别诊断】 需与其他病因引起的二尖瓣关闭不全相鉴别。超声心动图检查可进行鉴别。近年随着老年病人增多,瓣膜退行性变病例增多,主要病理改变是部分腱索断裂,瓣叶脱垂;细菌性心内膜炎可造成二尖瓣叶赘生物或穿孔;缺血性心脏病导致的乳头肌功能不全也可造成二尖瓣关闭不全。先天性二尖瓣关闭不全很少见。

【治疗】 以外科治疗为主。

1. 手术适应证 症状明显,心功能受影响,心脏扩大时即应及时手术。

(1)病人瓣叶、瓣下结构和/或瓣环病变较轻,经修复或重建可完全恢复或接近完全恢复正常启闭功能者,可行二尖瓣成形术。

(2)二尖瓣瓣叶和/或瓣下结构病变严重,无法施行修复成形或成形失败者,则选择瓣膜置换。

2. 手术禁忌证 风湿活动期;经内科治疗仍难以控制的心力衰竭病人,左室射血分数<30%,左室收缩末径>55mm;严重阻塞性肺动脉高压者以及肝肾功能不全不能承受体外循环手术者。

3. 手术方法

(1)二尖瓣成形术:利用病人自身的组织和部分人工代用品修复二尖瓣装置,使其恢复功能,包括瓣环的重建和缩小,乳头肌和腱索的缩短或延长,人工瓣环和人工腱索的植入,瓣叶的修复等。可避免终生口服抗凝药物,但手术的技巧比较复杂,术中应检验修复效果,看关闭不全是否纠正;在心脏复跳后通过经食管心脏超声心动图评估效果,如仍有明显关闭不全,则应重新进行成形或二尖瓣置换术。

(2)二尖瓣置换术:二尖瓣严重损坏,不适于施行二尖瓣成形术的病例。切除二尖瓣瓣叶和腱索,沿瓣环保留少许的瓣叶边缘组织,将人工瓣膜缝合固定于瓣环上。左室较大者,保留全部或部分瓣叶及瓣下结构对术后心功能改善和防止左室进一步扩大有积极意义。

(三)主动脉瓣狭窄(aortic stenosis)

风湿性病变侵及主动脉瓣引起的瓣膜增厚粘连,导致瓣口狭窄。病程长久者可发生钙化或合并细菌性心内膜炎等。风湿性主动脉瓣狭窄常合并主动脉瓣关闭不全及二尖瓣病变等。

【病理生理】

1. 正常主动脉瓣瓣口面积为 $3cm^2$,由于左心室收缩力强,代偿功能好,轻度狭窄并不产生明显的血流动力学改变。但当瓣口面积减小到 $1cm^2$ 以下时,左心室排血就遇到阻碍,左心室收缩压升高,有时可达300mmHg。左心室排血时间延长,主动脉瓣闭合时间延迟。静息时心排血量尚可接近正常水平,但运动时不能相应地增加。

2. 左心室与主动脉收缩压力阶差的大小反映主动脉瓣狭窄的程度。中度狭窄压力阶差常为 30~50mmHg,重度狭窄则可达 50~100mmHg 或更高。左心室壁逐渐高度肥厚,最终导致左心衰竭。

3. 重度狭窄病例因收缩期左心室前向血流锐减而出现心脑供血不足的表现。由于左心室高度肥厚,心肌氧耗量增加,主动脉平均压又低于正常,进入冠状动脉的血流量减少,常出现心肌血液供应不足的症状。

【临床表现】

1. 症状　轻度狭窄病例没有明显的症状。中度和重度狭窄者可有乏力、眩晕或晕厥、心绞痛、劳累后气促、端坐呼吸、急性肺水肿等症状,并可并发细菌性心内膜炎,甚至猝死。

2. 体征　胸骨右缘第二肋间能扪到收缩期震颤。主动脉瓣区有粗糙喷射性收缩期杂音,向颈部传导,主动脉瓣第二心音延迟并减弱。重度狭窄病例常呈现血压偏低、脉压小和脉搏细弱。

【诊断】根据病史和体征,特别是超声心动图可明确诊断。结合心电图与胸部 X 线检查,可综合评估严重程度。怀疑冠心病的病人需要行冠状动脉造影排除冠状动脉病变,可同时行左心导管检查测定左心室与主动脉之间收缩压差。

1. 心电图　显示电轴左偏、左心室肥大、劳损、T 波倒置,一部分病例尚可呈现左束支传导阻滞、房室传导阻滞或心房颤动。

2. 胸部 X 线检查　早期病例心影可无改变。病变加重后示左心室增大,心脏左缘向左向下延长,升主动脉可显示狭窄后扩大。

3. 超声心动图　主动脉瓣叶增厚、变形或钙化,活动度减小和瓣口缩小。

【鉴别诊断】需与先天性主动脉瓣狭窄和特发性肥厚性主动脉瓣下狭窄相鉴别。超声心动图检查可进行鉴别。

【治疗】临床上呈现心绞痛、晕厥或心力衰竭者,一旦出现症状,病情往往迅速恶化,在 2~3 年内有较高的猝死发生率,故应争取尽早施行手术治疗。手术的目的是消除主动脉瓣跨瓣压力阶差,减轻左心室后负荷,缓解左心室肥厚。

1. 手术适应证

(1)无症状,但主动脉瓣口面积<0.7cm^2,收缩期跨瓣峰值压力阶差>50mmHg。

(2)出现劳力性呼吸困难、心绞痛、晕厥或充血性心力衰竭等临床表现。

2. 手术禁忌证　晚期病变合并右心衰竭,内科治疗无效,心功能 Ⅳ 级者;75 岁以上高龄病人,严重的心力衰竭合并冠状动脉病变者。

3. 手术方法

(1)主动脉瓣交界切开术:适合于病变较轻,仅瓣缘融合、粘连,瓣叶活动度较好,无钙化、关闭不全者;在体外循环直视下沿交界融合线切开瓣膜。现临床极少应用。

(2)主动脉瓣置换术:适合于瓣膜严重纤维化、钙化者。体外循环下,切除病变的瓣膜,保持瓣环的完整性,选择适宜的人工瓣膜替换。术中心肌保护较其他心脏手术要求更加严格。

(3)经皮球囊导管扩张术:适用于病变主要为交界融合的婴幼儿与儿童;选择性地应用于瓣膜重度狭窄的老年病人、情况差而难于耐受其他手术的病例,作为姑息性手术或过渡性手术。

(4)经心尖或经皮支架瓣膜植入术:在近年得到应用,但仅在不适合上述手术的病人才考虑选用。

（四）主动脉瓣关闭不全（aortic incompetence）

风湿浸润、心内膜炎、退行性病变、主动脉根部瘤和先天性主动脉瓣畸形等均可导致主动脉瓣关闭不全,以风湿性最常见。风湿性主动脉瓣关闭不全常伴有程度不等的主动脉瓣狭窄。

【病理生理】

1. 舒张期血液自主动脉反流入左心室。由于主动脉与左心室之间舒张压力阶差较大,瓣口关闭不全的面积即使仅为 0.5cm^2,每分钟反流量也可达 2~5L。

2. 左心室在舒张期同时接受来自左心房和主动脉反流的血液,因而充盈过度,肌纤维伸长,左心室逐渐扩大。

3. 在心脏功能代偿期,左心室排血量可以高于正常。左心室功能失代偿时,出现心排血量减少,左心房和肺动脉压力升高,可导致右心衰竭。

4. 由于舒张压低,冠状动脉灌注量减少和左心室高度肥厚,氧耗量加大,因而造成心肌供血不足。

【临床表现】

1. 症状　主动脉瓣轻度关闭不全病例,心脏代偿功能较好,没有明显症状。早期症状为乏力、心悸、心前区不适、头部强烈搏动感。重度关闭不全者常有心绞痛发作、气促,并可出现阵发性呼吸困难、端坐呼吸或急性肺水肿。晚期发生猝死。

2. 体征　心界向左下方扩大,心尖部抬举性搏动。在胸骨左缘第3、4肋间和主动脉瓣区有舒张早、中期或全舒张期叹息样杂音,向心尖区传导。重度关闭不全者呈现水冲脉、动脉枪击音、毛细血管搏动等征象。

【诊断】根据病史和体征及超声心动图可明确诊断。结合心电图与胸部X线检查,可综合评估瓣膜病变的类型和严重程度。合并冠心病危险因素或年龄50岁以上者可行心导管检查及冠状动脉造影。逆行升主动脉造影,可见造影剂在舒张期从主动脉反流入左心室。按反流量的多少,可以估计关闭不全的程度。

1. 心电图　显示电轴左偏和左心室肥大、劳损。

2. 胸部X线　左心室明显增大,向左下方延长。主动脉结隆起,升主动脉和弓部增宽,左心室和主动脉搏动幅度增大。

3. 超声心动图　左心室内径增大,流出道增宽。主动脉瓣叶增厚、变形或钙化,在舒张期未能对拢闭合。超声多普勒检测可估计反流程度。

【鉴别诊断】风湿性主动脉瓣关闭不全需与其他病因引起的主动脉瓣关闭不全相鉴别。超声心动图检查可进行鉴别。

【治疗】临床上出现症状,如出现心绞痛或左心室衰竭症状,则可在数年内病情恶化或发生猝死,故应争取尽早手术。手术的目的为消除主动脉瓣反流、降低左心室舒张期充盈压、改善左心室功能。

1. 手术适应证

(1)出现症状。

(2)无明显症状,但左心室收缩末径>55mm、左心室舒张末径>80mm、射血分数(EF)<50%、缩短分数(FS)<29%、左心室收缩末容量>300ml。

2. 手术禁忌证

(1)心功能Ⅳ级,左心室极度扩大,左室收缩末直径>60mm,左室射血分数<30%,表明心肌功能已达不可逆的程度,手术预后不良。

(2)反复发生心力衰竭,主动脉瓣区反流杂音消失,心电图有心肌梗死表现,手术风险甚高,应慎重考虑。

3. 手术方法　目前主要采用主动脉瓣置换术,主动脉瓣成形术仅适用于瓣叶穿孔、瓣环扩大等所致的主动脉瓣关闭不全。

五、冠状动脉粥样硬化性心脏病

冠状动脉粥样硬化性心脏病(coronary atherosclerotic heart disease,CHD)简称冠心病,是全身性动脉粥样硬化累及冠状动脉,造成冠状动脉管腔狭窄或闭塞,常可同时发生血管痉挛和血栓形成,造成冠状动脉供血不足、心肌缺血和梗死。

冠心病是成人因心脏病死亡的重要原因。我国近40年来冠心病发病率呈明显上升趋势。冠心病多在中老年发病,男性发病率与死亡率明显高于女性。

【病理解剖】

1. 主要病变是冠状动脉内膜脂质沉着、局部结缔组织增生、纤维化或钙化,形成粥样硬化斑块,造成管壁增厚、管腔狭窄或阻塞。

2. 粥样硬化病变主要侵犯冠状动脉的主干血管及其近端分支。动脉粥样硬化病变是经历多年演化逐渐形成的。如果冠状动脉狭窄逐渐加重最终管腔闭塞,常常不引发心肌梗死,这是由于慢性缺血一般能够促使侧支循环逐渐建立,但是突然发生的血流中断多会引起心肌梗死。心肌梗死最常发生在左冠状动脉前降支分布的区域。

3. 发生过大面积心肌梗死后仍存活的病人,由于坏死的心肌被瘢痕组织替代,病变的心室壁薄弱,日后可形成室壁瘤。病变波及乳头肌,或腱索断裂,即产生二尖瓣关闭不全。病变波及心室间隔,可以穿孔,成为室间隔缺损。

4. 心肌长期缺血缺氧,引起心肌广泛变性和纤维化,导致心脏扩张。

【病理生理】

1. 冠状动脉管腔狭窄较轻者,仅在重体力活动后出现心绞痛症状。

2. 冠状动脉管腔狭窄超过50%者,心肌供血不足,导致组织氧供与氧耗失代偿,即使一般体力活动或情绪激动时,也可出现心绞痛等症状。

3. 心肌缺血严重者可导致心肌梗死。急性心肌梗死可引起严重心律失常、心源性休克、心力衰竭或心室壁破裂等。

【临床表现】

1. 症状　主要为不同程度的心绞痛。最常见的心绞痛诱因是体力活动或情绪激动。典型的心绞痛是劳累后心前区或胸骨后的绞痛或闷痛。不同病人的描述有较大差别,从严重的压榨样或紧缩样疼痛,到比较轻微的压迫感或钝痛,疼痛程度差异很大。严重时常伴有焦虑或濒死的恐惧感。一般每次发作的疼痛部位是相对固定的。心绞痛阵发性发作,持续时间一般数分钟;超过15分钟应考虑急性心肌梗死的可能。发生急性心肌梗死时,常常有严重而持久的胸痛,伴有大汗、恶心、呕吐、濒死感等。有时症状可能很不典型。心绞痛的剧烈程度与冠状动脉管腔狭窄程度并不一定成正比。

2. 体征　症状未发作时一般无特殊体征,多数在发作前有轻度心率增快、高血压。部分病例出现心律失常,伴有乳头肌功能不全者,心尖区可闻及Ⅲ级或Ⅲ级以上的全收缩期杂音。心肌梗死时,心音常减弱,部分病例出现心包摩擦音,伴有舒张期奔马律,血压下降,脉搏细弱,可并发心源性休克和/或心力衰竭等体征。

【诊断】 冠状动脉造影术是诊断冠心病的"金标准"。根据以上临床表现,结合超声心动图、心电图、影像学和血清酶学检查,一般可明确诊断。

1. 血清酶学检查　肌酸激酶(CK或CPK)、乳酸脱氢酶(LDH)等在发生心肌梗死后升高。其中CK的同工酶CK-MB的敏感性和特异性较高。肌钙蛋白(cTnT和cTnI)的升高具有心脏特异性。

2. 心电图　包括常规心电图、动态心电图(Holter)和心电图运动试验,常见到ST段水平型下降,T波改变,QT间期变化等心肌缺血的表现。心肌梗死的病人可见异常Q波、ST段弓背向上抬高与T波连成单向曲线等。心电图可以做出定位诊断。

3. 多排螺旋CT　随着三维成像技术的进步,通过多排螺旋CT可进行初步的筛查,并对冠脉中病变的部位、程度进行初步的判断,但CT的结果并不能作为诊断冠心病的最终标准。

4. 超声心动图　目前体表和食管超声心动图无法检测冠状动脉管腔大小及其血流变化。可以观测瓣膜情况、心室壁各节段心肌的活动情况、是否存在室壁瘤和附壁血栓、有无心包积液、是否发生室间隔或心室游离壁穿孔等,也可以测定射血分数评价心室功能。

5. 冠状动脉造影术　至今仍然是诊断冠心病的"金标准",可准确地了解冠状动脉粥样硬化病变的部位、狭窄程度和病变远端冠状动脉血流通畅情况,并测定左心室功能。

【治疗】除休息和改变生活方式外,冠心病的治疗可分为三类:①内科药物治疗,包括硝酸酯类、β受体阻断药、钙通道阻滞药等,在一定程度上可以缓解心绞痛、延缓粥样硬化病变的进展和心肌梗死的发生;②介入治疗,经皮腔内冠状动脉成形术(percutaneous transluminal coronary angioplasty,PTCA);③外科治疗,即冠状动脉旁路移植术(coronary artery bypass grafting,CABG)。CABG 和 PTCA 的目的是为缺血心肌重建血运通道,改善心肌的供血和供氧,都属于冠状动脉血运重建治疗,是当前治疗冠心病的两类重要手段,并各有其优缺点(表24-1)。随着医疗设备和技术的进步,适应证都在扩大,而在适应证的选择上也出现了相互重叠现象。应根据病人的具体情况和相关"指南"选择,以达到缓解症状、提高生活质量及延长寿命的目的。

表 24-1　CABG 与 PTCA 的比较

项目	CABG	PTCA
适应证	所有可以施行 PTCA 治疗的病例,PTCA 操作失败或发生并发症需紧急搭桥;治疗心肌梗死并发症或其他心脏病的同时搭桥	最适用于局限性狭窄(<2cm)病变;单支近端狭窄最理想;不适用于左主干病变或长段狭窄(>2cm)。近年来指征略有放宽
再狭窄	静脉血管桥 10 年通畅率约为 50%;乳内动脉血管桥 10 年通畅率约为 90%	早期再狭窄率高达 16%~36%,术后 1~2 年内常需要再次干预
术后恢复	创伤大,恢复慢	创伤小,恢复快
优势	远期疗效好,可以同时处理室壁瘤、二尖瓣反流等。可以完成不适合 PTCA 治疗的病例的再血管化	可以在进行冠状动脉造影后直接开始再血管化治疗,对于急性心肌梗死患者可以迅速恢复血运,保留存活心肌

注:PTCA 为经皮腔内冠状动脉成形术;CABG 为冠状动脉旁路移植术。

目前,CABG 还是治疗冠心病最主要而有效的方法。CABG 后 90% 以上的病人症状消失或减轻,心功能改善,可恢复工作,延长寿命。

(一)手术适应证

冠状动脉狭窄远端的冠状动脉血流通畅,供作吻合处的冠状动脉分支直径在 1.5mm 以上,适宜施行CABG。

1. 急诊手术适应证　有可能发生心肌梗死的、频繁发作的不稳定心绞痛;严重左主干狭窄和/或前降支狭窄;急性心肌梗死后严重并发症经内科治疗无效者;PTCA 中发生急性心肌缺血,循环不稳定者;CABG后围术期严重心肌缺血等。

2. 常规手术适应证　狭窄大于 50% 的冠状动脉左主干或类左主干病变;冠状动脉三支病变,狭窄大于75%;冠状动脉病变合并左心室功能受损,通过冠状动脉血运重建可以得到改善者;心肌梗死并发症如室壁瘤,室间隔穿孔,二尖瓣反流等需同时手术矫治者。不稳定心绞痛和心肌梗死后仍有发作的心绞痛病人亦为 CABG 的明确适应证。新发心肌梗死病人如血流动力学稳定,严格用药物控制症状,心肌梗死 4~6 周后行 CABG 较为安全;PTCA 后再狭窄,CABG 后血管桥发生阻塞者。

(二)手术禁忌证

以心衰为主,心绞痛不明显;冠状动脉弥漫性多支病变,病变远端血管腔小于 1mm 或不通畅;左心室射血分数小于 25%,左心室舒张末压大于 20mmHg,且缺血区以梗死心肌为主而非冬眠心肌;急性心肌梗死继发室间隔穿孔或二尖瓣乳头肌功能不全,合并有心源性休克;室壁瘤范围超过左心室壁的 50%,残余左心室壁收缩功能明显减退,辅助检查示坏死心肌为主;高血压、肾衰竭和多器官功能障碍不能纠正或改善。

(三)手术方法

CABG 主要在体外循环辅助下进行。近年,不用体外循环,借助特殊的心脏表面固定器等装置,在心脏跳动下行 CABG 也得到较广泛的应用,由于避免应用体外循环,减少对血液系统、肺和肾等器官的影响,可以减少围术期的输血,但是心脏跳动下手术增加 CABG 难度,可能导致再血管化不全,并影响远期疗效。

CABG 通常需要重建多根狭窄冠状动脉的血运(图 24-4),可以选用的旁路移植材料很多,最常用的有:①胸廓内动脉(也称乳内动脉),因为解剖和长度等原因,胸廓内动脉的主要靶血管为前降支或其分支。剥离足够长胸廓内动脉血管蒂,切断远端,将其与前降支狭窄段远端的冠状动脉做端侧吻合。②大隐静脉,优点是材料充足,可基本满足任意长度的旁路需要。③桡动脉,采用前需做"Allen 试验",以确定离断后尺动脉是否能满足手部的供血需要。④小隐静脉和胃网膜右动脉。其中胸廓内动脉和大隐静脉最为常用。为保证远期通畅率,年轻病人尽量采用动脉材料。

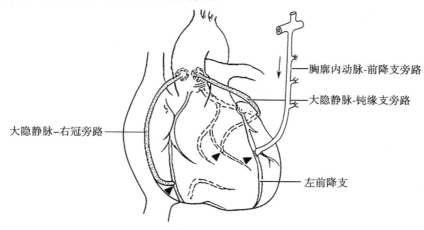

图 24-4　典型冠状动脉旁路移植术
▲表示远端吻合口。

旁路移植物以胸廓内动脉远期通畅率最高,桡动脉、大隐静脉次之。近年来由于 PTCA 植入支架材料的改进,支架植入的远期通畅率已接近静脉桥。因此,选择小切口下胸廓内动脉至前降支搭桥联合支架植入治疗非前降支病变的复合技术(Hybrid)在临床应运而生,可能成为未来发展的一个方向。

心肌梗死引起的室壁瘤、室间隔穿孔、乳头肌或腱索断裂所致的二尖瓣关闭不全等并发症也可行手术治疗,如室壁瘤切除术、室间隔穿孔修补术和二尖瓣替换术等,并根据情况同时争取做 CABG。手术后冠状动脉再狭窄还可再次或三次手术。为挽救病人生命,对于晚期缺血性心肌病、心脏扩张、心力衰竭者可根据情况采用心室辅助手术以及心脏移植手术等治疗手段。

案例24-2

患者,男性,46 岁,近一个月常感劳累后胸闷、疲乏,活动后突发剧烈压榨样胸痛伴恶心、烦躁50 分钟。查体:未闻及心脏杂音,血压 160/100mmHg。肌钙蛋白明显升高;心电图:窦性心律伴室早,V_{1-5} 出现 Q 波和 ST 段弓背向上抬高。

思考:

1. 目前最有可能的诊断是什么?为明确诊断最准确的检查手段是什么?
2. 主要治疗方法有哪些?其中哪种方法最有效?

(蔡建辉)

学习小结

先天性心脏病和后天性心脏病发生率呈逐年上升趋势,不及时救治将危及病人生命。了解心脏病的病变就能通过病理生理的变化推导出相应的症状和体征。在诊断的过程中心脏彩超是最重要的辅助检查之一,但必须结合症状体征和其他辅助检查进行综合评估。常见的心脏病外科治疗原则中包括手术适应证、禁忌证、手术方法，需要注意的是不同疾病的特异之处；手术适应证和手术方法是重点；手术方法可以概括为"通过外科方法使心脏在解剖上和/或功能上变为正常"，越来越多的病人可以通过微创或介入手术等方法治愈。目前大多数基层医院尚不能开展心脏外科手术，通过学习本章内容能够诊断，并告知病人是否需要手术、需要何种手术、什么时机去手术。

复习参考题

1. 简述先天性心脏病的分类。

2. 简述动脉导管未闭、房间隔缺损、室间隔缺损、法洛四联症的定义、手术适应证和禁忌证及手术方法。

3. 简述艾森门格综合征的定义和主要临床表现。

4. 主要需要外科治疗的后天性心脏病有哪些？

5. 心脏黏液瘤的主要临床表现有哪些？

6. 简述二尖瓣狭窄的手术适应证、禁忌证及手术方法。

第二十五章　胸主动脉疾病

主动脉是人体内最主要的弹力动脉，它由内膜、弹力中层和外膜组成，动脉壁的弹性和张力主要来源于弹力中层。主动脉弹力中层由弹性蛋白、胶原蛋白、平滑肌细胞和基质等构成，由弹性纤维相连。主动脉壁中任何成分的变化，都可能是主动脉疾病形成的基础。胸主动脉疾病是指发生在胸部主动脉的升段、弓部和降段任何部位的疾病。最常见的胸主动脉疾病包括胸主动脉瘤和主动脉夹层。

第一节　胸主动脉瘤

胸主动脉瘤（thoracic aortic aneurysms）是指由于各种先天或后天的原因造成胸主动脉壁局部或多处向外不可逆性的扩张或膨出，形成的"瘤样"包块。量化概念为：胸主动脉管径扩张或膨出超过其正常管径1.5倍以上，即称为胸主动脉瘤。

【分类】

1. 按发生部位　分为升主动脉瘤（约占45%），主动脉弓部动脉瘤（约占10%），降主动脉瘤（约占35%），波及膈下的胸腹主动脉瘤（约占10%）。

2. 按瘤体形态　分为囊性、梭形、混合性和弥漫性胸主动脉瘤。

3. 按病理形态学　分为真性和假性动脉瘤，真性动脉瘤瘤壁具备全层动脉结构；假性动脉瘤瘤壁由动脉外膜、周围粘连的纤维结缔组织和附壁血栓构成。

【病因】分为局部性和全身性两大类病因。

1. 局部性病因　①主动脉中层囊性坏死或退行性变：是当前胸主动脉瘤最常见的病因，具体发病原因不明。遗传性、感染、吸烟、滥用毒品、高血压、年龄的增长等多种因素都可导致主动脉中层囊性坏死或退行性变，使主动脉壁薄弱，形成梭形的扩张，常位于升主动脉。多见于青、中年病人。②局部创伤：此类病因占5%~10%。胸部挤压伤、高处坠落以及汽车高速行驶突然减速伤均可造成胸主动脉钝性伤，可引起胸主动脉壁迟发破裂，常形成假性动脉瘤。多发生在比较固定的主动脉弓与活动度较大的降主动脉近段之间。③其他：如继发于主动脉夹层、主动脉瓣膜病变。

2. 全身性病因　①遗传性疾病：如马方综合征（Marfan syndrome）、埃勒斯-当洛综合征（Ehlers-Danlos syndrome）、家族性先天性胸主动脉瘤。②动脉粥样硬化：是胸主动脉瘤常见病因之一，多发生于降主动脉，常呈梭形。病人多为老年人。③病原微生物感染：如细菌、真菌、梅毒等侵犯和伤害主动脉壁，均可引起胸主动脉瘤。常继发于细菌性心内膜炎、败血症。梅毒曾是胸主动脉瘤的最多见病因，现虽然少见但有增加趋势，临床上应警惕。④其他病变：如大动脉炎等。

【病理生理】动脉瘤一旦形成，具有不可逆转发展和增大趋势，根据 Laplace 定律，主动脉瘤壁承受张力与动脉血压和瘤体半径成正比，即血压越高，瘤体越大，瘤壁承受的张力越大，破裂的可能性越大。动脉瘤增加左心室容量负荷并压迫周围组织结构。主动脉窦与瓣环扩大出现主动脉瓣关闭不全。瘤腔贴壁血流缓慢与涡流可引起血栓形成，附壁血栓脱落会导致脑、内脏、四肢血管栓塞。胸主动脉瘤自然病程进展快，预后不良，死亡原因主要为动脉瘤破裂。一般而言，病程进展和最终破裂与病因、瘤体大小、是否合并主动脉夹层等有关；已确诊胸主动脉瘤未经治疗者，破裂时间平均为 2 年，生存时间少于 3 年。

【临床表现】病程早期多无症状、体征，常在影像学检查时偶然发现。胸主动脉瘤增大至一定程度，压迫或侵犯邻近器官和组织后，才出现临床症状。

1. 胸痛　多为前胸部或背部肩胛间区持续性钝痛。肋骨、胸骨、脊椎受侵蚀以及脊神经受压迫的病例，胸痛更为明显。胸骨后或胸背部剧烈撕裂性疼痛多并发主动脉夹层。

2. 压迫症状　升主动脉瘤压迫上腔静脉，导致上腔静脉梗阻综合征；弓部动脉瘤压迫气管、支气管可引起刺激性咳嗽和上呼吸道部分梗阻，致呼吸困难；弓降部动脉瘤压迫喉返神经出现声音嘶哑，压迫食管出现吞咽困难，压迫交感神经引起霍纳综合征，压迫膈神经产生膈肌麻痹。

3. 主动脉分支及栓塞症状　升主动脉和主动脉弓部动脉瘤压迫可造成头臂血管供血不全。若动脉瘤内血栓脱落可造成脑栓塞、肾动脉栓塞和下肢动脉栓塞，发生相应的症状和体征。

4. 胸主动脉瘤破裂　出现急性胸痛、休克、大量血胸、心脏压塞等很快死亡。

【诊断】胸主动脉瘤的诊断程序已形成比较规范的流程，确诊主要依赖影像学检查。

1. 胸部 X 线检查　对有症状和无症状的病人进行初步诊断和筛查，胸部 X 线检查发现纵隔影增宽，升主动脉瘤体位于纵隔右前方，弓部与降主动脉瘤体位于左后方。

2. 计算机体层血管成像（CT angiography，CTA）　CTA 是主动脉瘤的主要影像学诊断手段，结合注射造影剂，其影像诊断效果具有高清晰度和特征性，并能够获取完整的胸腹主动脉图像。CTA 的三维成像技术能快速、准确、直观地提供瘤体立体影像，基本明确动脉瘤的部位、范围、大小、与周围器官的关系及分支受累情况等，对选择制订手术方案具有指导意义。

3. 磁共振血管成像（magnetic resonance angiography，MRA）　MRA 的优势是无需使用对肾有损伤的对比剂，同时可避免病人暴露于 X 线。MRA 也可提供与 CTA 相似的图像信息以及血流量信息，但其易受到铁磁原料的人造物品影响，费用较高。

4. 彩色超声心动图和食管超声心动图检查　可在床旁快速实施，能够观察升主动脉瘤及血管腔内病变，并了解心脏内结构，适宜于血流动力学不稳定者快速检查及围术期监测。但对于降主动脉瘤，由于肺组织的重叠导致无法成像。

5. 胸主动脉造影　由于血管造影的有创性以及无创影像诊断技术的发展，胸主动脉造影已很少单独用于胸主动脉瘤的诊断。

【鉴别诊断】胸主动脉瘤需与中心型肺癌、纵隔肿瘤和主动脉夹层相鉴别。支气管镜检查可确诊中心型肺癌，超声心动图、CT 及 MRI 检查可以帮助鉴别纵隔肿瘤和主动脉夹层，必要时可施行胸主动脉造影检查更有助于鉴别诊断。

【治疗】胸主动脉瘤一旦明确诊断，应积极施行侵入性治疗，包括手术、介入和杂交治疗三大类。

（一）侵入性治疗适应证

1. 胸主动脉瘤已出现压迫症状。

2. 瘤体直径>5cm。

3. 瘤体直径增长>1cm/年。

4. 假性动脉瘤与夹层动脉瘤应尽早治疗。

（二）侵入性治疗禁忌证

1. 重要器官（脑、肝、肾）功能损害。

2. 全身情况不能耐受治疗。

（三）侵入性治疗方式和预后

1. 手术治疗　虽然近年来介入治疗的发展十分迅速，但动脉瘤切除、人工血管移植仍是目前最有效的治疗方法。使用外科技术置入人工血管替换病变的胸主动脉，手术方式和术后近远期结果因胸主动脉瘤解剖部位而异，且需不同的心肺转流、深低温停循环或选择性脑灌注等技术支持。手术死亡率为5%～10%。手术主要并发症为出血，严重心律失常，冠状动脉供血不足，中枢神经系统并发症，乳糜胸和心、肺、肾功能不全。手术后一年生存率为80%～90%，五年生存率60%～80%。

2. 介入治疗　是指经股动脉放置带膜支架人工血管进行血管腔内治疗，封闭内膜破口（图25-1）。应严格掌握适应证，目前主要适用于动脉硬化性降主动脉瘤、外伤性胸主动脉瘤、假性动脉瘤、吻合口假性动脉瘤的治疗，具有创伤小、快速康复、并发症少的优点。术后并发症主要为内漏、带膜支架移位、截瘫等，手术死亡率约6.2%，远期疗效需进一步随访。

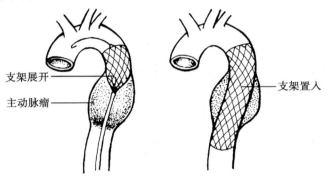

支架展开

主动脉瘤

支架置入

图 25-1　降主动脉瘤介入治疗

3. 杂交治疗　近年出现的杂交治疗是将手术技术与介入技术相结合，使用人工血管和带膜支架人工血管共同矫治胸主动脉瘤病变。一站式杂交手术需要具备体外循环装置和数字减影血管造影设备的杂交手术室。远期疗效尚需进一步观察。

第二节　主动脉夹层

主动脉夹层（dissection of aorta）是指主动脉壁中层发生撕裂，血液进入主动脉壁中层，顺行和/或逆行剥离形成壁间撕裂腔（假腔），并通过一个或数个内膜破口与原有的主动脉腔（真腔）相交通。本病呈快速增多趋势，发生率为0.5～3.0/（10万人·年），中老年居多，男性高于女性。

【病因】　发生机制不明，好发危险因素为主动脉中层囊性坏死或退变、遗传性结缔组织疾病、先天性二叶主动脉瓣、大动脉炎、动脉瘤、高血压、动脉粥样硬化和医源性损伤等。

【病理分型】　根据主动脉夹层发生部位和累及范围分型。

1. DeBakey分型　分为三型（图25-2）。

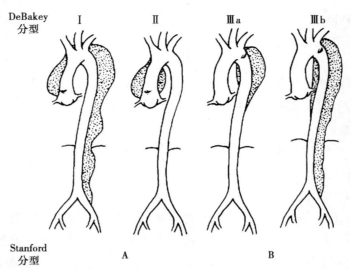

图 25-2　主动脉夹层 DeBakey 和 Stanford 分型示意图

Ⅰ型：原发破口位于升主动脉或主动脉弓部,夹层累及升主动脉、主动脉弓部、降主动脉、腹主动脉大部或全部。常累及冠状动脉、主动脉瓣、头臂动脉、肋间动脉、腹腔动脉、肠系膜上动脉和肾动脉,有时将一侧髂动脉或股动脉剥入假腔造成下肢供血障碍。

Ⅱ型：原发破口位于升主动脉,夹层累及升主动脉。少数可累及部分主动脉弓部。

Ⅲ型：原发破口位于左锁骨下动脉开口远端,根据夹层累及范围又分为Ⅲa型和Ⅲb型。Ⅲa型夹层累及降主动脉;Ⅲb型夹层累及降主动脉、腹主动脉大部或全部,少数可累及髂动脉或股动脉。

2. Stanford 分型　分为两型(图 25-2)。

A型：夹层累及升主动脉和弓部主动脉,夹层远端可终止于不同部位,占 60%~75%。

B型：夹层仅累及降主动脉起始以远的部位,占 25%~40%。

【病理生理】主动脉夹层管壁组织充血、水肿、炎细胞浸润,组织疏松和脆弱。

1. 主动脉破裂　80%病人死于主动脉破裂,主动脉破裂可造成急性心脏压塞,胸、腹腔积血,纵隔和腹膜后血肿。

2. 主动脉瓣关闭不全　夹层累及主动脉瓣结构与冠状动脉开口可致主动脉瓣脱垂、关闭不全和缺血性心肌损伤。

3. 重要脏器供血障碍　假腔体积与张力阻碍主动脉远端和分支血流,导致相应器官和组织缺血。近期临床研究表明,急性主动脉夹层常伴有血中白细胞、炎症介质、C 反应蛋白升高的全身炎症反应,甚至导致多器官功能障碍综合征。

【临床表现】根据病程时间进展分为:①发病后 2 周内的急性期;②2 周至 2 个月的亚急性期;③2 个月以后的慢性期。

1. 急性期　90%病人有前胸、后背或腹部突发性剧烈疼痛,疼痛可沿大动脉走行方向传导和转移,75%病人伴有高血压和心动过速,病人多烦躁不安、大汗淋漓,需与心绞痛、心肌梗死相鉴别。主动脉夹层发病急,进展快,若不治疗,33%病人在 24 小时内死亡,50%病人在 48 小时内死亡;62%~91%病人在 1 周内死亡。

2. 亚急性期　随病程进展,存活的主动脉夹层病人可能出现与主动脉破裂、主动脉瓣关闭不全和/或重要脏器组织供血障碍相关的症状和体征。

3. 慢性期　主动脉夹层纤维增生,外膜增厚粘连,腔内多有附壁血栓和血栓机化。

【诊断和鉴别诊断】明确诊断主要依靠影像学检查(详见本章第一节),需了解夹层类型、受累范围、破口位置、假腔内血栓、分支血管和主动脉瓣受累情况。急性主动脉夹层需与胸主动脉瘤、心绞痛、心肌梗死和肺动脉栓塞症相鉴别。

【治疗】

1. 内科治疗　主动脉夹层急性期应迅速给予镇静、止痛、持续监护和支持治疗,使用药物控制血压、心率,防止夹层继续扩展和主动脉破裂。

相关链接

控 制 血 压

急性主动脉夹层一般以静脉持续输入硝普钠为主,同时配合应用 β 受体阻滞剂或钙通道阻滞剂。慢性主动脉夹层采用口服降压药及其他口服药物。血压维持在收缩压 100~109mmHg 为宜,发病前血压较高者要注意病人神志、尿量等,以防止血压下降后造成重要脏器供血不足。

2. 手术治疗　急性和亚急性期 StanfordA 型(DeBakey Ⅰ型、Ⅱ型)主动脉夹层应积极地施行手术治疗。

3. 介入治疗或杂交治疗　急性 StanfordB 型(DeBakey Ⅲ型)主动脉夹层手术治疗的截瘫发生率和死亡率高,手术治疗与内科药物治疗的效果大致相同,应首先内科治疗,内科治疗下高血压难以控制,疼痛无法缓解,出现夹层动脉瘤或主动脉破裂征象应采用介入治疗(经股动脉置入主动脉带膜支架腔内隔绝术)或杂交治疗。介入治疗临床成功的标准为完全封闭破口,无明显内漏和严重并发症,假腔消失或假腔内血栓形成,较之外科手术具有创伤小、成功率高、恢复快,并发症少等优点。

案例25-1

患者,男性,48 岁,8 小时前突发剧烈胸痛,呈撕裂样、刀割样,伴休克症状。高血压病史 15 年。胸部 X 线检查发现纵隔影增宽。

思考:

1. 主要考虑何种疾病? 如何确诊?

2. 需与哪些疾病鉴别? 主要治疗方法有哪些?

(蔡建辉)

学习小结

胸主动脉疾病发生率呈快速上升趋势,不及时救治将危及病人生命。 最常见的胸主动脉疾病包括胸主动脉瘤和主动脉夹层。 明确诊断主要依靠影像学检查,一旦明确诊断,除内科疗外,应积极施行侵入性治疗,包括手术、介入和杂交治疗。 基层医院如果遇到胸部 X 线检查纵隔影增宽,特别是突发剧烈胸痛,呈撕裂样、刀割样的病人,应在控制血压的情况下,及时转至上级医院进一步诊治。

复习参考题

1. 简述胸主动脉瘤和主动脉夹层的定义。

2. 简述胸主动脉瘤和主动脉夹层的分类(病理分型)及治疗原则。

3. 如何鉴别胸主动脉瘤和主动脉夹层?

第二十六章 腹部疝

学习目标	
掌握	斜疝、直疝与股疝的鉴别方法。
熟悉	各种腹部疝的解剖特点；腹股沟疝的各种手术方法。

第一节 概述

体内某个脏器或组织离开其正常解剖部位,通过先天或后天形成的薄弱点、缺损或孔隙进入另一部位,称为疝(hernia)。疝多发生于腹部,以腹外疝多见。腹外疝是由腹腔内的脏器或组织连同腹膜壁层,经腹壁薄弱点或孔隙,向体表突出而致。腹内疝是由脏器或组织进入腹腔内的间隙内而形成。

【病因】 腹壁强度降低和腹内压增高是腹外疝发生的两个主要原因。

1. 腹壁强度降低 引起腹壁强度降低的潜在因素很多,最常见的因素有:某些组织穿过腹壁的部位,如精索或子宫圆韧带穿过腹股沟管等;腹白线发育不全也可成为腹壁的薄弱点;手术切口愈合不良、外伤、感染、老年、久病、肥胖所致肌萎缩等也常是腹壁强度降低的原因。

2. 腹内压增高 慢性咳嗽、慢性便秘、腹水、妊娠、婴儿经常啼哭等是引起腹内压增高的常见原因。

【病理解剖】 典型的腹外疝由疝囊、疝内容物和疝被盖等组成。疝囊是壁腹膜的憩室样突出部分,由疝囊颈和疝囊体组成。疝囊颈较狭窄,是疝环所在的部位,是疝突向体表的门户,又称疝门,亦即腹壁薄弱区或缺损所在。各种疝通常以疝门部位作为命名依据。疝内容物是进入疝囊的腹内脏器或组织,以小肠为最多见。疝被盖是指疝囊以外的各层组织,如皮下脂肪和皮肤。

【临床类型】 腹外疝有可复性、难复性、嵌顿性、绞窄性等类型。

1. 可复性疝与难复性疝 可复性疝(reducible hernia)是疝内容物很容易回纳入腹腔的疝。而疝内容物不能回纳或不能完全回纳入腹腔内,但并不引起严重症状者,称难复性疝(irreducible hernia)。疝内容物反复突出,致疝囊颈受摩擦而损伤,并产生粘连是导致疝内容物不能回纳的常见原因。另有少数病程较长的疝,因内容物不断进入疝囊时产生的下坠力量将囊颈上方的腹膜逐渐推向疝囊,尤其是髂窝区后腹膜与后腹壁结合得极为松弛,更易被推移,以致盲肠(包括阑尾)、乙状结肠或膀胱随之下移而成为疝囊壁的一部分(图 26-1),这种疝称为滑动疝,也属难复性疝。与可复性疝一样,难复性疝的内容物并无血运障碍,也无严重的临床症状。

2. 嵌顿性疝 嵌顿性疝(incarcerated hernia)是疝囊颈较小而腹内压突然增高时,疝内容物可强行扩张疝囊颈而进入疝囊,随后因囊颈的弹性收缩,又将内容物卡住,使其不能回纳。疝发生嵌顿后,如其内容物为肠管,肠壁及其系膜可在疝囊颈处受压,先使静脉回流受阻,导致肠壁淤血和水肿,疝囊内肠壁及其系膜渐增厚,颜色由正常的淡红逐渐转为深红,囊内可有淡黄色渗液积聚。于是肠管受压情况加重而更难回

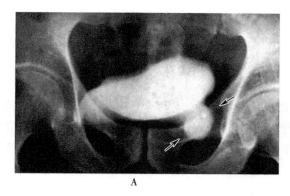
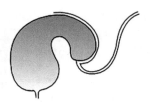
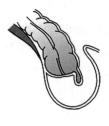

图 26-1 滑动疝
A. 影像学表现；B. 示意图。

纳。嵌顿如能及时解除,病变肠管可恢复正常。

3. 绞窄性疝 肠管嵌顿如不及时解除,肠壁及其系膜受压情况不断加重可使动脉血流减少,最后导致完全阻断,即为绞窄性疝(strangulated hernia)。此时肠系膜内的动脉搏动消失,肠壁逐渐失去其光泽、弹性和蠕动能力,最终坏死。疝囊内渗液变为淡红色或暗红色。如继发感染,疝囊内的渗液则为脓性。感染严重时,可引起疝被盖组织的蜂窝织炎。积脓的疝囊可自行穿破或误被切开引流而发生粪瘘(肠瘘)。

嵌顿性疝和绞窄性疝实际上是一个病理过程的两个阶段,临床上很难截然区分。肠管嵌顿或绞窄时,可导致急性机械性肠梗阻。但有时嵌顿的内容物仅为部分肠壁,系膜侧肠壁及其系膜并未进入疝囊,肠腔并未完全梗阻,这种疝称为肠管壁疝或 Richter 疝(图 26-2)。如嵌顿的小肠是小肠憩室(通常是 Meckel 憩室),则称为 Litter 疝。嵌顿的内容物通常多为一段肠管,有时嵌顿肠管可包括几个肠袢,形如"W",疝囊内各嵌顿肠袢之间的肠管可隐藏在腹腔内,这种情况称为逆行性嵌顿疝或 Maydl 疝(图 26-3)。

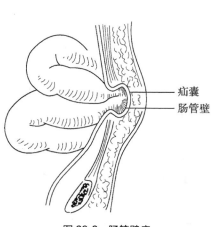

疝囊
肠管壁

图 26-2 肠管壁疝

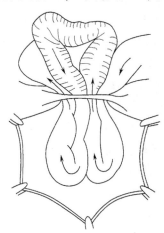

图 26-3 逆行性嵌顿疝

第二节 腹股沟疝

腹股沟区是前外下腹壁一个三角形区域,其下界为腹股沟韧带,内界为腹直肌外侧缘,上界为髂前上棘至腹直肌外侧缘的一条水平线。腹股沟疝是指发生在这个区域的腹外疝。

腹股沟疝分为斜疝和直疝两种。疝囊经过腹壁下动脉外侧的腹股沟管深环(内环)突出,向内、向下、向前斜行经过腹股沟管,再穿出腹股沟管浅环(皮下环),并可进入阴囊,称为腹股沟斜疝(indirect inguinal hernia)。疝囊经腹壁下动脉内侧的直疝三角区直接由后向前突出,不经过内环,也不进入阴囊,称为腹股沟直疝(direct inguinal hernia)。

斜疝是最多见的腹外疝,发病率占全部腹外疝的75%~90%,占腹股沟疝的85%~95%。腹股沟疝发生于男性者占大多数,男女发病率之比约为15:1;右侧比左侧多见。

【发病机制】 腹股沟斜疝有先天性和后天性之分。

1. 先天性解剖异常 胚胎早期,睾丸位于腹膜后第2~3腰椎旁,以后逐渐下降,同时在未来的腹股沟管深环处带动腹膜、腹横筋膜以及各层腹肌经腹股沟管逐渐下移,并推动皮肤而形成阴囊。随之下移的腹膜形成一鞘突,睾丸则紧贴在其后壁。鞘突下段在婴儿出生后不久成为睾丸固有鞘膜,其余部分即自行萎缩闭锁而遗留一纤维索带。如鞘突不闭锁或闭锁不完全,就成为先天性斜疝的疝囊。

2. 后天性腹壁薄弱或缺损 任何腹外疝都存在腹横筋膜不同程度的薄弱或缺损。此外,腹横肌和腹内斜肌发育不全也起着重要作用。腹横筋膜和腹横肌的收缩可把凹间韧带牵向上外方,而在腹内斜肌深面关闭了腹股沟深环。如腹横筋膜或腹横肌发育不全,这一保护作用就不能发挥而容易发生疝。腹肌松弛时弓状下缘与腹股沟韧带是分离的。但在腹内斜肌收缩时,弓状下缘即被拉直而向腹股沟韧带靠拢,有利于覆盖精索并加强腹股沟管前壁。因此,腹内斜肌弓状下缘发育不全或位置偏高者易发生腹股沟疝。

【临床表现和诊断】 腹股沟斜疝的基本临床表现是腹股沟区有一突出的肿块。肿块较小时,仅仅通过深环进入腹股沟管,疝环处仅有轻度坠胀感,此时诊断较为困难;一旦肿块明显,并穿过浅环甚或进入阴囊,诊断就较容易。

易复性斜疝除腹股沟区有肿块和偶有胀痛外,并无其他症状。肿块常在站立、行走、咳嗽或劳动时出现,呈带蒂柄的梨形,并可降至阴囊或大阴唇。用手按肿块并嘱患者咳嗽,可有膨胀性冲击感。患者平卧休息或用手将肿块向腹腔推送,肿块可向腹腔回纳而消失。一旦回纳,肿块即较快消失,并常在肠袢进入腹腔时发出咕噜声。若疝内容物为大网膜,则肿块质韧,叩呈浊音,回纳缓慢。

难复性斜疝在临床表现方面除胀痛稍重外,其主要特点是疝块不能完全回纳。滑动性疝多见于右侧,左右发病率之比约为1:6。此疝除了疝块不能完全回纳外,尚有消化不良和便秘等症状,应特别注意。

嵌顿性疝通常发生在斜疝,强力劳动或排便等腹内压骤增是其主要原因。临床上表现为疝块突然增大,并伴有明显疼痛。平卧或用手推送不能使疝块回纳。疝一旦嵌顿,自行回纳的机会较少,症状逐步加重。如不及时处理,将会发展成为绞窄性疝。

绞窄性疝的临床症状多较严重。但在肠袢坏死穿孔时,疼痛可因疝块压力骤降而暂时所缓解。因此,疼痛减轻而肿块仍存在者,不可认定是病情好转。绞窄时间较长者,由于疝内容物发生感染,侵及周围组织,引起疝被盖组织的急性炎症,严重者可发生脓毒症。

腹股沟直疝常见于年老体弱者,其主要临床表现是当患者直立时,在腹股沟内侧端、耻骨结节上外方出现一半球形肿块,并不伴有疼痛或其他症状。直疝的疝囊颈宽大,疝内容物又直接从后向前顶出,故平卧后疝块多能自行消失,不需用手推送复位。直疝绝不进入阴囊,极少发生嵌顿。

腹股沟疝的诊断一般不难,但确定是腹股沟斜疝还是直疝,有时并不容易,鉴别要点见表26-1。

表 26-1　腹股沟斜疝与直疝鉴别要点

项目	斜疝	直疝
突出途径	经腹股沟管突出,可进阴囊	由直疝三角突出,不进阴囊
疝块外形	椭圆或梨形,上部呈蒂柄状	半球形,基底较宽
回纳疝块后压住深环	疝块不再突出	疝块仍可突出
精索与疝囊的关系	精索在疝囊后方	精索在疝囊前外方
疝囊颈与腹壁下动脉的关系	疝囊颈在腹壁下动脉外侧	疝囊颈在腹壁下动脉内侧
嵌顿机会	较多	极少

【鉴别诊断】 腹股沟疝的诊断虽较容易,但需与如下常见疾病相鉴别。

1. 睾丸鞘膜积液　鞘膜积液所呈现的肿块完全局限在阴囊内,其上界可以清楚地摸到。用透光试验检查肿块,鞘膜积液多为透光(阳性),而疝块则不能透光。

2. 交通性鞘膜积液　肿块的外形与睾丸鞘膜积液相似。于每日起床后或站立活动时肿块缓慢地出现并增大。平卧或睡觉后肿块逐渐缩小,挤压肿块,其体积也可逐渐缩小。透光试验为阳性。

3. 精索鞘膜积液　肿块较小,在腹股沟管内,牵拉同侧睾丸可见肿块移动。

4. 隐睾　腹股沟管内下降不全的睾丸可被误诊为斜疝或精索鞘膜积液。隐睾肿块较小,挤压时可出现特有的胀痛感觉。如患侧阴囊内睾丸缺如,则诊断更为明确。

5. 急性肠梗阻　肠管被嵌顿的疝可伴发急性肠梗阻,但不应仅满足于肠梗阻的诊断而忽略疝的存在;尤其是患者比较肥胖或疝块较小时,更易发生这类问题而导致治疗上的错误。

【治疗】 腹股沟疝如不及时处理,疝块可逐渐增大,终将加重腹壁的损坏而影响劳动力;斜疝又常可发生嵌顿或绞窄而威胁患者的生命。因此,除少数特殊情况外,腹股沟疝一般均应尽早施行手术治疗。

（一）非手术治疗

1 岁以下婴幼儿可暂不手术。年老体弱伴有严重脏器功能障碍疾病而禁忌手术者,白天可在回纳疝内容物后,将医用疝带一端的软压垫对着疝环顶住,阻止疝块突出。长期使用疝带可使疝囊颈经常受到摩擦变得肥厚坚韧而增加疝嵌顿的发病率,并有促使疝囊与疝内容物发生粘连的可能。

（二）手术治疗

腹股沟疝最有效的治疗方法是手术修补,手术方法可归纳为下述三种:

1. 传统的疝修补术　其基本原则是疝囊高位结扎、加强或修补腹股沟管管壁。

（1）疝囊高位结扎术:显露疝囊颈,予以高位结扎、贯穿缝扎或荷包缝合,然后切去疝囊。所谓高位,解剖上应达内环口,术中以腹膜外脂肪为标志。结扎偏低只是把一个较大的疝囊转化为一个较小的疝囊,达不到治疗目的。婴幼儿的腹肌在发育中可逐渐强壮而使腹壁加强,单纯疝囊高位结扎常能获得满意的疗效,不需施行修补术。绞窄性斜疝因肠坏死而局部有严重感染,通常也采取单纯疝囊高位结扎,避免施行修补术,因感染常使修补失败。腹壁的缺损应在以后择期手术加强。

（2）加强或修补腹股沟管管壁:成年腹股沟疝患者都存在不同程度的腹股沟管前壁或后壁薄弱或缺损,单纯疝囊高位结扎不足以预防腹股沟疝的复发,只有在疝囊高位结扎后,加强或修补薄弱的腹股沟管前壁或后壁,才有可能得到彻底的治疗。加强或修补腹股沟管前壁的方法以 Ferguson 法最常用。它是在精索前方将腹内斜肌下缘和联合腱缝至腹股沟韧带上,目的是消灭腹内斜肌弓状下缘与腹股沟韧带之间的空隙。适用于腹横筋膜无显著缺损、腹股沟管后壁尚健全的病例。

常用的加强或修补腹股沟管后壁的方法有四种。①Bassini 法:提起精索,在其后方把腹内斜肌下缘和联合腱缝至腹股沟韧带上,置精索于腹内斜肌与腹外斜肌腱膜之间。临床应用最广泛。②Halsted 法:与上法很相似,但把腹外斜肌腱膜也在精索后方缝合,从而把精索移至腹壁皮下层与腹外斜肌腱膜之间。③McVay法:是在精索后方把腹内斜肌下缘和联合腱缝至耻骨梳韧带上。适用于后壁薄弱严重病例,还可用于股疝修补。④Shouldice 法:将腹横筋膜自耻骨结节处向上切开,直至内环,然后将切开的两叶予以重叠缝合,先将外下叶缝于内上叶的深面,再将内上叶的边缘缝于髂耻束上,以再造合适的内环,发挥其括约肌作用,然后按 Bassini 法将腹内斜肌下缘和联合腱缝于腹股沟韧带深面。适用于较大的成人腹股沟斜疝和直疝。

2. 无张力疝修补术　传统的疝修补术存在缝合张力大、术后术区有牵扯感或疼痛等缺点。无张力疝修补术是在无张力情况下,利用人工高分子修补材料进行缝合修补,具有术后疼痛轻、恢复快、复发率低等优点。无张力疝修补术以李金斯坦式为最经典,此外还有疝环充填式、Stoppa 手术、PHS 手术、UHS 手术、Kugel 手术。

3. 经腹腔镜疝修补术 其操作方法有四种：①经腹膜前法（transabdominal preperitoneal prosthesis，TAPP），经腹腔镜下切开腹膜进入腹膜前间隙，将疝囊回纳，充分显露耻骨肌孔，将网片完全覆盖耻骨肌孔，用疝钉把网片固定腹直肌，耻骨梳韧带，联合肌腱，最后把切开的腹膜关闭；②完全经腹膜外法（totally extraperitoneal prosthesis，TEP）；③经腹腔内法（intraperitoneal onlay mesh technique，IPOM）；④单纯疝环缝合法。经腹腔镜疝修补术具有创伤小、术后疼痛轻、恢复快、复发率低、无局部牵扯感等优点，并能同时检查有无双侧腹股沟疝和股疝，可发现亚临床的对侧疝并同时施以修补。

（三）嵌顿性和绞窄性疝的处理原则

嵌顿性疝具备下列情况者可先试行手法复位：①嵌顿时间在 3~4 小时以内，局部压痛不明显，也无腹部压痛或腹肌紧张等腹膜刺激征者；②年老体弱或伴有其他较严重疾病而估计肠袢尚未绞窄坏死者。复位方法是让患者取头低足高卧位，注射吗啡或哌替啶，以止痛和镇静，并松弛腹肌。然后托起疝囊，持续缓慢地将疝块推向腹腔，同时用左手轻轻按摩浅环和深环以协助疝内容物回纳。手法必须轻柔，切忌粗暴；复位后还需严密观察，必要时复查局部超声，注意有无腹膜炎或肠梗阻的表现，如有这些表现，应尽早手术探查。由于嵌顿性疝复位后，疝并未得到根治，大部分患者迟早仍需手术修补，而手法复位本身又带有一定危险性，所以要严格掌握手法复位的指征。

除上述情况外，嵌顿性疝原则上需要紧急手术治疗，以防止疝内容物坏死并解除伴发的肠梗阻。绞窄性疝的内容物已坏死需手术。手术的关键在于正确判断疝内容物的活力，然后根据病情确定处理方法。在扩张或切开疝环、解除疝环压迫的前提下，凡肠管呈紫黑色，失去光泽和弹性，刺激后无蠕动和相应肠系膜内无动脉搏动者，即可判定为肠坏死。如肠管尚未坏死，则可将其送回腹腔，按一般可复性疝处理。不能肯定是否坏死时，可在其系膜根部注射 0.25%~0.5% 普鲁卡因 60~80ml，再用温热等渗盐水纱布覆盖该段肠管或将其暂时送回腹腔，10~20 分钟后再行观察。如果肠壁转为红色，肠蠕动和肠系膜内动脉搏动恢复，则证明肠管尚具有活力，可回纳腹腔。如肠管确已坏死，或经上述处理后病理改变未见好转，或一时不能肯定肠管是否已失去活力时，则应在患者全身情况允许的前提下，切除该段肠管并进行一期吻合。患者情况不允许肠切除吻合时，可将坏死或活力可疑的肠管外置于腹外，并在其近侧段切一小口，插入一肛管，以期解除梗阻；7~14 日后，全身情况好转再施行肠切除吻合术。绞窄的疝内容物如系大网膜，可予切除。

手术处理中应注意：①如嵌顿的肠袢较多，应特别警惕逆行性嵌顿的可能。不仅要检查疝囊内肠袢的活力，还应检查位于腹腔内的中间肠袢是否坏死。②切勿把活力可疑的肠管送回腹腔。③少数嵌顿性或绞窄性疝，临手术时因麻醉的作用疝内容物自行回纳腹内，以致在术中切开疝囊时无肠袢可见。遇此情况，必须仔细探查肠管，以免将坏死肠袢遗漏于腹腔内。④凡施行肠切除吻合术的患者，因手术区污染，在高位结扎疝囊后，一般不宜做疝修补术，以免因感染而致修补失败。

（四）复发性腹股沟疝的处理原则

腹股沟疝修补术后发生的疝称复发性腹股沟疝（简称复发疝）。实际上，包括如下三种情况：

1. 真性复发疝 由于技术上的问题或患者本身的原因，在疝手术的部位再次发生疝。再发生的疝在解剖部位及疝类型上，与初次手术的疝相同。

2. 遗留疝 初次疝手术时，除了手术处理的疝外，还有另外的疝，也称伴发疝。由于伴发疝较小，临床上未发现，术中又未进行彻底的探查，成为遗留的疝。

3. 新发疝 初次疝手术时，经彻底探查并排除了伴发疝，疝修补手术也是成功的。手术若干时间后再发生疝，疝的类型与初次手术的疝相同或不相同，但解剖部位不同，为新发疝。

后两种情况，又称假性复发疝。疝再次修补手术的基本要求是：由具有丰富经验的、能够做不同类型疝手术的医师施行；所采用的手术步骤及修补方式只能根据每个病例术中所见来决定。

第三节 股疝

疝囊通过股环、经股管向卵圆窝突出的疝,称为股疝(femoral hernia)。股疝的发病率占腹外疝的3%~5%,多见于40岁以上女性。女性骨盆较宽大、联合肌腱和腔隙韧带较薄弱,以致股管上口宽大松弛而易发病。妊娠是腹内压增高的主要原因。

【解剖概要】 股管是一个狭长的漏斗形间隙,1~1.5cm长,内含脂肪、疏松结缔组织和淋巴结。它有上下两口,上口称股环,直径约1.5cm,有股环隔膜覆盖,前缘为腹股沟韧带,后缘为耻骨梳韧带,内缘为腔隙韧带,外缘为股静脉,股管下口为卵圆窝。其上覆盖一层薄膜,称筛状板。下肢大隐静脉在此处穿过筛状板进入股静脉。

【病理解剖】 在腹内压增高的情况下,对着股管上口的腹膜,被下坠的腹内脏器推向下方,经股环向股管突出而形成股疝。疝块进一步发展,即由股管下口顶出筛状板而至皮下层。疝内容物常为大网膜或小肠。由于股管几乎是垂直的,疝块在卵圆窝处向前转折时形成一锐角,且股环本身较小,周围又多坚韧的韧带,因此股疝容易嵌顿。在腹外疝中,股疝嵌顿者最多,高达60%。股疝一旦嵌顿,可迅速发展为绞窄性疝,应特别注意。

【临床表现】 疝块往往不大,常在腹股沟韧带下方卵圆窝处表现为一半球形的突起。平卧回纳内容物后,疝块有时不能完全消失,这是疝囊外有很多脂肪堆积的缘故。由于疝囊颈较小,咳嗽冲击感也不明显。易复性股疝的症状较轻,常不为患者所注意,尤其在肥胖者更易疏忽。一部分患者可在久站或咳嗽时感到患处胀痛,并有可复性肿块。

股疝如发生嵌顿,除引起局部明显疼痛外,也常伴有较明显的急性机械性肠梗阻,严重者甚至可以掩盖股疝的局部症状。

【鉴别诊断】 股疝的诊断有时并不容易,特别应与下列疾病进行鉴别:

1. 腹股沟斜疝 腹股沟斜疝位于腹股沟韧带上内方,股疝则位于腹股沟韧带下外方,一般不难鉴别诊断。应注意的是,较大的股疝除疝块的一部分位于腹股沟韧带下方以外,一部分有可能在皮下伸展至腹股沟韧带上方。用手指探查腹股沟管外环(浅环)是否扩大,有助于两者的鉴别。

2. 脂肪瘤 股疝疝囊外常有一增厚的脂肪组织层,在疝内容物回纳后,局部肿块不一定完全消失。这种脂肪组织有被误诊为脂肪瘤的可能。两者的不同在于脂肪瘤基底不固定而活动度较大,股疝基底固定而不能被推动。

3. 肿大的淋巴结 嵌顿性股疝常误诊为腹股沟区淋巴结炎。

4. 大隐静脉曲张 卵圆窝处结节样膨大的大隐静脉在站立或咳嗽时增大,平卧时消失,可能被误诊为易复性股疝。压迫股静脉近心端可使结节样膨大增大;此外,下肢其他部分同时有静脉曲张对鉴别诊断有重要意义。

5. 髂腰部结核性脓肿 脊柱或骶髂关节结核所致寒性脓肿可沿腰大肌流至腹股沟区,并表现为一肿块。这一肿块也可有咳嗽冲击感,且平卧时也可暂时缩小,可与股疝混淆。仔细检查可见这种脓肿多位于腹股沟的外侧部、偏髂窝处,且有波动感。检查脊柱常可发现腰椎有病征。

【治疗】 股疝容易发生嵌顿,一旦嵌顿又可迅速发展为绞窄性疝。因此,股疝诊断确定后,应及时手术治疗。对于嵌顿性或绞窄性股疝,更应紧急手术。最常用的手术是 McVay 修补法。另一方法是在处理疝囊后,在腹股沟韧带下方把腹股沟韧带、腔隙韧带和耻骨肌筋膜缝合在一起,借以关闭股环。也可采用无张力疝修补法或经腹腔镜疝修补术。

嵌顿性或绞窄性股疝手术时,因疝环狭小,回纳疝内容物常有一定困难。遇此情况时,可切断腹股沟韧带以扩大股环。但在疝内容物回纳后,应仔细修复被切断的韧带。

第四节 其他腹部疝

一、切口疝

切口疝(incisional hernia)是发生于腹壁手术切口处的疝,临床上比较常见,占腹外疝的第三位。腹部手术后切口获得一期愈合者,切口疝的发病率通常在1%以下;如切口发生感染,则发病率可达10%;伤口豁开者甚至可高达30%。

在各种常用的腹部切口中,最常发生切口疝的是经腹直肌切口;下腹部因腹直肌后鞘不完整而更多。其次为正中切口和旁正中切口。

腹部切口疝的主要症状是腹壁切口处逐渐膨隆,有肿块出现,站立或用力时更明显,平卧休息则缩小或消失。较大的切口疝有腹部牵拉感,伴食欲减退、恶心、便秘、腹部隐痛等表现。多数切口疝无完整疝囊,疝内容物常可与腹膜外腹壁组织粘连而成为难复性疝,有时还伴有不完全性肠梗阻。

治疗原则是手术修补。手术步骤:①切除疝表面原手术切口瘢痕;②显露疝环,沿其边缘清楚地解剖出腹壁各层组织;③回纳疝内容物后,在无张力的条件下拉拢疝环边缘,逐层细致地缝合健康的腹壁组织,必要时可用重叠缝合法加强之。以上要求对于较小的切口疝容易做到。对于较大的切口疝,因腹壁组织萎缩的范围过大,要求在无张力前提下拉拢健康组织有一定困难。对这种病例,可用人工高分子修补材料或自体筋膜组织进行修补。如在张力较大的情况下强行拉拢,即使勉强完成了缝合修补,术后也难免复发。

二、脐疝

疝囊通过脐环突出的疝称脐疝(umbilical hernia)。脐疝有小儿脐疝和成人脐疝之分,两者发病原因及处理原则不尽相同。小儿脐疝的发病原因是脐环闭锁不全或脐部瘢痕组织不够坚强,在腹内压增加的情况下发生脐疝。小儿腹内压增高的主要原因有经常啼哭和便秘。小儿脐疝多属易复性,临床上表现为啼哭时脐疝脱出,安静时肿块消失。疝囊颈一般不大,但极少发生嵌顿和绞窄。临床发现未闭锁的脐环迟至2岁时多能自行闭锁。因此,除了嵌顿或穿破等紧急情况外,在小儿2岁之前可采取非手术疗法。满2岁后,如脐环直径还大于15cm,则可手术治疗。原则上,5岁以上儿童的脐疝均应采取手术治疗。

非手术疗法的原则是在回纳疝块后,用一大于脐环的、外包纱布的硬币或小木片抵住脐环,然后用胶布或绷带加以固定勿使移动。6个月以内的婴儿采用此法治疗,疗效较好。

成人脐疝为后天性疝,较为少见,多数是中年经产妇女。由于疝环狭小,成人脐疝发生嵌顿或绞窄者较多,故应采取手术疗法。妊娠妇女或肝硬化腹水者,如伴发脐疝,有时会发生自发性或外伤性穿破。

脐疝手术修补的原则是切除疝囊,缝合疝环;必要时可重叠缝合疝环两旁的组织。手术时应注意保留脐眼,以免对患者(特别是小儿)产生心理上的影响。

三、食管裂孔疝

食管裂孔疝属于膈疝范畴,是指腹腔内脏器(主要是胃)通过食管裂孔进入胸腔所致疾病。患者可以无症状或症状轻微,由于患者缺乏典型症状,其发病率难以确认。女性发病率是男性4倍。可发生于任何年龄组。随着年龄增长,发病率升高。膈肌及其筋膜(特别是食管膈肌韧带)的生理作用是把胸腔的负压和腹腔的正压分开。食管膈肌韧带对食管胃结合部的运动起到约束作用,其收缩将牵拉贲门回到腹腔的位置。膈肌的"弹簧夹"效应对于维持括约肌压力以限制食管下端反流也很重要。裂孔疝的存在破坏了食管远端排空机制及食管下端括约肌和近端胃的正常空间关系,因此,产生了食管反流。食管裂孔疝临床分

3型。Ⅰ型为滑动型,特点是食管胃结合部滑入胸腔。Ⅱ型为食管旁疝,膈食管韧带进入纵隔,贲门位置不变。疝内容物常为胃底。Ⅲ型为Ⅰ型和Ⅱ型的混合型。临床表现主要为食管反流症状,如胸骨后烧灼感,反流,上腹饱胀,嗳气,多为Ⅰ型为主。当疝囊较大压迫心肺纵隔时,可产生气促、心悸、咳嗽、发绀等症状,多以Ⅱ型为主。如果形成食管狭窄可导致吞咽困难、呕吐等症状。胃发生溃疡可致黑便、贫血。胸部X线片发现胸腔或纵隔内有腹腔脏器,应怀疑巨大裂孔疝存在。胸部CT检查可以发现裂孔疝,并能显示疝入的胃与纵隔的关系。内镜检查可评估食管胃黏膜状况,同时观察贲门的位置。气钡双重造影评价解剖的变化。对食管裂孔疝患者症状轻者,可以先保守治疗,如改变生活方式、高蛋白低脂饮食、避免咖啡及酒精摄入;休息时头高足低位;肥胖患者应减重。药物治疗以抑制胃酸药和促进胃动力药为主。

外科治疗主要适应证:

1. 反流症状明显,内科治疗不见好转。

2. 出现并发症,如出血、溃疡、严重食管炎、狭窄脏器嵌顿或扭转、肺部并发症。

3. 巨大疝,引起循环呼吸功能不全。

4. 怀疑食管-胃底合并恶性病变。

手术治疗原则:

1. 复位疝内容物。

2. 修补松弛的食管裂孔。

3. 防止胃食管反流。

4. 保持胃流出道通畅。

手术方式:传统手术方式有经腹和经胸两种。经腹主要包括 Nissen 胃折叠术、Hill 手术即单纯膈肌脚成形术。经胸手术以 Belsey 手术常用,手术暴露好,对巨大疝较理想。近年来腹腔镜技术的应用改变了食管裂孔疝治疗方式,可以在腹腔镜下行单纯膈肌脚成形,或补片加强,以及胃折叠术。具有创伤小、恢复快、住院时间短等微创手术优点。

四、造口旁疝

造口旁疝(parastomal hernia)是由结肠或回肠造瘘术后,由造瘘部位而发展形成的疝,它是肠造口术后常见的并发症之一,发生率为1%~50%。其临床表现多是主诉造口旁局部出现一个隆起,钝痛,站立时出现,平卧常消失,疝囊逐渐增大,造口袋密闭性差,可出现皮肤刺激症状。严重者肠梗阻、肠坏死。不仅降低了患者生活质量,而且威胁到了患者的生命安全。理想的预防方法是手术前外科医生和造口师一起研究造口位置,造口应位于离开任何骨突起部位,让病人分别站立、坐位、躺下,观察最好的位置。多做几个备用瘘口标记。手术时注意对于结肠永久造口,其位置不要置于腹直肌外侧或经原手术切口。手术指征包括:①造口旁疝影响了造口袋密封,影响排便,影响美观;②出现严重的腹痛、腹胀、造口狭窄、肠梗阻的症状,嵌顿或绞窄。禁忌证:①严重的心肺功能不全;②晚期肿瘤,腹腔广泛播散。治疗造口旁疝的手术方法有3种。①经造口旁腹膜前间隙修补术:这种局部修补方法相对简单,创伤小,特别是在肌肉与腹膜之间放置补片;②开放腹腔内置补片修补术:这种手术切口远离造口,手术中在对造口进行妥善保护后,补片不会受污染;③腹腔镜造口旁疝修补术:通过腹腔镜探查腹腔,分离粘连,回纳疝内容物。测量缺损大小,根据修补方式不同选用不同补片。不需重做造口的术式有 Keyhole 法、Sugarbaker 法、Sandwich 法,都是采用各类防粘连补片,只是补片覆盖造口肠管与缺损区域的方法不同。需要重做造口的 IPST 修补术,还要切除原造口及部分肠管,运用特殊的 IPST 补片修补及重做造口的 Lap-re-Do 技术。目前文献报道任何类型的造口旁疝修补术式复发率都很高,造口旁疝的问题确实应该从预防做起。要在术前、术中、术后每一个环节进行考虑和处理。

(谢光伟)

腹外疝是普通外科的常见病多发病，首先必须掌握腹股沟管、股管、直疝三角等重要的解剖结构特点。学习中应牢记腹股沟斜疝与直疝的鉴别诊断要点，不同年龄、不同性别的疝发病特点与处理方法等。应明确手法复位、择期手术及急诊手术的适应证及治疗措施。掌握常见经典术式的适应证、手术操作要点及无张力疝修补的手术原理，了解腹腔镜下疝修补技术。

1. 试述腹股沟管、股管、直疝三角的解剖要点。

2. 何种情况下疝需行急诊手术？术中若有肠绞窄，手术要点是什么？

3. 腹股沟疝或股疝常用的修补术式是什么？

第二十七章 腹部损伤

第一节 概述

腹部损伤(abdominal injury)在平时和战时均较多见,其发病率在平时占各种损伤的0.4%~1.8%。

腹部损伤可分为开放性损伤和闭合性损伤两大类。有腹膜破损者为穿透伤(多伴有内脏器官损伤),无腹膜破损者为非穿透伤(偶伴有内脏器官损伤);其中投射物有入口、出口者为贯通伤,有入口无出口者为非贯通伤。闭合性损伤可能仅仅局限于腹壁,也可同时兼有内脏器官损伤。此外,各种穿刺、内镜、灌肠、刮宫、腹部手术等诊治措施可导致一些医源性损伤。闭合性损伤具有更为重要的临床意义,开放性损伤即使涉及内脏器官,其诊断常较明确;但如体表无伤口,要确定有无内脏器官损伤,有时是很困难的。

【病因】 开放性损伤常由刀刺、枪弹所引起,闭合性损伤常系坠落、碰撞、冲击、挤压、拳打脚踢等钝性暴力所致。无论开放或是闭合,都可导致腹部内脏器官损伤。常见受损内脏器官在开放性损伤中依次是肝、小肠、胃、结肠、大血管等;在闭合性损伤中依次是脾、肾、小肠、肝、肠系膜等。胰、十二指肠、膈、直肠等由于解剖位置较深,损伤发生率较低。

腹部损伤的严重程度、是否涉及内脏器官、涉及什么内脏器官等情况在很大程度上取决于暴力的强度、速度、着力部位和作用方向等因素,还受解剖特点、内脏器官原有病理情况和功能状态等内在因素的影响。例如:肝、脾组织结构脆弱、血供丰富、位置比较固定,在受到暴力打击之后,比其他器官更容易破裂,尤其原来已有病理情况存在者;上腹部挤压时,胃窦、十二指肠水平部或胰腺可被压在脊柱上而断裂;肠道的固定部分(上段空肠、末端回肠、粘连的肠管等)比活动部分更容易受损;充盈的空腔器官(饱餐后的胃、未排空的膀胱等)比排空者更容易破裂。

【临床表现】 由于伤情的不同,腹部损伤后的临床表现可有很大差异,从无明显症状体征到出现重度休克甚至处于濒死状态,主要病理变化是腹腔内出血和腹膜炎。实质器官(如肝、脾、胰、肾等)或大血管损伤主要临床表现为腹腔内(或腹膜后)出血,包括面色苍白、脉率加快,严重时脉搏微弱、血压不稳,甚至休克。腹痛一般并不十分严重,腹膜刺激征也并不很剧烈;但肝破裂伴有较大肝内胆管断裂时,因有胆汁沾染腹膜可出现明显的腹痛和腹膜刺激征。胰腺损伤伴有胰管断裂,胰液溢入腹腔可对腹膜产生强烈的刺激。体征最明显处一般就是损伤所在,肩部放射痛提示肝或脾的损伤;肝、脾包膜下破裂或肠系膜、网膜内出血可表现为腹部肿块。移动性浊音虽然是内出血的有力证据,却是晚期体征,对早期诊断帮助不大,肾损伤时可出现血尿。

空腔脏器，如胃肠道、胆道、膀胱等破裂的主要表现是弥漫性腹膜炎。除了胃肠道症状（恶心、呕吐、便血、呕血等）及稍后出现的全身性感染的表现外，最为突出的是腹膜刺激征，其程度因空腔器官内容物不同而异。通常胃液、胆汁、胰液对腹膜刺激最强，肠液次之，血液最轻。伤者有时可有气腹征，而后可因肠麻痹而出现腹胀，严重时可发生感染性休克。腹膜后十二指肠破裂的患者有时可出现睾丸疼痛、阴囊血肿和阴茎异常勃起等。空腔器官破裂处也可有某种程度的出血，但出血量一般不大，除非邻近大血管有合并损伤。如果两类器官同时破裂，则出血性表现和腹膜炎可以同时存在。

【诊断】病史、体格检查和辅助检查仍是诊断腹部损伤的主要手段。只是急性损伤时患者情况紧急、伤情危重，不能从容地实施以上手段。询问病史要特别注意受伤时的详细情况，如受伤的具体时间、地点，致伤因子的作用部位、方向，伤后的病情变化，采取的急救措施等。如伤员神志不清，有必要向现场目击者及护送人员询问受伤经过。体格检查需做到全面而有重点，包括患者的一般状况、神志、面色、有无休克表现等。全面充分暴露躯体，重点检视受伤部位、腹部压痛最痛点及范围、有无反跳痛和肌紧张、肠鸣音是否减弱或消失、有无移动性浊音、直肠指检是否有阳性发现等。为争取时间，可一边询问病史一边进行体格检查，同时采取必要的救治措施，如维持呼吸道通畅、暂时控制出血、输血、补液、抗休克等。

诊断时需要弄清楚的几个问题：有无内脏损伤；什么内脏损伤；是否有多发损伤。

1. 有无内脏损伤　此点最为重要，为腹部损伤诊断的关键。因为有腹部损伤者多数需要手术治疗，漏诊或是延误诊治将导致严重的后果。临床表现有下列情况之一者，应考虑到腹内脏器损伤的存在：腹部体征较重且呈持续性，并有进行性加重趋势，同时伴有恶心、呕吐等消化道症状；早期出现明显的失血性休克表现；有明显的腹膜刺激征（腹部压痛、反跳痛和肌紧张）；腹腔内发现游离气体，肝浊音界缩小或消失；腹部胀气，肠鸣音减弱或消失；腹部出现移动性浊音，有呕血、便血或尿血；直肠指检发现前壁有压痛或波动感，或指套染血。

根据病史和临床表现，多数伤者可得到确诊。少数伤者可由于某些原因而使诊断失误。例如，有些伤者内脏破损较小，而且伤后马上来就诊，内脏损伤的典型体征尚未表现出来；严重的腹壁损伤所表现的腹部体征容易被误诊为有内脏损伤；此外，伤者合并有腹部以外的脏器，如颅脑、胸腔、骨盆的损伤、四肢骨折等，合并伤的伤情严重而掩盖了腹部内脏损伤的表现，而医务人员又忽视了对腹部的检查，结果造成漏诊。

2. 什么内脏损伤　明确有腹内脏器损伤后，再进一步了解是哪类脏器受到损伤。总体上来说，实质性器官破裂的临床表现主要是内出血，而空腔脏器破裂时腹膜炎表现较突出。确定了哪类脏器受损后再具体考虑哪个脏器破裂。一般来说，受伤的部位常能提示该部脏器受损。如伤在右上腹，多发生肝破裂；左上腹受伤，易发生脾破裂；而腹中部受伤，胰、十二指肠、小肠可能受损；伤及下腹部，则易发生小肠、大肠和膀胱的损伤。单纯实质性器官损伤时，腹痛一般不重，压痛和肌紧张也不明显。出血量较多时常出现腹胀和移动性浊音，患者有面色苍白、心率增快甚至休克的表现。但肝、脾破裂后，如局部积血凝固，则可表现为局部固定的浊音，而无移动性浊音，患者内出血表现也不很突出。空腔脏器破裂所致的腹膜炎，不一定在伤后立即出现，尤其是下消化道破裂，腹膜炎体征通常较晚出现。有时肠壁的破口较小，可很快因黏膜外翻或食物残渣堵塞，而未发展为弥漫性腹膜炎。如果实质性和空腔脏器同时破损，内出血和腹膜炎两种表现则同时出现。

下列症状和体征有助于鉴别哪类脏器受损：恶心、呕吐、便血和腹腔积气提示胃肠道损伤；膈面腹膜刺激表现（同侧肩部牵涉痛）提示上腹脏器，尤其是肝、脾破裂；有排尿困难、血尿、会阴部牵涉痛提示泌尿系脏器损伤；左右季肋部骨折可能合并肝脾破裂。

3. 是否有多发损伤　因交通事故、工伤意外、打架斗殴和弹片致伤者，多发伤的发病率高达50%左右。多发损伤的形式可能是多种多样的，一般可归纳为三种。除腹部损伤外，尚有腹部以外的合并损伤。腹部某一器官多处破裂（这种情况通常称为某器官的多发伤）。腹内有一个以上的脏器受到损伤，如肝损伤的同时又有胃损伤，这种情况称为合并伤，即肝损伤合并胃损伤。无论是哪种情况，都应该避免漏诊，否则将产生严重的后果。提高对多发损伤的警惕,树立诊治中的全局观点是避免发生这种错误的关键。如颅脑损伤的患者血压偏低或不稳,经一般处理后血压不能改善,应考虑到腹腔内脏出血的可能;而且在没有脑干受压或呼吸抑制的情况下,应该优先处理腹腔出血。此外,腹部损伤手术探查时,不可只满足于发现一处或一个器官的损伤,而忽略了多处或多个器官损伤的可能。

另外需要强调的是,开放性损伤有时是穿透伤,而穿透伤多有内脏损伤。此外穿透伤或贯通伤还有如下特点:伤口(入口或出口)可能不在腹部,而在胸、背、肩、腰、臀或会阴等部位;伤口大小不一定与伤情严重程度成正比;伤口与伤道不一定呈直线关系,因为受伤瞬间的姿势与检查时可能不同,低速或已减速的投射物可因遇到阻力大的组织而转向;有些腹壁切线伤虽未穿透腹膜,并不能排除存在内脏损伤的可能。

4. 辅助检查 既有助于诊断也有助于对伤情严重程度进行判断。尤其是在通过病史和体格检查不能做出确切诊断时,如病情允许,应进行一些必要的检查。需要注意的是,如诊断已经确定,患者病情危重,尤其是伴有休克者,应抓紧时间进行必要的处理,不要为了进行某种检查去搬动患者,以免加重病情,延误治疗。

(1)实验室检查:有内出血时,红细胞、血红蛋白、红细胞比容等数值均有下降,白细胞计数可略有升高。空腔脏器破裂而致的腹膜炎时,白细胞计数明显上升。胰腺损伤、胃十二指肠损伤,血尿淀粉酶多有升高。尿常规检查发现血尿,提示泌尿器官的损伤。

(2)B超检查:主要用于诊断肝、脾、胰、肾的损伤,能根据器官的形状和大小提示损伤的有无、部位和程度,以及周围积血、积液的情况。B超检查无创、方便,易于重复进行动态观察,诊断准确率也很高,因此它在腹部损伤的诊断中受到重视,应用越来越广泛。

(3)X线检查:凡腹内器官损伤诊断已确定,尤其是伴有休克者,应抓紧时间处理,不必再行X线检查以免加重病情,延误治疗。但如果伤情允许,有选择的X线检查对明确诊断还是有帮助的,最常用的是胸部和腹部X线片。腹腔内游离气体为胃或肠管破裂的确证,可表现为膈下新月形阴影。腹膜后积气(有典型的花斑样阴影)提示腹膜后十二指肠或结直肠穿孔。腹腔内有大量积血时,小肠多浮动到腹部中央(仰卧位),肠间隙增大,充气的左、右结肠可与腹膜脂肪线分离。腹膜后血肿时,腰大肌影消失。脾破裂则可见胃右移、横结肠下移,胃大弯有锯齿形压迹(脾胃韧带内血肿)。右膈升高,肝正常外形消失及右下胸肋骨骨折,提示有肝破裂的可能。

左侧膈疝时多能见到胃泡或肠管突入胸腔。右侧膈疝诊断较难,必要时可行人工气腹进行鉴别。

(4)CT检查:CT对实质性器官损伤的诊断意义帮助较大,对胰腺损伤及腹膜后间隙的检查优于B超。胰腺损伤时,CT显示胰腺形态失常,弥漫性或局限性肿大、密度减低或不均匀。CT显示腹膜后间隙形态及大小的改变,以及腹主动脉和下腔静脉形态和位置异常,提示腹膜后血肿的存在。CT对于空腔脏器和横膈损伤的诊断率较低,使用不如B超方便、廉价。只有在B超不能明确诊断时才考虑CT检查。

(5)诊断性腹腔穿刺术和腹腔灌洗术:阳性率可高达90%以上,对于判断腹腔内脏器官有无损伤和哪一类器官损伤有很大帮助。腹腔穿刺术的操作方法是:让患者向穿刺侧侧卧5分钟,然后在局部麻醉下,选用能穿过细塑料管而针尖角度较钝的穿刺套管针。穿刺点可选在腹部任何一个象限,但应避开手术瘢痕、肿大的肝脾、充盈的膀胱及腹直肌。有骨盆骨折者,应在脐平面以上穿刺,以免刺入腹膜后血肿而误诊为腹腔内出血。穿刺点最多选在脐和髂前上棘连线的中、外1/3交界处,或经脐水平线与腋前线相交处,缓缓刺向腹腔;在针尖刺穿腹膜时,推送针头的手可有落空感。拔出针芯,把有多个侧孔的细塑料管经针管送入腹腔深处,进行抽吸。如抽不到液体,可变换针头方向、塑料管深度或改变体位再抽吸。抽到液体后,应观察其性状(是否为血液、胃肠道内容物、浑浊腹水、胆汁或尿液),借以推断哪类器官受损。肉眼观察不能肯定所得液体的性质时,还应在显微镜下进行观察,必要时可做涂片检查。疑有胰腺损伤时,可测定其淀粉酶含量。如果抽到不凝血,提示系实质性器官破裂所致的内出血,因腹膜的去纤维作用而使血液不凝。如抽出的血液迅速凝固,多系穿刺针误刺血管或血肿所致。少数情况可因穿刺针管被大网膜堵塞或腹内液体并未流至穿刺区而抽不到液体。所以，抽不到液体并不完全排除内脏损伤的可能，应继续严密观察，必要时可重复穿刺，或改行腹腔灌洗术。

腹腔穿刺术和腹腔灌洗术不仅阳性率高，且有在床旁进行而不必搬动伤者的优点，对伤情较重者尤为适用。严重腹内胀气、中晚期妊娠、因既往手术或炎症造成的腹腔内广泛粘连以及躁动不能合作者，不宜做腹腔穿刺。诊断性腹腔灌洗是一项很敏感的检查，假阴性结果少，但有10%以上的阳性者经剖腹证实其实并不需要手术。因此，不宜把灌洗阳性作为剖腹探查的绝对指征，而应全面检查，慎重考虑再做出决定。

(6)腹腔镜：用上述各种方法仍无法确诊，但又不能除外内脏损伤时，可考虑用腹腔镜进行探查代替开腹探查。前提是伤员的血流动力学稳定，能耐受全身麻醉和人工气腹，腹内无广泛的粘连。探查时应注意避免遗漏多发伤。

【治疗】

1. 非手术治疗　适用于轻度、单纯的实质性脏器损伤，以及经上述各项检查一时不能确定有无内脏损伤者。在非手术治疗期间，应进行严密的病情观察，反复检查伤情的变化，及时抓住手术时机。观察内容包括：每15~30分钟测定一次脉率、呼吸和血压；每30分钟检查一次腹部体征，注意腹膜刺激征程度和范围的变化；每30~60分钟测定一次红细胞数、血红蛋白和红细胞比容，了解是否有所下降，并复查白细胞数是否上升；必要时可重复进行诊断性腹腔穿刺或灌洗术。观察期间出现下列情况时应终止观察，转为手术治疗：腹痛和腹膜刺激征有进行性加重或范围扩大者；肠鸣音逐渐减少、消失或出现明显腹胀者；全身情况有恶化趋势，出现口渴、烦躁、脉率增快、血压不稳甚至出现休克者；体温、白细胞上升者；血红蛋白、红细胞计数进行性下降者；膈下出现游离气体者；腹腔穿刺吸出气体、不凝血、胆汁或是胃肠内容物者；胃肠出血不易控制者。

特别需要注意的是：诊断未确定者，不得注射镇痛剂；不要随意搬动患者，以免加重伤情。

非手术治疗措施包括：输血补液，防治休克；应用广谱抗生素，预防和治疗可能存在的腹内感染；禁食，疑有空腔脏器破裂或有明显腹胀时应行胃肠减压；营养支持。

2. 手术治疗　对于已经确定有内脏破裂或经观察仍不能除外有内脏破裂者均应行手术探查。术前应尽快做好必要的准备：建立通畅的输液通道、交叉配血、放置鼻胃管和尿管。

3. 其他　危重患者须放置中心静脉导管，监测中心静脉压，指导输液。对休克患者应尽快输入平衡液补充血容量，可在15分钟内输入液体1000~2000ml使病情好转，可增加手术的安全性。

麻醉方式宜选择气管内麻醉，尤其对有休克的患者。气管内麻醉不仅有利于广泛的手术探查，又可根据需要供氧，对有合并胸部损伤者更为适宜。有腹内脏器经腹部伤口外突者，应先用消毒敷料覆盖保护，麻醉后清洗、消毒，再还纳入腹腔。

切口的选择以受伤脏器的位置而定。如不能确定受伤的器官时，应选择右侧经腹直肌切口。其优点是进腹快、出血少、便于切口延长、缝合容易。不宜扩大受伤裂口探查腹腔，以免发生伤口愈合不良、裂开和内脏脱出。

切开腹膜时注意有无气体逸出，有则提示有空腔脏器破裂。如有较多血液涌出，则提示实质脏器(如肝、脾)破裂，凝血块较集中的地方常是脏器破裂所在的位置，应取出血块并迅速控制活动出血。如发现较多消化液或渗出液，为胃肠道破裂的征象，大网膜移行的部位和纤维蛋白集中处常提示破裂所在区域，找到破口并暂时夹住以阻止胃肠内容物继续外溢。经上述初步处理后或未找到明确损伤时，应吸去积液进行全面探查。先探查肝脾等实质器官，同时探查横膈有无破损，接着从胃开始逐渐向下探查十二指肠一部及二部、空肠、回肠、结肠及其系膜，然后探查盆腔脏器。如有必要，还应切开胃结肠韧带探查胃后壁和胰腺，切开后腹膜探查十二指肠二、三、四部。探查时不要只满足于一处发现，注意可能存在的多发伤。处理顺序应当是：先处理出血性损伤，后处理空腔脏器破裂；空腔脏器破裂时，污染重的(如下消化道)应先予处理。

腹内损伤处理完后,应彻底清洗腹腔,清除各种异物、组织碎块、食物残渣、粪便等。用大量生理盐水冲洗腹腔,污染重的部位反复冲洗,直至吸出的液体清亮。根据需要,放置引流。腹壁切口污染不重,可分层缝合;污染重者,皮下应放置引流。

第二节　常见内脏损伤的特征及其处理

一、脾破裂

脾脏位于左季肋部深部,有肋骨保护,但脾组织甚为脆弱,血运丰富,受伤后容易破裂,在腹部闭合性损伤中,脾破裂居于首位。根据损伤原因,脾破裂可分为创伤性、医源性和自发性;根据病理形态,可分为中央型破裂(破损在脾实质深部)、被膜下破裂(破损在实质周边)和真性破裂(实质、被膜均破损)。临床上多见真性破裂,约占85%,常造成腹腔内大出血。

【临床表现和诊断】 中央型破裂和被膜下破裂的脾脏包膜完整,因而临床上并无明显出血征象,不易被发现,可形成血肿而最终被吸收。但有些血肿(特别是被膜下血肿),在某些微弱外力的影响下,可以突然转为真性破裂,导致诊治中措手不及的局面。

真性破裂部位多见于脾上极和膈面,有时在破裂对应部位有下位肋骨骨折。损伤若不累及脾实质的中间区和脾门区血管,则出血量不大;若损伤波及脾门血管或脾粉碎性破裂,则可引起急性大出血,甚至未及抢救已致死亡。

根据外伤史及内出血的临床表现,创伤性脾破裂诊断并不困难。诊断性腹腔穿刺或腹腔灌洗为血性液体;B超或CT显示脾被膜不连续以及左上腹的血肿及积血,脾破裂的诊断可以确立。

【治疗】 对已确认有脾破裂或疑有破裂患者,除无明显腹膜刺激征、病情较轻者可暂行保守治疗、观察外,一般均需积极手术治疗。

真性脾破裂一经诊断,在积极抗休克的同时,应迅速完善术前准备,急诊行剖腹探查术。至于手术方式,因脾组织脆弱,破裂后不易止血、缝合或修补,故通常采用脾切除术。如裂口大出血,可先捏住脾蒂控制出血,洗净积血后钳夹、结扎脾蒂,切除脾。切忌在血泊中盲目钳夹,造成更多的损伤。

对于5岁以下儿童,不宜行全脾切除术,以免日后招致严重的全身暴发感染,应保留副脾或行脾组织自体移植。

二、肝破裂

肝破裂在各种腹部损伤中占15%~20%,右肝破裂较左肝多。除左、右位置的差别外,肝破裂无论在致伤因素、病理类型和临床表现方面都和脾破裂极为相似;但因肝破裂后可能有胆汁溢入腹腔,故腹痛和腹膜刺激征较脾破裂者更为明显。

【诊断】 有右侧胸腹部外伤病史;右上腹疼痛,有时向右肩部放射,有压痛、肌紧张和反跳痛以及失血性体征。腹腔穿刺抽出血液,提示肝损伤,CT、B超检查可明确诊断。诊断中应注意肝内血肿和包膜下血肿,可继发性向包膜外或肝内穿破,出现活动性失血,也可向肝内胆管穿破,引起胆道出血。

【治疗】 应根据患者的全身情况、肝损伤的程度、有无腹腔内其他脏器的合并伤以及有无休克等情况决定治疗方法。由于大而深的撕裂伤常伤及肝内较大的血管和肝内胆管,出血多难以自行停止,且多伴有胆瘘,因此,肝破裂最可靠和有效的治疗是手术。但近年来,随着B超、CT、MRI等影像学技术的发展以及监护手段的改进,临床上对病情稳定的肝破裂可在严密的观察下实施非手术治疗。

1. 非手术治疗　肝包膜下血肿面积较小,肝破裂较轻微;估计失血量少,适量输液即能维持血流动力学指标稳定;无腹内脏器合并伤、无腹膜炎体征,可在严密观察和动态影像学检查的前提下,住院保守治疗。非手术治疗的方法有单纯保守治疗和介入治疗。单纯保守治疗措施包括绝对卧床休息、禁食补液、胃肠减压、预防感染、动态观察肝功能生化指标、严密监测生命体征等。介入治疗是指通过肝动脉造影技术根据肝破裂的部位对肝固有动脉或其分支进行栓塞以达到以上目的。

2. 手术治疗　治疗原则：彻底清创、确切止血、消除胆汁溢漏和建立通畅引流。术前和术中应做好抗休克治疗。手术时应做到切口充分大以保证良好的术野显露。选择适当的方法处理肝创面出血，如断裂面结扎或缝扎止血、创口用止血纱布或吸收性明胶海绵等填塞止血、肝动脉结扎止血等。切除创缘无活力的肝组织，清洁创缘，可靠止血，减少术后再出血及肝脓肿的发生。仔细结扎或缝扎肝创缘的管道结构，减少术后胆瘘的发生。在保证没有无效腔的前提下，尽量争取用对合缝合或大网膜贴敷等方法关闭肝创面。术毕在肝上肝下放置有效的引流物。术中为控制肝创面出血，可间歇阻断第一肝门；若有肝静脉主干、肝后下腔静脉等大血管损伤时，应使用无创伤缝线行血管修复，切不可盲目钳夹，以免加重损伤。

三、胰腺损伤

胰腺损伤占腹部损伤的 1%～2%，但因其位置深而隐蔽，早期不易发现，甚至在手术探查时也有漏诊的可能性。胰腺损伤后常并发胰液漏或胰瘘。因胰液侵蚀性强，又影响消化功能，故胰腺损伤的死亡率高达20% 左右。

【诊断】胰腺损伤多与相邻脏器的合并伤存在，加上轻微损伤时症状体征较轻，故术前常被漏诊。因此，对有上腹部外伤史的病例，应常规做 CT 或超声胰腺检查，有助于提高胰腺损伤的诊断率，减少漏诊；术中仔细探查胰腺，也可能避免胰腺损伤的漏诊，血清及腹腔渗液淀粉酶升高对诊断仅有参考价值。

【治疗】胰腺损伤的处理原则：高度怀疑或诊断为胰腺损伤者，应立即手术治疗。在剖腹探查时发现胰腺附近腹膜后血肿，特别是网膜囊有腹膜后血肿，应切开腹膜进行探查。包膜完整的胰腺挫伤，仅做局部引流即可。主胰管未损伤的一般裂伤，可做丝线褥式缝合修补，然后放置引流。胰腺头部断裂伤，结扎头侧主胰管并缝合断端，将尾侧断端与空肠行 RouxY 吻合。胰颈、体、尾部的严重挫裂伤或横断伤，宜行胰腺近端缝合、远端切除术。胰头损伤合并十二指肠破裂者，可施行十二指肠憩室化手术。胰头严重损毁无法修复时行胰头十二指肠切除术。术后腹腔内应放置双腔管负压吸引，一般引流 10 日以上。应用生长抑素并延长禁食时间，以预防胰瘘。

四、十二指肠损伤

十二指肠除球部及降部的前外侧有腹膜覆盖外，其余各部均位于腹膜后，与胰、胆总管、胃等重要脏器和结构相毗邻，故其损伤常伴有相邻器官的损伤。闭合性损伤引起十二指肠破裂，若后腹膜同时破裂，十二指肠液进入腹腔内则引起严重的腹膜炎，此时症状体征明显，易做出诊断；若后腹膜完整，十二指肠液则沿腹膜后间隙逐步渗透，引起腹膜后感染，初起时症状较轻，上腹仅有压痛而无腹膜刺激征，易漏诊。随后症状体征不断加重，出现感染中毒症状，并进行性加重。

【诊断】右上腹或腰部持续性疼痛且进行性加重，可向右肩及右睾丸放射；右上腹及右腰部有明显的固定压痛；腹部体征相对轻微而全身情况不断恶化；有时可有血性呕吐物出现；血清淀粉酶升高；腹部 X 线片可见腰大肌轮廓模糊，有时可见腹膜后呈花斑状改变(积气)并逐渐扩展；胃管内注入水溶性碘剂可见外溢；CT显示右肾前间隙气泡更加清晰；直肠指检有时可在骶前触及捻发音，提示气体已达到盆腔腹膜后间隙。

【治疗】抗休克和及时得当的手术处理是治疗的两大关键。手术探查时如发现十二指肠附近腹膜后有血肿，组织被胆汁染黄或在横结肠系膜根部有捻发音，应高度怀疑十二指肠腹膜后破裂的可能。此时应切开十二指肠外侧后腹膜或横结肠系膜根部后腹膜，以便探查十二指肠降部与横部。根据探查结果做以下相应处理：十二指肠壁内血肿，切开浆膜清除血肿，缝合止血。十二指肠破裂口较小，单纯缝合修补。十二指肠大破口伴肠壁较大缺损，可行十二指肠空肠 RouxY 吻合术。十二指肠完全横断、部分横断，做对端吻合,应注意避免吻合口高张力,必要时可行十二指肠憩室化手术或RouxY手术。十二指肠及胰头广泛挫裂伤,常做胰十二指肠切除术。必须强调,以上各种手术,均应对十二指肠腔进行减压引流,常附加十二指肠造瘘或胃造瘘术;结束时均应在十二指肠周围放置有效的引流;术后禁食水并给予肠外营养、抗感染等治疗。

五、小肠破裂

小肠占据腹部大部分空间,受伤的机会较多。小肠破裂后消化液和气体进入腹膜腔,引起明显的腹膜炎,故诊断一般并不困难。但部分患者可无气腹征,小的破裂口可被食物残渣、纤维蛋白素甚至突出的黏膜堵塞,也可无弥漫性腹膜炎表现,诊断时应加以注意。

小肠破裂一经诊断,应立即手术治疗。手术方式以简单修补为主。一般采用横向间断缝合,以防止修补后肠腔狭窄。有以下情况时,则应采用部分小肠切除吻合术:裂口较大或裂口边缘部肠壁组织挫伤严重者;小段肠管有多处损伤者;肠管大部或完全断裂者;肠系膜损伤影响肠管血运等。

六、结肠及直肠损伤

结肠及直肠损伤的发生率较低。但由于其内容物含有大量细菌,而液体成分少,受伤后早期腹膜炎体征较轻,但腹腔污染重,后期常出现严重的脓毒症,处理不及时将危及生命。战时火器伤是常见的致伤因素,而平时医源性致伤因素占有一定的比例。

手术是结肠及直肠损伤的唯一治疗手段。由于结肠肠壁薄、血运较差且细菌含量大,术中应在损伤近端做造瘘术。就术中是否对受损伤的结肠进行一期缝合修补或切除吻合尚有争议。临床资料显示,近年来由于手术器械的改进,手术技术的提高以及术后高效抗生素、肠外营养的应用,结肠及直肠损伤的一期修补或切除吻合加近端结肠造瘘,疗效满意,可作为和平时期结肠及直肠损伤的常用术式。对于严重而范围广的结肠损伤以及战争时期的严重结肠损伤,原则上应采用近端造瘘,损伤处做二期手术的方案。对腹膜反折以下的直肠破裂,应对直肠周围间隙进行充分引流。结肠造瘘口的关闭,应在原发损伤彻底治愈,患者全身情况好转后方可施行。

七、腹膜后血肿

腹膜后血肿多系高处坠落、挤压、车祸等所致胰、肾、十二指肠损伤、骨盆或下段脊柱骨折和腹膜后血管损伤引起。出血后,血液可在腹膜后间隙广泛扩散形成巨大血肿,还可渗入肠系膜间。内出血是腹膜后血肿的主要表现。由于出血的程度和范围以及速度各不相同,且尚有不同的合并损伤,因而临床表现存在较大差异。根据外伤史、内出血征象、腰背部疼痛及麻痹性肠梗阻征象结合超声或CT检查,能做出腹膜后血肿的诊断。

治疗方面,因腹膜后血肿常伴有大血管或内脏损伤,除积极防治休克和感染外,多需行剖腹探查术。手术中如见后腹膜并未破损,可先估计血肿范围大小,在全面探查腹内脏器并对其损伤做相应处理后,再对血肿的范围和大小进行一次估计。如血肿有所扩展,则应切开后腹膜,寻找破损血管,予以结扎或修补。如无扩展,可不予切开。因完整的后腹膜对血肿可起压迫作用,使出血得以自控,特别是盆腔内腹膜后血肿,出血多来自压力较低的盆腔静脉丛,出血自控的可能性较大。如血肿位置主要在两侧腰大肌外缘、膈脚和骶岬之间,血肿可来自腹主动脉、腹腔动脉、下腔静脉、肝静脉以及肝的裸区部分、胰腺或腹膜后十二指肠损伤,此范围内的腹膜后血肿,不论是否扩展,原则上均应切开后腹膜予以探查,以便对受损血管或器官做必要的处理。剖腹探查时如见后腹膜已破损,则应探查血肿。探查时,应尽力找到出血点并控制出血;无法控制时,可用纱条填塞,静脉出血常可因此停止。填塞的纱条应在术后4~7日内逐渐取出。

（谢光伟）

通过本章学习，了解腹部损伤是外科常见的急症。多数腹部损伤因导致内脏器官损伤而病情严重，死亡率较高，因可合并多发性创伤而病情更加复杂危重。应牢牢把握不同类型、不同部位脏器损伤的特点，树立整体观念，早期做出正确的诊断，按照创伤救治的原则，选择及时合理的治疗方案，以挽救患者生命，提高临床疗效。

1. 腹腔内脏损伤的分类及主要临床表现有哪些？

2. 腹部损伤的手术探查指征是什么？

3. 脾破裂的临床特点及手术适应证是什么？

第二十八章　急性化脓性腹膜炎

学习目标

掌握　急性弥漫性腹膜炎的诊断方法及治疗原则。

熟悉　急性弥漫性腹膜炎的病因、病理、临床表现和病程演变；腹腔脓肿的临床表现、诊断及治疗。

　　腹膜是覆盖于腹腔、盆腔和腹、盆腔脏器表面的一层浆膜，分为相互连续的壁腹膜和脏腹膜两部分。壁腹膜贴附于腹壁、横膈脏面和盆壁的内面，脏腹膜覆盖于内脏表面，成为它们的浆膜层。脏腹膜将内脏器官悬垂或固定于膈肌、腹后壁或盆腔壁，形成网膜、肠系膜及几个韧带。腹膜腔是脏腹膜和壁腹膜间的潜在间隙，在男性是封闭的，女性的腹膜腔则经输卵管、子宫、阴道与体外相通。腹膜腔是人体最大的体腔。在正常情况下，腹腔内有 50~100ml 黄色澄清液体，起润滑作用。在病变时，腹膜腔可容纳数升液体或气体。腹膜腔分为大、小腹腔两部分，即腹腔和网膜囊，经由网膜孔相通。

　　大网膜自胃大弯下垂遮盖其下的脏器。其活动度大，能够移动到所及的病灶处将其包裹，阻止炎症扩散。儿童大网膜较短，难以发挥上述作用。

　　壁腹膜主要受躯体神经（肋间神经和腰神经分支）的支配。对各种刺激敏感，定位准确。腹前壁腹膜在炎症时，可引起局部疼痛、压痛和反射性的腹肌紧张，是诊断腹膜炎的主要临床依据。脏腹膜受自主神经支配，来自交感神经和迷走神经末梢，对牵拉、胃肠腔内压力增加或炎症、压迫等刺激较为敏感，其性质常为钝痛而定位较差，多感觉局限于脐周；强烈刺激时常引起心率变慢、血压下降和肠麻痹。

第一节　急性弥漫性腹膜炎

　　急性化脓性腹膜炎累及整个腹腔称为急性弥漫性腹膜炎，主要分为原发性腹膜炎和继发性腹膜炎。

【病因】

　　1. 继发性腹膜炎　继发性腹膜炎是最常见的腹膜炎。腹腔空腔脏器穿孔、外伤及医源性损伤等引起的腹壁或内脏破裂，是急性继发性腹膜炎最常见的原因（图 28-1）。如胃十二指肠溃疡急性穿孔，胃肠内容物流入腹腔首先引起化学性刺激，产生化学性腹膜炎，继发感染后成为化脓性腹膜炎；急性胆囊炎时胆囊壁坏死穿孔，造成极为严重的胆汁性腹膜炎；外伤造成的肠管、膀胱破裂，由于腹腔污染及经腹壁伤口进入细菌，可很快形成腹膜炎。腹腔内脏器炎症扩散也是急性继发性腹膜炎的常见原因，如急性阑尾炎、急性胰腺炎、女性生殖器官化脓性感染等，含有细菌的渗出液在腹腔内扩散引起腹膜炎。引起继发性腹膜炎的细菌主要是胃肠道内的常驻菌群，其中以大肠杆菌最为多见，其次为厌氧拟杆菌、链球菌、变形杆菌等。一般都是混合性感染，故毒性较强。

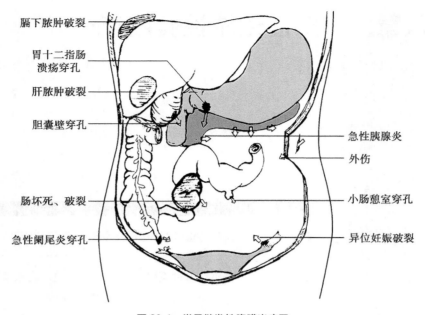

图 28-1　常见继发性腹膜炎病因

膈下脓肿破裂
胃十二指肠溃疡穿孔
肝脓肿破裂
胆囊壁穿孔
肠坏死、破裂
急性阑尾炎穿孔

急性胰腺炎
外伤
小肠憩室穿孔
异位妊娠破裂

2. 原发性腹膜炎　又称为自发性腹膜炎,腹腔内无原发性病灶。致病菌多为溶血性链球菌、肺炎球菌或大肠杆菌。细菌进入腹腔的途径一般为 4 类。①血行播散:致病菌如肺炎球菌和链球菌从呼吸道或泌尿系的感染灶,通过血行播散至腹膜,婴儿和儿童的原发性腹膜炎大多属于这一类;②上行性感染:来自女性生殖道的细菌,通过输卵管直接向上扩散至腹腔,如淋菌性腹膜炎;③直接扩散:如尿路感染时,细菌可通过腹膜层直接扩散至腹膜腔;④透壁性感染:如肝硬化并发腹水、肾病或营养不良等,机体抵抗力低下时,肠腔内细菌即有可能通过肠壁进入腹膜腔,引起腹膜炎。原发性腹膜炎感染范围很大,与脓液的性质及细菌种类有关。最常见者为溶血性链球菌感染,脓液稀薄而无臭味。

【病理生理】胃肠内容物和细菌进入腹腔后,机体立即发生反应,腹膜充血、水肿并失去光泽。接着产生大量清澈的浆液性渗出液,以稀释腹腔内的毒素。大量的巨噬细胞、中性粒细胞游走进入病变区域发挥抗感染作用,加以坏死组织、细菌和凝固的纤维蛋白,使渗出液变混浊而成为脓液。以大肠杆菌感染为主的脓液呈黄绿色,常与其他致病菌混合感染而使脓液变得稠厚,并有粪便的特殊臭味。

腹膜炎的结局取决于两方面,一方面是患者全身的和腹膜局部的防御能力,另一方面是污染细菌的毒力、数量和时间。此外,腹内脏器浸泡在脓性液体中,腹膜严重充血、水肿并渗出大量液体,引起脱水和电解质紊乱,血浆蛋白减低和贫血,加之发热、呕吐、肠管麻痹、肠腔内大量积液使血容量明显减少。肠管因麻痹而扩张、胀气,可使膈肌抬高而影响心肺功能,使血液循环和气体交换受到影响,加重休克导致死亡。

年轻体壮、抗病能力强者,可使病菌毒力下降。病变损害轻的能与邻近的肠管和其他脏器及大网膜粘连,使病变局限于腹腔内的一个部位而成为局限性腹膜炎。渗出物逐渐被吸收,炎症消散,自行修复而痊愈。若局限部位化脓,积聚于膈下、髂窝、肠袢间、盆腔,则可形成局限性脓肿。

腹膜炎治愈后,腹腔内多有不同程度的粘连,大多数粘连无不良后果。一部分肠管粘连可造成扭曲或形成锐角,使肠管不通引起粘连性肠梗阻。

【临床表现】根据病因不同,腹膜炎的症状可以是突然发生,也可能是逐渐出现的。如空腔脏器损伤破裂或穿孔引起的腹膜炎发病较突然。而阑尾炎、胆囊炎等引起的腹膜炎多先有原发病症状,以后才逐渐出现腹膜炎表现。

1. 腹痛　是最主要的临床表现。疼痛的程度与病因、炎症程度、年龄及身体素质等有关。疼痛一般呈持续性剧痛,难以忍受。深呼吸、咳嗽、改变体位时疼痛加剧。疼痛先从原发病变部位开始,随炎症扩散而波及全腹。

2. 恶心、呕吐 腹膜受到刺激,可引起反射性恶心、呕吐,吐出物多是胃内容物。发生麻痹性肠梗阻时可吐出黄绿色胆汁,甚至棕褐色粪水样物。

3. 体温、脉搏 其变化与炎症的轻重有关。开始时正常,以后体温逐渐升高、脉搏逐渐加快。年老体弱的患者体温可不升高。脉搏多加快,如脉搏快体温反而下降,则是病情恶化的征象之一。

4. 感染中毒症状 患者可出现高热、脉速、呼吸浅快、大汗。病情进一步发展,可出现面色苍白、虚弱、眼窝凹陷、四肢发凉、呼吸急促、口唇发绀、脉细微弱、体温骤升或下降、血压下降、神志恍惚不清,提示已有重度脱水、代谢性酸中毒及休克。

5. 腹部体征 腹胀,腹式呼吸减弱或消失。腹部压痛、腹肌紧张和反跳痛是腹膜炎的标志性体征,尤以原发病灶所在部位最为明显。腹肌紧张的程度随病因和患者的全身状况不同而不同。腹胀加重是病情恶化的一项重要标志。胃肠或胆囊穿孔可引起强烈的腹肌紧张,甚至呈"木板样"强直。幼儿、老人或极度衰弱的患者腹肌紧张不明显,易被忽视。腹部叩诊因胃肠胀气而呈鼓音。胃十二指肠穿孔时,肝浊音界缩小或消失。腹腔内积液较多时移动性浊音可呈阳性。听诊时肠鸣音减弱,肠麻痹时肠鸣音可能完全消失。直肠指检见直肠前窝饱满、触痛,这表示盆腔已有感染或形成盆腔脓肿。

【辅助检查】

1. 血常规 可见白细胞计数及中性粒细胞百分比增高;病情险恶或机体反应能力低下的患者,白细胞计数不增高,仅中性粒细胞百分比增高。

2. 腹部立位 X 线片 小肠普遍胀气并有多个气液平面是肠麻痹征象。胃肠穿孔时多可见膈下新月形游离气体。

3. 超声 超声检查显出腹腔内有不等量的液体,但不能鉴别液体的性质。急性腹膜炎时肠道胀气明显,超声往往难以诊断。

4. 超声引导下腹腔穿刺抽液或腹腔灌洗 可帮助诊断。诊断性腹腔穿刺的方法:根据叩诊或 B 超检查进行定位,一般在左侧脐与髂前上棘连线中外 1/3 处穿刺抽液。结核性腹膜炎常为草绿色透明腹水。胃、十二指肠急性穿孔时抽出液呈黄色、浑浊或呈胆汁样。饱食后穿孔时抽出液可含食物残渣。急性重症胰腺炎时抽出液为血性、胰淀粉酶含量高。急性阑尾炎穿孔时抽出液为稀薄脓性略有臭味。绞窄性肠梗阻时抽出液为血性、臭味重。如抽出液为不凝血,应想到有腹腔内出血;如抽出液为全血且放置后凝固,需排除是否刺入血管。抽出液还可做涂片镜检及细菌培养。腹腔内液体少于 100ml 时,腹腔穿刺往往抽不出液体,可注入一定量生理盐水后再进行抽液检查。

5. CT 检查 对腹腔内实质性脏器病变(如急性胰腺炎)的诊断帮助较大,对评估腹腔内积液量也有一定帮助。临床检查辅以 CT 检查诊断准确率可达 95%。

【诊断】根据病史及典型体征、血常规白细胞计数及分类、腹部 X 线检查、超声或 CT 检查结果等综合分析,腹膜炎的诊断一般是比较容易的。

【治疗】治疗分为非手术治疗和手术治疗。

(一)非手术治疗

对病情较轻,或病程较长超过 24 小时,且腹部体征已减轻或有减轻趋势者,或伴有严重心肺等脏器疾患不能耐受手术者,可行非手术治疗。

1. 体位 一般取半卧位,有利于局限和引流;且可促使腹内脏器下移,减轻因腹胀挤压膈肌而影响呼吸和循环。鼓励患者经常活动双腿,以防下肢静脉血栓形成。休克患者取平卧位或头、躯干和下肢各抬高约 20° 的体位。

2. 禁食、胃肠减压 胃肠道穿孔的患者必须禁食禁饮,并留置胃管持续胃肠减压,以减少消化道内容物继续流入腹腔,减轻胃肠内积气,改善胃壁的血运,有利于炎症的局限和吸收,促进胃肠道恢复蠕动。

3. 纠正水、电解质紊乱 由于禁食、胃肠减压及腹腔内大量渗液,因而易造成体内水和电解质紊乱。根据患者的出入量及应补充的水量计算需补充的液体总量,以纠正缺水和酸碱失衡。病情严重的应多输血浆、白蛋白或全血,以补充因腹腔内渗出大量血浆引起的低蛋白血症和贫血。注意监测脉搏、血压、尿量、红细胞比容、肌酐、血气分析、中心静脉压以及心电图等,以调整输液的成分和速度,维持尿量每小时30~50ml。急性腹膜炎中毒症状重并有休克时,如输液、输血仍未能改善患者状况,可以用一定剂量的糖皮质激素,对减轻中毒症状、缓解病情有一定帮助。也可以根据病情给予血管收缩剂或扩张剂,其中以去甲肾上腺素持续泵入较为安全有效。

4. 抗感染治疗 继发性腹膜炎大多为混合感染,致病菌主要为大肠杆菌、肠球菌和厌氧菌。可以经验性使用第三代头孢菌素或根据细菌培养出的菌种及药敏结果选用抗生素。

5. 补充热量和营养支持 急性腹膜炎的代谢率约为正常人的140%,当热量补充不足时,体内大量蛋白首先被消耗,使患者的抵抗力及愈合能力下降。在输入葡萄糖供给一部分热量的同时应补充白蛋白、氨基酸等。静脉输入脂肪乳可获较高热量。

6. 镇静、镇痛 诊断明确后应用止痛或镇静剂,可减轻患者的痛苦与恐惧心理。诊断不清或需进行观察的患者,暂不用镇痛剂,以免掩盖病情。

（二）手术治疗

绝大多数的继发性腹膜炎需要及时手术治疗。

1. 手术适应证 ①经上述非手术治疗6~8小时后,腹膜炎症状及体征不缓解反而加重者;②腹腔内原发病严重;③腹腔内炎症较重,有大量积液,出现严重的肠麻痹或中毒症状,尤其是有休克表现者;④腹膜炎病因不明确,且无局限趋势者。

2. 麻醉方法 多选用全身麻醉或硬膜外阻滞,出现休克的危重患者紧急情况下也可用局部麻醉。

3. 原发病的处理 手术切口应根据原发病变的脏器所在的部位而定。如不能准确定位,可行右旁正中切口,开腹后根据情况向上下延长。如曾做过腹部手术,可经原切口。胃十二指肠溃疡穿孔时间不超过8小时,可做胃大部切除术。穿孔时间较长,腹腔污染严重或患者全身状况不好者,仅行穿孔修补术,并以大网膜覆盖穿孔位置。已发生坏疽的阑尾及胆囊应切除。如胆囊炎症重,解剖层次不清,全身情况不能耐受手术,只宜行胆囊造口术和腹腔引流。坏死的肠管应切除。坏死的结肠如不能切除吻合,应行坏死肠段外置或结肠造瘘术。

4. 彻底清洁腹腔 开腹后立即用吸引器吸净腹腔内的脓液及渗出液,清除食物残渣、粪便和异物等。腹腔内有脓苔、假膜和纤维蛋白分隔时,应予清除以利引流。

5. 充分引流 要把腹腔内的残留液和继续产生的渗液通过引流物排出体外,以减轻腹腔感染和防止术后发生腹腔脓肿。将引流管放在病灶附近及最低位,要注意防止引流管折曲,保证引流顺畅。严重的感染,要放两根以上引流管,术后可做腹腔灌洗。放腹腔引流管的指征:①坏死病灶未能彻底清除或有大量坏死组织无法清除;②为预防胃肠道穿孔修补等术后发生渗漏;③手术部位有较多的渗液或渗血;④已形成局限性脓肿。

6. 术后处理 继续禁食、胃肠减压、补液、应用抗生素和营养支持治疗,保证引流管通畅。根据手术时脓液的细菌培养和药物敏感试验结果,选用有效的抗生素。密切观察病情变化,注意心、肺、肝、肾、脑等重要脏器的功能及有无凝血功能障碍甚至 DIC 的发生,并进行有效处理。

第二节 腹腔脓肿

腹腔脓肿可分为膈下脓肿、盆腔脓肿和肠间脓肿。一般均继发于急性腹膜炎或腹腔内手术,原发性感染少见。

一、膈下脓肿

【解剖概要】 横结肠及其系膜将腹腔分为结肠上区和结肠下区。结肠上区又称膈下区,肝将其分隔为肝上间隙和肝下间隙。肝上间隙又被肝镰韧带分为左、右间隙,肝下间隙被肝圆韧带分为右下和左下间隙。左肝下间隙又被肝胃韧带分为左前下和左后下间隙,左后下间隙即为网膜囊。脓液积聚在一侧或两侧的膈肌下与横结肠及其系膜的间隙内者,通称为膈下脓肿。膈下脓肿可发生在一个或两个以上的间隙。

【病理】 患者平卧时膈下部位最低,患者发生急性腹膜炎时脓液易积聚此处。细菌亦可由门静脉和淋巴系统到达膈下。约70%的急性腹膜炎患者经手术或药物治疗后腹腔内的脓液可被完全吸收;约30%的患者发生局限性脓肿。脓肿位置通常与原发病相关。小的脓肿经保守治疗可能自行吸收。个别大的脓肿可穿透胃、结肠、膈肌及气道形成内瘘而"自家"引流。病人抵抗力低下可发生脓毒血症。

【临床表现】 膈下脓肿一旦形成,可出现明显的全身及局部症状。

1. 全身症状　发热,初为弛张热,脓肿形成以后呈持续高热,也可为中等程度的持续发热。逐渐出现乏力、衰弱、盗汗、厌食、消瘦,白细胞计数升高、中性粒细胞百分比增高。

2. 局部症状　脓肿部位可有持续的钝痛,深呼吸时加重。疼痛常位于近中线的肋缘下或剑突下。脓肿刺激膈肌可引起呃逆。膈下感染可引起胸膜、肺反应,出现胸腔积液或盘状肺不张,表现为咳嗽、胸痛。右膈下脓肿可使肝浊音界扩大。患侧胸部下方呼吸音减弱或消失。近年来,由于大量应用抗生素,局部症状和体征多不典型。

【诊断和鉴别诊断】 急性腹膜炎或腹腔内脏器的炎性病变治疗过程中,或腹部手术数日后出现发热、腹痛者,均应想到本病,并做进一步检查。X线透视可见患侧膈肌升高,随呼吸活动受限或消失,肋膈角模糊、积液。有10%～25%的脓肿腔内含有气体,可有液气平面。超声或CT检查对膈下脓肿的诊断及鉴别诊断帮助较大。特别是在超声指引下穿刺,不仅可帮助诊断,还可同时抽脓、冲洗脓腔,并注入有效的抗生素进行治疗。但穿刺阴性者不能排除脓肿可能。

【治疗】 膈下脓肿主要采用手术治疗或经皮穿刺置管引流术,同时要加强支持治疗,包括补液、输血、营养支持和抗生素的应用。

1. 经皮穿刺置管引流术　优点是创伤小,可在局部麻醉下施行,一般不污染游离腹腔,引流效果较好。适应证:与体壁较靠近的、局限性单房脓肿。穿刺置管须由外科医师和超声医师或放射科医师合作进行,一旦穿刺失败或发生并发症,便于及时中转手术。经此种方法治疗,约有80%的膈下脓肿可以治愈。此方法已成为膈下脓肿治疗的主要方法。

2. 切开引流术　目前已很少应用。术前应常规行超声和CT检查确定脓肿的部位。根据脓肿所在的部位来选择适当的切口。膈下脓肿切开引流可以通过多种切口和途径进行,常用的有两种。

(1)经前腹壁肋缘下切口:适用于肝右叶上、肝右叶下位置靠前及膈左下靠前的脓肿。此途径较为安全而最常用。在局麻或硬膜外阻滞下沿前肋缘下切口,切开腹壁各层至腹膜外,沿腹膜外层向上分离,接近脓肿,用注射器试穿,抽取脓液留做细菌培养和药物敏感试验。沿穿刺方向和途径进入脓腔,用手指探查脓腔分开间隔,吸净脓液,置入多孔引流管或双套管引流管,并用负压吸引。脓肿周围一般都有粘连,只要不分破粘连,脓液不会流入腹腔或扩散。引流管周围用凡士林纱布条填充,防止术后脓液外溢。切口皮肤缝合,术后用负压引流脓腔,也可用低压灌洗。

(2)经后腰部切口:适用于肝右叶下、膈左下靠后的脓肿。肝右叶上间隙靠后的脓肿,也可采用此途径。在第12肋下缘做切口,骨膜下切除第12肋,平第1腰椎横行切开肋骨床,然后进入腹膜后间隙,检查肝下、肝后。左侧切口检查脾下及脾后有无脓肿。用注射器试穿抽出脓液后再切开脓腔,放置多孔引流管或双套管引流管。需注意避免误入胸腔。

二、盆腔脓肿

盆腔处于腹腔的最低位，腹腔内的炎性渗出物或脓液易积聚于此而形成脓肿。

【临床表现和诊断】 急性腹膜炎治疗过程中，如阑尾穿孔或结直肠手术后，出现体温升高，典型的直肠或膀胱刺激症状，里急后重、大便频而量少，有黏液便、尿频、排尿困难等，应考虑本病的可能。腹部检查多无阳性发现。直肠指检可发现肛管括约肌松弛，在直肠前壁可触及向直肠腔内膨起、有触痛、有时有波动感的肿物。已婚女患者可进行阴道检查，以协助诊断。如是盆腔炎性包块或脓肿，还可经后穹窿穿刺抽脓，有助于诊断和治疗。下腹部超声及经直肠或阴道超声检查均有助于明确诊断。必要时可做 CT 检查，进一步帮助明确诊断。

【治疗】 盆腔脓肿较小或尚未形成时，可以采用非手术治疗。应用抗生素，辅以热水坐浴、温热盐水灌肠及物理透热等疗法。有些患者经过上述治疗，脓液可自行完全吸收。脓肿较大者须手术治疗。在骶管麻醉或硬膜外阻滞下，取截石位，用肛门镜显露直肠前壁，清洁消毒后，在波动处用长针穿刺，抽出脓液后循穿刺针做一小切口，再用血管钳插入扩大切口，排出脓液，然后放橡皮管引流 3~4 日。对于已婚女性患者，可经后穹窿穿刺后切开引流。

三、肠间脓肿

肠间脓肿是指脓液被包围在肠管、肠系膜、网膜之间的脓肿。脓肿可以是单发，也可以是多发的、大小不等的脓肿。脓肿广泛粘连可引起粘连性肠梗阻。患者出现化脓性感染的症状，并有腹部症状与体征。腹部 X 线片可见肠间距增宽及局部肠管积气，也可见小肠气液平面。治疗上应用抗感染、营养支持等保守治疗方法，较小的脓肿可自行吸收，脓肿若破入肠道或是膀胱形成内瘘，脓液可经消化道和尿道排出。保守治疗无效或发生肠梗阻者，应考虑行剖腹探查术解除梗阻，同时清除脓肿并放置引流。若超声或 CT 证实脓肿靠近腹壁，可在超声引导下行经皮穿刺置管引流术。

（张　伟）

学习小结

急性弥漫性腹膜炎是多种急腹症的共同表现，其典型的临床表现有：感染中毒症状、腹痛、恶心呕吐、腹膜刺激征（压痛、反跳痛及肌紧张）。常辅以血常规、腹腔超声、CT 等以明确诊断；根据其原发病制订治疗方案。保守治疗常予禁食禁水、胃肠减压、抗感染、纠正酸碱平衡等治疗；手术治疗依病情不同选不同切口，处理原发灶，清洗腹腔后充分引流，术后治疗方案同保守治疗。

复习参考题

1. 急性弥漫性腹膜炎的主要临床表现有哪些？

2. 急性腹膜炎的治疗原则是什么？

第二十九章　胃十二指肠疾病

29章

学习目标

掌握	胃癌的临床分期、诊断与治疗原则；胃十二指肠溃疡的外科手术适应证及其常见并发症的诊断与处理。
熟悉	胃肠道间质瘤的病理、临床特点与治疗原则；胃大部切除术的基本概念。
了解	胃大部切除术后常见并发症。

第一节　解剖生理概要

一、胃

胃大部分位于左上腹，上端经贲门与食管连接，贲门距门齿约40cm，下端经幽门与十二指肠相连，胃有前、后壁和上、下缘。上缘称胃小弯，下缘为胃大弯。距幽门5～6cm的小弯处有一凹陷，称角切迹。胃分为三部分。①胃底：指贲门左侧高于贲门平面的部分；②胃窦：指角切迹右侧至幽门的部分；③胃体：指胃底与胃窦之间的部分（图29-1）。胃壁由内向外分为黏膜层、黏膜下层、肌层和浆膜层。肌层由外向内分别为：纵行、环行和斜行肌层，环行肌在幽门处增厚形成幽门括约肌。胃借胃膈韧带、胃脾韧带、肝胃韧带、胃结肠韧带和胃胰韧带固定，并与周围器官相连。

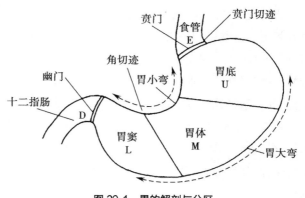

图 29-1　胃的解剖与分区

胃的血液供应源于腹腔动脉干，由沿胃小弯和胃大弯走行的两条动脉弓组成。胃小弯侧由来自腹腔动脉干的胃左动脉和来自肝总动脉的胃右动脉供血；大弯侧由来自脾动脉的胃网膜左动脉和来自胃十二指肠动脉的胃网膜右动脉供血；胃底由来自脾动脉的胃短动脉和胃后动脉供血。静脉与同名动脉伴行，最后汇入门静脉（图29-2）。

胃黏膜下淋巴管网丰富，淋巴液先经毛细淋巴管至胃周围淋巴结，最后汇集到腹腔淋巴结。按引流方向，胃周围的淋巴结可分为四组：①小弯上部淋巴液注入到腹腔淋巴结群；②小弯下部淋巴液引流到幽门上淋巴结群；③大弯右侧淋巴液汇入到幽门下淋巴结群；④大弯上部淋巴液引流至胰脾淋巴结群（图29-3）。

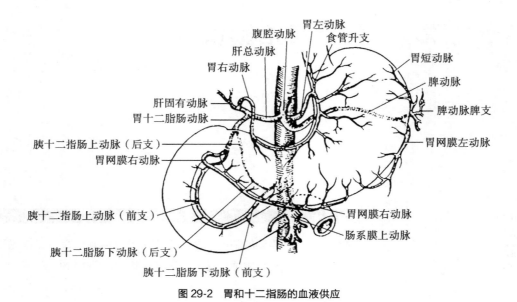

图 29-2　胃和十二指肠的血液供应

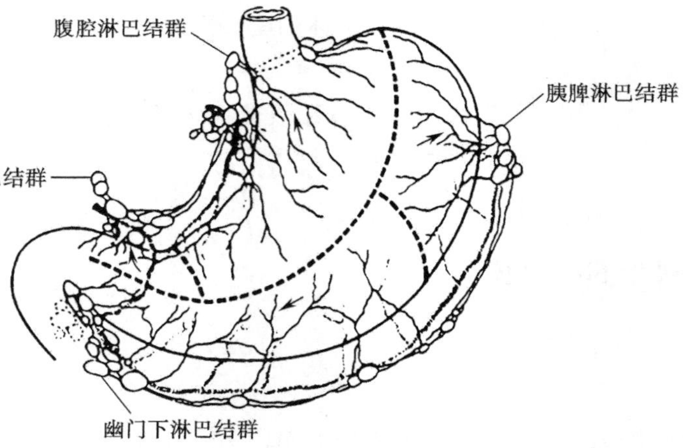

腹腔淋巴结群

胰脾淋巴结群

幽门上淋巴结群

幽门下淋巴结群

图 29-3　胃的淋巴引流

　　胃的交感神经来自腹腔神经丛,作用是抑制胃的运动与分泌;副交感神经来自迷走神经,作用与交感神经相反。副交感神经的前、后干即为左、右迷走神经。左迷走神经在贲门前面向下分为肝支和胃前支(Latarjet 前神经),右迷走神经在贲门后面分出腹腔支和胃后支(Latarjet 后神经)。胃前、后支沿小弯发出分支与血管伴行,分别进入胃前、后壁,其终末支在距幽门 5～7cm 处,呈鸦爪状进入胃窦,管理幽门的排空功能,为高选择性胃迷走神经切断术保留分支的标志。

　　胃有运动和分泌两种功能。胃壁由外向内依次为浆膜层、肌层、黏膜下层和黏膜层,胃壁的肌层属平滑肌,黏膜下层结构疏松,血管、淋巴管、神经丛丰富。胃腺细胞主要有 4 类。①主细胞:分泌胃蛋白酶原和凝乳酶原;②壁细胞:分泌盐酸和抗贫血因子;③黏液细胞:分泌碱性黏液;④胃窦部 G 细胞:分泌促胃液素。

二、十二指肠

　　十二指肠位于幽门与空肠之间,长约 25cm,呈"C"形,是小肠最粗、最短、最固定的肠段。按其走行分四部分。①球部:是十二指肠溃疡好发部位;②降部:内侧包绕胰头,胆总管和胰管开口于其后内侧中部的十二指肠乳头;③水平部:肠系膜上动、静脉在其末端前方下行;④升部:末端止于十二指肠悬韧带(Treitz 韧带),为术中寻找空肠起始部的标志。其血液供应来自胰十二指肠动脉。十二指肠接受胃内食糜以及胆汁、胰液,其黏膜可分泌碱性的十二指肠液,内含肠蛋白酶、乳糖酶、蔗糖酶、脂肪酶等多种消化酶,其内分泌细胞还可分泌促胃液素、抑胃肽、胆囊收缩素和促胰液素等肠道激素,对胃液、胆汁和胰液的分泌有调节作用。

第二节　胃癌

胃癌(gastric cancer)发病率在我国消化道恶性肿瘤中居第二位,好发年龄在 40~60 岁,男女之比为(2~3)：1。

【病因】病因未明,可能与多种因素有关。内因有种族、血型、遗传和基因与免疫等;外因包括地域环境、职业、饮食生活习惯等;其中遗传和基因及饮食生活习惯最为重要。另外,某些疾病是胃的癌前病变,如萎缩性胃炎、胃溃疡、胃息肉、残胃炎、胃黏膜巨大皱襞征等,胃息肉可分为炎性息肉、增生性息肉和腺瘤,其中胃腺瘤的恶变率在 10%~20%。胃幽门螺杆菌感染也是引发胃癌的主要因素之一。

【病理】癌肿可发生在胃的任何部位,最多见于胃窦,其他依次为胃小弯、贲门、前壁和胃大弯。

1. 大体类型　分为早期胃癌和进展期胃癌。

(1)早期胃癌:指局限于黏膜和黏膜下层的胃癌,不论有无淋巴结转移。目前通常用日本消化内镜学会的分类方法,根据病灶形态分为三型,Ⅰ型隆起型:癌灶突出约 5mm 以上;Ⅱ型浅表型:癌灶平坦,微隆与低陷在 5mm 以内,分为三种亚型,即Ⅱa 浅表隆起型、Ⅱb 浅表平坦型、Ⅱc 浅表凹陷型;Ⅲ型凹陷型:癌灶凹陷深度超过 5mm。我国学者还提出小胃癌(癌灶直径在 6~10mm)和微小胃癌(癌灶直径 ≤5mm)的概念。

(2)进展期胃癌:指癌组织浸润深度超过黏膜下层的胃癌。国际上多按 Borrmann 分型分四型:Ⅰ型即肿块型;Ⅱ型指溃疡局限型;Ⅲ型指有溃疡浸润型;Ⅳ型为弥漫浸润型。若全胃受累胃腔缩窄、胃壁僵硬如革囊状,称为皮革胃。

2. 组织学类型　按 WHO 国际分类法,分为普通型和特殊型两类。普通型占绝大多数,包括乳头状腺癌、管状腺癌、黏液腺癌和印戒细胞癌;特殊型少见,主要是腺鳞癌、鳞状细胞癌、类癌和未分化癌等。胃癌绝大部分为腺癌。

3. 转移途径

(1)直接浸润:分化差的癌肿突破胃浆膜后向四周浸润,直接扩散至邻近器官和组织,如胰腺、肝、网膜、横结肠及系膜等。

(2)淋巴转移:是最主要的转移方式。癌细胞侵入淋巴管后,形成栓子随淋巴液转移至局部所属淋巴结,最后汇集到腹腔淋巴结。

为了准确表述胃癌的淋巴转移,将胃的有关淋巴结分成16组(图 29-4),并按常规转移顺序归纳为三站。第一站为胃旁各组淋巴结;第二站为胃支配血管周围的各组;余组为第三站。原发癌肿部位不同,各站包含的淋巴结组别不同。胃窦部癌时,第一站为③、④、⑤、⑥,第二站是①、⑦、⑧、⑨,其余为第三站;贲门部癌则①、②、③、④为第一站。

由于各淋巴结间有丰富的淋巴管网沟通,一处癌肿可累及各区域淋巴结。恶性程度高的癌肿可发生跳跃式转移,即第一站无转移而第二站有转移,或直接侵及远处,最常见的有:①经胸导管转移至左锁骨上淋巴结;②经肝圆韧带的淋巴

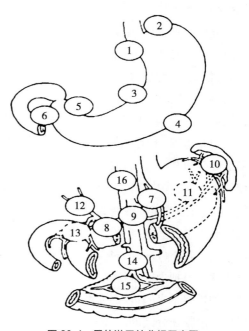

图 29-4　胃的淋巴结分组示意图

管转移到脐周围。

（3）血行转移：多见于晚期，随血流播散到肝、肺、骨、脑等处。

（4）腹腔种植转移：癌细胞自浆膜脱落，种植于腹膜、网膜或腹腔其他脏器表面。女性病人胃癌可形成卵巢转移性肿瘤，称 Krukenberg 瘤。

【临床病理分期】国际抗癌联盟（Union for International Cancer Control，UICC）和美国癌症联合委员会（American Joint Committee on Cancer，AJCC）2010 年公布的临床病理分期是指术后病理组织学的分期（pTNM），为合理选择胃癌治疗方案的基础。T 为癌肿浸润深度，T_1 为肿瘤浸润至黏膜或黏膜下层，T_2 为肿瘤浸润至固有肌层，T_3 为肿瘤穿透浆膜下结缔组织，T_{4a} 为肿瘤侵犯浆膜，T_{4b} 为肿瘤侵及邻近组织和器官。N 为淋巴结转移，N_0 为无淋巴结转移（受检淋巴结个数超过 15），N_1 指 1~2 个区域的淋巴结转移，N_2 指 3~6 个区域的淋巴结转移；N_3 指 7 个以上区域淋巴结转移。M 指远处转移，M_0 为无远处转移，M_1 有远处转移。根据不同 TNM 组合，将胃癌的临床病理情况分为 I ~ IV 期，原位癌则指癌肿局限于黏膜层内而未突破基底膜者，以 T_{is} 表示，为 0 期（表 29-1）。

表 29-1　胃癌的临床病理分期

分期	N_0	N_1	N_2	N_3
T_1	I A	I B	I A	II B
T_2	I B	II A	II B	III A
T_3	II A	II B	III A	III B
T_{4a}	II B	III A	III B	III C
T_{4b}	III B	III B	III C	III C
M_1	IV			

【临床表现】早期患者多无症状，以后逐渐出现上腹不适，包括隐痛、嗳气、食后饱胀感、轻度贫血等，类似溃疡病或慢性胃炎。病情进展，症状日渐加重，出现上腹疼痛、食欲减退、消瘦，甚至可发生出血和急性穿孔。胃窦癌可引起幽门梗阻致呕吐；贲门癌则有吞咽困难。晚期出现上腹肿块、肝大、腹水、锁骨上淋巴结肿大等转移的表现，并有明显贫血、消瘦、恶病质。

体格检查：早期无明显发现。晚期上腹部可扪及质硬肿块，有深压痛。肿块固定多表示邻近器官浸润和周围淋巴结转移。直肠指检触及肿块，可能为癌种植转移至直肠前凹所致。

【诊断】早期胃癌无特异症状，早期诊断率低。为提高胃癌治愈率，应重视对萎缩性胃炎、胃溃疡、胃息肉、胃酸减少等癌前病变的定期随诊；对 40 岁以上患者，既往无胃病史而出现前述早期消化道症状及有长期溃疡病史，近期症状加重或疼痛节律发生改变者，也必须进行详细检查。

内镜检查、上消化道造影和胃液细胞学检查是早期诊断的关键性手段，三者联合应用可使其早期诊断率提高到 98%。①胃镜检查：最有效方法，可早期确诊，其中色素染色、高清晰放大技术可显著提高细微病变的检出率；②数字化 X 线造影检查：使得影像分辨率和清晰度大为提高，也可通过气钡双重造影做出诊断，早期胃癌的主要改变为黏膜相异常；③胃液细胞学检查：一般采用冲洗法或经内镜直接冲洗或摩擦法收集标本，现已较少应用。

内镜超声（endoscopic ultrasonography，EUS）、多层螺旋 CT（multi-slice spiral CT，MSCT）结合三维立体影像重建和模拟内腔镜技术，以及正电子发射断层成像（positron emission tomography，PET）检查除了能了解胃腔内和胃壁本身的情况外，主要用于判断胃周淋巴结、邻近器官和远处脏器有无浸润与转移，MSCT 是判断胃癌术前临床分期的首选方法。

此外，血癌胚抗原（carcinoembryonic antigen，CEA）、CA19-9 和 CA12-5 等血肿瘤指标在部分胃癌病人中

可见升高,可作为判断肿瘤预后和治疗效果的指标。部分病人大便隐血呈持续阳性,对诊断有一定帮助。

对进展期胃癌,根据上腹痛、上腹肿块、进行性贫血、消瘦等表现,结合胃镜、上消化道造影和影像学检查,诊断多无困难。少数情况下,需要与胃良性溃疡、胃间质瘤、胃淋巴瘤等疾病相鉴别。

【治疗】

1. 手术疗法 外科手术是胃癌的主要治疗手段,分为根治性手术和姑息性手术两类。

(1)根治性手术:是目前早期和进展期胃癌最有效的治疗手段。原则为按癌肿位置整块地切除胃的全部或大部,以及大、小网膜和区域淋巴结,并重建消化道。手术分为近端胃切除术、远端胃切除术、全胃切除术及联合脏器切除术。切除范围:应至少包括距离癌肿肉眼边缘 $3 \sim 6cm$ 的区域。根据淋巴结清扫范围,分为:D_0(未完全清扫第一站淋巴结)、D_1(清扫全部第一站淋巴结)、D_2(清扫到全部第二站淋巴结)和 D_3(清扫到全部第三站淋巴结)。如黏膜内胃癌早期没有淋巴结转移,可选用经内镜下黏膜切除术,对早期胃癌与进展期胃癌采用经腹腔镜下的胃癌根治术已逐渐取代传统开腹手术,而成为目前主要治疗方法,D_2 胃癌根治术是进展期胃癌的公认的标准治疗术式。

扩大的胃癌根治术:主要适用于胃癌侵及邻近脏器组织,如胰腺体尾、脾脏、肝脏、横结肠等脏器受浸润可行联合脏器切除术。

(2)姑息性手术:癌肿广泛转移不能彻底切除,而原发肿瘤尚能切除,可行姑息性胃切除术。如癌已属晚期,不能根治伴有幽门梗阻,可行开放或腹腔镜下胃空肠吻合术或空肠造口术。

2. 化学疗法 有下列情况者一般需辅助化疗:癌灶面积大于 $5cm^2$;组织病理分化差;淋巴结有转移;多发癌灶;年龄低于 40 岁等。如身体条件许可,进展期胃癌根治术后一般均需化疗,对不能手术或手术后复发等晚期患者采用适度化疗,能减缓肿瘤的发展速度,改善症状,延长生存期。近几年研究表明,对于无远处转移的较大肿瘤或估计局部难以切除的胃癌,可进行术前新辅助化疗或转化治疗,有望提高手术切除率或降低根治术后的复发率。

给药方法除静脉途径外,还可选择动脉插管区域药物灌注配合栓塞疗法,或术毕时做腹腔内高温灌洗,或行术后腹腔内化疗等。常用药物有氟尿嘧啶(5-FU)、丝裂霉素 C(MMC)、替加氟(FT-207)、多柔比星(ADM)、顺铂(DDP)、依托泊苷(VP-16)、亚叶酸钙(CF)等。联合用药效果好,常用方案有 FAM(5-FU+ADM+MMC)、ELP(CF+5-FU+VP-16)等。近些年胃癌化疗新药如紫杉醇类(多烯紫杉醇)、拓扑异构酶抑制剂(伊立替康)、第三代铂类(奥沙利铂)、口服氟化嘧啶类(希罗达)等备受关注,单药有效率 20%,联合用药有效率达 50%左右。

3. 其他疗法 主要有免疫、靶向和中药治疗等。

第三节 胃的其他肿瘤

一、胃肠道间质瘤

胃肠道间质瘤(gastrointestinal stromal tumor,GIST)是消化道最常见的间叶源性肿瘤,其发病率有逐渐增高的趋势,占消化道肿瘤的 1%~3%,可发生于消化道的任何部位,其中 60%~70% 发生在胃,20%~30% 发生在小肠,也可发生在网膜和肠系膜等部位。CD117 是其重要的诊断标志物。发病年龄范围广泛,好发于 50 岁以上人群。

【病理】 呈膨胀性生长,向黏膜下或浆膜下浸润形成球形或分叶状的肿块,质地坚韧,境界清楚,肿瘤单发或多发,直径大小不一,瘤体较大者可形成溃疡致消化道出血。

【临床表现】 症状与肿瘤的部位、大小和生长方式有关。早期症状不明显,可有上腹部不适或类似溃疡病症状,瘤体较大时可触及肿块,肿瘤浸润到胃肠道腔内常有消化道出血表现。十二指肠间质瘤可压迫胆总管致梗阻性黄疸；小肠间质瘤易发生肠梗阻。

【诊断】胃镜下可见黏膜下肿块，因黏膜相对完整，黏膜活检阳性率低，上消化道钡剂造影见胃局部黏膜隆起与类圆形充盈缺损，超声内镜可以发现直径<2cm的胃壁肿块，CT、MRI有助于发现向胃腔外生长的肿块以及有无肿瘤转移，免疫组化示CD117和CD34过表达有助于病理学最终确诊。GIST为具有恶性潜能的瘤，肿瘤危险程度与肿瘤部位、大小、细胞核分裂象、肿瘤浸润深度和有无转移相关（表29-2）。

表29-2 胃肠道间质瘤危险度分级

肿瘤大小/cm	核分裂数/50HPF	原发肿瘤部位	危险度分级
<2.0	≤5	任意	极低
	6~10	任意	中
2.1~5.0	≤5	任意	低
	6~10	胃	中
		非胃	高
5.1~10.0	≤5	胃	中
	6~10	非胃	高
		任意	高
>10	>10	任意	高
任意	任意	肿瘤破裂	高

【治疗】首选手术治疗，包括开放手术或腹腔镜手术切除，应彻底完整切除，术中避免肿瘤破裂。因GIST极少发生淋巴结转移，无需常规行淋巴结清扫。对于术后有复发转移风险的病人需服用甲磺酸伊马替尼，可控制复发改善预后。甲磺酸伊马替尼也可用于术前辅助治疗，以提高手术切除率。

二、胃淋巴瘤

胃淋巴瘤是结外型淋巴瘤中最常见者，占胃恶性肿瘤的第二位。发病以中年男性多见。病因尚不清楚，近年发现与幽门螺杆菌感染有关。

【病理】绝大部分原发性恶性胃淋巴瘤为非霍奇金淋巴瘤，组织学类型以B细胞为主。病变源于黏膜淋巴组织，可蔓延至胃壁全层，可形成黏膜肥厚、溃疡、胃壁节段性浸润等病变，严重者可发生出血穿孔。病变可以发生在胃的任何部位。恶性胃淋巴瘤以淋巴转移为主。

【临床表现】早期无特殊表现，常误认为胃溃疡和胃癌，最常见症状是上腹痛、恶心、呕吐、消化道出血、贫血等。部分病人上腹部可触及肿块和不规则发热。

【诊断】X线钡餐检查有一定的辅助诊断价值，内镜超声（EUS）结合胃镜下多部位较深穿刺活检检查可显著提高诊断率。CT检查见胃壁增厚，并了解周围脏器有无浸润，有助于排除继发性胃淋巴瘤。

【治疗】对早期低度恶性淋巴瘤采用抗幽门螺杆菌治疗，有效率达60%以上。对抗生素治疗无效的或怀疑高度恶性的病人可选择放化疗。常用化疗方案为CHOP方案，其化疗效果好。手术治疗胃淋巴瘤有助于准确判断临床分期，早期病人可获得根治机会。

相关链接

1979年4月，澳大利亚珀斯皇家医院42岁的研究人员沃伦在一份胃黏膜活体标本中，意外地发现一条奇怪的蓝线，他用高倍显微镜观察，发现是无数细菌黏着胃上皮。接下来，沃伦又在其他活体标本中找到这种细菌。由于这种细菌总是出现在慢性胃炎标本中，沃伦意识到，这种细菌和慢性胃炎等疾病可能有密切关系。当时的医学界认为，健康的胃是无菌的，因为胃酸会将人吞入的细菌迅速杀灭。1981年，一位名叫巴里·马歇尔的珀斯皇家医院消化科医师为了获得这种细菌致病的证据,自愿进行人体试验,在服食培养的细菌后发生了胃炎。接下来,沃伦和巴里·马歇尔又用内镜对100例肠胃病患者进行研究。他们发现,所有十二指肠溃疡患者胃内都有这种细菌。英国权威医学期刊《柳叶刀》报道其成果后,全世界掀起了一股研究热潮。沃伦和巴里·马歇尔发现的这种细菌被定名为幽门螺杆菌。他们二人于2005年获得诺贝尔生理学或医学奖。

第四节　胃十二指肠溃疡

一、胃十二指肠溃疡急性穿孔

【病因和病理】　多由溃疡向深层侵蚀穿透胃或十二指肠壁而形成。常见于近幽门处的胃、十二指肠前壁偏小弯侧,绝大多数为单发,直径在 0.5cm 左右。穿孔可引起化学性腹膜炎,6～8 小时后可形成化脓性腹膜炎,甚至发生感染性休克。病原菌多为大肠杆菌、链球菌。胃十二指肠后壁溃疡可形成慢性穿透性溃疡。

【临床表现】

1. 病史与诱因　多有较长的溃疡病史,穿孔前常症状加重;多有暴食、进刺激性食物、情绪激动、过度疲劳等诱因存在。无溃疡病史者仅占 10%。

2. 主要症状　剧烈腹痛是最主要的症状,多在夜间或饱餐后发生。表现为突发上腹部(剑突下)持续性刀割样剧痛,很快扩散到全腹,或因消化液沿升结肠旁沟流注而波及右下腹,出现右下腹痛,易误诊为急性阑尾炎,常伴有恶心、呕吐。早期出现休克由于强烈化学刺激所引发,常出现面色苍白、出冷汗、脉搏细速、血压下降等,后期多为感染性休克。

3. 体格检查　急性痛苦面容,仰卧拒动,腹式呼吸减弱或消失,全腹压痛、反跳痛和腹肌紧张显著,甚至板状腹,以上腹部最为明显。肝浊音界缩小或消失,腹腔积液超过 500ml 有移动性浊音,肠鸣音消失。

4. 辅助检查　外周血白细胞计数和中性粒细胞数均增高;立位腹部 X 线片 80%的患者可见膈下游离气体;腹腔穿刺液呈黄色、浑浊、无臭味,有食物残渣。

【诊断】　依据既往溃疡病史,近期症状加重或出现上腹部不适,并有过度劳累或暴饮暴食等诱因,突发上腹部剧痛,出现典型的弥漫性腹膜炎表现,结合 X 线检查见膈下游离气体,腹腔穿刺抽出液含胆汁或食物残渣,即可诊断。

【鉴别诊断】

1. 急性阑尾炎　腹痛一般开始于脐周或上腹部,持续性逐渐加重,数小时后转移至右下腹,伴恶心、呕吐。症状不如溃疡病穿孔严重,进展也较缓慢。腹部体征以右下腹为著,通常不伴有休克,也无气腹征,腹腔穿刺脓液略稠,可有臭味。

2. 急性胆囊炎　表现为右上腹绞痛或持续性痛阵发性加剧,伴畏寒、发热。右上腹压痛和反跳痛,墨菲征(Murphy 征)阳性。胆囊坏疽穿孔时有胆汁性腹膜炎表现。B 超提示胆囊炎或胆囊结石。

3. 急性胰腺炎　发病前常有酗酒、高脂餐史。疼痛偏左上腹,可向腰背部放射。早期症状和腹膜刺激征不如溃疡病穿孔明显。X 线检查无气腹征,血清、尿液和腹腔穿刺液淀粉酶含量明显增高,B 超、CT 等提示胰腺肿胀,周围渗出。

【治疗】

1. 非手术治疗

(1)适应证:适于症状轻和全身状况稳定的空腹较小穿孔,或全身条件差,难以耐受麻醉与手术者。

（2）治疗目的：吸净胃内容物，减少消化液外漏，控制腹腔感染，促进穿孔闭合和胃肠功能恢复。

（3）方法：禁食、持续胃肠减压，配合补液和应用抗生素以及 H_2 受体阻滞剂或质子泵抑制剂等，必要时可用针灸治疗。治疗期间必须严密观察病情，如非手术治疗 6~8 小时无效，应及时中转手术。

2. 手术治疗

（1）适应证：①饱餐后穿孔；②急性穿孔伴有大出血、瘢痕性幽门梗阻、恶变等并发症；③顽固性溃疡穿孔；④非手术治疗无效，或有严重的腹膜炎。

（2）方法：手术主要目的是消除腹腔污染。常用方法有：①单纯穿孔缝合术，是主要的治疗术式，尤适用于穿孔时间较长、腹腔感染严重和全身情况或耐受性较差的患者，也可经腹腔镜行大网膜覆盖穿孔修补术，术中对胃溃疡穿孔患者需做活检以排除恶性病变，术后溃疡仍需内科治疗。②彻底性手术，一般适用于既往有幽门梗阻或大出血史，且穿孔在 8~12 小时以内、腹腔炎症和胃十二指肠壁水肿较轻、全身情况稳定的患者。目前主张在无幽门螺杆菌感染、药物治疗无效或复发性溃疡发生急性穿孔时才予以考虑。术式常采用胃大部切除术。

二、胃十二指肠溃疡大出血

胃十二指肠溃疡大出血指溃疡出血量大，出现呕血和黑便，并引起血流动力学的显著变化，血压下降，甚至出现休克症状。本病约占上消化道大出血病因的 50%。

【病因和病理】多为溃疡基底部的血管因炎症侵蚀破裂所致。此类溃疡一般位于胃小弯或十二指肠球部后壁。多为中等动脉出血，血管侧壁破裂出血更不易自止。

【临床表现】2/3 以上患者有溃疡病史，出血前症状加重。

1. 呕血或黑便　为主要症状，其性质、程度与溃疡位置、出血量与速度有直接关系。胃溃疡多有呕血，出血缓慢而量少时呕吐物呈咖啡样，快速而大量出血则为鲜红色，出血量较少也可仅有黑便而无呕血。十二指肠溃疡出血以黑便为主，多为柏油样黑便，短时间内大量出血可呈暗红色或鲜红色血便，且可发生呕血。呕血前常有恶心，便血前多感觉腹部不适，有便意。便时或便后常出现心悸、乏力、眼前发黑，甚至晕厥。

2. 血液循环障碍　短期内快速失血 400ml 或失血量达 800ml，出现休克代偿期表现；快速失血 800ml 或失血量超过 1600ml，则出现明显休克失代偿期表现。

3. 体格检查　烦躁或神情淡漠，轻度腹胀，溃疡所在处轻压痛，肠鸣音亢进。

4. 血常规检查　血红蛋白、红细胞计数和红细胞比容均有降低，可以协助诊断并判断出血量。

【诊断】有典型溃疡病史的患者发生呕血或便血，结合血常规检查，诊断多无困难。但血常规指标早期变化不明显，但随时间进展呈进行性下降，需动态测定。胃镜检查可以确诊。若不能明确出血部位与病因时，也可借助选择性动脉造影检查，与其他疾病引起的上消化道大出血相鉴别（第三十八章第一节）。

【治疗】大多数经非手术治疗可止血，仅有 10% 的病例需进行手术治疗。因此对血流动力学状态基本稳定的患者，在补充血容量、胃内灌注止血药物、静脉应用 H_2 受体阻滞剂或质子泵抑制剂及生长抑素同时，可积极开展急症纤维胃镜检查，施行内镜下电凝、激光、微波、局部喷洒或注射药物，可使大部分病例避免急症手术；无效时，可经腹腔动脉或肠系膜上动脉介入做选择性血管栓塞，或动脉内注射垂体加压素等措施止血，尤其适用于因严重器质性疾病而不能耐受手术者。

1. 手术适应证　①出血急剧，短期内出现休克；②持续出血，非手术治疗无效；③大出血复发者；④地处偏远，无血库或血源者；⑤高龄病人或有动脉硬化者；⑥出血同时有溃疡病的其他并发症。

2. 手术方法　①胃大部切除术：一般应做包括溃疡在内的胃大部切除术，若溃疡切除困难而旷置时，必须贯穿缝扎基底部出血动脉或结扎其主干；②出血底部的贯穿缝扎术：适用于重症难以耐受大手术者。

三、胃十二指肠溃疡瘢痕性幽门梗阻

瘢痕性幽门梗阻是指胃幽门或十二指肠球部溃疡反复发作,形成瘢痕狭窄,造成胃内容物不能通过幽门。

【病因和病理】 溃疡病引起幽门梗阻的原因有3种:①幽门痉挛;②幽门水肿;③溃疡瘢痕狭窄。前两者常在溃疡活动期出现,多为暂时性;后者则为永久性机械性梗阻,十二指肠球后溃疡较易发生梗阻。初期胃壁代偿性肥厚,蠕动增加,胃腔轻度扩张;后期胃壁变薄,蠕动减弱,胃内容物潴留和胃腔扩张。由于不能进食和经常呕吐,引起营养不良及脱水和低钾、低氯性代谢性碱中毒。

【临床表现】 大多数有长期溃疡病史。

1. 主要症状 呕吐为最突出的症状,其特点为:常发生在下午或晚间,呕吐物多为宿食,带有酸臭味,不含胆汁,量较大,严重者一次可达1000~2000ml。呕吐前上腹饱胀不适,吐后症状明显减轻,因此患者常设法诱发呕吐,以缓解症状。

2. 体格检查 皮肤干燥、弹性降低等脱水征和贫血、消瘦。上腹部隆起,有时可见胃型及蠕动波,振水音阳性。

3. 辅助检查 低蛋白血症;血电解质测定为低钾、低氯和碳酸氢盐升高。上消化道造影检查6小时后胃内有造影剂存留,是胃潴留表现;瘢痕性幽门梗阻24小时后胃内仍有造影剂存留。

【诊断和鉴别诊断】 根据长期溃疡病史、典型的胃潴留呕吐征,结合上消化道造影检查结果,即可明确诊断,注意与以下疾病的鉴别:

1. 幽门痉挛和水肿 由溃疡活动引起的疼痛、呕吐虽较剧烈,但为间歇性,呕吐物不含宿食。X线检查无胃扩张。经药物保守治疗症状明显减轻或缓解。

2. 胃癌 病程较短,胃扩张程度较轻,胃镜检查可明确诊断。

3. 十二指肠球部以下梗阻性病变 包括十二指肠肿瘤、胰头癌、良性十二指肠淤滞症等。主要症状也有呕吐,但呕吐物多含胆汁。上消化道造影、胃镜、CT及磁共振检查可助鉴别。

【治疗】 瘢痕性幽门梗阻是手术治疗的绝对适应证,治疗的目的是解除梗阻,恢复胃肠道通畅,改善营养和纠正体液代谢失调。

手术方式:①胃大部切除术,国内以此术式为主,一般适于胃酸高、疼痛较剧烈的年轻患者;②胃空肠吻合术,多用于胃酸低、全身情况差的老年患者。

术前准备:术前2~3日(必要时术前1周)行胃肠减压,每日用温盐水洗胃,消除胃潴留,减轻胃壁水肿,维持水、电解质与酸碱平衡,改善全身营养状况。

第五节 胃十二指肠溃疡手术及其术后并发症

一、胃十二指肠溃疡手术

胃十二指肠溃疡的手术适应证:胃十二指肠溃疡非手术治疗无效或者并发穿孔、大出血、幽门梗阻、溃疡癌变者。

胃十二指肠溃疡的手术方式主要有两种:远端胃大部切除术(即通常所称的胃大部切除术)和穿孔修补术。

(一)胃大部切除术

1. 理论依据

(1)切除胃体大部,使分泌胃酸和胃蛋白酶原的腺体数以及神经性胃酸分泌减少。

(2)切除整个胃窦黏膜,消除由促胃液素引起的胃酸分泌。

(3)切除溃疡的好发部位,即十二指肠球部和胃窦部。

（4）切除了溃疡灶,但十二指肠溃疡的切除并非绝对必需。

2. 手术原则

（1）切除范围:胃远端的 2/3～3/4,包括胃体远侧部分、胃窦部、幽门和部分十二指肠球部(图 29-5)。

（2）胃肠道重建:主要有两种吻合方式。①毕(Billroth) I 式。将残胃和十二指肠直接吻合(图 29-6)。②毕(Billroth) II 式(图 29-7)。先将十二指肠残端闭合,而后将胃残端与上端空肠吻合;吻合口直径以 3cm 左右为宜;胃空肠吻合口可位于结肠前或结肠后,近端空肠长度结肠前术式以 8～10cm 为宜,结肠后术式以 6～8cm 为佳;近端空肠段与大小弯的关系可分为顺蠕动和逆蠕动两种方式。另外根据病情,也可采用胃空肠 Roux-en-Y 式吻合术(图 29-8)。胃空肠 Roux-en-Y 式吻合术是胃大部切除后,十二指肠断端关闭,取距十二指肠悬韧带以远 10～15cm 空肠横断,远断端与残胃吻合,近断端与距前胃肠吻合口 40～50cm 的远断端空肠行端侧吻合,此术式可防止胆胰液流入残胃招致的反流性胃炎。

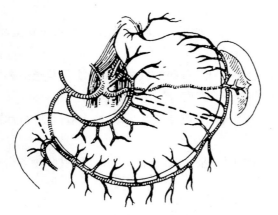

图 29-5　胃大部切除范围

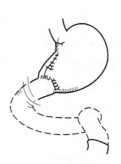

图 29-6　毕 I 式胃大部切除术

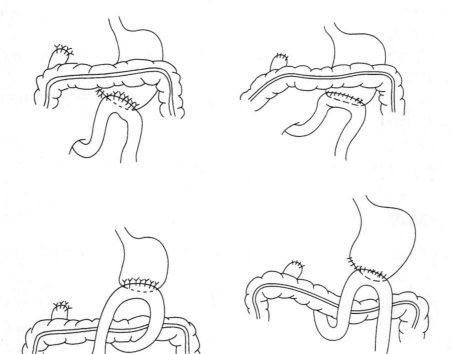

图 29-7　几种常用的毕 II 式胃大部切除术

（二）穿孔修补术

手术适应证:胃或十二指肠溃疡急性穿孔。

手术方法:在溃疡穿孔处一侧沿胃肠纵轴进针,贯穿全层,从穿孔处的另一侧出针后结扎,一般缝合 3 针左右,必要时可先覆盖大网膜于穿孔处,再结扎缝线,以免缝线切割组织。对溃疡怀疑恶变者要取穿孔处组织做病理检查。对溃疡穿孔修补患者,需建议术后抗溃疡药物治疗和胃镜检查。

近十年来,腹腔镜技术在胃肠疾病诊治中得到广泛的应用,可在腹腔镜下完成胃大部切除术与穿孔修补术,它具有手术创伤小、术后恢复快的优点。

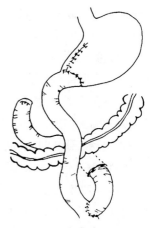

图 29-8　胃空肠 Roux-en-Y 式吻合术

二、胃大部切除术后并发症

（一）术后早期并发症

1. 术后出血　包括胃肠内出血和腹腔内出血。

(1)胃肠内出血:正常情况下,术后自胃管引流出少量暗红或咖啡色胃液,多为术中残留或创面少量渗血,一般 24 小时不超过 300ml,并逐渐减少至自行停止。出血主要来自吻合口或胃与十二指肠残端。如发生于术后 24 小时之内,多因术中止血不彻底所致;发生在术后 4~6 日,常为黏膜坏死引起;术后 10~20 日出现,多与缝线处感染腐蚀血管有关。绝大多数经禁食、补液、输血、应用止血药物、栓塞相关动脉或胃镜下止血等措施即可止血。非手术治疗无效的大出血,应再次手术止血。

(2)腹腔内出血:多为胃周围结扎血管或网膜血管结扎不牢固所致,腹腔内出血可以通过腹腔穿刺抽得不凝血或腹腔引流管引流液性状明确诊断,如出血严重需手术治疗。

2. 十二指肠残端破裂　多因术中十二指肠残端处理不当或空肠输入袢梗阻,常发生于术后 2~5 日。多见于较大、低位或粘连严重的十二指肠溃疡,以及溃疡勉强切除而未做旷置的手术患者。表现为突发右上腹剧痛和明显的腹膜炎体征,酷似溃疡急性穿孔,需立即手术。术中尽量妥善关闭十二指肠残端,行十二指肠造瘘并充分引流残端周围间隙。如因输入袢空肠梗阻所致,应同时解除梗阻。术后应用抗生素,注意补充水、电解质和给予必要的肠内或肠外营养。

3. 胃肠吻合口破裂或瘘　多发生于术后一周内,常引起严重的腹膜炎,须立即手术探查并进行相应处理。如已局限形成脓肿或向外穿破成瘘,通过数周的外引流、胃肠减压和支持治疗,有自行愈合可能,必要时手术。

4. 残胃排空障碍　又称术后胃瘫,原因不明。多见于术后 4~10 日,主要表现为由禁食改为流质或半流质饮食时,病人出现恶心、呕吐胃内容物。体格检查为轻度腹胀,偶有胃型。上消化道造影显示胃扩张,蠕动减弱,吻合口通过欠佳、无狭窄。治疗应禁食、胃肠减压、补液和营养支持并给予静脉滴注制剂如甲氧氯普胺和红霉素,胃管一般放置 1~2 周,时间长者达月余,禁忌再次手术。若治疗后无明显改善,应除外可能合并的机械性梗阻。

5. 术后肠梗阻　有以下几种:

(1)吻合口梗阻:可因吻合口水肿或吻合口狭窄等因素引起。通常表现在术后开始进半流质食物时,呕吐胃内容物。处理包括胃肠减压、消除水肿等非手术治疗。如非手术治疗无效,X 线造影或胃镜检查证实吻合口狭窄者,需再次手术解除梗阻。

(2)输入段梗阻:有急性完全性和慢性不完全性梗阻。①急性完全性梗阻,多发生于毕 Ⅱ 式结肠前输入段对小弯的术式,属于闭袢性梗阻,易导致肠坏死穿孔。典型症状为突发上腹部剧痛,可放射至肩背部,呕吐频繁,不含胆汁。上腹偏右有压痛,甚至触及包块,可有烦躁、脉速、血压下降,甚至出现黄疸和血淀粉酶升高。一经确诊,须及早手术。②慢性不完全性梗阻:多发生于毕 Ⅱ 式输入段对小弯的术式,表现为进食后 15~30 分钟左右,上腹突发胀痛或绞痛,呕吐大量胆汁,不含食物。X 线检查造影剂可顺利通过吻合口及输出段,而不进入输入段。在毕Ⅱ式输入段对大弯的术式,症状多于餐后随即出现,呕吐物既有胆汁也有食物。应先采取非手术治疗,症状长期不能自行缓解需再次手术。

(3)输出段梗阻:多因术后肠粘连或结肠后系膜压迫肠管所致,表现为上腹饱胀,呕吐含胆汁的胃内容物。X线造影检查可确诊。如不能自行缓解,应手术。

6. 术后急性胰腺炎　多在术后数日内发生,发病率1%。病因不清,可能与手术创伤、术后Oddi括约肌痉挛使输入襻胆汁逆流入胰管有关。诊断与治疗同其他原因引起的急性胰腺炎。

(二)术后远期并发症

1. 倾倒综合征　根据进食后症状出现的时间分为早期和晚期两种,部分患者可两种类型并存。

(1)早期倾倒综合征:因高渗性食物过快进入空肠,将大量细胞外液吸到肠腔内,致使循环血量骤减引起。表现为进食尤其进甜的流质后30分钟内,出现心悸、面色苍白、乏力出汗等短暂血容量不足表现,并伴有恶心呕吐及腹痛腹泻等,残胃越小越易发生。平卧10~20分钟后症状缓解。

(2)晚期倾倒综合征:由于胃排空过快,血糖一过性升高,刺激胰岛素分泌增加,反应性引起血糖降低所致,又称为低血糖综合征。常发生于进食后2~4小时,表现头晕、心悸、无力、出汗、手颤、嗜睡甚至虚脱。

治疗主要采用调整食物。术后进食初期,要少量多餐,避免过甜或过热流质,也可在食物中加入果胶延缓吸收。出现低血糖综合征时,可进食少量食物或糖类,多数患者可逐渐适应;症状严重者可皮下注射生长抑素;症状不能缓解持续2年以上者,宜手术矫正。

2. 碱性反流性胃炎　常于术后1~2年出现。临床表现三联征为:①上腹部、剑突下持续烧灼痛:进食后加重,服用抗酸剂无效;②胆汁性呕吐:吐后腹痛不缓解;③体重减轻。胃镜检查显示慢性萎缩性胃炎。可应用胃黏膜保护剂、胃动力促进剂和与胆汁酸结合的药物治疗,严重者可手术抗反流。

3. 溃疡复发　多数因十二指肠溃疡未能切除足够胃组织致溃疡复发,症状和原溃疡病相似,易发生出血、慢性穿孔等并发症。一般药物治疗无效,应再次手术。术前评估应测定血促胃液素,以排除胃泌素瘤引起胰源性溃疡。

4. 营养性并发症　主要因胃肠道消化吸收功能下降所致,常见的有营养不良、消瘦、贫血、骨质疏松等,治疗应采取调节饮食,少食多餐,给予高蛋白、低脂肪、易消化的饮食,补充维生素、铁剂和微量元素。

5. 残胃癌　因良性病变行胃大部切除术5年以上,残胃出现的原发性癌。发生率在2%左右,可能与残胃发生萎缩性胃炎有关。表现与原溃疡病类似,一旦确诊,应争取做根治切除。

(许利剑)

学习小结

早期胃癌无明显症状与阳性体征,为提高胃癌早期诊断与治愈率,应重视对萎缩性胃炎、胃溃疡、胃息肉等癌前病变以及高危人群的定期随诊,内镜检查是早期诊断的最关键性手段。胃癌进展期或晚期可发生出血、梗阻、穿孔等并发症以及相应腹部体征,螺旋CT是判断胃癌术前临床分期的首选方法。腹腔镜下胃癌根治术已逐渐成为目前手术治疗胃癌的主要术式。根据病情与分期,对进展期胃癌、手术后可能复发或不能切除患者还可选择化学治疗、靶向、免疫、转化等综合治疗手段。

胃肠道间质瘤发病率有逐年增高趋势,可发生在消化道任何部位,以胃的间质瘤最多见。肿瘤在胃的黏膜下或浆膜下膨胀性生长,质地坚韧,境界清楚,大小不一。临床无特异症状,胃镜活检率低,超声内镜和CT等有助于诊断,免疫组化CD117过度表达有助于病理确诊。首选手术治疗,不需淋巴结清扫,对于术后有复发转移风险的病人需服用甲磺酸伊马替尼,甲磺酸伊马替尼也可用于术前辅助治疗,以提高手术切除率。

目前由于药物可以治愈消化性溃疡,尤其是十二指肠溃疡,胃十二指肠溃疡需要手术治疗的病人越来越少,外科手术主要适用于发生溃疡并发症的病人,如溃疡穿孔、大出血、幽门梗阻及恶变。外科治疗术式主要有胃大部切除术和穿孔修补术。胃手术后相关并发症较多，术后早期并发症如出血、胃瘫、吻合口破裂、梗阻等多与术中操作不当或术前准备不足有关，远期并发症如倾倒综合征、反流性胃炎、营养不良等多因手术导致的解剖生理改变对机体的扰乱所致。

复习参考题

1. 如何早期诊断胃癌？

2. 胃癌的治疗原则是什么？

3. 简述胃肠间质瘤的诊断要点与治疗原则。

4. 在哪些情况下，胃十二指肠溃疡需要手术治疗？

5. 简述胃切除手术后出现术后并发症的主要原因与诊断要点。

第三十章　　小肠疾病

第一节　解剖生理概要

一、解剖

　　小肠分十二指肠、空肠和回肠三部分,十二指肠起自胃幽门,回肠末端连接盲肠,连接处以回盲瓣相隔。正常成人体内小肠全长 3~5.5m,但个体差异甚大。十二指肠长 25~30cm;空肠与回肠间并无明确的解剖分界标志,一般小肠近段 2/5 为空肠,远段 3/5 为回肠。十二指肠和空肠交界处为十二指肠悬韧带(Treitz 韧带)所固定。空肠和回肠在腹腔内活动性甚大,通过小肠系膜从左上向右下附着于腹后壁。空肠黏膜有高而密的环状皱襞,愈往下则皱襞愈低而稀,至回肠远端常消失,故肠壁由上而下也逐渐变薄,肠管也逐渐变细。

　　空肠和回肠血液供应来自腹主动脉分出的肠系膜上动脉,该动脉从胰腺颈部下缘穿出后跨过十二指肠横部,进入小肠系膜根部,再分出胰十二指肠下动脉、中结肠动脉、右结肠动脉、回结肠动脉和 12~16 支空肠、回肠动脉;各支相互吻合形成动脉弓,最后分出直支到达肠壁。近端小肠的动脉仅有初级动脉弓,直支较长,故系膜血管稠密,肠系膜的脂肪也较少;愈向远端则可有二级和三级动脉弓,因而分出的直支较短,且肠系膜脂肪较多;这有助于从外观上判断空肠和回肠。小肠的静脉分布与动脉伴行,最后集合成肠系膜上静脉,再与脾静脉汇合成为门静脉干。

　　空肠黏膜下有散在孤立淋巴小结,回肠则有许多淋巴集结(派尔集合淋巴结)。小肠淋巴管始于黏膜绒毛中央的乳糜管,淋巴液汇入肠系膜根部的淋巴结,再经肠系膜上动脉周围淋巴结、腹主动脉前的腹腔淋巴结而入乳糜池。

　　小肠由交感和副交感神经支配。由腹腔神经丛和肠系膜上神经丛发出的交感神经节后纤维和迷走神经的节前纤维,沿肠系膜血管分布至肠壁。交感神经兴奋时小肠蠕动减弱,血管收缩,迷走神经兴奋时肠蠕动和肠腺分泌增加。小肠的痛觉由内脏神经的传入纤维传导。

二、生理

　　小肠是食物消化和吸收的主要部位。小肠黏膜分泌含有多种酶的碱性肠液,还有来自肝和胰腺的消化液。食糜在小肠内经多种消化酶消化分解为葡萄糖、果糖、半乳糖、氨基酸、二肽、三肽、脂肪酸、单酸甘油酯后，由小肠黏膜吸收。水、电解质主要在小肠吸收。此外，还吸收某些微量物质如铜、铁、维生素 B_{12} 等，以及胃肠道分泌液和脱落的胃肠道上皮细胞等大量内源性物质。男性成人这些内源性物质的液体量大约每日达 8000ml，加上每日摄入的水分约 2000ml，仅 500ml 左右进入结肠。因此，在小肠梗阻性疾病或发生肠瘘时，可导致严重的水、电解质及酸碱平衡失调与营养障碍。

小肠还分泌多种胃肠激素如促胃液素、胃动素、胆囊收缩素、肠抑胃肽、肠促胰泌素、肠高血糖素、生长抑素、血管活性肠多肽、脑啡肽、神经降压素等。

小肠具有的丰富淋巴组织，有重要免疫功能，包括抗体介导和细胞介导的免疫防御反应。肠固有层的浆细胞分泌 IgA、IgG、IgM 和 IgE 等多种免疫球蛋白，主要是 IgA，以分泌性 IgA（sIgA）出现，其不易被肠道的水解酶所破坏。

第二节　炎症性疾病

一、肠结核

肠结核（intestinal tuberculosis）是结核分枝杆菌侵犯肠道而引起的慢性特异性感染。肠结核患者因病变引起肠狭窄、炎性肿块和肠穿孔而需要手术治疗。

【病因与病理】肠结核多继发于肺结核，原发性肠结核多因饮用被结核分枝杆菌污染的牛奶所致。病变以回肠末端和回盲部为好发部位。在病理形态上可分为溃疡型和增生型两类，也可以两种病变并存，这主要取决于结核分枝杆菌毒力、数量和人体对其免疫反应程度。

溃疡型肠结核多发生在回肠末端，常合并有活动性肺结核。病变从肠壁的淋巴滤泡和淋巴集结开始，形成结核结节并互相融合继而发生干酪样坏死，肠黏膜脱落而形成深浅、大小不一的溃疡，溃疡多呈环形，其长径与肠管长轴垂直，在修复过程中容易形成瘢痕并因此造成肠管的环形狭窄。由于病变呈慢性发展过程，局部多有肠壁纤维组织增生并与之粘连，加之常同时伴有腹膜和肠系膜淋巴结核，所以较少发生溃疡急性穿孔，常发生慢性穿孔并局限成腹腔脓肿或形成肠瘘。

增生型肠结核多局限在回盲部，较少见，原发性肠结核多属此型。在黏膜下层出现结核性肉芽肿和纤维组织增生，黏膜隆起呈假性息肉样变，也可有浅小的溃疡。肠壁增厚变硬并与周围粘连，易导致肠腔狭窄甚至梗阻。

【临床表现】本病多见于 20～40 岁的青年及中年。患者常有午后低热、盗汗、消瘦、乏力、食欲减退等结核病的全身症状。但增生型肠结核患者则全身症状常较轻。溃疡型肠结核除前述症状外，还主要表现为慢性腹部隐痛或痉挛性绞痛，以右下腹及脐周围为著，常于进食后加重，排便后减轻。常有腹泻，便稀多见，偶有以便秘为主或腹泻和便秘交替出现，除非病变侵犯结肠，一般粪便不带黏液和脓血。腹部检查右下腹有轻度压痛，肠鸣音活跃。当病变发展到肠管环形瘢痕狭窄或为增生型肠结核时，则主要表现为低位部分肠梗阻症状。腹部检查常可于右下腹触及固定的肿块，有轻度压痛。发生慢性肠穿孔时常形成腹腔局限脓肿，表现为发热、腹痛加重和腹部出现明显压痛的肿块，脓肿穿破腹壁便形成肠外瘘。

【诊断】根据以上临床表现，尤其是肺部或身体其他部位有结核病灶的青壮年患者，应考虑肠结核的可能。X 线钡餐或钡剂灌肠检查，对诊断具有重要意义。纤维结肠镜检查可见结肠以及回肠末端的病变，同时行活组织检查，以确定诊断。对于痰结核分枝杆菌阴性的患者，如果粪便浓缩找结核分枝杆菌阳性，则有诊断意义。

【治疗】肠结核主要以内科抗结核治疗和支持疗法为主。对空洞或开放性肺结核患者，需彻底治疗使排菌停止，才能使肠道不再继续受到感染。对于需手术的患者，除急诊情况外，原则上应先进行抗结核治疗和全身支持疗法,特别是有活动性肺结核或其他肠外结核的患者,需经治疗并待病情稳定后再行外科治疗。外科手术治疗的适应证为:并发急性肠穿孔、并发肠梗阻、慢性肠穿孔形成局限性脓肿或肠外瘘、不能控制的肠道大出血。

手术治疗的原则是:

1. 切除病变肠段后行端端肠吻合术　若为多发性病变,则行分段肠切除后吻合,但要注意保留足够长度的小肠,避免做广泛切除。

2. 右半结肠切除及回肠结肠端端吻合术　适应于回盲部结核。若病变固定切除有困难时,在病变肠段的近侧切断回肠,缝闭远断端,近断端与横结肠做端侧吻合,以解除梗阻,待抗结核治疗病灶缩小后二期切除病变肠襻。但须避免施行单纯回肠横结肠侧侧吻合的短路手术。

3. 急诊剖腹　适应于急性肠穿孔。需根据患者病变局部与全身情况,行病变肠切除吻合术或腹腔引流术。有慢性肠穿孔形成局限性脓肿时,周围多粘连紧密,应先行脓腔切开引流术,待病情好转,瘘管形成后再进一步处理。

4. 肠外瘘的处理　需要根据病变部位,按一般肠瘘的治疗原则,在行全身支持治疗、维持水和电解质平衡等状况同时,保护好瘘口周围皮肤,及时更换敷料,选择合适时机行病变肠段切除。

手术中需注意,对病变周围粘连紧密的肠管,除非存在梗阻,一般不要进行广泛分离,以防造成肠壁损伤及更严重的粘连、梗阻甚至肠瘘。术后要继续行抗结核及全身支持治疗。

二、克罗恩病

克罗恩病(Crohn disease)的发病以年轻者居多,女性多于男性。此病多见于欧美国家,我国少见,病因迄今未明确。

【病理】　本病可发生在胃肠道的任何部位,回肠末端最多见,又称"末端回肠炎";病变局限在结肠者较少见,但可同时累及小肠、结肠,直肠受累者则不及半数。病变呈节段性分布,可局限于肠管的一处或多处。炎症累及肠壁各层,浆膜面充血水肿、纤维素渗出,黏膜增厚,黏膜水肿突出表面呈"鹅卵石"路面状,也可见深溃疡;整个肠壁增厚,肉芽肿形成,使得肠腔变窄;受累肠系膜也有水肿、增厚和淋巴结炎性肿大;病变肠襻间及与周围组织、器官常有粘连,或因溃疡穿透而形成内瘘、外瘘。

【临床表现】　发病急缓与病变部位和范围以及有无并发症有关。一般起病常较缓慢,病史较长。主要症状为腹痛、腹泻、体重下降、低热等。一般无便血,粪隐血可呈阳性。腹痛多位于右下腹或脐周,一般为阵发性痛,多较轻,并有轻压痛。

【诊断与鉴别诊断】　除临床表现外,X线钡餐检查有助于诊断,可显示回肠末端肠腔狭窄、管壁僵硬,黏膜皱襞消失,呈线样征等,纤维结肠镜检查也有助于确诊。本病与肠结核和溃疡性结肠炎有时难鉴别。少数克罗恩病患者发病较急,在急性阶段易误诊为急性阑尾炎。后者一般以往无低热、腹泻病史,右下腹压痛较局限、固定,白细胞计数增加较显著。

【治疗】　本病一般采用内科治疗。克罗恩病手术适应证为肠腔狭窄或梗阻、肠穿孔后形成腹腔脓肿、肠内瘘或肠外瘘、长期持续出血,以及诊断上难以排除癌肿、结核者。手术应切除病变部位包括近远侧肉眼观正常肠管10cm,做端端肠吻合。如回肠末端克罗恩病因粘连严重或局部脓肿形成,不能切除时,可在病变近侧3cm处切断正常肠管,缝闭远侧断端,近侧断端与横结肠行端侧吻合,脓肿应切开引流,视病情决定是否做二期手术切除病变。通常不应做单纯的病变近远侧肠侧侧吻合的短路手术。与周围器官形成内瘘者,切除克罗恩病变肠襻后,周围器官做瘘管修补缝合。对曾经肠切除术后复发,有单个或多个短的小肠纤维性狭窄,需行相应处理。如误诊为阑尾炎等行手术中发现为本病时,在无梗阻、穿孔等并发症情况下,不必做肠切除术。但盲肠、末端回肠病变明显者,切除阑尾后则容易发生残端瘘。本病手术治疗后复发率可达50%以上,复发部位一般在肠吻合口附近,本病还可有一定癌变率,应予以警觉。

三、伤寒肠穿孔

伤寒肠穿孔是伤寒病的严重并发症之一,死亡率较高,近年来发病率已明显下降。

【病因与病理】肠伤寒由沙门菌属伤寒杆菌引起。病变主要位于回肠末端,在病程的第2~3周,病变的淋巴集结发生坏死,黏膜脱落形成溃疡。溃疡深浅不一,一般达黏膜下层,有的则深达肌层及浆膜,当肠腔积气压力增高时引起急性穿孔,继之因穿孔不易局限而造成弥漫性腹膜炎。肠穿孔多发生在距回盲瓣50cm以内,多为单发,多发穿孔占10%~20%,一般2~4个。穿孔直径多在50mm左右。

【临床表现和诊断】已经确诊为伤寒病的患者,治疗过程突然发生右下腹痛,短时间内扩散至全腹,伴呕吐、腹胀。体格检查全腹有明显压痛和肌紧张,肝浊音界缩小,肠鸣音消失等腹膜炎征象,X线腹部透视或拍片发现气腹,诊断多不困难。全身反应常表现为体温初降后升和脉率增快,白细胞计数在原来的基础上有升高,这点不同于没有并发症的伤寒患者。还需注意:由于伤寒患者常有体弱、腹胀,所以腹肌紧张有时不明显,对腹部叩诊肝浊音界缩小和消失也不易正确评价,因此易造成误诊。有部分患者穿孔前可先有腹泻、腹胀、肠出血等表现,或有饮食不调和误用泻剂等诱因。有两种情况要特别引起注意:

1. 对病情严重、神志不清的患者,由于不能获得确切的主诉,要认真观察,反复检查比较腹部体征,如腹膜刺激体征发展,听诊肠鸣音消失,白细胞计数上升,有助于诊断。

2. 对于伤寒病症状轻微和不典型的患者,则应结合季节和伤寒流行的动态,并详细询问腹痛发生前有无低热、头痛不适、四肢酸痛、食欲减退等表现,以便和急性阑尾炎等急腹症鉴别。手术时应取腹腔渗液做伤寒杆菌培养。另外,血伤寒杆菌培养和肥达反应试验,有助于明确诊断。

【治疗】伤寒肠穿孔确诊后应及时手术治疗。一般采用右下腹部切口,原则是施行穿孔缝合术。如穿孔过大,其周围肠壁水肿严重,可做近端回肠插管造口,以保证穿孔缝合处愈合。但是,对术中发现肠壁很薄接近穿孔的其他病变处,也应做浆肌层缝合,以防术后发生新的穿孔。腹腔内应置放烟卷引流。肠伤寒穿孔患者一般都很虚弱,难以耐受大手术打击,故一般不应做肠切除术,除非肠穿孔过多,以及并发不易控制的大量肠道出血,而患者全身状况尚许可者,才考虑采用。术后对伤寒病和腹膜炎应采用抗菌药物及加强支持疗法等积极治疗。

四、急性出血性肠炎

急性出血性肠炎(acute hemorrhagic enteritis)是一种好发于小肠的局限性急性出血坏死性炎症,病变主要在空肠或回肠,甚至整个小肠,偶尔也可累及结肠。

【病因与病理】病因至今不明,有认为是由产生B毒素的Welchii杆菌引起,也有人认为本病是变态反应的结果。病变肠管肠壁呈节段性水肿、充血、炎细胞浸润、广泛出血、坏死和溃疡形成,甚至穿孔。肠管扩张,肠腔内充满血性液与坏死物质。腹腔内也可见混浊的或血性渗液。

【临床表现】夏秋季发病常见,儿童及青少年居多,可有不洁饮食史。起病急骤,表现为由脐周或上中腹开始的急性腹痛,疼痛性质多为阵发性绞痛,或呈持续性疼痛伴阵发性加剧。有发热、恶心、呕吐、腹泻和血便。腹部检查有不同程度的腹胀、压痛、腹肌紧张、肠鸣音减弱。肠管坏死明显时,腹膜炎和肠梗阻症状及全身中毒症状加重,严重者往往出现休克。

【辅助检查】腹部X线片可见小肠积气扩张,肠间隙增宽,肠坏死时则示不规则的致密阴影团。腹腔穿刺液如为血性则有肠坏死的可能。诊断上还需注意与肠套叠、克罗恩病、中毒性菌痢或急性肠梗阻等相鉴别。

【治疗】一般采用非手术治疗。包括禁食、胃肠减压;纠正水、电解质紊乱;加强全身支持疗法;应用广谱抗生素和抗休克治疗。手术适应证为:①有明显腹膜炎表现,或腹腔穿刺有脓性或血性渗液,怀疑有肠坏死或穿孔;②不能控制的肠道大出血;③有肠梗阻表现,经非手术治疗不能缓解,反而加重并有休克倾向。手术中如发现病变肠段无穿孔或坏死者,可用0.25%普鲁卡因溶液做肠系膜根部封闭,有助于改善肠段血液循环。对于已有肠坏死、穿孔或伴大量出血、病变较局限时应做病变肠段切除吻合术,切除的范围应达正常肠黏膜的部位;若病变过于广泛或患者全身情况严重,无法全部切除者,可将病变较严重的部分肠段切除并做肠造口术,以后做二期吻合。

第三节　肠梗阻

肠内容物不能正常运行或顺利通过肠道时称为肠梗阻(intestinal obstruction),是最常见的外科急腹症之一。肠梗阻既可引起肠管本身解剖与功能上的改变,又导致全身性生理上的紊乱,临床病象复杂多变,严重者危及生命。

一、概述

【病因和分类】

1. 按肠梗阻发生的基本原因　可以分为三类:

(1)机械性肠梗阻(mechanical intestinal obstruction):最常见。由以下各种原因引起。①肠腔堵塞,如粪块、蛔虫、大胆石、异物等;②肠壁病变,如先天性肠道闭锁、炎症性狭窄、肿瘤等;③肠管受压,如粘连带压迫、肠管扭转、嵌顿疝或受肿瘤压迫等。

(2)动力性肠梗阻:是由于支配肠管的内脏神经功能失调而影响肠壁肌肉的动力,或功能紊乱,使肠蠕动丧失或肠管痉挛,以致肠内容物不能正常运行,但无器质性的肠腔狭窄。常见的如急性弥漫性腹膜炎、腹部大手术、腹膜后血肿或感染引起的麻痹性肠梗阻(paralyticileus),还可见于如肠道功能紊乱和慢性铅中毒引起的肠痉挛。

(3)血运性肠梗阻:是由于肠系膜血管血栓形成或栓塞,使肠管血运障碍,继而发生肠麻痹而使肠内容物不能运行。尤其在老年人群中,动脉硬化等疾病增多,此病现已非少见。

2. 按肠梗阻时肠壁有无血运障碍　分为两类:

(1)单纯性肠梗阻:只是肠内容物通过受阻,无肠管血运障碍。

(2)绞窄性肠梗阻(strangulated intestinal obstruction):指肠梗阻同时伴有肠壁血运障碍者,可因肠系膜血管受压、血栓形成或栓塞等引起。

3. 按肠梗阻的部位分类　分为高位小肠(如空肠上段)梗阻、低位小肠(如回肠末端)梗阻与结直肠梗阻。

4. 根据肠梗阻的程度和病程分类　可分为完全性和不完全性肠梗阻以及急性和慢性肠梗阻。如一段肠袢两端完全阻塞(肠扭转、结直肠肿瘤等),则称闭袢性肠梗阻。结肠肿瘤引起肠梗阻,由于其近端存在回盲瓣,也易致闭袢性肠梗阻。另外,肠梗阻在不断变化的病理过程中,上述有的类型在一定条件下是可以互相转化的。

【病理和病理生理】 肠梗阻发生后,肠管局部和机体全身将出现一系列复杂的病理和病理生理变化。

1. 肠管局部变化　各类型的病理变化不全一致。单纯性机械性肠梗阻一旦发生,为克服肠腔梗阻、肠内容物通过障碍的阻力,梗阻以上肠蠕动频率和强度均增加。另一方面,梗阻近端肠腔因气体和液体的积贮而膨胀。肠梗阻部位愈低,时间愈长,肠膨胀愈明显。梗阻以下肠管则瘪陷、空虚或仅存积少量粪便。扩张肠管和瘪陷肠管交界处即为梗阻所在,这对手术中寻找梗阻部位至为重要。急性完全性梗阻时,肠管迅速膨胀,肠壁变薄,肠腔压力不断升高,到一定程度时可使肠壁血运障碍。最初主要表现为静脉回流受阻,肠壁的毛细血管和淋巴管淤积,引起肠壁充血、水肿、增厚、呈暗红色。由于组织缺氧,毛细血管通透性增加,肠壁上有出血点,并有血性渗出液渗入肠腔和腹腔。随着血运障碍的发展,继而出现动脉血运受阻,血栓形成,肠壁失去活力,肠管变成紫黑色。又因肠腔膨胀使肠壁变薄,最后肠管可缺血坏死而溃破穿孔。慢性肠梗阻多为不完全梗阻,梗阻以上肠腔有扩张,并由于长期肠蠕动增强,肠壁呈代偿性肥厚,故腹部视诊常可见扩大的肠型和肠蠕动波。痉挛性肠梗阻多为暂时性,肠管多无明显病理改变。

2. 全身性病理生理改变　主要由于体液丧失、肠膨胀、毒素的吸收和感染所致。

（1）水、电解质紊乱与酸碱失衡:体液丧失及因此而引起的水、电解质紊乱与酸碱失衡,是肠梗阻时重要的病理生理改变。胃肠道的分泌液每日约为8000ml,在正常情况下绝大部分被再吸收。急性肠梗阻患者,由于不能进食及频繁呕吐,大量丢失胃肠道液,使水分及电解质大量丢失,尤以高位肠梗阻为甚。低位肠梗阻时,则这些液体不能被吸收而潴留在肠腔内,等于丢失体外。另外,肠管过度膨胀,影响肠壁静脉回流,使肠壁水肿和血浆向肠壁、肠腔和腹腔渗出,加上肠管扩张使肠壁通透性增加,肠腔内积液也渗透至腹腔。如有肠绞窄存在,还会丢失大量血液。这些变化最终造成严重的脱水,以致血容量减少和血液浓缩。但其变化因梗阻部位的不同而有差别。如十二指肠第一段梗阻时,可因丢失大量氯离子和酸性胃液而产生碱中毒。一般小肠梗阻,丧失的体液多为碱性或中性,钠、钾离子的丢失较氯离子为多,以及在低血容量和缺氧情况下酸性代谢物剧增,加之脱水、少尿所造成肾排 H^+ 和再吸收 $NaHCO_3$ 受阻可引起严重的代谢性酸中毒。严重的缺钾又可加重肠膨胀,并可引起肌无力和心律失常。

（2）感染和中毒:在梗阻以上的肠腔内细菌数量显著增加,肠壁血运障碍及失去活力,细菌大量繁殖,并产生多种强烈的毒素,细菌和毒素渗透至腹腔内引起严重的腹膜炎和毒血症。

（3）休克及多器官功能障碍:大量水、电解质丢失,电解质紊乱、酸碱平衡失调、血容量减少、血液浓缩、细菌感染、毒血症等,可引起严重休克。当肠管坏死、穿孔、发生腹膜炎时更加重休克的程度,全身中毒尤为严重。另外,肠腔膨胀使腹压增高,膈肌上升,腹式呼吸减弱,影响肺内气体交换,同时妨碍下腔静脉血液回流,而致呼吸、循环功能障碍。最后可因多器官功能障碍乃至衰竭而死亡。

【临床表现】 尽管由于肠梗阻的原因、部位、病变程度、发病急慢的不同,可有不同的临床表现,但因肠内容物不能顺利通过肠腔所致的相应症状是一致的,表现为腹痛、呕吐、腹胀及停止自肛门排气排便。

1. 腹痛　机械性肠梗阻发生时,由于梗阻部位以上强烈肠蠕动,表现为阵发性绞痛,腹痛发作时可伴有肠鸣,自觉有"气块"在腹中窜动,并受阻于某一部位。疼痛多在腹中部,也可偏于梗阻所在的部位。如果腹痛的间歇期逐渐缩短,以至成为剧烈的持续性腹痛,则应警惕可能是绞窄性肠梗阻的表现。

2. 呕吐　在肠梗阻早期呈反射性呕吐,吐出物为食物或胃液。此后即进入一段相对静止期,再发生呕吐随梗阻部位高低而有所不同:一般是梗阻部位愈高,呕吐出现愈早、愈频繁。高位肠梗阻时静止期短,频繁呕吐,吐出物为胃液、十二指肠液和胆汁;低位肠梗阻时,呕吐出现迟而少,吐出物可为带臭味的粪样。结肠梗阻时,呕吐到晚期才出现。绞窄性肠梗阻时,呕吐物呈棕褐色或血性。麻痹性肠梗阻时,呕吐多呈溢出性。

3. 腹胀　腹胀程度与梗阻部位有关。高位肠梗阻腹胀不明显,但有时可见胃型。低位肠梗阻为全腹膨胀,有时能见到肠型和肠蠕动波。麻痹性肠梗阻腹胀显著,遍及全腹,但不伴有肠型。结肠梗阻时,如果回盲瓣关闭良好,梗阻以上结肠可成闭袢,则腹周膨胀显著。如肠扭转等闭袢性肠梗阻时腹部隆起不均匀对称。

4. 停止自肛门排气排便　完全性肠梗阻发生后,患者多不再排气排便;但高位肠梗阻早期,梗阻以下肠内残存的粪便和气体仍可自行或在灌肠后排出,因此不能就此否定肠梗阻的存在。某些绞窄性肠梗阻,如肠套叠、肠系膜血管栓塞或血栓形成,可排出血性黏液或果酱样粪便。

【查体与辅助检查】 单纯性肠梗阻早期,患者全身情况多无明显改变。梗阻晚期可表现眼窝内陷、唇干舌燥、皮肤弹性差、尿少或无尿等明显脱水征。绞窄性肠梗阻患者可有脉搏细速、面色苍白、四肢发凉、血压下降等中毒和休克征象。

1. 视诊　机械性肠梗阻时腹部可见肠型和蠕动波,腹部膨隆,若为肠扭转则腹胀多不对称,麻痹性肠梗阻则腹胀均匀。

2. 触诊　单纯性肠梗阻因肠管膨胀,可有轻度压痛。绞窄性肠梗阻时,可有固定压痛和腹膜刺激征,压痛的包块常为受绞窄的肠袢。肿瘤或蛔虫肠梗阻时,有时可在腹部触及包块或条索状团块。

3. 叩诊　可为鼓音,绞窄性肠梗阻时,腹腔有渗液,移动性浊音可呈阳性。

4. 听诊　机械性肠梗阻时肠鸣音亢进,有气过水声或金属音。麻痹性肠梗阻时,则肠鸣音减弱或消失。

5. X线检查　一般在肠梗阻发生 4～6 小时,X 线检查即显示出肠腔内气体;立位或侧卧位透视或拍片,可见多数液平面及胀气肠袢。但无上述征象,也不能排除肠梗阻的可能。由于肠梗阻的部位不同,X线表现也各有其特点:如空肠黏膜环状皱襞可显示"鱼肋骨刺"状;回肠扩张时肠袢多可见阶梯状的液平面;结肠梗阻时,梗阻以上结肠扩张,胀气位于腹部周边,显示结肠袋形。当怀疑肠套叠、乙状结肠扭转或结肠肿瘤时,可做钡剂灌肠或 CT 检查以助诊断。

6. 化验检查　血红蛋白值及红细胞比容可因脱水、血液浓缩而升高。尿比重也增高。白细胞计数和中性粒细胞明显增加,多见于绞窄性肠梗阻。血 pH 及二氧化碳结合力下降,血清 Na^+、K^+、Cl^-、尿素氮、肌酐可见相应变化。

【诊断】在肠梗阻诊断过程中需明确以下问题:

1. 是否肠梗阻　根据腹痛、腹胀、呕吐、停止自肛门排气排便四大症状和腹部可见肠型或蠕动波,肠鸣音亢进等,再结合对肠梗阻诊断帮助较大的 X 线检查,一般可做出诊断。但需注意,有时不完全具备这些典型表现,特别是某些绞窄性肠梗阻的早期,可能与输尿管结石、急性坏死性胰腺炎、卵巢囊肿蒂扭转等混淆,甚至误诊为一般肠痉挛,尤应警惕。

2. 是机械性还是动力性梗阻　机械性肠梗阻具有上述典型临床表现,早期腹胀可不显著。麻痹性肠梗阻无阵发性绞痛等肠蠕动亢进的表现,相反为肠蠕动减弱或消失,全腹胀显著。X 线检查显示后者大、小肠全部充气扩张;而前者限于梗阻以上的部分肠管,即使晚期并发肠绞窄和麻痹,结肠也不会全部胀气。

3. 是完全性还是不完全性梗阻　完全性梗阻呕吐频繁,低位梗阻者腹胀明显,完全停止排便排气。X线腹部检查见梗阻以上肠袢充气扩张,梗阻以下结肠内无气体。不全梗阻呕吐与腹胀较轻或无呕吐,X 线所见肠袢充气扩张不明显,且结肠内仍有气体存在。

4. 是单纯性还是绞窄性梗阻　有下列表现者应考虑绞窄性肠梗阻的可能:①腹痛发作急骤、剧烈,起始即为持续性剧烈疼痛伴阵发性加重,有时出现腰背部痛;②呕吐出现早、剧烈而频繁;③病情发展迅速,有明显腹膜刺激征,体温上升、脉率增快、白细胞计数增高;④早期出现休克,抗休克治疗后改善不显著;⑤腹胀不对称,腹部有局部隆起或触及有压痛的肿块(胀大的肠袢);⑥呕吐物、胃肠减压抽出液、肛门排出物为血性,或腹腔穿刺抽出血性液体;⑦经积极非手术治疗而症状体征无明显改善;⑧腹部 X 线检查见孤立、突出胀大的肠袢,不因时间而改变位置,或有假肿瘤状阴影;或肠间隙增宽,提示有腹腔积液。

5. 是高位还是低位梗阻　高位小肠梗阻时呕吐发生早而频繁,腹胀不明显。低位小肠梗阻时腹胀明显,呕吐次数少且出现晚,可吐粪样物。结肠梗阻与低位小肠梗阻的临床表现很相似,X 线检查可助诊:低位小肠梗阻,扩张的肠袢在腹中部,呈"阶梯状"排列,结肠无积气。结肠梗阻时扩大的肠袢在腹部周围,可见结肠袋,胀气的结肠阴影在梗阻部位突然中断,盲肠胀气最显著,小肠内胀气可不明显。

6. 是什么原因引起梗阻　应根据年龄、病史、体征、X 线、CT 等影像学检查等几方面分析。在临床上粘连性肠梗阻最为常见,多发生在以往有过腹部手术、损伤或炎症史的患者。嵌顿性或绞窄性腹外疝是常见的肠梗阻原因,尤其机械性肠梗阻的患者应仔细检查各可能发生外疝的部位。结肠梗阻多系肿瘤所致。老年人以肿瘤及粪块堵塞为常见。新生儿以肠道先天性畸形为多见。2 岁以内小儿则肠套叠多见。儿童肠梗阻常由蛔虫团所致。

【治疗】肠梗阻的治疗原则是矫正因肠梗阻所引起的全身生理紊乱和解除局部梗阻。具体治疗方法要根据肠梗阻的部位、类型和患者的全身情况而定。

1. 非手术疗法

（1）胃肠减压：是治疗肠梗阻的重要方法之一。通过胃肠减压，吸出胃肠道内的气体和液体，可以减轻腹胀，降低肠腔内压力，减少肠腔内的细菌和毒素，改善肠壁血液循环，有利于改善局部病变和全身情况。

（2）纠正水、电解质紊乱和酸碱失衡：不论采用手术和非手术治疗，纠正水、电解质紊乱和酸碱失衡是极重要的措施。输液所需容量和种类须根据呕吐情况、脱水体征、血液浓缩程度、尿排出量和比重，并结合血清钾、钠、氯和血气分析监测结果而定。单纯性肠梗阻，特别是早期，上述生理紊乱较易纠正。而在单纯性肠梗阻晚期和绞窄性肠梗阻，尚需输给血浆、全血或血浆代用品，以补偿丧失至肠腔或腹腔内的血浆和血液。

（3）防治感染和中毒：应用抗肠道细菌，包括抗厌氧菌的抗生素。一般单纯性肠梗阻可不应用，但对单纯性肠梗阻晚期，特别是绞窄性肠梗阻以及手术治疗的患者，应该使用。

（4）对症治疗：根据不同病因采取相应治疗措施，如氧气驱虫、中医中药治疗、口服或胃肠道灌注生植物油、针刺疗法，以及根据不同病因采用各种复位法包括低压空气或钡灌肠、经乙状结肠镜插管、腹部按摩等。此外，还可应用镇静剂、解痉剂等一般对症治疗，镇痛剂的应用则应遵循急腹症治疗的原则。在治疗期间，必须严密观察，如症状、体征不见好转或反有加重，即应手术治疗。

2. 手术疗法　各种类型的绞窄性肠梗阻、肿瘤及先天性肠道畸形引起的肠梗阻，以及非手术治疗无效的患者，适应手术治疗。手术的目的和原则是：在最短手术时间内，以最简单的方法解除梗阻，恢复肠腔的通畅。具体手术方法要根据梗阻的病因、性质、部位及患者全身情况而定。手术大致归纳为以下四种：

（1）解决引起梗阻的原因：如肠套叠或肠扭转复位术、粘连松解术、肠切开取除异物等。

（2）肠切除肠吻合术：如肠管因肿瘤、炎症性狭窄或局部肠袢已经失活坏死时，应行肠切除吻合术。

术中正确判断肠管的生机十分重要。当梗阻原因解除后有下列表现，则说明肠管已无生机：①肠壁呈黑色并塌陷；②肠壁无张力和蠕动能力，肠管麻痹、扩大、对刺激无收缩反应；③相应的肠系膜终末小动脉无搏动。当可疑时，可用等渗盐水纱布热敷肠管，或用 0.5% 普鲁卡因溶液做肠系膜根部封闭，观察 10~30 分钟后仍无好转，说明肠已坏死，应做肠切除术。若肠管生机一时实难肯定，特别当病变肠管过长，切除后会导致短肠综合征的危险时，则可将其回纳入腹腔，缝合腹壁，于 18~24 小时后再次行剖腹探查术。但在此期间内必须严密观察，一旦病情恶化，即应随时行再次剖腹探查，加以处理。

（3）短路手术：当引起梗阻的原因既不能简单解除，又不能切除时，如晚期肿瘤已浸润固定，或肠粘连成团与周围组织粘连，可做梗阻近端与远端肠袢间侧侧吻合短路手术。

（4）肠造口或肠外置术：主要适用于低位肠梗阻如急性结肠梗阻，对单纯性结肠梗阻，一般采用梗阻近侧（盲肠或横结肠）造口，如患者情况极严重，或局部病变所限，不能耐受和进行复杂手术，可用这类术式解除梗阻；对已有肠坏死者，则宜切除坏死肠段并将两断端外置做造口术，待以后二期手术再解决结肠病变。

二、粘连性肠梗阻

粘连性肠梗阻（intestinal obstruction due to adhesions）是肠管粘连或腹腔内粘连带压迫肠管所致的肠梗阻，是肠梗阻最常见类型之一，占各类肠梗阻的 20%~40%。肠粘连和腹腔内粘连带形成可因先天性发育异常或胎粪性腹膜炎所致，也可因后天行腹腔内手术创伤、炎症渗出、出血、异物等引起。由于组织修复过程中有纤维素沉着，最后形成粘连或纤维束带，致使肠管呈锐角畸形或受到纤维束带压迫，导致梗阻；还可因肠袢间紧密粘连成团或固定于腹壁，使肠腔变窄或影响了肠管的蠕动和扩张（图 30-1）。临床以手术后所致的粘连性肠梗阻为最多。暴饮暴食、突然改变体位或肠道功能紊乱等,常常是在上述病变基础上引起梗阻的诱因。

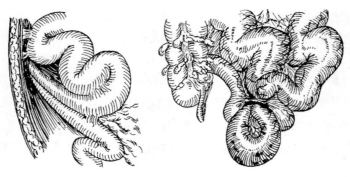

图 30-1　肠粘连

【临床表现】患者多有腹腔手术、创伤或感染的病史,出现腹痛、腹胀、呕吐等症状,查体无腹膜刺激征。如表现为慢性肠梗阻症状和多次急性发作者多为广泛粘连引起的梗阻。如突然出现急性较重腹痛,并腹部局限压痛,甚至腹肌紧张者,应考虑是粘连带等引起的绞窄性肠梗阻。

手术后近期发生的粘连性肠梗阻应与手术后肠麻痹恢复期的肠蠕动功能失调相鉴别,后者多发生在手术后 3~4 日,当自肛门排气排便后,症状便消失。

【预防】及时、正确治疗腹腔炎症对防止粘连的发生有重要意义。还要特别注意避免促成粘连的医源性因素,包括:腹腔手术止血不彻底而形成的血肿,腹膜撕裂、缺损,大块组织结扎,肠管暴露在腹腔外过久或纱布敷料长时间覆盖接触损伤浆膜,手套上未洗净的滑石粉等异物带入腹腔,腹腔引流物的放置,腹腔或腹壁切口感染等。此外,术后早期活动和促进肠蠕动及早恢复,也有利于防止粘连的形成。

【治疗】对单纯性肠梗阻、不完全性梗阻,特别是广泛性粘连者,除非反复频繁发作,一般选用非手术治疗,以防再次手术可能形成新的粘连;对术后早期炎性肠梗阻,一般也应采用非手术治疗。粘连性肠梗阻经非手术治疗病情不见好转甚至加重,或疑为绞窄性肠梗阻时,须尽早进行手术,以免发生肠坏死。手术方法应按粘连的具体情况而定。①粘连带和小片粘连可施行简单的切断和分离。②如一段肠袢粘连成团不能分离,将此段肠袢切除做一期肠吻合;若无法切除,则做梗阻部分近、远端肠侧侧吻合的短路手术,或在梗阻部位以上切断肠管,远断端闭合,近断端与梗阻以下的肠管做端侧吻合。③如因广泛粘连而屡次引起肠梗阻,可采用小肠插管内固定排列术,即经胃造瘘插入带气囊双腔管,将其远端插至回肠末端,然后将小肠顺序折叠排列,借胃肠道内的带气囊双腔管达到内固定的目的;也可自回肠放置 M-A 管做小肠排列内固定或行 Noble 外固定术,即将小肠按自然顺序折叠排列,靠近系膜边缘处将小肠连续缝合固定。

相关链接

Noble 外固定术

Noble 外固定术是 Noble 于 1937 年倡导的肠袢折叠法,经 Child 和 Philp 的成功报道后,这种全小肠排列术缝合术开始用于临床,以预防粘连性肠梗阻的复发。其手术要点是:将粘连肠袢分离后,自回盲部开始将肠袢按自然顺序折叠成长 15~20cm 的梯形排列。用细线把两个相邻折叠肠袢的对系膜缘肠壁做间断缝合,依次缝合折叠的肠袢直至空肠。并缝贯全部折叠肠袢的两端浆肌层,做腹腔固定,以防全小肠扭转。

三、肠套叠

肠套叠（intussusception）是指一段肠管套入其相连的肠管腔内。有原发与继发两类。其发生常与肠管解剖特点（如盲肠活动度过大）、病理因素（如肠息肉、肿瘤）以及肠功能失调、蠕动异常等有关。按照发生的部位可分为回盲部套叠（回肠套入结肠）、小肠套叠（小肠套入小肠）与结肠套叠（结肠套入结肠）等型（图30-2）。

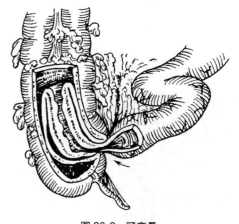

图30-2 肠套叠

【临床表现】急性（原发性）肠套叠是小儿肠梗阻的常见病因，2岁以下的儿童约占80%，最多见的是回肠末端套入结肠。肠套叠的典型表现具有腹痛、血便和腹部肿块三大特征。患儿突然发作剧烈的阵发性腹痛，阵发哭闹不安、出汗、面色苍白，伴有呕吐和果酱样血便。腹部检查常可在腹部触及腊肠形、表面光滑、稍可活动、具有一定压痛的肿块，常位于脐右上方，而右下腹触诊有空虚感。X线检查，空气或钡剂灌肠可见空气或钡剂在结肠受阻，阻端钡影呈杯口状，甚至呈弹簧状阴影。除急性肠套叠外，尚有慢性复发性（继发性）肠套叠，多见于成人，其发生常与肠息肉、肿瘤等病变有关。多呈不完全梗阻，症状较轻，表现为阵发性腹痛发作，便血不常见。套叠常可自行复位，发作过后一般查体常可为阴性。

【治疗】小儿肠套叠早期可用空气（或氧气、钡剂）灌肠复位，疗效可达90%以上。一般空气压力先用60mmHg，经肛管灌入结肠内，在X线透视再次明确诊断后，继续注气加压至80mmHg左右，直至套叠复位。如果套叠不能复位，或病期超过48小时、怀疑有肠坏死、空气灌肠复位后出现腹膜刺激征及全身情况恶化时，都应行手术治疗。

手术方法：①手术复位；②对手术复位失败，肠壁损伤严重或已有肠坏死者，需行一期肠切除吻合术。成人肠套叠多继发于肠壁器质性病变，一般以手术为宜。

四、肠扭转

肠扭转（volvulus）是一段肠袢沿其系膜长轴旋转一圈或数圈而造成的闭袢性肠梗阻，且肠系膜血管受压，形成绞窄性肠梗阻。多因为肠袢及其系膜过长，系膜根部附着处过窄或粘连收缩靠拢等解剖因素，并因肠内容重量骤增、肠管动力异常以及突然改变体位等诱因而引起。肠扭转部分在其系膜根部，以顺时针方向旋转为多见。常见的肠扭转有部分小肠、全部小肠和乙状结肠扭转。

【临床表现】肠扭转表现为急性机械性肠梗阻，根据其发生的部位，临床上各有特点。

小肠扭转（图30-3）：急性小肠扭转多见于青壮年，常有饱食后剧烈活动等诱因。发生于儿童者则常与先天性肠旋转不良等有关。表现为突然发作腹部剧烈绞痛，常为持续性疼痛阵发性加重，多在脐周围，常牵涉腰背部，患者喜取胸膝位或蜷曲侧卧位，且往往不敢平仰卧。呕吐频繁，腹胀不显著或者某一部位特别明显而呈不对称性隆起，有时可扪及压痛的扩张肠袢，可以没有高亢的肠鸣音。病程稍晚则易发生休克。腹部X线检查见局限性肠袢明显胀气、积液，肠管呈倒"U"形排列，空、回肠换位。

乙状结肠扭转（图30-4）：多见于常有便秘习惯的老年男性，或以往有多次腹痛发作经排便、排气后缓解的病史。除腹部绞痛外，有明显腹胀，呕吐一般不明显。如做低压灌肠，往往不足500ml便不能再灌入。腹部X线片显示马蹄状巨大的双腔充气肠袢，圆顶向上，两肢向下；立位可见两个液平面。钡剂灌肠X线检查见扭转部位钡剂受阻，钡影尖端呈"鸟嘴"形。

【治疗】肠扭转常可在短时期内发生肠绞窄、坏死，就诊过晚或治疗延误常致患者死亡，死亡率为15%～40%，故应及时手术治疗。

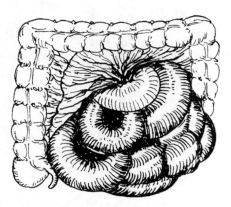

图 30-3　小肠扭转

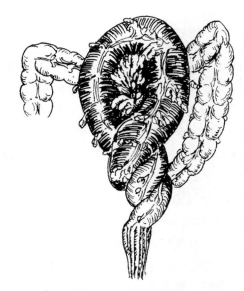

图 30-4　乙状结肠扭转

1. 扭转复位术　将扭转的肠袢按其扭转的相反方向回转复位,如复位后肠系膜血液循环恢复良好,肠管未失去生机,尚需要防止再扭转发生。对移动性盲肠引起的扭转,复位后将其固定于侧腹壁;过长的乙状结肠扭转,复位后将其平行折叠,固定于降结肠内侧,或行二期手术将过长的乙状结肠切除吻合。

2. 肠切除术　对已有肠坏死的病例,小肠应做一期切除吻合,乙状结肠则切除坏死肠段后行断端肠造口术,二期再手术做肠吻合术。乙状结肠扭转早期,可在乙状结肠镜下将肛管通过扭转部进行减压,且将肛管保留 2~3 日。此疗法必须严密观察,当怀疑有肠绞窄,随即改行手术治疗。

五、肠堵塞

肠堵塞是一种单纯性机械性肠梗阻,由于蛔虫团、粪便、胆石或其他异物等堵塞肠腔所致。以蛔虫聚集成团并引起局部肠管痉挛所致肠腔堵塞较常见。驱虫治疗不当常为诱因,最多见于儿童,农村发病率较高。

【临床表现】主要为阵发性脐周疼痛伴呕吐,可有便蛔虫或吐蛔虫的病史。梗阻多为不完全性,一般腹胀不显著,腹部常扪及可变位、变形的条索状团块,并随肠管收缩而变硬,肠鸣音亢进或正常。较大蛔虫团可引起肠壁坏死穿孔,大量蛔虫进入腹腔引起腹膜炎。腹部 X 线片上看到肠腔内成团的虫体阴影,偶见小肠充气或有液平面。诊断上需注意与肠套叠鉴别。

【治疗】单纯性蛔虫堵塞多采用非手术疗法,包括禁食、输液、温盐水灌肠,还可口服生植物油,也可口服枸橼酸哌嗪等驱虫;对腹痛剧烈者可用解痉剂,或腹部轻柔按摩,症状缓解后行驱虫治疗。对非手术治疗症状无缓解,或出现腹膜刺激征时,应行手术切开肠壁取尽蛔虫,以及行其他相应处理。术后应继续驱虫治疗。

六、嵌顿或绞窄性腹外疝

常见引起急性肠梗阻的腹外疝为腹股沟斜疝和股疝。除肠梗阻症状外,还有腹外疝的表现,治疗见第二十六章。

第四节　肠系膜血管缺血性疾病

本病指因肠系膜血管发生栓塞或血栓形成而致急性肠血液循环障碍,导致肠管失去活力,肠管缺血坏死,临床上表现为血运性肠梗阻。老龄患者居多,其中以发生于肠系膜动脉,特别肠系膜上动脉者多于肠系膜静脉。

【病因】 可由下列原因引起:①肠系膜上动脉栓塞(superior mesen-teric artery embolus),栓子多来自心脏,如心肌梗死后的壁栓、心房颤动、心瓣膜病、心内膜炎等,也可来自主动脉壁上粥样斑块;栓塞可发生在肠系膜上动脉出口处,更多见于远侧较窄处,常见部位在中结肠动脉出口以下。②肠系膜动脉血栓形成(mesenteric artery thrombosis),多发生在动脉硬化性阻塞或狭窄的基础上,涉及整个肠系膜上动脉,也有较局限者。③肠系膜静脉血栓形成(mesenteric venous thrombosis),可因腹腔感染、肝硬化门静脉高压致血流淤滞、真性红细胞增多症、高凝状态等。

【临床表现】 取决于肠系膜血管阻塞的部位、范围、性质和发生的缓急。阻塞发生越急,范围越广,表现越严重。动脉阻塞较静脉阻塞急而严重,肠系膜上动脉栓塞和血栓形成的临床表现相仿。发病较急,早期为突然发生剧烈的腹部绞痛,呈持续性,恶心呕吐频繁,腹泻。但是严重的症状与轻微的体征不相称,腹部平坦、柔软,可有轻度压痛,肠鸣音活跃或正常,全身改变也不明显。如血管闭塞范围广泛,也可较早便出现休克。病程晚期,随着肠坏死和腹膜炎的发展,腹胀渐趋明显,肠鸣音消失,出现腹膜刺激征。呕出暗红色血性液体,或出现便血;腹腔穿刺抽出血性液。白细胞计数在病程早期便可明显升高,常达 $20×10^9/L$ 以上。肠系膜上动脉血栓形成的患者,常先有慢性肠系膜上动脉缺血的征象。包括饱餐后腹痛,仰卧位加重,还可伴有慢性腹泻、脂肪便等肠道吸收不良的症状,以致患者不敢进食而日渐消瘦。如突然继发血栓形成引起急性完全性血管阻塞时,则表现与肠系膜上动脉栓塞相似。肠系膜上静脉血栓形成的症状发展较慢,多有便秘或腹泻、腹部不适等前驱症状。数日至数周后可突然剧烈腹痛、持续性呕吐,腹胀,腹部压痛,肠鸣音减少。腹腔穿刺可抽出血性液体,常有发热和白细胞计数增高。

腹部 X 线检查:平片时显示受累小肠、结肠轻度或中度胀气扩张,晚期由于肠腔与腹腔内大量积液,显示腹部普遍密度增高。选择性动脉造影对诊断有重要意义,早期可有助于鉴别血管栓塞、血栓形成或痉挛,并可同时给予血管扩张剂等治疗。

【治疗】 及早诊断与及早治疗十分重要,术前支持疗法包括胃肠减压、恢复血容量、应用广谱抗生素等,并在严密监视下给予抗凝治疗。手术治疗包括:肠系膜上动脉栓塞行取栓术,血栓形成则行血栓内膜切除或肠系膜上动脉-腹主动脉"搭桥"手术,如已有肠坏死,应做肠切除术。肠系膜上静脉血栓形成需施行肠切除术,切除范围包括全部有静脉血栓形成的肠系膜,否则术后静脉血栓可能继续发展。术后并应继续行抗凝治疗。急性肠系膜血管缺血性疾病,临床常因认识不足而延误诊断,预后凶险,死亡率很高。

肠系膜血管缺血性疾病中还有一类非闭塞性肠系膜缺血(nonocclusive mesenteric ischemia),其肠系膜动、静脉并无阻塞。临床诱因如充血性心力衰竭、急性心肌梗死、感染性休克、心脏等大手术后,以及应用麦角、大量利尿剂和洋地黄中毒等,与低血容量、低心排血量或肠系膜血管收缩所致血流动力学改变有关。尤易发生于已有肠系膜上动脉硬化性狭窄病变者。

临床表现与急性肠系膜上动脉阻塞极相似,但发病较缓慢,剧烈腹痛逐渐加重。待发展到肠梗死阶段,则出现严重腹痛、呕血或血便,并出现腹膜炎体征。选择性肠系膜上动脉造影最具诊断价值,显示其动脉近端正常,而远侧分支变细而光滑。治疗上首先应纠正诱发因素。红细胞比容增高时应补给晶体、胶体溶液或输注低分子右旋糖酐。经选择性肠系膜上动脉插管注入罂粟碱、妥拉唑啉等血管扩张药物。发生肠坏死应手术治疗。术后可继续保留肠系膜上动脉插管给药。由于本病伴有致病诱因的严重器质性疾病,且患者常年龄较大,故死亡率甚高。

第五节　短肠综合征

短肠综合征(short-bowel syndrome)是指小肠过多切除后,小肠吸收面积不足而导致的消化、吸收功能不良的综合病征。主要表现为早期的腹泻和后期的严重营养障碍。

【病因与病理生理】 最常见的病因是肠系膜血管栓塞或血栓形成、肠扭转和克罗恩病时行广泛小肠切除术所致,有时也可由于小肠短路手术所造成,或在胃切除时误将回肠末端当作空肠而与胃吻合所致。食物的消化吸收过程几乎均在小肠内进行,但某些营养成分的吸收有其特定部位,如水和电解质、糖类、蛋白质、脂肪及各种维生素等在空肠、回肠皆可被吸收,铁、钙主要在空肠吸收,而胆盐、胆固醇、维生素 B_{12} 等则是在回肠吸收。当某段小肠被切除,则相应成分的营养物质的吸收就会受到明显影响,切除回肠后引起的营养障碍比切除空肠更明显。正常人的小肠长度长短不一,个体差异较大,但任何个体的肠吸收能力均远超过正常的生理需要。因此,当50%小肠被切除后一般不会出现短肠综合征。但若残留小肠<100cm,通常会产生不同程度的消化、吸收功能不良,小肠越短,症状就越重。由于回盲瓣在消化、吸收过程中具有很重要的作用,既可延缓食糜进入结肠的速度,使其在小肠内的消化、吸收更完全,又能阻止结肠内细菌的反流,保持小肠内的正常内环境,如同时切除了回盲瓣,则功能障碍更严重。

短肠综合征患者残留小肠的代偿改变表现为小肠黏膜高度增生,绒毛变长、肥大,肠腺陷凹加深,肠管增粗、延长,使吸收面积及吸收能力增加。食物的直接刺激可使小肠代偿性增生。代偿期需1~2年,半数患者有望完全得到代偿,恢复饮食并维持正常营养状态。

【临床表现】 早期表现为不同程度的腹泻水样便,多不严重,少数患者每日排出水量可达2.5~5.0L,导致水、电解质紊乱及酸碱平衡失调、血容量下降。数日后腹泻次数逐渐减少,生命体征稳定,胃肠动力开始恢复,但消化吸收功能差。若无辅助营养支持治疗措施,患者逐渐出现营养不良症状,包括体重减轻、疲乏、肌萎缩、贫血和低白蛋白血症等。短肠综合征患者促胰液素、促胆囊收缩素及肠抑胃素的分泌均减少,而幽门部促胃液素细胞有增生现象,以致40%~50%患者有胃酸分泌亢进,导致腹泻加重,甚至并发吻合口溃疡。由于胆盐吸收障碍,胆汁中胆盐浓度下降,加之上述肠激素分泌减少使胆囊收缩变弱,易发生胆囊结石(比正常人高3~4倍)。由于草酸盐在肠道吸收增加,尿中草酸盐过多易形成泌尿系结石。长期缺钙还可引起骨质疏松。长期营养不良,可恶化导致多器官功能衰竭。

【治疗】 在术后最初几日,首先需治疗的是由于严重腹泻而导致的脱水、低血容量、电解质紊乱及酸碱失调。根据生命体征、动脉血气分析及血电解质测定结果,确定静脉补充晶体、胶体溶液量及电解质量。适当补充5%碳酸氢钠溶液以纠正代谢性酸中毒。患者呼吸、循环等生命体征稳定后(3~5日),尽早开始肠外营养(PN)支持,包括补充能量物质(葡萄糖、脂肪乳剂)、蛋白质合成的原料(复方氨基酸溶液)、各种电解质及维生素、微量元素等。为减少排便次数,可酌情给予肠动力抑制药物,如口服阿片酊、可待因或洛哌丁胺等。口服考来烯胺可消除胆盐对结肠的刺激,也能减轻腹泻。为控制高胃酸分泌,可口服抗酸药和静脉用 H_2 受体阻滞剂如西咪替丁、雷尼替丁等。

当肠外营养维持一段时间后,可以开始经口摄食。开始口服单纯的盐溶液或糖溶液,逐步增量,并逐步过渡到高碳水化合物、高蛋白、低脂肪、低渣饮食。可选用专用于短肠综合征者的肠内营养制剂,各成分不必再消化即可被很快吸收。这类产品常有特殊味道,故常需经管饲给予。经口摄食所不足的部分,仍需经肠外营养途径补充。有些特殊物质如谷氨酰胺(glutamine)、短链脂肪酸、纤维素、生长激素及胰岛素样生长因子等,对小肠功能的代偿具有显著促进作用,已在临床开始应用。上述几种物质的联合应用可望使短肠综合征者的代偿过程提早完成。但如残留小肠仅为30cm,相当多的患者最终仍难以代偿,以致单靠经口摄食无法维持正常的营养状态,必须长期依赖肠外营养的支持。国内已有实行家庭肠外营养长达17年的成功经验。对于小肠保留不足25%、经过6个月以上的观察,患者仍时有腹泻,不经静脉补充营养体重不能维持到正常体重的70%~80%,应考虑手术治疗。较为有效而简单的手术办法是间置逆蠕动肠段,成人的长度为10cm,儿童为3cm。小肠移植术虽被认为是短肠综合征最彻底的治疗方法,但移植术后严重的排斥反应至今尚难克服,故目前还无法广泛用于临床。尽量避免过多切除小肠,是预防本综合征发生的关键。

第六节　小肠肿瘤

小肠肿瘤(small intestinal tumor)的发病率较胃肠道其他部位为低,但因小肠肿瘤诊断比较困难,除十二指肠及回肠末端,缺乏很有效的诊断手段,容易延误治疗。探索小肠肿瘤有效的早期诊断方法是临床研究的重要课题。

【发病情况】 小肠肿瘤发生率占胃肠道肿瘤的 2%~5%,以恶性肿瘤居多,占小肠肿瘤的 3/4 左右。小肠肿瘤发病率低的原因,一是小肠细菌数量少、排空快而减少了致癌物质对小肠黏膜的致癌刺激作用;二是可能因小肠的自身免疫系统产生的大量免疫球蛋白作用;三是因小肠内有如苯拼水解酶与谷胱甘肽巯基转移酶等致癌物质解毒酶的作用。但小肠肿瘤的确切病因尚未清楚,可能与某些致癌物质的影响及机体免疫力低下有关,也可能与小肠某些炎性病变或家族遗传性肠病如家族性息肉病、Gardner 综合征及 Peutz-Jegher 综合征等有关。小肠肿瘤多发生在 50~60 岁,男多于女。

【病理分类】

1. 分类　小肠肿瘤分为良性与恶性两类。良性肿瘤较常见的有腺瘤、平滑肌瘤,其他如脂肪瘤、血管瘤等,纤维瘤、神经源性肿瘤少见。恶性肿瘤以腺癌居多,其次为恶性淋巴瘤、平滑肌肉瘤及类癌等比较多见。国外类癌发病率较高,仅次于腺癌。腺癌可突向肠腔内生长,呈息肉样,也可沿肠壁浸润生长,引起肠腔狭窄。此外,小肠还有转移性肿瘤,可由胃、结肠和胰腺直接蔓延,也可从远处经淋巴管或血行直接播散而来,如来自卵巢癌等。

2. 分布　不同组织类型、不同性质肿瘤在小肠的分布存在差异,一般除腺瘤和癌常见于十二指肠,其他则多见于回肠和空肠。小肠良性肿瘤可分布在小肠任何部位。另外,小肠恶性肿瘤分布似有一定规律,部位越高,癌瘤的发病率越高,而小肠肉瘤的情况与此相反,即部位越高发病率越低。常发生于胃肠道的类癌,约 28% 位于回肠末端,其他约 45% 位于阑尾,直肠占 16%,源于中肠者(胃、十二指肠、空回肠及右半结肠)多分泌 5-羟色胺,源于后肠者(左半结肠、乙状结肠)分泌生长抑素为主。类癌中 75% 小于 1cm,约 2% 可有转移;1~2cm 者 50% 可有转移;大于 2cm 者 80%~90% 可出现转移,如肝转移。

3. 播散途径　小肠恶性肿瘤的播散途径有直接浸润、淋巴转移、血行转移与种植性播散转移。癌瘤穿透肠壁后,可直接浸润至邻近组织器官,如十二指肠癌累及胰腺、肝脏、结肠及腹膜后组织等。癌肿累及黏膜下淋巴网时可转移至肠旁淋巴结、肠系膜淋巴结、肠系膜上血管旁淋巴结及腹主动脉旁淋巴结。小肠恶性肿瘤的血行转移常见部位为肝脏,其次是肺、骨、脑。当癌肿穿透肠壁浆膜层后,脱落的癌细胞可以直接种植入腹膜及盆腔。

【临床表现】 临床表现很不典型,常表现下列一种或几种症状或体征:

1. 腹痛　是最常见的症状,多因肿瘤牵伸、肠管蠕动功能紊乱等引起,可为隐痛、胀痛乃至剧烈绞痛。当并发肠梗阻时,疼痛尤为剧烈。并可伴有腹泻、食欲减退等。

2. 小肠出血　常为间断发生的柏油样便或血便,也可大出血。有的因长期反复小量出血未被察觉,而表现为慢性贫血。有的以出血为首发症状,多见于小肠良性肿瘤,尤其是平滑肌瘤与血管瘤。

3. 肠梗阻　根据梗阻的部位与程度不同,表现出不同程度的腹胀、恶心、呕吐及阵发性绞痛。引起急性肠梗阻最常见的原因是肠套叠。此外,肿瘤引起的炎性粘连,肿瘤向肠腔生长所致的肠腔狭窄或肿瘤压迫邻近肠管也是发生肠梗阻的原因。大多数为慢性复发性梗阻,亦可诱发肠扭转。

4. 腹内肿块　一般肿块活动度较大,位置多不固定。多见于向肠腔外生长的肿瘤。

5. 肠穿孔　多见于小肠恶性肿瘤,急性穿孔导致腹膜炎,慢性穿孔则形成肠瘘。

6. 类癌综合征　类癌患者多无症状,小部分患者可出现类癌综合征,这是因为类癌细胞所产生的 5-羟色胺和血管舒缓素的激活物质缓激肽所引起,主要表现为阵发性面部、颈部和上部躯体皮肤潮红(毛细血管扩张)、腹泻、哮喘,还可因纤维组织增生而发生心瓣膜病。常常因饮酒、情绪激动、进食、按压肿瘤而激发,大多见于类癌并有肝转移的患者。

【诊断】 小肠肿瘤的诊断主要依靠临床表现和 X 线钡餐检查。由于小肠肿瘤的临床症状不典型,并缺少早期体征和有效的诊断方法,因此术前难以做出正确判断容易延误诊断。重要的是在除外食管、胃和结肠的病变后特别是对具有上述一种或数种表现者,应考虑小肠肿瘤的可能,需做进一步的检查。

1. X 线钡餐检查 可能是最有效的检查手段。良性肿瘤造影所见大致有肠腔内出现充盈缺损及软组织影像,一段肠管狭窄而近侧肠管扩张,有时可见肠管壁有溃疡"龛影"等。恶性肿瘤所见主要有小肠管壁僵硬、黏膜破坏、不规则狭窄或充盈缺损等。对疑有十二指肠的肿瘤,采用弛张性十二指肠钡剂造影,诊断准确率达 90% 以上。

2. 内镜检查 纤维十二指肠镜、纤维小肠镜、胶囊内镜检查及选择性动脉造影术,可提高诊断率。

3. 实验室检查 由于类癌患者血中 5-羟色胺升高,故对怀疑类癌的病例,测定患者尿中的 5-羟色胺的降解物 5-羟吲哚乙酸(5-HIAA),对确定肿瘤的性质有所帮助。

4. CT 与 B 超检查 可显示有无小肠肿瘤及有无恶性肿瘤腹腔内转移或侵犯邻近组织器官。

5. 剖腹探查 对有梗阻存在或触及腹部包块者可行腹腔镜下探查,必要时行开腹探查。

【治疗】

1. 手术 小的或带蒂的良性肿瘤可连同周围肠壁组织一起做局部切除。较大的或局部多发的肿瘤做部分肠段切除后肠吻合术。恶性肿瘤则需连同肠系膜及区域淋巴结做根治性切除术,一般切除距肿瘤两侧各 20cm 肠管。十二指肠的良性肿瘤位于前壁或侧壁时可行楔形切除后横行缝合,如为恶性肿瘤则行胰十二指肠切除为宜。距回盲部 20cm 以内的恶性肿瘤,应行右半结肠切除。如肿瘤已浸润至周围组织并固定,且合并有梗阻无法切除时,则可做短路手术,以缓解梗阻。

2. 化疗 小肠恶性肿瘤的化疗药物种类较多,对不同的肿瘤选用不同的药物。小肠腺癌选用氟尿嘧啶、铂类等。小肠肉瘤选用环磷酰胺、多柔比星、长春新碱等。小肠类癌选用链佐星,其与氟尿嘧啶、环磷酰胺、多柔比星联用时效果更好。若患者有类癌综合征存在,可用抗组胺及抗激肽类药物氢化可的松以改善症状。

3. 放射治疗 主要用于小肠恶性淋巴瘤效果较好,对肉瘤类也有一定效果。对一些晚期小肠癌手术切除有困难者,放射治疗有时可缓解疼痛或梗阻症状。

第七节　先天性肠疾病

一、先天性肠闭锁或肠狭窄

肠闭锁(intestinal atresia)和肠狭窄(intestinal stenosis)是肠道的先天性发育畸形,是新生儿时期常见的肠梗阻的常见原因之一。发生部位以空回肠最多,十二指肠次之,结肠最少见。

【病因和病理】 一般认为是由于胚胎时期肠道再度管腔化阶段发育障碍;也有人认为是由于胎儿肠道血液循环障碍,阻碍了其正常发育、出现异常发育所致。肠闭锁一般分三种类型:①肠管中断,两肠段间仅为一索状纤维带相连;②肠腔内存在隔膜,使肠腔完全阻塞;③肠管闭锁两端呈盲袋状完全中断,肠系膜也有"V"形缺损。单一闭锁多见,也可有多处闭锁,犹如一连串香肠形。肠狭窄以膜式狭窄为多见,程度较轻者仅为一狭窄环。短段形狭窄则少见。

【临床表现】 不论肠闭锁位于肠的位置高低,均出现完全性肠梗阻表现,主要为 4 方面。①呕吐:高位肠闭锁的病儿,出生后首次喂奶即有呕吐,并逐渐加重且频繁。呕吐物为哺喂的水、奶和胆汁。若回肠和结肠闭锁则呕吐多在生后 2~3 日出现,呕吐物含有胆汁和粪汁,呕吐次数则不如高位肠闭锁频繁。②腹胀:高位肠闭锁者上腹膨隆,可见胃型,当剧烈呕吐后膨隆消失。低位肠闭锁则表现全腹膨胀、可见肠型、肠鸣音亢进。③排便情况:病儿生后没有胎粪排出或仅排出少量灰绿色黏液样物。肠狭窄病儿呕吐出现的早晚和腹胀程度,因狭窄的程度不同而不同,严重狭窄者表现与肠闭锁相似。也可为慢性不全肠梗阻表现。④水、电解质紊乱及酸碱平衡紊乱:这在高位肠闭锁病儿反复多次呕吐后很快出现。低位肠闭锁晚期则由于肠管极度扩大,可并发穿孔而引起腹膜炎。

【诊断】 根据上述临床表现,结合腹部 X 线片所见:高位肠闭锁可见上腹部有数个液平面,而其他肠腔内无空气。低位肠闭锁可见多数扩大肠曲与液平面,钡灌肠可见结肠瘦细。肠狭窄则可借助钡餐检查,并确定其狭窄部位。

【治疗】 肠闭锁确诊后,经适当术前准备、纠正水、电解质的紊乱及酸碱平衡失调后,立即手术治疗。若为十二指肠闭锁可行十二指肠-十二指肠吻合术或十二指肠-空肠吻合术;空、回肠闭锁行两侧盲端切除后端端肠吻合。术中还应切除闭锁近端扩大肥厚、血供差的肠管,以防止发生术后吻合口通过障碍。结肠闭锁先做结肠造口,二期行关瘘吻合术。肠狭窄也以切除狭窄肠段后行肠端端吻合效果为好。

二、先天性肠旋转不良

先天性肠旋转不良(malrotation of intestine)是因胚胎发育过程中肠管旋转发生障碍,从而并发肠梗阻或肠扭转。

【病因和病理】 在胚胎期肠发育过程中,肠管以肠系膜上动脉为轴心按逆时针方向从左向右旋转。正常情况下,旋转完成后,升、降结肠由结肠系膜附着于后腹壁,盲肠降至右髂窝,小肠系膜从十二指肠悬韧带开始,由左上方斜向右下方,附着于后腹壁。如果肠旋转异常或终止于任何阶段均可造成肠旋转不良。当肠管旋转不全,盲肠位于上腹或左腹,附着于右后腹壁至盲肠的腹膜索带可压迫十二指肠第二部引起梗阻;位于十二指肠前的盲肠也可直接压迫肠管引起梗阻。此外,由于小肠系膜不是从左上至右下附着于后腹壁,而是凭借狭窄的肠系膜上动脉根部悬挂于后腹壁,以致小肠活动度大,易以肠系膜上动脉为轴心发生扭转(图 30-5),严重时造成肠系膜血运障碍,可引起小肠的广泛坏死。

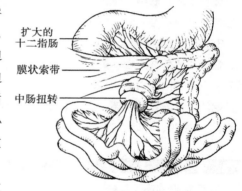

图 30-5　中肠扭转(顺时针)

【临床表现】 发病年龄不同,临床表现也有较大差别。发病于新生儿期的典型症状是:出生后有正常胎粪排出,出生 3～5 日后出现间歇性呕吐,呕吐物含有胆汁。十二指肠梗阻多为不完全性,可见上腹膨隆,有时可见胃蠕动波,呕吐后即平坦萎陷。梗阻常反复发生,症状时轻时重。患儿有脱水、消瘦、体重下降。发生肠扭转时,表现为阵发性腹痛和频繁呕吐。当扭转较轻时可因体位改变等自动复位缓解,如不能复位则扭转加重甚至肠管坏死,此时出现全腹膨隆,腹肌紧张,满腹压痛,血便及严重中毒、休克等症状。

【诊断】 新生儿出现上述高位肠梗阻症状时,即应考虑肠旋转不良的可能,尤其是症状间歇性出现者,更应高度怀疑。腹部 X 线片可见胃和十二指肠第一段扩张并有液平面,小肠内仅有少量气体。钡剂灌肠显示大部分结肠位于左腹部,盲肠位于上腹部或左侧。

【治疗】 一旦明确有典型肠梗阻症状时,应在纠正水、电解质紊乱及放置鼻胃管减压后,尽早行手术治疗,以解除梗阻、恢复肠道的通畅。术中根据不同情况采取相应术式,如肠扭转时行肠管复位,切断压迫十二指肠的腹膜索带,游离粘连的十二指肠或松解盲肠。有肠坏死者,行坏死肠段切除吻合术。

(胡俊波)

小肠是人体最大的消化器官，由口腔摄入的食物都必须通过小肠的处理，吸收营养，排除废物。因此，小肠疾病首先损害其消化功能，临床上也以消化道症状表现突出，腹痛、腹泻、营养不良造成的体重下降等是共同症状。尤其当肠道发生梗阻时，可以并发严重的全身病理变化，导致各脏器功能的损害。本章介绍了常见的几类小肠疾病，其中炎症性疾病是小肠的主要疾病，种类较多，各种疾病间有共同的临床表现，也有各自的临床特点，学习中应加以认识和甄别。

1. 肠结核多继发于肺结核，20~40岁的青年及中年多见，好发部位为回肠末端和回盲部，表现为慢性腹痛、腹泻、便稀，严重者可并发肠穿孔及梗阻。

2. 克罗恩病可发生在胃肠道的任何部位，回肠末端最多见，又称"末端回肠炎"，也可同时累及小肠、结肠，病变呈节段性分布。炎症使黏膜水肿突出表面呈"鹅卵石"路面状。主要症状为腹痛、腹泻、体重下降、低热，腹痛多位于右下腹或脐周，可因溃疡穿透而形成内瘘、外瘘。

3. 急性出血性肠炎，是一种好发于小肠的局限性急性出血坏死性炎症，夏秋季多见，儿童及青少年居多，可有不洁饮食史。起病急骤，以脐周或上中腹开始的急性阵发性绞痛，或呈持续性疼痛伴阵发性加剧。有发热、呕吐、腹泻和血便，不同程度的腹胀、压痛、腹肌紧张、肠鸣音减弱。肠管坏死明显时，腹膜炎和肠梗阻症状及全身中毒症状加重，严重者往往出现休克。

4. 肠梗阻可发生在任何年龄，病因、分类、病变过程复杂。典型症状为"痛、吐、胀、闭"，粘连性肠梗阻多因腹部手术、创伤、感染后小肠粘连所致，中老年无手术史出现肠梗阻应首先考虑结直肠肿瘤可能；急性小肠扭转性肠梗阻多见于青壮年，常有饱食后剧烈活动等诱因，乙状结肠扭转多见于有习惯便秘的老年患者；蛔虫性肠梗阻多见于小儿，急性（原发性）肠套叠是小儿肠梗阻的常见病因，慢性复发性（继发性）肠套叠多见于成人，常因肠息肉、肿瘤等占位病变所致。

5. 肠系膜上动脉栓塞和血栓形成的临床表现相仿。发病较急，早期为突发剧烈的腹部绞痛，呈持续性，恶心，呕吐频繁，腹泻。但严重的症状与轻微的体征不相称，白细胞计数在病程早期便可明显升高，常达 20×10^9/L 以上。及早诊断与治疗十分重要。

6. 小肠肿瘤以恶性居多，症状多不典型，X线钡餐检查对诊断有较大帮助。

7. 先天性肠疾病主要包括先天性肠闭锁或肠狭窄与先天性肠旋转不良，新生儿出现呕吐、腹胀等肠梗阻表现时应首先想到本病可能。

复习参考题

1. 肠梗阻的病因与分类有哪些？

2. 肠梗阻的治疗原则有哪些？

3. 肠扭转的典型X线特征是什么？

第三十一章　阑尾疾病

阑尾(vermiform appendix)是从盲肠下端后内侧壁延伸出的一条蚓状器官(图31-1、图31-2)。长度2~20cm,通常为6~8cm。阑尾缺如者罕见。阑尾根部较固定,通常在回盲口后下方约2cm处开口于盲肠。阑尾的体表投影约在脐与右髂前上棘连线的中外1/3处,称为麦氏点(McBurney point)。阑尾尖端指向类型:①回肠前位;②回肠后位;③盆位;④盲肠下位;⑤盲肠外侧位;⑥盲肠后位。

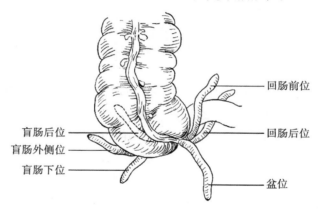

图 31-1　阑尾的位置

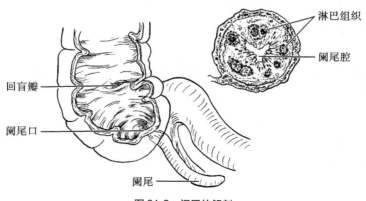

图 31-2　阑尾的解剖

阑尾管腔狭小,在回盲口下方偏后开口于盲肠,其开口被一半月形皱襞环绕,形成瓣膜,阻止异物进入阑尾管腔,管腔在儿童早期可开放,以后则部分或完全闭塞。阑尾系膜是由两层腹膜包绕阑尾形成的一片三角形系膜,内有阑尾动脉、阑尾静脉、淋巴管和神经。阑尾动脉为回结肠动脉的分支,阑尾动脉少见侧支循环,若其发生血运障碍,常致使阑尾坏疽或坏死。阑尾静脉经盲肠后静脉、回结肠静脉、肠系膜下静脉回流入门静脉,阑尾炎症时菌栓脱落可引起门静脉炎或细菌性肝脓肿。阑尾的淋巴管与系膜内血管伴行,引流至升结肠,终止于回结肠淋巴链的上下淋巴结。阑尾的神经由交感神经纤维经腹腔丛和内脏小神经分布,其传入神经与第10脊神经节相接,故当阑尾炎早期时,常有第10脊神经所分布的脐周围牵涉痛,属内脏性疼痛。直到阑尾附近组织参与炎症过程,躯体伤害性感受器被激活,疼痛性质和位置也会有相应变化,出现麦氏点固定压痛。

阑尾黏膜上皮可分泌黏液润滑管腔,还可吸收水和电解质。阑尾壁内大量淋巴组织,可诱导淋巴干细胞分化为有免疫功能的 B 淋巴细胞,出生时就出现,12~20 岁时达高峰,可多达 200 余个,以后渐减少,60岁后消失,故切除成人阑尾,无损机体免疫功能。

第一节　急性阑尾炎

急性阑尾炎(acute appendicitis)是外科常见疾病,是最多见的急腹症。由于医学进步,绝大多数病人能够早期发现、早期诊断、早期手术治疗,治疗效果良好。

【病因】

1. 阑尾管腔阻塞　是最常见病因,解剖结构使阑尾管腔易于阻塞,60%是淋巴滤泡组织增生阻塞阑尾管腔所致,还有 35%是粪石阻塞。异物、食物残渣、寄生虫、肿瘤等因素阻塞则是少见病因。管腔阻塞后,腔内压力升高,组织缺血,炎症加剧。

2. 感染　阑尾管腔阻塞和发生炎症后,上皮完整性遭破坏,腔内致病细菌侵入壁内并沿黏膜下层扩散并进入肌层,使感染发生并加剧。致病细菌主要有大肠杆菌、假单胞菌、粪杆菌等革兰氏阴性杆菌和厌氧菌。

3. 其他　胃肠道疾病,如急性肠炎、炎性肠病等,可直接蔓延到阑尾,或引起阑尾管壁痉挛,使血运障碍而致感染。阑尾先天畸形,如阑尾过长、过度扭曲、管腔细小、阑尾开口皱襞不全等。饮食因素,如过多食用富含脂肪、糖和缺乏纤维的饮食,可使肠蠕动减弱,菌群改变。

【病理类型】根据发病过程和病理解剖学所见,急性阑尾炎可分为四种病理类型。

1. 急性单纯性阑尾炎　发病数小时内,炎症从黏膜和黏膜下层开始,渐向肌层和浆膜层扩散。外观肿胀充血,失去光泽,表面附少量纤维素渗出物,腔内少量渗液。镜下见黏膜有小溃疡和出血点,各层均有水肿和中性粒细胞浸润。临床症状和体征较轻。

2. 急性化脓性阑尾炎　亦称急性蜂窝织炎性阑尾炎,常由单纯性阑尾炎发展而来,炎症加剧。外观高度肿胀,明显充血,表面附纤维素样脓性渗出物,腔内积脓。镜下见黏膜溃疡面变大并深入肌层或浆膜层。临床症状和体征较重。

3. 急性坏疽性阑尾炎　炎症进一步加剧,阑尾管壁坏死发黑,腔内严重阻塞积脓,压力增高,易发生穿孔,穿孔后若未被包裹,感染继续扩散,可演变为弥漫性腹膜炎。

4. 阑尾周围脓肿　急性阑尾炎化脓、坏疽、穿孔后,如大网膜和小肠肠壁将其包裹并粘连,则形成炎性肿块或阑尾周围脓肿。

急性阑尾炎的转归:①炎症消退。一部分单纯性阑尾炎经治疗后炎症消退,少数可不留解剖学改变,大部分将转为慢性阑尾炎。②炎症局限。阑尾炎症虽很重,但如被大网膜包裹粘连,炎症可局限化;阑尾周围脓肿如脓液较少亦可渐被吸收。③炎症扩散。阑尾炎症重,发展快,未及时手术切除,又未被包裹,发展成为弥漫性腹膜炎、化脓性门静脉炎、细菌性肝脓肿或感染性休克等。

【临床表现】

1. 症状

（1）腹痛：起病时腹痛多位于脐周和上腹部，位置不固定，数小时后，腹痛转移并固定在右下腹部，呈持续加剧，这是炎症侵及浆膜，壁腹膜受刺激引起的体神经定位性疼痛，70%～80%的急性阑尾炎具有这种典型的转移性腹痛。也有部分病例发病开始即出现并持续右下腹痛。不同病理类型腹痛有差异，单纯性阑尾炎呈隐痛；化脓性阑尾炎呈阵发性胀痛或剧痛；坏疽性阑尾炎呈持续性剧烈痛；穿孔后因阑尾管腔压力骤降，腹痛可暂缓，但出现腹膜炎时，腹痛又会持续加剧且范围扩大。

阑尾的解剖位置不同，腹痛部位有区别，盲肠后位阑尾炎疼痛部位在右侧腰部；在盆腔位者痛在耻骨上区；肝下区者腹痛在右上腹部；极少数腹痛在左侧腹部。

（2）胃肠道症状：发病早期可出现恶心、呕吐、食欲缺乏，少数有便秘、腹泻。如炎症刺激直肠和膀胱，会引起里急后重和疼痛。弥漫性腹膜炎时可引起麻痹性肠梗阻，出现腹胀、排便排气减少等症状。

（3）全身症状：早期仅有低热、乏力等；当出现穿孔合并腹膜炎时，体温可达40℃。如发生门静脉炎可出现寒战、高热和轻度黄疸，穿孔后腹腔广泛感染可出现休克表现及败血症表现，会有心、肺、肾功能不全症状。

2. 体征

（1）右下腹固定压痛：压痛常局限在麦氏点附近一固定位置上，这是诊断急性阑尾炎的重要依据。病变早期腹痛尚未转移至右下腹时，压痛可能已固定于右下腹，但有时需深压才痛；炎症扩散后压痛范围也随之扩大。

（2）腹膜刺激征：肌紧张、反跳痛和肠鸣音减弱或消失等，反跳痛常提示阑尾已化脓、坏疽或穿孔。但小儿、老人、妊娠妇女、肥胖、虚弱或位置深的阑尾炎，腹膜刺激征象可不明显。

3. 实验室检查　90%的患者白细胞计数升高，并有中性粒细胞百分比升高和核左移；也有10%患者的白细胞并不升高，但这并不能否定诊断。反复检查，如白细胞逐渐升高则有诊断价值。血清C反应蛋白是一种感染监测指标，有助于判断体内急性感染的存在。盲肠后位阑尾炎刺激邻近的右输尿管或膀胱，可使尿中出现少量红细胞和白细胞。

4. 影像学检查

（1）超声检查：这是协助诊断急性阑尾炎有价值的方法，典型者做超声检查在加压后，可见阑尾为一低回声管状结构，形态僵硬，横切面呈同心圆形靶样影，直径变粗，管壁增厚和管腔扩张等；还可见到脓肿的液平面，腹腔内液体，周围组织水肿等。超声检查亦可协助诊断盲肠后位和盆腔位阑尾炎，鉴别诊断输尿管结石、异位妊娠、卵巢囊肿、阑尾肿瘤和急性肠系膜淋巴结炎等疾病。

（2）腹部X线片：可见盲肠扩张和气液平面，偶可见钙化点或异物影，有助于诊断。阑尾穿孔可见气腹征和横结肠扩张等征象。

（3）CT检查：阑尾增粗，直径可达7mm以上，壁厚和周围组织炎变等，还可用于发现阑尾周围脓肿和炎性肿块，观察腹部和盆腔器官的其他疾病。其诊断阑尾疾病的敏感率达90%，但并不推荐作为第一线检查方法。

5. 腹腔镜检查　腹腔镜可直接观察阑尾，特别对鉴别其他脏器疾病有一定价值。亦可降低不必要的阑尾切除术率。腹腔镜检查确诊后，还可继续行腹腔镜阑尾切除术。

【诊断和鉴别诊断】

1. 诊断　对急性阑尾炎的诊断，仔细询问病史和体格检查最为重要，实验室检查和特殊的影像学检查是辅助方法。如阑尾位置正常，依靠右下腹固定压痛、腹肌紧张和转移性腹痛三个特征即可诊断。但如阑尾位置变异、其他疾病症状酷似阑尾炎或同时受镇静药物影响时,诊断就会困难。对这种疑似的阑尾炎应继续随诊观察病情变化,采用必要的辅助检查方法,最后做出诊断。

2. 鉴别诊断　许多急腹症的症状及体征与急性阑尾炎类似,且部分阑尾炎症状表现不典型,所以需认真鉴别。

(1)胃、十二指肠穿孔:穿孔溢液可沿升结肠旁沟流至右下腹部,很像急性阑尾炎的转移性腹痛,但常有溃疡病病史,疼痛转移后上腹部仍留有压痛,并有腹壁板状强直和肠音减弱或消失等,X线片发现膈下游离积气有助于鉴别,诊断性腹腔穿刺抽液可协助鉴别。

(2)急性胆囊炎:如胆囊下移时,腹痛部位随之下移至右中下腹部,易与高位阑尾炎相混淆。但胆囊炎常有反复阵发性绞痛,胆囊肿大,超声检查可予鉴别。

(3)妇科疾病:对育龄妇女要特别注意。异位妊娠破裂表现为突发下腹疼痛,有急性失血症状和腹腔内出血体征,停经和阴道不规则流血史,检查有宫颈举痛、附件肿块,阴道后穹窿穿刺有血。卵巢滤泡或黄体囊肿破裂的病情较轻,发病多在排卵期或月经中期以后。卵巢蒂扭转会有剧烈腹痛。急性输卵管炎和急性盆腔炎,常有脓性白带和盆腔压痛,阴道后穹窿穿刺可获脓液,涂片检查常可见革兰氏阴性双球菌。

(4)右侧输尿管结石:呈突发右中下腹部阵发性绞痛,并向右后腰及会阴部放射。检查时腹软,压痛不明显,有时仅有轻度深压痛,右侧肋脊角叩击痛明显。尿中可查到大量红细胞。超声检查或X线片在输尿管走行部位可发现结石阴影或输尿管扩张。

(5)急性肠系膜淋巴结炎:常见于儿童,往往有上呼吸道感染史,腹部压痛可随体位变更,范围较广且不固定,一般无腹膜刺激征象。

(6)其他

1)急性胃肠炎:呕吐和腹泻等消化道症状较重,无右下腹部固定压痛和腹膜刺激征。

2)Meckel憩室炎:多见于儿童,曾有黑便史,无转移性腹痛,压痛点在较内侧。

3)右侧肺炎和胸膜炎:右中下腹部痛,而无明显固定压痛点,有呼吸系统的病史和症状。

此外,还有过敏性紫癜、铅中毒、尿毒症、回盲部肿瘤、小儿肠套叠、肠系膜血管栓塞和右髂动脉夹层等,都需加以鉴别。

急性阑尾炎应仔细进行鉴别诊断。当病人有持续右下腹疼痛,无法排除阑尾炎时应及时手术探查或是腹腔镜探查。

【特殊位置阑尾炎】

1. 腹膜后位阑尾炎　阑尾位于后腹膜的壁腹膜外,此处没有腹壁的浆膜层,炎症会很快扩展,形成腹膜后间隙炎性肿块或脓肿。检查时缺乏明显的压痛和反跳痛,仅有深部压痛,腰大肌试验呈阳性。

2. 壁内阑尾炎　阑尾在盲肠或末端回肠壁的浆膜层内,有时还会深入到肌层。临床表现不像典型急性阑尾炎那样明显。

3. 高位阑尾炎　如盲肠未降到右下腹时,阑尾炎会表现右上腹痛。此外阑尾过长且尖端上指时,或盲肠过度游离、阑尾又与上腹部组织器官粘连,也会表现出高位阑尾炎的症状。需要与胆囊疾病相鉴别,超声检查可协助诊断。

【治疗】

1. 急性阑尾炎的手术治疗　急性阑尾炎确诊后应行阑尾切除术,手术最好在阑尾处于管腔阻塞或仅有充血水肿时进行,此时操作简易,术后并发症少。如待化脓或坏疽后再手术,操作困难且并发症明显增多。手术前应积极进行准备,补充水、电解质,使用预防或治疗性抗生素,特别是儿童和老年患者。

手术治疗应根据不同的病理变化和患者条件,采取不同的手术方法。不同类型的阑尾炎采取不同的治疗方法:①急性单纯性阑尾炎,行阑尾切除术,切口一期缝合,不做引流;或是腹腔镜下阑尾切除术;②急性化脓性或坏疽性阑尾炎,行阑尾切除术,如腹腔已有脓液,应吸净或纱布蘸净后关腹,术中要注意保护切口,一期缝合,若切口明显被污染,关腹时应仔细冲洗切口并放置皮下橡胶引流条;③并发穿孔的阑尾炎,术前积极准备,改善患者条件,手术应采用右侧经腹直肌切口,手术中除切除阑尾外,还须用大量盐水冲洗腹腔,去除脓性纤维组织,腹腔和皮下均需引流;④阑尾周围脓肿,若脓肿未破溃,按急性化脓性阑尾炎处理,如脓肿无局限趋势,应行手术切开引流,并尽量行阑尾切除,闭合盲肠壁,防止肠瘘发生;如已形成阑尾脓肿,可在6周~3个月后,再行阑尾切除术,这也称间隔阑尾切除术。

(1)阑尾切除术(图31-3):最常见的腹部手术,一般采取硬脊膜外或局部麻醉,选右下腹斜切口(McBurney切口),儿童可行右下腹横切口(Rockey切口),诊断不明或感染较重时可用右下腹经腹直肌探查切口。手术中寻找阑尾是关键性步骤,一般沿结肠带向盲肠搜索,即能找到阑尾,提起阑尾,缝扎系膜血管,切断系膜,在距盲肠壁0.5cm处使用血管钳轻钳夹阑尾后用丝线结扎,于结扎端远侧0.5cm切断阑尾,残端用碘酊涂擦或电凝烧灼处理。于盲肠壁缝荷包线将阑尾残端埋入。阑尾切除术应常规将切下的阑尾进行病理检查,除明确诊断和了解病情外,还能发现阑尾肿瘤等其他疾病。

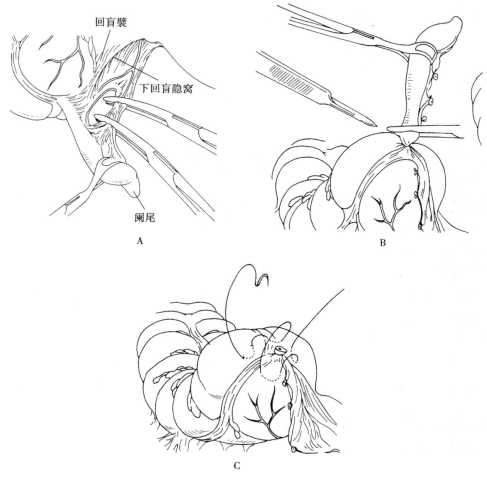

图31-3 阑尾切除术图
A. 切断阑尾动脉;B. 切断阑尾;C. 阑尾残端埋入荷包。

(2)腹腔镜阑尾切除术(图31-4):优点是能减轻术后疼痛,缩短住院时间,易于恢复,减少术后切口部位感染、腹腔粘连和肠梗阻。通常采用全身麻醉,自脐导入观察镜后于反麦氏点和肚脐耻骨联合中点导入操作器械。气腹压维持12mmHg,体位取头低足高左倾位,便于暴露。常规探查全腹腔后沿结肠带寻找阑尾,于阑尾根部紧贴阑尾系膜处打孔,丝线结扎或是血管夹夹闭系膜根部,用超声刀离断阑尾系膜。轻提起阑尾于阑尾根部使用血管夹夹闭,距血管夹1cm处上钛夹。两者之间用超声刀离断阑尾,用电凝灼烧阑尾残端黏膜,无需包埋残端尾。最后用标本袋取出阑尾。

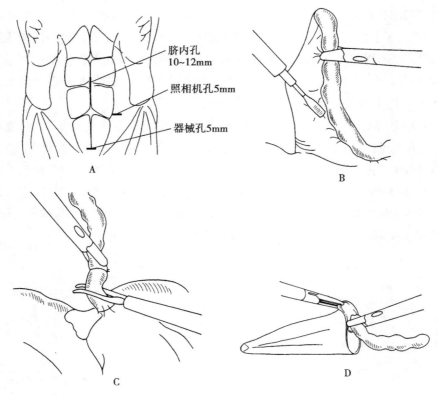

图 31-4　腹腔镜阑尾切除术
A. 腹腔镜孔洞位置；B. 切断阑尾系膜；C. 切断阑尾；D. 取出阑尾。

2. **急性阑尾炎的非手术治疗**　仅适用于急性单纯性阑尾炎早期阶段,适当药物治疗可能恢复正常；患者及家属拒绝手术治疗者；全身情况差或客观条件不允许,或有其他严重疾病有手术禁忌者。主要的保守治疗方式有卧床、禁食、补充水和电解质、营养支持、应用抗菌药物和各种对症治疗措施等。

【术后并发症及其处理】

1. **切口部位感染**　切口部位包括切口皮下,筋膜下、腹膜外间隙等处,均可因术中污染、血肿异物等致感染发生。如已化脓宜及时引流。

2. **出血**　皮下、肌层内,阑尾系膜等均可因结扎止血不牢致出血；阑尾系膜肥厚者应分束结扎,术中应认真操作,仔细止血。

3. **肠梗阻**　术后粘连性肠梗阻较易发生,急性阑尾炎确诊后早期手术,术后早期活动有助于预防粘连性肠梗阻发生。

4. **阑尾残株炎**　阑尾残端保留过长,或阑尾腔内异物、肠石残留,残株可复发炎症,多表现为阑尾炎的症状,较重时需再次手术。

第二节　慢性阑尾炎和其他类型阑尾炎

1. **慢性阑尾炎**　多由急性阑尾炎经保守治疗好转后转变而来,极少数开始就呈慢性过程。既往常有急性阑尾炎发作病史,未行手术治疗,经保守治疗或未做处理症状自行好转。经常有右下腹疼痛,或仅有右下腹隐痛等不适,剧烈活动或不洁饮食常诱发发作。有的患者呈反复急性发作。主要体征为右下腹局限性压痛,位置固定,无腹膜刺激征。部分体型消瘦者可于右下腹扪及条索。可行钡剂胃肠 X 线检查,如见阑尾变窄、不规则、间断充盈或不充盈、局部又有压痛时可协助诊断。诊断明确后应手术切除阑尾,并行病理检查证实诊断。

2. 老年急性阑尾炎　老年人痛觉迟钝,腹肌萎缩,防御功能减退,故症状隐蔽,体征不典型,体温和白细胞均可不升高,临床表现与实际病理变化不一致,容易延误诊断和治疗。并发症发生率较高,据统计约半数在手术时已并发穿孔。加之老年人常合并心脑血管、肝肾功能不全等基础疾病,病情更加复杂。一旦诊断应及时手术。

3. 儿童急性阑尾炎　儿童的大网膜发育不全,盲肠位置又高,病情异于成人,穿孔和其他并发症发生率高,易扩散成弥漫性腹膜炎。早期即常出现高热、呕吐等;体征不明显,局部压痛和肌紧张较轻。对可疑者应严密动态观察。治疗原则是早期手术治疗。

4. 婴幼儿急性阑尾炎　婴幼儿的阑尾为漏斗状,不易发生由肠石或淋巴组织所致的管腔阻塞,所以阑尾炎较少见。但其临床症状是非特异性的,常延误诊断,穿孔率极高,可达80%左右,死亡率也较高。诊断时需仔细反复检查右下腹压痛和腹胀等体征,并早期手术治疗。

5. 妊娠期急性阑尾炎　较常见,每1500例妊娠妇女大约有1例发生急性阑尾炎,多在妊娠前6个月发病。妊娠时盲肠被子宫上推,大网膜难以包裹炎症的阑尾,腹肌伸长松弛使局部体征不明显;又因子宫增大,腹膜炎不易局限而向上腹部扩散,且妊娠期无法行X线片及CT等影像学检查。诸多因素均使之难于诊断,炎症发展后更易引起流产和早产,危及母子安全。治疗应以手术切除阑尾为主,妊娠后期的感染难以控制,更宜早期手术。围术期使用黄体酮等保胎措施,手术切口须偏高,操作要细微,减轻对子宫的刺激。术后加强护理。临产期的急性阑尾炎病情危重时,可考虑行剖宫产术,同时切除病变阑尾。

6. 免疫功能紊乱患者急性阑尾炎　包括接受器官移植、恶性肿瘤放化疗、血液系统疾病和人类免疫缺陷病毒(HIV)感染者等患者,因免疫功能紊乱会改变局部控制感染能力和全身的应激反应,所以影响其临床表现。使病情较常人为重,阑尾穿孔、切口感染和其他并发症均较高。艾滋病患者发生急性阑尾炎时,应在积极准备和改善免疫功能的同时,及早手术治疗。不应将艾滋病患者和HIV感染者视为阑尾切除术的禁忌证。

第三节　阑尾肿瘤

阑尾肿瘤非常少见,诊断也较困难,常在阑尾术后病理检查中发现。

1. 阑尾类癌　是上皮性神经内分泌肿瘤,阑尾类癌细胞可还原银盐,故称嗜银细胞癌,女性多见,临床表现与急性阑尾炎类似,多在阑尾切除术中偶然发现。预后较好。

2. 阑尾腺癌　分为结肠型和黏液型,结肠型的临床表现及病理特点与右侧结肠癌类似。临床常表现有急性阑尾炎的腹痛症状,或有腹部肿块。手术多需采用根治性右半结肠切除术,预后与盲肠癌相近。黏液型预后较好。

3. 阑尾假黏液瘤　阑尾黏液瘤是常见的阑尾肿瘤,如破裂后,黏液中的上皮细胞可扩散至腹腔中,成为具恶性生物特性的假黏液瘤,与阑尾黏液囊肿不易区别,但可种植到腹膜而扩散至全腹腔,很少转移至肝或区域淋巴结。治疗原则是尽量彻底手术切除,对已有广泛腹腔转移的病变,可用化学药物腹腔灌注治疗。

4. 阑尾黏液囊肿　由黏膜增生所致的良性黏液囊肿,为黏膜增生后分泌多量黏液积存在腔内所致,其临床表现与慢性阑尾炎相似。如并发感染,则难与急性阑尾炎区分。治疗需手术切除。

（张　伟）

急性阑尾炎是最常见的急腹症，转移性右下腹疼痛和右下腹固定压痛是其特征性表现。但在临床上，表现不典型的急性阑尾炎并不少见，这是因为异位阑尾、相邻器官病变以及个体反应的差异所致，所以误诊的情况也时有发生。阑尾切除术虽然是较简单的手术，但也常常因为手术或术后处理不当引起出血、切口感染、肠粘连等并发症，应引起重视。

1. 为什么阑尾易发生感染性炎症？

2. 急性阑尾炎的常见病理类型和特点是什么？

3. 急性阑尾炎的诊断要点有哪些？需要与哪些疾病相鉴别？

4. 急性阑尾炎的治疗原则是什么？

第三十二章　结肠、直肠和肛管疾病

学习目标	
掌握	结直肠癌的概念、病理、分型、分期、临床表现、诊断及治疗原则。
熟悉	结肠及直肠炎性肠病、痔、肛裂、直肠肛管周围脓肿、肛瘘的病因、病理、临床表现和治疗原则。
了解	结肠、直肠和肛管疾病的流行病学现状及诊治前沿进展。

第一节　解剖生理概要

一、结肠

（一）结肠的结构

结肠包括盲肠、升结肠、横结肠、降结肠和乙状结肠;盲肠以回盲瓣为界与回肠相连接,乙状结肠下接直肠。成人结肠全长 120~200cm 不等,平均约 150cm;其直径自盲肠的 7.5cm 逐渐递减为乙状结肠末端部分的 2.5cm。

结肠有三个解剖标志:结肠袋、肠脂垂和结肠带。结肠的肠壁由内向外依次分为黏膜层、黏膜下层、肌层和浆膜层。

回盲瓣是回肠末端肠壁突向盲肠壁而形成的乳头状瓣膜样结构,具括约肌功能,不仅能防止盲肠内容物逆流进入回肠,而且能阻止回肠内容物过快进入盲肠,有利于小肠消化吸收功能的进行。

（二）结肠的血管

结肠的供应动脉以结肠脾区为界,肠系膜上动脉发出的回结肠动脉、右结肠动脉、中结肠动脉供应右半结肠;肠系膜下动脉发出的左结肠动脉与乙状结肠动脉供应左半结肠。供应结肠的 5 条动脉,在结肠边缘彼此吻合成一个大的动脉弓,称为边缘动脉(图 32-1)。

结肠的静脉血流与同名动脉伴行,分别经肠系膜上静脉和肠系膜下静脉回流,最终汇入门静脉。

（三）结肠的淋巴结

结肠的淋巴结分为结肠上淋巴结、结肠旁淋巴结、中间淋巴结和中央淋巴结,最终引流至腹主动脉周围的腹腔淋巴结(图 32-2)。

（四）结肠的神经

结肠受内脏神经支配,升结肠和横结肠右 2/3 的交感神经来自肠系膜上神经丛,其副交感神经来自迷

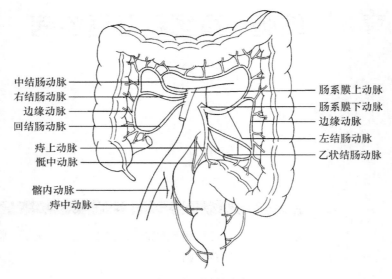

图 32-1　结肠的动脉

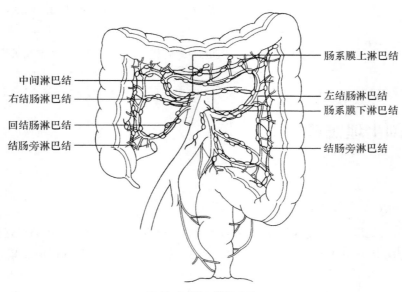

图 32-2　结肠的淋巴结

走神经；横结肠左 1/3、降结肠和乙状结肠的交感神经来自肠系膜下神经丛，其副交感神经来自盆内脏神经。

（五）结肠的生理

结肠的主要生理功能是吸收水分，储存和转运粪便，也能吸收葡萄糖、电解质和部分胆汁酸。此外结肠能分泌碱性黏液润滑黏膜，也可分泌数种胃肠激素。

二、直肠和肛管

（一）直肠和肛管的结构

1. 直肠的结构　直肠上接乙状结肠，下至肛管，长 12～15cm，以腹膜反折为界，分为上段直肠和下段直肠。上段直肠的前面和两侧有腹膜覆盖，前面的腹膜反折成直肠膀胱陷凹或直肠子宫陷凹（Douglas 窝），该陷凹是腹腔的最低点。下段直肠全部位于腹膜外。

直肠黏膜紧贴肠壁，黏膜在直肠壶腹部有上、中、下三条半月形皱襞，内含环肌纤维，形成直肠瓣。直肠下端由于与口径较小的肛管连接,直肠黏膜形成 8~10 个隆起的纵行皱襞,称为肛柱。相邻肛柱之间的半月形皱襞为肛瓣,肛瓣与肛柱下端形成的隐窝为肛窦,窦口向上,内有肛门腺开口,窦内容易积存粪便,易于继发感染产生肛窦炎。肛柱与肛管相连处的三角形乳头状隆起称为肛乳头。

肛瓣边缘和肛柱下端共同形成一锯齿状的环行线,称为齿状线,是直肠与肛管的分界,具有重要的解剖学意义。齿状线上下的被覆上皮、血液供应、神经支配和淋巴回流均有不同。

2. 肛管的结构　肛管上自齿状线,下至肛门缘,长 1.5~2cm。肛管内上部为移行上皮,下部为角化的复层扁平上皮。肛管为肛门内、外括约肌所环绕,平时呈环状收缩封闭肛门(图 32-3)。

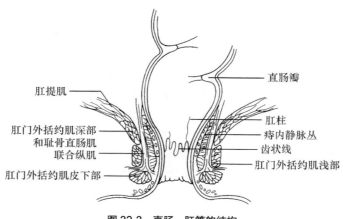

图 32-3　直肠、肛管的结构

3. 直肠和肛管的肌肉　直肠壁内层环肌在下端增厚形成肛门内括约肌,为不随意肌。直肠壁纵行肌下端与肛提肌和肛门内、外括约肌相连。肛门外括约肌为随意肌,围绕肛管的环行肌,分皮下、浅和深三部。皮下部位于皮下层内,内括约肌的下方;浅部在皮下部外侧深层;深部在浅部深面。肛门外括约肌组成了三个肌环:上环,其深部与耻骨直肠肌合并,附于耻骨联合,可使肛管上提;中环,附于尾骨,后牵拉肛管向后;下环,是皮下环,可使肛管牵向前下方。如果三环同时收缩,则使肛管闭紧。手术时如切断中环即可引起肛门失禁。此外左右各有一条肛提肌,形成盆膈的肌层,可承托盆底器官(图 32-4)。

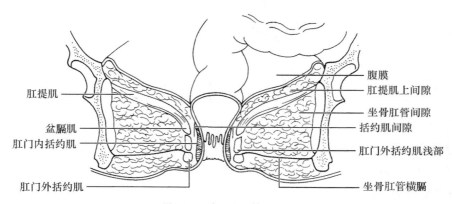

图 32-4　直肠和肛管的肌肉

4. 直肠和肛管的间隙　直肠、肛管周围充满着疏松的结缔组织,在肛提肌上下形成了许多间隙,是肛周感染和脓肿的好发部位(图 32-5)。

肛提肌以上的间隙:①骨盆直肠间隙,左右各一,在腹膜反折以下;②直肠后间隙,位于直肠与骶骨之间,并与骨盆直肠间隙相连通。

肛提肌以下的间隙:①坐骨肛管间隙,在坐骨的肛管横膈上方,左右各一;②肛门周围间隙,位于坐骨肛管横膈与皮肤之间(图32-5)。

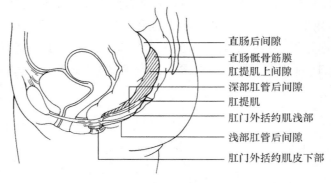

直肠后间隙
直肠骶骨筋膜
肛提肌上间隙
深部肛管后间隙
肛提肌
肛门外括约肌浅部
浅部肛管后间隙
肛门外括约肌皮下部

图32-5 直肠和肛管的间隙

(二)直肠和肛管的血管

直肠、肛管的供应动脉以齿状线为界,齿状线以上即直肠的动脉血供主要来自肠系膜下动脉的终末支,即直肠上动脉,其次来自直肠下动脉和骶正中动脉。齿状线以下即肛管的动脉血供来自肛管动脉。齿状线上下的动脉之间有丰富的吻合(图32-6)。

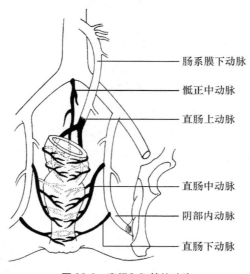

肠系膜下动脉
骶正中动脉
直肠上动脉
直肠中动脉
阴部内动脉
直肠下动脉

图32-6 直肠和肛管的动脉

直肠、肛管的静脉分布同样以齿状线为界分为两个静脉丛。齿状线以上的直肠上静脉丛汇集为直肠上静脉(痔上静脉),经肠系膜下静脉回流入门静脉。齿状线以下的直肠下静脉丛,汇集成直肠下静脉和肛管静脉,分别通过髂内静脉和阴部静脉回流到下腔静脉(图32-7)。

(三)直肠和肛管的淋巴引流

直肠和肛管的淋巴引流以齿状线为界,分为上下两组。齿状线以上的淋巴引流主要入腹主动脉旁或髂内淋巴结;齿状线以下的淋巴引流主要入腹股沟淋巴结。上下两组淋巴之间均有交通(图32-8)。

(四)直肠和肛管的神经

齿状线以上的直肠是由交感神经和副交感神经支配,故齿状线以上的直肠黏膜无疼痛感。直肠的副交感神经对直肠功能起主要调节作用。

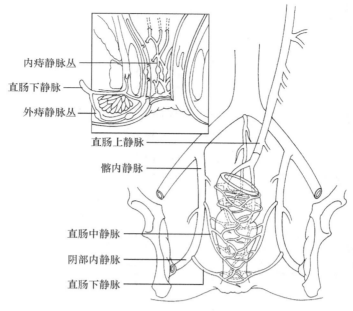

内痔静脉丛

直肠下静脉

外痔静脉丛

直肠上静脉

髂内静脉

直肠中静脉

阴部内静脉

直肠下静脉

图 32-7　直肠和肛管的静脉

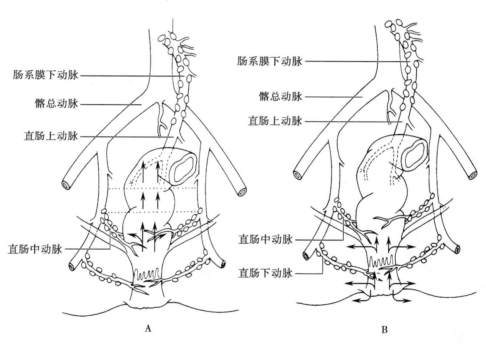

肠系膜下动脉

髂总动脉

直肠上动脉

直肠中动脉

A

肠系膜下动脉

髂总动脉

直肠上动脉

直肠中动脉

直肠下动脉

B

图 32-8　直肠和肛管的淋巴引流
A. 直肠的淋巴引流；B. 肛管的淋巴引流。

　　齿状线以下的肛管及其周围结构主要由阴部神经的分支支配，阴部神经中含有脊神经分支，故对疼痛等特别敏感。

（五）直肠和肛管的生理

　　直肠和肛管的主要生理功能是控制排便，而完整的肛门内、外括约肌和神经通路是这种功能的解剖基础。此外直肠还可吸收少量的水、电解质、葡萄糖和部分药物，也能分泌黏液以利排便。

第二节　检查方法

一、检查体位

　　检查直肠肛管疾病,若体位不当则可能引起患者疼痛或遗漏疾病,所以应根据实际情况恰当地选择体位,常用的有:①胸膝卧位,最常用体位,肛门部可清楚显露;②截石位,是直肠肛门手术时常采用的体位,还可进行双合诊检查;③左侧卧位,用于身体虚弱患者;④蹲位,用于检查内痔、脱肛等;⑤弯腰前俯位:是肛门视诊常用体位(图32-9)。

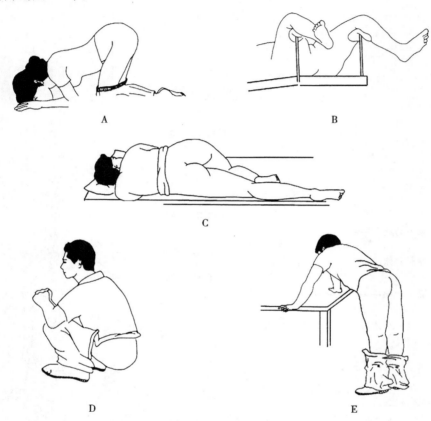

图32-9　常用检查体位
A. 胸膝卧位;B. 截石位;C. 左侧卧位;D. 蹲位;E. 弯腰前俯位。

二、肛门视诊

　　用双手拇指分开臀沟,显出肛门口,检查有无血、脓性分泌物及黏液,有无外痔、溃疡、红肿包块和瘘口;轻轻分开肛门注意患者有无疼痛;再嘱患者用力屏气检查有无内痔、息肉或脱垂(图32-10)。

三、直肠指检

　　是简单而重要的检查方法,对早期发现直肠肛门疾病有重要意义。据统计约75%的直肠癌可在直肠指检时被发现。戴手套并涂润滑液后,轻轻将示指指端自肛门口按下进入肛门,旋转式进入,了解有无疼痛、压痛、外痔等,同时了解肛门松紧,直肠壁有无触痛、肿块,及肿块位置、大小、软硬、形状、活动性等,移出手指后检查手套有无血染及脓液。指诊时勿将前列腺(男)及子宫颈(女)误认为是病理肿块。

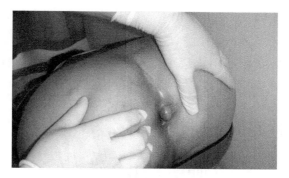

图 32-10 肛门视诊

四、内镜检查

1. 肛门镜　在肛门镜尖处涂以润滑剂,分开臀沟,持镜以拇指转镜芯,慢慢将镜推入肛门内,此时注意镜的方向,需先朝脐,再向骶部,待全部推入后拔出镜芯,用灯光照射后边退镜边检查,注意直肠黏膜色泽,有无出血、溃疡、息肉及肿瘤,退至齿状线时再检查有无内痔、隐窝炎和肛瘘内口等病变(图 32-11)。

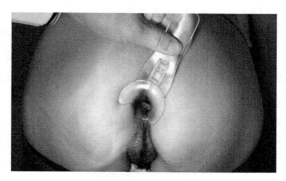

图 32-11 肛门镜检查

2. 乙状结肠镜　有硬管和纤维镜两种,自肛门慢慢插入 5cm 后,取出镜芯,在光源照射下再向肠腔内推进,必要时可充气后推进,待镜全部进入后再缓慢拔出,边拔边检查病变,可同时进行活检。需注意出血、穿孔等并发症的发生。

3. 电子结肠镜　电子结肠镜镜长 130~170cm,可以检查全部结肠,同时可切取、活检、电灼摘除带蒂息肉,进行止血、肠扭转复位等。目前电子结肠镜检查已被广泛推广。但检查前需做肠道准备。对确定病变部位不够准确时,须配合钡灌肠或 CT 检查确定。

五、影像学检查

1. X 线钡灌肠　对结、直肠内肿瘤和黏膜脱垂等有诊断价值。使用低张气钡双重造影可提高诊断率。

2. CT　使用多层螺旋 CT 以及平面重建、灌注成像、表面遮盖和透明显示等新技术处理,可更好地显示结直肠病变情况。并可对病变分期、淋巴转移、肠外侵犯有判断意义。

3. MRI　可清晰显示肛门括约肌及盆腔脏器的结构,在肛瘘、直肠肛管周围脓肿的诊断分型、直肠癌术前分期及术后复发的鉴别诊断方面较 CT 优越。

4. 直肠腔内超声　可以清楚地显示肛门括约肌及直肠壁的各个层次。可以明确肿瘤浸润深度,有助于术前分期,也适用于复杂肛瘘、直肠肛门周围脓肿的检查。

六、直肠肛管功能检查

主要有直肠肛管测压、模拟排便试验、盆底肌电图检查、排粪造影等检查。可帮助判断直肠肛管功能。

第三节　结直肠炎性肠病

炎性肠病(inflammatory bowel disease,IBD)一词专指病因未明的炎症性肠病,包括溃疡性结肠炎(ulcerative colitis,UC)和克罗恩病(Crohn disease,CD)。IBD 是北美和欧洲的常见病,近30年来日本 IBD 发病率亦呈逐步增高的趋势。我国虽尚无普通人群的流行病学资料,但近十余年来本病就诊人数呈逐步增加趋势非常明显,IBD 在我国已成为消化系统常见病。

一、溃疡性结肠炎

【病因】　溃疡性结肠炎的病因和发病机制尚未完全明确,已知肠道黏膜免疫系统异常反应所致的炎症反应在其发病中起重要作用,其发病可能与环境、感染、免疫、遗传等多因素相互作用有关。

【病理】　病变可发生在结直肠的任何部位,多从直肠开始,呈连续性、弥漫性分布。炎症病变主要累及结直肠的黏膜和黏膜下层,局部表现为黏膜的大片水肿、充血、糜烂和溃疡形成,严重者可侵及肌层和浆膜层,甚至导致肠穿孔或中毒性结肠扩张。还有部分患者可发生结直肠狭窄和黏膜癌变。

【临床表现】　常表现为持续或反复发作的腹泻、黏液脓血便,伴腹痛、里急后重和不同程度贫血、营养不良等全身症状,病程多在4周以上。其中黏液脓血便是溃疡性结肠炎最常见的症状。患者亦可有皮肤结节性红斑、口腔溃疡、结膜炎、关节炎等其他肠外自身免疫相关性症状。

溃疡性结肠炎常见的并发症包括结肠穿孔、消化道大出血、中毒性巨结肠症、结直肠狭窄和癌变等。

【诊断】　溃疡性结肠炎缺乏诊断的金标准,主要结合临床、内镜和组织病理学表现进行综合分析,在排除感染性和其他非感染性结肠炎的基础上做出诊断。

鉴别诊断:需与急性自限性结肠炎、阿米巴肠炎、克罗恩病、肠易激综合征及大肠癌等疾病相互鉴别。

【治疗】　溃疡性结肠炎的治疗以内科治疗为主,主要包括:①强调休息、饮食和营养;②药物治疗,包括对氨基水杨酸制剂、糖皮质激素、免疫抑制剂等。

溃疡性结肠炎的外科治疗:

1. 绝对指征　大出血、穿孔、癌变以及高度疑为癌变。

2. 相对指征　①积极内科治疗无效的重度溃疡性结肠炎,合并中毒性巨结肠内科治疗无效者宜更早行外科干预;②内科治疗疗效不佳和/或药物不良反应已严重影响生活质量者,可考虑外科手术。

外科手术方式主要包括:①结直肠切除、回肠贮袋肛管吻合术(图32-12);②全结直肠切除及回肠造口术;③结肠切除、回直肠吻合术。

二、克罗恩病

【病因】　病因尚未阐明,可能与遗传、免疫、感染和食物有关。

【病理】　全消化道均可发生,多见于末端回肠和邻近结肠,病变呈节段性或跳跃式分布。早期病变有小溃疡黏膜充血,进一步发展为浅溃疡、"鹅卵石"样黏膜改变。常累及肠壁全层,而后纤维增生,使肠腔狭窄。病变易与邻近脏器形成内瘘。镜下改变有干酪样肉芽肿形成、炎症细胞浸润,淋巴组织水肿、纤维化和上皮溃疡等。

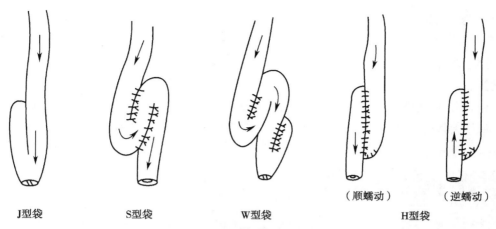

| J型袋 | S型袋 | W型袋 | （顺蠕动）　（逆蠕动）
H型袋 |

图 32-12　各种回肠贮袋肛管吻合术

【临床表现】临床表现呈多样化，包括消化道表现、全身表现、肠外表现以及并发症。消化道表现主要为腹泻、腹痛，可有血便；全身表现主要为体重减轻、发热、食欲不振、疲劳、贫血等。青少年患者可见生长发育迟缓；肠外表现与 UC 相似，多为自身免疫相关性症状；并发症常见瘘管、腹腔脓肿、肠狭窄和梗阻、肛周病变（肛周脓肿、肛周瘘管、皮赘、肛裂等），消化道大出血、急性穿孔较少见，病程长者可发生癌变。

【诊断】克罗恩病缺乏诊断的金标准，诊断需结合临床、内镜、影像学和组织病理学表现进行综合分析并随访观察。

鉴别诊断：需与感染性肠炎（肠结核、血吸虫病、阿米巴肠炎等）、溃疡性结肠炎、缺血性结肠炎、放射性肠炎、药物性（如 NSAID）肠病、肠道恶性淋巴瘤等相互鉴别。

【治疗】克罗恩病的内科治疗原则与溃疡性结肠炎相似，但具体措施有所不同，包括：①营养支持、戒烟等一般治疗；②药物治疗，包括对氨基水杨酸制剂、糖皮质激素、免疫抑制剂、抗生素、生物制剂等。

手术治疗：因手术后复发率高，故手术主要是针对并发症治疗，包括肠梗阻、瘘管、急性穿孔、不能控制的大出血、腹腔脓肿等。手术方式主要是病变肠段切除术。

第四节　结直肠癌

结直肠癌（colorectal cancer）是常见的消化道恶性肿瘤。近年来我国结直肠癌的发病率保持上升趋势。据世界卫生组织国际癌症研究中心资料显示，2012 年我国结直肠癌发病约 25 万例，位于肺癌、胃癌、肝癌和乳腺癌之后，居第 5 位，死亡约 14 万例，同样居第 5 位，位于肺癌、肝癌、胃癌和食管癌之后。

结肠癌根治性切除术后 5 年生存率一般为 60%~80%，直肠癌为 50%~70%。生存期长短与疾病分期相关，TNM 分期 I 期的患者根治性切除后的 5 年生存率可达 90% 以上，而 IV 期患者的 5 年生存率则小于 10%。

【病因】病因尚不明确，可能与以下因素有关：

1. 饮食与致癌物质　统计资料显示高动物蛋白质及高动物脂肪饮食，缺乏新鲜蔬菜与纤维素食品，缺乏适度的体力劳动是结直肠癌发病的高危因素。流行病学研究亦发现人群钙和维生素 D 的摄入量与结直肠癌发病存在负相关。

2. 结直肠的慢性炎症　如溃疡性结肠炎、血吸虫病使肠黏膜反复破坏和修复而诱发癌变。

3. 遗传因素　近年来研究发现遗传性非息肉病性结直肠癌（hereditary nonpolyposis colorectal cancer，HNPCC）家族成员有错配修复基因突变；而家族性腺瘤性息肉病（familial adenomatous polyposis，FAP）成员中 80% 发生 APC 基因突变。

4. 癌前病变　如结直肠腺瘤,尤其是绒毛状腺瘤。有资料显示半数以上的结直肠癌来自腺瘤癌变。

5. 其他高危因素　曾患结直肠癌患者再患结直肠癌的危险性高于正常人;女性患乳腺癌、卵巢癌和子宫颈癌患者中,患结直肠癌危险性也高。

【病理】

1. 大体分型　结肠癌可分为隆起型、浸润型和溃疡型三型(图32-13)。隆起型:肿块突向肠腔,好发于右侧结肠;浸润型:肿块向肠壁各层浸润生长,容易引起肠腔狭窄及肠梗阻;溃疡型:肿块向肠壁深层生长,溃疡底部深达或超过肌层,多引起出血。溃疡型和浸润型两者均分化低,转移早,预后差;隆起型则预后较好。

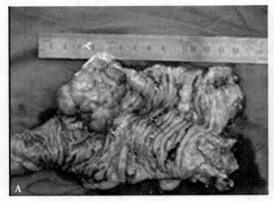
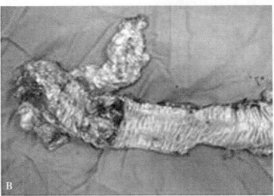
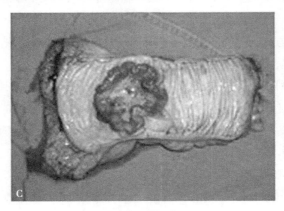

图 32-13　各型结肠癌标本图
A. 隆起型;B. 浸润型;C. 溃疡型。

2. 组织学分型

(1)腺癌:最为常见,其中管状腺癌和乳头状腺癌占多数,此外还有黏液腺癌、印戒细胞癌。

(2)腺鳞癌:含有腺癌和鳞癌两种成分,分化中度或低度,较少见,多发生在直肠下段和肛管。

(3)未分化癌:预后较差,易发生远处转移。

结直肠癌可于一个肿瘤中出现 2 种或 2 种以上的组织类型,且分化程度并非完全一致,这是结直肠癌的组织学特性。

3. 扩散和转移途径

(1)直接转移:结直肠癌可向肠壁深层扩散,也可环状或沿纵轴浸润,直肠癌向深层扩散时,下段直肠癌因缺乏浆膜层的屏障作用,易于向四周浸润;环状浸润时,达肠管一周的时间长达 1~2 年。在沿纵轴浸润中,结肠癌一般局限在 5~8cm,直肠癌很少沿纵轴向下浸润,这是目前保肛手术适应证适当放宽的病理学依据。

(2)血行转移:可沿门静脉转移至肝脏,也可转移至脑、骨和肺。结直肠癌手术时已有 10%~20% 患者发生肝转移,这是临床常见的问题。

（3）淋巴转移：是结直肠癌转移的主要途径。结肠癌的淋巴转移沿直肠上、结肠旁和中间淋巴结，最后转移至中央淋巴结。直肠癌的淋巴转移则可分为三个方向：一是向上方至腹主动脉周围淋巴结；二是向侧方转至直肠下动脉旁淋巴结，后至盆腔侧壁髂内淋巴结；三是向下方转移至肛管动脉、阴部内动脉旁淋巴结后至髂内淋巴结。直肠癌的淋巴转移主要向上、侧方，很少向下方逆行转移。

（4）种植转移：腹腔内播散，最常见为大网膜结节和肿瘤周围壁腹膜的散在砂砾状结节，亦可融合成团，继而全腹腔播散。在卵巢种植生长的继发肿瘤，称为 Krukenberg 瘤。腹腔内种植播散后可产生（血性）腹水。

（5）前哨淋巴结：术后可根据前哨淋巴结病理的免疫组化分析证实肿瘤转移情况。美国国立综合癌症网络（National Comprehensive Cancer Network，NCCN）指南指出结肠癌前哨淋巴结评价的潜在优势在于，通过检测其中的微转移来对淋巴结状况的病理学评估提供更详尽的资料。

【临床病理分期】 临床上 Dukes 分期已较少使用。目前广为使用的是 1978 年美国癌症联合委员会（American Joint Committee on Cancer，AJCC）建议的 TNM 分期方法。

1. 结直肠癌 TNM 分期（2010 年第 7 版）

原发肿瘤（T）

T_x　原发肿瘤无法评价

T_0　无原发肿瘤证据

T_{is}　原位癌：局限于上皮内或侵犯黏膜固有层

T_1　肿瘤侵犯黏膜下层

T_2　肿瘤侵犯固有肌层

T_3　肿瘤穿透固有肌层到达浆膜下层，或侵犯无腹膜覆盖的结直肠旁组织

　T_{4a}　肿瘤穿透腹膜脏层

　T_{4b}　肿瘤直接侵犯或粘连于其他器官或结构

区域淋巴结（N）

N_x　区域淋巴结无法评价

N_0　无区域淋巴结转移

N_1　有 1~3 枚区域淋巴结转移

　N_{1a}　有 1 枚区域淋巴结转移

　N_{1b}　有 2~3 枚区域淋巴结转移

　N_{1c}　浆膜下、肠系膜、无腹膜覆盖结肠或直肠周围组织内有肿瘤种植，无区域淋巴结转移

N_2　有 4 枚以上区域淋巴结转移

　N_{2a}　有 4~6 枚区域淋巴结转移

　N_{2b}　有 7 枚及更多区域淋巴结转移

远处转移（M）

M_x　远处转移无法评价

M_0　无远处转移

M_1　有远处转移

　M_{1a}　远处转移局限于单个器官或部位（如肝、肺、卵巢、非区域淋巴结）

　M_{1b}　远处转移分布于 1 个以上的器官或部位或腹膜转移

相关链接

随着临床证据的增加，TNM 分期也在不断更新发展。2016 年 10 月 6 日，AJCC 第 8 版癌症分期系统在美国芝加哥发布，并确定 2018 年 1 月 1 日在全球启动执行，美国外科学院（American College of Surgeon，

ACS)下设的癌症委员会要求使用 AJCC 第 8 版癌症分期系统作为癌症报告的"主要语言"。

2. 临床分期方法 可分 5 期。0 期：T_{is}；Ⅰ 期：$T_1 \sim T_2 N_0 M_0$；Ⅱ 期：$T_3 \sim T_4 N_0 M_0$；Ⅲ 期：任何 $TN_1 \sim N_2 M_0$；Ⅳ 期：任何 TNM。

【临床表现和诊断】

结直肠癌均非体表肿瘤，症状和体征表现得并不明显，不易早期诊断，必须提高警惕，对大便习惯、性状改变，慢性腹泻和腹胀，血便、黏液便，体重下降的患者均应进一步进行粪便隐血试验、直肠指检、超声扫描、结肠镜检等检查，有指征的再行 CT、MRI 等检查，早期做出正确诊断。如出现腹部肿块、消瘦、部分肠梗阻、低蛋白血症，甚至恶病质时，病期已属晚期。

不同部位、不同生长程度的癌肿可引起不同的临床表现。右半结肠癌以腹痛、贫血、腹部肿块为主要征象，而左半结肠癌以便血、黏液血便、腹痛、腹部肿块并发肠梗阻为特点。直肠癌则表现为直肠刺激症状、肠腔狭窄症状、癌肿破溃感染症状等。

当病史提示结直肠癌时，以下检查可帮助明确诊断：

1. 直肠指检 此法方便易行，且临床意义重大。我国 70% 的直肠癌为可指诊触到的低位直肠癌。此法可了解肿块的具体部位、大小、坚硬度、浸润范围、肠腔狭窄度以及与周围组织关系。

2. 粪便隐血试验 可作为大规模普查或筛查的方法，阳性者可进一步检查。

3. 肿瘤标记物 对结直肠癌诊断和术后监测较有意义的是 CEA。

4. 内镜检查 包括肛门镜、乙状结肠镜和结肠镜检查，内镜检查可直视下取活检做出病理学诊断。

5. 影像学检查 包括钡剂灌肠、腔内超声、CT、PET-CT、MRI 等检查。

【治疗】 外科手术仍然是结直肠癌的主要治疗方法。但近年来随着抗肿瘤新药的诞生，以及基因靶向药物的应用，结直肠癌的治疗更趋向于以外科手术为主的多学科综合治疗。

1. 外科治疗

（1）内镜治疗：①电切手术，适用于直径<5mm 的早期结直肠癌，切除的组织需送病理；②黏膜切除手术，包括内镜下黏膜切除术和内镜下黏膜剥离术，主要用于切除平坦型或凹陷型的早期结直肠癌；③套圈切除，对有蒂的早期结直肠癌可行此术；④经肛内显微外科手术，适用于距肛门 16cm 以内的早期直肠癌。

（2）右半结肠癌的手术：位于盲肠、升结肠、结肠肝曲的结肠癌应实行右半结肠切除术，切除范围包括盲肠、升结肠、结肠肝曲及横结肠右半，也包括末端 10 ~ 20cm 创面的回肠及相应的肠系膜，还包括大网膜（图 32-14）。淋巴结清扫范围包括结扎血管根部的淋巴结和切除区域系膜的淋巴结。

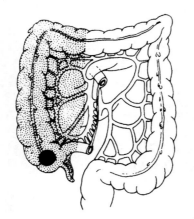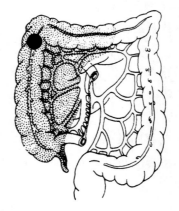

图 32-14 右半结肠切除范围

（3）横结肠癌的手术：位于横结肠中段的结肠癌施行横结肠切除术，切除范围包括横结肠、一部分升结肠和/或降结肠、大网膜以及相应的肠系膜(图32-15)。

（4）左半结肠癌的手术：位于结肠脾曲、降结肠和乙状结肠的结肠癌施行左半结肠切除术，切除范围包括横结肠左半、降结肠和乙状结肠及其相应的肠系膜和大网膜(图32-16)。

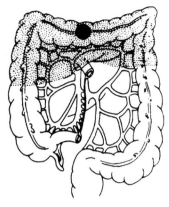 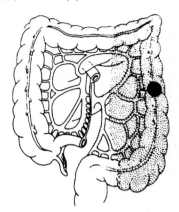

图 32-15　横结肠切除范围　　　　　　　　图 32-16　左半结肠切除范围

（5）直肠癌的手术：切除范围包括癌肿在内的两端足够肠段（低位直肠癌下端切缘应至少距肿瘤边缘2cm）、全部直肠系膜或包括肿瘤下缘下5cm的直肠系膜、周围淋巴结及受浸润的组织。根据直肠癌的部位、大小、活动度、细胞分化程度以及术前的排便控制能力等选择不同的手术方式(图32-17)。

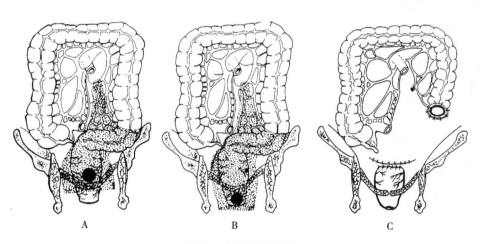

图 32-17　直肠癌的手术方式
A. Dixon 手术；B. Miles 手术；C. Hartmann 手术。

1）局部切除术：仅切除肿瘤及周围1cm的肠壁全层，不清扫区域淋巴结，适用于早期癌。具体入路有多种，如经腹、经骶和经肛等。近年倡导的经肛内镜显微外科手术，是利用人体自然开口的微创手术。

2）直肠低位前切除术：即 Dixon 手术或经腹直肠癌切除术，此术可以保肛。适用于位于齿状线5cm以上的直肠癌，而远端切线应距肿瘤下缘2cm以上。

3）腹会阴联合直肠癌切除术：即 Miles 手术，适用于腹膜反折以下的直肠癌。切除范围包括乙状结肠远端、直肠、肠系膜下动脉及其区域淋巴结、全直肠系膜、肛提肌、坐骨直肠窝内脂肪、肛管及肛门周围约5cm 直径的皮肤、皮下组织及全部肛门括约肌，然后行左下腹永久结肠造口术。

4）经腹直肠癌切除、近端结肠造口、远端结肠封闭术：即 Hartmann 手术，适用于无法一期吻合的直肠癌患者或一般条件较差的患者。

（6）对于失去根治机会但又出现梗阻等严重并发症的患者，可行姑息性造瘘手术，以期解除梗阻、改善患者一般情况。

（7）腹腔镜及机器人结直肠癌手术：2015年NCCN指南指出"腹腔镜下结直肠切除术已经被列为治疗结直肠癌的一种手术方式"。近年来腹腔镜及机器人手术得到深入研究及广泛开展，其不仅手术创伤小、术后患者恢复快，而且对于低位结直肠手术视野的显露有着开腹手术不可比拟的优势，越来越多的证据表明腹腔镜手术能够达到开腹手术同样的肿瘤根治效果。

指南中推荐：腹腔镜辅助的结肠切除术仅应由对该技术有丰富经验的外科医生进行；必须能进行全腹腔的探查；目前尚不推荐肿瘤急性肠梗阻或穿孔、明显的局部周围组织器官浸润（即T_{4b}）进行腹腔镜切除术；有严重腹腔粘连风险的患者不应采用腹腔镜手术；如果腹腔镜探查过程中发现严重腹腔粘连，应该中转至开腹手术。

2. 辅助治疗

（1）化疗：包括术前化疗、术中化疗、术后化疗。结直肠癌的辅助化疗均以氟尿嘧啶为基础用药，以静脉化疗为主，亦可术后腹腔灌注化疗、局部缓释颗粒。

目前常用的联合化疗的方案有：①FOLFOX6方案，奥沙利铂+亚叶酸钙+氟尿嘧啶；②XELOX方案，奥沙利铂+希罗达；③MAYO方案，氟尿嘧啶+亚叶酸钙。

（2）放射治疗：结直肠癌的放射治疗主要是针对直肠癌而言。术前放射治疗可提高手术切除率，降低术后局部复发率；术后放射治疗仅适用于局部晚期患者。

（3）新辅助治疗：Ⅲ、Ⅳ期结直肠癌患者行新辅助治疗获益已得到认同。新辅助治疗目的在于提高手术切除率，提高保肛率，延长患者无病生存期。

（4）其他治疗：如基因治疗、靶向治疗、免疫治疗等。目前常用的靶向治疗药物包括以表皮生长因子受体信号转导通路为靶点和以血管内皮生长因子为靶点的两类药物。如 *Kras* 基因野生型的患者，应用西妥昔单抗可增加化疗效果。

案例32-1

患者，男性，45岁，大便变形、变细6个月，伴肛门坠胀，里急后重。指诊在距肛门6cm处有直肠肿物，直径3cm，质硬。

思考：

1. 主要考虑何种疾病？如何诊断？

2. 若该患者活检病理提示腺癌，应如何治疗？

第五节　痔

痔是最常见的肛门良性病变，可发生于任何年龄，发病率随着年龄增长而增高。痔是肛垫病理性肥大、移位以及肛周皮下血流淤滞形成局部团块，从而引起坠胀、疼痛、出血或嵌顿等症状的一种疾病。

【病因】痔的病因并不完全清楚，目前主要有以下学说：

1. 静脉曲张学说　痔的传统概念主要源于广泛影响的静脉曲张学说。该学说认为直肠静脉终汇入门静脉，无静脉瓣，血液易于淤积而使静脉扩张，再加上静脉回流受阻因素，如便秘、妊娠、前列腺肥大、腹盆腔巨大肿瘤等原因，致使直肠静脉回流障碍而扩张迂曲成痔。

2. 肛垫下移学说　1975年，Thompson提出肛垫是由肛管内壁黏膜、血管、纤维支持结构共同构成的一种正常解剖结构，起闭合肛门、节制排便的作用。肛垫的病理性肥大、移位即为痔，即肛垫学说，形成了痔的现代概念。

【痔的分类和内痔的分度】

根据痔与齿状线的关系分为以下几类(图 32-18):

1. 内痔 是齿状线以上的组织垫脱垂、痔内静脉丛扩张引起,表面由黏膜覆盖。主要症状包括便血和脱垂。

内痔分四度。Ⅰ度:便时带血、滴血,便后出血可自行停止,无痔脱出;Ⅱ度:常有便血,排便时有痔脱出,便后可自行还纳;Ⅲ度:可有便血,排便或久站及咳嗽、劳累、负重时有痔脱出,需用手还纳;Ⅳ度:可有便血,痔持续脱出,不能还纳。

2. 外痔 是由于齿状线以下的痔外静脉丛扩张引起,表面由皮肤覆盖。常见有血栓性外痔、结缔组织外痔(皮赘)、静脉曲张性外痔及炎性外痔等。

3. 混合痔 是齿状线附近的直肠上下静脉丛吻合相通而成,为皮肤黏膜交接组织覆盖。内痔发展到Ⅲ度以上时多形成混合痔。混合痔逐渐加重,呈环状脱出肛门外,脱出的痔块在肛周呈梅花状,称为环形痔(图32-19)。脱出的痔块若被痉挛的括约肌嵌顿以致水肿、淤血甚至坏死,临床上称为嵌顿痔或绞窄性痔。

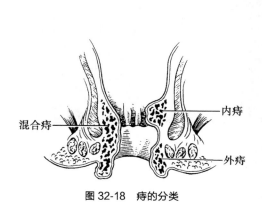

图 32-18 痔的分类

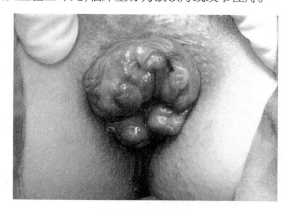

图 32-19 环形痔

【临床表现】

1. 出血 为痔病最常见症状。无痛性、间歇性便后鲜血是内痔早期的常见症状,多为便后滴血或便纸上带血,严重时可喷血。便秘、饮酒和食辛辣刺激性食物均可诱发出血。长期出血可引起贫血。

2. 脱垂 Ⅱ度以上的内痔或混合痔核均可脱出。轻者便后自行回复,重者须用手帮助回纳。

3. 疼痛 单纯性内痔患者一般不痛,当合并血栓、感染、嵌顿时才感到疼痛。大多数的外痔也无疼痛症状;但血栓性外痔以局部剧烈疼痛为特点,疼痛在发病初的 1~3 日最为严重,后渐减轻,局部肿块也变软,逐渐吸收,转为皮赘。

4. 瘙痒 晚期痔脱垂导致肛周皮肤黏膜下移,常有分泌物流出,刺激周围皮肤,引起瘙痒甚至皮肤湿疹。

5. 大便困难 不良的大便习惯常导致痔病多发,而出血或合并肛裂等症状常导致患者畏惧排便,部分患者为尽快排完大便而增加腹压用力排便,形成恶性循环。因此痔患者应注意训练短时间内排完大便,终止这种恶性循环。

【诊断】 痔的诊断主要依靠仔细的肛门直肠检查。肛门视诊可发现除Ⅰ度内痔外的绝大部分痔病。恰当的检查体位可帮助明确痔的大小、数目、部位及有无脱出,如有脱出者最好在蹲位排便后立即观察。直肠指检对痔的诊断意义不大,但可帮助排除直肠癌、直肠息肉等其他病变。肛门镜检查既可见痔的情况,还可观察直肠黏膜有无充血、水肿、溃疡、肿块等。

痔须与直肠癌、直肠息肉、直肠脱垂等疾病相鉴别。临床上常将直肠癌误诊为痔而延误治疗,主要原因是未进行直肠指检和直肠镜检查。

【治疗】 痔的治疗应遵循以下原则:无症状的痔无需治疗;有症状的痔重在减轻或消除症状,而非根治;以非手术治疗为主。

1. 一般治疗　改善饮食结构,多食蔬菜水果等富含纤维素的食物,减少刺激性食物的摄入,保持大便通畅,养成良好大便习惯,保持会阴部清洁,预防症状出现。局部症状严重时可酌情使用具有收敛、减轻充血、保护黏膜作用的栓剂、乳膏,或中药熏洗法等。必要时可使用静脉增强剂、非甾体抗炎药等全身性药物。

2. 注射疗法　黏膜下层硬化剂注射是治疗内痔的有效方法,主要适用于Ⅰ、Ⅱ度内痔,近期疗效显著。并发症有局部疼痛、肛门部烧灼感、组织坏死溃疡或肛门狭窄、痔血栓形成、黏膜下脓肿与硬结。外痔及妊娠期痔应禁用。

3. 胶圈套扎法　适用于各度内痔和混合痔的内痔部分,尤其是Ⅱ、Ⅲ度内痔伴有出血和/或脱出者。套扎部位在齿状线上区域,原理是利用胶圈的弹性阻断痔的血运,使痔缺血坏死,发生无菌性炎症,从而使肛垫固定。并发症有直肠不适与坠胀感、疼痛、胶圈滑脱、迟发性出血、肛门皮肤水肿、血栓性外痔、溃疡形成等(图 32-20)。

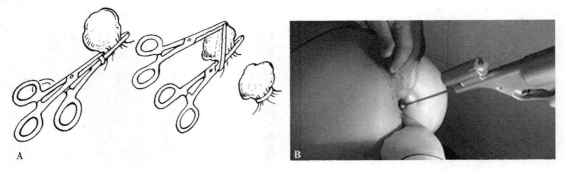

图 32-20　胶圈套扎法
A. 传统胶圈套扎;B. 自动套扎器套扎。

4. 物理治疗　包括激光治疗、冷冻疗法、直流电疗法和铜离子电化学疗法、微波热凝疗法、红外线凝固治疗等。主要适应证为Ⅰ、Ⅱ、Ⅲ度内痔。主要并发症为出血、水肿、创面愈合延迟及感染等。复发率较高。

5. 手术疗法

(1)痔切除术(外剥内扎术):主要用于Ⅱ、Ⅲ、Ⅳ度内痔和混合痔的治疗。充分扩肛后,将痔核牵出肛门,在肛门缘做一"Ⅴ"形切口,将曲张静脉团仔细分离出,根部结扎,切除痔核。除非合并肛门狭窄或慢性肛裂,一般不行内括约肌切断术。缝合齿状线以上的黏膜,齿状线以下切口不予缝合。嵌顿痔可行急诊切除,方法与择期手术相同(图 32-21)。

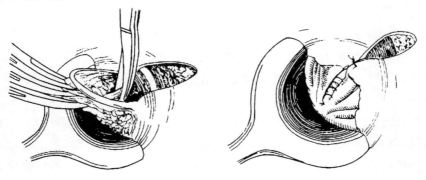

图 32-21　痔切除术(外剥内扎术)

(2)环痔切除术:适用于严重的环形痔并伴有直肠黏膜脱垂的患者,优点是将痔核心全部切除,缺点是创面大,术后疼痛明显,易出现肛门狭窄,目前不常使用,已逐渐被 PPH 术所取代。

(3)吻合器痔上黏膜环切术(PPH):适用于 Ⅲ、Ⅳ 度内痔,通过管状吻合器环行切除齿状线 2cm 以上的直肠黏膜 2~4cm,上移并固定肛垫,具有手术时间短、患者疼痛轻微、术后恢复快等优点(图 32-22)。

术后应注意出血、尿潴留、疼痛、肛缘水肿、肛门直肠狭窄、肛门失禁等并发症的发生。

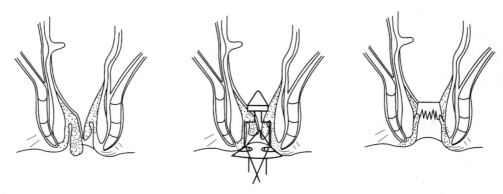

图 32-22　吻合器痔上黏膜环切术原理示意图

痔的治疗方法很多,由于非手术疗法对大部分痔的治疗效果良好,手术治疗只限于保守治疗失败或不适宜保守治疗的病人。

第六节　肛裂

肛裂是位于齿状线以下肛管皮肤层裂伤后而形成的小溃疡。方向与肛管纵轴平行,常引起肛周剧痛。多见于青中年人,好发于肛门后正中线。前壁的肛裂多见于女性。若侧方出现肛裂应考虑肠道炎性疾病或肿瘤的可能。

【病因】肛裂病因尚不明确,可能与多种因素有关:

1. 外伤　长期便秘、粪便干结或剧烈腹泻引起的排便时机械性创伤是大多数肛裂形成的直接原因。

2. 解剖因素　肛门外括约肌的浅部在肛管后方形成的肛尾韧带伸缩性差、坚硬,此区域血供亦差,且排便时肛管后壁承受压力最大,故后正中线处易受损伤。

3. 感染　齿状线附近的慢性炎症如后正中的肛窦炎向下蔓延形成皮下脓肿,破溃形成慢性溃疡。

4. 其他　如克罗恩病、分娩创伤、结核、HIV 感染、直肠肛门肿瘤等其他因素。

【临床表现和诊断】肛裂病人有典型的临床表现:疼痛、便血和便秘。疼痛一般较剧烈,有典型的周期性:排便时疼痛,便后数分钟缓解即为间歇期,随后再次出现括约肌挛缩痛,直至括约肌疲劳松弛后疼痛方缓解。粪便表面或便纸上可见新鲜血迹,大出血较少。便秘既是肛裂常见诱因,亦是常见的并发症,肛裂患者因为疼痛而惧怕排便,久而久之形成便秘,便秘又加重肛裂,形成恶性循环。此外还可出现肛门分泌物、肛门瘙痒等症状。

肛裂常出现"三联征",即前哨痔、肛裂和肥大肛乳头。

根据典型的临床症状、肛门检查时发现的肛裂"三联征",诊断一般并不困难;但需要与炎性肠病、结核、肛周肿瘤等引起的肛周溃疡相互鉴别。如已确诊肛裂,一般不需做指检和内镜检查,避免引起剧痛;必要时可行局麻下检查。

【治疗】

1. 保守治疗　原则是解除括约肌痉挛、止痛、帮助排便、中断"便秘-肛裂"的循环,促使局部愈合。具体措施有:便后用 1:5000 高锰酸钾温水坐浴;口服缓泻剂帮助排便,增加纤维素食物摄入,保持大便通畅;局麻下扩肛等。

2. **手术治疗** 经久不愈,保守治疗无效,且症状较重者可采用手术治疗。手术可在局麻、区域麻醉或全身麻醉下进行,常用手术方法有:

(1)肛裂切除术:梭形切除肛裂、前哨痔、肥大肛乳头及周围炎性组织,显露肛门括约肌,可同时切断部分肛门外括约肌皮下部,创面敞开引流。缺点是创面大、愈合慢。

(2)内括约肌切开术:肛门内括约肌的痉挛收缩是引起肛裂疼痛的主要原因,故可用内括约肌切开术治疗肛裂。手术方法是在肛管一侧距肛缘 1~1.5cm 做小切口达内括约肌下缘,确定括约肌间沟后分离内括约肌至齿状线,剪断内括约肌,然后扩肛至四指,止血后缝合切口,可一并切除肥大肛乳头、前哨痔。但手术不当可能导致肛门失禁。

第七节 直肠肛管周围脓肿

直肠肛管周围脓肿指在直肠肛管周围的软组织或其周围间隙发生的化脓性感染,并形成脓肿。它是肛肠疾病中的常见病,男性多于女性。

【病因和病理】 开口于肛窦的肛腺感染是直肠肛管周围脓肿最常见的原因。肛窦的开口朝上,粪便残渣易潴留于此而引起感染,另由于此处间隙充满疏松结缔组织,感染易于蔓延扩散,向上或向下形成多处间隙脓肿(图 32-23)。以肛提肌为界将直肠肛管周围脓肿分为肛提肌下部脓肿和肛提肌上部脓肿:前者包括肛门周围脓肿、坐骨肛管间隙脓肿;后者包括骨盆直肠间隙脓肿、直肠后间隙脓肿、高位肌间脓肿。

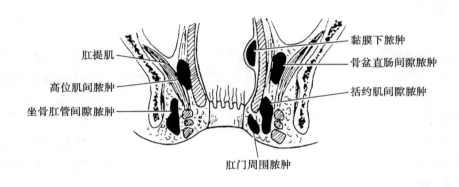

图 32-23 直肠肛管周围脓肿的位置

导致直肠肛管周围脓肿的细菌种类常是链球菌、产气荚膜杆菌和其他厌氧菌,多为混合感染。此外,直肠肛管外伤、克罗恩病、结核、肿瘤和肛周手术均可以导致直肠肛管周围脓肿。

【临床表现及分类】 大多数患者起病时有肛区剧烈疼痛,性质为跳痛、刺痛,每当用力、行走、咳嗽或打喷嚏时加重。表浅的脓肿还可扪及痛性肿块,深部的脓肿常有全身中毒感症状,局部虽有肿痛,但无波动,穿刺抽脓以求确诊。不同部位的肛门直肠周围脓肿临床表现也不尽一致。

1. **肛门周围脓肿** 最常见,几乎占半数。表现有肛周局部红肿、硬结,剧痛,坐卧不安,行走不便,尤其在下蹲、排便时加剧。全身症状则不明显。局部肿块波动试验阳性。穿刺抽出脓液确诊。

2. **坐骨肛管间隙脓肿** 较常见,约占 1/4,坐骨肛管间隙较大,所以形成的脓肿一般也较大,表现患侧臀部红肿,持续性胀痛、跳痛、坐卧不安,还可影响排尿排便功能,出现排尿困难和里急后重;全身感染中毒症状亦较重。检查时双臀部不对称,局部深压痛,穿刺时可抽出脓液。

3. **骨盆直肠间隙脓肿** 较少见,间隙位置更深、更大,所以局部症状不明显,全身感染中毒症状则非常明显。早期就会出现畏寒、高热、乏力等症状。局部有直肠坠胀感,用手指在直肠内定位,再从皮下穿刺抽脓,做出诊断。超声检查有助于定位和诊断。

4. 肛门括约肌间隙脓肿　因位置较深,故在肛门周围无明显肿块或硬结,行直肠指检非常疼痛,甚至无法检查时应考虑本病,尤其对环肛区加压时痛更为加剧。大多数肛门括约肌间隙脓肿位于肛门后正中方的齿状线以上。

5. 其他　直肠后间隙、高位肌间、直肠壁内等脓肿,均因位置深而不易诊断。

【诊断】多数直肠肛管周围脓肿依据上述症状和体征可获得诊断,部分深部脓肿诊断较为困难,必要时可以采用体表超声或经肛超声、CT甚至MRI辅助检查帮助诊断。

【治疗】

1. 非手术治疗

(1)抗生素:直肠肛管周围脓肿病人,伴有严重蜂窝织炎,免疫力低下或合并全身性疾病,可考虑使用抗生素。常规选择对革兰氏阴性杆菌有效的抗生素,在复发感染或伤口长期不愈的病人中可以行细菌培养。

(2)对症治疗:肛周温水坐浴,局部理疗和热敷,涂鱼石脂膏。使用适量镇痛剂,润滑通畅大便,注意休息。

2. 手术治疗　直肠肛管周围脓肿一旦形成,除部分自行破溃形成肛瘘外,大多需要手术治疗。切开引流是主要方法,一经诊断即应及早引流,不同间隙的脓肿采用不同方法。

(1)脓肿切开引流术

1)肛门周围脓肿切开引流:此种脓肿一般较小,可在局麻下对脓肿做放射状切开引流,剪去多余皮缘,不需填塞以保证充分引流。

2)坐骨肛管间隙脓肿切开引流:需在腰骶麻醉下施行,切口距肛门缘3~5cm,压痛最明显处可先用粗针头穿刺定位,而后行平行于肛缘的弧形切口,切口要足够长,切开后手指探查并分开纤维间隔,再充分分离冲洗脓腔,放置油纱引流。还可行置管引流。

3)骨盆直肠间隙脓肿切开引流:也需在腰骶麻醉或全身麻醉下进行,切开部位因感染来源不同而不同。源于括约肌间的感染,应在肛门镜下行相应部位的直肠壁切开引流;源于经括约肌肛瘘的感染,应该经会阴引流;其他部位的脓肿,若位置较低,在肛周皮肤上直接切开引流;若位置较高,则应该在肛门镜下切开直肠壁或经阴道后穹窿切开引流。

(2)脓肿切开引流+一期挂线术:肛门周围脓肿切开引流后,绝大多数形成肛瘘,此种方法可避免肛瘘的形成。

方法:脓肿切开找到内口,切开皮肤后挂线,致使脓肿完全敞开,引流更通畅,且避免二次肛瘘手术。

第八节　肛瘘

肛瘘是肛管或直肠与会阴皮肤相通的肉芽肿性管道,由内口、瘘管、外口三部分组成。发病率亦较高,为常见的肛肠疾病。

【病因和病理】大部分肛瘘是由直肠肛管周围脓肿自行破溃或手术切开引流后形成,属于肛门周围脓肿的后期,是炎症的慢性阶段。少数为特异性感染造成,如结核或克罗恩病;直肠肛管外伤或恶性肿瘤亦可破溃形成瘘管,但较为少见。

内口多位于齿状线以上的肛窦处,为感染原的入口;瘘管有直有弯,少有分支;外口及脓肿破溃处或切开引流部位,多位于肛周皮肤。

【分类】肛瘘的分类方法很多,常用以下几种:

1. 临床上通常根据部位将肛瘘分为低位和高位两种,低位者瘘管位于直肠肛管环以下,高位者位于直肠肛管环以上。

2. 根据瘘口和瘘管的数目,可分为单纯性肛瘘和复杂性肛瘘。单纯性肛瘘只有一个瘘管;复杂性肛瘘可有多个瘘口和瘘管。

3. 根据瘘管与括约肌的关系,可分为四类(图 32-24)。

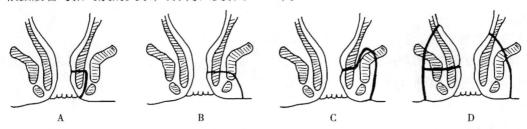

图 32-24 肛瘘的分类
A. 肛管括约肌间型;B. 经肛管括约肌型;C. 肛管括约肌上型;D. 肛管括约肌外型。

(1)肛管括约肌间型:最常见,多由肛管周围脓肿引起,多为低位肛瘘;瘘管仅经过内括约肌间,一般只有一个外口,位于肛缘附近的皮肤。

(2)经肛管括约肌型:亦较常见,瘘管走行于括约肌间或肛管后间隙深部,瘘管穿过肛门内括约肌,肛门外括约肌的浅部和深部,多因坐骨肛管间隙脓肿引起,分为高位和低位。瘘管穿过内括约肌、外括约肌浅部和深部之间,外口常有数个。

马蹄形肛瘘的瘘管围绕肛管,呈半环形,如蹄铁状,由此得名。瘘管走行于括约肌间或肛管后间隙深部,穿过肛门外括约肌,开口于坐骨肛管隐窝深部。

(3)肛管括约肌上型:少见,为高位肛瘘,瘘管向上穿过肛提肌,向下至坐骨肛管间隙穿透肛周皮肤,治疗困难。多需要分期手术才不致造成肛门失禁。

(4)肛管括约肌外型:很少见,瘘管走行于肛管周围皮肤,瘘管穿过肛提肌直接与直肠相通。多由肠癌、克罗恩病、外伤、异物或盆腔脓肿引起,要注意治疗原发病。

【临床表现及诊断】肛瘘常有肛门周围脓肿破溃或切开排脓的病史。主要症状为瘘外口反复流出脓性、血性、黏液性分泌物,分泌物刺激周围皮肤可形成湿疹,造成皮肤瘙痒等不适。当瘘外口愈合,局部引流不畅,可再次形成脓肿。较大的高位肛瘘因瘘管位于括约肌外,常有粪便及气体排出。以上症状反复发作是肛瘘的典型表现。

肛瘘的内外口分布有一定的规律性,Goodsall 定律(图 32-25)提出:在肛门中间划一条横线,若外口在横线前方,瘘管常是直型的,内口往往位于与外口呈辐射线相连处;若外口在横线后方,瘘管常是弯型,且内口常在肛管后正中处。

临床检查内口的方法包括肛管直肠指检、肛门镜检查。瘘管内注射过氧化氢或亚甲蓝也是常用的方法。瘘管 X 线造影术、经肛门内镜超声、MRI 等技术亦可用于复杂性肛瘘的术前诊断。

通过典型的临床表现及检查,肛瘘的诊断并不困难。但它亦需与以下疾病相鉴别。①肛门周围化脓性汗腺炎:直肠肛管周围皮肤有多个脓头开口,以此鉴别;②藏毛窦瘘管:骶尾部中线皮肤

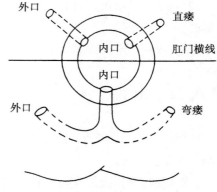

图 32-25 Goodsall 定律

处可见不规则小孔,可见毛发,骶尾部出现急性脓肿或慢性窦道,肛周皮脂腺囊肿感染;③克罗恩病和溃疡性结肠炎等非特异性炎性肠病、乙状结肠憩室炎:可慢性穿孔至腹膜形成瘘管。

【治疗】肛瘘不能自愈,绝大多数患者需手术治疗。肛瘘的治疗原则:手术切开或切除瘘管,必要时一并切除周围瘢痕组织,敞开创面,促进愈合。手术的关键是尽量减少肛门括约肌的损伤,防止肛门失禁,同时避免复发。

影响肛瘘疗效最为重要的是内口和瘘管的处理。准确的内口和瘘管定位是肛瘘手术治疗的基础。使

用探针常可以准确探及瘘管的走行和肛瘘内口。用探针轻轻自外口探入，缓慢沿瘘管走行指向齿状线附近，另一手示指深入肛管，准确探查探针头部，于内口处探出。有时内口部位有硬结感，探针探出时一般不出血，说明内口部位正确。如复杂性肛瘘，瘘管弯曲或有分叉，探针不能探入，则由外口注入1%亚甲蓝液，帮助确定内口。

手术治疗的具体方法有：

1. 肛瘘切开术　适用于低位肛瘘；亦可与挂线术配合治疗高位瘘管位于直肠肛管环以下的病灶。肛瘘切开术是将瘘管全部切开，并将切口两侧边缘的瘢痕组织充分切除，使引流通畅的切口逐渐愈合。因低位肛瘘瘘管在外括约肌深部以下，所以切开后只损伤外括约肌皮下部和浅部，不会出现肛门失禁。

2. 肛瘘切除术　切开瘘管并将瘘管壁全部切除至健康组织，酌情缝合或不缝合创面。此法较肛瘘切开术，虽然可去除全部瘘管及周围瘢痕组织，但平均愈合时间延长，术后复发和肛门失禁的发生率与其无显著差异，因此一般适用于管道较纤维化的低位单纯性肛瘘。

对于部分瘘管明显的直瘘，可行肛瘘切除一期缝合术，以减少术后愈合时间，但须注意术前行肠道准备，瘘管必须切除完全，伤口各层完全缝合对齐，不留无效腔，术中严格无菌操作，防止污染。

3. 挂线疗法　是一种缓慢切开的方法，我国于明代就已发明并使用挂线疗法治疗肛瘘，至今仍然在全世界广泛使用。其机制是使用橡皮筋的机械切割力及药物的腐蚀作用，使结扎的组织慢性缺血坏死。优点是以线代刀，使肌肉缓慢被切开，括约肌断端与周围组织粘连固定，从而减少肛门失禁。适用于各种肛瘘，尤其是高位经括约肌或括约肌上及括约肌外肛瘘。方法：使用探针自外口将橡皮筋牵入内口，先切开内外口间的皮肤和皮下组织，提起橡皮筋。紧收橡皮筋，粗丝线打结固定。一般10日左右肛瘘组织被橡皮筋慢性切开，2~3周创面可以愈合。

4. 瘘管清创和注射纤维蛋白胶治疗　瘘管清创加纤维蛋白胶治疗肛瘘是近年来探索的一种微创方法。其方法是：先用探针确定内口和外口，以刮匙搔扒瘘管内肉芽组织，再以过氧化氢及生理盐水反复冲洗后，注入纤维蛋白胶，以肠线缝合关闭两端瘘口。注射纤维蛋白胶治疗肛瘘，方法简便，可以重复治疗，不良反应少，不会引起肛门失禁，成功率60%~70%。导致治疗失败的危险因素包括克罗恩病、直肠阴道瘘、HIV感染和短瘘管。该方法最大的优势在于低创伤性，且没有肛门失禁之虞，失败病例重复治疗亦不会对肛门功能产生太大影响。

（钱　锋）

学习小结

结直肠癌是本章学习的重点内容，但痔、肛瘘等直肠肛管相关良性病变是基层最常见的疾病。由于条件限制，许多医院暂时无法开展结直肠癌手术，但是一线医生对结直肠癌早期发现与诊断起着至关重要的作用。一次简单的直肠指检可能会帮助发现一名早期直肠癌患者，从而为治疗争取时间，大大改善疾病预后。

复习参考题

1. 简述结直肠癌的临床表现以及怎样早期发现和诊断结直肠癌。

2. 简述直肠指检的方法、临床意义及检查注意事项。

3. 简述肛瘘外科治疗的原则和方法。

第三十三章　肝脏疾病

学习目标

掌握	肝脏肿瘤，尤其是原发性肝癌的高危因素、诊断、治疗方式及治疗原则。
熟悉	肝脏的解剖及生理功能；肝脓肿、肝囊肿、肝棘球蚴病的临床表现、诊断及治疗原则。
了解	肝脏各类疾病病理病因、具体的治疗方式的适应证及禁忌证等。

第一节　解剖生理概要

一、肝脏的形态

肝脏是人体中最大的腺体，也是最大的实质性脏器，我国成年男性肝重 1230~1450g，女性为 1100~1300g，占体重的 1/50~1/40。我国成人肝脏一般左右径约 25cm，前后径约 15cm，上下径约 6cm。肝脏的大部分位于右季肋部和上腹部，小部分位于左季肋部。正常肝脏外观呈红褐色，质软而脆，呈楔形。肝上面隆凸，与膈穹相对，称膈面（图 33-1）。肝下面凹陷，与腹腔脏器接触，称脏面（图 33-2）。肝周围共有 8 条韧带，即膈面的左、右冠状韧带，左、右三角韧带及镰状韧带；脏面的肝十二指肠韧带、肝胃韧带和肝圆韧带，出入肝的各种管道均位于这些韧带内。镰状韧带将肝表面分为左、右两叶，右叶大而厚，左叶小而薄。肝上面后部冠状韧带前、后层间有一无腹膜被覆的三角区，称肝裸区，借结缔组织与膈相连。肝脏脏面有"H"形沟，左纵沟较窄，其前半部有肝圆韧带，是脐静脉闭锁后形成的索条；后半部有静脉韧带，由静脉导管萎缩形成。右纵沟较宽，其前半部为胆囊窝，容纳胆囊；后半部为腔静脉窝，下腔静脉从此穿过，肝左、中、右静脉在此注入下腔静脉，故称为第二肝门（冠状韧带上层与镰状韧带的交点）。肝下面左纵沟的左侧为左叶，右纵沟的右侧为右叶，两纵沟之间的部分又被横沟分为前方的方叶和后方的尾叶。门静脉、肝动脉和肝胆管在肝脏面横沟各自分出左、右干进入肝实质内，称第一肝门（肝十二指肠韧带根部）（图 33-3）。肝十二指肠韧带包含门静脉、肝动脉、肝胆管、淋巴结和神经，共同被包裹在 Glisson 纤维鞘内，又称肝蒂。肝的后面肝短静脉有至少 3~4 条，多至 7~8 条小静脉注入下腔静脉，称第三肝门。

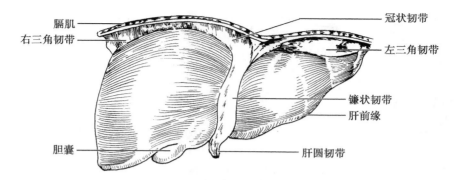

图 33-1 肝脏上面观

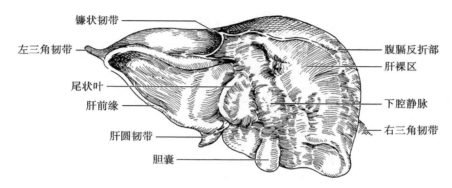

图 33-2 肝脏后上面观

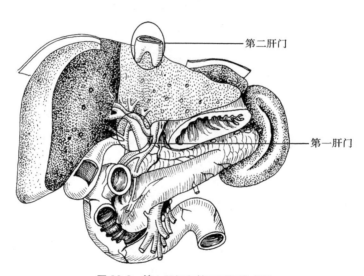

图 33-3 第一肝门和第二肝门模式图

二、肝脏分叶和分段

肝脏的分叶及分段为肝脏手术的开展奠定了解剖学基础,一个完整的肝脏由正中裂(下腔静脉左缘至胆囊窝中点)分成左右两半。右半肝由右叶间裂分成右前叶和右后叶,右后叶又被右段间裂分成上下两段。左半肝由左叶间裂分成左内叶和左外叶,左外叶又被左段间裂分成上下两段。尾状叶根据其血供分为乳状突、腔静脉部及尾状突三个部分。目前,临床外科常用的是根据肝静脉及门静脉在肝内的分布基础,将肝脏分为八段(Couinaud 法)(图 33-4、图 33-5)。

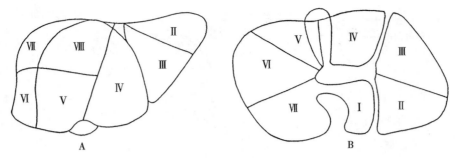

图 33-4　肝脏的分段表面分界
A. 膈面观；B. 脏面观。

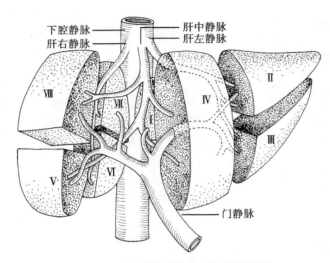

图 33-5　肝静脉及门静脉为导向的分段系统

三、肝脏血供

　　肝脏血液供应非常丰富,肝脏的血容量相当于人体总量的 14%。成人肝每分钟血流量有 1500 ~ 2000ml。肝的血管分入肝血管和出肝血管两组。入肝血管包括肝固有动脉和门静脉,属双重血管供应;出肝血管是肝静脉系统。

　　肝动脉是肝的营养血管,肝血供的 1/4 来自肝动脉,进入肝脏后分为各级分支到小叶间动脉,将直接来自心脏的动脉血输入肝脏,主要供给氧气。肝动脉压力较门静脉高 30 ~ 40 倍。肝动脉分为肝左动脉和肝右动脉。肝总动脉及其分支有较多的变异,约 92% 起自腹腔干,少数来源于肠系膜上动脉,在十二指肠上部的上方分为肝固有动脉和胃十二指肠动脉。肝固有动脉在肝十二指肠韧带内与胆总管、门静脉共同上行,最后分为肝左动脉和肝右动脉入肝(图 33-6)。结扎肝总动脉不会引起肝坏死。在肝固有动脉起始部,胃十二指肠动脉与胃右动脉发起点之间结扎,一般也无不良影响。但在肝固有动脉起始部远侧,胃右动脉发起点远侧结扎,会引起严重肝坏死。

　　门静脉是肝的功能血管,肝血供的 3/4 来自门静脉,门静脉进入肝脏后分为各级分支到小叶间静脉,把来自消化道含有营养的血液送至肝脏"加工"。门静脉由肠系膜上静脉和脾静脉在胰腺的头部和颈部交界处的后方汇合而成(图 33-7)。成人的门静脉长度为 5 ~ 8cm,平均为 6.5cm,门静脉直径 1cm。门静脉收集腹腔内消化道的大部分血液进入肝脏。门静脉系与腔静脉之间存在广泛的吻合,这些吻合静脉较细小,正常情况下不开放,但在门静脉由于各种原因受到阻塞而发生回流障碍时,出现门静脉高压症,这些吻合便开放,形成侧支循环,使门静脉系的血液回流入腔静脉系,最后流入心脏,从而降低门静脉的压力。门-腔静脉之间的重要吻合包括门-奇静脉吻合、门-直肠静脉吻合、门-脐静脉吻合、门-腹膜后静脉吻合。

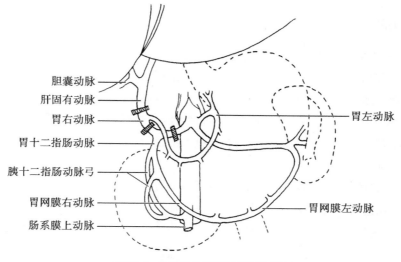

图 33-6　肝动脉及其交通动脉模式图

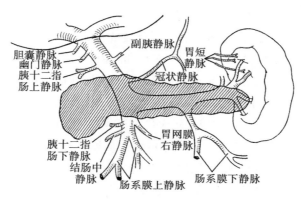

图 33-7　门静脉的属支

　　肝动脉和门静脉入肝的血流均经过肝静脉汇入下腔静脉回心。肝静脉包括左、中、右三条肝静脉和从第三肝门直接汇入腔静脉的数支肝短静脉（图 33-8）。

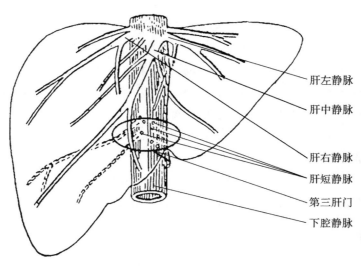

图 33-8　肝静脉及第三肝门模式图

四、肝脏生理功能

肝脏具有重要复杂的生理功能,目前明确的功能有:

1. 分泌胆汁 肝脏时刻分泌着胆汁,经胆道流入十二指肠,帮助消化脂肪,促进脂肪及脂溶性维生素A、维生素D、维生素E、维生素K的吸收,肝脏每日分泌胆汁600~1000ml。

2. 参与物质代谢 食物消化后由肠道吸收的营养物质经门静脉系统进入肝脏。肝脏是维持糖代谢稳定的重要器官,能将多余的葡萄糖、氨基酸及脂肪转化为肝糖原,储存于肝脏。当血糖减少时,又可将糖原分解为葡萄糖,维持血糖的平衡。

肝脏在蛋白质代谢过程中起到合成、脱氨及转氨作用。肝脏利用内源性或外源性氨基酸合成人体各种重要的蛋白质,例如白蛋白、促血小板生成素及各种凝血因子,肝功能损害常会出现低蛋白血症、血小板降低或凝血障碍。氨基酸代谢过程产生的氨需要肝脏经鸟氨酸循环转化为尿素,由肾排出,肝脏功能受损时,血氨代谢异常,是肝性脑病的重要病因之一。肝脏转氨作用可将一种氨基酸转化为另一种非必需氨基酸。

肝脏参与脂质代谢,尤其是胆固醇的代谢,维持体内各种脂质的稳定。肝脏参与维生素的代谢,如维生素A的储存、维生素D的活化及维生素K依赖性凝血因子的合成等。肝脏在人体激素的代谢方面具有重要作用,如对雌激素、抗利尿激素及醛固酮激素等有重要的灭活作用,肝功能严重受损时,上述激素在人体异常集聚,导致出现蜘蛛痣、肝掌、男性乳房发育及水钠潴留等病理改变。

3. 凝血功能 肝脏参与纤维蛋白原、凝血酶原及其他各种凝血因子的合成。另外肝内储存的维生素K对于凝血因子Ⅱ、Ⅶ、Ⅸ及Ⅹ的合成是不可缺少的。

4. 药物及毒素的代谢 人体一生中需要接触大量内源或外来的化学有害物质,如何解毒和消除这些可能有害的物质是机体的巨大挑战。肝脏通过复杂的酶反应途径对这些物质进行处理,代谢反应主要分为两个阶段:Ⅰ期反应通过氧化、还原和水解增加这些化合物的极性和水溶性,从而使其更容易排泄。需要注意Ⅰ期反应未必使化合物解毒,反而有可能产生毒性代谢产物。细胞色素P450系统是Ⅰ期反应的典型示例。Ⅱ期反应主要是结合反应,通常产生毒性和活性更小的产物,一般通过转换酶反应来完成这一过程,参与结合反应的主要是葡萄糖醛酸、甘氨酸等。

5. 造血功能 肝脏是胎儿重要的造血器官,婴幼儿肝脏可以恢复造血功能,成人肝脏储存有铁、铜、维生素B_{12}及叶酸等造血材料,间接参与造血。

另外,肝脏具有很大的再生能力及潜力。动物实验表明肝组织可安全切除多达80%,在切除后6~12个月便可重新长回原来的大小,这给活体肝移植及肝脏局限性病变的切除手术提供了理论支持。肝脏对缺氧非常敏感,在常温下阻断入肝血流超过一定时间,将可能引起严重的肝细胞缺氧坏死。动物实验表明正常肝脏耐受肝门持续阻断时间可达60分钟,硬化肝脏约为30分钟,但是手术中常温下一次阻断入肝血流不宜超过15分钟,如果需要,可以开放5分钟后再次阻断。

第二节 肝脓肿

肝脓肿是最常见的肝脏感染性疾病,主要有细菌性肝脓肿和阿米巴性肝脓肿两种。

一、细菌性肝脓肿

【病因病理】细菌性肝脓肿是临床最常见的肝脓肿,随着外科引流术及抗生素的使用,病死率不到5%,死亡原因主要是败血症或感染性休克,许多临床分析表明老年患者及伴有恶性肿瘤、严重肝功能损害、脓毒血症者预后不良。细菌性肝脓肿多为混合性感染,往往同时检出多种细菌,以内源性细菌为主,60%以上为肠道革兰氏阴性杆菌，以往最常见的是大肠杆菌，近来克雷伯菌已上升至首位；最常见的阳性球菌为金黄色葡萄球菌。克雷伯菌、变形杆菌和铜绿假单胞菌是长期住院和使用抗生素治疗的患者产生脓肿的重要致病菌。约半数肝脓肿患者脓液中可检出厌氧菌，最常分离出的厌氧菌为脆弱类杆菌、巨核梭形杆菌等。胆源性肝脓肿与门静脉血行感染性肝脓肿的病原菌以大肠杆菌为主，肝动脉血行感染性肝脓肿的病原菌以金黄色葡萄球菌为主。

病原菌进入肝脏的途径有以下几种：①胆道系统，为我国患者目前最重要的感染途径；②门静脉系统；③淋巴系统；④血液感染；⑤直接侵入；⑥其他原因不明的方式。可能体内存在某种感染性病灶，当机体抵抗力减弱时，偶然的菌血症引起了肝脏的炎症和脓肿。有报道指出，隐匿性肝脓肿中25%伴有糖尿病。

【临床表现】　主要症状是寒战、高热、肝区疼痛和肝大。体温常可达39~40℃，伴恶心、呕吐、食欲减退和周身乏力。肝区钝痛或胀痛多为持续性，可伴右肩部放射痛，右下胸及肝区叩击痛。症状持续时间不定，有些表现为急性病程，有些呈慢性并迁延数月。克雷伯菌感染的肝脓肿患者会出现少见而特异的并发症，即内源性眼内炎，发生率约3%，这种严重并发症在糖尿病患者中更加常见，早期诊断及治疗是维持视觉功能的关键。

【诊断】　根据病史、临床表现及B超和CT检查，即可诊断本病（图33-9）。必要时可在肝区压痛剧烈处或超声探测下行诊断性穿刺，抽出脓液可诊断。

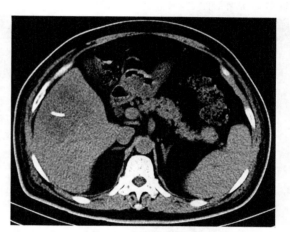

图33-9　肝脓肿的CT表现
表现为肝右叶低密度病灶，表现为实性液性混杂不均影，内高密度管状物为穿刺引流管。

【治疗】

1. 药物治疗　是最主要的治疗方式，使用大剂量有效抗生素和全身支持疗法，以控制感染，促使脓肿吸收自愈。若病程较长，脓肿壁增厚，脓腔与肝血窦隔离，抗生素则难以进入脓腔发挥作用，或脓肿较大（>5cm），脓液量多，或形成多发性脓肿时，单纯的抗生素并不能完全控制感染，进行脓液引流成为必要。

2. 穿刺引流术　对影像学诊断和定位明确，脓肿壁形成，病灶已液化且直径超过3cm，凝血功能正常，未合并需手术处理的腹腔内疾病（如胆道结石），以及全身状况差不能耐受开腹手术者，均可考虑行穿刺引流治疗。

3. 脓肿切开引流术　适用于脓肿较大、经上述治疗后全身中毒症状仍较严重或出现并发症的患者。常用的手术方式为经腹腔切开引流，适用于多数患者，但术中应注意用纱布妥善隔离，保护腹腔和周围脏器，避免脓液污染，脓腔内安置多孔橡胶管引流。随着影像引导下穿刺引流术的发展，目前该方法已较少使用。

二、阿米巴性肝脓肿

阿米巴性肝脓肿是肠道阿米巴感染的并发症。阿米巴是一种以滋养体或包囊形式存在的原生生物，其中溶组织内阿米巴是唯一致病原，其他阿米巴种属均不致病，主要通过粪-口途径传播，人是溶组织内阿米巴的主要宿主。结肠内的溶组织内阿米巴经门静脉系统进入肝脏是阿米巴性肝脓肿形成的主要病因。大部分患者会伴有大便异常，且有疫区接触史，绝大多数是单发，应注意与细菌性肝脓肿的鉴别（表33-1）。阿米巴性肝脓肿最严重的并发症为脓肿破裂，发生率为3%~17%，主要决定因素是脓肿大小。阿米巴性肝脓肿的总死亡率约为5%，当脓肿破裂时，死亡率可达6%~50%。预后不良的独立因素有血清总胆红素升高（>59.85μmol/L）、低蛋白血症（<2.0g/dl）、多发脓肿、脓肿较大（>500ml），合并脑病、贫血或糖尿病等。

【治疗】阿米巴性肝脓肿应首先考虑非手术治疗,抗阿米巴药物治疗为主,必要时反复穿刺吸脓。

1. 药物治疗 为溶组织内阿米巴性肝脓肿最主要的治疗方式,最主要的治疗药物为甲硝唑(每次750mg口服,每日3次,治疗10日),治愈率超过90%。治疗后3日内便会出现临床症状的改善,但是影像学脓肿吸收通常比较滞后,据报道平均时间为3~9个月,有时长达数年。超过90%患者病灶会完全吸收,但是少部分患者会残留无临床症状的病灶。肝脓肿治疗后,推荐使用作用于肠腔内的药物如双碘喹啉、巴龙霉素和二氯尼特治疗阿米巴携带状态。

2. 经皮肝穿刺置管引流术 适用于病情重、脓肿大、有穿破危险者,或经抗阿米巴治疗脓腔未见缩小者。

表33-1 细菌性肝脓肿与阿米巴性肝脓肿的鉴别诊断

项目	细菌性肝脓肿	阿米巴性肝脓肿
患病年龄	大于50岁	20~40岁
男女比例	10:1	1.5:1
病史	继发于胆道感染或其他化脓性疾病	继发于肠道阿米巴感染
症状	病情急骤、全身中毒症状、寒战高热	起病慢、病程长、可高热或不规则热、盗汗
血液化验	白细胞及中性粒细胞明显增加,血液细菌培养可阳性	血清阿米巴抗体检测阳性
粪便检查	无特殊表现	部分患者可找到阿米巴滋养体及包囊
脓液	多为黄白色脓液,涂片及培养可发现细菌	大多数为棕褐色脓液,无味,镜检可发现阿米巴滋养体
脓肿特征	较小,常为多发	较大,多为单发
诊断性治疗	抗阿米巴治疗无效	抗阿米巴治疗可好转

第三节 肝棘球蚴病

肝棘球蚴病又称肝包虫病,为绦虫的蚴或包囊感染所致。肝包虫病主要有两种类型,即由细粒棘球绦虫的虫卵感染所致较常见的囊型包虫病、由多房棘球绦虫的虫卵感染所致的泡型包虫病。近年来随着旅游业的发展、人口的流动和家犬的急剧增多,肝包虫病已成为全世界流行性疾病,严重危害全世界公共卫生和经济发展。我国西部人群包虫病的感染率为3.1%~31.5%,患病率为0.5%~5.0%,其中青藏高原部分地区人群患病率为5.0%~10.0%。本章主要介绍最常见的囊型包虫病。泡型包虫病以出芽的方式或浸润方式增殖,不断产生新囊泡,深入组织,类似肿瘤,不仅可以直接侵犯邻近的组织结构,还可以经淋巴管和血管转移到腹膜后和远隔器官如脑、肺等部位,故有"虫癌"之称。发生肝外转移灶最多的部位是脑,其次为肺和腹膜后。治疗前应该对是否发生转移进行评估,如果发生肝外转移,预后较差,治疗以手术完整切除为主。

【病因病理】囊型包虫病的病原体为细粒棘球绦虫。主要流行于畜牧地区。绦虫寄生在犬体内,是终宿主,人、羊和牛是中间宿主。直接感染主要是与犬密切接触,皮毛上的虫卵污染手后经口感染(图33-10)。犬粪中虫卵污染食物或水源,也可引起间接感染。吞食的虫卵经肠道内消化液作用,蚴脱壳而出,穿过肠黏膜进入门静脉系统,大部分留在肝内,少数可进入肺、脑、眼眶、脾、肾等。进肝的棘球蚴最初为囊型结构,刺激周围细胞反应后形成内囊和外囊。内囊又分为内、外两层,内层生发层,长出带蒂的、有生殖细胞的头节和生发囊。生发囊破裂,会释放出头节进入囊液。囊液中的营养成分被子囊和头节消耗,致虫体死亡。外层为多层的角质层,有弹性,白色半透明。外囊来自宿主组织形成的一层纤维性包膜,厚且可钙化(图33-11)。

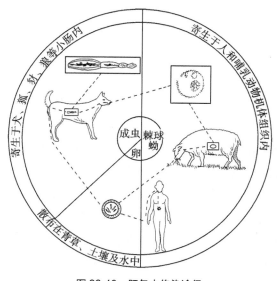

图 33-10　肝包虫传染途径

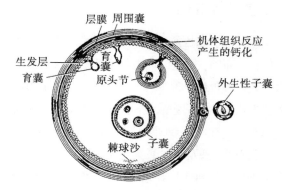

图 33-11　肝包虫囊肿模式图

【临床表现和并发症】　多数患者无症状。最常见为右上腹钝痛,偶有腹胀、消化不良和呕吐。常见体征为肝大;囊内张力高,波动不明显。

1. 包虫囊破裂　①包虫囊破裂入腹腔,引起全腹腔多发囊肿,出现腹胀或导致肠梗阻,甚至发生致命性过敏性休克;②破溃入胆道,可引起梗阻性黄疸或反复胆管炎;③破溃入结肠,包虫囊内容物可自直肠排出;④经横膈破裂入肺,可能咳出子囊,肺部感染;⑤包虫囊压迫,甚至破裂入肝静脉,引起巴德-吉亚利综合征。

2. 感染　化脓性细菌侵入引起继发感染,表现类似细菌性肝脓肿。偶见整个包虫囊内容发生无菌性坏死,绦虫死亡。

3. 过敏症　包虫囊液含有异种蛋白和抗原,如释放入血液循环,会反复出现荨麻疹,过敏反应,甚至过敏性休克。

4. 肾小球有囊虫抗原沉积,会发生膜性肾小球肾炎。

【诊断】　询问病史时了解患者居住区域,是否有犬、羊等接触史。辅助检查有:①血清学,包虫囊液皮内试验阳性,补体集合试验阳性可有助于诊断;②超声检查,超声所见取决于检查时包囊的发育程度;③CT检查,横断面成像检查可以评估肝外病变,并提供囊肿与肝脏之间详细的解剖关系,特异性的表现为囊壁蛋壳样钙化,或囊肿内分隔形成多个子囊。

【治疗】

1. 手术治疗　手术是首选治疗手段。手术原则:清除内囊,防止囊液外溢,消灭外囊残腔,预防感染。常用的手术方式包括传统的内囊摘除术、外囊壁切开引流术、肝部分切除或肝叶切除术。外科治疗的复发率为 1%～20%。

2. 药物治疗　对于细粒棘球幼的患者,阿苯达唑或甲苯达唑等药物治疗能有效缩小包虫囊肿的大小,但是只有不到 50% 患者病灶能完全消失。术前药物治疗可以减少囊液渗漏的风险,能有效预防术后复发。结合引流术的使用,药物治疗可用于包虫广泛播散或不能耐受手术的患者。

3. 穿刺抽吸、注射再抽吸术　因为较高的囊肿破裂及渗漏导致的播散风险,包虫囊肿是穿刺抽吸术的禁忌证。但是,对于囊肿较小,位于肝内的单发囊肿且囊肿不与胆道相通的患者,可以行穿刺抽吸、注射再抽吸术,穿刺针进入囊肿吸尽囊液后,注射等量 95% 乙醇或 20% 氯化钠溶液,保留 10～15 分钟后将其抽吸出。此方法可以经皮或经腹超声引导下进行。

4. 观察　适用于囊肿实变、直径小于 5cm 或钙化且无症状的患者。

5. 肝移植　如肝内病变广泛无法完全切除且无肝外播散的患者,可行肝移植治疗。

第四节　肝脏肿瘤

一、原发性肝癌

原发性肝癌目前是我国第四位的常见恶性肿瘤及第三位的肿瘤致死病因,是 60 岁以下男性恶性肿瘤死亡的首要原因。最近的调查显示肝癌发病率在男性中约 40/100 000,在女性中约 15.3/100 000。我国肝癌所致的死亡每年约 383 203 人,占世界范围内肝癌所致死亡的 51%。患者诊断为肝癌的平均年龄是 50~60 岁。随着新生儿注射乙肝疫苗、慢性肝炎患者及时抗病毒治疗,以及肝癌高危因素的宣传教育广泛开展,我国肝癌的发病率有所下降,但是我国慢性肝炎、尤其乙型肝炎患者基数较大,肝癌仍严重威胁我国人民的生命和健康。

【病因病理及分类】病理类型上原发性肝癌主要包括肝细胞癌(HCC)、肝内胆管癌(ICC)和 HCC-ICC 混合型肝癌三种不同病理类型,三者在发病机制、生物学行为、组织学形态、治疗方法以及预后等方面差异较大。在我国,肝细胞癌占到 85%~90%,本章主要对肝细胞癌进行介绍。

原发性肝癌的病因及发病机制尚未完全明确,目前认为肝细胞癌主要与肝炎病毒感染、食物黄曲霉毒素污染、长期酗酒以及农村饮水蓝绿藻类毒素污染等有关,其他包括肝脏代谢疾病、自身免疫性疾病以及隐源性肝病或隐源性肝硬化。我国肝癌以慢性乙型肝炎为主要发病原因,占 60%~90%,其次是丙型肝炎、黄曲霉毒素暴露及酒精滥用等。

原发性肝癌大体病理形态可分为结节型、巨块型、弥漫型。参考中国肝癌病理研究协作组 1977 年制定的"五大型六亚型"分类,瘤体直径<1cm 称为微小肝癌,1~3cm 称为小肝癌,3~5cm 称为中肝癌,5~10cm 称为大肝癌,>10cm 称为巨块型肝癌。而全肝散在分布小癌灶(类似肝硬化结节)称为弥漫型肝癌。单纯依靠大小及数目进行的分级分型并不能很好地指导治疗及预测预后,目前的分级及分型系统还包括肝功能、全身状况、肿瘤分布、肿瘤血管侵犯情况、甲胎蛋白(AFP)水平及病理分化程度等。原国家卫生计生委颁布的《原发性肝癌诊疗规范》(2017 年版)依据循证医学证据推荐肝癌 4 个分期 7 个亚期,每个分期均给出相应治疗策略,规范了肝癌的治疗(图 33-12)。但是具有最佳指导意义的分级分型标准仍需要进一步的探索,例如肝癌的分子病理分型。

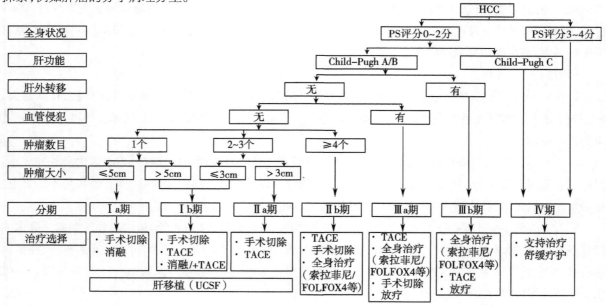

图 33-12　《原发性肝癌诊疗规范》(2017 年版)推荐的肝癌分期及治疗流程
HCC. 肝细胞癌;TACE. 经肝动脉化疗栓塞。

【临床表现】 患者早期往往缺乏典型症状,具有临床表现通常提示肿瘤为晚期,因此推荐对高危患者进行规律筛查,常见临床表现为:

1. 肝区疼痛 半数以上患者以此为首发症状,多为持续性钝痛、胀痛等。主要由肿瘤迅速生长,肝包膜张力增加所致。当肝癌结节坏死、破裂出血等,可表现为突然右上腹剧痛和压痛,出现腹膜炎等。

2. 全身和消化道症状 多为乏力、消瘦、食欲减退、腹胀等。部分患者可伴有恶心、呕吐、发热、腹泻等症状。晚期可有贫血、黄疸、腹水、皮下出血及恶病质等表现。

3. 肝大 为中晚期肝癌患者最常见体征,肝脏进行性增大,质地硬,边缘不规则,表面凹凸不平,肝大显著者可充满整个右上腹或上腹部,右季肋部明显隆起。

4. 副肿瘤综合征(paraneoplastic syndrome) 即肝癌组织本身代谢异常或癌组织对机体产生的多种影响引起的内分泌或代谢紊乱的症候群。临床表现多样且缺乏特异性,常见的有自发性低血糖症、红细胞增多症;其他有高脂血症、高钙血症、性早熟、促性腺激素分泌综合征、皮肤卟啉病、异常纤维蛋白原血症和类癌综合征等,但比较少见。此外,如发生肺、骨、脑等处转移,可产生相应症状。

【诊断】 肝癌的早期诊断是临床诊疗和预后的关键。对下列危险人群应特别加以关注:具有乙型肝炎病毒(hepatitis B virus,HBV)和/或丙型肝炎病毒(hepatitis C virus,HCV)感染、长期酗酒、非酒精性脂肪肝炎、食用被黄曲霉毒素污染食物、各种原因引起的肝硬化以及有肝癌家族史等的人群,尤其是年龄 40 岁以上的男性风险更大。血清甲胎蛋白和肝脏超声检查是早期筛查的主要手段,建议高危人群每隔 6 个月至少进行一次检查。原国家卫生计生委颁布的《原发性肝癌诊疗规范》(2017 年版)明确了肝癌的诊断流程(图 33-13),有利于肝癌患者的早期诊断。

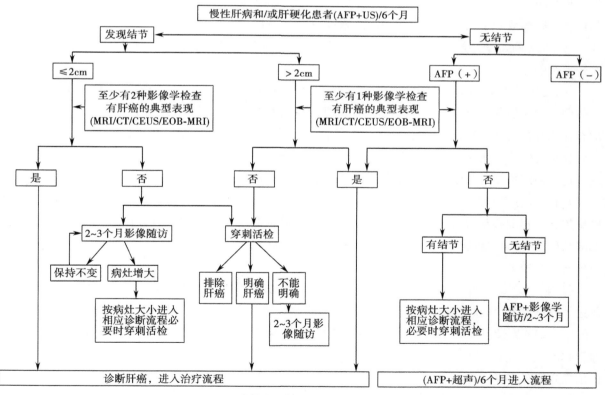

图 33-13 《原发性肝癌诊疗规范》(2017 版)推荐的肝癌诊断流程
AFP.甲胎蛋白;CEUS.超声照影;EOB-MRI.普美显磁共振。

1. 肝癌的血清标志物检测 AFP 是当前诊断肝癌常用而又重要的方法。诊断标准:AFP ≥ 400μg/L,

排除慢性或活动性肝炎、肝硬化、睾丸或卵巢胚胎源性肿瘤以及怀孕等。AFP 低度升高者,应做动态观察,并与肝功能变化对比分析,有助于诊断。约 30% 的肝癌病人 AFP 水平正常,检测甲胎蛋白异质体,有助于与慢性肝炎所致的 AFP 升高鉴别。其他常用的肝癌诊断分子标志物还有 α-L-岩藻苷酶、异常凝血酶原等。

2. 肝癌的影像学诊断　近年来,医学影像学检查手段的进步明显,为临床上肝癌的"四定"(定位、定性、定量和定期)和制订治疗方案提供了可靠的依据。

(1)超声检查:腹部超声检查因操作简便、灵活直观、无创便携等特点,是临床上最常用的肝脏影像学检查方法。常规超声筛查可以早期、敏感地检出肝内可疑占位性病变,广泛应用于高危人群的筛查及术中肝内病灶的探测,但是仅利用超声无法对肝脏肿物进行确诊。实时超声造影技术可以揭示肝肿瘤的血流动力学改变,帮助鉴别和诊断不同性质的肝肿瘤,其实时显像和多切面显像的灵活特性,也有助于肝肿瘤微血管灌注和介入治疗的疗效评估。

(2)多层螺旋 CT:常规采用平扫+增强扫描方式(常用碘对比剂),其检出和诊断小肝癌能力总体略逊于磁共振成像,但是对有金属植入物及幽闭恐惧症无法行磁共振检查的患者,仍是一种有效的检查手段。目前除应用于肝癌临床诊断及分期外,更多应用于肝癌局部治疗的疗效评价,特别对经导管动脉栓塞化疗(TACE)后碘油沉积观察有优势,但是这也干扰了肿瘤动脉期强化表现的观察,影响了对肝脏肿瘤治疗反应的评估。同时,借助 CT 的三维肝体积和肿瘤体积测量、肺和骨等其他脏器转移评价,临床应用广泛。

(3)磁共振成像(MRI):具有很高的组织分辨率和多参数多方位成像等特点,而且无辐射,是继 CT 之后的又一高效而无创伤性的肝癌检查诊断方法,在 MRI 或 CT 增强扫描动脉期(主要在动脉晚期),肝癌呈不均匀明显强化,偶可呈均匀明显强化,尤其是 ≤5.0cm 的肝癌,门静脉期和/或实质平衡期扫描肿瘤强化明显减弱或降低,这种"快进快出"的增强方式是肝癌诊断的特点(图 33-14)。应用肝脏特异性MRI 造影剂(例如普美显)能够提高小肝癌检出率,对肝癌与肝脏局灶性增生结节、肝腺瘤等的鉴别亦有较大帮助。

(4)正电子发射断层成像(PET-CT):[^{18}F]-氟代脱氧葡萄糖 PET-CT 全身显像是将 PET 与 CT 融为一体而成的功能分子影像成像系统,既可由 PET 功能显像反映肝脏占位的生化代谢信息,又可通过 CT 形态显像进行病灶的精确解剖定位,其优势在于:①对肿瘤进行分期,通过一次检查能够全面评价淋巴结转移及远处器官的转移,而且 PET 功能影像不受解剖结构的影响,可准确显示解剖结构发生变化后或者是解剖结构复杂部位的复发转移灶,对肝癌再分期有较大价值;②疗效评价,对肝癌介入治疗、栓塞治疗及靶向治疗的疗效评价,更加敏感、准确;③指导放射治疗生物靶区的勾画、穿刺活检定位;④评价肿瘤的恶性程度和预后。但是大部分肝癌对[^{18}F]-氟代脱氧葡萄糖低摄取,目前研究发现碳-11 标记的乙酸盐(^{11}C-acetate)或胆碱(^{11}C-choline)PET 显像可提高对高分化肝癌诊断的灵敏度,仍需要进一步的临床研究证实其价值。

(5)数字减影血管造影(DSA):DSA 是一种侵入性创伤性检查,多主张采用经选择性或超选择性肝动脉进行 DSA 检查,该技术更多用于肝癌局部治疗或急性肝癌破裂出血治疗等。肝癌在 DSA 的主要表现是肿瘤血管和肿瘤染色,还可以明确显示肝肿瘤数目、大小及其血供情况。DSA 能够为血管解剖变异和重要血管解剖关系以及门静脉浸润提供正确客观的信息,对于判断手术切除的可能性和彻底性以及决定合理的治疗方案有重要价值。

3. 肝癌的病理诊断　病理学检查是诊断原发性肝癌的金标准,但仍需特别重视结合临床。一般来说,具有典型肝癌影像学特征的占位性病变,符合肝癌的临床诊断标准的病人,通常不需要以诊断为目的的肝穿刺活检。对于缺乏典型肝癌影像学特征的占位性病变,肝穿刺活检可获得病理诊断,对于确立肝癌的诊断、指导治疗、判断预后非常重要。手术切除的肝癌病理诊断报告常规应包括大体标本描述、显微镜下描

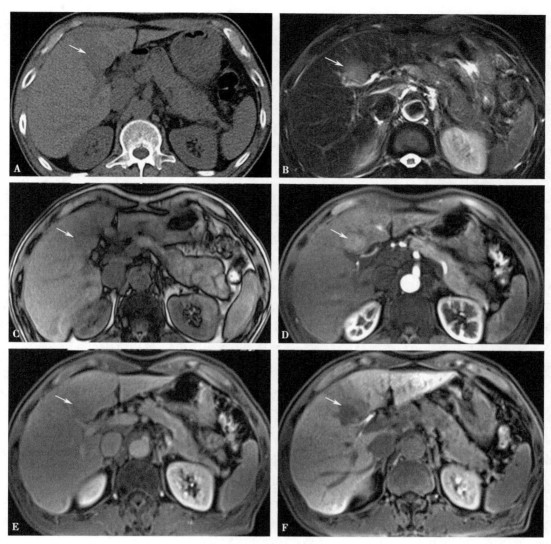

图 33-14　肝细胞癌影像学表现

白箭头标记处为肿物,同一患者肝细胞癌的不同影像学技术下的表现:A. 平扫 CT 肝细胞癌表现为低密度肿物;
B. 磁共振 T_2 序列表现为高信号肿物;C. 磁共振 T_1 序列大部分肝癌表现为低信号,部分病例表现为等信号或高信
　　号,该病例表现为等信号;D、E. 增强磁共振肝细胞癌表现为典型的"快进快退"表现,具体表现为 D 所示的动脉期
　　明显强化,E 所示的静脉期肿物强化程度低于肝实质,静脉期大部分病例肿瘤边缘可见强化的边缘,称为"包膜影",是
　　美国影像医师协会颁布的 Li-rads 肝细胞癌诊断的主要影像特征;F. 普美显 MRI 肝胆期表现为不摄取及低信号影。

述、免疫组化检查结果、典型病理照片及病理诊断名称等。此外,有条件的医院还可附有与肝癌克隆起源、
药物靶点检测、生物学行为评估以及预后判断等相关的分子病理学检查结果,为患者的预后及后期治疗提
供临床参考。

【治疗】早期诊断、早期治疗,对肝癌患者进行个体化、规范化、多学科合作的综合治疗,是提高疗效的
关键。其治疗的原则是根据患者的身心状况、肿瘤的具体部位、病理类型、侵犯范围(病期)和发展趋向,结
合细胞分子生物学的改变,有计划地、合理地应用现有的多学科各种有效治疗手段,优化各种治疗手段在
每个肝癌患者综合治疗中的前后顺序,以最适当的经济费用取得最好的治疗效果,同时最大限度地改善患
者的生活质量。

1. 外科治疗　包括肝切除术和肝移植术。

肝切除术的基本原则包括:①彻底性,完整切除肿瘤、切缘无残留肿瘤;②安全性,最大限度地保留正
常肝组织,降低手术死亡率并减少手术并发症。

在术前应对患者的全身情况及肝功能储备进行全面评价,常采用美国东部肿瘤协作组提出的功能状

态评分来评估病人的全身情况;采用 Child-Pugh 评分、吲哚菁绿(ICG)清除试验或瞬时弹性成像测定肝脏硬度,评价肝功能储备情况;如预期保留肝组织体积较小,则采用 CT 和/或 MRI 测定剩余肝的体积,并计算剩余肝体积占标准化肝脏体积的百分比。一般认为 Child-Pugh A 级、ICG 15<20%~30% 是实施手术切除的必要条件;余肝体积占标准肝体积的 40% 以上(肝硬化病人),或 30% 以上(无肝硬化病人)也是实施手术切除的必要条件。

原国家卫生计生委颁布的《原发性肝癌诊疗规范》(2017 年版)中的手术适应证:

(1)肝脏储备功能良好的 Ⅰa 期、Ⅰb 期和 Ⅱa 期肝癌是手术切除的首选适应证,尽管有以往研究显示对于直径≤3cm 肝癌,切除和射频消融疗效无差异,但最近的研究显示外科切除有更好的远期疗效。

(2)在部分 Ⅱb 期和 Ⅲa 期肝癌病人中,手术切除有可能获得比其他治疗方式更好的效果,但需更为谨慎的术前评估。对于多发性肝癌,相关研究显示,在满足手术安全性的条件下,肿瘤数目≤3 的多发性肝癌病人可能从手术获益;若肿瘤数目>3,即使已手术切除,在多数情况下其疗效也并不优于 TACE 等非手术治疗。

(3)对于其他 Ⅱb 期和 Ⅲa 期肝癌,如有以下情况也可考虑手术切除:如肿瘤数目>3,但肿瘤局限在同一段或同侧肝者,或可同时行术中射频消融处理切除范围外的病灶;合并门静脉主干或分支癌栓者,若肿瘤局限于半肝,且预期术中癌栓可完整切除或取尽,可考虑手术切除肿瘤并经门静脉取栓,术后再结合 TACE、门静脉化疗或其他全身治疗措施;如合并胆管癌栓且伴有梗阻性黄疸,肝内病灶亦可切除的病人;伴有肝门部淋巴结转移者,切除肿瘤的同时行淋巴结清扫或术后外放射治疗;周围脏器受侵犯,但可一并切除者。

此外,对于术中探查不适宜切除的肝癌,可考虑肝动脉、门静脉插管化疗,或术中其他的局部治疗措施等。

肝移植术:肝移植是肝癌根治性治疗手段之一,尤其适用于有失代偿肝硬化背景、不适合切除的小肝癌病人。关键是提高肝癌肝移植疗效,保证宝贵的供肝资源得到公平合理应用。

关于肝移植适应证,国际上主要采用米兰(Milan)标准、美国加州大学旧金山分校(University of California,San Francisco,UCSF)标准等。国内尚无统一标准。各家标准对于无大血管侵犯、淋巴结转移及肝外转移的要求都比较一致,但是对于肿瘤的大小和数目的要求不尽相同。国内标准均不同程度地扩大了肝癌肝移植的适用范围,可使更多的肝癌病人因肝移植手术受益,并未明显降低术后总体生存率和无瘤生存率,但仍需多中心协作研究以支持和证明,从而获得高级别的循证医学证据。原国家卫生计生委颁布的《原发性肝癌诊疗规范》(2017 年版)推荐采用 UCSF 标准。

2. 消融治疗　肝癌病人大多合并有肝硬化,或者在确诊时已达中晚期,能获得手术切除机会的病人仅占 20%~30%。近年来广泛应用的局部消融治疗,具有创伤小、疗效确切的特点,使一些不耐受手术切除的肝癌病人亦获得根治的机会。消融治疗是指影像技术引导下在局部直接杀灭肿瘤的一类治疗手段,主要包括射频消融(RFA)、微波消融(MWA)、冷冻治疗、高功率超声聚焦消融(HIFU)以及无水乙醇注射治疗等,目前以射频和微波消融及无水乙醇注射最为常用。消融可经皮肤入路,也可在腹腔镜手术或开腹手术中应用,影像引导手段主要包括超声和 CT。局部消融治疗适用于单个肿瘤直径≤5cm;或肿瘤结节不超过 3 个,最大肿瘤直径≤3cm;无血管、胆管和邻近器官侵犯以及远处转移,肝功能分级为 Child-Pugh A 或 B 级的肝癌病人,可获得根治性的治疗效果。对于不能手术切除的直径 3~7cm 的单发肿瘤或多发肿瘤,可联合 TACE。

3. TACE 治疗　TACE 治疗在国内亦称介入疗法、介入治疗,目前被公认为肝癌非手术治疗的最常用方法之一,需在 DSA 下进行操作,采用碘油栓塞术后可复查 CT,肝癌常会显示高密度的碘油沉积。适应人群:①Ⅱb 期、Ⅲa 期和 Ⅲb 期的部分病人,肝功能分级 Child-Pugh A 或 B 级,ECOG 评分 0~2 分;②可以手术切除,但由于其他原因(如高龄、严重肝硬化等)不能或不愿接受手术的 Ⅰb 期和 Ⅱa 期病人;③多发结节型肝癌;④门静脉主干未完全阻塞,或虽完全阻塞但肝动脉与门静脉间代偿性侧支血管形成;⑤肝肿瘤破裂出血或肝动脉-门静脉分流造成门静脉高压出血;⑥控制局部疼痛、出血以及栓堵动静脉瘘;⑦肝癌切除术后,DSA造影可以早期发现残癌或复发灶,并给予介入治疗。禁忌证:①肝功能严重障碍(Child-Pugh C级),包括黄疸、肝性脑病、难治性腹水或肝肾综合征;②凝血功能严重减退,且无法纠正;③门静脉主干完全被癌栓栓塞,且侧支血管形成少;④合并活动性肝炎或严重感染且不能同时治疗者;⑤肿瘤远处广泛转移,估计生存期<3个月者;⑥恶病质或多器官功能衰竭者;⑦肿瘤占全肝比例≥70%(如果肝功能基本正常,可考虑采用少量碘油乳剂分次栓塞);⑧外周血白细胞和血小板显著减少,白细胞<3.0×10⁹/L(非绝对禁忌,如脾功能亢进者,与化疗性白细胞减少有所不同),血小板<50×10⁹/L;⑨肾功能障碍:肌酐>176.8μmol/L(2mg/dl)或者肌酐清除率<30ml/min。

4. 放射治疗　放射治疗(简称放疗),分为外放疗和内放疗。外放疗是利用放疗设备产生的射线(光子或粒子)从体外对肿瘤照射。20世纪90年代中期之后,三维适形放疗(CRT)、调强放疗(IMRT)、图像引导放疗(IGRT)或立体定向放疗(SBRT)等现代放疗技术逐渐成熟,为放疗在肝癌治疗中的应用提供了新的机会。对于局限于肝内的肝癌患者,放疗结合介入治疗的3年生存率可达到25%~30%。内放疗是利用放射性粒子,经机体管道或通过针道植入肿瘤内,常用的放射性粒子包括⁹⁰Y微球、¹³¹I单克隆抗体、放射性碘化油、¹²⁵I粒子等,放射性粒子可持续产生低能X射线、γ射线或β射线,在肿瘤组织内或在受肿瘤侵犯的管腔(门静脉、下腔静脉或胆道)内植入放射性粒子后,通过持续低剂量辐射,最大程度杀伤肿瘤细胞。

5. 生物治疗与分子靶向治疗　国内外已广泛开展肝癌的生物治疗,涉及免疫治疗(细胞因子、过继性细胞免疫、单克隆抗体、肿瘤疫苗)、基因治疗、内分泌治疗、干细胞治疗等。近年来,分子靶向药物治疗肝癌已成为新的研究热点,受到高度的关注。迄今为止,索拉非尼仍然是唯一获得批准治疗晚期肝癌的分子靶向药物。两项大型国际多中心Ⅲ期临床试验均充分证明了索拉非尼对于不同国家地区、不同肝病背景的晚期肝癌都具有一定的生存获益。

6. 中医药治疗　中医药治疗能够改善症状,提高机体的抵抗力,减轻放化疗不良反应,提高生活质量。但是,这些药物尚缺乏高级别的循证医学证据加以充分支持。

7. 系统化疗　传统的细胞毒性药物,包括阿霉素、表柔比星、氟尿嘧啶、顺铂和丝裂霉素等,在肝癌中的单药或传统联合用药有效率均不高,且毒副作用大,可重复性差。一个主要原因为化疗药物不但会激活乙型肝炎病毒复制,还会损害病人的肝功能,加重肝炎肝硬化,导致化疗无法带来生存效益。根据EACH研究后期随访的数据,含奥沙利铂的FOLFOX4方案在整体反应率、疾病控制率、无进展生存期、总生存期方面,均优于传统化疗药物阿霉素,且耐受性和安全性较好。因此,奥沙利铂在我国被批准用于治疗不适合手术切除或局部治疗的局部晚期和转移性肝癌。

另外,应重视抗病毒、保肝及对症支持治疗的作用。合并有乙型肝炎病毒感染且复制活跃的肝癌病人,口服核苷(酸)类似物抗病毒治疗非常重要。宜选择强效低耐药的药物如恩替卡韦、替比夫定或替诺福韦酯等。TACE治疗可能引起乙型肝炎病毒复制活跃,目前推荐在治疗前即开始应用抗病毒药物。抗病毒治疗还可以降低术后复发率。因此,抗病毒治疗应贯穿肝癌治疗的全过程。肝癌病人在自然病程或者治疗过程中可能会伴随肝功能异常,因此应及时适当地应用保肝药物,提高治疗安全性、降低并发症、改善生活质量。适度的康复运动可以增强机体的免疫功能。另外,应加强对症支持治疗,包括在晚期肝癌病人中的积极镇痛、纠正贫血、纠正低白蛋白血症、加强营养支持,控制合并糖尿病病人的血糖,处理腹水、黄疸、肝性脑病、消化道出血等伴随症状。对于晚期肝癌病人,应理解病人及家属的心态,采取积极的措施调整其相应的状态,把消极心理转化为积极心理,通过舒缓疗护让其享有安全感、舒适感而减少抑郁与焦虑。

患者,男性,50岁,因"慢性乙型肝炎30余年,上腹部胀痛不适3个月"入院。入院查体:右上腹深压痛,无反跳痛及肌紧张;增强CT:肝右叶可见一占位性病变,大小约74cm×80cm,呈"快进快出"表现;AFP 557μg/L。

思考:

1. 患者可能的诊断是什么?有何依据?
2. 可采用何种治疗手段?

二、继发性肝癌

继发性肝癌又称转移性肝癌。肝是恶性肿瘤最常见的血行转移器官,其中57%来自消化系统的原发性肿瘤,尤其以结、直肠恶性肿瘤最常见。继发性肝癌常以肝外原发肿瘤所引起的症状为主要表现,肝转移结节较小时,一般无症状,常在影像学检查时发现(图33-15)。随着转移病灶的增大,可出现上腹部或肝区不适、隐痛,随病情发展,则出现乏力、发热、体重下降等。体格检查可扪及肿大的肝或触及坚硬的癌结节。晚期患者可出现贫血、黄疸、腹水等。肿瘤标志物:CEA、CA19-9、CA12-5等对胃癌、结直肠癌、胆囊癌等肝转移有诊断价值,AFP检测常为阴性。影像学上通常可见多发病灶,胃肠道恶性肿瘤来源的转移病灶在增强CT或MRI上常会有典型的"牛眼征"表现。

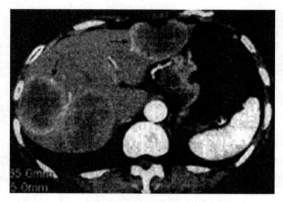

图33-15 转移性肝癌的CT表现
肿瘤动脉期表现为明显的边缘强化,典型"牛眼征"。

继发性肝癌须根据原发肿瘤的治疗情况,进行综合治疗。若转移病灶为孤立性,或多发但局限于肝的一叶或一段,而原发肿瘤被切除,应首选肝转移病灶的手术切除,手术以肿物的局部完整切除为主。目前认为只要转移灶能够切除且留有足够的肝脏储备即推荐手术切除。如原发肿瘤和继发肿瘤同时发现又均可切除,则根据患者条件采取同期或分期手术治疗。术前或术后的化疗通常能改善患者的预后。对于不适于手术或肿瘤无法切除的患者可选用肝动脉化疗栓塞、无水乙醇注射、射频消融、冷冻或全身化疗等治疗。

三、肝血管瘤

随着影像检查的普及,临床上发现的肝脏良性肿瘤病例明显增多,以肝血管瘤最常见,其他病变如肝腺瘤、局灶样增生结节、血管平滑肌脂肪瘤及脂肪瘤,这些病变均较少见,本节重点介绍血管瘤。肝血管瘤一般质地柔软,多数与邻近组织分界清楚,表现为暗红、蓝紫色囊样隆起,可呈分叶或结节状。发病率为0.4%~20%。病变可发生于任何年龄,但多见于30~50岁,男女比例为1:(1.2~6)。血管瘤的确切病因目前仍不清楚,先天性发育异常是最为广泛接受的病因。

【临床表现】肝血管瘤发展缓慢,病程可达数年到数十年之久,肿瘤小时多无症状,多因体检行影像学检查或其他手术探查肝脏时发现,肝血管瘤在增强CT或磁共振上有特征性的向心性强化特征(图33-16)。

较小的血管瘤多无症状,肿瘤增大后可伴有压迫症状,表现为腹部不适、餐后饱胀感等。另外,瘤内可有纤维组织、机化血栓,可因反复血栓形成造成肿瘤肿胀、引起肝包膜牵拉胀痛。极少数患者有肿瘤破裂,可引起失血性休克、急腹症表现。也有报道极少见患者并发 Kasabach-Merritt 综合征,表现为血小板减少和消耗性凝血异常。查体一般无明显体征,当肿瘤较大时,可在上腹部触及肿块,表面光滑,质地中等或柔软,可呈分叶状,有囊性感和不同程度的压缩感,一般无压痛,或仅有轻度压痛。

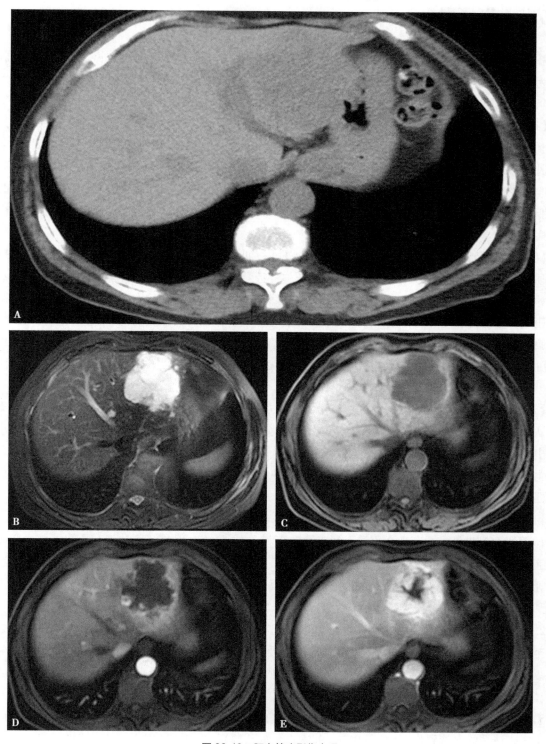

图 33-16 肝血管瘤影像表现
A. CT 上表现为低密度肿物;B. 磁共振 T$_2$ 序列表现为高信号影;C. 磁共振 T$_1$ 序列表现为低信号影;
D、E. 增强磁共振表现为动脉期边缘强化,静脉期逐渐向心性强化。

【治疗】肝血管瘤首先应明确诊断,依赖增强 CT 或 MRI 的典型向心性强化特征可以明确肝脏血管瘤的诊断,对无症状的肝血管瘤以保守观察为主,不要过分强调以瘤体大小为标准做出诊治决策,明确诊断的肝血管瘤也不推荐密切的影像学随访。对有症状患者的治疗方法,主要有肝叶切除术、血管瘤捆扎术、肝动脉结扎术、肝动脉栓塞术、冷冻治疗、微波固化术、射频消融术、瘤体内硬化剂注射术和放射治疗等。

第五节 肝囊肿

肝囊肿是一种较常见的肝脏良性疾病,可分为寄生虫性和非寄生虫性。国内外资料表明,肝囊肿的发病率为 1%～2%,尸检检出率为 0.16%～0.19%。本病以女性多见,男女发病率之比为 1∶4。它可发生于任何年龄,但以 20～50 岁多见。

【病因及分类】通俗意义上的肝囊肿是指非寄生虫性肝囊肿。非寄生虫性肝囊肿按病因可分为先天性、创伤性、炎症性、潴留性、肿瘤性。临床上最常见的为先天性肝囊肿,分为单发性和多发性两种,多发性肝囊肿又称为多囊肝。本文重点讨论先天性肝囊肿。肝囊肿的病因尚不十分明确,有两种观点:①胚胎期肝内胆管或淋巴管发育障碍,或肝内迷走胆管形成;②胚胎期肝内感染引起胆管炎,致肝内小胆管闭锁,近端小胆管逐渐呈囊性扩大,形成囊肿。先天发育障碍可因遗传所致,如成人型多囊肝为常染色体显性遗传性疾病。

【临床表现及诊断】先天性肝囊肿因生长缓慢可长期或终身无症状,常在体检、腹部手术时发现。其主要临床表现随囊肿位置、大小、数目以及有无压迫邻近器官和有无并发症而异。临床上较常见的症状和体征如下:囊肿较大时,可出现右上腹不适、隐痛、餐后饱胀感等。肝脏大和右上腹肿块,触之呈囊性感,无明显压痛。多发性肝囊肿的肝表面可触及散在的囊性结节。如囊内出血,合并感染或带蒂囊肿扭转时,可有急腹症表现。肝囊肿主要依赖影像检查进行诊断,超声检查是诊断肝囊肿的首选方法,CT 检查可以明确囊肿大小、数目、形态及部位,磁共振检查可以与囊性恶性肿瘤进行鉴别,水成像可以明确囊肿与胆道的关系(图 33-17)。

【治疗】对于先天性肝囊肿的治疗,首先是要建立正确的诊断,以防将一些恶性或潜在的恶性囊性病变误认为先天性囊肿而延误治疗。无症状的先天性囊肿一般不需要外科处理,也不强调以瘤体大小为标准做出诊治决策,不推荐密切的影像学随访。当有以下情况时,可以考虑手术治疗:①囊肿较大,出现肝功能异常;②有腹部包块、疼痛或压迫症状明显;③囊肿继发感染;④囊肿继发出血。但是对于年迈体弱或重要脏器功能明显异常者,决定手术治疗时要慎重。合并多囊肾而肾功能严重损害者,一般不宜手术。

目前主要的治疗方法有:

1. 囊肿穿刺抽液术 在超声引导下经皮囊肿穿刺,抽尽囊液。但是穿刺抽液减压只能作为暂时缓解压迫症状的措施,因为囊内压力对囊液分泌的速率有一定的调控作用,当囊内压力减低时,囊液分泌增加。但是,巨大的先天性囊肿时,穿刺抽液可用于术前准备,以避免巨大囊肿切开时,突然减压所导致的严重生理紊乱。

2. 囊肿"开窗"术 用于囊肿位于肝的浅层且无感染或胆管与囊肿无交通的情况。手术方法是切除突出至肝表面处的一块囊壁和肝包膜(即"开窗"),吸净囊液,使囊腔向腹腔内开放。有开腹和腹腔镜两种方法。腹腔镜肝囊肿"开窗"引流术的治疗效果不亚于开腹手术,且损伤小,恢复快,已成为首选的治疗方法。

3. 肝囊肿的硬化治疗 肝囊肿的硬化治疗是在超声或 CT 引导下抽尽囊肿的囊液后向囊腔内注射 1/4～1/3 囊液量的血管硬化剂(常用 95%～98% 的无水乙醇)破坏囊腔的内皮,经一至数次穿刺抽液注药后,囊腔可逐渐缩小,能收到较好的近期效果,但是复发率极高,仅对一些无法耐受手术的患者适用。

4. 不规则肝部分切除并用囊肿"开窗"术 弥漫性肝囊肿某一叶囊肿密集、压迫致使该叶肝实质明显

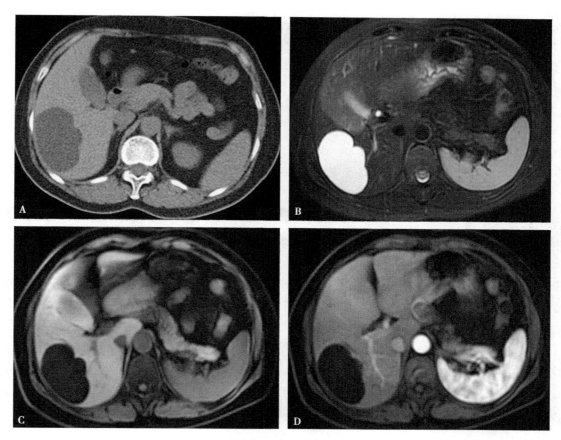

图 33-17 肝囊肿影像学表现
A. CT 影像上肝右叶低密度边界清晰的肿物；B. 磁共振影像 T₂ 序列肝囊肿为高信号肿物；
C. 磁共振影像 T₁ 序列肝囊肿为低信号肿物；D. 动脉期肿物无明显强化。

萎缩，可行不规则肝部分切除术，而其余肝囊肿并用"开窗"术。

5. 多囊肝的治疗 除非病变局限于肝的一叶，且伴有症状，一般多不主张手术治疗。当发现其中个别囊肿增大迅速，压迫邻近脏器，严重影响患者日常生活或心肺功能时，可以对较大的囊肿进行反复穿刺抽液。如果患者全身情况良好，肝功正常，也可做"开窗"术，以减轻压力，缓解症状，促使肝细胞再生。严重的肝功能异常患者可进行肝移植，以根治本病。

（王立明）

学习小结

　　肝脏是人体重要的器官，是唯一含有两套血管系统的实质性脏器，解剖结构复杂，生理功能多样。本章系统介绍了肝脏感染、肿瘤、寄生虫病等常见外科疾病病因、诊断及治疗预后等知识，学习过程中，应当充分了解肝脏自身结构、毗邻脏器与肝脏疾病临床表现的关系，重点关注肝脏常见肿瘤性病变并做出鉴别诊断，掌握其治疗原则。对严重威胁国人健康的肝癌，应熟悉和掌握早期诊断的方法，综合应用各种检查和辅助检查手段，并熟悉肝癌的各种治疗措施。

复习参考题

1. 简述原发性肝癌的诊断方法。

2. 原发性肝癌有哪些治疗手段？ 如何为患者选择个体化的治疗方案？

第三十四章　门静脉高压症

34章

学习目标	
掌握	门静脉高压症的临床表现、诊断方法及处理原则。
熟悉	门静脉系统与腔静脉系统之间 4 支交通支及其基本走向。

门静脉高压症(portal hypertension)是指由不同原因导致的门静脉血流受阻、淤滞或血流增加致门静脉压力增高,由此而产生脾大、脾功能亢进,食管-胃底静脉曲张,呕血、黑便、腹水、肝性脑病等一系列临床症状。正常门静脉压力为 1.3~2.4kPa(13~24cmH_2O),如压力>2.4kPa(24cmH_2O),则被视为门静脉高压。与西方国家不同,在我国 90% 的门静脉高压症是由于肝炎后肝硬化所致。

第一节　解剖生理概要

门静脉主干是由肠系膜上、下静脉以及脾静脉汇合而成,其中有大约 1/5 的血液来自脾。门静脉一端为肝窦状隙,另一端为内脏的毛细血管,故其两端均为毛细血管。门静脉主干由肠系膜上静脉和脾静脉汇合而成,后者尚收集肠系膜下静脉的血液。门静脉主干在肝门处分为左右两支后入肝,最小分支与肝动脉小分支,在肝窦状隙汇合,经肝小叶中央静脉、肝静脉入下腔静脉。门静脉内无静脉瓣膜,其压力通过流入的血量和流出阻力形成并维持。门静脉与腔静脉系统之间有以下交通支连接(图 34-1)。

1. 经胃冠状静脉、胃短静脉、食管-胃底静脉与奇静脉和半奇静脉吻合,最后入上腔静脉,是最主要的交通支。门静脉高压可导致食管-胃底静脉曲张,静脉曲张破裂出血是造成上消化道出血的主要原因之一。

2. 经直肠上静脉、直肠下静脉与肛管静脉在直肠下端吻合后入下腔静脉。如交通支发生曲张可产生痔。

3. 经脐旁静脉与腹壁上、下静脉在脐部吻合后分别注入上、下腔静脉。门静脉高压症发生后,该处的静脉曲张可在脐周出现"海蛇头"样表现。

4. 在腹膜后,门静脉和肠系膜静脉与下腔静脉的许多小分支吻合,称之为 Retzius 静脉丛。

在这四个交通支中,最主要的是胃底、食管下段交通支。这些交通支在正常情况下都很细小,血流量都很少。其中冠状静脉局部解剖非常重要,冠状静脉分有 3 支,即胃支、食管支和高位食管支(图 34-2)。①胃支较细,伴行着胃右动脉,紧沿着胃小弯行走,实际上胃支就是胃右静脉,其一端注入门静脉,另一端在贲门下方进入胃底;②食管支较粗,伴行着胃左动脉,实际上就是胃左静脉,其一端多在胰体上缘注入脾静脉,另一端在贲门下方和胃支汇合而进入胃底和食管下端。胃支和食管支汇合进入胃底的部位多在贲门下方小弯侧 5cm 范围内;③高位食管支,源自冠状静脉的凸起部,距贲门右侧 3~4cm,沿食管下段右后侧向上行走,于贲门上方 3~4cm 或更高处进入食管肌层。

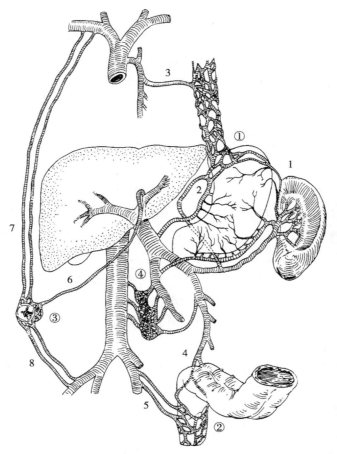

1. 胃短静脉；2. 胃冠状静脉；3. 奇静脉；4. 直肠上静脉；5. 直肠下静脉、肛管静脉；6. 脐旁静脉；7. 腹上深静脉；8. 腹下深静脉。

①胃底、食管下段交通支；②直肠下端、肛管交通支；③前腹壁交通支；④腹膜后交通支。

图 34-1　门静脉与腔静脉之间的交通支

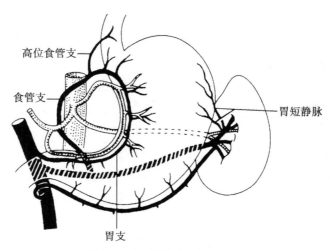

图 34-2　胃冠状静脉局部解剖

第二节　病因与病理改变

　　各种原因引起的门静脉血流阻力增加是门静脉高压症的始动因素。按阻力增加的部位可将门静脉高压症分为肝前、肝内和肝后三型。值得注意的是肝炎后肝硬化在门静脉阻力增高的同时，肝纤维化所致的肝内动静脉短路形成以及机体内液递物质,如胰高血糖素、组胺、血管活性肽等的变化,可导致门静脉血流量增加。了解这些变化对治疗决策的制订有重要意义。

1. 肝前型门静脉高压症　常见病因有门静脉血栓形成,或同时有脾静脉血栓形成存在,常见于创伤、脐炎、腹腔内感染,如急性阑尾炎、胰腺炎等。先天畸形(门静脉闭锁、狭窄或海绵样变)和外在压迫(转移癌)也可致肝前型门静脉高压症。

2. 肝内型门静脉高压症　肝内型在中国最常见,占95%以上。肝内型按病理形态的不同又可分为窦前阻塞、肝窦和窦后阻塞两种。窦前阻塞的常见病因是血吸虫病性肝硬化。血吸虫在门静脉系内发育成熟、产卵,形成虫卵栓子,顺着门静脉血流抵达肝小叶间汇管区的门静脉小分支,引起这些小分支的虫卵栓塞,内膜炎和其周围的纤维化,以致门静脉的血流受阻,门静脉的压力增高。窦前阻塞到了晚期,也就继发地导致肝细胞营养不良和肝小叶萎缩。肝窦和窦后阻塞的常见病因是肝炎后肝硬化,主要病变是肝小叶内纤维组织增生和肝细胞再生,由于增生纤维索和再生肝细胞结节(假小叶)的挤压,使肝小叶内肝窦变窄或闭塞,以致门静脉血不易流入肝小叶的中央静脉或小叶下静脉,血流淤滞,从而门静脉压增高。又由于很多肝小叶内肝窦的变窄或闭塞,导致部分压力高的肝动脉血流经肝小叶间汇管区的动静脉交通支而直接反注入压力低的门静脉小分支,使门静脉压更加增高。另外,在肝窦和窦后阻塞,肝内淋巴管网同样地被增生纤维索和再生肝细胞结节压迫扭曲,导致肝内淋巴回流受阻,肝内淋巴管网的压力显著增高,这对门静脉压的增高也有影响。

3. 肝后型门静脉高压症　病因包括巴德-吉亚利综合征(Budd-Chiari syndrome)、缩窄性心包炎、严重右心衰竭等。

门静脉高压症形成后可发生以下病理改变。

(1)脾大(splenomegaly)、脾功能亢进(hypersplenism):门静脉血流受阻后,首先出现充血性脾大。门静脉高压症时可见脾窦扩张,脾内纤维组织增生、单核巨噬细胞增生和吞噬红细胞现象。临床上除有脾大外,还有外周血细胞减少,最常见的是白细胞和血小板减少,称为脾功能亢进。

(2)交通支扩张:由于正常的肝内门静脉通路受阻,且门静脉无静脉瓣,上述的四个交通支大量开放,并扩张、扭曲形成静脉曲张。在扩张的交通支中最有临床意义的是在食管下段、胃底形成的曲张静脉。它离门静脉主干和腔静脉最近,压力差最大,因而经受门静脉高压的影响也最早、最显著。其他交通支也可以发生扩张,如直肠上、下静脉丛扩张可以引起继发性痔;脐旁静脉与腹上、下深静脉交通支扩张,可以引起前腹壁静脉曲张;腹膜后的小静脉也明显扩张、充血。

(3)食管-胃底静脉曲张破裂出血:门静脉高压症静脉曲张破裂有两种学说。①腐蚀理论。由外部损伤作用于薄、脆的曲张血管壁,如吞咽硬质的食物,或胃食管反流,目前这一理论因缺少根据而被否定。②爆破理论。作用于曲张静脉壁的牵张作用力比曲张静脉内的压力更重要,即当曲张静脉内的扩张力超过管壁的张力,可使静脉曲张破裂,而导致出血。

(4)腹水:门静脉压力升高,使门静脉系统毛细血管床的滤过压增加,同时肝硬化引起的低蛋白血症,血浆胶体渗透压下降及淋巴液生成增加,促使液体从肝表面、肠浆膜面漏入腹腔而形成腹水。门静脉高压症时,虽然静脉内血流量增加,但中心血流量却降低,继发刺激醛固酮分泌增多,导致水钠潴留而加剧腹水形成。有的病人可伴有胸腔积液,称之为肝性胸水,多以右侧常见。

(5)门静脉高压性胃病:约20%的门静脉高压症病人并发门静脉高压性胃病(portal hypertensive gastropathy,PHG),并且占引起门静脉高压症上消化道出血的5%~20%。在门静脉高压时,胃壁淤血、水肿,胃黏膜下层的动静脉交通支广泛开放,胃黏膜微循环发生障碍,导致胃黏膜防御屏障的破坏,是形成门静脉高压性胃病的原因。内镜下胃黏膜出现特殊病变伴有黏膜和黏膜下层细血管、毛细血管的明显扩张、扭曲,而组织学上没有明显的炎症。门静脉高压性胃病多见于胃底、胃底近端和贲门,但有时也可出现在胃窦部。当PHG病变较重时,内镜下胃黏膜还可见到粉红色、樱桃红色斑点,或呈猩红热样疹,统称为红斑征。

（6）肝性脑病：门静脉高压症时由于自身门体血流短路或手术分流，造成大量门静脉血流绕过肝细胞或因肝实质细胞功能严重受损，致使有毒物质（如氨、硫醇）不能代谢与解毒而直接进入体循环，从而对脑产生毒性作用并出现精神神经综合征，称为肝性脑病（hepatic encephalopathy）或门体脑病（portosystemic encephalopathy）。门静脉高压症病人自然发展成为肝性脑病的不到10%，常因胃肠道出血、感染、过量摄入蛋白质、镇静药、利尿剂而诱发。

（7）肝肺综合征（hepatopulmonary syndrome，HPS）：肝病可合并肺循环异常，出现肺内血管扩张，肺气体交换障碍，引起与气道疾病无关的通气-灌注失衡、气体弥散障碍和动脉血氧张力降低，称为肝肺综合征。临床表现为杵状指、发绀、呼吸困难等。

第三节　临床表现

多见于中年男性，病情发展缓慢，症状因不同病因而有所差异，但主要有以下几点：

1. 脾大、脾功能亢进　在门静脉高压症形成的早期即可有脾大，脾脏的充血和增生可造成脾功能亢进，进而引起白细胞、血小板和红细胞减少，尤其以白细胞数减少明显。

2. 上消化道出血　表现为呕血和黑便。出血量大者可有呕吐鲜血、大汗、脉率加快，甚至休克。出血量少者可仅表现为黑便。通常只有1/3~1/2食管-胃底静脉曲张的患者发生消化道出血，首次上消化道大出血患者的病死率可达25%，并且一旦发生出血后，约半数患者在1~2年内可发生再次出血。门静脉高压症患者发生上消化道出血90%是由食管-胃底静脉曲张破裂所致，少数可由食管-贲门黏膜撕裂综合征（马洛里-魏斯综合征，Mallory-Weiss syndrome）、门静脉高压性胃病引起。

3. 腹水　是肝功能损害和门静脉压升高的表现。患者可表现为腹胀和食欲减退。

4. 肝性脑病　表现为认知能力下降、性格变化、站立不稳、扑翼样颤动，甚至意识改变。

体格检查时如能触及脾，就提示可能有门静脉高压。如有黄疸、腹水和前腹壁静脉曲张等体征，表示门静脉高压严重。如果能触到质地较硬、边缘较钝而不规整的肝脏，肝硬化的诊断即能成立，但有时肝脏硬化缩小而难以触到。还可有慢性肝病的其他征象，如蜘蛛痣、肝掌、男性乳房发育、睾丸萎缩等。

第四节　诊断

主要根据肝炎和血吸虫病的病史，以及脾大、脾功能亢进，呕血或黑便、腹水等临床表现。当急性大出血时，应与其他原因的出血鉴别。

下列辅助检验有助于诊断：

1. 血常规　脾功能亢进时，血细胞计数减少，以白细胞计数降至 $3 \times 10^9/L$ 以下和血小板计数减少至 $(70~80) \times 10^9/L$ 以下最为明显。出血、营养不良、溶血或骨髓抑制都可以引起贫血，应注意鉴别。

2. 肝功能检查　常反映在血浆白蛋白降低而球蛋白增高，白蛋白与球蛋白比例倒置。由于许多凝血因子在肝合成，加上慢性肝病病人有原发性纤维蛋白溶解，所以凝血酶原时间可延长。还应做乙型肝炎病原免疫学和甲胎蛋白检查。

3. 术中直接测压　术中直接测定自由门静脉压（free portal pressure，FPP）是最可靠的诊断方法。如果压力超过 $30cmH_2O$ 则诊断肯定。简便的方法是应用一根有刻度的、长约60cm的细玻璃管，连接在暂用血管钳夹住的塑料管和穿刺针上，管内充满等渗盐水。测定时，针尖可刺入胃网膜右静脉或其较大分支内；但准确的是直接刺入门静脉内。必须注意的是，玻璃管的零度应相当于腰椎体前缘的平面。测定应在未应用全身血管舒缩药物的情况下进行，休克病人应在休克纠正后再测，重复测压时病人动脉压的相差应不大。

4. **影像学检查** 在诊断和评价门静脉高压症中占有重要地位。合理使用各种影像学检查,可以明确有关门静脉系统的解剖结构、侧支血管的分布及通畅程度,对选择临床治疗方式及评价治疗效果具有重要意义。通过影像学介导,还可对某些门静脉高压症进行介入治疗。

(1)腹部超声检查:可以显示腹水、肝密度及质地异常、门静脉扩张。多普勒超声可以显示血管开放情况,测定血流量,门静脉高压症时门静脉内径≥1.3cm。

(2)食管吞钡X线检查:在食管为钡剂充盈时,曲张的静脉使食管的轮廓呈虫蚀状改变;排空时曲张的静脉表现为蚯蚓样或串珠状负影,在内镜检查时更为明显。胃底静脉曲张表现为病变处黏膜条状增粗,走行迂曲,也可表现为多发散在的结节及较大的分叶状肿块。

(3)腹腔动脉造影的静脉相或直接肝静脉造影:可以使门静脉系统和肝静脉显影,确定静脉受阻部位及侧支回流情况,还可为手术方式提供参考资料。血管造影能了解肝动脉、肝静脉、门静脉和下腔静脉形态、分支及病变。

(4)计算机断层成像(CT):可反映全肝状态,通过增强扫描,可反映侧支循环、脾、腹水及门静脉的改变。尤其是多排螺旋CT及磁共振显像的血管造影及其多方位重建对门静脉血管的显示具有独到之处。如不涉及介入治疗,在某些情况下可以代替创伤性的门静脉血管造影检查。

5. **内镜诊断** 是识别食管-胃底静脉曲张的金标准。内镜不仅能在直视下判断是否有食管-胃底静脉曲张、出血的原因和部位,同时还能对静脉曲张发生破裂出血的危险性进行判断,必要时还能进行内镜下急诊止血治疗。超声内镜可在内镜直视下对食管-胃底的管壁或邻近脏器进行断层扫描,获得管壁各层次及周围重要脏器的超声影像。对黏膜下隆起性病变直视下较难鉴别时,超声内镜具有独特的诊断和鉴别诊断价值。

食管-胃底静脉曲张程度的分级为三度。①轻度:曲张静脉直径小于3mm;②中度:曲张静脉直径3~6mm;③重度:曲张静脉直径在6mm以上。曲张静脉破裂出血的危险性是随着静脉曲张严重程度而上升的,轻度曲张者出血率为35%,中度者为53%,重度者达83%。红色征是预示即将发生出血的、有价值的预示标志。

第五节 治疗

门静脉高压症的治疗主要是针对门静脉高压症的并发症进行治疗,其主要目的是控制或预防上消化道出血。

(一)食管-胃底静脉曲张破裂出血的治疗

1. 建立静脉通道行液体复苏治疗。

2. **药物治疗** ①血管升压素:使内脏小动脉收缩,门静脉血流量减少。首先给20U静脉滴注20分钟,然后每分钟0.2U,维持24小时。如与硝酸甘油联合应用可减轻血管升压素引起的副作用,如冠状动脉血流减少、高血压等。②生长抑素:可降低门静脉压力,对控制出血有一定疗效,与血管升压素相比不引起心血管系统副作用,奥曲肽250μg静脉注射,然后每小时250μg静脉滴注,维持2~4日。

3. **三腔管压迫止血** 通常用于血管升压素或内镜治疗无效的患者,可使约80%患者的出血得到控制,但约50%的患者在排空气囊后,会发生再次出血。使用三腔管压迫止血时,需注意防止窒息、吸入性肺炎、食管压迫坏死、破裂等并发症。

4. **内镜治疗** 经纤维内镜行曲张静脉注射硬化剂或套扎术,是近年来食管-胃底静脉曲张破裂出血治疗中较推崇的方法,出血控制率达80%~90%。除用于急性出血的治疗外,还可用于预防食管-胃底静脉曲张出血,但注射硬化剂治疗可引起食管溃疡、狭窄或穿孔等并发症。

5. 经颈静脉肝内门体分流术(TIPS)　是采用介入放射方法,经颈静脉途径在肝内肝静脉与门静脉主要分支间建立通道,置入支架以实现门体分流,是一种不行开腹手术完成门静脉减压的技术。TIPS 适用于食管-胃底静脉曲张破裂出血经药物和内镜治疗无效者,或等待供体行肝移植者的前期过渡治疗。该方法对控制出血和消除腹水有良好疗效,但远期效果不肯定。TIPS 主要并发症包括肝性脑病和支架狭窄或闭塞,一年内支架狭窄和闭塞发生率高达 50%。

6. 手术治疗　随着药物治疗的进展,微创伤技术如经内镜注射硬化剂或套扎治疗、TIPS 的广泛应用,门静脉高压症食管-胃底静脉曲张破裂出血目前采用手术治疗的比例明显减少,但对上述方法难以控制的出血或不适宜上述治疗方法或无条件进行上述治疗的单位,手术治疗仍是一项极其重要的方法。手术死亡率的高低与肝脏储备功能密切相关,通常急诊手术死亡率在 25% 以上。因此,对肝功能分级 Child C 级的患者一般不宜采用手术治疗。

手术方式有下列几类:

(1)分流术:通过血管吻合的方式将门静脉系统与腔静脉系统连接起来,通过分流减少门静脉血流量,降低门静脉主干和食管-胃底曲张静脉的压力,达到控制出血的目的。该种手术包括两大类。

1)非选择性分流术(图 34-3):主要有①端侧脾肾静脉分流术;②端侧脾腔静脉分流术;③端侧门腔静脉分流术;④侧侧门腔静脉分流术;⑤肠系膜上、下腔静脉分流术等。

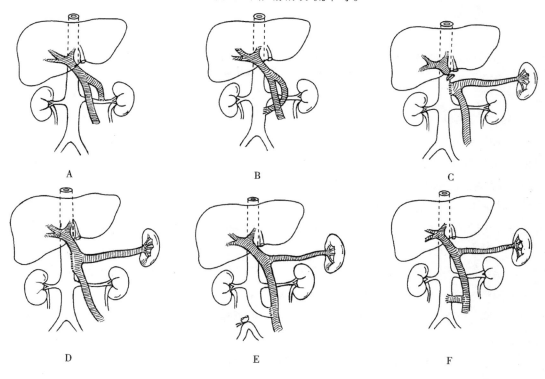

图 34-3　非选择性分流术
A. 端侧脾肾静脉分流术;B. 端侧脾腔静脉分流术;C. 端侧门腔静脉分流术;D. 侧侧门腔静脉分流术;
E. 端侧下腔静脉、肠系膜上静脉分流术;F. 下腔静脉、肠系膜上静脉间桥式吻合术。

TIPS 也属分流术的一种类型,该式式主要适用于 Child C 级患者和其他手术治疗失败者,还可作为等待肝移植手术患者的过渡治疗,既可以控制出血的发生,也有减轻腹水的作用。因非选择性分流术减少了门静脉向肝血流,术后部分患者出现较重的肝功损害,使肝性脑病的发生率也升高。有学者提出将吻合口限制在 1cm,即限制性分流术,以减少分流量和对肝功能的损害,进而可减少肝性脑病的发生。

2)选择性分流术:主要有远端脾肾分流术和胃冠状静脉下腔静脉分流术。该类手术通过分流,选择性地降低了食管-胃底曲张静脉的压力和血流量,以达到控制出血的目的,并且可保持门静脉向肝的血流灌注,对肝功能的损害较小,因而肝性脑病的发生率较低,是目前比较理想的手术方式。

(2)断流术:该类手术通过切除脾脏和彻底切断食管-胃底的曲张静脉而达到控制出血的目的。该类手术在消除静脉曲张的同时仍维持了门静脉的向肝灌注和肝脏的营养,故其肝性脑病的发生率低;不足之处是降压效果不满意,术后再出血率较高。手术主要有两种:①经腹贲门周围血管离断术(图34-4);②经胸食管-胃底周围血管离断术。

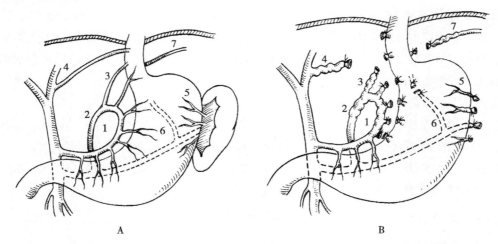

1. 胃支;2. 食管支;3. 高位食管支;4. 异位高位食管支;5. 胃短静脉;6. 胃后静脉;7. 左膈下静脉。

图34-4 贲门周围血管离断术

A. 贲门周围血管局部解剖示意图;B. 贲门周围血管离断术示意图。

(3)肝移植:是解除门静脉高压病因的最有效的手术,主要适用于肝功能不全达到终末期的门静脉高压患者,既替换了病肝,又使门静脉血流动力学恢复到正常。用肝移植治疗晚期肝硬化,术后生活质量较高、远期效果较好,约有70%的患者能恢复正常生活。

(二)食管-胃底静脉曲张复发出血的防治

门静脉高压症患者发生静脉曲张破裂出血后,再次出血的概率大于70%。由于此类患者多有慢性肝脏疾病,因此,长期治疗的主要任务是维护理想的肝功能和预防复发出血。目前比较肯定的治疗方法包括:

1. 药物治疗 采用β受体阻滞剂(普萘洛尔)或普萘洛尔联合戊四硝酯,以降低门静脉压力。

2. 内镜治疗 常需多次治疗以消除曲张的静脉。

3. TIPS 由于易发生支架的狭窄和血栓,主要用于肝移植前的过渡治疗。另外,TIPS对难治性腹水的治疗效果良好。

4. 手术 包括非选择性分流术、选择性分流术(也称限制性分流术)、断流术和肝移植。由于近半数的食管-胃底静脉曲张患者可以终生不发生上消化道出血,对已知存在食管-胃底静脉曲张的患者,如果给予口服普萘洛尔治疗,可降低门静脉压力,减少上消化道出血的发生。另外,随着近年来微创治疗技术的广泛应用,目前对门静脉高压症患者不主张行预防性的分流或断流术。

(仇毓东)

学习小结

各种原因引起的门静脉血流阻力增加是门静脉高压症的始动因素,正常门静脉压力为 1.3~2.4kPa (13~24cmH_2O),如压力 >2.4kPa(24cmH_2O),则被视为门静脉高压。按阻力升高的原因可将门静脉高压症分为肝前、肝内和肝后三型。 本病多见于中年男性，病情发展缓慢，症状因不同病因而有所差异，主要为脾大、脾功能亢进、上消化道出血、腹水以及肝性脑病。 基于病史、体格检查、肝炎病毒指标、B 超、CT 以及 MRI 检查，诊断基本可以明确。治疗主要是针对门静脉高压症的并发症进行，其主要目的是控制或预防上消化道出血，分流和断流手术应用越来越少，TIPS 可以暂时性控制出血或作为等待肝移植的过渡治疗。 其中针对急性出血以及预防远期复发，内镜治疗均有良好效果。 肝移植效果也较明确，在有适应证的患者中采取该种治疗方案的患者长期生存率超过 70%。

复习参考题

1. 门静脉高压症治疗方案中分流和断流手术各有何优缺点？

2. 简述门静脉高压症与肝性脑病的关系。

第三十五章　胆道疾病

第一节　解剖生理概要

一、胆道系统的应用解剖

胆道系统包括肝内胆管、肝外胆管、胆囊和 Oddi 括约肌等部分，它起源于毛细胆管，开口于十二指肠乳头，其终末端有胰管汇入，开口处有 Oddi 括约肌围绕（图 35-1）。

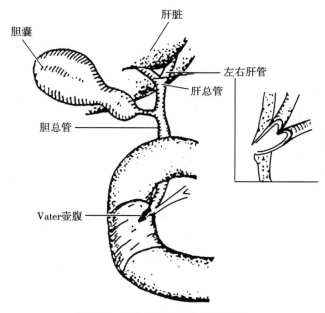

图 35-1　肝外胆道系统的解剖示意图

1. 肝内胆管　肝内胆管起自毛细胆管，继而汇集成小叶间胆管、肝段胆管、肝叶胆管和肝内左右肝管。肝内胆管和肝内肝动脉、肝内门静脉及其各级分支的分布走行基本一致，三者被 Glisson 纤维鞘所包绕，又称为 Glisson 系统。

2. 肝外胆道

（1）肝外胆管：左、右肝管出肝后，在肝门处呈"Y"形汇合成肝总管。左肝管较细长，右肝管较粗短。肝总管长 2~4cm，直径为 0.5cm。肝总管与胆囊管汇合成胆总管，后者长 7~9cm，直径 0.6~0.8cm。

根据胆总管行程与毗邻关系，将其分为四段：①十二指肠上段；②十二指肠后段；③胰腺段；④十二指肠壁内段。胆总管在肝十二指肠韧带右前缘下行，经十二指肠球部后方、胰头部斜行进入十二指肠降部内后侧壁。约 85% 的人胆总管与主胰管汇合，形成共同通道，开口于十二指肠乳头。胆总管进入十二指肠前膨大成壶腹，称 Vater 壶腹。胆总管十二指肠壁内段有 Oddi 括约肌围绕，能调节胆汁和胰液的排出，并能控制十二指肠液的反流。

（2）胆囊：贴附于肝的脏面前缘胆囊窝内，呈梨形，大小 8cm×3cm，容积 40~60ml。胆囊分底、体、颈三部，底部圆钝，向左侧延伸形成体部，颈部呈袋状扩大，称 Hartmann 袋。胆囊管多呈 30° 角汇入肝总管。胆囊的血液供应来自胆囊动脉，后者约 85% 来源于肝右动脉。胆囊动脉走行于胆囊管、肝总管、肝脏面下缘所构成的 Calot 三角区，进入胆囊，副右肝管也常在此处穿过，是胆道手术极易发生误伤的危险区域。胆囊的淋巴引流入胆囊淋巴结和胆总管周围淋巴结。支配胆道系统的神经主要来自腹腔神经丛分出的迷走神经和交感神经纤维。

3. 肝动脉及胆囊动脉的变异　肝蒂上肝动脉的来源、行径、分支等解剖变异均很常见，其中有的与胆道外科关系甚为密切。异位起源的肝动脉称迷走肝动脉，来源于肠系膜上动脉的肝右动脉（述走肝右动脉）为 8%~12%，此时，该动脉经门静脉及胆总管后，沿胆总管右后方上行到胆囊三角，发出胆囊动脉，故在胆囊切除术（特别是腔镜下胆囊切除术）、肝门部手术、胰十二指肠切除术时容易发生损伤。肝右动脉一般来自肝固有动脉，在胆管的深面走向肝门右侧。但 11%~19% 的肝右动脉在肝总管前面通过，因此妨碍胆管的切开。

与胆道外科关系比较密切的是胆囊动脉。胆囊动脉因为有数目、起源、行程等种种变异，且由于胆囊疾病时局部病理改变的影响，胆囊切除术时有可能在没有防备的情况下发生胆囊动脉断裂，产生因在慌乱中止血时所引起的不良效果，如胆总管损伤或手术后的胆管狭窄。典型的胆囊动脉来自起源于腹腔动脉系统的肝右动脉，在肝总管的深面处发出，行经胆囊三角，达胆囊的左缘处分为深、浅两支，浅支分布于胆囊的游离面，深支分布于胆囊的肝床面，此种典型的关系只见于约 2/3 人群。有时，胆囊动脉的深、浅两支是分别起源的，成为双胆囊动脉。

二、胆道系统的生理功能

胆道系统具有分泌、储存、输送和浓缩胆汁的功能，并对胆汁排入十二指肠有调节作用。

1. 胆道系统动力学　胆道系统动力学较为复杂，包括胆囊、胆管和 Oddi 括约肌 3 部分，其运动的发生根据刺激原部位分为 4 相：头相、胃相、肠相及回肠结肠相，且受神经、激素以及部分交互作用的旁分泌因子所控制。肝内静水压（肝内胆汁分泌压）为 2.64~2.94kPa，肝外胆管内压为 0.98~1.37kPa，而 Oddi 括约肌压力为 1.07~1.47kPa。当胆囊排空后其内压下降至 0.98kPa 以下，最低至 0.49kPa 左右，使胆汁流入胆囊，在胆囊收缩前，胆囊颈管括约肌和 Oddi 括约肌先暂时性收缩，使胆囊压上升至 1.77~2.16kPa，以便在胆囊颈管括约肌和 Oddi 括约肌松弛时使胆汁能较快地排入胆总管和十二指肠。肝胆汁的正常分泌压是胆汁流动的驱动力，而胆道系统动力学的调节依靠胆管、胆囊和 Oddi 括约肌三个部分的正常运动功能。

2. 胆汁的生成、分泌和代谢

（1）胆汁的生成和成分：正常成人肝细胞、胆管每日分泌胆汁 800~1200ml，其中约 3/4 由肝细胞分泌。胆汁中 97% 是水，其他成分包括胆汁酸、胆盐、胆固醇、磷脂酰胆碱、胆色素、脂肪酸、酶类、无机盐和刺激因子。

（2）胆汁的生理功能

1）乳化脂肪。胆盐进入肠道后与食物中的脂肪结合使之形成能溶于水的脂肪微粒,有利于肠黏膜吸收。

2）促进脂溶性维生素的吸收。利于维生素 A、维生素 D、维生素 E、维生素 K 的吸收。

3）抑制肠内致病菌生长和内毒素生成。

4）刺激肠蠕动。

5）中和胃酸。

（3）胆汁的分泌:胆汁的分泌受神经内分泌的调节。

（4）胆汁的代谢:胆汁中的胆固醇、胆色素、胆汁酸和磷脂酰胆碱的代谢及其含量的变化有重要临床意义。正常胆汁中的胆固醇、胆盐和磷脂酰胆碱按一定比例形成微胶粒溶液,若三者比例失调,则胆固醇易析出形成结石。胆汁中的胆红素不能水解为非结合胆红素,则易与钙结合形成胆红素钙,促发胆红素结石的形成。

3. 胆管和胆囊的生理功能

（1）胆管:输送胆汁至胆囊及十二指肠,毛细胆管在调节胆汁流量和成分方面有重要作用。

（2）胆囊:包括浓缩、储存、排出胆汁和分泌的功能。

第二节　辅助检查

近 30 年以来,随着现代影像学诊断技术的不断发展和进步,胆道疾病的检查方法和诊断水平有了明显的提高。目前常用的检查有:

1. 超声检查　为无损伤性检查,目前的 B 超检查分辨率高,是一种安全、准确、简便又经济的快速检查方法,是胆道疾病的首选诊断方法,能显示胆囊的大小、胆囊壁改变、胆管有无扩张,并判断梗阻部位。对胆囊结石诊断准确率达 95% 以上,对阻塞性黄疸诊断的准确率达 90%。还可诊断胆囊炎、胆囊及胆管肿瘤、胆道蛔虫、先天性胆道畸形等。在 B 超引导下,可行经皮肝胆管穿刺造影,引流、活检和取石等。术中利用 B 超的特殊探头还可直接检查肝内和肝外胆道病变,因干扰因素少,更能提高诊断的准确率。

2. 影像学检查

（1）腹部 X 线片:10%~15% 的胆囊结石可在腹部 X 线片上显示;胆道内积气常提示胆肠内瘘或 Oddi 括约肌功能异常。胆囊壁部分或全部钙化提示瓷化胆囊。

（2）口服法胆囊造影和静脉法胆道造影:口服碘番酸,在胃肠和肝功能正常情况下,吸收后经胆囊浓缩能显示胆囊影像,能反映胆囊的病变和功能。静脉注射造影剂后在肝功能正常情况下,可显示胆管和胆囊,观察胆管有无狭窄、扩张和充盈缺损等。上述两种方法的准确性受多种因素影响,显影常不清晰,现已被 B 超、PTC、ERCP 或 MRCP 替代。

（3）经皮经肝胆管造影（PTC）:为了解肝内、外胆管病变部位、范围、程度和性质等,鉴别黄疸的原因,使用千叶针（Chiba 针）或带塑料管外套的穿刺针,在 X 线电视或 B 超监视引导下穿刺入肝内胆管进行造影。本方法操作简便,显影清晰,有胆管扩张者成功率更高。阻塞性黄疸患者,行经皮经肝胆管引流有减轻黄疸的治疗作用。但经皮经肝胆管造影是一种有创性检查,有可能引起胆汁漏、出血、急性胆管炎等并发症。术前应检查凝血功能并注射维生素 K,还需做好急诊手术的准备。

（4）内镜逆行胰胆管造影（ERCP）:通过十二指肠镜插入导管至十二指肠乳头部的胆管和/或胰管内。

可行方法有:①逆行直接造影,以显示胆胰系统的病变;②收集十二指肠液、胆汁或胰液做理化或细胞学检查;③观察乳头病变,对新生物可直接取材做活检;④经十二指肠镜行 Oddi 括约肌切开治疗 Oddi 括约肌狭窄,胆总管下端取石及取胆道蛔虫,或鼻胆管引流等。ERCP可诱发急性胰腺炎和胆管炎,术后应密切观察。

（5）CT或磁共振胰胆管成像（MRCP）:CT检查已成为对较复杂胆系疾病全面评估的不可缺少的诊断方法,特别是用于手术前的检查。在我国,胆管结石和肝内胆管疾病比较常见,故CT检查常属必要。CT检查不受骨骼、厚层脂肪组织、胃肠道内积气的影响,分辨率高,便于前后检查对比,静脉内注射经胆道排泄的胆影葡胺作为增强对比时,可清晰地显示肝内、外胆管。当系统地检查CT照片时,可得到对胆道系统疾病立体的表达。胆管内色素性结石的钙含量较高,在CT照片上显示为胆管内的高密度影,敏感度和准确度均较高。CT能极有效地显示肝内、外胆管扩张的情况,对肝门处软组织肿块的显示亦优于B超。结合口服胆囊造影剂的薄层扫描检查,可提高对胆囊疾病的诊断正确率。使用多层面的螺旋CT,数据经计算机重建处理后,更能得到胆道系统的三维成像显示。MRCP是无创性胆道造影方法,当前,在有条件的医院,此法已基本上取代了PTC和ERCP检查。MRCP的原理是,在加强的加权快速自旋回波序列下,停滞的液体如胆汁及胰液呈很高的信号,但是实质性脏器呈低信号,而流动的液体如血管内血液则无信号。将获得的数据,经计算机三维重建后,便可以得到胆道和胰管的形象,并且可以进行多个方位的观察(正位、斜位、侧位、矢状位、冠状位等)。MRCP是完全无创的检查,成功率高,且不需注射造影剂对比,其优越性突出。MRCP可以显示肝内正常胆管系统的第三级分支,一般很少失败,在梗阻性黄疸的定位诊断、胆管狭窄、胆管损伤、腹腔内(如膈下)的积液或积脓、胆肠吻合术后、肝内外胆管结石胆道系统的变异等方面,均有其独特的作用。在胆管恶性梗阻诊断上,由于MRCP能同时显示梗阻的近端和远端,故可以勾画出肿瘤狭窄的范围,这些优点使MRCP能广泛地在临床上应用。与ERCP相比较,MRCP不足之处是其空间分辨率尚不够高,对胆管狭窄处和胆管下端的微细变化的发现尚不足;MRCP能诊断胆管损伤和胆汁瘤,但不能像ERCP那样看见胆管上的破口。因此,临床上应根据需要,有计划地采用此检查方法。

（6）术中和术后胆道造影:胆道手术时可通过胆囊管插管及胆总管穿刺或插管造影,了解胆管有无狭窄、结石,确定是否行胆总管探查及其他手术方式。留置T管或其他引流管拔管前必须常规造影,明确胆管内有无残留病变。

3. 核素扫描检查　静脉注射锝-99m标记的二乙基亚氨二醋酸($^{99}Tc^m$ -EHIDA)后,被肝细胞清除,与胆汁一起经胆道排入肠道,通过γ相机或单光子束发射计算机断层扫描仪(SPECT)动态定时观察胆管显像时间有无延迟或不显影。

4. 胆道镜检查　术中经切开的胆总管或胆囊管,用胆道镜进行检查、冲洗,取石或活体组织检查。常适用于:①胆管内疑有结石残留;②排除胆管内肿瘤;③疑有胆总管下端及肝内胆管主要分支开口狭窄;④了解肝内胆管出血的原因等。胆道手术六周后可经T管瘘管行胆道镜检查,以及取残石、碎石、取蛔虫、冲洗胆道、灌注抗生素及溶石药物等治疗。

5. 造影检查

（1）静脉法胆道造影:造影剂多用30%或50%的胆影葡胺,此药静脉内注射后,约有90%经肝脏从胆汁排出,10%通过肾排出。静脉内注射胆影葡胺后,药物以高浓度从胆汁中排出,当胆囊管仍畅通时,可以直接将胆囊及胆管显示,因而此方法一般用以复查口服法胆囊造影时胆囊不显影的病人,以及用于胆囊切除术后仍然有症状的病人。静脉法胆道造影的结果,常受肝功能状态的影响,血清胆红素较高者,胆道的显影率很低,而胆囊及肝外胆管的影像也较淡,并常与胃肠内容物的影像混淆,所以误诊率较高。由于其低显影率和低分辨率,目前此项检查多已被MRCP、ERCP、PTC等方法取代。

（2）选择性肝动脉造影及门静脉造影:一般只用于判断上段胆管癌是否能行手术切除。肝门部胆管癌若已侵犯至其后方的肝动脉时,说明癌肿已达晚期,不能手术切除。对胆道出血,特别是肝内胆管出血,术前造影对判断出血的来源和部位很有价值,同时可对出血的血管施行栓塞治疗止血,故常是首选治疗方法。

第三节　胆石症

胆石症是一种常见疾病,包括胆囊和胆管结石。尸检报告胆石症发病率约为7%,发病率随年龄增长而增加。随着人民生活水平的提高及B超的人群普查广泛开展,胆石症发生率已达10%左右。其中女性发病率较男性高1倍多。我国胆石症的发病状况已有明显改变,20世纪70年代以前原发性胆管结石的发生率比胆囊结石高,胆色素类结石发生率多于胆固醇类结石。近30年来胆囊的胆固醇结石发生率明显上升,可能与营养、卫生条件的改善密切相关。

胆石按其所含的成分可分为三类。①胆固醇结石:结石中胆固醇含量占80%以上,质硬,呈多面形或椭圆形,表面光滑,呈灰黄色,剖面呈放射状条纹,可为单颗或多颗,多颗者常为多角形或粒状。X线片一般不显影,80%的胆固醇结石发生在胆囊内。②胆色素结石:胆石的成分以胆色素为主,质软易碎,大小不一,形态不规则,有的为泥沙状,呈棕色、棕黑色或棕红色,剖面呈层状,无核心。因含钙量少,X线片多不显影。胆色素结石主要发生在胆管内,一般为多发。③混合性结石:由胆固醇、胆红素、钙盐等多种成分混合而成,由于其所含成分比例不同而呈现出不同的色泽和性状。剖面呈层状,有的中心呈放射状而外周呈层状。含钙量较多的胆石X线片常显影。混合性结石在我国约占各种胆石的6%。60%的混合性结石存在于胆囊内,40%在胆管中。此外,尚有一种泥沙样结石,从内至外均呈黑色,圆球形,剖面无特殊结构,其形成与蛋白网络沉积有关,黑结石占全部胆石的6%左右。

形成胆石的原因较复杂,至今尚在不断研究和探索之中。临床资料显示,胆道炎症、胆道蛔虫、溶血性黄疸、肝硬化、胃切除术后等可引起胆结石,胆固醇和胆红素代谢异常,胆汁排出迟滞,是引发胆石症的重要原因。胆汁中胆固醇包裹于胆盐和磷脂酰胆碱形成的微胶粒中,呈溶解状态,不易析出结晶,但当胆盐减少或胆固醇含量增加时,均可导致胆固醇呈过饱和状态而沉淀析出结晶,促使结石形成。胆囊胆固醇结石在肥胖型的中年以上人群中发生率偏高,可与胆汁中胆固醇过饱和、黏多糖增多和胆囊排空能力降低等有关。生物化学及理化研究表明,胆道蛔虫和胆道感染可使胆汁中胆红素钙、黏蛋白增多,蛔虫卵、蛔虫残骸、胆管上皮脱落物等可成为胆红素钙和黏蛋白附着的核心,继而形成胆色素结石。

胆石按发生部位不同可分为3种(图35-2)。①胆囊结石:多为胆固醇结石或以胆固醇为主的混合性结石。胆囊结石约占全部胆石症的50%左右,有逐渐增多趋势。②肝外胆管结石:多为原发性胆管结石,常为胆色素结石或以胆色素为主的混合性结石,部分肝外胆管结石可继发于胆囊结石,为胆固醇结石。肝外胆管结石占全部结石的20%~30%,多位于胆总管下段。③肝内胆管结石:是原发性胆管结石,占全部结石的20%~30%,左肝管较右肝管多见,也可分布在两侧肝胆管的分支内,多为胆色素结石或以胆色素为主的混合性结石。近年来,其发生率随着人民生活水平的提高和卫生条件改善而有下降趋势。

一、胆囊结石

胆囊结石主要见于成年人,女性多见,男女之比约为1:3。但性别差异随年龄增长而变小;50岁时男女发病率之比为1:1.5,65岁以上男女发病率基本相等。

【临床表现】胆囊结石开始形成时,常无症状或仅有轻微的消化道症状。单纯性或大的胆囊结石若不发生嵌顿,可长时间存在于胆囊内不发生症状,甚至终生无症状,常于体检行B超检查时发现,称为静止性胆囊结石。症状性胆囊结石的临床表现与结石部位、大小、有无炎症、梗阻有关。胆囊结石嵌顿在胆囊颈部时,可导致胆囊排空受阻,胆囊内压力增高;胆汁酸刺激胆囊黏膜和/或合并感染时可引起胆囊壁水肿、充血、渗出,而出现急性胆囊炎。当饱餐、进油腻食物后胆囊收缩,或睡眠时体位改变,结石移位并嵌顿时,会出现典型胆绞痛。表现为右上腹阵发性绞痛并持续性疼痛,可向右肩背部放射,伴恶心、呕吐等症状。

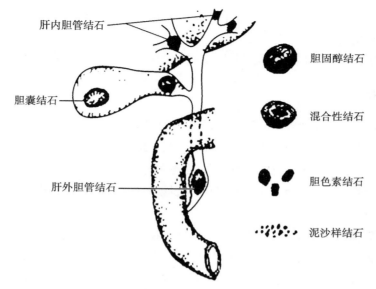

图 35-2 胆石的分布与分类

检查有右上腹压痛,肌紧张,有时可触及肿大的胆囊,Murphy 征阳性。较小的胆囊结石可经胆囊管排入胆总管,形成继发性胆总管结石,或嵌顿在胆总管下端,引起急性梗阻性化脓性胆管炎或胆源性胰腺炎。胆囊结石长期嵌顿于胆囊颈部而无继发感染者,胆囊黏膜吸收胆汁中胆色素,并分泌黏液导致胆囊积液,胆囊积液无色透明,又称"白胆汁"。

多数患者仅表现为进食后,特别在进食油腻食物后,出现上腹部或右上腹部隐痛不适,饱胀、嗳气、呃逆等,常被误诊为"胃病"。

【诊断】胆囊结石的诊断可根据病史和体格检查发现,但是确诊仍依赖影像学检查。B 超为首选方法,可显示胆囊内强回声伴声影的结石光团,随体位改变可移动。胆囊功能正常且无胆管梗阻者,胆囊造影对诊断有帮助。合并急性胆囊炎时,白细胞和中性粒细胞可增多;合并血胆红素增高和肝功能异常时应注意有无继发性胆管结石。

【治疗】胆囊结石的治疗首选胆囊切除。对有症状和/或并发症的胆囊结石患者,应及时行胆囊切除术;有的无症状的静止性胆囊结石患者可终生无症状,应定期复查和随诊。当患者有以下情况时,应及时考虑手术治疗:①结石直径超过 2cm;②胆囊无功能或胆囊壁增厚;③合并糖尿病,血糖已控制;④有心肺功能障碍或老年患者。

1. 手术治疗 适用于有临床症状的胆囊结石、充填性胆囊结石、直径>2cm 的胆囊结石或多发性小结石,以及诊断明确的无手术禁忌证的患者。

传统胆囊切除术:即常规开腹胆囊切除,是腹部外科最安全的手术方法之一。

胆囊造瘘术:在患者情况极差而不能耐受胆囊切除手术,或术中发现局部解剖关系不清,粘连严重时,则可先做胆囊造瘘术,待病情好转再做择期胆囊切除术,现已很少采用。

腹腔镜胆囊切除术:是一种创伤小、脏器功能干扰轻、患者痛苦少、恢复快且安全的微创术式,适用于胆囊结石、胆囊息肉和胆囊炎等,现已广泛应用于临床。

胆囊切除时胆总管探查的指征:①胆囊结石合并既往和/或现有梗阻性黄疸;②造影发现有胆总管结石;③术中发现胆管扩张,胆管壁增厚或触到胆管内有结石、肿瘤或蛔虫;④术中胆管穿刺抽出脓性或血性胆汁或胆汁内有泥沙样颗粒;⑤反复发作胆绞痛、胆管炎或慢性胰腺炎不能排除胆管内病变者。

2. 药物治疗 老年人、严重心血管疾病或其他严重器质性病变不能耐受手术者,也可考虑溶石、排石等中西医药物治疗。常用药物如鹅去氧胆酸或熊去氧胆酸,对溶解胆固醇结石有一定的效果,适用于胆囊功能良好,结石较小且数量不多的胆囊结石。但服药时间长,消化道反应重,停药后结石易复发,且具有肝毒性。另外,亦有人应用利胆排石中药治疗。

3. 体外震波碎石疗法　体外震波碎石因并发症多,治疗效果差,现已基本废弃。

二、肝外胆管结石

肝外胆管结石较常见,其中大多数原发于胆管系统,多为胆色素结石或混合性结石。部分为继发性,系指胆囊结石排到胆管内,多数为胆固醇结石。结石可位于肝总管或胆总管,多数位于胆总管下段。结石可引起胆管完全或不完全梗阻,导致近端胆管扩张,管壁增厚,继发感染后可引起急性梗阻性化脓性胆管炎,严重者可造成患者死亡。胆管结石嵌顿于胆总管壶腹部时可引起胆源性胰腺炎。反复发作的慢性胆管炎可导致胆汁性肝硬化。

【临床表现】胆管结石有无临床表现取决于是否并发梗阻和感染,一般可无症状。若结石阻塞胆管继发胆管炎,则可出现典型的临床表现:查科三联征(Charcot 三联征),即腹痛、寒战高热和黄疸。

1. 腹痛　多表现为胆绞痛。胆管结石下移并嵌顿于胆总管下端或壶腹部,阻塞胆总管,刺激括约肌和胆管平滑肌引起痉挛,产生剑突下或右上腹阵发性剧烈疼痛,常向右肩背部放射,可伴恶心、呕吐。

2. 寒战高热　约2/3 的胆管结石患者在绞痛发作后出现寒战高热,这是由于胆管内压升高,感染循胆道逆行扩散,致病菌和毒素经肝静脉扩散进入体循环,引起全身感染所致。患者体温可高达 39～40℃,呈弛张热。

3. 黄疸　胆总管下端结石嵌顿梗阻,在胆绞痛和寒战发热后 1～2 日,可发生梗阻性黄疸。梗阻一段时间后,阻塞近端胆管扩张,嵌顿结石浮动上移,黄疸可减轻或消失,故临床常出现间歇性黄疸。如梗阻性黄疸长期未愈或反复发作,可引起胆汁性肝硬化、门静脉高压症。黄疸时常有尿色变深,大便颜色变浅,可出现皮肤瘙痒。

4. 体格检查　剑突下和右上腹深压痛,梗阻位于胆总管下端且胆囊管通畅者,可触及肿大的胆囊。炎症较严重时,会出现右侧腹肌紧张,肝区叩击痛。

【诊断】依据典型的 Charcot 三联征临床表现,大多可做出临床诊断,症状不典型的患者实验室检查和影像学检查对明确诊断有重要意义。实验室检查有白细胞及中性粒细胞计数升高,血清总胆红素和直接胆红素增高,尿胆红素增高,尿胆原降低或消失,血清转氨酶、γ-转肽酶、碱性磷酸酶等升高。B 超显示胆管内结石及近端胆管扩张。如诊断有疑问时应用 PTC、ERCP、CT 或 MRI 等影像学检查可显示结石的部位、数量、大小及胆管梗阻的部位及程度。

【鉴别诊断】胆管结石所致的梗阻性黄疸需与胰头癌、壶腹部癌鉴别,后者一般无胆绞痛和寒战高热,其黄疸也呈进行性加重。B 超、CT 和 MRI 对确定诊断有意义。胆绞痛应与右肾、输尿管结石引起的肾绞痛相鉴别,后者始发于右腰或肋腹部,向外生殖器或股内侧部放射,伴血尿和排尿困难,尿常规可发现红细胞,B 超和 X 线腹部平片多有结石阴影。

【治疗】肝外胆管结石主要采用手术治疗。手术治疗的原则是:①术中尽可能取尽结石;②解除胆管梗阻和狭窄,去除感染病灶;③确保术后胆管引流通畅,预防结石再产生。

1. 手术治疗　为传统有效的治疗方法,一般采用胆总管切开取石加 T 管引流术,同时切除胆囊。术中如发现:①胆管近端通畅,远端有炎症狭窄或梗阻,不能通过外引流等解除梗阻时,应选择胆总管空肠 Roux-en-Y 吻合术。若患者年龄大、病情重,亦可行创伤较小的胆总管十二指肠吻合术,但术后易发生反流性胆管炎。Oddi 括约肌切开成形术仅适用于单纯胆总管下端的良性狭窄者。②胆总管远端通畅,近端有梗阻,该类患者常合并有肝内胆管结石,应按原发性肝内胆管结石处理。手术时机应根据梗阻程度,发作次数和病情严重程度决定,一般应在急性炎症控制后择期手术,但在结石发生完全梗阻,全身感染症状和局部炎症均较严重,非手术治疗未能奏效时,应考虑急诊手术治疗。手术时应妥善固定 T 管,防止其受压、扭曲或脱落。术后每日观察引流胆汁的量、颜色及性质。拔除 T 管前应常规行 T 管造影,如造影发现结石残留,则需在术后 6 周行胆道镜取石。

2. 内镜治疗 ①内镜 Oddi 括约肌切开:通过十二指肠镜插入电刀,将括约肌切开,同时以取石篮伸入胆管内取石,具有创伤小、见效快、术后并发症少等优点;②胆道镜:既可在术中帮助清除结石,也可在术后借助 T 管引流瘘管取出胆管内残留结石。

3. 围术期治疗 急性发作时应禁食,纠正水、电解质和酸碱平衡失调,合理选用抗生素,解痉止痛;有黄疸和凝血功能障碍者使用维生素 K 等。非手术治疗奏效后再择期手术,亦可作为急诊手术的术前准备。手术后要继续使用抗生素,防治各种并发症,并纠正水、电解质代谢紊乱和改善患者营养状况。

三、肝内胆管结石

肝内胆管结石是指左、右肝管汇合部以上的胆管结石,多为胆色素结石,在我国比较常见。结石可局限于肝内胆管的某个区域,也可广泛分布于肝内胆管,以左肝外叶和右肝后叶多见。肝内胆管结石常伴有肝外胆管结石。肝内胆管结石还可合并:①肝内胆管狭窄,常为肝总管上段及 1～2 级肝管狭窄,狭窄近端胆管扩张,可呈囊状、纺锤状或哑铃状,其内充满色素性结石及胆泥;②胆管炎,扩张胆管壁增厚或发生慢性肉芽肿性炎性改变,并发急性感染后可发生急性化脓性胆管炎;③肝胆管癌,胆管长期受结石、炎症及胆汁中致癌物质刺激可发生癌变;④胆汁性肝硬化,胆管梗阻、狭窄及慢性炎症可引起肝实质损害而导致胆汁性肝硬化和门静脉高压症。

【临床表现】 单纯肝内胆管结石仅有肝区和胸背部间歇性不适和胀痛,合并炎症时则有发热。一侧肝管被结石阻塞可无黄疸,若双侧肝管均被结石阻塞则有黄疸出现。并发化脓性胆道感染时,则出现高热、寒战、精神症状和休克等。若同时存在肝外胆管结石,其症状常由肝外胆管结石引起。晚期可因胆汁淤积性肝硬化而出现门静脉高压症及相应的症状。对病史长,近期频繁发作胆管炎,腹痛、发热难以控制,伴有消瘦的患者,应考虑合并肝胆管癌的可能。体格检查主要表现为肝脏不对称性增大,肝区有压痛及叩击痛,有并发症及合并感染者则有相应的体征。

【诊断】 单纯肝内胆管结石无感染及并发症时,易误诊为肝炎和胃病等,应注意鉴别。影像学检查 B 超、PTC、ERCP、MRCP 不但有助于鉴别诊断,而且可提供较好的定位诊断。肝内胆管结石的 X 线特征有:①左、右肝管或肝内胆管的某一部分不显影;②肝总管或左、右肝管呈环状狭窄,狭窄近端胆管扩张,并有结石影;③左、右肝内胆管有不对称性的扩张;④肝内胆管纺锤形局限性膨大。

【治疗】 肝内胆管结石的治疗是以手术为主的综合治疗。手术治疗的原则是:①尽可能取尽结石,解除胆管狭窄及梗阻;②去除肝内感染病灶;③建立通畅的胆汁引流和预防结石复发。

1. 手术方法

(1)高位胆管切开取石:自胆总管上段向上至左、右肝管做"Y"形切开,显露Ⅰ、Ⅱ级胆管开口,并切开狭窄处,直视下尽量取尽肝内结石。

(2)肝叶切除和肝切开取石:适于病变局限于肝叶(段)的肝内胆管结石且有肝局部萎缩、纤维化者。切除病变肝叶(段)既切除了病灶,又去除了结石产生源地,并能防止病变胆管癌变。对肝表面易触及、部位表浅而又远离肝门的肝内胆管结石可直接经肝实质切开胆管取石。

(3)胆肠内引流术:建立胆总管和肝总管与空肠或肝内胆管与空肠 Roux-en-Y 吻合术,有利于减少胆道感染,防止新的结石形成。但胆肠内引流术绝不能代替对胆管狭窄、结石等病灶的有效手术处理,术中必须注意胆肠吻合口上方有无狭窄、梗阻及肿瘤。

2. 残石的处理 对手术无法取尽的结石,应留置 T 管便于术后经瘘管置入胆道镜在直视下取结石。如结石较大可采用激光等方法碎石,亦可通过 T 管灌注溶石药物,如甲基叔丁醚、复方橘油等溶解残石或胆道冲洗。配合使用利胆排石中西药物可能有帮助。

第四节　胆道感染

　　胆道感染是外科常见疾病,胆道感染与胆石症常互为因果。胆石症可引起胆道梗阻,导致胆汁淤滞、细菌繁殖,引起胆道感染。反复胆道感染又是胆石形成的重要原因和促发因素。另外,胆道蛔虫病、胆道肿瘤及全身感染也是引起胆道感染的原因。胆道感染分为胆囊炎和胆管炎,根据发病缓急和病程分为急性、亚急性和慢性炎症。

一、急性胆囊炎

　　急性胆囊炎分为结石性胆囊炎和非结石性胆囊炎,是常见的急腹症,女性多见。

　　【病因及病理】　急性胆囊炎的发生与胆石阻塞胆囊管、胆囊管狭窄、胆汁淤积、胆汁浓缩、高浓度胆汁酸盐损害胆囊黏膜上皮有关,也可发生在严重创伤和大手术后。引起急性胆囊炎的常见致病细菌主要为革兰氏阴性杆菌、厌氧菌等。急性胆囊炎的病理变化按炎症的严重程度分为:

　　(1)急性单纯性胆囊炎:胆囊管梗阻,囊内压力升高,引起胆囊黏膜充血水肿,渗出增加。

　　(2)急性化脓性胆囊炎:炎症发展波及全层胆囊壁,白细胞弥漫浸润,浆膜面出现纤维性和脓性分泌物渗出。

　　(3)急性坏疽性胆囊炎:胆囊内压持续升高,囊壁受压发生血液循环障碍,引起胆囊壁组织坏疽,称急性坏疽性胆囊炎。如发生坏死、急性穿孔,可引起胆汁性腹膜炎。胆囊穿孔常发生在胆囊底部和颈部。如发生穿孔前胆囊被周围脏器或大网膜粘连包裹,则形成胆囊周围脓肿。

　　【临床表现】　急性胆囊炎的典型表现为进食油腻食物后或夜间发作右上腹部持续性胀痛,并阵发性绞痛,疼痛可放射至右肩或右背部。伴有恶心、呕吐等消化道症状。常有畏寒、高热,体温可高达 40℃。但急性非结石性胆囊炎的临床表现可能不典型。

　　急性胆囊炎很少出现黄疸,或有轻度黄疸。当胆囊管结石引起胆囊炎,同时压迫胆总管或嵌入肝总管时引起胆管炎或黄疸,称 Mirizzi 综合征。表现为反复发作的胆管炎、胆囊炎和梗阻性黄疸。体格检查有右上腹压痛或叩击痛,右上腹可触及肿大有压痛的胆囊,可出现反跳痛及肌紧张,Murphy 征阳性,有时右上腹可触及边界不清的压痛性包块。若病变未能控制,继续发展,可出现胆囊积脓、坏死、穿孔,引起弥漫性腹膜炎或胆源性肝脓肿,甚至出现中毒性休克的表现。

　　【诊断】　根据临床表现结合 B 超检查多可明确诊断,B 超显示胆囊肿大,胆囊壁增厚,呈双边影,且大部分患者存在胆囊结石。CT 也能获得 B 超相似的结果。实验室检查有白细胞及中性粒细胞计数增高。血清转氨酶和血清胆红素可能升高。

　　【鉴别诊断】　急性胆囊炎有时须与胃十二指肠溃疡穿孔、急性胰腺炎、肝脓肿、结肠肝曲癌、右侧肺炎、胸膜炎或肝炎等疾病鉴别。

　　【治疗】　视病情的轻重和有无结石选择手术和非手术治疗。

　　1. 非手术治疗　适于急性单纯性胆囊炎患者,可采用禁食、胃肠减压、输液、使用有效广谱抗生素和解痉、利胆治疗。经非手术治疗待病情缓解后,再行择期手术。

　　2. 手术治疗　对病情危重的化脓性胆囊炎、胆囊坏疽穿孔、合并肝脓肿者应尽早手术治疗。按非手术治疗方法进行术前准备。手术方法有:

　　(1)开腹胆囊切除术:适于病情允许又无禁忌证的患者,必要时还可行胆总管探查。

　　(2)胆囊造口术:适于少数病情危重,不能耐受较长时间手术的患者,或胆囊炎症粘连严重,解剖界限不清者,或手术技术、条件不允许做胆囊切除术者。可在局麻下行胆囊造瘘、减压、引流,待 3 个月后病情稳定时再行胆囊切除。

（3）腹腔镜胆囊切除术（laparoscopic cholecystectomy，LC）：适应于炎症较轻者，但急性化脓性坏疽性胆囊炎、胆囊周围脓肿不宜采用LC。在LC中如发现胆囊管炎症严重，周围广泛粘连等，应立即中转开腹胆囊切除，以确保患者安全。手术后应合理应用抗生素及对症治疗。

二、慢性胆囊炎

70%~95%的慢性胆囊炎合并胆囊结石，是急性胆囊炎反复发作的结果，但并非所有病例都有急性胆囊炎病史。由于炎症反复发作，轻者表现为胆囊壁炎性细胞浸润和纤维组织增生，胆囊壁增厚，并与周围组织粘连。重者胆囊壁正常结构破坏，瘢痕形成，胆囊萎缩，完全丧失胆囊的功能。

【临床表现】症状常不典型，大多数患者有胆绞痛或急性胆囊炎病史，然后出现厌油腻食物、上腹部不适、腹胀、嗳气等消化道症状，可伴有右季肋部和右肩背部胀痛，一般不出现畏寒、高热和黄疸。体格检查：右上腹有轻压痛和不适感，Murphy征偶可阳性。

【诊断】出现上述临床表现，B超检查显示胆囊壁增厚，胆囊腔缩小，排空功能减退或消失，或胆囊内有结石存在，即可明确诊断。胆囊造影对诊断可能有帮助。本病应与胃十二指肠溃疡和胃炎鉴别，胃镜及上消化道钡餐检查对鉴别有帮助。

【治疗】有明显临床症状的胆囊结石症患者，应行胆囊切除术。对症状轻、胆囊无萎缩并有功能的患者，以及年老体弱不能耐受手术的患者，应慎用手术治疗。中西医结合的非手术治疗包括限制脂肪饮食，服用去氧胆酸及利胆消炎药物。

三、急性梗阻性化脓性胆管炎

急性梗阻性化脓性胆管炎（acute obstructive suppurative cholangitis，AOSC）又称急性重症型胆管炎，是在胆管梗阻的基础上合并细菌感染，所引起的胆道系统的严重化脓性炎症。梗阻因素包括胆管结石、胆道蛔虫、胆管狭窄、胆管及壶腹部肿瘤等，在我国以胆管结石最为常见，原发性硬化性胆管炎、胆肠吻合术后、T管造影或PTC术后亦可引起。常见的致病菌有大肠杆菌、变形杆菌、产气荚膜梭菌、铜绿假单胞菌等革兰氏阴性杆菌和厌氧菌，多为混合感染。

【病理】本病的基本病理改变是胆道完全性梗阻和胆管内化脓性感染，梗阻部位可在肝外或肝内胆管。胆道梗阻后，引起近端胆管扩张，胆管壁充血、水肿、增厚，黏膜形成溃疡，胆管腔内压力增高。由肠道逆行进入胆道，或经门静脉进入胆汁中的细菌迅速生长繁殖而导致胆管炎，这时胆汁成为脓性或完全变成脓液。随着胆管内压力的继续升高，胆管腔内脓性胆汁逆流入肝，造成肝脏急性化脓性感染，引起肝充血肿大，肝细胞肿胀、变性，汇管区炎性细胞浸润，胆小管胆汁淤积，晚期出现肝细胞坏死，并发胆源性细菌性肝脓肿。胆小管坏死、溃破后可引起胆管门静脉瘘，从而引起胆道出血。同时大量细菌和毒素进入血液循环，引起全身性革兰氏阴性杆菌感染的脓毒血症和脓毒性休克，甚至多器官功能损害。

【临床表现】急性梗阻性化脓性胆管炎多有胆道疾病史和胆道手术史。起病急骤，病情进展快。典型表现有腹痛、寒战高热、黄疸、休克和中枢神经系统受抑制等症状，即Reynolds五联征。患者多突发剑突下或右上腹部持续性疼痛或有阵发性绞痛，继而寒战、高热、恶心、呕吐，黄疸程度取决于胆管的梗阻部位、胆管梗阻的程度及病程长短。病情发展迅猛，有时在黄疸前已出现神经系统症状，表现为神志淡漠、嗜睡、神志不清，甚至昏迷。体格检查发现体温常在40℃以上，脉率120次/min以上，呼吸急促，皮下可出现瘀斑或全身青紫、发绀，血压及脉压降低。右上腹及剑突下有压痛和肌紧张，肝脏增大，肝区叩击痛，有时可触到肿大的胆囊，甚至有触痛。

【诊断】临床根据腹痛、寒战发热、黄疸、休克和精神症状五联征即可确诊。但对起病急骤的胆道疾病患者，即使不完全具备五联征，也应严密观察、综合分析，并结合实验室和B超等影像学检查做出诊断。B

超显示胆管梗阻,近端胆管扩张,胆管内有结石、蛔虫或肿块。实验室检查白细胞升高,大于 $20×10^9/L$,中性粒细胞明显升高,胞质内可出现中毒颗粒。血小板计数小于 $10×10^9/L$,表示预后严重不良,可有失水、酸中毒和电解质紊乱、凝血酶原时间延长、肝功能不同程度受损、肾功能受损、低氧血症等表现。

【治疗】治疗原则是紧急手术解除胆道梗阻并引流,尽早降低胆管内压力。

1. 非手术治疗　是治疗方法,又可作为术前准备。包括:①积极补充血容量,纠正水、电解质和酸碱平衡失调;②给予大量的有效抗生素;③使用肾上腺皮质激素、维生素 K;④适时适度使用多巴胺等扩血管药物;⑤防治急性肾衰竭和呼吸衰竭;⑥对症治疗,降温、吸氧;⑦营养支持治疗。非手术治疗 6~8 小时后如病情好转,可在严密观察下继续内科治疗。若病情严重或继续恶化应紧急手术治疗。

2. 手术治疗　手术的目的是挽救患者的生命。手术应力求简单有效,必须在梗阻处以上切开胆管,才能达到减压目的,并在病情允许条件下探查胆管,争取解除多层面的胆管梗阻保持通畅引流。应特别注意本病并发的肝脓肿的同时处理。因胆囊病变多系继发,一般可不做急诊切除,留待二期手术处理。

3. 非手术方法置管引流　可采用微创方法经皮经肝胆管引流,或经内镜自十二指肠乳头插管引流,待患者转危为安,胆道感染控制后再择期手术。但对引流后病情无改善者,应及时改行手术治疗。

第五节　原发性硬化性胆管炎

原发性硬化性胆管炎(PSC)是以肝内和肝外胆管进行性纤维化狭窄为特点的疾病,主要表现为肝内胆汁淤滞。病变可累及胰管,但一般不侵犯胆囊。其病因不明,目前认为与感染、遗传及自身免疫因素有关。60%~72%的患者伴有溃疡性结肠炎,结肠炎症使黏膜屏障作用缺失致大肠杆菌经门静脉进入胆道导致感染。此类患者的人类白细胞抗原(HLA)单倍体 B_8/DR_3 增高,可能与同样增高的疾病,如胰岛素依赖的糖尿病、甲状腺功能亢进症、重症肌无力、干燥综合征等同为自身免疫性疾病。近年已注意到肝动脉灌注化疗后也可引起此病。另外,此病还可合并慢性胰腺炎、腹膜后纤维化、克罗恩病、类风湿关节炎等疾病。

【临床表现】约70%的患者为男性,起病缓慢,有症状出现多在 50 岁左右,但无症状期可长达十余年。临床表现无特异性,主要为不明原因黄疸、间歇加重,右上腹隐痛,可伴有皮肤瘙痒。部分患者有疲乏无力、食欲下降、体重减轻,或可伴有恶心、呕吐。胆管炎发作时可有体温升高。逐渐发展可出现持续性梗阻性黄疸、肝硬化、门静脉高压、上消化道出血,甚至肝功能衰竭。

【诊断】80%的患者在症状出现后两年才获得诊断。实验室检查总胆红素及结合胆红素、ALP 升高,ALT 可轻度升高。诊断主要依靠影像学直接造影检查,常用为 ERCP 及 PTC,显影良好的 MRCP 也可协助诊断。影像显示胆管普遍性或局限性狭窄,以肝管分叉部明显,胆管分支减少并僵硬变细,或呈节段性狭窄。

【治疗】目前无理想的治疗方法,无论药物或手术均为缓解症状性治疗。

1. 药物治疗　主要应用肾上腺皮质激素,常用泼尼松口服 30~50mg/d,黄疸缓解后逐渐减量。其他的药物包括胆管炎时需用抗生素,肝功能异常行护肝治疗。此外,应用免疫抑制剂如甲氨蝶呤、硫唑嘌呤、环孢素等均有益处,但仍有争议。考来烯胺(消胆胺)可治疗胆汁酸刺激皮肤引起的瘙痒。熊去氧胆酸可改善患者的症状和肝功能。

2. 胆汁引流　如为节段性病变,可通过鼻胆管引流、经皮经肝胆管引流在胆管内放置内支架引流;也可手术放置"U"形管引流胆汁,以降低胆管压力、改善黄疸。

3. 胆肠吻合　对弥漫性狭窄者,可手术切开左、右肝管,再行肝管空肠吻合,并于吻合口放置"U"形管支撑引流。

4. 肝移植术　对合并肝硬化或难以与弥漫型胆管癌鉴别的患者,可行肝移植术。患者肝移植后 5 年生存率高达 85%,效果良好。

第六节　胆道蛔虫病

胆道蛔虫病是指寄生于小肠内的蛔虫钻入胆道,引起胆绞痛、胆道感染,是外科常见急腹症。其多发生于儿童和青少年,农村发病率高于城市。随着近年来医疗卫生环境的改善,该病发病率有下降趋势。

【病因及病理】　蛔虫常寄生于小肠中下段,但各种原因使消化道功能紊乱、胃酸降低等,导致肠内环境发生变化,或在饥饿、驱虫不当等情况下,蛔虫可上窜至胃、十二指肠内,经十二指肠乳头开口钻入胆道,引起相应症状:①蛔虫机械性刺激引起 Oddi 括约肌痉挛,诱发强烈的阵发性绞痛,严重时诱发急性胰腺炎;②蛔虫阻塞胆管引起胆道梗阻、细菌繁殖,引起胆道感染,严重者出现急性梗阻性化脓性胆管炎或胆源性肝脓肿;③胆管壁炎症、溃疡,可引起胆道出血,胆管壁破溃穿孔导致胆汁性腹膜炎;④蛔虫残骸或虫卵等在胆管内沉积,可形成胆管结石;⑤蛔虫可经胆管进入胆囊引起胆囊炎和胆囊穿孔。

【临床表现】　典型的表现为突发性的剑突下钻顶样绞痛,可向右肩背部放射,发作时患者辗转不安,呻吟不止,大汗淋漓,可伴有恶心、呕吐,部分患者可吐出蛔虫;疼痛可突然缓解,无明显症状,缓解后可反复发作;当合并胆道感染时,患者可出现畏寒、高热和轻度黄疸,甚至引起急性梗阻性化脓性胆管炎、胆源性肝脓肿。早期体格检查无明显体征,发作时可有右上腹或剑突下压痛。

【诊断】　患者一般为儿童或青少年,根据病史及典型临床表现,该病诊断不困难。一般首选 B 超检查,特征性表现为:胆管内平行双边影,偶可见蛔虫在胆管内蠕动,可合并胆管扩张。ERCP 可用于诊断及治疗。实验室检查可出现白细胞增高、嗜酸性粒细胞计数增加,粪便中可查到蛔虫卵。诊断时应与胆石症、急性胰腺炎、急性肠梗阻、胃十二指肠溃疡穿孔、胃痉挛等疾病加以鉴别。

【治疗】　胆道蛔虫病的治疗原则是以解痉镇痛、利胆驱虫、控制感染和防止复发的非手术治疗为主,少数患者经非手术治疗无效或出现严重并发症时可考虑手术治疗。

1. 非手术治疗

(1)解痉、止痛:疼痛发作时可肌内注射阿托品、山莨菪碱或维生素 K,必要时可给予哌替啶;亦可用中医针灸上脘、足三里等穴位镇痛治疗。

(2)利胆、驱虫:口服 50% 的硫酸镁溶液或口服利胆排虫的中药,如乌梅汤。驱虫最好在症状缓解时进行,可选用左旋咪唑、噻嘧啶、枸橼酸哌嗪等驱虫药,亦可用氧气驱虫。

(3)控制感染:常选用对革兰氏阴性杆菌有效的药物,如氨基糖苷类抗生素、羧苄西林,可加用甲硝唑。

(4)ERCP 取虫:ERCP 检查时如发现蛔虫,不但能诊断本病,而且可用取石钳将蛔虫整体取出。

2. 手术治疗　对经积极非手术治疗后症状无缓解的患者,以及并发急性梗阻性化脓性胆管炎、化脓性胆囊炎,或合并肝脓肿或胆汁性腹膜炎、坏死性胰腺炎,胆道蛔虫合并胆石,胆囊蛔虫病,进入胆管内的蛔虫数量较多、保守治疗难奏效的患者均应行手术治疗。手术方法可采取胆总管探查、切开,取尽蛔虫后留置 T 管引流,同时根据术中情况选择相应术式处理相应的并发症。术后应给予常规驱虫治疗,以预防复发。

第七节　胆道损伤

胆道损伤是指由于各种创伤因素或医源性因素所致的肝外胆道或胆囊的损伤。临床上以医源性胆道损伤为主,创伤性损伤少见。医源性胆道损伤是指在上腹部手术操作过程中造成的肝外胆道损伤。90% 以上的损伤发生于胆囊手术,可分为胆道横断性损伤和部分损伤。损伤常见的部位为右肝管及肝总管,通常胆总管下段的损伤不易发现,往往被忽视。损伤原因包括:①胆道解剖变异;②胆囊长期炎症刺激致胆囊三角处组织粘连,结构不清;③术者操作不当等技术原因。

【临床表现及诊断】 医源性胆道损伤的临床表现根据发生时间不同而异。一般在术后出现胆汁性腹膜炎、阻塞性黄疸和复发性胆道炎应考虑是否有术中胆道损伤,很多时候临床症状不典型,易于延误病情。如术中怀疑有胆道损伤可行术中胆道造影,术后可选择 B 超、CT、ERCP、PTC 以及经 T 管或腹腔引流管造影,确定胆道损伤部位。

【处理】 胆道损伤应根据其发生的部位、时间、损伤程度、损伤胆道与周围组织的炎症情况、患者的肝功能及全身情况,采用不同的治疗方法和手术方式。术中发现的胆道损伤可根据胆道壁裂伤程度进行胆道修补,如损伤大,吻合后需留置 T 管引流,T 管放置时间 3~6 个月;如胆总管远端损伤,胰腺受损严重难以处理者可以考虑行胰十二指肠切除;若术中未能发现肝外胆道横断损伤并结扎,术后出现梗阻性黄疸,主张在手术 3 周后再次进行手术,因为此时胆道被动扩张,便于手术吻合,手术方式可采用肝总管与空肠 Roux-en-Y 吻合术,术后留置 T 管。

第八节　胆道疾病常见并发症

胆道疾病并发症是指胆囊结石、胆管结石、胆道感染、胆道蛔虫病等病症在发病过程中,由于诊治不及时或不当,导致病情恶化及发生各种并发症,常见的严重并发症有胆囊穿孔、胆道出血、胆管狭窄、胆源性肝脓肿、胆源性胰腺炎等。

一、胆囊或胆管穿孔

胆囊或胆管穿孔是胆道疾病的严重并发症之一。有 10%~15% 的急性胆囊炎发生胆囊坏疽和穿孔,常发生于合并心肺功能不全或糖尿病的老年患者。

【病因及病理】 胆囊或胆管发生急性化脓性炎症时,由于结石的嵌顿致胆道压力增高,缺血、坏死后出现穿孔,穿孔部位以胆囊底部为常见,颈部次之,胆总管和肝总管少见。穿孔后约 30% 的患者可出现弥漫性胆汁性腹膜炎,其死亡率高达 20%~36%;50% 的穿孔被大网膜及周围组织粘连、包裹形成胆囊周围脓肿或胆囊积液;约 20% 为慢性穿孔,与周围组织器官粘连并穿透器官组织形成瘘,如胆囊十二指肠瘘、胆囊结肠瘘、胆囊腹壁瘘等。

【临床表现】 患者常有胆道病史,出现突发上腹部疼痛,伴寒战、高热,严重者可出现感染性休克症状,体格检查有腹膜炎体征。行 B 超检查可明确诊断。

【治疗】 结合病史、体征,一旦诊断明确,胆囊或胆管急性穿孔应及时急诊手术治疗。一般采用胆囊切除术、胆总管(肝总管)修补,术中留置 T 管和腹腔引流管充分引流,术后加强抗感染及对症治疗。

二、胆道出血

胆道出血又称胆血症,是胆道疾病和胆道手术的严重并发症,也是上消化道出血的常见原因。胆道出血可来自肝内胆管、胆囊或肝外胆管。

【病因及病理】 胆道出血可继发于胆道感染、胆石压迫、手术或外伤,以及肝胆系统的肿瘤和血管性疾病,其中胆道感染是最常见原因,如急性化脓性胆管炎或多发性肝脓肿。急性化脓性胆管炎时,胆管黏膜破损、脱落后形成溃疡,溃疡穿透胆管壁后,可腐蚀伴行的肝动脉或门静脉而发生出血;多发性肝脓肿则在累及门静脉时,形成胆管门静脉瘘而发生胆道出血。

【临床症状】 胆道出血的典型临床表现为:①剧烈的上腹部绞痛;②畏寒、发热、黄疸;③呕血、便血,留置 T 管的患者发生胆道出血时血液可经 T 管流出。出血量大时可出现血压下降、心率增快等失血性休克表现。上述症状统称"胆道出血三联征",即胆绞痛、黄疸、上消化道出血。症状呈周期性发作。

【诊断】 根据典型的三联征表现,诊断较容易,但需要与其他原因引起的上消化道出血鉴别。诊断时可行 B 超、胃镜、CT 及肝动脉造影检查。

【治疗】 目前对于胆道出血的治疗采用综合治疗的方法。

1. 非手术治疗 包括：①纠正低血容量性休克；②有效应用抗生素控制感染；③应用止血药。

2. 手术治疗 当患者保守治疗中出现下列情况需手术治疗：①反复出现周期性出血超过 2 次，或周期缩短者；②合并严重胆管感染者；③非手术治疗后症状无法控制者；④因肝胆系统肿瘤、血管性疾病、肝脓肿等原因所致的出血，需行原发病灶手术处理者。手术方式根据患者情况，可选择胆囊切除、胆总管 T 管引流、肝动脉结扎、病变肝叶（段）切除术。也可采用选择性肝动脉造影，既能明确诊断，又能确定出血部位，同时可行动脉栓塞治疗。

三、胆管狭窄

胆管狭窄是指由于各种原因所致的肝内外胆管狭窄，不同部位的狭窄可引起相应的临床症状。可根据部位分为肝内胆管、肝外胆管狭窄；按病因可分为炎症性、损伤性、肿瘤性狭窄。

【病因及病理】 长期的慢性炎症刺激、肝内外胆管结石、外伤性损伤、医源性胆道损伤等致胆管黏膜糜烂，形成溃疡、结缔组织增生、瘢痕，最终胆管内径变细、狭窄，影响胆汁排出。狭窄从肝内小胆管到胆总管下端都可以发生，但以左、右肝管、肝总管及肝段胆管开口处为常见。肝内胆管结石常合并肝胆管狭窄。肝胆管狭窄近端扩张，胆色素堆积，肝实质可发生不同程度毁损及纤维化，严重者病变肝叶（段）有不同程度萎缩，其余肝叶呈代偿性增生，易继发感染而发生化脓性胆管炎，感染又可加重狭窄和促使结石形成，形成恶性循环。晚期会发生胆汁性肝硬化和门静脉高压症。

【临床表现】 临床上主要表现为反复发作的胆管炎，不同部位及原因引起的胆管狭窄，临床表现不同，一般肝内胆管狭窄以胆道感染症状为主，腹痛不重。肝外胆道狭窄时临床症状明显，进展较快，感染和梗阻症状均有表现，可出现腹痛、黄疸、高热。如有胆总管下段梗阻可合并胆源性胰腺炎。肿瘤所致胆管狭窄可出现无痛性、进行性加重的黄疸。

【诊断】 根据病史及临床表现结合 B 超、ERCP、MRCP 等辅助检查可以协助诊断。B 超可确定胆管狭窄部位、程度，一般首选。ERCP 对于定位、定性价值高，MRCP 可提高肿瘤的诊断率。

【治疗】 非肿瘤性胆管狭窄的治疗主要以解除狭窄、保障胆管引流通畅为原则。可选择手术治疗或介入治疗，根据狭窄和损伤程度选择不同的手术方式，如胆总管下端狭窄可选用胆总管空肠 Roux-en-Y 吻合术；肝门部胆管狭窄可选用肝门胆管成形+空肠 Roux-en-Y 吻合术；也可以选择内镜或介入手段进行狭窄部位胆管球囊扩张或放置内支架。肿瘤性狭窄处理详见本章第九节。

四、胆源性肝脓肿

胆源性肝脓肿是指由于胆石症或胆道感染，细菌逆行性感染肝脏所致的严重并发症，其致病菌多数为革兰氏阴性菌和厌氧菌，形成脓肿常为多发性。

【临床表现】 胆源性肝脓肿多起病急骤，全身中毒症状明显。高热，为弛张热，体温可高达 40℃，并有寒战、乏力、食欲减退。可出现肝区持续性胀痛，并牵涉右肩，肝区压痛、叩击痛，部分患者可出现黄疸。疾病进展较快，一旦脓肿感染扩散全身，可引起败血症、脓毒血症，最终可致多器官功能衰竭、死亡。脓肿破裂可致膈下脓肿、脓胸及心包炎等；脓肿侵及门静脉或胆道可出现胆道出血。实验室检查可出现白细胞增高、核左移、中毒颗粒。胸部 X 线片可见右侧膈肌抬高、运动受限。

【诊断】 胆源性肝脓肿的诊断应结合病史、临床症状、体征、实验室检查综合评估，影像学诊断首选 B 超，另外 CT 对于胆源性肝脓肿也有重要诊断价值。

【治疗】 对于急性期脓肿无局限或多发脓肿，应首选非手术治疗，选择针对革兰氏阴性菌及厌氧菌的大剂量抗生素治疗，同时维持水电解质平衡、保肝、补充足够热量、纠正低蛋白血症、改善全身状况，减少脓肿扩散。另外,对于单个较大脓肿,可选择 B 超引导下穿刺引流、脓腔注入抗生素治疗。对于局限的单个较大脓肿、抗生素治疗无法吸收,且估计有破溃的可能或已破溃出现腹膜炎、脓胸时,应进行手术治疗,手术方式选择脓肿切开引流术。对于少数慢性脓肿或已形成窦道经久不愈合的肝脓肿可选择肝叶切除术。

第九节　胆道肿瘤

胆道肿瘤是指发生于胆囊和胆道的良恶性肿瘤总称。胆道发生的良性肿瘤少见,多为腺瘤或息肉。临床上常见的为胆道恶性肿瘤,主要是胆囊癌和胆管癌,且近几年其发病率均有上升趋势。

一、胆囊息肉和良性肿瘤

胆囊息肉是指胆囊腔内突出或隆起性病变,包括胆固醇性息肉、炎性息肉、腺瘤性息肉和腺瘤恶变等,以非肿瘤性息肉多见。其他罕见的胆囊良性肿瘤有血管瘤、脂肪瘤、平滑肌瘤、神经纤维瘤等。

【临床表现】　多数患者无症状,常在体检时行 B 超检查发现,少数患者出现右上腹疼痛、恶心、呕吐等症状。极少数患者因梗阻性黄疸、合并胆囊结石、胆道出血就诊。

【诊断】　诊断胆囊息肉样病变的主要方法是 B 超和 CT 检查。特别是 B 超检查,其定位诊断符合率可达 98%。由于少数胆囊息肉可能发展为胆囊癌,因此,诊断时必须参考以下危险因素:

(1)大小:大于 1cm 者发生恶变可能性较大。

(2)数量:单个息肉有肿瘤性病变的可能,多发性息肉常为胆固醇性息肉样病变。

(3)形状:乳头状长蒂息肉多为良性,基底宽、不规则病变多为恶性。

(4)部位:腺肌增生症好发于胆囊底部,胆囊体部息肉伴胆囊壁局限性增厚,可能为恶性病变,易向肝脏浸润。

(5)增长速度:良性病变生长缓慢、恶性肿瘤生长较快。

【治疗】　无危险因素的胆囊息肉可不急于手术处理,定期行 B 超复查,胆囊胆固醇性息肉如合并胆囊炎、胆囊结石且有症状时,应切除胆囊。对腺瘤性息肉、直径在 1cm 以上单个息肉、乳头状息肉、增长快和疑有恶变者均应手术切除。直径小于 2cm 的息肉,可采用腹腔镜手术,大于 2cm 或可能恶变的息肉应开腹手术,术中冷冻病理如为恶性,应行根治性手术治疗。

二、胆囊癌

胆囊癌是胆道系统最常见的恶性病变,90%的患者发病年龄超过 50 岁,女性是男性的 2~3 倍,随着年龄增长发病率增加。

【病因及病理】　胆囊癌的病因尚不清楚。约 85%的胆囊癌合并有胆囊结石,故胆囊癌的发生与结石长期存在、慢性刺激和胆囊黏膜慢性炎症有关。胆囊癌多发生在胆囊底部和颈部。组织学上 82%的胆囊癌为腺癌,包括硬癌、乳头状癌、黏液癌,其次未分化癌占 7%,鳞状细胞癌占 3%,混合型癌占 1%;还有少见的如淋巴瘤、横纹肌肉瘤、网状组织细胞瘤、纤维肉瘤、类癌、癌肉瘤等。转移方式主要为直接浸润肝脏实质及邻近器官,其次为淋巴结转移,可累及胆囊淋巴结、门静脉周围淋巴结、肝十二指肠韧带内及胰头后方淋巴结。血行转移少见。胆囊癌的预后与分期有关,目前胆囊癌有多种分期方法。Nevin 分期按病变侵犯范围将胆囊癌分为 5 期。Ⅰ期:黏膜内原位癌;Ⅱ期:侵犯黏膜和肌层;Ⅲ期:侵犯胆囊壁全层;Ⅳ:侵犯胆囊壁全层并周围淋巴结转移;Ⅴ期:侵及肝脏和/或转移到其他脏器。国际抗癌联盟(UICC)按照 TNM 分期把胆囊癌分为 4 期。Ⅰ期:侵犯黏膜和肌层($T_1N_0M_0$);Ⅱ期:侵犯囊壁全层($T_2N_0M_0$);Ⅲ期:侵犯肝<2cm,区域淋巴结转移($T_3N_1M_0$);ⅣA 期:侵犯肝>2cm($T_4N_0M_0$、$T_xN_1M_0$);ⅣB 期:远处淋巴结或脏器转移($T_xN_2M_0$、

$T_XN_0M_1$）。Nevin 分期与临床治疗方法选择密切相关,UICC 分期对治疗和预后的判断具有帮助。

【临床表现】胆囊癌早期无特殊临床表现,常以胆石症和胆囊炎的症状就诊,如右上腹疼痛、食欲减退、恶心、呕吐和厌油腻性食物。部分患者常在胆囊切除术后意外发现胆囊癌。后期可出现黄疸、发热、消瘦、右上腹包块和腹水等。

【诊断】早期临床诊断较困难。B 超、CT 等影像学检查均显示胆囊壁有不均匀增厚,胆囊腔内有不伴声影、位置固定的肿块,胆囊内常有结石存在。B 超检查诊断的正确率为 36% ~ 84%,CT 为 70%。B 超和 CT 联合应用能提高诊断率。同时可以结合实验室检查,肿瘤标记物 CEA、CA19-9、CA12-5 可升高,其中 CA19-9 较为敏感。

【治疗】胆囊癌的治疗原则是早期发现、早期诊断、及时根治切除。

1. 单纯胆囊切除术 适应于 Nevin Ⅰ 期及 UICC Ⅰ 期的患者,常因胆囊结石或息肉样病变行胆囊切除术后发现胆囊癌。如病变仅局限于黏膜层,可不必再行根治性手术。

2. 胆囊癌根治性切除术 适应于 Nevin Ⅱ、Ⅲ、Ⅳ 期及 UICC Ⅱ 期的患者。切除范围包括胆囊、距胆囊床 2cm 远的肝脏、肝十二指肠韧带内淋巴结、胰头后方淋巴结。

3. 胆囊癌扩大根治术 适应于 Nevin Ⅲ、Ⅳ 期和 UICC Ⅲ、Ⅳ A 期患者。在根治术的基础上加右半肝切除,胰十二指肠切除等,但手术创伤大,且效果不明显。

4. 姑息性手术 适于有黄疸但肿瘤无法行手术切除的胆囊癌患者。可行肝总管空肠或左肝管空肠 Roux-en-Y 吻合,或 T 管引流以解除梗阻性黄疸。

5. 其他 化疗、放疗、中医中药及免疫治疗,疗效不佳。

三、胆管癌

胆管癌是指发生在左、右肝管至胆总管下端的肝外胆管的恶性肿瘤,近年来发病率有增长趋势。本病以 60 岁以上人群多发,男女发病率无差异。

【病因及病理】病因尚不清楚,可能与下列因素有关:①约 30% 胆管癌患者合并胆管结石;②先天性胆管囊肿状扩张症癌变率达 17.5%;③原发性硬化性胆管炎;④华支睾吸虫感染、慢性伤寒带菌者,溃疡性结肠炎等。近年研究发现,乙型肝炎、丙型肝炎感染与胆管癌可能有关。50% ~ 75% 胆管癌发生在胆管的上 1/3(肝门胆管癌),10% ~ 25% 发生在中 1/3,10% ~ 20% 发生在下 1/3。大多数胆管癌为腺癌,分化好;少数为未分化癌、乳头状癌或鳞癌。肿瘤多为小病灶,生长缓慢,主要沿胆管壁向上、向下浸润扩散,或沿肝外胆管淋巴结转移,也可直接浸润相邻组织器官。

【临床表现及诊断】主要表现为梗阻性黄疸,包括尿色深黄、皮肤巩膜黄染、皮肤瘙痒、陶土色大便等。黄疸呈进行性加深,有时可随胆管内炎症减轻黄疸暂时减轻,但不会恢复正常。另外,可伴有上腹部胀痛、恶心、呕吐、体重减轻等。合并胆道感染患者有胆管炎表现。体格检查发现肝大,质地较硬,胆囊肿大。出现腹水和脾大提示门静脉受侵犯,预后不良。实验室检查:血清总胆红素和结合胆红素、ALP 及 AST、ALT 等增高。肿瘤标记物 CEA、AFP、CA19-9 可增高,B 超、ERCP、PTC、CT 及 MRCP 等影像学检查显示胆管梗阻、梗阻处胆管腔变窄或腔内充盈缺损,近端胆管扩张。

【治疗】胆管癌对放化疗不敏感,治疗以手术切除为主。位于上段或中段的早期胆管癌,切除肿瘤后行胆管空肠 Roux-en-Y 吻合术;对于已累及左、右肝管的肿瘤可行受累肝叶切除术;下段胆管癌可行胰十二指肠切除术。切除时应注意清扫肝十二指肠韧带内的淋巴结,胆管的切除至少应超过肿瘤边缘 1cm,必要时应切除肝方叶。对于肿瘤无法切除者,可考虑行姑息性手术,包括:梗阻平面以上行胆管空肠 Roux-en-Y 吻合,胆管放置"U"形或"Y"形管引流,或通过经皮肝穿刺胆道造影并引流或放置内支架、经内镜鼻胆管引流或放置内支架引流。

第十节　胆道先天畸形

一、先天性胆道闭锁

先天性胆道闭锁是指胆道先天发育障碍引起的胆道梗阻,是新生儿时期持续性梗阻性黄疸的常见原因,是胚胎期胆道发育畸形或胆道系统炎性病变的结果。

【病因及病理】目前病因不明,主要有两种说法:①先天性胚胎发育不良;②病毒感染学说。近年多数学者认为胆道闭锁是一种炎症病变的结果,引起炎症的病因可能与病毒感染有关,如乙肝病毒、巨细胞病毒等。胆道闭锁后引起梗阻性黄疸,可出现肝细胞损伤,肝脏增大、变硬,可发展为胆汁性肝硬化。

【分型】按照胆道闭锁范围不同分为三型:Ⅰ型为肝内型,又可分为肝内大胆管型、小胆管型和胆管全部闭锁;Ⅱ型为肝外型;Ⅲ型为混合型,即肝内外胆管全部闭锁。临床上以肝内型为多,且不易手术矫正。

【临床表现】进行性的梗阻性黄疸为本病的突出临床表现,一般患儿出生时无黄疸,1~2周后出现,且进行性加重。皮肤、巩膜呈现出由金黄色到绿褐色或暗绿色的改变,后期大便为陶土色,小便呈浓茶色,可出现皮肤瘙痒抓痕。患儿可出现营养和发育不良表现,一般3个月后较为明显,出现发育迟缓、反应迟钝。2~3个月后因梗阻性黄疸致胆汁性肝硬化及门静脉高压,出现脾脏增大、脾亢,最终出现感染、出血等并发症。5~6个月后因胆道梗阻,脂肪吸收障碍,维生素缺乏,病情可进一步恶化。

【诊断】先天性胆道闭锁的典型特点是进行性梗阻性黄疸,陶土色粪便、浓茶样尿和肝脾大。凡出生1~2个月患儿出现上述症状应怀疑本病,但需与新生儿肝炎、先天性胆管囊性扩张及新生儿胆汁浓缩等疾病鉴别。以下辅助检查结果有利于诊断:①胆红素动态检查呈持续升高,对利胆药物和激素治疗无反应;②B超检查发现肝外胆管和胆囊缺如或发育不良;③$^{99}Tc^m$-EHIDA排泄试验,肠道内无核素显影;④ERCP或MRCP对于该病的诊断正确率较高。

【治疗】手术治疗是唯一有效的方法,原则是尽量在出生后2个月内进行手术,重新建立胆汁引流通道,防止胆汁性肝硬化发生。术前应进行充分的术前准备,保证患儿营养状况及调整肝功能,控制感染及补充维生素纠正出血倾向。

二、先天性胆管扩张症

先天性胆管扩张症以往被称为先天性胆总管囊性扩张症,可发生于肝内、外胆管的任何部分,因胆总管发病率较高而得名。本病好发于亚洲国家,欧美少见,女性多见,男女比例1∶(3~4),约80%病例在儿童期发病。

【病因及分型】本病病因不明,胆管壁先天性发育不良及胆管末端狭窄或闭锁可能是发生本病的基本因素。根据胆管扩张的部位、形态和范围,分为五种类型。

Ⅰ型:囊性扩张,是临床中最常见的类型,约占90%,病变可累及肝总管、胆总管的全部或部分肝管。胆管呈球状或葫芦状扩张,严重者直径可达25cm,远端胆管严重狭窄。胆囊管一般汇入囊肿内,左右肝管及肝内胆管正常。

Ⅱ型:憩室样扩张,此型少见,表现为胆总管呈憩室样局限性侧方膨出。

Ⅲ型:胆总管末端囊肿,于胆总管末端十二指肠开口处出现局限性的囊性扩张,可脱垂入十二指肠内,导致胆管部分梗阻,此型也少见。

Ⅳ型:肝内外胆管均出现囊性扩张,呈多发性、大小不一。

Ⅴ型:肝内胆管扩张,又称为Caroli病,是指肝内胆管出现多发性囊性扩张并肝纤维化,肝外胆管无扩张。扩张的囊腔因炎症反复刺激、胆汁潴留形成囊壁溃疡,甚至出现恶变。

【临床表现】 本病的典型临床表现为腹痛、腹部包块和黄疸三联征。症状呈间歇性发作,多发于女性。疼痛一般位于右上腹,80%以上患者可出现右上腹包块,质软、可活动、表面光滑。黄疸呈间歇性,感染时加重。疾病晚期可出现胆汁性肝硬化和门静脉高压相应临床表现。囊肿破裂可致胆汁性腹膜炎。

【诊断】 根据典型的"三联征",临床上诊断不困难,但需结合相关辅助检查。一般首选 B 超,可明确囊肿的大小及部位,另外可选用 CT 或放射性核素扫描,ERCP 和 PTC 可以明确囊肿部位和具体分型。

【治疗】 该病一旦确诊,尽早行手术治疗,因为反复发作的胆管炎可导致肝硬化、囊肿破裂或恶变。手术方式采用完全切除囊肿和胆肠 Roux-en-Y 吻合术,切除囊肿时仅需囊内完全剥离,无需切除囊壁。单纯囊肿-胃肠道吻合术因术后可能出现反复感染、结石形成、吻合口狭窄、恶变等并发症,目前已废弃。对于严重肝内胆管扩张并发肝硬化时,可考虑行肝移植。

(仇毓东)

学习小结

超声检查、MRCP 和 CT 是胆道疾病常用的检查手段,在术中、术后则可采用更为直观可靠的胆道镜和 T 管造影检查胆道病变,其中胆道镜还可进行取石、碎石等操作达到治疗目的。对有症状和/或并发症的胆囊结石患者,应及时行胆囊切除术,胆囊结石的患者进行胆囊切除时需根据相关指征进行胆总管探查。肝外胆管结石合并梗阻和感染可出现"查科三联征"。急性梗阻性化脓性胆管炎多有胆道疾病史和胆道手术史,起病急骤、病情进展快,治疗原则是紧急手术解除胆道梗阻并引流,尽早降低胆管内压力。急性胆囊炎的典型表现为进食油腻食物后或夜间发作右上腹部持续性胀痛,并阵发性绞痛,疼痛可放射至右肩或右背部。根据临床表现结合 B 超检查多可明确诊断。

胆道蛔虫病典型表现为突发性的剑突下钻顶样绞痛,可向右肩背部放射,发作时患者辗转不安、呻吟不止,而体征却很轻,是其临床特点,首选超声检查以明确诊断。

胆囊癌一旦发现需根据分期及时进行根治性手术切除。化疗、放疗等其他治疗方法对胆囊癌效果不佳。胆管癌则主要表现为梗阻性黄疸进行性加深。胆管癌对放化疗不敏感,以手术切除为主。

复习参考题

1. 简述胆囊癌 Nevin 分期及 UICC 分期。

2. 简述胆囊癌的治疗原则和手术方式的选择。胆囊切除时胆总管探查指征是什么?

3. 胆囊结石患者如何进行治疗?

4. 什么是查科三联征(Charcot 三联征)?

5. 拔除 T 管需注意什么?

6. 简述肝外胆管结石的主要临床表现及治疗原则。

7. 什么是 Reynolds 五联征?

8. 简述急性梗阻性化脓性胆管炎的治疗原则及方法。

第三十六章　胰腺疾病

学习目标	
掌握	急性胰腺炎的临床表现、诊断、并发症、治疗原则；胰腺癌和壶腹部周围癌诊断要点。
熟悉	胰腺的解剖生理；常见胰腺疾病、慢性胰腺炎临床表现、诊断及鉴别诊断、治疗。
了解	胰腺内分泌瘤的诊断和外科治疗。

第一节　解剖生理概要

　　胰腺是仅次于肝脏的第二大消化腺,位于胃和小网膜囊的后方,为腹膜外器官,平第 2 腰椎水平,长 12~20cm,宽 3~4cm,重 75~125g,分为头、颈、体、尾四个部分。胰腺的头部被十二指肠包围,胰头左下方舌形突出部分称为钩突,向门静脉、肠系膜上血管后方伸展。胰腺颈部较短,连接胰头和胰体部,肠系膜上静脉和脾静脉在胰腺颈部后方汇合成为门静脉。胰体是胰颈向左侧的延伸部分,胰体向左上方延长的末端称为胰尾。脾动脉走行于胰体尾的上缘,脾静脉则在脾动脉的下方走行于胰体尾的后方。

　　主胰管又称 Wirsung 管,直径 2~3mm,有约 20 条次级分支,将收集到的胰液通过十二指肠乳头排入肠道。在主胰管与胆管汇合时形成膨大的 Vater 壶腹,约 85% 形成共同通道。Oddi 括约肌的收缩和舒张调节胰液的排出。部分人存在副胰管,或称 Santorini 管,一般位于胰头上部,直接开口于副乳头。

　　胰腺的血供由腹腔动脉和肠系膜上动脉分支形成的血管网提供。胰头主要由胃十二指肠动脉的分支胰十二指肠上动脉和肠系膜上动脉的分支胰十二指肠下动脉供血,其前、后分支分别吻合形成胰十二指肠前弓和后弓。胰腺的体尾部由脾动脉的分支供血,主要分支为胰背动脉、胰大动脉和胰尾动脉。胰背动脉从脾动脉根部发出后向下达胰体背部,分出左、右支。右支与胰十二指肠动脉弓相吻合,左支行走于胰体尾下部,形成胰横动脉,与胰大动脉和胰尾动脉形成吻合。胰腺的静脉大多与同名动脉伴行,经肠系膜上静脉和脾静脉汇入门静脉系统。

　　胰头的淋巴液分为上、下两个方向回流:胰十二指肠前、后淋巴结的上组和幽门下淋巴结向上汇入肝总动脉旁淋巴结和腹腔动脉周围淋巴结;胰十二指肠前、后淋巴结的下组向下汇入肠系膜上动脉周围淋巴结。胰体尾部的淋巴液主要流向胰上淋巴结,沿脾动脉汇入腹腔动脉周围淋巴结,一部分先流向胰下淋巴结,再汇入肠系膜上动脉周围淋巴结。

　　胰腺的神经支配包括交感神经、副交感神经和内脏感觉神经。交感神经是内脏神经的传出纤维,副交感神经是迷走神经的传出纤维。内脏的感觉纤维通过腹腔神经丛,伴随着交感神经回到相应的胸髓节段,胰腺内部产生的痛觉可以表现为上腹部、两季肋部或后背疼痛。

胰腺同时具有外分泌、内分泌功能。胰腺的外分泌结构主要由腺体和导管构成。胰腺分泌的胰液主要成分是碳酸氢钠和消化酶。每日分泌量为 750~1500ml，是无色透明的碱性液体，pH 为 7.4~8.4。胰液中的消化酶主要包括胰淀粉酶、胰脂肪酶和胰蛋白酶，其他还包括糜蛋白酶、弹力蛋白酶、羧基肽酶、胰磷脂酶、胰麦芽糖酶、去氧核糖核酸酶等。胰腺的外分泌功能受神经和激素调节，胆囊收缩素和促胰液素是腺泡细胞分泌的刺激激素。胰岛细胞分泌的多种激素也参与胰腺外分泌的调节，如胰高血糖素、生长抑素和胰多肽，能抑制胰液分泌，而胰岛素、血管活性肠肽和促胃液素则刺激胰液分泌。

胰岛是胰腺内分泌结构的基本单位。成人胰腺约有 100 万个胰岛，总重量小于胰腺重量的 2%。主要分布于胰腺内部。胰岛中的内分泌细胞主要有：α 细胞，分泌胰高血糖素，约占 20%；B 细胞，分泌胰岛素，约占 70%；δ 细胞，分泌生长抑素，约占 5%；PP 细胞，分泌胰多肽。

第二节　胰腺炎

一、急性胰腺炎

急性胰腺炎是外科常见的急腹症之一，病情轻重不一，从胰腺的轻度水肿至胰腺坏死，甚至引起全身性炎症反应、多脏器功能衰竭、死亡等，其临床表现多种多样。大部分患者属于轻型胰腺炎，经过积极的保守治疗可好转，死亡率小于 1%；10%~20% 的患者属于重症急性胰腺炎，其发病迅速、病情凶险、治疗反应差，死亡率可达 10%~30%，是外科急腹症中较难处理的疾病之一。

【分类】急性胰腺炎根据病因、病理类型、临床严重程度可有多种分类方法。

1. 根据病因分类　可分为酒精性急性胰腺炎、胆源性急性胰腺炎、损伤性急性胰腺炎、代谢性急性胰腺炎、药物性急性胰腺炎、妊娠性急性胰腺炎、自身免疫病相关急性胰腺炎等。

2. 根据病理分类　可分为急性间质水肿性胰腺炎及急性出血坏死性胰腺炎。

3. 根据严重程度分类　急性胰腺炎可分为轻度、中度重症和重度重症。轻度是最常见的急性胰腺炎，没有器官衰竭、局部或系统并发症，一般在起病 1 周内恢复。中度重症指有局部并发症，或者并发症恶化，有短暂的而非持续性器官衰竭。重度重症则指持续性器官衰竭时间>48 小时。

【病因】胆石症和过量饮酒占急性胰腺炎病因的 70%~80%；腹部损伤和系统疾病是儿童急性胰腺炎的常见病因；自身免疫性胰腺炎和药物性胰腺炎需和风湿性疾病、系统性红斑狼疮相鉴别。

1. 胆道疾病　是国内最主要的急性胰腺炎病因，占 50% 以上。有症状的胆石症患者发生急性胰腺炎的概率为 3%~8%。胆石症导致急性胰腺炎的机制目前还不十分清楚，一般认为胆道疾病可能通过影响胆胰"共同通道"，导致胰管内压力增高，或者胆汁反流入胰腺诱发急性胰腺炎。动物实验显示胆盐可以直接上调细胞质中钙离子浓度导致胰腺腺泡细胞坏死。

2. 过量饮酒　过量饮酒是全球第二大急性胰腺炎病因，酒精可以通过激活促炎症反应通路，比如核因子 NF-κB 通路，产生大量的 TNF-α、IL-1，增加细胞凋亡相关的含半胱氨酸的天冬氨酸蛋白水解酶的表达和活性。此外，酒精还可以降低胰腺的血流灌注，导致 Oddi 括约肌痉挛、胰管梗阻等，结果发生急性胰腺炎。

3. 胰管梗阻　胰液异常汇流入十二指肠也是急性胰腺炎的常见病因，胰腺肿瘤、寄生虫、先天性的解剖异常均可能诱发胰腺炎。胰腺分裂症可见于 10% 的正常人群，是否和急性胰腺炎相关仍然有争议。因为主胰管流出道的梗阻，具有该解剖变异者一生中有 5%~10% 的概率发生急性胰腺炎。比较少见的急性胰腺炎相关的解剖学梗阻还包括蛔虫感染，环状胰腺等。

4. 内镜逆行胰胆管造影（ERCP）　急性胰腺炎是 ERCP 术后最常见的并发症，其发生率高于 5%。治疗性 ERCP 术后急性胰腺炎发生率高于单纯的 ERCP 检查。ERCP 并发急性胰腺炎的高危因素包括术中反复插管、Oddi 括约肌功能异常、造影发现异常的第二胰管等。90%~95%的 ERCP 术后胰腺炎为水肿性胰腺炎。

5. 药物相关因素　2%左右的急性胰腺炎可能由药物引起。常见的药物包括磺胺类药物、甲硝唑、红霉素类抗生素、四环素类、二脱氧腺苷、噻嗪类、去羟肌苷、呋塞米、硫唑嘌呤、柳氮磺胺吡、丙戊酸、对乙酰氨基酚等。新近研究发现治疗艾滋病的抗逆转录病毒药物也和急性胰腺炎相关。

6. 代谢性因素　高甘油三酯血症、高钙血症会导致胰腺损伤。Ⅰ、Ⅱ、Ⅴ型高脂血症病人更容易发生急性胰腺炎。血甘油三酯高于 11.29mmol/L(1000mg/dl)需怀疑高脂血症性胰腺炎,血甘油三酯高于 22.58mmol/L(2000mg/dl)可以确诊高脂血症胰腺炎。甲状腺功能减退、糖尿病、过量饮酒继发的高甘油三酯血症和急性胰腺炎无明显相关性。高钙血症通过激活胰蛋白酶原,引起胰管内钙沉积,导致胰管梗阻,继而激发急性胰腺炎。1.5%~13%的原发性高钙血症患者可发生急性胰腺炎。

7. 其他　闭合性和开放性腹部损伤均可导致急性胰腺炎。腹部手术时,术中持续性低血压和过度胰腺操作也可能导致急性胰腺炎。脾动脉血栓也可能导致胰腺缺血,引起急性胰腺炎的发生。其他少见的原因包括毒蝎蜇伤和十二指肠溃疡穿孔等。

【发病机制与病理生理】　急性胰腺炎的发病机制比较复杂,目前尚未完全阐明。多数学者认为急性胰腺炎是胰酶在腺泡细胞内异常激活的结果。腺泡内胰酶的异常激活导致正常胰腺实质的自身消化,腺泡细胞释放促炎细胞因子(如 TNF-α、IL-1、IL-2、IL-6)和抗炎介质(如 IL-10 和 IL-1 受体拮抗剂)。这些细胞因子加剧了局部和全身的反应。胰腺实质内的 TNF-α、IL-1、IL-7、中心粒细胞、巨噬细胞的聚集导致更多的 TNF-α、IL-1、IL-6、超氧化物等反应性氧代谢物、前列腺素、血小板活化因子、白三烯释放。局部的炎症反应可导致胰腺微循环损害,进而发生胰腺的出血、坏死。此外,一些中性粒细胞释放的炎性介质也能通过胰酶激活加剧胰腺损伤。

在 80%~90%的病人中,炎症的级联反应是自限性的,但是在其他病人中,这一恶性循环加重胰腺损伤,导致局部和全身性的炎性反应综合征。在少数病人中,炎症因子被大量释放到血液中,常导致急性肺损伤、成人呼吸窘迫综合征,甚至多脏器功能衰竭。持续的炎症反应引起多脏器功能衰竭是早期急性胰腺炎致死的主要原因。

【病理】　急性水肿性胰腺炎的病理特点为间质性水肿和炎症反应,大体上可见胰腺肿胀,镜下可见腺泡及间质水肿,炎性细胞浸润,偶可见轻度出血或局灶性坏死。急性出血坏死性胰腺炎的病理特点为胰腺实质坏死和出血,大体标本上可见胰腺腺体增大、肥厚,呈暗紫色。坏死灶呈散在或片状分布,病灶大小不等,呈灰黑色,坏疽时呈黑色。腹腔内有血性渗液,网膜及肠系膜上可见散在片状皂化斑。光镜下可见脂肪坏死和腺泡严重破坏,血管破坏,大片出血灶,腺泡及小叶结构模糊,坏死分布呈灶状,叶间隙处破坏最大,最终导致整个小叶被破坏,胰腺导管扩张,动脉内可见血栓。坏死灶外有炎性区域包绕。胰腺组织坏死多表现为凝固性坏死,随后可以软化而成疏松的黑色坏死物。可继发感染形成胰腺脓肿,或形成胰腺假性囊肿。胰液中的脂肪酶外渗后可引起腹膜后脂肪、系膜脂肪、网膜组织等坏死。脂肪坏死灶可能被包裹、吸收,也可继发感染。

【临床表现】　由于病变程度不同,病人的临床表现差异很大。

急性胰腺炎的主要症状是上腹部和/或脐周围疼痛,并向背部放射。90%的病人可有恶心、呕吐,呕吐后腹痛不缓解。疼痛呈持续性。急性胰腺炎病人多伴有脱水、皮肤弹性差、心动过速、低血压、口干等表现。重度脱水和老年人可发生意识状态的改变。在急性胰腺炎早期,发热往往不明显,但是胆源性胰腺炎合并胆道梗阻时可有黄疸及高热。当胰腺坏死合并感染时可出现高热。

急性胰腺炎腹部体征可因胰腺炎严重程度不同而差异很大。急性水肿性胰腺炎可无腹部体征或仅有上腹部压痛。急性重症胰腺炎则会出现明显的腹肌紧张、反跳痛。需要注意的是患者的自觉腹痛程度可能和体征以及感染的程度不相关。急性重症胰腺炎可导致腹膜后的出血或者胰液溶解皮下脂肪使毛细血管破裂出血,出现季肋部和脐周围皮下瘀血,分别称为 Grey Turner 征和 Cullen 征。伴有胆总管结石或者明显的胰头水肿压迫胆总管胰头段可出现梗阻性黄疸。胸廓叩诊浊音或者呼吸音减弱常提示急性胰腺炎继发胸腔积液。

【辅助检查】

1. 实验室检查

(1)血、尿淀粉酶测定:是诊断急性胰腺炎的主要指标之一。血清淀粉酶在发病的 2 小时后开始升高,24 小时达高峰,可持续 4~5 日。尿淀粉酶在急性胰腺炎发作 24 小时后开始上升,可持续 1~2 周。由于另有许多因素可造成血清淀粉酶的升高,因此急性腹痛患者即使出现血清淀粉酶升高,也要根据临床表现综合分析。血、尿淀粉酶的测定值要有非常明确的升高才有诊断急性胰腺炎的价值。测值越高,诊断的正确率越高。

(2)血脂肪酶:急性胰腺炎发病后,血清脂肪酶和淀粉酶也平行地升高,两者联合监测可以提高准确性。胰腺是脂肪酶的唯一来源,胰腺炎发作时脂肪酶入血,且持续存在的时间较长,因此该检查具有较高的特异性。

(3)血钙:血钙的降低一般发生在发病的 2~3d 后,病情严重时血钙明显降低,可低于 20mmol/L。血钙降低可能与脂肪组织坏死和组织内钙皂的形成有关。

(4)C 反应蛋白(CRP):CRP 是急性炎症反应的血清标志物,也可以在一定程度上反映胰腺炎的严重程度。

(5)血糖:在急性胰腺炎早期,血糖可能升高,为肾上腺皮质的应激反应,一般表现为轻度升高。后期胰岛细胞破坏,胰岛素分泌不足是导致血糖升高的原因。若在长期禁食状态下,血糖仍超过 11.1mmol/L,则提示胰腺广泛坏死,预后不佳。

(6)动脉血气分析:是急性胰腺炎诊治过程中的一个重要的监测指标,可以动态显示机体的酸碱平衡失调,并可以帮助诊断早期呼吸功能不全。当氧分压低于 60mmHg 时,应考虑合并成人呼吸窘迫综合征。

2. 影像学检查

(1)超声检查:是急性胰腺炎的首选检查方法,常可显示胰腺弥漫性肿大,轮廓膨隆。在水肿性胰腺炎可显示胰腺内均匀的低回声分布,而在合并出血坏死时则显示出粗大的强回声。但是因为超声易受肠气干扰,且胰腺为腹膜后器官,因此超声对急性胰腺炎的诊断是初步的。

(2)增强 CT:是目前诊断急性胰腺炎最有价值的影像学检查。急性水肿性胰腺炎时,胰腺弥漫性增大,密度不均,边界模糊;出血坏死性胰腺炎则在肿大的胰腺内出现皂泡状的密度减低区,增强后对比更加明显。CT 检查不仅可以动态观察,还可以用来判断疾病严重程度和判断预后。

3. 经皮影像引导下细针穿刺、细菌学检查　对于怀疑胰腺及胰周坏死组织继发感染的患者,经皮影像引导下细针穿刺、细菌学检查,可证实细菌和/或真菌感染存在与否。

【诊断】　急性胰腺炎的诊断需要以下 3 个特点中的 2 个:①腹痛符合急性胰腺炎的特征(急性发作的持续性、严重的上腹痛,常放射到背部);②血清淀粉酶或脂肪酶至少大于正常上限的 3 倍;③增强 CT 发现胰腺肿大、渗出或坏死等急性胰腺炎特征性改变,少数情况使用磁共振成像(MRI)或者腹部超声检查。

急性胰腺炎并发症的诊断也值得注意。急性胰腺炎可出现全身并发症和局部并发症。全身并发症指合并器官功能障碍,需通过严密的监测及时发现。局部并发症主要包括急性液体积聚、胰腺假性囊肿、急性坏死性积聚和包裹性坏死。急性液体积聚常合并于间质水肿性胰腺炎的胰周积液,无胰周组织坏死,仅指发病 4 周以内的胰周区域积液,且无假性囊肿特征。胰腺假性囊肿形成是在急性胰腺炎后形成的有明确的炎性壁包裹的液体积聚,常位于轻微或无坏死的胰腺外周,通常在发病 4 周后出现。急性坏死性积聚并发于坏死性胰腺炎,积聚内包含有不等量的液体和坏死组织,坏死可累及胰腺实质和/或胰周组织。包裹性坏死是指胰腺和/或胰周坏死积聚为成熟、完整的炎性囊壁包裹,通常在坏死性胰腺炎发病4周以后形成。其他局部并发症还包括胃肠道瘘、腹腔和/或消化道出血、胃排空功能不全(胃输出道梗阻)、脾静脉及门静脉栓塞、结肠坏死等。

急性胰腺炎需与急性化脓性腹膜炎、消化道穿孔、消化道梗阻等急腹症进行鉴别。

急性胰腺炎分为两期:早期和晚期。早期一般是指发病1周内,有可能延长至第2周。晚期急性胰腺炎的特点是持续的系统性炎症反应或出现局部并发症,只出现在中度重症或重度重症急性胰腺炎中。

【治疗】近年来,急性胰腺炎的治疗原则越来越强调根据每个患者的病情进行"个体化治疗"。接诊时应迅速评估病人局部及全身状况,立即进行血流动力学评估,指导后续液体复苏。应该对患者进行高、低风险类别的评估,用于选择治疗方法,如是否进行重症监护。器官衰竭的病人应尽可能送进重症监护病房或中级护理病房治疗。

1. 非手术疗法　尽量减少胰液分泌,补充水、电解质,防止感染。

(1)禁食、胃肠减压:食物和胃酸进入十二指肠后,刺激十二指肠分泌促胰液素,会进一步刺激胰腺分泌胰酶。另外,急性胰腺炎患者往往伴有恶心呕吐、腹胀,可采取禁食和胃肠减压对症治疗。

(2)补液:无论何种病因与严重程度,急性胰腺炎早期治疗的重点是使用等渗晶体溶液进行液体复苏,液体复苏需要密切监测并结合个体情况,比如年龄、生命体征、意识状态、皮肤弹性、尿量等。

(3)抑制胰液分泌及抗胰酶药物的应用:受体阻滞剂、质子泵抑制剂可抑制胃液进而减少胰液分泌,用于急性胰腺炎的治疗。抑肽酶有一定的抑制胰蛋白酶的作用。生长抑素可明显抑制胰液分泌,临床上可采用生长抑素十四肽或八肽类似剂。

(4)镇痛和解痉:吗啡、哌替啶类镇痛剂因可能引起Oddi括约肌痉挛,宜与山莨菪碱等药物合用,以减少副作用。

(5)支持治疗:计算每日需要的补液量和热量,保持水电解质平衡。营养支持可采用肠内营养或肠外营养途径。一般认为,肠内营养可以减少感染的概率,从而减少外科手术的概率。完全肠外营养也可以补充多数的营养需求,但是可能引起肠黏膜萎缩,减少胃肠道的血供,引起肠道细菌移位。另外,肠外营养可能导致中心静脉感染,引起代谢性并发症。因此,应尽可能使用肠内营养。

(6)预防感染:有感染证据时,可经验性或针对性使用抗生素。

(7)中药治疗:对胃肠道功能恢复和防止肠道细菌移位有一定帮助。可通过胃管注入复方清胰汤或生大黄等,或用硫酸钠外敷腹部等。

(8)内镜治疗:对于胆源性胰腺炎患者,有胆管炎或胆道梗阻引起高热、黄疸者,可经内镜放置鼻胆管引流或行Oddi括约肌切开取石术。此方法具有减轻胆道压力、引流胆汁及胰液的作用。

2. 外科　手术适应证:①胰腺和胰周坏死组织继发感染;②伴胆总管下端梗阻合并胆管炎症状;③合并消化道穿孔、腹膜炎或者大出血;④急性腹膜炎不能排除其他急腹症。

轻症急性胰腺炎患者,发现胆囊结石,应行胆囊切除术避免胰腺炎复发。胆源性坏死性急性胰腺炎患者,为了防止感染,胆囊切除术应推迟到急性炎症消退和积液消退或稳定后。无症状假性囊肿、胰腺和/或胰周坏死不需要干预,无论大小、位置和范围。稳定的感染性坏死的患者,手术、放射和内镜下引流等处理措施应推迟,最好超过4周,使坏死组织液化和周围的纤维壁形成。有症状的感染性患者,微创术较之开放性手术应作为首选。

手术方式:最常用的是坏死组织清除加引流术。酌情选用开放手术(经腹腔或腹膜后入路)或内镜行坏死组织清除引流术。

二、慢性胰腺炎

慢性胰腺炎是由多种原因导致的胰腺弥漫性或局限性炎症,表现为反复发作的上腹部疼痛伴有程度不同的胰腺外分泌和内分泌功能减退或丧失,胰腺实质发生一系列复杂的、不可逆的组织病理学变化。

【病因和发病机制】 多种病因可导致慢性胰腺炎,每种病因的致病机制不尽相同。

1. 酒精中毒 在欧美国家多见,以男性居多。慢性酒精中毒者胰腺腺泡细胞呈过度分泌状态,表现为蛋白合成率增加,碳酸氢盐分泌过度。过度分泌的蛋白形成蛋白栓,沉淀在胰管内,钙盐沉淀于蛋白栓,形成胰石,引起胰管梗阻,内压升高;胰液离子成分的改变以及胰蛋白酶抑制物相对缺乏使蛋白酶原激活,导致管周纤维化、导管狭窄、腺泡破坏和消失。

2. 胰管梗阻 在某些梗阻因素的持续作用下,梗阻远端胰管扩张,腺泡萎缩,胰腺实质弥漫性纤维化,形成慢性阻塞性胰腺炎。与其他慢性胰腺炎的病因不同,若在梗阻早期去除病因,胰腺的形态及功能可部分或全部恢复。胆道结石、胰腺分裂症、十二指肠憩室等都可引起胰管开口的梗阻。

3. 急性胰腺炎 急性胰腺炎发展到坏死感染后,可以引起胰管狭窄,导致慢性阻塞性胰腺炎。

4. 其他因素 如吸烟、遗传因素、自身免疫病、高钙血症、营养不良等。

【病理】 慢性胰腺炎的主要病理变化是进行性的大量纤维组织增生,取代了正常胰腺组织。早期主要累及外分泌部分,晚期累及胰岛,病变不可逆。

1. 大体所见 早期胰腺可无明显改变。随着疾病进展,胰腺开始肿大、硬化,呈结节状。胰被膜增厚,有隆起的白点。当形成局限性肿块时很难与胰腺癌相鉴别。纤维化的腺体可压迫胆总管,引起胆总管狭窄,继发梗阻性黄疸。剖面可见胰管及其分支屈曲、扩张,胰管内可见结石,胰实质斑状钙化。因胰管的狭窄、梗阻,可形成多发潴留性囊肿;胰腺周围可见大的假性囊肿形成,囊壁可附有一些坏死组织。晚期腺体萎缩、体积变小,甚至仅残留一索状结构。

2. 镜下所见 早期可见散在的灶状脂肪坏死,坏死灶周围的腺体正常。小叶及导管周围小叶内纤维化,胰管分支内有蛋白栓及结石形成。进展期胰管狭窄、扩张,主胰管腔内可见嗜酸性蛋白栓及结石。导管上皮萎缩、化生及消失。纤维化进一步加重,伴透明变性并可见瘢痕形成。脂肪坏死灶可有钙盐沉着。胰内神经纤维增粗、数量增加,神经束膜被炎症破坏,神经周围可见炎性细胞浸润。

【临床表现】

1. 腹痛 慢性胰腺炎最常见的症状是不同程度的腹痛,其发生率在90%以上。腹痛多为反复发作,初期每年仅发作数次,随着疾病的进展,发作次数逐渐增多,程度加重。腹痛可持续数日,且间歇期变短。疼痛缓解时常残留不同程度的钝痛。饱餐、劳累、饮酒均可诱发或加重腹痛的发作。疼痛位于上腹剑突下或稍偏左,向腰背部放射,呈束腰带状。疼痛发作时,患者难以仰卧,常以坐起、屈膝来减轻疼痛的程度。至疾病晚期,因炎症的反复发作,胰腺组织完全破坏、纤维化,部分患者的疼痛症状可缓解甚至消失。

2. 消瘦 患者体重明显减轻,与发作次数和持续时间有明显关系。胰腺外分泌功能损害,影响蛋白质和脂肪的消化和吸收;内分泌功能下降,葡萄糖代谢障碍等。病程越长、病情越重,体重下降越明显。

3. 腹胀、不耐油腻和腹泻 疾病发展到胰腺外分泌减少所致。正常的胰腺外分泌具有很大的潜力,当胰腺外分泌腺体的破坏达到90%以上时,临床上才出现脂肪及蛋白消化吸收障碍。慢性胰腺炎典型的腹泻为排便次数增多,每日3~4次,粪便量显著增加,恶臭或酸臭,大便不成形,上层可见发光的油滴。镜下可见脂肪球和不完全消化的肌肉纤维。

4. 血糖升高,甚至出现糖尿病 糖尿病也是慢性胰腺炎的晚期表现,与胰腺内分泌腺受到破坏,胰岛素分泌减少有关。

5. 黄疸 5%~10%的患者发生显性黄疸。多因为慢性胰腺炎压迫远端胆管。胰头大量的瘢痕组织也会导致十二指肠的梗阻,出现恶心、呕吐、腹痛等相应症状。

6. 腹部包块 少数患者查体时可触及腹部包块,多为合并的假性囊肿,有些则为胰腺的炎性包块。

【辅助检查】

1. 实验室检查 在疾病早期,急性发作时测定血、尿淀粉酶水平可升高;后期病例可不升高或升高不明显。粪便检查,可以直接在显微镜下找到脂肪球。

2. 影像学检查

(1)腹部 X 线片:慢性钙化性胰腺炎可见钙化点,或沿胰管方向有胰石影。

(2)胃肠钡餐造影:十二指肠低张造影时可见患者胰腺侧肠壁僵硬,黏膜皱襞消失,有时可见肠腔狭窄或外来压迹。

(3)超声和超声内镜检查:超声检查下可见胰腺弥漫性或局限性肿大、胰腺内部回声不均、胰管扩张、胰腺囊肿,合并胆道梗阻者可见胆管扩张。相比于普通超声,超声内镜检查可避免胃肠道气体干扰,肿块型慢性胰腺炎患者难以与胰腺癌相鉴别时,还可进行穿刺活检。

(4)CT 检查:不受消化道气体的影响,可显示胰腺形态及慢性胰腺炎的继发病理改变。常见阳性发现包括主胰管扩张、胰管结石、胰腺钙化、胰腺弥漫性或局限性增大、胰腺囊肿等。

(5)内镜逆行胰胆管造影(endoscopic retrograde cholangiopancreatography,ERCP):通过十二指肠镜经乳头逆行插管,结合 X 线显影胆道和胰管,可以清楚看到胰管有无阻塞、狭窄或囊性扩张。典型表现是胰管的不规则串珠状扩张。

(6)磁共振胰胆管成像(magnetic resonance cholangiopancreatography,MRCP):与 ERCP 相比,MRCP 具有安全、无创、无造影剂、不受脏器功能影响、可清晰显示梗阻远、近端胆管和胰管的优点,可作为了解胆、胰管全貌的首选方法。但是 MRCP 的空间分辨率较低,对胆、胰管精细变化的显示不如 ERCP。

(7)经皮细针穿刺活检:不作为慢性胰腺炎的常规检查,对于术前无法与胰腺癌鉴别的慢性胰腺炎,特别是肿块型慢性胰腺炎,经超声或 CT 引导下经皮病灶穿刺活检,可进行细胞学甚至组织学的检查。

【诊断和鉴别诊断】诊断依据包括:①一种或一种以上影像学检查显示慢性胰腺炎特征性形态改变;②组织病理学检查示慢性胰腺炎特征性改变;③患者有典型腹上区疼痛,或其他疾病不能解释的腹痛,伴或不伴体质量减轻;④血清或尿胰酶水平异常;⑤胰腺外分泌功能异常。

鉴别诊断:慢性胰腺炎的间歇期要与胃十二指肠溃疡、慢性结肠炎、胆道疾病及胰腺癌相鉴别;急性发作期应与急性胰腺炎相鉴别。手术中最难鉴别的是胰头癌,可借助术中经皮细针穿刺活检进行鉴别。但仍有少数患者通过手术探查、切片及穿刺仍无法鉴别。

【治疗】慢性胰腺炎的治疗方法不少,但大多疗效不佳。慢性胰腺炎仍是以内科治疗为主的疾病,对于大多数早期病变的患者和某些情况如胆道结石引起的慢性胰腺炎,内科治疗可以起到良好的缓解甚至治愈的作用。随着病程的进展,内科保守治疗效果不佳的情况下,手术成为主要的治疗方法;但是,由于疾病晚期胰腺内、外分泌功能严重受损,手术只能起到部分止痛和减压、引流的作用,很多患者在手术后症状仍不能完全缓解,生活质量低。

1. 非手术治疗

(1)戒烟酒:烟酒可刺激胃液分泌进而刺激胰液分泌,慢性酒精中毒可以直接损害胰腺。

(2)控制饮食:提倡低脂、高蛋白、高维生素饮食,避免暴饮暴食。合并糖尿病者要注意血糖情况。

(3)胰酶治疗:口服胰酶可以治疗因消化不良引起的营养障碍,对脂肪泻、腹痛有一定缓解作用。

(4)缓解疼痛:可以使用长效抗胆碱能药物。应合理使用止痛药物,尽量避免药物成瘾。

(5)营养支持:注意肠内营养的使用方法并结合肠外营养可以改善营养不良,对于术前准备尤为重要。

2. 内镜治疗 ERCP 的开展为慢性胰腺炎的治疗开辟了新途径。导致慢性胰腺炎患者腹痛的胰管和十二指肠乳头狭窄、胰管结石、假性囊肿、Oddi 括约肌功能异常等都可选用内镜治疗。方法包括内镜下胆胰管括约肌切开术、胰管扩张术、胰管支架植入术、胰管结石取出术等。

3. 手术治疗 治疗目的为去除病因,控制症状,纠正胰腺内、外分泌功能不全及防治并发症。手术指征:①保守治疗不能缓解的顽固性疼痛;②胰管狭窄、胰管结石伴胰管梗阻;③并发胆道梗阻、十二指肠梗阻、胰源性门静脉高压、胰源性胸腹水及假性囊肿等;④不能排除恶性病变。

手术方法包括:

(1)胰管引流术:方法很多,主要目的是解除胰管梗阻。如胰尾切除、胰管空肠内植入吻合术(Puestow-Gillesby 手术)、胰管空肠侧侧吻合术(Partington 手术)。

(2)胰腺切除术:适用于胰腺纤维化严重而胰管未扩张者,根据病变范围可做远端胰腺切除术、胰十二指肠切除术等。

(3)联合术式(胰腺切除+引流术):在保留十二指肠和胆道完整性基础上,切除胰头部病变组织,解除胰管及胆管的梗阻,同时附加胰管的引流手术。如 Beger 术、Frey 术和 Berne 术等。

(4)内脏神经破坏术:本方法适用于其他方法无法缓解疼痛时,或作为其他手术的辅助方法。

第三节　胰腺囊肿

随着影像学技术的应用和发展,胰腺囊性病变的发现率不断提高,因临床上囊性病变的性质不同,处理也截然不同,临床上需鉴别真性囊肿、假性囊肿和囊性肿瘤。其中真性囊肿主要包括先天性真性囊肿和潴留性囊肿,相比假性囊肿和囊性肿瘤较少见。

一、胰腺假性囊肿

胰腺假性囊肿是继发于急性胰腺炎、慢性胰腺炎或胰腺损伤的并发症。急性胰腺炎或胰腺损伤后胰腺实质破坏或胰管破裂,胰液外溢,伴随血性渗液和炎性渗液,其刺激胰腺周围的腹膜和组织,引起纤维组织增生逐渐形成囊壁包裹,因囊壁上无上皮细胞覆盖而称作假性囊肿。囊肿形成时间一般在疾病发生后 2 周以上,囊壁成熟需 4~6 周或更长时间,囊液中淀粉酶含量一般较高。

【临床表现】

(1)囊内高压症状:表现为上腹部饱胀不适、持续性疼痛等。

(2)囊肿压迫症状:压迫胃及十二指肠引起胃排空障碍。位于胰头部的假性囊肿可压迫胆总管下端引起黄疸。

(3)感染症状:囊内的感染可引起发热、疼痛、肿块增大等。

(4)消耗性症状:急性、慢性炎症所致的消耗可使患者明显消瘦、体重下降。

(5)并发症:假性囊肿有时破裂引起急性弥漫性腹膜炎,或引起胰源性腹水;有时侵蚀血管引起囊内大出血。

【检查和诊断】

(1)体格检查:根据囊肿的位置不同,体格检查结果也不同。小的假性囊肿常不易被触及,大的囊肿可在上腹部被触及,边界清晰,表面光滑,移动度小,有囊性感,若继发感染可有触痛或腹膜刺激征。

(2)实验室检查:无并发症的假性囊肿一般无异常表现,部分患者血清淀粉酶或尿淀粉酶升高,白细胞增多。

(3)影像学检查:①B 超检查,不仅可以定位,而且可确定是否为囊性,并可作为追踪观察的良好手段;②CT 检查,不仅可显示囊肿大小、形状以及与毗邻脏器的关系,还可以定性;③ERCP 或 MRCP,不作为常规检查项目,必要时可用于了解囊肿与胆道或胰管的关系;④MRI,有助于判断囊肿内有无坏死组织或结节。

【鉴别诊断】　胰腺假性囊肿需与胰腺脓肿、胰腺坏死液化包裹性病灶鉴别,又需要与胰腺囊性肿瘤鉴别。

【治疗】　在胰腺假性囊肿囊壁未成熟前,如无严重感染、全身中毒症状以及囊肿较小时,可在 B 超随诊下观察,多数可自行吸收。对于囊壁已成熟、随访观察囊肿不吸收的假性囊肿需手术治疗,若不及时治疗可能出现囊内出血、破裂、感染等并发症。

手术方式主要有:

1. 外引流术　适用于假性囊肿继发感染或患者全身功能衰竭等情况,手术简单易行,但难免形成胰瘘或假性囊肿复发。假性囊肿内大出血和假性囊肿破裂的急诊手术也适合采用外引流。

2. 内引流术　将假性囊肿与胃肠道做吻合,是目前常用的手术方法。内引流术有 4 个原则:①需待 6 周左右使囊壁达到一定厚度便于吻合时才可行手术;②吻合口要选择于假性囊肿最低位;③吻合口尽量大,尽可能切除假性囊肿的壁,而不是只切开囊壁做吻合,以免吻合口狭窄导致囊肿复发、潴留和感染;④术中行快速冷冻病理检查排除胰腺囊性肿瘤。推荐采用假性囊肿空肠 Rouxen-Y 术。

二、胰腺囊性肿瘤

胰腺囊性肿瘤虽然少见,但近年来有增多趋势,因其治疗原则与其他囊肿性疾病不同,因而鉴别诊断意义较大。

【分类】

1. 浆液性囊腺瘤　为最常见的胰腺囊性肿瘤,起源于胰腺腺泡细胞,囊液清亮稀薄,囊壁光滑,由扁平上皮细胞或立方上皮细胞构成,无恶变倾向。病灶多数是单发,偶见多发。

2. 黏液性囊腺瘤　女性多见,多数为多腔病变,边缘光滑伴乳头状突起。上皮细胞为柱状或杯状上皮,排列呈乳头状。多数黏液性囊腺瘤可发展为囊腺癌。

3. 黏液性囊腺癌　女性多见,起源于胰腺大导管上皮,囊性肿块一般很大,呈多囊性,内有大量黏液,其上皮以柱状上皮细胞为内衬,能产生黏液和乳头表现是其特征。

【临床表现】 胰腺囊性肿瘤生长缓慢,早期无症状。由于囊内张力增高,患者可感到上腹部胀痛,可能可触及腹部肿块,后期以压迫症状为主,包括胆总管下端受压引起黄疸;胰管受压所致胰腺炎;脾静脉受压所致脾大、腹水和食管静脉曲张等。

【诊断】 根据病史和症状的特点,借助 B 超、CT 和 MRI 可以初步做出囊性肿瘤的诊断,但是要进一步明确囊性肿瘤的类型则较为困难,囊壁密度不均,发现壁结节、增强后囊壁和壁结节轻度强化,提示囊腺癌可能大。

【治疗】 浆液性囊腺瘤的治疗以手术切除为主,黏液性囊腺瘤因有恶变倾向,更应手术切除,切忌行内引流术。囊腺癌对放疗和化疗不敏感,需采用根治性手术切除。囊腺癌的恶性程度较胰腺导管细胞癌低,位于胰腺体尾部的肿瘤需联合行脾切除术;若周围肠道等脏器受累,可行联合切除;位于胰头的肿瘤需行胰十二指肠切除术。

第四节　胰腺癌和壶腹部周围癌

一、胰腺癌

胰腺癌(pancreatic cancer)是一种发病隐匿、进展迅速、治疗效果及预后极差的消化系统恶性肿瘤,其发病率全球均呈上升趋势,目前胰腺癌居常见癌症死因的第 4 位,居消化道癌症死因的第 2 位,仅次于大肠癌。

胰腺癌的发病率与年龄呈正相关,60~80 岁者占发病人数的 80%,30 岁以下极少发生胰腺癌。男性胰腺癌的发病率略高于女性,可能与男性所处的环境、职业因素(如接触油类、放射物质、杀虫剂、石棉等),以及生活方式(如吸烟、高脂饮食等)有关。

【病理】

1. 胰腺导管腺癌　胰腺占位病变80%~90%都是胰腺导管腺癌,而大约70%的胰腺导管腺癌发生在胰头或钩突部。大体标本上表现为实性黄灰色不规则肿块,在显微镜下,肿瘤的分化程度及黏液含量均有很大的个体化差异。肿瘤组织中常有广泛的间质纤维化,将肿瘤组织分隔成多个癌巢。除常见的肿瘤内外血管和淋巴侵袭外,嗜神经侵袭生长也是胰腺癌的特点之一。

2. 囊腺癌　绝大多数胰腺囊腺癌患者为女性,肿瘤常位于胰腺体尾部,切面呈囊性,被覆柱状或立方上皮。常见瘤细胞呈乳头状增生突入囊腔内,腔内含有黏液或浆液,胰腺囊腺癌中有相当一部分是由胰腺囊腺瘤恶变而来,病理切片中可见两者移行的形态,该肿瘤预后比实性的导管腺癌要好。

3. 胰腺导管内乳头状黏液性肿瘤(intraductal papillary mucinous neoplasm,IPMN)　细胞有异型性,并向周围组织浸润性生长,则诊断为导管内乳头状黏液性肿瘤。该肿瘤罕见,预后与胰腺导管腺癌比相对好。

4. 腺泡细胞癌　该肿瘤多见于老年人,50~70岁多发,男女发病比例为2:1,有些患者临床表现伴远处转移的隐匿性癌。该肿瘤患者预后较差,5年生存率低于10%。

5. 胰母细胞瘤　是罕见的胰腺恶性肿瘤,多发生于1~8岁婴幼儿的胰头或胰体部,男童比女童多见。肿瘤完整切除后,患儿可长期生存,预后比一般的胰腺癌要好。

【临床表现】 胰腺癌早期无症状或缺乏特异性,随着病情发展,可逐渐出现腹痛、黄疸、消瘦等症状,出现何种症状以及出现的时间与肿瘤所在部位和病程密切相关。

发生于胰头和钩突部的胰腺癌常常因堵塞胆管、胰管或十二指肠而引发各种症状,其中包括:无法解释的胰腺炎反复发作、无痛性黄疸、恶心、呕吐、脂肪泻以及体重下降等。疼痛往往放射至腰背部,有时呈束带状疼痛。胰头癌疼痛多向右侧放射,而胰体尾癌则偏向左侧。典型的胰腺癌疼痛为仰卧位加重,弯腰屈膝可减轻。晚期患者疼痛加剧,不得不依靠镇痛剂缓解症状。黄疸是胰头癌的重要症状和体征,出现早晚与肿瘤所在位置有关,可伴有或不伴有腹痛,常由胰腺癌直接累及胆管下端或通过胰内淋巴管转移至胆管周围所致。随着胆道梗阻的加重,患者大便呈陶土色,小便呈酱油色,并出现全身皮肤瘙痒。黄疸一般呈进行性加重。与其他肿瘤不同的是,胰腺癌患者早期即可以有消瘦、乏力。体重明显下降是其突出特点,在半年内可下降10~20kg,这与疼痛、精神紧张、睡眠不佳和进食减少有关。另外,肿瘤导致的胰腺外分泌功能不足和胰管梗阻,也可影响消化和吸收功能,造成体重下降。消化道症状主要有食欲减退,个别患者有恶心、呕吐,甚至黑便和腹泻。

当肿瘤扩散到胰周神经丛时可导致上腹部或背部的疼痛,有时疼痛非常剧烈,并伴有腹胀;发生腹膜肿瘤种植转移或门静脉狭窄后可引起腹水。由于发生在胰头或胰颈部的胰腺癌可以导致胰管梗阻,影响胰腺的内分泌功能,新发生的糖尿病往往是一些隐匿性胰腺癌的首发临床表现。

胰腺癌的体征与病程长短和肿瘤所在部位以及转移情况有关,可出现肝脏或胆囊肿大、腹部包块、腹水以及淋巴结转移等,这些体征往往预示疾病处于进展期或晚期。

【实验室检查】 胰头癌患者常常会出现血液胆红素和碱性磷酸酶上升,说明已经出现了梗阻性黄疸。胰腺癌最为常用的血清肿瘤标记物是CA19-9。有关资料显示CA19-9以37U/ml为正常值时,其敏感性为86%,特异性为87%。胆道系统的炎症或损伤均可能导致CA19-9上升。此外,CA24-2、CA50和CEA等也是重要的血清学肿瘤标记物,但是其敏感性和特异性较CA19-9低,CA19-9目前最常用于胰腺癌的辅助诊断和术后随访。

【影像学检查和活检】 影像学诊断技术是胰腺癌定位和定性诊断的重要手段。①超声检查:是胰腺癌最常用、最经济的影像学检查手段,可以提示胰腺占位,并且提示占位是实性还是囊性,以及是否存在钙化。同时,还能帮助诊断肝外胆总管及胰管扩张,证实胆管内是否有结石。但是由于超声检查与操作医师的经验和设备条件密切相关,特别是其检查成功率还受到胃肠腔内气体的影响,因此,经腹壁超声检查阴性不能排除胰腺病变的可能性。②CT:胰腺动态薄层增强扫描及三维重建检查在临床中广泛应用,对胰腺肿瘤的定性、定位诊断提供非常重要的影像学依据,尤其是对胰腺肿瘤的术前可切除性评估具有重要意义,目前可作为胰腺肿瘤病人的首选影像学检查手段。③MRI 和 MRCP:在胰腺癌的诊断上 MRI 也能提供类似的信息,其弥散相能帮助鉴别诊断胰腺肿块。MRCP 能显示胰管以及胆管的状况,发现梗阻或扩张,而且是一种无创检查方法,有一定应用价值。PET 和 PET-CT 在诊断小胰癌以及胰腺癌转移等方面有一定的价值,但费用较高,而且特异性和敏感性都有待进一步确定。④ERCP:对于 CT 或 MRI 均未发现占位病变的黄疸患者,ERCP 的诊断价值更为重要。ERCP 能确定胆管结石、胆道梗阻的部位,明确壶腹部情况,同时对于诊断 IPMN 等病变有特殊作用。值得注意的是 ERCP 发现的胆管和胰管梗阻高度提示胰头癌,但也不能除外慢性胰腺炎的可能性。对于 CT 和 MRI 已发现占位的患者来说,可以不行 ERCP。⑤胰腺癌活检:可以在 CT 或超声引导下进行,或者是在超声内镜引导下经胃壁或十二指肠壁穿刺活检。

【胰头和钩突部胰腺癌的手术治疗】 手术切除是胰头癌有效的治疗方法。尚无远处转移的胰头癌,均应争取手术切除以延长生存时间和改善生活质量。70%的胰腺癌位于胰头、钩突部或胰颈部,一般采用胰十二指肠切除术(Whipple 术)进行治疗。传统的胰十二指肠切除术需切除胃大部、十二指肠全部、空肠起始部、胰头、胆囊和胆管下段,并对胰周淋巴结进行清扫。近年来,有学者提出可根据情况选择不切除胃大部,而保留幽门。目前的研究结果表明这两种方法的术后生存率相当。保留幽门的胰十二指肠切除术(PPPD)相对简单,但术后胃排空障碍的发生率增高。

在大型的胰腺外科中心,有丰富经验的外科医师操作 Whipple 术后死亡率一般低于 2%。术后主要的并发症包括吻合口瘘、腹腔内感染和脓肿、胃排空障碍等。15%～20%的患者术后会出现胰肠吻合口瘘,最后发生胰瘘。在保证充分引流的情况下,这些胰瘘常常在几周内自行愈合。胆瘘的发生率低于胰瘘,一般在充分引流的情况下都能自愈。15%～40%的患者在术后出现胃排空障碍,一般会持续几周甚至几个月,但经过保守治疗都会自行缓解。Whipple 术后患者内分泌功能一般保持正常,胰腺的外分泌功能则会下降,常常出现吸收功能不良和脂肪泻,部分患者需要口服补充胰酶制剂。

【胰体尾癌的手术治疗】 大多数胰体尾癌患者在确诊时已经发生远处转移或肿瘤已局部侵及淋巴结、神经或大血管。脾静脉受累或梗阻并不少见,但这并不是手术的禁忌证。但是如果腹腔动脉干或肠系膜上动脉受累,一般情况下肿瘤很难得以完整切除。胰体尾癌的主要手术方式是胰腺远端切除术,同时切除脾脏。开腹后需要彻底检查腹腔转移的迹象,在肿瘤右侧切断胰腺,术中需要保证切缘肿瘤阴性。

胰腺远端切除术的并发症包括膈下脓肿(发生率 5%～10%)和胰瘘(发生率约 20%),这些并发症一般可以通过非手术手段来治疗,只有极少数患者需要再次手术。

【胰腺癌的姑息治疗】 胰腺癌姑息治疗的目的是确定诊断,并缓解黄疸、胃肠道梗阻和疼痛症状。解决胰腺癌引起胆道梗阻的方法有 ERCP 或经皮肝穿放置胆道支架,ERCP 治疗能使胆汁进入十二指肠,符合生理过程,因此是首选的治疗方法。但在梗阻时间较长、梗阻严重、十二指肠乳头严重变形等情况下,也可以选择经皮肝穿胆道置入。胰头癌可以突入十二指肠降部肠腔内导致梗阻,而胰体尾癌可导致十二指肠的水平部和第四段梗阻,可以通过内镜置入十二指肠腔内支架来缓解十二指肠的梗阻。胰腺癌经常会引发疼痛,这是由于肿瘤侵袭了胰周神经丛所致。大部分患者能通过口服或皮下注射止痛药物来缓解疼痛。如果药物不能有效地控制疼痛,则可试行经 CT 或内镜超声引导下的腹腔神经丛的封闭治疗。

大部分不能手术切除胰腺癌患者的症状可以通过非手术治疗来解决。姑息性手术治疗是针对术前评估可手术切除,但剖腹探查发现肿瘤已不能切除的患者。此类患者可以行胆囊空肠吻合或胆管空肠吻合来缓解梗阻性黄疸。胆囊空肠吻合术主要适用于胆管不扩张而胆囊管与胆总管交汇处远离胰腺癌的病例,而胆管空肠吻合术则适用于肿瘤与胆囊管-胆总管交汇处较近而且胆总管扩张病例。十二指肠梗阻可以用胃空肠侧侧吻合术来进行姑息治疗。

【胰腺癌的放疗和化疗】 与单纯手术相比,术后辅助化疗具有明确的疗效,可以防止或延缓肿瘤复发,提高胰腺癌患者生存率。对于不可切除的局部晚期或转移性胰腺癌，积极化疗有利于减轻症状、延长生存期和提高生活质量。化疗方案包括 S-1 单药、吉西他滨单药、FOLFIRINOX 方案等。也有主张以放射治疗为基础疗法的综合性治疗。

二、壶腹部周围癌

壶腹部癌是指胆总管末端、Vater 壶腹部和十二指肠乳头的恶性肿瘤。因其临床表现与胰头癌有很多相似之处，故统称为壶腹部周围癌。该病多见于 40～70 岁男性，壶腹部癌的恶性程度低于胰头癌，因而手术切除率和术后 5 年生存率都高于胰头癌。

【病理】 大体形态上可表现为息肉状及结节状，分为肿块型和溃疡型。病理组织类型以腺癌最为多见，其次为乳头状癌、黏液癌。肿瘤常呈浸润性生长，首先梗阻胆管、胰管开口引起黄疸、消化不良表现。但肿瘤浸润肠壁并形成溃疡后，梗阻可暂时减轻。也可因癌肿破溃而引起上消化道出血。

【临床表现】

1. 黄疸 早期即可出现黄疸，由于肿瘤溃烂、坏死、脱落，胆道梗阻部分解除而黄疸暂时减轻，肿瘤又在短期内迅速生长，完全阻塞胆管而致黄疸再加深。黄疸深浅呈波浪式变化是本病的特点。

2. 胃肠道出血 是又一常见症状。出血是由于癌肿组织溃烂、坏死、脱落所致。出血量较小，多数患者仅有大便隐血阳性，少数有黑便。

3. 腹痛 由于癌肿阻塞胆管和胰管，患者常有右上腹疼痛和饱胀感，继发胆道感染时可出现绞痛，伴畏寒、黄疸加深。

4. 其他症状 食欲减退、消瘦、乏力、腹泻、恶心呕吐、陶土色大便和贫血等。

【诊断】 临床上出现梗阻性黄疸，特别是黄疸深浅呈波浪式变化、胆囊肿大和上消化道出血等表现对诊断有意义。实验室检查和影像学检查同胰头癌。其中 ERCP 检查可直接观察十二指肠乳头部病变，还可行活体组织检查，同时行胰胆管造影对于明确诊断有十分重要的价值。

【治疗】 治疗方法同胰头癌，行胰十二指肠切除术，疗效明显优于胰头癌。如因有转移而不能切除时，可经内镜放置胆道支架或行胆肠吻合术以缓解黄疸。

第五节 胰腺内分泌肿瘤

一、概述

胰腺内分泌肿瘤（pancreatic endocrine tumors，PETs）的起源细胞与神经组织具有一些相同的抗原，因此胰腺内分泌肿瘤属于神经内分泌肿瘤。我国胰腺内分泌肿瘤的年发病率为（0.4～1）/10 万，多发生于 30～50 岁，女性发病率略高于男性。因为绝大多数胰腺内分泌肿瘤起源于胰岛细胞，所以胰腺内分泌肿瘤曾被称为"胰岛细胞瘤"。以前将胰岛细胞瘤分为功能性胰岛细胞瘤和无功能胰岛细胞瘤两类，并依据肿瘤主要产生的肽类或激素命名功能性胰岛细胞瘤，如胰岛素瘤、胃泌素瘤等。胰腺内分泌肿瘤的诊断包括定性诊断和定位诊断两部分。对于功能性的内分泌肿瘤，患者的临床综合征是定性诊断的关键。实验室检查可测定血清中特异的激素水平，此外，血清铬粒素、突触素和神经元特异性烯醇化酶水平可作为 PETs 的辅助诊断标志物。定位检查常见的手段有：①胰腺增强 CT 和/或 MRI；②内镜超声检查；③生长抑素受体显像和 ^{68}Ga-PET-CT；④经皮经肝穿刺脾静脉分段取血；⑤动脉造影；⑥术中超声。

二、胰岛素瘤

胰岛素瘤（insulinoma）是胰腺 B 细胞组成的肿瘤，约占功能性胰腺内分泌肿瘤的 60%，是最常见胰腺内分泌肿瘤,8%属多发性内分泌肿瘤 I 型,可发生于任何年龄组,但 20 岁以下少见,平均发病年龄约 50 岁,男女比例为 2∶1。90%以上的胰岛素瘤为良性,多数直径为 1~2cm,其发生在胰头、体、尾的比例大致相同。

【临床表现】 胰岛素瘤患者的临床症状主要有两组。一组症状是低血糖造成的神经系统症状,由于中枢神经系统几乎全部靠糖代谢,因此中枢神经系统最易受累,表现为头痛、复视、焦虑、饥饿、行为异常、神志不清、昏睡以至昏迷,或一过性惊厥,癫痫发作,可导致永久性中枢神经系统障碍。另一组症状是低血糖导致的交感神经异常兴奋的表现,如出汗、心悸、震颤、面色苍白、脉速等。长期低血糖发作可造成中枢神经系统永久性损害,即使摘除了肿瘤,仍将遗留精神神经症状。因此对有低血糖症状与体征、阵发性精神异常或不明原因昏迷的患者,要考虑到胰岛素瘤的可能性,并及时进一步检查,这是避免误诊胰岛素瘤的关键。低血糖常发生于餐前数小时,常见于晚餐前或清晨时。

【诊断】

（一）定性诊断

1. **Whipple 三联征** 1935 年 Whipple 提出胰岛素瘤的定性诊断标准:①空腹时低血糖症状发作;②空腹或发作时血糖低于 2.8mmol/L(50mg/dl);③进食或静脉注射葡萄糖可迅速缓解症状。90%患者根据 Whipple 三联征可得到正确诊断。

2. **血清胰岛素水平** 应用放免方法检测空腹胰岛素水平,显示血中胰岛素相对血糖水平而言异常增高。饥饿 24 小时后,血胰岛素(μU/ml)/血糖(mg/dl)(I/G 比)>0.3,则表示存在不为低血糖所控制的自律性胰岛素分泌。胰岛素瘤病人的 C-肽和前胰岛素水平也会增高。

（二）定位诊断

1. **无创性检查** 75%的胰岛素瘤直径<2cm,因此超声、CT、MRI 等常规影像学检查发现胰岛素瘤的阳性率较低,分别为 9%、17%和 43%。胰腺薄层 CT 增强扫描及三维重建可以对绝大多数胰岛素瘤进行定位诊断并能提供肿瘤与血管、主胰管的关系。内镜超声检查(EUS)对胰岛素瘤定位诊断的阳性率为 70%~90%,是敏感而实用的辅助检查。生长抑素受体显像利用核素标记的生长抑素显示胰岛素瘤,有助于多发病灶和转移瘤的诊断。

2. **有创性检查** 选择性动脉造影:多数胰岛素瘤是多血运肿瘤,因此选择性动脉造影具有一定诊断价值,阳性率为 60%~80%。

(1)经皮经肝门静脉置管分段采血测定胰岛素(PTPC):PTPC 的阳性率为 88%,如与选择性动脉造影相结合则可达 90%。因为 PTPC 对患者创伤较大,目前已较少采用,仅用于一些难以定位的疑难性胰岛素瘤。

(2)选择性动脉内葡萄糖酸钙激惹静脉取血试验(ASVS):通过选择性动脉造影依序插管到脾动脉、胃十二指肠动脉、肠系膜上动脉等部位,分别注射葡萄糖酸钙(1mg/kg)后立即从肝静脉采血测定胰岛素含量,绘制曲线,根据其峰值进行肿瘤的定位,其正确率可达 90%,且创伤小于 PTPC,因此有人认为 ASVS 可取代 PTPC 成为隐匿性胰岛瘤定位的有效方法。

3. **术中定位检查** 开腹手术的术中超声能有效地发现不易触及的肿瘤,弥补术中触诊的不足,有助于发现体积较小的或多发的胰岛素瘤。腹腔镜下通过腔镜超声探头直接接触胰腺表面检查可准确定位胰岛素瘤,并可为腹腔镜手术切除肿瘤奠定基础。

【治疗】

1. **手术治疗** 诊断为胰岛素瘤者,原则上应及早手术治疗。术中应仔细探查整个胰腺,有无多发肿瘤;可辅以术中 B 超寻找肿瘤,但不可代替手法的彻底探查。发现肿瘤后,究竟应该采用何种术式,需要根据术中情况决定。

临床上常用的术式是肿瘤单纯摘除术和胰体尾切除术。对位于胰颈体部无法局部切除的肿瘤,可行胰腺中段节段切除联合远端胰腺-空肠 Roux-en-Y 吻合术。胰十二指肠切除术可用于胰头钩突部的巨大肿瘤、多发肿瘤及恶性胰岛素瘤。如果手术时大体观察认为肿瘤可能为恶性，或怀疑附近增大的淋巴结有转移癌时，可在切除肿瘤或淋巴结做冷冻切片病理检查后，再决定扩大切除范围。恶性胰岛素瘤术中应尽量切除原发病灶和转移淋巴结，以及肝表面易摘除的转移灶。

胰岛素瘤有 8%～13% 为多发性，切除所有的肿瘤是手术成功的关键。血糖监测是一种简便有效的判断方法。一般在手术当日晨先测空腹血糖，待手术探查找到肿瘤后再测血糖，以此二值为基础值，然后再切除肿瘤。分别在肿瘤切除后 30、45、60 分钟等不同时间点测定血糖，如血糖升高达术前基础值的一倍或上升到 5.6mmol/L(100mg/dl)，则可认为切除完全。

2. 非手术治疗　对于手术不能彻底切除、有转移的恶性胰岛素瘤，以及无法手术治疗的病例，可采用药物治疗，常用的药物有二氧偶氮、链脲霉素、氟尿嘧啶、多柔比星、干扰素等，联合化疗优于单一化疗。生长抑素有明显缓解症状的作用。经肝动脉栓塞化疗、超声引导下冷冻治疗和经腹腔镜热凝固治疗也有助于缓解患者的症状。

三、胃泌素瘤

1955 年 Zollinger 与 Ellison 报道了临床表现为大量胃酸分泌、顽固性多发性上段空肠良性溃疡、胰岛非 B 细胞瘤等三联征的两个病例，称为卓-艾综合征(Zollinger-Ellison syndrome)。1961 年 Gregory 等证明该综合征是由于肿瘤组织分泌大量胃泌素引起的，继而命名为胃泌素瘤(gastrinoma)。在功能性胰腺内分泌肿瘤中胃泌素瘤的发病率仅次于胰岛素瘤。胃泌素瘤多见于 30～50 岁人群，男女比为(2～3)∶1。

80% 以上的散发性胃泌素瘤主要位于所谓"胃泌素瘤三角"的解剖区域内。"胃泌素瘤三角"即以胆囊管与胆总管交汇处为上点，十二指肠第二、三部分接合部为下点，胰腺颈体接合部为中点所围成的三角形区域。十二指肠是胃泌素瘤最常见的发生部位。

【临床表现】　主要临床表现是顽固性消化性溃疡和腹泻。90% 的患者有消化道溃疡的症状，60% 的患者有消化道出血、穿孔、幽门梗阻等溃疡病的并发症，常有外科治疗溃疡病的手术后复发史。腹泻可以与溃疡病症状同时存在，也可以仅表现为腹泻，其特点是水样便，夜间较多，严重者可造成水电解质紊乱。部分患者可合并脂肪泻和维生素吸收不良。多发性内分泌肿瘤Ⅰ型相关型胃泌素瘤可伴有其他内分泌肿瘤的相应症状。因此，有以下情况者应考虑胃泌素瘤的诊断：①溃疡病手术后复发；②溃疡病伴腹泻，大量胃酸分泌；③多发性溃疡或远端十二指肠、近端空肠溃疡；④溃疡病伴高钙血症；⑤有多发性内分泌肿瘤家族史等。

【诊断】

1. 定性诊断

(1)血清胃泌素测定：正常人和普通消化性溃疡患者的空腹胃泌素浓度通常为 100～200ng/L，而胃泌素瘤患者的血清胃泌素水平常高于 200ng/L，胃泌素水平很高常提示已有转移。

(2)胃液分析：90% 的胃泌素瘤患者的基础排酸量(BAO)≥15mmol/L。考虑到约 12% 的普通十二指肠溃疡患者的基础胃酸分泌也呈类似特点，应同时测定最大排酸量(MAO)以增加实验的敏感性。胃泌素瘤患者在基础状态下接近最大胃酸分泌水平，即 BAO 与 MAO 的差距缩小。因此，BAO/MAO 比值大于 0.6，高度提示胃泌素瘤。此外，夜间胃酸分泌量超过 1L，游离酸量超过 100mmol/L 也有诊断意义。

在确诊胃泌素瘤之前，需排除以下原因造成的高胃泌素血症：①无胃酸或低胃酸引起的继发性高胃泌素血症，如萎缩性胃炎、迷走神经切断术后、应用抑酸药物后胃酸缺乏等；②胃窦部 G 细胞增生；③胃出口梗阻；④残留胃窦综合征；⑤非胃泌素瘤引起溃疡病。

2. 定位诊断　胃泌素瘤的定位较为困难。目前的定位方法包括腹部 B 超、CT、腹部动脉造影、内镜超声检查(EUS)、选择性动脉内胰泌素注射实验(SASI)、动脉刺激选择性静脉取血(ASVS)测胃泌素等。近年来开展的生长抑素受体核素显像(SRS)以及 SASI 与 SRS 的联合使用提高了定位的成功率。术中定位手段包括开腹探查胰腺、术中超声检查(IOUS)、术中十二指肠内镜透照、术中胰泌素激发实验以及术中细针穿刺细胞学检查等。

【治疗】外科手术是胃泌素瘤的主要治疗方法之一。手术方式可根据情况采用肿瘤摘除、胰体尾切除、胰十二指肠切除、全胃切除等。60%的胃泌素瘤为恶性,多数患者发现时已有转移,但肿瘤生长缓慢,姑息切除可缓解症状、延长生存期,所以应尽量切除原发病灶和转移灶,术后行腹腔动脉插管化疗。如无法找到肿瘤或发生广泛转移,不能切除,且对药物治疗反应不佳的患者,应采用靶器官切除,即全胃切除术,消除患者的症状。

无法手术切除的患者可应用 H_2 受体阻滞剂、质子泵抑制剂、生长抑素类药物等治疗。也可用化疗药物如链佐星、多柔比星、氟尿嘧啶等治疗。

(姚　捷)

学习小结

胰腺是人体同时具备内分泌和外分泌两大功能的唯一器官,因此,胰腺疾病必然会使其内、外分泌功能同时受到损害。本章介绍了胰腺常见疾病的临床表现、诊断方法、治疗原则。学习过程中,应注意其结构功能、相邻器官与发病原因、临床表现的关系,以便加深理解和记忆,如胰岛素瘤和胃泌素瘤就是胰腺特有的内分泌肿瘤。急性胰腺炎是常见的外科急腹症,有一定的病死率,易与其他急腹症,尤其是消化道穿孔混淆而贻误诊断治疗,同时检测血、尿淀粉酶和脂肪酶可以减少误诊率。胰腺肿瘤发病较隐匿,超声、CT、MRI等都是早期探瘤的主要手段。

复习参考题

1. 简述急性胰腺炎的治疗原则。
2. 慢性胰腺炎的病因有哪些?
3. 简述胰腺癌影像学检查特点。
4. 简述胰岛素瘤的经典 Whipple 三联征。

第三十七章　脾疾病

学习目标

掌握	脾切除术的手术适应证及疗效。
熟悉	脾切除术后的常见并发症。

脾有丰富的血液循环,是体内最大的淋巴器官,因其含有大量的淋巴细胞和巨噬细胞,故脾又是一个重要的免疫器官。脾原发性疾病,如脾肿瘤、脾囊肿等较少见;脾继发性病变多见,或脾的病变仅是其他疾病病理改变的一部分,如门静脉高压症和某些造血系统疾病引起继发性脾功能亢进等。目前外科治疗方式主要采用传统的开腹脾切除术或腹腔镜下脾切除术。

一、脾切除术的适应证及其疗效

（一）脾大、脾功能亢进

1. 充血性脾大　充血性脾大多见于肝硬化门静脉高压症,常伴有继发性脾功能亢进,是脾切除术的适应证。

2. 造血系统疾病　与脾脏关系密切,脾切除术可改善某些血液病的症状和预后,但脾切除术可产生某些严重并发症,应慎重、严格地选择适应证和手术时机。

遗传性球形红细胞增多症是脾切除术的最佳适应证。4岁以下患儿除非有严重贫血、明显发育障碍或反复出现溶血危象外,一般不宜施行脾切除术。珠蛋白生成障碍性贫血行脾切除术的适应证局限于伴有明显脾大的重症患者。

自身免疫性溶血性贫血和特发性血小板减少性紫癜可选择脾切除术以减轻溶血和血小板的破坏,但均非首选,仅适用于肾上腺皮质激素治疗无效或出现激素依赖时。特发性血小板减少性紫癜急性型发生危及生命的出血时可急诊行脾切除术。

慢性白血病常因脾梗死和脾周围炎引起脾区剧痛,血小板明显减少。肿大的脾脏可能破裂或对化疗不敏感。全身情况允许时可行脾切除术。某些类型的白血病,如Gaucher病、骨髓纤维化等,脾切除术可解除巨大脾脏的压迫症状,提高生活质量。

脾切除术治疗慢性再生障碍性贫血适用于骨髓增生较好、红细胞寿命缩短、常规治疗效果不佳者。

脾切除术可去除脾脏的原发性病灶,原发性脾淋巴瘤是脾切除术的绝对适应证。恶性淋巴瘤当考虑单独进行放疗时,剖腹探查并行脾切除术以利于分期诊断。

（二）外伤性脾破裂

见第二十七章第二节。

（三）脾占位性病变

脾囊肿较大伴有症状者或寄生虫性囊肿应选择脾切除术。保留部分脾脏的脾切除术需视囊肿大小、部位而定。

脾脏原发性肿瘤均需脾切除术。恶性者,为保证手术彻底性,应将邻近腹膜、网膜、系膜等一并切除,并清除脾门淋巴结。脾脏转移瘤若为孤立单发,无其他部位转移,可行脾切除术。若为全身广泛转移的一部分,已无必要手术。

（四）脾感染性疾病

脾脓肿、脾结核等多为机体抗感染能力低下时全身感染的并发症,脾切除术可有效去除病灶。

（五）其他脾脏疾病

如游走脾,若因增大的脾脏产生明显压迫症状,或拉长的脾蒂发生急性扭转时可造成脾脏急性血运障碍,应切除脾脏。

（六）联合脏器切除（其他规范性手术的脾切除术）

肿瘤根治性手术时附加脾切除术,如胃癌、食管下段癌、胰体尾癌、结肠脾曲癌、左肾肿瘤及腹膜后组织恶性肿瘤等。

二、脾切除术后常见并发症

除了一般腹部手术后的并发症外,尤需注意下列并发症:

1. 腹腔内大出血　一般发生在术后24~48小时内,常见原因是脾窝创面严重渗血、脾蒂血管结扎线脱落,或术中遗漏结扎的血管出血。短时间内大量出血并出现低血压甚至休克者,应迅速再次剖腹止血。术前需注意纠正患者的凝血功能障碍,术中严格止血是预防此类并发症的关键。

2. 膈下感染　主要表现为术后持续发热、左季肋部疼痛,严重时刺激膈肌可引起呃逆,或存在胸膜反应、胸腔积液等。术中避免损伤胰尾致胰漏、严格创面止血、术后膈下置管引流,是有效的预防措施。

3. 胰腺炎　与术中游离脾蒂时损伤胰腺有关。如术后血清淀粉酶升高超过3日并伴有症状者,可确定诊断。使用生长抑素治疗,疗效较好。

4. 血栓-栓塞性并发症　较少见。一般认为其发生与脾切除术后血小板骤升有关,如发生在视网膜动脉、肠系膜静脉、门静脉主干等,会造成严重后果。故术后血小板计数>$1000×10^9$/L时,建议应用肝素等抗凝剂预防治疗。

5. 脾切除术后凶险性感染　是脾切除术后远期的特殊并发症。主要发生于婴幼儿,因脾切除术后机体免疫功能和抗感染能力下降所致。其发病率虽然不高,但死亡率高。凶险性感染的临床特点是起病隐匿,开始可能是轻度感冒症状,发病突然,来势凶猛,骤起寒战高热、头痛、恶心呕吐、腹泻,严重时昏迷、休克,常并发弥散性血管内凝血等。故对婴幼儿脾损伤和某些脾疾病有保留部分脾手术适应证的患者,可选用部分脾切除术或部分脾动脉栓塞治疗等保脾手术,以达到预防或减少此类并发症的目的。此类感染50%患者的致病菌为肺炎球菌。对已行脾切除术者,可预防性应用抗生素,维护、支持重要脏器功能,接种多效价肺炎球菌疫苗,并加强无脾患者的预防教育。

相关链接

保脾手术

20世纪脾脏外科的基础与临床研究取得了重大进展,证实脾脏虽非生命必需器官,但拥有免疫等重要功能,无故性脾切除术被质疑,各种保脾手术应运而生。针对不同病情和具体手术条件,可采用不同的术式,以保留全部或部分脾脏,如脾破裂缝合术、黏合凝固止血术、部分脾切除、自体脾组织片大网膜内移植术、脾动脉结扎术、保留脾脏的胰体尾切除术、脾栓塞术等,但各种保脾手术的开展应严格掌握适应证,以能确保患者生命安全为前提。针对血友病A、某些免疫缺陷病、某些遗传代谢性疾病等,同种带血管蒂脾移植、同种脾细胞移植和脾组织薄片移植等已显示出一定的治疗效果。

复习参考题

脾切除术的手术适应证与术后并发症有哪些？

第三十八章　消化道大出血

学习目标

掌握　消化道大出血的诊断和鉴别诊断。

熟悉　消化道大出血的常见病因和处理原则。

消化道分为上消化道和下消化道。上消化道包括食管、胃、十二指肠、空肠上段和胆道，下消化道包括空肠下段、回肠、结肠、直肠至肛门。消化道出血的主要临床表现为呕血和便血，或仅有便血。健康成人全身总血量约为体重的8%。消化道大出血（massive hemorrhage of alimentary tract）指在成人急性消化道出血一次失血量达总循环血量的20%（800~1200ml以上），并引起休克症状和体征。根据出血部位可分为上消化道大出血（massive hemorrhage of the upper alimentary tract）和下消化道大出血（massive hemorrhage of the lower alimentary tract）。上消化道大出血表现为呕血（hematemesis），血色鲜红或呈棕褐色，黑便并有恶臭（血在肠道被分解）。下消化道大出血往往表现为便血，小肠和右半结肠出血往往表现为暗红色血便，出血量大时也可为红色或鲜红色血便，左半结肠和直肠出血往往表现为鲜红色血便。尽管医疗诊断技术有了长足发展，但消化道出血的部位和病因诊断仍然是一个难题，消化道大出血的死亡率仍然徘徊在6%~12%。

第一节　上消化道大出血

上消化道包括食管、胃、十二指肠、空肠上段和胆道，但临床所见，出血几乎都发生在十二指肠悬韧带的近端，很少来自空肠上段。本章将小肠出血归到下消化道大出血进行讨论。

【病因】上消化道大出血的病因，在不同的国家和不同地区都有差异，病因多达数十种，而引起上消化道大出血并需要外科处理的常见病因有下列五种：

1. 胃十二指肠溃疡　是最常见的病因，占40%~50%，其中十二指肠溃疡出血占3/4。在十二指肠球部和胃小弯的溃疡基底血管被侵蚀，易发生大出血，多为动脉性出血，尤其是慢性溃疡伴瘢痕组织导致动脉破口缺乏收缩能力，呈搏动性出血，老年病人伴有动脉硬化，出血更难自止。

另外，吻合口溃疡出血，多发生在胃空肠吻合术吻合口附近，50%会发生出血，少数可发生大出血。

2. 门静脉高压症　占20%~25%，肝硬化引起门静脉高压症，导致侧支循环开放，多数病人伴有食管下段和胃底黏膜下静脉曲张，黏膜变薄，易被粗糙、过冷、过热或过酸的食物刺激损伤；或被反流的胃液腐蚀变薄的黏膜，易导致曲张的静脉破裂，发生难以自止的大出血。另外，在门静脉癌栓或血栓形成时，常常引起急性门静脉高压症而发生食管下段和胃底黏膜下静脉曲张破裂致大出血，病情危急，预后很差。

3. 应激性溃疡 又称出血性胃炎或糜烂性胃炎,约占 20%,近年来发生率有上升趋势。病人多有酗酒,或服用非甾体抗炎药物,如吲哚美辛(消炎痛)、阿司匹林等,有增加胃酸分泌、损害胃黏膜屏障的作用。也可以发生在休克、脓毒症、严重烧伤、大手术和脑外伤后,交感神经兴奋黏膜下血管收缩痉挛,黏膜缺血、缺氧,导致出现表浅的、大小不等的、多发的胃黏膜糜烂,底部常有活动性出血和血块,部分病例仅见弥漫性渗血,可导致大出血。这类溃疡多发生在胃,较少发生在十二指肠。

4. 胃癌 癌组织缺血坏死,表面发生糜烂或溃疡,侵蚀血管引起大出血。胃癌引起的上消化道大出血,黑便比呕血更常见,多见于进展期或晚期胃癌。

5. 胆道出血 因胆道感染、肝外伤、肝胆肿瘤、肝血管瘤、胆管结石压迫或手术损伤等各种原因导致血管与胆道沟通,引起血液涌入胆道,再进入十二指肠,统称胆道出血。胆道出血的三联征是胆绞痛、梗阻性黄疸和消化道出血。

【临床表现】上消化道大出血的临床表现取决于出血的速度和出血量的多少,而出血的部位高低则是次要的。如果出血量很多、很急,可表现为呕血和便血;由于血液在胃肠内停滞的时间很短,呕出的血多为鲜血,由于肠蠕动过速,便血也相当鲜红,易误认为下消化道出血;如果出血量较少、较慢时,则常表现出黑便,很少有呕血,由于血液在胃肠道内停滞时间较长,经胃液作用,呕出的血多呈棕褐色;经肠液作用,使血红蛋白内的铁转化为硫化铁,导致排出的血多呈柏油样或紫黑色。一般来说,50~100ml 的出血量,常表现为黑便,出血达 1000ml 即有便血。尽管如此,仔细分析,不同部位的出血仍有其不同特点,抓住这些特点,进一步明确出血的部位,不仅对于诊断出血的原因有重要价值,而且在手术时对寻找出血点也有帮助。上消化道大出血的部位大致可分为下列三区:①食管或胃底静脉曲张破裂出血,一般很急,来势凶猛,一次出血量常达 500~1000ml,常常引起休克。临床主要表现为呕血、便血,单纯便血者少见。在积极非手术疗法止血后,短期内仍可再次发生呕血。②胃和十二指肠球部出血(溃疡、出血性胃炎、胃癌),虽然也很急,但一次出血量一般不超过 500ml,并发休克的较少。临床上可以呕血为主,也可以便血为主。经过积极的非手术疗法多能止血,但可反复再出血。少数病人出血量大,需紧急手术止血。③球部以下出血(胆道出血),出血量一般不多,一次为 200~300ml,很少引起休克,临床上表现以便血为主。采用积极的非手术疗法后,出血可暂时停止,但常每隔 1~2 周再次发生出血。

虽然不同部位的出血有其不同特点,但是,仅仅从上消化道出血时的情况来判断出血部位和出血原因是不够的,还必须结合病史、体格检查、实验室检查等各方面进行分析,从而得出正确的诊断。首先详细询问病史,如消化性溃疡病人进食和服用抑酸药可缓解上腹部疼痛,或曾经消化内镜或 X 线检查明确有胃十二指肠溃疡;如肝硬化、门静脉高压症病人常有慢性肝炎、大量酗酒或血吸虫病史,或过去曾经 X 线或内镜检查有食管静脉曲张;进行性体重下降和厌食的病人应考虑消化道恶性肿瘤;应激性溃疡病人常有服用破坏胃黏膜屏障和损伤胃黏膜的药物,如阿司匹林等非甾体类和类固醇类药物史,也可发生在严重创伤、大手术、休克和重度感染等应激状态时。这些病人诊断上一般没有太大困难。但有一部分病人在出血前没有任何症状,10%~15% 胃十二指肠溃疡出血的病人没有明确的溃疡病史;约 25% 门静脉高压症上消化道出血病人的出血原因并非曲张的静脉破裂,而可能是溃疡病或门静脉高压性胃病等;许多肝内胆道出血的病人不一定有明确的肝内感染病史;既往出血病因也不一定就是本次出血的病因。所以,要明确出血的部位和病因,还必须依靠体格检查、实验室检查和器械辅助检查等客观的临床资料。

体格检查应全面细致,应仔细地检查鼻咽部,以排除来自鼻咽部出血咽下的血液。如果体格检查发现病人有肝掌、蜘蛛痣、腹壁皮下静脉曲张、腹水、肝脾肿大、巩膜黄染等,可考虑诊断为食管-胃底静脉曲张破裂出血。但对无腹水、肝脾肿大不明显的病人,尤其在大出血后,门静脉系统内血量减少,门静脉压力下降,脾脏可暂时缩小而不易扪及,往往增加了诊断的难度。肝内胆道出血多有类似胆绞痛的剧烈上腹部疼痛的前驱症状,右上腹多有不同程度的压痛,甚至可触及肿大的胆囊。在合并感染时,可伴有寒战、高热及黄疸等症状,综合考虑这些体征,有助于明确诊断。

【实验室检查】

血常规检测：包括血红蛋白、红细胞计数、红细胞比容、白细胞及嗜中性粒细胞计数、血小板计数等。由于消化道出血丧失的是全血，在呕血和黑便后，组织液被吸收入血管参与血浆容量平衡，血红蛋白浓度、红细胞比容、红细胞计数的变化在出血后 3~4 小时后才反映出来，血小板在活动性出血后 1 小时开始升高，白细胞计数在出血后 2~5 小时增多。

肝功能检测：谷草转氨酶、谷丙转氨酶、碱性磷酸酶、总胆红素、直接胆红素、白蛋白等。

凝血功能：凝血酶原时间、部分凝血活酶时间、纤维蛋白原等。

门静脉高压症出血的病人往往伴有肝功能和凝血功能异常。约75%的上消化道大出血病人，数小时后血中尿素氮常可明显升高，这与血液在消化道中分解产物吸收和低血压引起尿素氮清除率下降有关。氮质血症不仅与上消化道出血量有关，也与肾功能损害严重程度有关。如果尿素氮迟迟不能恢复正常，提示肾功能持续受损伤，或继续有活动性出血，或血液循环量不足。

在临床上，仍有部分病人通过上述临床分析，仍然不能明确大出血的病因，此时可考虑一些少见的外科疾病，如食管-贲门黏膜撕裂综合征（Mallory-Weiss syndrome）、食管裂孔疝（esophageal hiatal hernia）、胃壁动脉瘤（gastric aneurysms）、胃息肉（gastric polyps）、血管畸形（vascular malformation）等。

【辅助检查】 对上消化道大出血的诊断具有非常重要的价值。

1. 内镜检查 早期内镜检查是大多数上消化道出血诊断的首选方法，通过内镜不仅可以直接发现病灶、取活检，还可以对出血病灶进行及时局部止血治疗。上消化道出血病人收住院后，如果血流动力学相对稳定，没有严重的并发疾病，应立即行纤维胃十二指肠镜检查，也可在 6~12 小时进行，检查距出血时间愈近，诊断阳性率愈高，可达 80%~90%。内镜检查对同时存在的两个或两个以上病变，可确切地区别出真正的出血部位。出血量大的病人，胃腔内积存大量的血凝块和积血，影响内镜的视野，无法发现出血部位或病灶，检查前以冷盐水洗胃可改善内镜视野。经验丰富的内镜医师可很快完成这一检查，而不增加病人的风险。

2. 选择性腹腔动脉或肠系膜上动脉造影 内镜检查如未能发现出血病因，特别是部分出血量大的病人胃内有大量积血和血凝块影响内镜视野时，可做选择性腹腔动脉或肠系膜上动脉造影甚至超选择性动脉造影。当活动性出血，出血速度达到 0.5~1ml/min 时，即可发现造影剂溢出血管而发现出血部位，也可以经动脉导管注入血管升压素，或对出血的血管进行栓塞以控制出血。同时还能显示是否有血管畸形或肿瘤血管影像，对于急诊手术前出血部位定位诊断很有意义。

3. 鼻胃管或三腔二囊管 鼻胃管吸引简单、安全，对判断上消化道出血的部位和出血速度有一定价值。如鼻胃管放至食管与胃交界处（约距中切牙 40cm），轻轻抽吸，如有血液吸出，说明出血来自食管或胃；如导管进入胃中，抽出清亮胃液，表明出血位于胃以下的消化道；如抽出黄色的胆汁，可以排除出血在十二指肠的近端。但约 10% 的上消化道出血病人，鼻胃管吸引呈阴性。另外，10%~15%肝硬化病人并发胃十二指肠溃疡，所以，肝硬化病人即使有食管-胃底静脉曲张，也不能排除溃疡出血的可能。对这类病人用三腔二囊管检查明确出血部位，具有实际价值。

4. X 线钡剂造影 对于没有内镜检查条件、内镜检查未发现或不能确定出血病变时，可在出血停止后 36~48 小时进行 X 线钡剂造影。气钡对比检查可发现较大的病变如食管静脉曲张、较大的溃疡、隆起或凹陷样肿瘤以及肠道憩室等，但对表浅的和较小的病变、血管发育异常或食管-贲门黏膜撕裂综合征等不敏感。

5. 核素检查 常用静脉注射$^{99}Tc^m$ 行腹部扫描，当出血速度达 0.05~0.1ml/min，核素就能聚积在血管溢出部位显像，对胃肠道出血敏感性很高，但定位的精确性有限，因此常作为选择性腹腔内脏动脉造影前的筛选手段。

【治疗】 只要确定有呕血和黑便，都应视为紧急情况收住院或重症监护病房。不管出血的原因为何，对严重上消化道出血的病人都应遵循下列基本处理原则：

1. 一般紧急措施　初期评估：严密监测病人生命体征，如心率、血压、呼吸、尿量、神志变化等。收缩压 <100mmHg，心率>120 次/min，应视为严重出血的高危病人；收缩压>100mmHg，心率>100 次/min，多提示为中等程度的急性出血；收缩压和心率正常，意味着轻度出血。有上消化道出血的病人，都应置鼻胃管进行胃肠减压，如吸出红色或咖啡渣样胃内容，上消化道出血即可确诊。鲜红色血液表明为急性出血，且出血仍在继续。

临床诊断有低血容量性休克时，应迅速建立两条静脉通道，其中一条最好是经颈内静脉或锁骨下静脉达上腔静脉，可以监测中心静脉压。先滴注平衡盐溶液及血浆代用品，同时进行血红蛋白、细胞计数、凝血功能和肝功能检查，并血型鉴定、交叉配血，备够可能需要的红细胞、血浆。导尿管留置，观察每小时尿量。每 15~30 分钟测定血压、脉率，结合对出血量和出血特点以及尿量的观察，尤其是中心静脉压的监测，可作为补液、输血速度和量较可靠的指标。如果在 45~60 分钟内输入平衡液 1500~2000ml 后血压、脉率仍不稳定，说明失血量很大或存在继续出血。此时，在输注电解质溶液同时，还应输注胶体溶液（如羟乙基淀粉、血浆、10%人血白蛋白等）。大量输注平衡盐溶液使血液稀释，有利于改善微循环，但要维持红细胞比容不低于 30%。当收缩压<100mmHg，心率>120 次/min，血红蛋白<70g/L 或红细胞比容低于 25%时需要输注浓缩红细胞。凝血功能异常者可输注冷沉淀补充凝血因子。可静脉滴注维生素 K_1、巴曲酶、凝血酶原复合物等止血药物。

2. 病因处理

（1）胃十二指肠溃疡大出血：年轻病人常常为急性溃疡，经过初步处理，溃疡出血多能够得到控制。但中老年病人，年龄在 50 岁以上者，可能为病史较长的慢性溃疡，且中老年人血管弹性下降，大出血很难自止。此类病人经过积极初步治疗，应尽早手术。术中行胃部分切除术，切除出血的溃疡是最可靠的止血方法。部分十二指肠溃疡无法切除时，可行远端胃大部切除术，毕罗 Ⅱ 式吻合，溃疡旷置。

（2）门静脉高压症引起的食管-胃底静脉曲张破裂的大出血：应根据肝功能的情况来选择处理方法。肝功能好的病人，应在充分术前准备下行贲门-胃底周围血管离断术或分流术，可以达到确切的止血效果；肝功能差的病人，如出现黄疸、腹水、早期肝性脑病等情况，可采用三腔二囊管压迫止血或在胃镜下注射硬化剂、套扎止血等。如果保守治疗效果不佳，肝功能尚可，有顽固性腹水，断流术后再出血的病人可行经颈静脉肝内门体静脉分流术。

（3）应激性溃疡出血：绝大多数应激性溃疡出血可通过非手术治疗止血。予以组胺 H_2 受体阻滞剂雷尼替丁、西咪替丁等或质子泵抑制剂，抑制胃酸分泌，同时给予胃黏膜保护剂，有利于溃疡止血和愈合。生长抑素能够减少内脏血流量，抑制促胃液素分泌，减少胃酸分泌，促使溃疡愈合。介入治疗：将导管插入出血的动脉，持续滴注血管升压素，速度为每分钟 0.2~0.4U，持续 12~24 小时。如果上述方法仍然不能止血，可行胃大部切除术或加行选择性迷走神经切断术。

（4）胃癌引起的大出血：应尽早手术，如未发生远处转移，根据局部情况行根治性胃大部或全胃切除术；如为晚期胃癌，争取行姑息性胃癌切除术，达到止血目的。

（5）胆道出血：出血量一般不大，可通过抗感染和应用止血药物等非手术疗法止血。如果出血不能停止，肝动脉造影明确出血灶后，可行超选择性肝动脉栓塞，约 50%的病例能够止血成功。如能确定出血是来自肝动脉胆管瘘，尽量靠近出血病灶部位结扎肝动脉，常可收到止血效果。但仅仅结扎肝总动脉是无效的。胆道探查主要目的是明确诊断，术中行胆道镜检查或术中胆道造影，都有助于确定出血病灶的部位。如果病灶明确且局限于一侧肝内，则行肝叶切除术，既能控制出血，又可清除病灶，但对于全身情况很差的病人手术死亡率较高。

3. 诊断不明的上消化道出血　对部位不明的上消化道大出血，经过积极的处理后，急性出血仍不能得到有效控制，且血压、脉率不稳定，应早期进行剖腹探查。急诊手术的首要目标是止血，若条件允许，可对原发病做治愈性手术。

术中应按顺序全面仔细检查:首先检查常见出血部位胃和十二指肠;其次检查有无肝硬化和脾肿大,同时注意胆囊和胆总管情况,胆道出血时胆囊多肿大,血性胆汁使得胆囊呈蓝色;第三步检查空肠上段。经过上述检查仍未发现病变,而胃或十二指肠内确有积血,应纵行切开胃前壁,进行胃腔探查。切口应有足够长度以便在直视下检查胃壁的所有部位,并能判断出血是否来自食管或十二指肠。术中内镜检查有助于找到出血部位。找不到出血原因时,不宜盲目做胃大部分切除术。同时还应注意有数个出血灶同时存在的可能,故在手术时要避免遗漏。

第二节　下消化道大出血

下消化道大出血又称急性下消化道出血,指距十二指肠悬韧带50cm以下的肠段,包括空肠、回肠、结肠以及直肠病变引起的出血,出血量大则排出鲜血便,重者出现休克。约95%来自结肠。大出血多见于老年病人。

【病因】引起下消化道大出血有下列常见的病因:

1. 结肠、直肠癌　是最常见的病因,占下消化道出血病例的30%~50%。

2. 良性息肉和憩室病　结、直肠良性息肉,家族性结肠息肉病,小肠息肉等均可引起下消化道出血,部分引起下消化道大出血。Meckel憩室是30岁以下青年人小肠出血最常见的病因;小肠、结肠憩室等也可引起下消化道出血,尽管憩室多数位于左半结肠,而出血则以右半结肠憩室常见,多见于年龄大于50岁的病人,很多病人有服用非甾体抗炎药病史,常常表现为急性、无痛、大量褐色或红色血便,约80%的病人出血可自行停止,但其中约25%可能发生再次出血。

3. 血管性疾病　如肠系膜动脉栓塞或肠系膜血管血栓形成,常见于老年病人,绝大多数伴有动脉粥样硬化症,或有心房颤动病史。5%发生在腹主动脉手术之后。表现为血便或血性腹泻,伴有腹痛甚至腹部绞痛,可出现肠坏死。一般出血不多,可自行停止。肠道血管发育不良或血管扩张,可遍布胃肠道,引起无痛性出血,表现为黑便、便血或隐匿性失血,占下消化道出血的5%~10%,最常见于盲肠和升结肠。

4. 炎性肠疾病　如急性坏死性小肠炎、慢性溃疡性结肠炎、肠结核、非特异性结肠炎、结肠阿米巴等,特别是溃疡性结肠炎,常有腹泻,伴有不等量的便血,多与大便相混,伴有腹痛、里急后重和急迫感。

5. 医源性出血　由于内镜的开展,医源性下消化道出血的发生有明显增加趋势,占1%~5%,多发生在息肉部位,因烧灼不完全由息肉蒂内的中央动脉出血引起,出血量可极大,常在手术后数小时内出现,也有在息肉摘除数周后出血的报告。盆腔放射治疗引起的放射性直肠炎可引起肛管、直肠出血,持续数月至数年。

尽管临床应用了许多新的诊断技术甚至手术探查,但仍有5%左右的下消化道出血病例未能找到确切的病因。

【临床表现和辅助检查】下消化道出血大多数是消化道疾病本身所致,少数病例可能是全身性疾病的局部出血现象,因此,仔细询问病史和体格检查是重要的诊断步骤。出血部位越高,则便血的颜色越暗;出血部位越低,则便血的颜色越鲜红,或表现为鲜血。同时,还取决于出血的速度和出血量,如出血速度快和出血量大,即使出血部位较高,便血也可能呈鲜红色。无痛性大量出血,通常提示憩室或血管扩张出血;棕色粪便混有或粘有血迹,出血多来源于乙状结肠、直肠或肛门。便血伴有皮肤或其他器官出血征象者,要注意血液系统疾病、急性感染性疾病、重症肝病、尿毒症、维生素C缺乏症等情况。

1. 胃管吸引　如抽出的胃液内无血液而又有胆汁,则可肯定出血来自下消化道。

2. 结肠镜检查　硬管乙状结肠镜检查可直接窥视直肠和乙状结肠病变,据统计约55%结肠癌和

4.7%~9.7%腺瘤性息肉可由硬管乙状结肠镜检查发现;纤维结肠镜检查具有直视的优点,已广泛应用于肠道出血的诊断,并能在检查过程中做活检及小息肉摘除等治疗,也可发现轻微的炎性病变和浅表溃疡。在急性出血期间仍可进行该项检查,但在严重出血伴休克时需待病情稳定后再进行。

3. 选择性血管造影　近年来已广泛应用于消化道出血的检查。应先行肠系膜上动脉造影,如未发现异常,可进行肠系膜下动脉造影检查。但选择性血管造影须通过股动脉插管的操作,属于损伤性检查,约3%出现广泛小肠缺血、下肢缺血等严重的并发症。

4. 胶囊内镜检查　上消化道内镜与结肠镜检查均不能检查小肠出血部位和病变性质。由于小肠出血罕见,不足5%的下消化道出血来自小肠,并且检查有一定难度,所以仅在周期性出血且不能确定出血部位时,才进行胶囊内镜检查。服下的胶囊内镜随胃肠道蠕动而自动摄下全消化道的图像。但发现病变,无法进行活检和治疗。

5. 钡剂灌肠和结肠气钡对比造影　钡剂灌肠检查对结肠的憩室病和肿瘤的诊断有重要价值,但钡剂灌肠不能显示结肠内微小病灶。

【治疗和预后】初步处理同上消化道大出血,同时还要进行如下治疗:

1. 内镜治疗　活动性出血的憩室、血管扩张等,可经纤维结肠镜行激光、注射硬化剂、电凝或金属夹止血治疗。

2. 动脉注入血管收缩药或栓塞　选择性肠系膜动脉注射血管收缩药(如后叶加压素),对憩室或血管扩张的急性出血止血率达80%,但50%会再次出血。目前常选用微线圈选择性动脉栓塞术,止血率达90%,对于持续反复出血,手术风险大的病人,尤宜采用此方法治疗。

3. 手术治疗　对持续性出血,24小时内输血4~6U,或总输血量>10U,血压仍不能维持,血红蛋白持续下降并出现休克症状或因憩室出血两次住院的病人,是手术的适应证。随着急诊血管造影经验的积累,需急诊手术病人日渐减少。手术前通过血管造影确定出血部位,可以减少肠管切除范围。如果术前检查不能确定具体出血部位,但是病人又必须手术干预,也可以在术中行急诊肠镜分段检查,有助于帮助术者确定出血部位或范围,减少盲目性。

总之,下消化道出血在保守治疗仍不能有效控制的情况下,虽然手术存在较高风险、较大不确定性,但适时、果断地进行手术干预仍然是必须的。这需要有丰富临床经验和较高手术技巧的医生来完成。

（陈锦鹏）

学习小结

通过本章学习,掌握上消化道及下消化道出血的病因和临床特点,诊断不同的疾病应采用合理有效的诊断方法,快速有效地定位诊断,从而采取及时有效的治疗措施。非手术治疗强调液体复苏、输血、各种药物及内镜下止血措施和介入止血等。对于经积极的初步处理病情仍不稳定者,应尽可能查清病因,积极准备手术治疗。

复习参考题

1. 引起消化道出血的病因有哪些?
2. 鉴别消化道大出血部位与原因的重要检查手段有哪些?　如何正确地选择这些方法?

第三十九章　急腹症

学习目标

掌握	急腹症诊断和鉴别诊断的步骤。
熟悉	常见急腹症腹痛的类型和意义；急腹症的处理原则。

一、概述

外科急腹症是指以急性腹痛为主要临床表现，需要早期诊断和及时治疗的腹部疾病的总称，具有发病急、进展快、病情重、病因复杂的共同特点。

腹部疼痛有内脏痛、躯体痛、牵涉痛三种。内脏痛的特点是疼痛定位不准确，呈弥散性隐痛，常伴恶心、呕吐、出汗等迷走神经兴奋症状。内脏对张力变化，如过度牵拉、突然膨胀、剧烈收缩，特别是缺血、疼痛感觉十分敏感，但对外界的强烈刺激，如刀割、针刺、烧灼等感觉，很迟钝。躯体痛具有定位准确、痛感敏锐的特点，与病变器官所在位置一致，常伴明显压痛、反跳痛、腹肌反射性痉挛。牵涉痛是由于病变器官与牵涉痛的部位具有同一脊髓节段的神经分布，内脏的病变反射至身体浅表部位疼痛。

外科急腹症的主要原因包括炎症性疾病、消化道穿孔性疾病、梗阻或绞窄性疾病、腹腔脏器破裂出血性疾病、腹腔血管性疾病等。

二、急腹症的诊断

急腹症的诊断是一个辩证思维、归纳总结的过程。面对腹痛患者，应按照以下原则进行诊断思考。

（一）病史采集

收集病史是判断有无急腹症的关键环节，病史采集时注意以下几个问题：

1. **性别和年龄**　急性胃十二指肠溃疡穿孔、急性胰腺炎、急性阑尾炎多见于青壮年；胆囊炎、胆石症、消化道肿瘤以中、老年多见；胆道及肠道的先天性疾病多见于婴幼儿；肠套叠、胆道蛔虫、蛔虫性肠梗阻等多见于幼儿；异位妊娠主要发生在生育期妇女。

2. **发病诱因及既往史**　急性胃溃疡穿孔、急性胰腺炎、胆囊炎常与暴饮暴食、情绪剧变有关；急性胃肠炎可因饮食不洁而发生；嵌顿疝多与腹内压增加有关；胃十二指肠穿孔常有慢性胃病史。剧烈活动后突然腹痛应考虑肠扭转。此外，还要询问过去有无类似发作；如有发作，发作的频度及规律如何；以往的患病和手术史、嵌顿疝、长期接触某种有害物质的职业史等，可能都与此次发病有一定的关系。

3. **腹痛的部位**　腹部疼痛初始部位的内脏痛或躯体痛，以及腹痛最显著部位对于建立诊断有重要意义。发病初期多为内脏痛，前肠发育成胃十二指肠、肝、胆、胰腺，疼痛位于上腹部；中肠发育成小肠、升结肠、横结肠，疼痛位于脐周；而后肠器官疼痛则表现为耻骨上疼痛。随着病情进展躯体痛不断明显，其范围与部位更为准确地提示病变部位。右上腹疼痛可由十二指肠溃疡穿孔、急性胆囊炎、胆石症、急性肝炎等引起;中上腹部疼痛可由胆道蛔虫症、溃疡病穿孔、胃痉挛、急性胰腺炎、阑尾炎早期等所致;而左上腹部的疼痛则可由急性胰腺炎、脾周围炎、左膈下脓肿等引起。

4. 腹痛的性质　具有重要的诊断价值。持续性腹痛多因炎症、缺血、出血或肿瘤浸润引起;阵发性腹痛多为空腔脏器的平滑肌痉挛或梗阻所致,如胃肠、胆道、输尿管等,绞痛为其中最剧烈者;持续腹痛伴阵发性加剧,多表示炎症与梗阻并存,如绞窄性肠梗阻、急性结石性胆囊炎;刀割样疼痛是化学性腹膜炎特点,如胃十二指肠穿孔、急性出血坏死性胰腺炎;胆道蛔虫病表现为钻顶样疼痛;牵涉痛对诊断也有帮助,如急性胆囊炎牵涉右肩背疼痛,输尿管结石牵涉到大腿内侧或会阴部疼痛。

5. 与伴随症状的关系　急性腹痛若伴有腹泻常提示急性胃肠炎、细菌性痢疾、急性阑尾炎、急性盆腔炎。反之,如腹痛无排便和排气,伴呕吐、腹胀则可能有肠梗阻;如伴血便提示肠套叠、绞窄性肠梗阻、急性出血坏死性肠炎、肠系膜动脉栓塞或静脉血栓形成;如伴有寒战发热,多为胆道系统炎症、腹腔脏器脓肿。

（二）体格检查及辅助检查

1. 一般检查　营养状态较差常提示晚期肿瘤、结核、肠伤寒、肝脓肿等;急腹症病人通常呈急性病容,表情痛苦;腹腔炎症性或穿孔性疾病病人,多采取固定体位,如侧卧蜷曲,以减轻腹膜刺激;阵发性绞痛病人则坐卧不宁,辗转反侧。皮肤、结膜苍白见于贫血、休克、肿瘤等消耗性疾病及内出血。黄疸多见于肝脏、胆道及胰腺疾病。黄疸伴腹痛、高热、休克、昏迷是急性化脓性胆管炎的表现。

2. 腹部检查　是诊断外科急腹症的重要环节,检查范围上至乳头,下至腹股沟。按视、听、叩、触顺序检查。

（1）视诊:腹式呼吸运动减弱或完全消失是急性腹膜炎的表现,胃型是急性胃扩张或幽门梗阻的表现。肠型及蠕动波是机械性肠梗阻的表现。局限性腹部膨隆可见于腹腔脓肿、肿瘤、肠扭转、肠套叠、嵌顿疝或股疝。弥漫性腹胀见于胃肠道梗阻或肠麻痹。

（2）听诊:闻及震水音提示胃肠内大量积液,如幽门梗阻、急性肠梗阻、急性胃扩张。肠鸣音亢进或伴有气过水声或金属音提示机械性肠梗阻,肠鸣音减弱或消失见于麻痹性肠梗阻、腹膜炎、肠管穿孔或坏死。闻及血管杂音提示腹内血管病变。

（3）叩诊:应从无疼痛处开始,用力要均匀,叩击痛见于腹膜炎症。

（4）触诊:应由无疼痛处开始转移向疼痛处,并由浅入深逐层触诊。腹部压痛、反跳痛、肌紧张是腹膜炎的重要体征。局限性或弥漫性代表腹膜炎的严重程度。腹部压痛最显著部位往往是病变所在部位。化学性腹膜炎时腹肌紧张可呈木板样强直。通常化学性腹膜炎腹肌紧张较显著,其次是细菌性,血性腹膜炎腹肌紧张较轻。触诊发现腹部包块时要仔细感触。男性病人应检查睾丸是否正常。

（5）直肠指检:对诊断不明确的病人是必要的检查,指套带黏液及血液可能为肠套叠、直肠癌或肠炎。触痛明显或有波动感提示盆腔积脓或积血;宫颈触痛、饱满、后穹窿穿刺见不凝血时,应疑为异位妊娠破裂。

3. 辅助检查

（1）血液学检查:红细胞比容、红细胞计数、血红蛋白定量等有助于诊断出血性疾病。白细胞计数有助于了解机体抗感染能力,升高可见于消化系统、泌尿生殖系统感染。重度感染时,可见中性粒细胞核左移。但极重度感染时,中性粒细胞可减少。血电解质及血气分析有助于判断机体水电解质代谢状态和酸碱平衡状况。

（2）尿及粪便检查:血尿提示急性肾炎、泌尿系结石,尿白细胞增加或脓细胞则表明尿路感染。粪便内带鲜红血提示下消化道直肠肛门出血;柏油样便提示上消化道出血;脓血便伴腹痛多为细菌性或阿米巴痢疾。

（3）诊断性腹腔穿刺或灌洗:对诊断不确切的急腹症病人,如腹部叩诊有移动浊音可做腹腔穿刺,穿刺点多选择在脐与髂前上棘连线中外三分之一处。如果抽出不凝血,提示腹腔内出血;如果血液凝固,提示误穿血管。黄色或黄绿色无臭液体多为胃十二指肠穿孔或小肠穿孔,而恶臭的浑浊液体多为大肠穿孔或合并产气荚膜梭菌感染;胆汁样液体多来自胆道或十二指肠;血性腹水多是重症胰腺炎、绞窄性肠梗阻、肠系膜血管疾病。如穿刺未抽出液体,可注入等渗盐水500ml,然后检查抽吸液,如红细胞多于 $0.1×10^9/L$ 或白细胞超过 $0.5×10^9/L$,有诊断价值。但对诊断明确或严重腹胀者,不要采用此方法。腹痛反而减轻,极易忽视而延误手术时机。如不及时处理,进一步发展出现弥漫性腹膜炎和感染性休克,病情危重。

(4)X线检查:是急腹症辅助诊断的重要项目之一,胸腹立位X线片可以观察肺与胸膜病变、膈下有无游离气体、肠管气液平面情况、结肠充气情况、是否有结石阴影等。

(5)超声检查:对实质性脏器的损伤、破裂、占位性病变具有重要诊断价值;可以指导腹腔积液、积血的诊断治疗;可鉴别妇科急症。

(6)CT检查:全腹CT平扫及强化在急腹症的诊断中具有重要作用,对实质及空腔脏器、腹腔脏器血管疾病具有重要的诊断价值。

(7)血管造影:对急性消化道出血采用选择性或超选择性血管造影,常可以确定出血或栓塞部位或原因,同时可以溶栓或止血。

(8)内镜:胃镜检查可以明确上消化道出血部位和性质。肠镜对结肠梗阻或消化道出血有诊断与治疗作用。

三、急腹症的病因分类

(一)炎症性疾病

1. 急性胆囊炎　表现为进油腻食物后或夜间突发右上腹疼痛,向右肩背放射,伴有恶心呕吐,病情重者寒战高热。体格检查Murphy征阳性,右上腹明显压痛、反跳痛、肌紧张。实验室检查可见白细胞升高,血清谷丙转氨酶升高。超声为首选检查方法。

2. 急性胰腺炎　常因暴饮暴食、酗酒、胆道梗阻诱发。表现为突发性剧烈腹痛,呈持续性,常向左腰背放射,可伴腹胀、恶心、呕吐、发热。查体发现上腹部或全腹部压痛、腹肌紧张。全腹部CT检查评估胰腺炎症程度,血尿淀粉酶测定对确诊有重要意义。分为水肿型和出血坏死型。

3. 急性梗阻化脓性胆管炎　表现为右上腹疼痛、寒战、高热、黄疸。严重者出现休克或精神症状。超声及CT检查了解胆道梗阻部位和性质,肝内外胆管扩张情况。

4. 急性阑尾炎　特点是转移性右下腹痛,麦氏点局限性固定压痛。

(二)消化道穿孔性疾病

1. 胃十二指肠溃疡急性穿孔　多数病人既往有上消化道溃疡症状或病史,近期有溃疡活动症状,表现为突发剧烈腹痛和腹膜刺激征。腹部立位X线片常见膈下游离气体。

2. 胃癌急性穿孔　年龄通常超过40岁,全身情况差,明显消瘦,曾呕吐咖啡样胃内容物。穿孔前腹痛不规律。口服抑酸药无效。

3. 急性肠穿孔　可因肠坏死、溃疡或外伤等原因引起。多见肠伤寒、肠结核、慢性结肠炎、急性出血坏死性肠炎、结肠阿米巴病等。

(三)梗阻或绞窄性疾病

多见于胆道系统结石和急性肠梗阻。胆道系统结石可引起急性右上腹或右季肋部疼痛,如有结石梗阻胆道引流继发感染则可伴发热或黄疸等表现。急性肠梗阻则表现为明显的腹痛、呕吐、腹胀和停止排气排便。腹腔脏器扭转多见胃、结肠、卵巢、脾等。

(四)腹腔脏器出血性疾病

多见于肿瘤、炎症等原因所致,有急性失血乃至休克表现。表现为突发腹痛、面色苍白、冷汗、手足冰冷、脉搏快、进行性红细胞与血红蛋白减少等失血表现。腹膜刺激征不明显,可有移动性浊音、腹部膨隆、休克等腹内出血征象;腹腔穿刺可抽出不凝血;超声检查可探及腹腔内液性暗区及受损伤的脏器。

（五）腹腔血管性疾病

多见于肠系膜上动脉栓塞和腹主动脉瘤。肠系膜上动脉栓塞栓子多来自心血管系统,少数因动脉硬化所致。腹痛突然,常呈持续性并阵发性加剧。临床容易误诊。腹主动脉瘤破裂典型症状是急性腹痛和腰背痛,迅速发生休克。

四、急腹症的鉴别诊断

急腹症是外科的常见疾病,症状典型者居多,但也有不少腹痛患者表现的症状和体征不典型。需要鉴别的其他急腹症疾病如下:

（一）内科急腹症

许多内科疾病均可引起类似外科急腹症的腹痛症状,如急性胃肠炎、肋间神经痛、膈胸膜炎、急性心肌梗死、糖尿病酮症酸中毒、腹型紫癜、腹型风湿热、铅中毒、急性铊中毒、肝性血卟啉病等。内科急腹症通常先有发热或腹泻,而后出现腹痛;腹痛部位不明确,常无固定性压痛,一般亦无腹肌紧张;对症治疗后腹痛多能缓解。

（二）妇科急腹症

常见妇科急腹症有异位妊娠破裂、急性盆腔炎、卵泡或黄体破裂、卵巢囊肿蒂扭转等。异位妊娠破裂是妇科常见的急腹症,以输卵管妊娠破裂最为常见,有停经史,阴道不规则流血史。患者突然下腹部疼痛,呈持续性,短时间可发展为全腹痛,重者可出现休克。体格检查可见下腹部肌紧张、压痛、反跳痛,有移动性浊音,或有休克表现,宫颈呈蓝色,腹腔或阴道后穹窿穿刺抽出不凝血,即可确诊。妇科检查见一侧附件不规则、触痛包块、宫颈举痛、后穹窿饱满和触痛,妊娠试验阳性,B超和腹腔镜检查可帮助确诊。卵巢囊肿蒂扭转常有下腹部包块史,患者下腹部突然剧痛,下腹部或盆腔可触及包块,并有腹膜刺激征。经阴道和下腹双合诊及盆腔B超检查可确定诊断。

（三）小儿内科急腹症

常见小儿内科急腹症有急性肠系膜淋巴结炎、急性胃肠炎、肠痉挛等,大叶性肺炎、过敏性紫癜、流行性腮腺炎等亦常伴有腹痛。患儿通常表现为发热先于腹痛,伴有呕吐、腹泻;腹痛范围广,不固定;无固定性压痛,无腹膜刺激征。此外,小儿不能准确述说病史,诊断上增加了一定的难度。

五、常见外科急腹症的治疗原则

接诊急腹症患者后,在询问病史、体格检查的同时就应采取积极的治疗措施。

（一）急腹症患者的观察、术前准备

1. 询问病史和收集资料　接诊急腹症患者时,首先按照诊断原则进行病史的收集和检查。

2. 紧急处理措施　经过初步诊断,如果患者全身情况较重、生命体征不平稳或者需要进行手术者,均应立即采取如下措施:

(1)禁食水:对腹痛疑有急腹症患者,为防止病情加重和妨碍进一步处置,应首先禁食水。

(2)开通静脉输液通道:应开通1~2条静脉通道,必要时开通中央静脉通道,方便快速输液、监测和采血。治疗上主要纠正脱水、失血、电解质失衡和酸碱平衡紊乱等。

(3)生命体征监护:连续心电监测有助于观察患者整体病情发展,同时还可以鉴别由心脏疾病产生的腹痛。

(4)胃肠减压:对消化道症状明显,考虑为消化系统的梗阻、穿孔、出血和有腹膜炎体征的患者应及早胃肠减压,既可起到引流减压的治疗目的,也可观察胃肠道内引流物的性状和量等。

(5)留置导尿:是了解血容量和重症患者病情的重要指标,也是判断出、入量的重要依据。

（6）吸氧：维持一定的氧饱和度对缓解症状、维持机体的耐受能力非常重要。

（7）镇痛：对较轻的腹痛可以使用解痉药合并索米痛片等来缓解症状，但在诊断没有确定前，慎用强镇痛剂。

3. 控制并存疾病　积极治疗患者的并存疾病，如糖尿病、心脏病、高血压等，同时还要考虑到既往患者服用药物对本病的影响，如阿司匹林类药物对出血的影响等。

4. 抗生素经验治疗　在未获得细菌培养和药物敏感试验结果前，依据感染的部位、症状、体征、全身中毒表现选择抗生素。并及早对感染标本进行细菌培养，有针对性地用药。

5. 严密观察患者的自觉症状和体征变化　定期询问患者自觉症状是否减轻或加重，有无新的症状出现等。如果发病后 6 小时内症状不断加重，疼痛难以忍受，并出现生命体征不稳定者，表示其病情在恶化。此外，要特别注意观察腹部体征的变化，若随症状加重，如腹胀更加明显、肠鸣音逐渐减弱，甚至消失，则提示患者已从局限性腹膜炎发展成全腹性腹膜炎。

6. 必要的实验室检查和相关影像检查　检查血常规了解出血、感染情况；检测血液中电解质、淀粉酶及肝肾功能等的变化，评估患者的整体状况。对病情较重者还应尽早做交叉配血以备手术时需要。

7. 腹腔穿刺和灌洗液检查　必要的多次腹腔穿刺或腹腔灌洗有助于了解腹部病情的发展趋势，经过上述检查和处理。

（二）急腹症患者的治疗原则

1. 诊断明确，有外科手术指征，需立即进行急诊手术。如外科感染、梗阻或腹内空腔脏器的穿孔、破裂等器质性疾病，包括急性阑尾炎、急性机械性肠梗阻、胃十二指肠溃疡穿孔所致的弥漫性腹膜炎等。

2. 诊断明确，有外科手术指征，但伴发的感染较重，生命体征不平稳，不能耐受手术者，可考虑先抗休克治疗，好转后急诊手术。对某些年龄较大伴有心肺功能障碍的患者，经内科保守治疗有效，也可考虑日后择期手术。

3. 诊断尚不肯定，还需继续观察。观察期内如果患者腹痛逐渐减轻，与查体、化验及影像学复查结果的改善相一致，则继续观察，以后行择期手术；如果经过 6 小时以上观察，病情尚未减轻、腹痛逐渐加重、腹膜炎征象日趋明显及一般情况不稳定或化验结果恶化时，则应立即进行术前准备，必要时剖腹探查。

4. 内科类疾病，不需要手术治疗。如急性胃炎、急性肠炎，甚至痢疾、伤寒、霍乱等未造成肠道穿孔的肠道疾病。此外，位于邻近解剖部位的疾病如胸膜炎、肺炎、急性附件炎引起的急性腹痛，属于此类。

（三）急腹症患者的手术治疗

急腹症患者诊断明确者，应该按照原发病的病因进行积极有效的手术治疗，切不可单纯为了检查或者等待诊断而延误了手术时机。

1. 切口选择　切口首选距病变最近或疼痛最严重的腹壁处，但对探查类手术，一般选择做右侧经腹直肌切口，以脐部水平相当于切口中点，上下腹壁各半，进入腹腔，进腹后可以根据病情需要上下延长切口。对既往已做过手术再次剖腹探查者，尽量避免从原切口入腹。如果有腹腔镜设备和技术条件，可以先用腹腔镜探查。

2. 腹腔探查　诊断明确者，可以按照术前设计的手术方案进行。对诊断不清者，首先是寻找原发病灶，探明病变性质。探查要从术前诊断最可疑的病变器官找起，根据发病器官可能性大小，逐一探查，不可轻易满足现有诊断。

3. 充分有效引流　手术过程中，除对原发病进行有效处理和治疗外，关腹前还要进行仔细的止血、冲洗和引流，这是治疗弥漫性腹膜炎和预防术后膈下和盆腔脓肿的关键。

4. 术后处理　术后除继续给予术前的基本处置外，还要严密观察患者的生命体征，注意腹腔引流和胃肠减压的量和性状；继续给予抗感染、补液、纠正电解质和酸碱平衡紊乱等方面的治疗。病情较重者，要注意预防多脏器功能衰竭，特别是急性呼吸窘迫综合征。老年人还要注意防止并发下肢血管的血栓形成和血栓脱落。早期离床活动和适时恢复饮食对术后恢复非常重要,但消化道手术患者术后易出现麻痹性肠梗阻,切不可过早进食。

(谢光伟)

学习小结

通过本章学习,了解急腹症的发病机制、类型,熟悉各种病史、体格检查和辅助检查在急腹症诊断和鉴别诊断中的作用。 掌握急腹症的诊断思维、诊断原则及处理原则,提高急腹症的治疗效果。

复习参考题

1. 腹痛在急腹症诊断和鉴别诊断中的作用是什么?

2. 外科急腹症的处理原则是什么?

第四十章　周围血管及淋巴管疾病

　　周围血管疾病种类繁多,但其病理改变可概括为血管的狭窄、闭塞、扩张、破裂以及静脉瓣膜关闭不全等。周围血管疾病临床表现各异,归纳起来有肢体的疼痛、肿胀、感觉异常、皮肤温度及色泽改变、形态改变、肿块、溃疡等。对这些临床症状和体征进行仔细辨别有助于周围血管疾病的诊断。

第一节　解剖生理概要

一、周围血管的解剖生理

　　血管遍布于人体各组织、器官,形成一个连续且相对密闭的管道系统,包括动脉、毛细血管和静脉。周围血管通常是指除心血管和脑血管以外的躯干及四肢血管。体循环中的血量约为总血量的84%,其中约64%位于静脉系统内,约13%位于大、中动脉内,约7%位于小动脉和毛细血管内。通过神经体液调节,血液沿血管系统周而复始地循环(图40-1)。

(一)动脉及动脉间吻合

　　动脉是输送血液离心的血管。动脉壁较厚,由内膜、中膜和外膜组成,各层结构均与其功能有密切关系。内膜由一层内皮细胞构成,较为菲薄,可对抗血流阻力。中膜由平滑肌、弹性纤维和胶原纤维构成,较厚。其中大动脉主要以弹性纤维为主,有较好的弹性,心室射血时,管壁被动扩张,心室舒张时,管壁弹性回缩,与心脏运动相互协调将血液推向前方。中、小动脉则以平滑肌为主,尤其是小动脉的中膜平滑肌受神经体液调节后,其收缩或舒张能够使管腔大小发生改变,影响局部血流量和血流阻力。外膜由疏松结缔组织构成,含有胶原纤维及弹性纤维,避免血管过度扩张。走行过程中,动脉逐渐分支,越分越细,最终移行为毛细血管。

　　人体内许多部位或器官的两动脉干之间能够借助交通支相连。在时常发生形态改变的器官,两动脉末端或其分支可直接吻合形成动脉弓,如掌深弓、掌浅弓、胃小弯动脉弓等。在经常活动或易受压的部位,其邻近的多条动脉分支常互相吻合成动脉网,如关节网。因此,动脉吻合的配布方式与器官形态及功能有关,起到缩短循环时间和调节血流量及体温的作用。

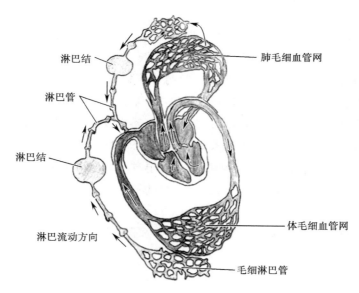

淋巴结
肺毛细血管网
淋巴管
淋巴结
淋巴流动方向
体毛细血管网
毛细淋巴管

图 40-1　血液和淋巴循环示意图

（二）毛细血管及动、静脉吻合

毛细血管是连接动、静脉末梢之间的血管。数量多，管壁薄，管径一般为 $6\sim8\mu m$，管壁主要由一层内皮细胞和基膜构成，通透性大，管内血流缓慢。毛细血管是血液与组织液进行物质交换的场所，彼此之间吻合成网（图 40-2），除角膜、晶状体、毛发、软骨、牙釉质和被覆上皮外，遍布全身各处。

在身体许多部位，如指尖、趾端等处，小动脉及小静脉之间还可通过血管支直接相连，形成小动、静脉吻合，发挥缩短循环途径，起到调节局部血流量和体温的作用。

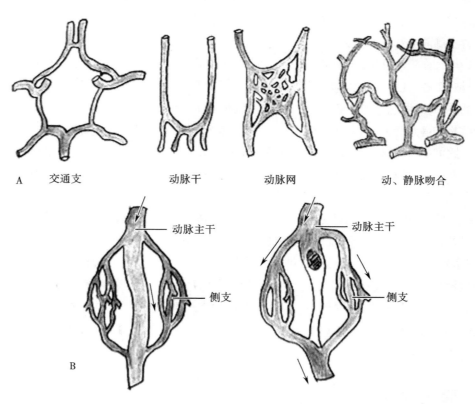

A　　交通支　　　　动脉干　　　　动脉网　　　　动、静脉吻合

动脉主干
动脉主干
侧支
侧支
B

图 40-2　血管吻合和侧支循环示意图
A. 血管吻合；B. 侧支循环。

（三）静脉及静脉间吻合

静脉是输送血液回心的血管。毛细血管向心回流,首先汇合成小静脉,逐渐接受属支,进一步形成中静脉、大静脉,最后回到右心房。静脉管壁同样可以分为内膜、中膜和外膜三层,但界限不十分明显。

静脉的数量比动脉多,与相应的伴行动脉比较,静脉管壁薄而柔软、管径粗、管腔大、弹性小、容血量较大。在结构和配布方面,静脉有下列特点:①静脉瓣成对,呈半月形,游离缘朝向心。静脉瓣的作用是保证血液向心流动和防止血液逆流。四肢静脉受重力影响较大,瓣膜较多,而躯干部较大的静脉瓣膜较少或没有瓣膜。②体循环静脉分为浅、深静脉。浅静脉又称皮下静脉,位于皮下浅筋膜内,不与动脉伴行,最后注入深静脉。深静脉又称伴行静脉,位于深筋膜深面,与动脉伴行。③脏器周围或脏器壁内常有静脉丛形成,这使静脉除具有与动脉相似的吻合形式外,其吻合数量和形式远比动脉丰富,能够在脏器扩大或腔壁受压时保障血流的通畅。

影响静脉血回流的因素包括静脉瓣的作用、心脏收缩舒张运动、胸腔负压的改变、脏器活动和动脉搏动以及体位改变。

（四）侧支循环的建立

有的血管主干在走行中发出与其平行的侧副管。正常时侧副管较细小,但当主干阻塞时,侧副管扩大增粗形成旁路,血流得以绕过血管受阻区,经该旁路到达阻塞以下的血管主干,血流输送在一定程度上得到代偿恢复。这种通过侧支建立的循环称侧支循环(图 40-2)。侧支循环的建立是血管适应性和可塑性的表现,对于保证器官在病理状态下的血液供应具有重要意义。

二、淋巴管道的解剖生理

淋巴管道、淋巴组织和淋巴器官共同组成淋巴系统。淋巴管道包括毛细淋巴管、淋巴管、淋巴干以及淋巴导管。淋巴管由毛细淋巴管网汇合而成,后注入淋巴结。在膈下及颈根部,淋巴结发出的淋巴管汇合于淋巴干,最终汇成胸导管及右淋巴导管,分别注入左、右静脉角(图 40-1)。亦有少数淋巴管注入盆腔静脉、肾静脉、肾上腺静脉和下腔静脉。

血液流经毛细血管静脉端,大部分组织液被吸收进静脉,小部分水分以及大分子物质进入毛细淋巴管,形成淋巴液,简称淋巴。淋巴沿淋巴管道和淋巴结的淋巴窦做向心运动,最后汇入静脉。在安静状态下,每小时约有 120ml 淋巴进入血液。因此,淋巴系统是心血管系统的辅助系统,协助静脉引流组织液。

淋巴管结构与静脉相似,内有许多瓣膜,可以防止淋巴逆流,淋巴流动缓慢,流量是静脉的 1/10。远近相邻两对瓣膜之间的各段淋巴管构成"淋巴管泵",通过平滑肌的收缩和瓣膜的开闭,推动淋巴向心流动。此外,淋巴管周围动脉搏动、胸腔负压、运动及按摩也可促进淋巴回流。

淋巴管分浅、深淋巴管两类,浅淋巴管位于浅筋膜内,与浅静脉伴行;深淋巴管位于深筋膜深面,多与血管神经伴行。浅、深淋巴管之间存在丰富的交通,参与构成淋巴侧支循环。当炎症、寄生虫、异物或肿瘤栓子阻塞淋巴管,外伤或手术切断淋巴管时,淋巴可经交通支进行回流,形成淋巴侧支循环,以保证淋巴回流,这对组织修复、机体免疫和肿瘤转移有重要作用。

当周围血管及淋巴管出现结构及功能异常时,所导致的疾病种类繁多,其病理改变可概括为血管的狭窄、闭塞、扩张、破裂以及静脉瓣膜关闭不全等。该类疾病临床表现各异,归纳起来有肢体的疼痛、肿胀、感觉异常、皮肤温度及色泽改变、形态改变、肿块、溃疡等。仔细辨别以上临床症状和体征有助于该类疾病诊断。

第二节　腹主动脉瘤

腹主动脉瘤是指腹主动脉呈瘤样扩张,通常直径增大 50% 以上定义为动脉瘤。腹主动脉瘤好发于老年男性,男女之比为10∶3,尤其是吸烟者,吸烟也显著增加动脉瘤破裂风险。绝大多数的腹主动脉瘤为肾动脉水平以下的病变。

【病因】 常见的病因有动脉粥样硬化,其他少见病因包括动脉中层囊性变性、梅毒、先天性发育不良、创伤、感染、结缔组织病等。腹主动脉瘤的常见致病危险因素包括吸烟、高血压、高龄、男性等。

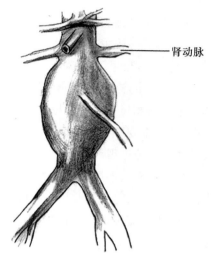

肾动脉

【临床表现】 多数患者无症状,常因其他原因查体而偶然发现。典型的腹主动脉瘤是一个向侧面和前后搏动性肿块(图40-3),半数患者伴有血管杂音。少数患者有压迫症状,以上腹部饱胀不适为常见。症状性腹主动脉瘤多提示需要手术治疗,其症状主要包括:

1. 疼痛 为破裂前的常见症状,多位于脐周及中上腹部。动脉瘤侵犯腰椎时,可有腰骶部疼痛,若近期出现腹部或腰部剧烈疼痛,常预示瘤体濒临破裂。

图40-3 腹主动脉瘤示意图

2. 破裂 急性破裂的患者表现为突发腰背部剧烈疼痛,伴有休克表现,甚至在入院前即死亡。若破入后腹膜,出血局限形成血肿,腹痛及失血休克可持续数小时或数日,但血肿往往有再次破裂入腹膜腔致死可能。瘤体还可破入下腔静脉,产生主动脉静脉瘘,可出现心力衰竭。瘤体偶尔可破入十二指肠引起胃肠道大出血。

3. 其他严重并发症 瘤内偶可形成急性血栓,血栓脱落可造成下肢动脉栓塞。十二指肠受压可发生肠梗阻,下腔静脉受压阻塞可引起周围水肿。

【辅助检查】

1. 腹部 X 线片 若有典型的卵壳形钙化阴影,诊断多可确立。

2. 彩色多普勒超声 对腹主动脉瘤的诊断很有价值,探查动脉瘤的准确性高,可发现腹主动脉的管腔增粗,清晰地显示其外形及附壁血栓等,为目前优选的诊断方法。

3. 计算机体层血管成像(CTA) 是腹主动脉瘤最常用的检查手段,与超声检查相比,可以更清晰地显示腹主动脉瘤的全貌及其与周围组织结构如肾动脉、腹膜后及脊柱的关系,以及腹膜后血肿等。其诊断准确率几乎达 100%。

4. 磁共振血管成像(MRA)或数字减影血管造影(DSA) 二者虽然也可以作为腹主动脉瘤的诊断手段,但相对少用,尤其是后者,主要作为腹主动脉瘤腔内修复术中的评估手段。对于肾功能不全的患者,可以考虑行 MRA 检查。

【诊断】 根据病史及腹部脐周或中上腹扪及搏动性的肿块,有时有轻压痛,一些患者可以听到腹部血管杂音及震颤等,即可怀疑腹主动脉瘤。进一步行超声、CTA 或 MRA 检查,即可确立诊断。

【鉴别诊断】

1. 肾绞痛 腹痛、休克、腰背痛是腹主动脉瘤破裂最常见的表现,在休克症状缺如时,剧烈的腰痛、肾区明显叩击痛、镜下血尿等表现常易误诊为尿路结石、肾绞痛。

2. 腹腔疾病 腹主动脉瘤破裂产生类似肠道出血及破裂、乙状结肠憩室炎、肠梗阻、胆囊炎、胆石症、胰腺炎等疾病的症状,可能与腹主动脉消化道瘘、瘤体内附壁血栓脱落、肠系膜下动脉急性缺血等因素有关。腹膜后肿物可能将腹主动脉向前方顶起,造成可疑腹主动脉瘤,需通过腹部 CT 检查鉴别。

3. 其他 较少见的需进行鉴别诊断的疾病还包括急性心肌梗死、腹部钝性外伤等。

【治疗】 腹主动脉瘤的治疗方法包括药物治疗、手术治疗和腔内治疗,手术治疗为主要治疗方式,但随着腔内治疗材料和技术的进步,越来越多的腹主动脉瘤倾向于腔内治疗。

1. 药物治疗 控制血压、心率、血脂以及戒烟等措施可一定程度上控制动脉瘤直径的增加。

2. 手术治疗 腹主动脉瘤切除人工血管置换术(图 40-4)目前仍是治疗此病的经典术式。手术适应证包括:

(1)腹主动脉瘤的直径大于或等于 5cm 者。

(2)随访过程中其直径每年增加超过 0.5cm 者。

(3)有症状的腹主动脉瘤。

3. 腔内治疗 腹主动脉瘤腔内修复术是治疗腹主动脉瘤的微创手术方式(图 40-5),其手术适应证和禁忌证基本与开放手术相同。其特点是创伤小,避免了传统手术所带来的巨大创伤和痛苦,降低了病人心、肺等重要脏器并发症的发生率和死亡率,尤其为一些有严重合并症、预期不能耐受传统开腹手术或手术后可能出现严重并发症的高危病例提供了治疗的机会。随着"开窗技术""烟囱技术"等的成熟和带分支支架及多层裸支架的出现,使越来越多原本需要行开腹手术治疗的复杂腹主动脉瘤倾向于腔内治疗。另外,对于某些累及内脏动脉而不适合行腔内治疗,且合并其他严重疾病不能行开放手术治疗的患者,为了减少手术创伤,为微创腔内修复手术创造条件,可应用联合开放手术和腔内修复术的杂交技术来治疗。

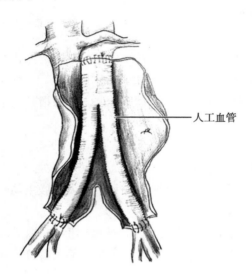

图 40-4 腹主动脉瘤切除人工血管置换术

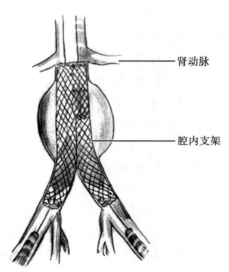

图 40-5 腹主动脉瘤腔内修复术

【预防】 首先应积极预防动脉粥样硬化的发生(一级预防);如已发生、应积极治疗,防止病变发展并争取其逆转(二级预防);已发生并发症者,及时治疗,防止其恶化,延长病人寿命(三级预防)。

第三节　血管损伤

一、血管损伤

血管损伤多见于战争时期,和平时期因工伤事故和车祸造成的血管损伤呈逐年上升趋势。以四肢血管损伤多见,其次为颈部、骨盆、胸部和腹部。血管损伤可引起失血过多而死亡,或受伤肢体的缺血、坏死和致残,或静脉血栓形成及肺栓塞等。四肢血管损伤的死亡率约为 5%。

【病因】

1. 直接损伤 这类损伤包括锐性损伤和钝性损伤。锐性损伤由于刀伤、刺伤、枪伤等尖锐物件引起或手术及血管腔内操作等医源性原因引起,约占血管损伤的 70%。该类损伤范围较局限,常不伴有其他组织、器官损伤。钝性损伤由挫伤、挤压伤、外来压迫(包扎、石膏固定)等钝性暴力作用引起,损伤面较广,常合并其他组织或器官的损伤。

2. 间接损伤　钝性暴力的传导使血管受到间接损伤,包括过度运动、过度牵拉或严重扭曲引起的血管损伤,比如快速运动中突然减速造成的血管减速伤。

【病理】

1. 血管壁损伤但连续性未中断表现为外膜损伤、血管壁血肿、内膜撕裂卷曲,最终继发血栓形成导致管腔阻塞;血管壁连续性破坏表现为血管壁穿孔、部分或完全断裂,甚至一段血管缺失。

2. 继发性病理改变　有5%~10%血管损伤者,在急性损伤时未得到及时诊断和处理,后期可形成慢性血管病变,如继发性血栓形成、损伤性动脉瘤和动静脉瘘等。

【临床表现】

1. 出血　锐性损伤一般损伤当时即有活动性出血;急速搏动性鲜红色出血为动脉出血,持续暗红色出血为静脉出血;出血量与受伤血管和病理类型相关。

2. 血肿　与血管损伤相沟通,亦称为交通性血肿,具有膨胀性或搏动性。血肿填塞于血管侧面伤口,防止外出血,血管腔仍通畅,此时常无远端肢体缺血。

3. 休克　对于出血、创伤及疼痛严重者,一般均存在不同程度创伤性或出血性休克。

4. 震颤和杂音　动脉血流通过损伤部位进入交通性血肿或动脉损伤部位有狭窄者,因涡流产生,触诊可感到震颤,听诊可闻及收缩期杂音;外伤性动静脉瘘时可闻及连续性杂音。

【诊断】　根据创伤病史,受伤部位出现活动出血,膨胀性、搏动性肿块或失血性休克表现,应考虑血管损伤可能性,需同时注意有无并发神经损伤和骨折。下列检查有助于血管损伤的诊断:

1. 超声多普勒检查　可显示血管形态、直径和流速。

2. CTA　可显示血管损伤的部位及范围。

3. 血管造影　可显示血管狭窄、缺损、中断或造影剂外溢等血管损伤表现。应用的总体原则是:①在临床中如血管损伤的临床征象模糊、CTA显示不清或创伤部位的手术切口不能直接探查可疑的损伤血管时应考虑行血管造影;②临床已明确血管损伤,但为明确血管损伤的部位和范围以便制订手术方案也应考虑行血管造影。

4. 术中探查　术中确认血管壁损伤的程度和范围。如出现血管壁色泽暗淡、失去弹性,或伴有血管壁血肿、外膜出现瘀斑表明存在钝性挫伤造成的血管损伤。

【治疗】

1. 急救止血　创口垫以纱布,局部加压包扎止血;创伤近端用止血带压迫止血,并注意记录时间;损伤血管暴露于创口时可用血管钳钳夹止血。

2. 手术处理

(1)止血清创:用无损伤血管钳钳夹或经血管断端插入Fogarty导管并充盈球囊阻断血流,然后修剪已损伤且无活力的血管壁,清除血管腔内的血栓及异物。

(2)处理损伤血管:由于肢体主干血管结扎后,可能造成远端缺血或回流障碍的后果,应积极争取修复血管。如条件不允许,对肢体的浅表静脉,膝或肘远侧动、静脉中某一支,颈外动、静脉和颈内静脉,一侧髂内动、静脉可行结扎,结扎后不会造成不良的后果。

血管损伤的修复方法:①侧壁缝合术,适用于创缘整齐的血管裂伤;②补片成形术,应用自体或人工血管补片植入破裂处以扩大管腔,防止狭窄;③端端吻合术,适用于血管缺损在2cm以内的患者;④血管移植术,血管缺损在2cm以上者,可采用自体静脉或人工血管行移植术。如存在严重污染,应尽可能取用自体静脉。大、中动脉非断裂性损伤、损伤性动静脉瘘,可采用腔内技术植入覆膜支架修复血管破口。

3. 手术后处理　手术后应注意以下几个方面:术后常规应用抗生素预防感染,一旦发现感染,尽早清除坏死组织并引流;术后密切观察肢体的血供情况,如有无肢体剧痛,明显肿胀,色泽改变以及感觉和运动障碍,警惕骨筋膜隔室综合征的发生;利用超声多普勒定期监测重建血管是否通畅,有无狭窄及血栓发生;抗血小板以至抗凝治疗,预防血栓形成。

二、损伤性动静脉瘘

动脉与静脉之间出现不经过毛细血管网的异常短路通道,即形成动静脉瘘。动静脉瘘可分为先天性和后天性两类。后天性动静脉瘘多由创伤引起,故也称损伤性动静脉瘘。损伤性动静脉瘘一般为单发,且瘘口较大,多见于四肢。

【病因】

1. 贯通伤占大多数,如刀刺、枪弹伤、金属碎片、医源性损伤(动脉造影、透析)等。

2. 动脉瘤破入静脉。

3. 血管壁细菌感染破溃。

4. 恶性肿瘤侵及血管。

【临床表现】 在创伤发生的数日内,损伤处出现搏动性肿块,大多伴有震颤和杂音。瘘孔较大者,大量血液经瘘孔直接进入静脉,回心血量增加,导致心力衰竭。

【诊断】 根据创伤、感染、动脉瘤或肿瘤病史,创伤后局部出现搏动性肿块、伴震颤、粗糙而连续的血管杂音(称为动静脉瘘三联征),再结合远端组织缺血或静脉淤血改变一般可做出诊断。以下检查有助于明确诊断:

1. 超声多普勒检查 可观察到动脉血经瘘口向静脉分流。

2. 动脉造影检查 动静脉瘘口较大者造影时可以直接显示瘘口;瘘口较小者,常不能直接显示瘘口,但邻近瘘口的动、静脉几乎同时显影。

【治疗】 损伤性动静脉瘘难以自行闭合,诊断明确者均应积极治疗。以往主要治疗方法是手术,包括:

1. 切除瘘口,分别修补动静脉瘘口,或以补片修复血管裂口。

2. 当动静脉瘘不能切除时,瘘口两端切除动脉,对端吻合重建动脉,如缺损长度较大,动脉用自体静脉或人工血管移植重建,静脉直接修补。

3. 对于长期慢性动静脉瘘,周围已有广泛侧支及曲张血管,可行四头结扎术,尽可能靠近瘘口处,分别结扎动脉和静脉的输入端和输出端。

4. 随着血管腔内技术的迅速发展,目前对发生在主动脉与腔静脉间,锁骨下、颈、髂、股动静脉间的病变,可考虑经股动脉、肱动脉或腋动脉植入支架型血管内移植物,其损伤小、疗效好。以栓塞剂经导管或术中对病变行栓塞,亦可作为一种治疗手段或是对上述治疗的补充。

第四节　周围动脉疾病

一、下肢动脉硬化性闭塞症

下肢动脉硬化性闭塞症是指动脉粥样硬化累及下肢的动脉,导致动脉狭窄或者闭塞,肢体出现供血不足表现的疾病。属于一种全身性疾病,发生于大、中动脉,尤以髂动脉、股动脉、腘动脉多见,男性发病多于女性。在我国,随着人口老龄化以及饮食结构和生活方式的改变,其发病率逐年增高,已成为影响人们生活质量的重要疾病之一。

【病因和病理】 动脉硬化性闭塞症是动脉粥样硬化逐渐发展形成的,动脉硬化的病因尚不十分清楚,但与高血压、高脂血症、吸烟、肥胖、糖尿病、精神紧张和遗传因素有关。动脉硬化性闭塞症主要发生在下肢的大中型动脉及其分叉处,分叉部位的内膜受到血流的冲击和局部涡流的影响,容易发生损伤,诱发动脉粥样硬化。其病理表现为动脉内膜粥样硬化斑块的形成、管壁钙化、管腔内血栓形成,最终管腔变窄、闭塞。

【临床表现】

1. 轻微症状期　发病早期,多数患者无症状,或者仅有轻微症状,如患肢怕冷、肢端感觉异常、行走易疲劳等。

2. 间歇性跛行　是动脉硬化性闭塞症的特征性表现。随着下肢动脉狭窄的程度及阻塞的范围不断增加,病变动脉提供肢体血供只能满足肌组织静息状态下的供血。行走时出现疼痛,患肢被迫停下休息一段时间后可再继续行走,称为间歇性跛行。从开始行走到出现疼痛的时间,称为跛行时间,其行程为跛行距离。跛行时间和跛行距离越短,提示动脉病变程度越重。歇息时间常能反映肢体动脉侧支循环建立情况。

3. 静息痛期　当动脉硬化进一步发展,病变动脉不能满足静息时下肢血供,因组织缺血或缺血性神经炎引起持续性疼痛,即静息痛。此期患者常有营养性改变,表现为皮肤菲薄成蜡纸样,指甲生长缓慢且变形增厚,患足下地时潮红,但上抬时又呈苍白色,小腿毛发稀少,小腿肌肉萎缩等。

4. 溃疡和坏疽期　当患肢皮肤血液灌注连最基本的新陈代谢都无法满足时,以致轻微的损伤也无法修复时,则出现肢端溃疡,趾端或受压部位易发生,严重者出现肢体坏疽,若合并感染将加速坏疽。

【诊断】　本病常累及较大型的动脉,故缺血的平面较高。Buerger 试验、下肢节段性测压、平板车运动试验、多普勒超声、动脉造影、CTA 及磁共振血管成像检查有助于定性和定位诊断。CTA 显示动脉狭窄、闭塞(图 40-6)。

【治疗】

1. 一般治疗　戒烟,肥胖者应减轻体重,应用药物降低血脂和血压、扩张血管以及解除血液高凝状态。

2. 手术治疗　对有明显肢体缺血表现的患者可采取手术治疗。

(1)内膜剥脱术:适用于短段闭塞者。

(2)旁路转流术:利用自体的大隐静脉或人造血管进行闭塞段近、远端动脉的旁路转流(图 40-7)。

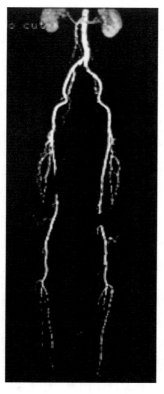

图 40-6　CTA 三维成像显示股浅动脉狭窄、闭塞

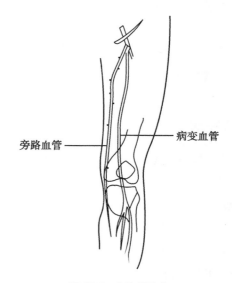

图 40-7　旁路转流术

3. 血管腔内介入治疗　主要为经皮血管扩张成形术和支架植入术：经皮穿刺动脉，置入导丝、导鞘、导管，经导管造影确定病变部位、范围、流入道及流出道情况，经导丝引导球囊至病变部位，对狭窄、闭塞段血管进行扩张成形，并根据情况，植入支架或支架型人工血管（图 40-8）。也可使用超声消融、斑块切除系统等设备。血管腔内治疗已成为治疗下肢动脉硬化闭塞的主要方式。

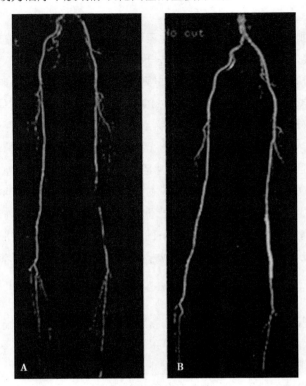

图 40-8　血管腔内介入治疗股浅动脉闭塞术前、术后 CTA 三维成像
A. 术前；B. 术后。

案例40-1

　　患者，男性，65 岁，左足发凉伴麻木 6 个月，间歇性跛行 2 个月。上述症状呈进行性加重，发展至行走约 50m 即出现跛行。既往高血压病史 20 年，无糖尿病病史。

　　思考：

　　1. 本患者首先要考虑的诊断是什么？需除外哪些疾病？

　　2. 选用哪些检查来明确诊断？

二、动脉栓塞

　　动脉栓塞是指不同病因来源的栓子随动脉血流冲入并栓塞远端动脉，引起动脉支配脏器或肢体缺血的一种疾病。

　　【病因】

　　1. 心脏、血管来源栓子　其中心脏来源占 70%，如心房颤动时心房内血栓、心肌梗死后附壁血栓、亚急性心内膜炎、心房黏液瘤、动脉瘤、菌栓、肿瘤组织及动脉硬化斑块脱落。

　　2. 血管源性　近端血管若出现动脉瘤，瘤腔内的腹壁血栓是动脉栓塞栓子的另一个重要来源。

　　3. 医源性　血管腔内治疗和介入治疗的导管、导丝和器材等。

4. 其他　如骨折、吸脂引起的脂肪栓塞;或分娩所致的羊水栓塞。

【病理】　栓子多停留在动脉分叉或分支开口处,因栓子刺激动脉壁引起远端动脉痉挛,继而在栓塞远端血管内血栓形成,导致肢体肌肉坏死,坏死组织及毒素吸收入血,最终引起氮质血症、高钾血症、急性肾功能不全、休克等并发症。

【临床表现】　急性动脉栓塞的症状轻重,取决于栓塞的位置、程度、缺血的持续时间以及侧支循环的代偿情况。急性肢体动脉栓塞,在没有侧支循环代偿的情况下,可导致"6P"征象,即疼痛(pain)、苍白(pallor)、皮温变化(poikilothermia)、无脉(pulselessness)、感觉异常(paresthesia)、麻痹(paralysis)。后期可有氮质血症、高钾血症、代谢性酸中毒、心律失常、休克等表现。

【诊断】　根据患者有风湿性心脏病、冠心病伴心房颤动或骨创伤等病史,以及上述典型的"6P"征象,应考虑急性动脉栓塞。多普勒超声、MRA 或动脉造影检查可帮助确诊。

【治疗】　急性动脉栓塞一旦诊断明确,如无特殊情况均应积极采取手术取栓治疗,但若有下列情况者应对手术采取慎重态度:伴有严重的心脑血管疾病,患者一般情况较差,对手术难于耐受者;栓塞部位位于腘动脉或肱动脉,远肢体缺血情况不严重者;患肢已经出现坏疽感染者。

1. 抗凝和溶栓治疗　一般均作为手术的辅助治疗。

2. 手术治疗　是急性动脉栓塞治疗的主要手段,及早治疗是挽救肢体的关键,可行动脉切开取栓术。对肢体坏死者应行截肢术。

三、其他动脉闭塞性疾病

(一)多发性大动脉炎

多发性大动脉炎是一种原因未明,主要累及主动脉及其分支的慢性非特异性炎症,炎症累及动脉壁全层,引起管壁增厚,最终可造成管腔狭窄或闭塞。

【病因与病理】　多发性大动脉炎的病因不明,可能与免疫功能异常、遗传及内分泌改变有关。发病早期受累动脉壁全层炎症反应伴大量浆细胞、吞噬细胞和淋巴细胞浸润;晚期动脉壁全层纤维化,不规则性增厚和僵硬,纤维组织收缩造成不同程度的动脉狭窄和闭塞。

【临床表现】　本病好发于青年女性,临床症状与体征与受累动脉的部位以及动脉狭窄或阻塞的严重程度密切相关。根据病变的动脉可分为头臂型、胸腹主动脉型、肾动脉型、肺动脉型及混合型。常伴有高血压、受累动脉所致的缺血表现,可有动脉搏动减弱或血管杂音。

【诊断】　根据患者有脑部缺血症状伴颈动脉搏动减弱;持续性高血压伴双下肢动脉搏动减弱或持续性高血压伴上腹部或背部闻及血管杂音,均应考虑大动脉炎诊断。为确定诊断可行多普勒超声、MRA、CTA和血管造影检查。

【治疗】

1. 保守治疗　适用于活动期,病变较轻或全身情况差不能耐受手术者,常用药物如激素和免疫抑制剂治疗,以控制和缓解炎症反应,多给予口服泼尼松,病情严重者可静脉给药。其他药物治疗如降压药物、抗血小板聚集药物、扩血管及减少血液黏滞度的药物等。

2. 血管腔内介入治疗　经皮腔内血管成形术(PTA)具有创伤小、简便易行、并发症少、可反复应用等优点。

3. 手术治疗　多用于非活动期并且血管病变引起明显症状的患者,尤其对于较长段的全闭塞病变,手术治疗可获得较好的效果和远期预后。目的在于改善缺血症状和控制高血压。手术方式有血管重建、旁路移植等。

(二)血栓闭塞性脉管炎

血栓闭塞性脉管炎简称脉管炎,又称 Buerger 病,病理特点是主要累及四肢远端中、小动脉的节段性炎性病变,表现为血管壁全层炎症反应,有腔内血栓形成和管腔阻塞成肢体缺血和坏死。伴行静脉和浅静脉也可受累,常伴发游走性血栓性浅静脉炎。

【病因】　病因至今尚不明确,可能与多种因素有关:吸烟、寒冷与潮湿;性激素和前列腺素失调;免疫功能紊乱。

【病理】　主要累及四肢的中、小动静脉,呈节段性病变。早期表现为血管内皮细胞增生、血管壁全层有许多淋巴细胞和成纤维细胞浸润、管腔狭窄和血栓形成。后期炎症消退,血管壁及其周围组织广泛纤维化,血管闭塞远端的组织可出现缺血,甚至坏死。

【临床表现】　多见于青壮年男性,起病隐匿,发展缓慢,从发病到出现感觉异常、疼痛和肢体缺血症状需数年之久。根据肢体缺血程度将其分为三期:

1. 局部缺血期　由于动脉痉挛和狭窄出现患肢麻木、发凉、怕冷和针刺等异常感觉,继而发生间歇性跛行。查体可有肢体缺血的表现,如皮肤苍白、温度略降低、肢体远端的脉搏搏动减弱。

2. 营养障碍期　表现为间歇性跛行的距离越来越短,疼痛发展为静息痛,夜间疼痛加剧。肢体缺血表现更为明显,可有毛发脱落、指/趾甲变形、肌肉萎缩和远端动脉搏动消失。

3. 坏疽期　症状进一步加重,患者因疼痛日夜屈膝抚足而坐。肢体指/趾端出现发黑、干瘪、坏疽和溃疡。

【诊断】　男性青壮年出现下肢缺血的症状和体征,经多普勒超声和动脉造影证实有动脉闭塞,大多可以明确诊断。

1. 一般检查　除上述肢体缺血的体征外,还应进行 Buerger 试验和解张试验。后者是通过硬膜外阻滞交感神经传导,如皮肤温度比麻醉前升高则认为有动脉痉挛,反之为动脉闭塞。

2. 特殊检查

(1)多普勒超声检查:病变动脉的血流速度减慢,波形失常。利用多普勒分段测量胫前或胫后动脉的收缩压与同侧肱动脉压进行比较(即踝肱指数),踝肱指数正常值>1.0,0.5<踝肱指数<1.0 为轻度缺血,踝肱指数<0.5 为明显缺血。

(2)动脉造影:可以显示动脉狭窄或闭塞的程度、部位和范围以及侧支循环建立的情况。

【治疗】

1. 非手术治疗　告诫患者停止吸烟、防寒保暖、避免外伤和适当锻炼。尚可使用中医中药、血管扩张药物、镇静镇痛药物、抗血小板聚集和降低血液黏稠度的药物、抗生素以及肾上腺皮质激素。目前认为前列环素效果较好。

2. 手术治疗　包括:

(1)下肢动脉球囊扩张成形术。

(2)腰交感神经节切除术:切除腰交感神经,阻断交感神经的缩血管作用,以达到扩张血管的目的。

(3)动脉旁路转流术:适用于动脉主干的局限性闭塞并且远端流出道通畅的第二、三期患者。

(4)大网膜移植术:将游离的大网膜的血管与股部的血管吻合,并将裁剪延长的大网膜通过皮下隧道延伸至小腿下段,借助网膜的血管向下肢远端供血。

(5)分期动静脉转流术:适用于动脉广泛闭塞并且无流出道者。

(6)截肢/趾术:对肢/趾体已经坏死并且界限清楚者可行截肢/趾术。

(三)雷诺综合征

雷诺综合征是指肢端动脉阵发性痉挛,继而顺序出现手足指/趾苍白、发绀和潮红,是许多疾病所共有的临床表现。常在寒冷或者情绪激动时发病,呈间歇性发作。

【病因】　病因尚不明确,可能与性腺功能和免疫功能异常有关。寒冷刺激、情绪激动或精神紧张是主要诱发因素。

【病理生理】因动脉痉挛早期造成远端组织暂时性缺血,后期出现动脉内膜增厚、弹性纤维断裂及管腔狭窄。肢端小动脉和小静脉痉挛,导致毛细血管灌流不足,出现皮色苍白;几分钟后,缺血、缺氧和代谢产物积聚,使毛细血管扩张,少量血液流入毛细血管并迅速达到饱和状态,血液的迅速脱氧引起发绀;肢端血管痉挛解除,大量血液进入扩张毛细血管即出现反应性充血,皮色转为潮红。待毛细血管灌流正常时,发作停止,皮色恢复正常。

【临床表现】

1. 多见于青年女性,典型表现是受冷或情绪激动后出现肢端皮肤苍白、发绀和潮红。但有的患者常无此典型表现,而以单纯皮色苍白或发绀更多见。发作时常呈双手对称性,从指尖开始逐渐扩展至整个手指,甚至掌部。局部尚可有发凉、麻木、针刺感和感觉减退。

2. 在疾病早期,多在寒冷季节发病,每次发作持续时间数分钟至数十分钟;病情进展期,发作频率增加,持续时间延长,在气温较高的季节遇到冷刺激也可发病,常伴轻微麻木;间歇期仅出现皮温略低。桡动脉(或足背动脉)搏动正常。

3. 反复发作后可出现指端营养性改变,如指甲变形脆弱、指垫萎缩、皮肤变薄、纹理消失、指尖溃疡甚至出现坏疽。除好发于手指外,偶可累及耳郭和鼻尖。

【诊断】根据上述典型的临床表现,可做出雷诺综合征的诊断。对症状不典型者可行下列检查:

1. 握拳试验 两手握拳90秒,在弯曲状态下松开,可诱发雷诺综合征症状。

2. 手指温度恢复时间测定 用热敏电阻探头测定手指受冷降温后恢复至正常温度所需时间,雷诺综合征的恢复时间可超过20分钟。

3. 甲皱微循环检查 手指受冷刺激时,见指端毛细血管明显减少或消失。口径缩小,血流变慢、停滞。

4. 实验室检查 抗核抗体、抗DNA抗体、类风湿因子、免疫球蛋白、冷凝蛋白等可有异常。

【治疗】

1. 一般治疗 避免寒冷刺激和情绪激动;吸烟者戒烟;避免使用β受体阻滞剂和避孕药。

2. 药物治疗 一般选用交感神经阻滞剂和直接扩张血管的药物。

3. 血浆置换。

4. 手术治疗 对症状严重且药物治疗无效者可考虑交感神经节切除术。近年研究表明指动脉周围交感神经切除,手术创伤小,且有一定疗效,可替代交感神经节切除术。

四、周围动脉瘤

周围动脉瘤可以发生在颈动脉、上肢以及下肢各主动脉,其中以股动脉和腘动脉较为常见。

【病因】创伤和动脉硬化是主要原因,其次为内源性感染(如细菌性心内膜炎脱落的感染性栓子)、先天性动脉中层缺陷和血管炎症性病变(如白塞综合征)等。由创伤、炎症引起的动脉瘤,多为假性动脉瘤,大多数为单发性;由动脉硬化引起的多为真性动脉瘤,可多发,且常与主动脉瘤同时存在。

【临床表现】最主要的症状是局部搏动性肿块,伴有胀痛,可有震颤和血管杂音。不同部位的周围动脉瘤,各有其特殊的症状、体征。

1. 颈动脉瘤 颈侧部有搏动性肿块,可因压迫迷走神经、颈交感神经及臂丛神经,出现声音嘶哑、霍纳综合征、上肢感觉异常等症状。瘤腔内血栓脱落导致持久性或短暂性缺血性脑卒中。

2. 锁骨下动脉瘤 在锁骨上区出现搏动性肿块,臂丛神经受压引起上肢感觉异常和运动障碍;其中,30%~50%的患者系动脉硬化,可合并有主髂动脉瘤或者其他周围动脉瘤。因此,锁骨下动脉瘤患者应检查是否有合并存在的其他部位动脉瘤。

症状:颈、胸、肩疼痛,由急性膨胀或者破裂所致;急性和慢性血栓栓塞产生上肢缺血症状;臂丛压迫引起上肢疼痛和神经功能障碍;声音嘶哑由右喉返神经受压所致;呼吸受阻由气管受压所致;椎动脉和右颈动脉血栓栓塞短暂性脑缺血发作;咯血由肺尖被侵蚀所致。

体征:锁骨上杂音;患侧上肢脉搏减弱;脉搏正常但有蓝指/趾综合征;臂丛神经感觉运动神经受损;声带麻痹;霍纳综合征。

3. 股动脉瘤 对下肢是严重威胁,发病率高,具有增长趋势,是周围动脉瘤中最多见的,男女发病比例为3:1。表现为在股三角区或大腿内侧有搏动性肿块,一般伴有明显疼痛。当股神经受压时,出现下肢麻木、放射痛;压迫股静脉时出现下肢肿胀。易并发远端动脉栓塞。

4. 腘动脉瘤 在周围动脉瘤中发病率最高,50%~70%的患者为双侧腘动脉瘤,40%~50%合并主动脉瘤,40%合并股动脉瘤,40%累及胫前动脉和胫腓干动脉,男女发病比例为30:1。表现为在腘窝有搏动性肿块(图40-9),患肢通常处于被动屈膝体位,很易并发小腿主干动脉栓塞,造成缺血性坏死。

【诊断】周围动脉瘤部位较浅,一般不难发现,根据搏动性肿块所在部位可以做出临床诊断。创伤后出现搏动性肿块,提示为假性动脉瘤;发生在细菌性心内膜炎急性期的,提示为感染性动脉瘤。超声检查可以鉴别邻近动脉的实质性肿块。CTA、MRI 和 DSA 是常用的诊断方法,可以显示动脉瘤的部位、大小及侧支循环建立情况。

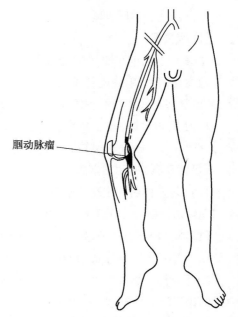

腘动脉瘤

图 40-9 腘动脉瘤示意图

【治疗】一经确诊,应及早治疗,治疗方法有两种:

1. 手术治疗 手术原则是动脉瘤切除、动脉重建。动脉重建包括动脉破口修补、动脉补片移植和动脉端端吻合术等。缺损较大的可行人工血管或自体大隐静脉移植术,以自体大隐静脉移植术为佳。

2. 动脉瘤腔内修复术 采用覆膜型人工血管内支架进行动脉瘤腔内修复术,创伤小,效果肯定,但必须严格掌握好适应证。

第五节 静脉疾病

一、下肢静脉曲张

单纯性下肢静脉曲张是指下肢深静脉及穿通静脉通畅且瓣膜功能正常情况下,仅限于大隐-股静脉、小隐-腘静脉瓣膜关闭不全,使血液从股总静脉、腘静脉反流入大隐静脉、小隐静脉,逐步破坏大隐静脉、小隐静脉中各个瓣膜,远端静脉淤滞,继而病变静脉壁扩张、变性,出现不规则膨出和扭曲而呈曲张状态。下肢静脉曲张包括大隐静脉曲张和/或小隐静脉曲张。

【解剖和生理】大隐静脉在腹股沟韧带下穿过卵圆窝注入股总静脉前,主要有五个属支:旋髂浅静脉、腹壁浅静脉、阴部外静脉、股外侧静脉、股内侧静脉。小隐静脉起自足背静脉网的外侧,经外踝后方沿小腿后面上行至腘窝处穿过深筋膜,多数注入腘静脉,少数上行注入大隐静脉(图40-10)。连接深浅静脉的交通静脉大多位于小腿,其中与下肢溃疡形成有关的交通静脉主要有位于小腿下 1/3 的三支内踝交通静脉和一支外踝交通静脉(图40-11)。

【病因】

1. 先天静脉壁薄弱、扩张或静脉瓣膜缺陷。

2. 静脉腔内压力持久升高,如长期体力劳动或站立工作、妊娠等。

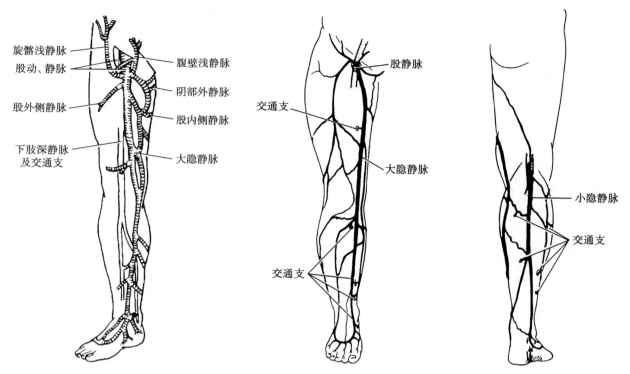

图 40-10　大隐静脉和小隐静脉及其属支　　　　　　图 40-11　下肢深浅静脉间的交通静脉

【病理】 静脉壁肌纤维和弹力纤维在病变早期代偿性增厚,后期萎缩消失,被无结构的组织代替。

有的局部静脉壁变薄、扩张、膨出,有的部位纤维组织增生变厚相交替,形成扭曲扩张。因血流淤滞、毛细血管壁通透性增加,出现血红蛋白的代谢产物含铁血黄素沉积于皮下所致的足靴区棕黑色斑状色素沉着。局部组织因缺氧发生营养不良,抵抗力降低,易并发湿疹样皮炎、淋巴管炎和溃疡。

【临床表现】 主要表现为浅静脉迂曲和扩张。早期一般无症状或仅表现为长时间站立后小腿不适、轻度踝肿胀和易疲劳。随病情的发展,当较长时间站立或活动后出现患肢胀痛、足踝区或小腿指凹性水肿,尤以午后症状更为明显;有时可并发淋巴管炎和血栓性静脉炎。静脉曲张若并发血栓性静脉炎,则患处出现红肿硬索,有触痛。当交通静脉瓣膜破坏后,足靴区将很快出现皮肤营养障碍的表现,如脱屑、淤血性皮炎、色素沉着、皮下软组织的纤维化和变硬,以及足踝区的溃疡形成等。溃疡一般为单发,常反复发作,不易愈合,影响生活和劳动。

【诊断】 在大隐静脉和小隐静脉走行区看到迂曲扩张的浅静脉,即可做出诊断。内踝上方皮肤红肿发硬或者水肿、色素沉着、湿疹样皮炎和溃疡,即使无肉眼可见的曲张静脉,也要高度怀疑静脉曲张的存在,尤其在肥胖的患者,仔细触诊大隐静脉和小隐静脉行径,常能发现曲张的静脉。下列检查可帮助诊断静脉瓣膜功能和深静脉是否通畅:

1. 大隐静脉瓣膜和小腿交通支静脉功能试验(Trendelenburg 试验)　测定大隐静脉和深浅静脉交通支瓣膜关闭是否完全。患者先取卧位,下肢抬高,使静脉空虚。检查者用止血带压住近侧大腿部,然后让患者站立。当放开止血带时,大隐静脉迅速充盈,说明大隐静脉瓣膜关闭不全,未放开止血带而小腿部大隐静脉在 30 秒迅速充盈,表明小腿交通支静脉瓣膜关闭不全(图 40-12A)。

2. 下肢深静脉通畅度试验(Perthes 试验)　可测定下肢深静脉回流的通畅情况。方法是在大腿上部用一止血带阻断大隐静脉主干,嘱患者用力踢小腿,或者做连续下蹲运动,由于肌收缩,浅静脉血流应回流至深静脉,使曲张静脉萎陷空虚。如果深静脉回流不通畅或阻塞,则静脉曲张不但不排空反而加剧(图 40-12B)。

3. 交通静脉瓣膜功能试验（Pratt 试验）　患者平卧,抬高患肢,在患者大腿和小腿分别各缠绕一条弹力绷带,让患者站立,自膝部向足端松开小腿的弹力绷带的同时,将大腿的弹力绷带继续向足端缠绕,如果发现两绷带之间出现曲张静脉,则表示该处有瓣膜功能不全的交通静脉(图 40-12C)。另外,临床常用多普勒超声检查或下肢静脉造影检查,可以更准确地判断病变的性质。

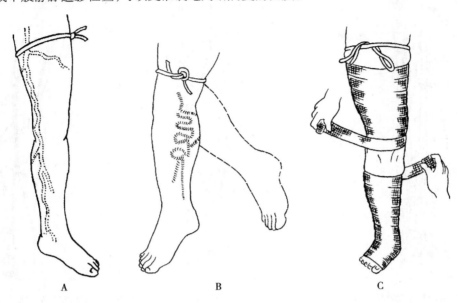

图 40-12　下肢静脉瓣膜功能试验
A. Trendelenburg 试验;B. Perthes 试验;C. Pratt 试验。

【鉴别诊断】　继发性静脉曲张常由静脉回流梗阻(妊娠、盆腔肿瘤、髂静脉压迫综合征、髂静脉血栓、腹膜后纤维化等)、静脉瓣膜的破坏和静脉高流量或压力增高导致。除体征外鉴别方法常采用超声、静脉造影或 CTV、MRV 检查。

【治疗】

1. 一般治疗　穿弹力袜外加压,使曲张静脉处于萎瘪状态。此外,还应避免久站、久坐,间隙抬高患肢,避免长时间热水刺激。

2. 硬化剂注射治疗　近年来多使用泡沫制剂,其特点为注入后可在局部停留较长时间,在超声下可视,泡沫硬化剂治疗对于直径<5mm 的静脉曲张有明显的优势,若静脉曲张的直径>10mm,则推荐行传统开放手术。

3. 手术治疗　可去除曲张静脉,复发率低,凡是有症状而无手术禁忌证者均可选择手术。最适宜的方法是大隐静脉或者小隐静脉高位结扎剥脱和点状切口曲张静脉分段剥脱术。

4. 其他　近年来大隐静脉治疗已经进入微创时代,包括血管腔内激光凝固法、射频闭合法、皮下内镜交通支结扎术、经皮旋切术等,在病例选择合适的情况下,多种技术可搭配使用。

二、下肢深静脉瓣膜功能不全

原发性下肢深静脉瓣膜功能不全是指深静脉瓣膜不能紧密关闭引起血液逆流,进而导致浅静脉曲张,不同于血栓形成后瓣膜功能不全。

【病因】

1. 先天性发育异常　先天性静脉瓣膜数目稀少甚至缺如或瓣膜薄弱;先天性静脉壁薄弱。

2. 瓣膜变性退化　有些学者认为随着年龄的增长,静脉瓣膜会发生组织变性,并且数目减少。

3. 后天性致病因素　由于重体力劳动、妊娠和慢性咳嗽造成的腹压升高可使下肢静脉内压力升高,静脉血液积聚,深静脉瓣膜长期在血柱的重力作用下,受到撑扯应力,其游离缘变得松弛脱垂,以致瓣膜对形成漏斗状间隙,失去阻挡血液逆流的作用。压力升高的血柱同时作用于大隐静脉、股浅静脉、股深静脉、交通静脉的瓣膜,造成管腔的扩张和下肢深浅瓣膜相对关闭不全。

【临床表现】除了浅表静脉曲张外,根据临床表现的轻重程度可分为:

(1)轻度:久站后下肢沉重不适,浅静脉扩张或曲张,踝部轻度浮肿。

(2)中度:浅静脉明显曲张,伴有轻度皮肤色素沉着及皮下组织纤维化,下肢沉重感明显,踝部中度肿胀。

(3)重度:短时间活动后就出现小腿胀痛或沉重感,浮肿明显并累及小腿浅静脉明显曲张,伴有广泛色素沉着、湿疹或溃疡(已愈合或活动期)。

【诊断】根据下肢浅静脉曲张,同时出现患肢胀痛、足踝区或小腿凹陷性水肿,足靴区将很快出现皮肤营养障碍表现,需考虑原发性下肢深静脉瓣膜功能不全诊断,而深静脉瓣膜功能不全的定性和分级诊断可通过静脉造影明确。

1. 下肢静脉造影术 是目前临床最常用和最可靠的检查方法,通过造影可以观察深静脉是否通畅,静脉的形态改变,以及瓣膜的位置和形态。造影时可让患者做闭唇、用力屏气和增加腹压约12秒,按照造影剂逆向充盈的范围,按Kistner标准,下肢静脉瓣膜功能反流程度可分5级。

2. 多普勒超声检查 能显示出深、浅静脉和交通静脉的异常,确定静脉血液反流的部位和程度,并且提供临床所需的血管形态学和血流动力学信息。

【鉴别诊断】与深静脉血栓形成后遗症、K-T综合征、单纯浅静脉曲张、肢体淋巴水肿相鉴别。

【治疗】

1. 保守治疗 适当卧床休息,抬高患肢,避免久站,在行走或站立时穿循序压力袜或应用弹力性绷带加压包扎,降低静脉高压,可以减轻症状,延缓病情发展。

2. 手术治疗 对瓣膜功能严重反流的下肢肿胀、保守治疗无效且具有下肢皮肤营养障碍性改变的患者,可考虑手术治疗,如静脉瓣膜修复术、股静脉瓣膜环形缩窄术、带瓣膜静脉移植术和半腱肌-股二头肌腱袢腘静脉瓣膜代替术。此外,浅静脉的高位结扎与剥脱和筋膜下交通静脉结扎术可以作为深静脉瓣膜功能不全患者的附加手术。

三、下肢深静脉血栓形成

血液在下肢深静脉内由液体转变为固体,从而阻塞血液回流并引起静脉壁的炎性改变称为深静脉血栓形成(deep venous thrombosis,DVT),血栓脱落可引起肺栓塞(pulmonary embolism,PE),DVT与PE合称为静脉血栓栓塞症。深静脉血栓形成与多种手术(尤其是骨科和妇科)关系密切,在外科病人中并不少见,因可引发致命的肺栓塞和深静脉血栓后综合征,因此,应注重对该病的预防及早期诊断和治疗。

【病因】

1. 血流淤滞 静脉受压、长时间卧床和下肢制动使血流减慢和淤滞,血小板和白细胞容易积聚和沉积在血管内膜上构成血栓的核心,最后形成血栓。

2. 静脉损伤 化学药物的刺激、物理性的损伤和感染可造成静脉内膜的损伤,引发凝血因子的释放和血栓的形成。

3. 血液高凝状态 先天性或后天性的血液成分改变和血液浓缩均可诱发血栓的形成。如大手术后组织因子的释放、烧伤或严重脱水使血液浓缩、脾切除术后血小板升高等。

【病理生理】根据血栓的部位和范围将下肢深静脉血栓分为:①中央型,局限于髂、股静脉;②周围型,局限于下肢;③混合型,同时累及髂、股静脉及小腿静脉。血栓形成早期,血栓的生成是顺血流方向延伸,当血栓增大造成血管腔完全闭塞时,血栓也可逆行繁衍滋长。血栓形成的同时可激活纤溶系统,约有1/3

静脉血栓可发生自溶。血栓形成24~48小时后,新生的肉芽组织、成纤维细胞和毛细血管先后进入血栓内,最后血栓完全为结缔组织取代使之牢固附着于血管壁。在血栓崩解、吸收和机化的过程中,在血栓内和血栓与管壁之间形成间隙,这些间隙最后为内皮细胞所覆盖使血管再通。新鲜血栓和血栓溶解时,血栓与静脉壁附着疏松,容易脱落。较大的血栓脱落可酿成致命的肺栓塞。静脉内血栓形成势必造成血栓远心端的静脉回流障碍,其结果造成:血液中的有形和无形成分渗出到组织间隙引起组织水肿和炎性反应,当组织内的压力超过静脉压力使静脉受压,进一步加重了下肢静脉回流障碍。一旦组织内压力超过动脉压力,可造成动脉供血不足导致组织缺血甚至坏死。血栓形成后期,静脉回流受阻使闭塞静脉的远心端与近心端静脉之间的侧支静脉代偿性地扩张以建立侧支循环。然而,血栓机化和纤维组织的收缩使瓣膜失去正常的功能,继而导致继发性深静脉瓣膜功能不全,形成静脉血栓后综合征。

【临床表现】 下肢深静脉血栓形成急性期可引起患肢肿痛、活动障碍,还可伴有不同程度的发热;慢性期可引起浅静脉扩张或曲张、触痛、指凹性水肿和患肢周径增大。不同类型的深静脉血栓的症状也各有特点(图40-13):

1. 中央型 发病率较小腿静脉血栓形成低,左侧多见。髂-股静脉血栓表现为发病急骤,早期有股部内侧的疼痛、触痛和水肿,患肢肿胀严重,皮肤颜色常发紫,全身反应常较轻。

2. 周围型 起病隐匿,范围常较小,激发的炎症反应也较轻,临床表现常不明显,可有小腿后肌群的胀痛和深压痛,小腿轻度肿胀,常伴 Homans 征阳性(在膝关节伸直位,将足急剧背屈,腓肠肌和比目鱼肌迅速伸长而引发的炎性疼痛)。

3. 混合型 整个下肢的剧痛和压痛,任何形式的活动都可使疼痛加重,下肢极度肿胀、苍白,甚至出现小腿和足部的水疱和浆液性渗出(股白肿),体温升高,脉率加速。如果肢体肿胀进一步加重,可引起下肢动脉痉挛,下肢供血障碍,出现肢体远端动脉搏动消失、皮温降低、肢体呈青紫色(股蓝肿,为最严重类型),甚至造成肢体坏死和休克。

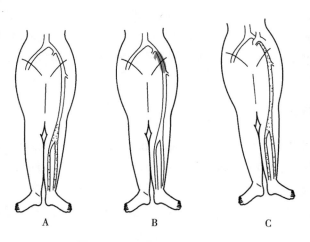

图 40-13 深静脉血栓形成的类型
A. 周围型;B. 中央型;C. 混合型。

【诊断】 根据上述典型的临床表现,结合选用下列特殊检查多可做出明确诊断。

1. 多普勒超声检查 通过加压观察静脉和血流的变化可提高诊断的准确性。本检查可以对髂静脉、股深静脉和小腿静脉丛的血栓做出准确和可靠的诊断。

2. D-二聚体检测 对急性 DVT,血浆 D-二聚体大于 $500\mu g/L$ 有重要参考价值。由于在恶性肿瘤、炎症、感染、坏死、妊娠、手术后,也会出现 D-二聚体升高而使其检测特异性不高,但阴性者基本可以排除 DVT。

3. 下肢静脉造影 可直接显示下肢主要静脉的形态,有无血栓存在,血栓的形态、位置、范围和侧支循环建立状态。

4. 磁共振血管成像 可清楚和完整地显示从腘静脉至下腔静脉间的任何一段静脉,明确有无静脉闭塞、狭窄、扩张和侧支循环建立的状态,但检查费用较昂贵。

【预防】深静脉血栓形成与静脉血流淤滞、静脉损伤和血液高凝状态密切相关。下肢深静脉血栓形成与手术的关系最为密切,尤其是盆腔手术、下肢的骨手术和血管手术。其他可能发生深静脉血栓的危险因素包括肥胖、静脉曲张和静脉淤积、服用避孕药物、恶性肿瘤、妊娠和产后、脑梗死后卧床和肢体制动、创伤、严重感染等。预防措施主要是针对有可能发生深静脉血栓的高危人群。针对这些高危人群主要预防措施有:①高凝状态的疾病应积极治疗原发病;②机械预防,让卧床患者注意抬高下肢、做踝关节的屈伸活动、及早下床活动和穿弹力袜,利用可充气泵进行脉冲间歇充气,挤压下肢肌肉,促进静脉回流;③药物预防,应用肝素和低分子肝素等抗凝剂(低分子肝素 5000U 术前 2 小时皮下注射,术后 12~24 小时恢复使用,每日 2 次,维持 7~10 日);④减少术后止血药物的应用,重视术中彻底止血的精细操作。

【治疗】下肢深静脉血栓的治疗可分为急性期的治疗和慢性期的治疗两个阶段。

（一）急性期的治疗

以血栓消融为主要目的,具体措施有:

1. 一般治疗 为减少组织水肿和肺栓塞的发生,需限制活动、卧床休息,抬高患肢,要求超过心脏平面,有利于静脉回流,减轻肢体肿胀。严禁患肢按摩,以免淤滞小静脉破裂皮下出血及血栓脱落造成肺栓塞。

2. 药物治疗

（1）溶栓治疗:是通过溶栓剂将体内的纤溶酶原激活为纤溶酶,然后将已形成的血栓内的纤维蛋白水解而达到溶栓作用。溶栓治疗主要适用于新鲜血栓,疗程为 5~7 日。常用的溶栓剂有尿激酶、链激酶和组织型纤溶酶原活化剂,大部分溶栓剂可使新鲜血栓的溶解率达到 50%~70%。

由于溶栓剂在溶栓的同时也不同程度地激活全身的纤溶系统引发出血并发症,因此,溶栓治疗禁用于下列情况:①近期手术史(<1 个月);②出血性疾病,如胃肠道或泌尿道出血史者,如溃疡病、门静脉高压症、溃疡性结肠炎;③颅内有肿瘤、创伤和血管病变;④新近(7~10 日内)有创伤、烧伤、骨折和手术的患者;⑤妊娠。此外,对于高血压和高龄患者也应慎用。

溶栓方法分系统溶栓、导管介入溶栓和机械性溶栓等。

（2）抗凝治疗:肝素、低分子肝素和香豆素类制剂等抗凝剂通过延长凝血时间来预防血栓的伸展,通过调动内源性纤溶机制而起到间接的溶栓作用。

抗凝治疗主要适用于:①作为溶栓和手术的辅助治疗;②范围较小的血栓,尤其是小腿静脉丛血栓;③病程已超过 14 日或对溶栓和手术有顾虑者。

禁忌证:出血倾向者;流产后;手术后短期内者等。

（3）降纤酶类抗栓剂。

（4）抗血小板聚集的治疗:由于血小板祛聚疗法的抗凝作用较弱,因此,在下肢深静脉血栓形成的急性期,该类治疗仅作为其他疗法的辅助措施而不作为单独治疗。

3. 手术治疗 只适用于股白肿和股蓝肿。

4. 介入治疗 病程 7~10 日内,可采用导管接触性溶栓治疗;对髂静脉狭窄可在处理血栓后,配合球囊扩张治疗,如果反复多次扩张,狭窄仍在 50%以上,可酌情放置支架。

5. 腔静脉滤器 腔静脉滤器可以预防和减少肺栓塞的发生,滤器并不能阻挡较小但数量较多的栓子,需严格掌握适应证。

（二）慢性期的治疗

以减轻下肢静脉淤血和改善生活质量为主要目的,方法有:

1. 物理治疗。

2. 转流术　转流手术主要有以下两种：①耻骨上大隐静脉交叉转流术，适用于单侧局限于髂或髂股静脉闭塞者；②静脉旁路转流术，利用自体移植或原位的大隐静脉和人造血管行静脉闭塞段远心端与近心端的旁路转流术。

3. 治疗继发性深静脉瓣膜功能不全的手术　由于血栓导致了瓣膜的破坏，因此只有静脉瓣膜移植术和静脉外肌袢替代瓣膜术适合治疗深静脉血栓后综合征的静脉倒流。

四、门静脉系统血栓形成

成人门静脉主干长 4~8cm，内径 1.0~1.25cm。门静脉（图 40-14）由肠系膜上静脉和脾静脉汇合而成，肠系膜上静脉是门静脉最大的属支，两者汇合处相当于第 2 腰椎平面偏右侧，即胰头和胰体交界处的后方，然后向右上方斜行，进入肝十二指肠韧带内，在肝固有动脉和胆总管的后方上行至肝门，分成门静脉左、右两只，分别进入肝的左、右叶。在肝内反复呈树状分支，越分越细，最后汇入肝窦。1935 年 Warren 等首先描述肠系膜上静脉血栓形成，其后逐渐被认识，大都为急性血栓形成，占急性肠缺血的 3%~7%。

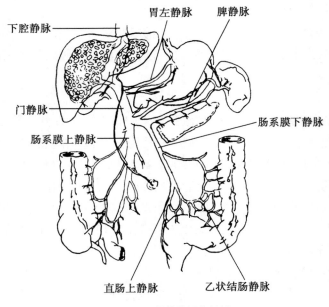

图 40-14　门静脉系统解剖

【病因与病理】门静脉及肠系膜上静脉血栓形成的病因很多，可分为原发性和继发性两类。有些是原因不明，约 20% 的患者为原发性，80% 以上合并有引起血流淤滞或高凝状态的疾病。最常见的是：①血液凝血病如真性红细胞增多症、抗凝血酶Ⅲ缺乏、C 蛋白缺乏、镰形细胞病等，这类病人也常有其他部位静脉血栓形成；②腹腔内感染；③门静脉高压；④钝性创伤或手术创伤；⑤肾移植；⑥脾切除等；⑦口服避孕药而引起静脉血栓形成的可能性也应引起重视。

肠系膜上静脉血栓通常是由较小分支向主干蔓延，早期仅累及部分肠管，造成了节段性肠缺血，而后范围逐步扩大，也可见肠系膜主干及门静脉形成血栓，导致广泛系膜缺血，几乎全部小肠坏死。静脉血栓形成早期的病理改变为肠壁水肿、充血与黏膜下出血，浆膜下点状出血，逐渐扩散呈片状出血，直至肠管坏死；肠腔内有血性液体，肠系膜也有充血水肿，腹腔内脏有血性渗出液。导致血容量减少、血液浓缩、心肺功能衰竭等。但肠坏死的发展速度较急性动脉栓塞缓慢。静脉血栓形成后，静脉反流滞留，可引起动脉痉挛与血栓形成，难以确定血栓形成原发在静脉还是动脉。门静脉及肠系膜上静脉血栓形成经手术及抗凝治疗后，预后较肠系膜上动脉栓塞好，死亡率在 20% 左右。

【临床表现和诊断】 血栓形成的早期症状多为腹部不适,腹胀、食欲不振与大便习惯改变,这些症状不典型,有时甚至可持续 1~2 周;若血栓蔓延,可发生剧烈腹痛、呕吐,约20%的患者合并腹泻和血便,血便较动脉闭塞为多见。不管是动脉还是静脉血栓形成,特征性的症状是不能用体征解释的腹部疼痛。腹部体格检查可见腹胀,有压痛及肌紧张,也可有腹水。早期可有肠鸣音减弱或消失。白细胞计数增高。腹部 X 线片可见小肠胀气、积液的征象。腹腔穿刺可抽得血性液体。腹部超声、CT、MRI 等可确诊。

【治疗】

1. 抗凝　结合病史及其他表现考虑为本病后,即应立即抗凝治疗。发病时间少于 1 周的同时可给予溶栓治疗,超过 1 周则以抗凝治疗。用药期间要监测患者的凝血及全身情况。若患者症状和体征无明显缓解或出现肠坏死表现,应立即急诊手术探查。术后易再有血栓形成,应进行抗凝治疗至少 3 个月。所有患者停用肝素后,继续口服华法林至少 3 个月,有高凝状态者甚至需终生抗凝。

2. 坏死肠管切除。

3. 静脉取栓　在肠切除后,除将系膜残端血管内的血栓完全清除后,还需在肠系膜上静脉或门静脉做切口 Forgaty 导管取栓。

4. 介入治疗　包括肠系膜上动脉插管溶栓、经颈-肝门静脉插管溶栓术、经皮肝穿刺门静脉插管溶栓术。

第六节　淋巴水肿

淋巴水肿是由于淋巴回流障碍所引起的局限性软组织非凹陷性水肿,并以质地坚硬与表皮增生为特征。在热带地区比较常见。

【发病情况】 淋巴水肿发生于深筋膜表面,局限于皮下组织,常见部位是下肢,其次是上肢、外生殖器和颜面部。本病分原发性和继发性两种类型:

1. 原发性淋巴水肿　根据发病时间可分为 3 型:出生后即有者称为先天性淋巴水肿(约占 10%);出生后至 35 岁以前发病者称为早发性淋巴水肿(80%);35 岁以后发病者称为迟发性淋巴水肿(10%)。

2. 继发性淋巴水肿　常发生于小腿、上臂、生殖器和面部等处,有时可并发残肢。早期呈凹陷性水肿,随后因纤维化而坚硬,高起,表面角化过度和疣状增生,而呈高低不平状。局部色素增加或呈灰褐色,肢体呈象皮肿样变,造成行动不便。表面皮肤常发生破裂以致容易感染。约20%的病例发生继发感染,溶血性链球菌是常见的继发性感染的病原菌,引起局部红、肿、痛,有时伴全身症状如寒战、高热等,经 1~2 周而逐渐痊愈。在某些地区,丝虫感染是重要原因,经蚊子传播,微丝蚴入体内在淋巴管内寄生发育成成虫,造成淋巴管进行性和永久性损害而引起淋巴水肿。慢性淋巴水肿为恶性肿瘤或淋巴管肉瘤等病的继发性病变。此外,外科手术或外伤后导致淋巴管结构的变化也可引起淋巴水肿。

【临床表现】 皮肤和皮下组织增生,皮皱加深,皮肤增厚变硬粗糙,并可有棘刺和疣状突起,外观似大象皮肤。早期患肢肿胀,抬高后可减轻。晚期患肢肿大明显,表面角化粗糙,呈象皮肿。少数可有皮肤裂开、溃疡或出现疣状赘生物。

【辅助检查】

1. 诊断性穿刺组织液分析　皮下水肿组织液的分析,有助于疑难病例的鉴别诊断。检查通常用于慢性粗大的肿胀肢体,只需注射器和细针即可操作,方法简单、方便。

2. 淋巴管造影　淋巴管穿刺注射造影剂,摄片显示淋巴系统形态学的一种检查方法。

3. 淋巴核素显像　核素显像提供淋巴系统功能的定量动力学资料,显示来自不同肢体部位淋巴引流的简单情况。

4. 其他检查　此外,超声血管无损伤检测技术也有助于静脉性水肿和淋巴性水肿的鉴别,作为门诊筛选检查方法,既简单又方便。CT 或 MRI 测量淋巴水肿的程度和组织变化,图像质量较好,但不推荐作为常规淋巴学检查。

【诊断】 根据肢体淋巴水肿、特征性的非凹陷性水肿,以及晚期组织纤维化造成的皮肤、皮下组织象皮肿样变,结合淋巴管造影及淋巴显像可诊断。

【治疗】 淋巴水肿根据病程早晚,治疗原则不同。早期以排除淤积滞留淋巴液,防止淋巴积液再生为宗旨,晚期则以手术切除不能复原的病变组织或以分流术治疗局限性淋巴管阻塞为目的。

(一)急性期淋巴水肿

以非手术治疗为主。

1. 体位引流　下肢下垂状态使组织间隙中淋巴滞留加重,抬高患肢 30～40cm 利用重力作用可促进淋巴回流,减轻水肿。

2. 加压包扎　在体位引流基础上,在患肢抬高时用弹力袜或弹力绷带加压包扎,挤压组织间隙,协助淋巴回流。也可多次和长时间使用间隙加压器,对改善水肿有一定疗效。

3. 限制钠盐摄入和使用利尿剂　急性期适当限制氯化钠摄入,以减少组织钠、水潴留。同时使用适量利尿剂,加快水钠排出。

4. 预防感染　选用抗真菌的油膏、扑粉,保持足趾干燥是预防和控制真菌感染最为有效的方法;足趾甲床下细菌感染也较多见,应勤剪指/趾甲,清除污垢,减少细菌入侵途径。当链球菌感染全身性症状时,应选用青霉素等药物。晚期淋巴水肿并发皮肤皲裂可采用油膏外敷保护并润滑皮肤。

(二)慢性淋巴水肿

包括非手术治疗的烘绷疗法和各种手术治疗。

1. 烘绷疗法　烘绷疗法是传统医学的一种治疗方法。其治疗原理是利用持续辐射热,使患肢皮肤血管扩张,大量出汗,局部组织间隙内的液体回入血液,改善淋巴循环。

2. 手术治疗　约15%的原发性淋巴水肿最终需行下肢整形手术。现有手术治疗均不能治愈淋巴水肿,但可明显改善症状。

（龚昆梅）

学习小结

本章介绍了腹主动脉瘤、血管损伤、周围动脉、周围静脉以及淋巴管疾病,需要掌握腹主动脉瘤常用的检查手段和手术适应证。　血管性疾病的临床表现包括疼痛、感觉异常、水肿、皮肤温度异常、色泽改变、形态改变、营养性改变等,动脉栓塞的"6P"征也是血管疾病典型的表现。　动脉硬化性闭塞症、下肢隐静脉曲张及深静脉血栓形成是临床中最为常见的血管疾病,对其发病原因、临床表现、诊断和处理的掌握是临床工作的重点。

复习参考题

1. 各种血管性疾病的好发人群、发病原因以及预防措施是什么?

2. 血管疾病的常见临床表现是什么?

第四十一章　泌尿、男性生殖系统外科检查和诊断

　　泌尿外科学(urology)是外科学的一门分支学科,专门研究和防治泌尿生殖系统以及肾上腺的外科疾病。近年来,随着分子生物学、医学影像学及以腔镜治疗为主的微创外科学的发展,泌尿系统疾病的诊断和治疗发生了根本性的改变,但全面了解和掌握病史、体格检查,正确运用各种常规的检查手段,仍然对尽快确立诊断、积极采取治疗措施具有十分重要的作用,是进一步进行临床诊治的基础。

第一节　泌尿、男性生殖系统外科疾病的主要症状

一、排尿异常

　　1. 下尿路症状

　　(1)刺激症状:①尿频(frequecy)。排尿次数增多称为尿频。正常人膀胱容量男性400ml,女性约500ml。一般白天排尿4~6次,夜间0~1次。尿频者24小时排尿>8次,夜间排尿>2次,每次尿量<200ml,伴有尿不尽感。尿频的机制和常见原因包括:膀胱敏感性增高,为膀胱受到炎症、结石、肿瘤、异物等病理性刺激所致;膀胱功能容量降低,见于挛缩膀胱、某些因素造成膀胱残余尿增多等。②尿急(urgency)。有尿意即迫不及待地要排尿而难以控制,常与尿频同时存在,可伴有尿失禁。多见于膀胱炎症或膀胱容量过小、顺应性降低时。③尿痛(dysuria)。排尿时感到膀胱区或尿道疼痛,疼痛呈烧灼感或针刺样,常与膀胱、尿道或前列腺感染有关。尿频、尿急、尿痛常同时存在,三者合称为膀胱刺激征。

　　(2)梗阻症状:①排尿困难。指膀胱内尿液排出受阻引起的一系列症状,表现为排尿踌躇、费力、尿不尽感、尿线无力变细、尿分叉、尿滴沥等。②排尿中断。排尿中突发尿流中断可伴疼痛,疼痛常放射至远端尿道,大多是由于膀胱结石引起的,或由于前列腺叶梗阻所致。

　　2. 尿潴留(urinary retention)　分急性和慢性两类。急性尿潴留即大量尿液滞留于膀胱内突然不能排出。常由于膀胱以下梗阻(如前列腺增生或尿道狭窄)突然加重,或者腹部、会阴部手术后不敢用力排尿而发生。慢性尿潴留指尿液不能完全排空而有剩余尿液存留于膀胱,发展较为缓慢,多见于膀胱颈部以下尿路不完全性、渐进性梗阻或神经源性膀胱。临床上表现为排尿困难,耻骨上区不适,严重时出现充盈性尿

失禁。

3. 尿失禁(urinary incontinence)　尿不能控制而自行流出。尿失禁可分为以下四种类型:

(1)真性尿失禁:又称完全性尿失禁,指尿液连续从膀胱中流出,膀胱呈空虚状态。常见的原因为外伤、手术或先天性疾病引起的膀胱颈和尿道括约肌的损伤。

(2)假性尿失禁:又称充盈性尿失禁,指膀胱功能完全失代偿,膀胱过度充盈而造成尿不断溢出。见于各种原因所致的慢性尿潴留,膀胱内压超过尿道阻力时,尿液持续或间断溢出。

(3)急迫性尿失禁:严重的尿频、尿急,膀胱不受意识控制而发生尿液流出,通常继发于膀胱的严重感染或膀胱的不随意收缩引起。

(4)压力性尿失禁:当腹内压突然增高(咳嗽、喷嚏、大笑、屏气等)时,尿液不随意地流出。这是由于膀胱和尿道之间正常解剖关系的异常,使腹压瞬间增加超过尿道阻力,导致少量尿液突然漏出。

4. 漏尿　指尿不经尿道口而由泌尿道瘘口中流出,如输尿管阴道瘘、膀胱或尿道阴道瘘、先天性输尿管异位开口及膀胱外翻等。患者经阴道漏尿时常自称尿失禁,应予以鉴别。

5. 遗尿　除正常自主性排尿外,睡眠中无意识地排尿。可因神经源性膀胱、感染、后尿道瓣膜等病理性因素引起。

6. 尿量异常(少尿、无尿、多尿)　正常人24小时尿量平均约1500ml。24小时尿量少于100ml为无尿,少于400ml称为少尿。少尿或无尿的原因分为肾前性、肾性或肾后性。多尿是指尿量多于24小时尿量的正常值,多尿的患者通常24小时尿量可达3000~5000ml,可见于糖尿病、尿崩症、急性肾功衰竭多尿期等。

二、尿液异常

1. 血尿(hematuria)　指尿液中含有红细胞。

(1)肉眼血尿和镜下血尿:肉眼血尿为肉眼能见到血色的尿,一般1000ml尿中含0.5~1ml血液即呈肉眼血尿。镜下血尿为新鲜尿离心后尿沉渣红细胞>3个/高倍镜视野,有病理意义。肉眼血尿可分为初始血尿、终末血尿和全程血尿。

(2)初始血尿:血尿见于排尿起始段,提示病变位于尿道或膀胱颈部。

(3)终末血尿:血尿见于排尿终末段,提示病变位于后尿道、膀胱颈部或膀胱三角区。

(4)全程血尿:血尿见于排尿全过程,提示病变位于膀胱或其以上部位。

(5)血尿伴随疼痛:当有炎症或梗阻时,血尿可以同时伴随有疼痛症状。

(6)血块的形状:血块的形状对于了解出血部位有一定意义。长条状血块提示病变位于上尿路,膀胱和前列腺出血的血块通常较大且无一定的形状。

(7)无痛性血尿:一般是泌尿系肿瘤的特征,常为间歇性发作。

(8)内科性血尿:多为肾小球性血尿,用相差显微镜可以初步鉴别内科性或外科性血尿,内科性血尿通常有变形红细胞和管型,且有较多尿蛋白。

(9)特殊性血尿:如特发性血尿、运动性血尿、药物性血尿,以及其他内科性疾病如血友病、再生障碍性贫血。由前尿道病变出血或邻近器官出血,滴入尿液所致的并非血尿。

2. 脓尿　脓尿指尿液中含大量白细胞,是尿路感染的表现。镜下脓尿指新鲜离心尿白细胞≥10个/高倍视野;或普通尿检白细胞≥5个/高倍视野。一般分为非特异性感染和特异性感染两种。非特异性感染细菌以大肠杆菌最常见;特异性感染主要指结核分枝杆菌和淋球菌。

3. 细菌尿　正常尿液是无菌的,如尿中有细菌出现,当菌落数超过105/ml时,即意味着泌尿系统存在感染,称为细菌尿。

4. 乳糜尿　乳糜液或淋巴液出现在尿液,尿液呈现乳白色,称为乳糜尿。乳糜尿内含有脂肪、蛋白质、红细胞、白细胞等。乳糜尿中混有血液,尿呈现红褐色称为乳糜血尿。最常见引起乳糜尿的原因是丝虫病。腹膜后肿瘤、创伤、结核以及先天性淋巴管瓣膜功能异常也会引起乳糜尿。

5. 结晶尿　在正常尿液中含有许多有机盐和无机盐物质,在饱和状态下,这些物质可因温度、尿酸碱度、代谢紊乱或缺少某些抑制这些物质沉析的物质而发生沉淀和析出,形成结晶尿。

6. 气尿　指排尿同时有气体与尿液一起排出。提示泌尿道与胃肠道间有瘘道存在,或有泌尿道的产气细菌感染。

三、尿道分泌物

无排尿动作时经尿道口溢出的黏液性、血性或脓性液体称为尿道分泌物。大量黏稠、黄色的脓性分泌物是淋菌性尿道炎的典型症状。少量无色或白色稀薄分泌物为支原体、衣原体所致非淋菌性尿道炎而引起。慢性前列腺炎患者在晨起排尿前或大便后尿道口出现少量乳白色、黏稠分泌物。

四、疼痛

1. 肾疼痛　分为肾区钝痛和肾绞痛,常位于肋脊角、腰部或上腹部。钝痛通常由肾脏炎症或肾肿胀所致。肾绞痛又称肾、输尿管绞痛,是由于某种病因使肾盂、输尿管平滑肌痉挛或管腔的急性的、部分性梗阻所造成的。其特点是突然发作剧烈疼痛,疼痛从患侧腰部开始沿输尿管向下腹部、腹股沟、大腿内侧、睾丸或阴唇放射,可持续几分钟或数十分钟,甚至数小时不等。发作时常伴有恶心呕吐、大汗淋漓、面色苍白、辗转不安等症状,严重者可导致休克;而在间歇期患者可无任何症状。

2. 输尿管疼痛　通常是急性的,多为继发于梗阻的结果。主要表现为输尿管走行区的绞痛或钝痛。疼痛部位通常是输尿管梗阻的部位。绞痛发作时可伴有血尿。

3. 膀胱疼痛　通常是由急性尿潴留所致的膀胱过度膨胀,或因非特异性炎症、结核、结石、异物等所致。如果尿潴留和膀胱膨胀是缓慢进展的,患者反而少有疼痛的感觉。

4. 前列腺疼痛　常见于前列腺的炎症引起其被膜水肿和扩张,最后导致前列腺疼痛。前列腺疼痛主要表现在会阴部,也可放射至后腰部、腹股沟和睾丸等部位。

5. 阴囊疼痛　阴囊或阴囊内容物均可引起阴囊疼痛,阴囊的疼痛可以是原发性的,也可以是继发性的,后者疼痛的性质为放射性(如输尿管、膀胱或前列腺病变)。原发性阴囊疼痛多为睾丸和附睾疾病所致。应特别注意急性附睾炎、睾丸外伤、睾丸扭转的鉴别诊断。

五、男性性功能症状

男性性功能症状根据临床表现可有性欲改变、勃起功能障碍、射精障碍(早泄、不射精和逆行射精)等。最常见为勃起功能障碍和早泄。

1. 勃起功能障碍　持续或反复不能达到或维持足够阴茎勃起以完成满意的性生活。勃起功能障碍可因精神心理因素、血管病变、神经病变、内分泌疾病、药物及全身疾病引起。

2. 早泄　性交时阴茎能勃起,但不能控制射精,阴茎插入阴道前或刚插入即射精。

3. 血精　精液中含有血液,最常见的原因是尿道、前列腺和精囊的非特性炎症。精囊肿瘤和前列腺癌也可以引起血精,经直肠超声检查有助于发现。

第二节　泌尿、男性生殖系统外科检查

除全面系统的全身检查外,泌尿生殖系统的体格检查仍要用望、触、叩、听这四种基本的检查方法。每一种方法对评价某一器官正常与否均有意义。

一、肾脏检查

1. 望诊　患者面向前站立或坐直,检查者位于患者的后方,面向需检查的部位。注意上腹、腰部以及肋脊角处的对称性,注意有无脊柱侧凸、有无局部隆起及肤色变化。脊柱侧凸很明显,往往与由于炎症引起的腰肌痉挛有关。肋脊角、腰部或上腹部隆起常提示有肿块存在。肋腹部水肿往往提示有潜在的炎症存在。

2. 触诊　检查者位于患者右侧行双合诊检查。患者仰卧位,检查者左手置于肋脊角并向上托起肋腹部,右手在同侧肋缘下进行深部触诊。触诊过程中嘱患者慢慢地深呼吸,肾脏可随呼吸上下移动。正常肾一般不能触及,在小儿和偏瘦的成人中,有时在深呼吸时能触及右肾下极。疑有肾下垂时,应取立位或坐位检查。巨大肾肿瘤、肾积水或多囊肾患者可以扪及。

3. 叩诊　因肾表面有腹内空腔脏器,叩诊为鼓音。通常一只手掌平放于肋脊角,另一只手握拳轻叩平放在肋脊角的手背。叩诊要尽量轻柔,因为有炎症的肾脏对叩击震动极为敏感。肋脊角的叩击痛阳性提示可能存在肾或肾周围炎症、肾结石。

4. 听诊　疑为肾动脉狭窄、动脉瘤形成或动静脉畸形的患者,在上腹部两侧和肋脊角处听诊,若有血管杂音,很有诊断意义。

二、输尿管检查

输尿管位于腹膜后间隙,在腹部触诊时无法触及正常的输尿管。检查输尿管时可沿输尿管走向进行深部触诊,有无包块或触痛。

三、膀胱检查

1. 望诊　患者取仰卧位时可以看到过度充盈的膀胱。当膀胱内的尿量达500ml时,即可在耻骨联合水平上见明显的隆起。

2. 触诊　正常的膀胱,在膀胱中有低于150ml的尿液时,一般不能触及。当膀胱内的尿量达250ml时,即可在耻骨联合水平上被触及。

3. 叩诊　膀胱叩诊对检查膀胱是否充盈特别重要,尤其是肥胖或腹肌难以放松的患者。由耻骨联合部位向上叩诊,充盈膀胱呈浊音区。

四、尿道检查

注意观察尿道外口的大小和位置。尿道下裂的尿道开口位于阴茎体腹侧、阴囊或会阴部。尿道触诊应从阴茎根部尿道依次触摸到尿道外口,如有结石可在局部触及硬物。

五、男性生殖系统检查

1. 阴茎

(1)望诊:首先观察阴茎发育和阴毛分布情况,有无包茎、包皮过长和包皮嵌顿。包茎是指包皮外口过小,紧箍阴茎头部,不能向上外翻者。包皮过长是指不能使阴茎头外露,但包皮可以翻转者。包皮嵌顿是指包皮前口太小,一旦包皮上翻至冠状沟后不能恢复到覆盖阴茎头的状态。相对狭窄的环状包皮边缘束缚着阴茎头,造成阴茎头局部血管怒张和水肿,如治疗不及时可出现阴茎头坏死。注意阴茎头有无肿块、溃疡、糜烂及恶臭味。包皮过长时应翻转包皮进行检查,检查完毕后应将包皮复位。注意阴茎有无皮损、偏斜或屈曲畸形,尿道口位置是否红肿、有无分泌物等。

(2)触诊:了解海绵体和尿道有无硬结或压痛。海绵体有无硬结对判断阴茎海绵体硬结症,即佩伦涅病(Peyronie disease)很重要。注意尿道有无硬块、结石或压痛。

2. 阴囊及其内容物

(1)望诊:阴囊是否发育;阴囊皮肤有无红肿、增厚;阴囊肿块或精索静脉曲张也能在望诊中被发现。

(2)触诊:首先检查睾丸,然后是附睾以及精索,最后是腹股沟外环。触诊时动作要轻柔,检查应用大拇指、示指和中指来完成。依次仔细地进行触诊将有助于发现阴囊内容物异常,注意大小、质地、形状及有无肿块,注意输精管粗细、有无结节。阴囊内睾丸缺如时,应仔细检查同侧腹股沟。所有的阴囊肿块都应进行透光试验,透光试验对于确诊阴囊内肿物为囊性还是实性有一定的帮助。

3. 前列腺 体格检查的最后一项是直肠指检,可以取侧卧位、胸膝位、仰卧位或站立弯腰体位做直肠指检。对于检查者来说,在手指套上涂上足够的润滑剂,并注意轻柔缓慢地检查非常重要。检查者不仅要对前列腺进行详细的检查,而且应该仔细触诊整个直肠以发现是否有其他异常。正常前列腺如栗子形大小,较平,质地韧、有弹性,后面能触及中间沟,表面光滑。注意前列腺的大小、质地、有无结节、压痛,中间沟是否变浅或消失。必要时可顺便按摩出前列腺液送检。急性前列腺炎时禁忌按摩。

第三节 实验室检查

一、尿常规检查

尿常规检查应收集新鲜尿液,通常收集中段尿为宜。男性包皮过长者,必须翻起包皮,清洗龟头。女性月经期间不应收集尿液送验。尿培养以清洁中段尿为佳,女性可以采用导尿的尿标本。

1. 尿沉渣 新鲜尿离心后,尿沉渣每高倍镜视野红细胞>3 个为镜下血尿;白细胞>5 个为白细胞尿,亦称脓尿,同时检查有无晶体、管型、细菌等。

2. 尿三杯试验 是排尿过程中,根据红细胞或白细胞在尿中出现阶段的不同,从而对病灶进行初步定位的检查方法。以排尿最初的 5~10ml 尿为第一杯,以排尿最后 10ml 为第三杯,中间部分为第二杯。收集时尿流应连续不断。其检验结果可初步判断镜下血尿或脓尿的来源及病变部位。若第一杯尿液异常,提示病变在尿道;第三杯尿液异常,提示病变在后尿道、膀胱颈部或三角区;若三杯尿液均异常,提示病变在膀胱或以上部位。

3. 尿细菌学 在尿细菌培养的同时一般应加做药物敏感试验,为针对性治疗提供依据,标本应取自新鲜自解的中段尿。尿沉渣抗酸染色涂片检查或结核分枝杆菌培养有助于泌尿系结核的诊断。清洁中段尿培养结果,若菌落数>105/ml 时,提示尿路感染。

4. 尿脱落细胞学检查 泌尿系统尿路上皮性肿瘤筛选性诊断和术后随访的方法,宜取新鲜尿液检查。检查阳性提示可能为尿路上皮细胞肿瘤。应用传统的尿液细胞学检查诊断尿路上皮性肿瘤的阳性率较低。通过尿液的膀胱肿瘤标志物,结合尿液细胞学检查,可以提高膀胱癌诊断的阳性率。膀胱肿瘤抗原和核基质蛋白已有用于临床的检测药盒。近年来,尿脱落细胞荧光原位杂交技术的开展,提高了泌尿系尿路上皮肿瘤的检出率。其原理是通过荧光原位杂交(fluorescence in situ hybridization,FISH)技术检测 9 号染色体 p16 位点、3 号染色体、7 号染色体及 17 号染色体的变异情况来诊断尿路上皮性肿瘤。此项技术的敏感性和特异性均较高,已经被应用于临床。

二、肾功能检查

1. 尿比重 反映肾浓缩功能和排泄物功能。当肾功能受损时,肾浓缩功能进行性减弱。由于影响因素较多,此法不够精确。

2. 血尿素氮和血肌酐 血肌酐测定较血尿素氮精确。血尿素氮受分解代谢、饮食和消化道出血等多

3. 内生肌酐清除率　是测量肾小球滤过率的最佳指标。测定公式:内生肌酐清除率＝尿肌酐浓度/血肌酐浓度×每分钟尿量。正常值为 90～110ml/min。

4. 酚磺酞排泄试验　用于测定肾小管的功能。

三、前列腺特异性抗原

前列腺特异性抗原(prostate specific antigen,PSA)是一种含有 237 个氨基酸的单链糖蛋白。由前列腺腺泡和导管上皮细胞分泌,具有前列腺组织特异性,但是对前列腺癌无特异性。血清 PSA 检测常采用放射免疫和酶联免疫测定法。血清 PSA 正常值为 0～4μg/L,如血清 PSA＞10μg/L 应高度怀疑前列腺癌。血清 PSA 是目前前列腺癌筛选首选的生物学指标。直肠指检、前列腺按摩和穿刺、经直肠超声、前列腺电切以及前列腺炎发作时,血清 PSA 均有不同程度的升高。应根据具体情况,间隔一段时间再进行 PSA 的检查。

四、前列腺液检查

正常前列腺液呈淡乳白色,较稀薄;涂片镜检可见多量卵磷脂小体,白细胞＜10 个/高倍视野。怀疑细菌性前列腺炎时前列腺液内白细胞增多,卵磷脂小体减少,进行前列腺液细菌培养可呈阳性。

五、精液分析

精液分析是评价男性生育力的重要依据。精液标本的收集采用手淫、性交体外排精或取精器的方法,检查前 5～7 日应无性交或手淫。新鲜排出的精液迅速凝固呈胶冻状,然后逐渐转变为流动的液体,这段时间称为液化时间。正常情况下精液在 30 分钟左右液化。男性精液检查正常值:精液量2～6ml;液化时间10～30 分钟;精子密度 ≥20×10⁶/ml;畸形率 ≤20%;精子成活率 ≥60%;精子活力,a 级 ≥25% 或 a＋b 级 ≥50%。

第四节　影像学检查

一、B 超检查

B 超检查是一种无创伤的检查,作为泌尿外科疾病的筛选、诊断和随访而广泛应用,亦用于介入治疗。B 超对液体显示效果最佳,表现为液性暗区,尤其对肾积水和肾囊肿的诊断相当准确。可显示均质的实体组织和固体物质,能够显示 X 线透光结石。临床上可用于确定肾肿块性质、结石;测定残余尿、测量前列腺体积等;亦用于检查阴囊肿块以判断囊肿或实质性肿块。特殊的探头可经直肠超声,有助于对膀胱、前列腺肿瘤的诊断和分期。多普勒超声仪可显示血管内血流情况,对于诊断睾丸扭转有很重要的意义。在 B 超引导下,可行穿刺、引流及活检等。

二、X 线检查

1. 尿路 X 线片(kidney ureter bladder,KUB)　是所有泌尿系统 X 线检查的基础和重要部分。平片可显示肾轮廓、位置、大小,腰大肌阴影,不透光阴影以及骨性改变如脊柱侧凸、脊柱裂等。摄片前应做充分的肠道准备。

2. 静脉尿路造影(intravenous urography,IVU)　静脉注射有机碘造影剂,肾功能良好者 5 分钟即显影,10 分钟后显示双侧肾、输尿管和部分充盈的膀胱。能显示尿路形态是否规则,有无扩张、推移、压迫和充盈缺损等;同时可了解分侧肾功能。当肾脏出现占位性病变时,可见肾盂、肾盏受压、变形。肾盂肿瘤、输尿管肿瘤以及膀胱肿瘤患者的静脉尿路造影片上可见充盈缺损。造影前应做碘过敏试验。妊娠及肾功能严重损害为禁忌证。

3. 逆行肾盂造影 经尿道膀胱镜向输尿管内插入输尿管导管，通过导管将造影剂直接注入肾盂、肾盏内行造影的方法，称为逆行肾盂造影，是静脉尿路造影的补充检查手段。适用于静脉尿路造影显示尿路不清晰或禁忌者，有助于尿路上皮肿瘤、输尿管狭窄范围和透光结石的诊断。由于计算机体层摄影尿路造影（computed tomography urography，CTU）、磁共振尿路造影（magnetic resonance urography，MRU）等医学影像学的出现，有时逆行肾盂造影可以被这些无创性检查代替。

4. 顺行肾盂造影 又称为肾脏穿刺尿路造影，即在 B 超引导下经皮穿刺入肾盂或肾盏，注入造影剂以显示上尿路情况。该造影方法对一些泌尿系疾病具有重要的诊断价值，特别在静脉尿路造影和逆行肾盂造影失败的情况下。

5. 膀胱造影 可经导尿管或耻骨上膀胱造瘘管将造影剂注入膀胱后，X 线下造影、摄片。膀胱造影下可观察膀胱的形态、大小，对于膀胱破裂有诊断作用。排泄性膀胱尿道造影可显示膀胱输尿管有无反流及尿道病变。

6. 尿道造影 常用于诊断尿道病变，特别是对于尿道狭窄的部位和长度有重要意义。按其方法可分为顺行性（排泄相）尿道造影和逆行性（注射相）尿道造影临床上常同时配合使用。

7. 血管造影 适用于肾血管疾病、肾损伤、肾实质肿瘤的诊断等。可对晚期肾肿瘤进行栓塞治疗。数字减影血管造影（DSA）能清晰地显示血管（包括 1mm 直径的血管），可以发现肾实质内小动脉瘤及动静脉畸形之类的血管异常。

8. 淋巴造影 分为经足背淋巴管、精索淋巴管或阴茎淋巴管造影法三种。可以为泌尿男性生殖系统肿瘤的淋巴结转移和淋巴管梗阻提供依据，了解乳糜尿患者的淋巴系统通路。

三、计算机断层扫描

计算机断层扫描（CT）有平扫和增强扫描两种检查方法，其优点是病变在注入造影剂前后表现不同而被识别。适用于鉴别肾囊肿和肾实质性病变，确定肾损伤范围和程度，肾、膀胱、前列腺癌及肾上腺肿瘤的诊断和分期。能显示腹部、盆腔转移淋巴结。

近年来随着螺旋 CT 技术的成熟和三维重建功能软件的逐步完善，CT 尿路造影（CTU）已被应用于泌尿系疾病的检查和诊断。特别是 64 层螺旋 CT 的出现，以其超快速容积扫描的特点使螺旋 CT 泌尿系重建技术可同时显示肾实质、肾集合系统、输尿管及膀胱的立体图像，已成为一种新的非侵入性检查方法。利用采集的数据可进行多平面的重组从而获得高质量的 3D 图像，为泌尿系疾病的诊断提供了一种直观、立体、无创的检查方法。

四、磁共振成像

磁共振成像（MRI）主要用于实质性脏器的定位诊断和临床分期。磁共振血管成像（MRA）适用于肾动脉瘤、肾动静脉瘘、肾动脉狭窄、肾静脉血栓形成的诊断；也可用于泌尿系肿瘤的临床分期。磁共振尿路造影（MRU）是了解上尿路梗阻的无创检查，而且不受肾功能的影响。有起搏器或金属支架的患者不宜行 MRI 检查。

五、放射性核素显像

1. 肾图 属于功能性检查，可测定分肾功能、诊断尿路梗阻。

2. 肾显像 分静态和动态显像。静态显像仅显示核素在肾内的分布图像；动态显像显示肾吸收、浓集和排出的全过程。能显示肾形态、大小及有无占位病变，可了解肾功能、测定肾小球滤过率和有效肾血流量。

3. 肾上腺皮质和髓质核素显像　对肾上腺疾病有诊断价值,如嗜铬细胞瘤的定位诊断。

4. 阴囊显像　常用于诊断睾丸扭转或精索静脉曲张等。放射性核素血流检查可判断睾丸的存活及其能力,以提供临床治疗的依据。

5. 骨三相显像　可显示全身骨骼系统有无肿瘤转移,广泛应用于解前列腺癌有无骨转移。

第五节　器械检查

用于泌尿生殖系统腔道检查的器械中,各种导管、尿道探条和内镜的大小号数是以管径的周长来表示的,约为直径的 3 倍。通常以法制(F)为计量单位,21F 表示其周径为 21mm,直径为 7mm。

导尿管用于测定残余尿、注入造影剂确定有无膀胱损伤或引流尿液监测尿量、解除尿潴留等。目前最常用的是气囊 Foley 导尿管。

1. 尿道探条　通常是金属材料制成。用于探测尿道是否通畅以及尿道狭窄的部位和程度;同时亦可用来扩张狭窄的尿道。

2. 尿道膀胱镜　标准的尿道膀胱镜由外鞘、固定器和镜管组成。可对尿道、膀胱内进行全面的检查,用活检钳取活体组织做病理学检查;通过插管镜经双侧输尿管口插入输尿管插管,做逆行肾盂造影或收集肾盂尿送检。尿道狭窄、膀胱炎症或膀胱容量过小时不能做此检查。

3. 输尿管镜和肾镜　有硬性、软性两种类型。输尿管镜一般经尿道、膀胱置入输尿管及肾盂;肾镜通过经皮肾造瘘进入肾盏、肾盂。可以直接窥查输尿管、肾盂肾盏内有无病变,亦可直视下取石、碎石,切除或电灼肿瘤,取活体组织检查。

第六节　尿流动力学检查

尿流动力学检查是借助流体力学及电生理学方法研究尿路输送、储存、排出尿液功能的新学科。它的形成与现代电子技术及测量技术相关。尿流动力学检查可为排尿障碍患者的诊断、治疗方法的选择及疗效评定提供客观依据。常用的尿流动力学技术主要包括:①尿流率的测定;②各种压力测定;③肌电图测定;④动态放射学观察等。尿流动力学又分为上尿路及下尿路尿流动力学两部分。前者主要研究肾盏、肾盂及输尿管内尿液的输送过程;后者则主要研究膀胱、尿道储存及排出尿液的过程。当前用于下尿路尿流动力学研究的检查技术较成熟,已成为泌尿外科的常规检查技术之一。

测定单位时间内自尿道外口排出的尿量称作尿流率测定,其单位为 ml/s。此项检查可反映下尿路储尿、排尿功能的一般水平,为下尿路尿流动力学检查的基本项目。常用作排尿障碍性疾病的筛选,亦可为评价疗效提供客观指标。本项检查的主要参数有最大尿流率(maximum flow rate, MFR)、平均尿流率(average flow rate, AFR)、排尿时间及尿流时间、尿量等,其中 MFR 意义最大。一般认为,尿量≥200ml 时,正常男性 MFR≥20ml/s,而女性≥25ml/s。MFR≤15ml/s 应疑为排尿功能异常,而 MFR≤10ml/s 则为明显异常,患者可能有下尿路梗阻或神经源性膀胱。

（肖　河）

学习小结

通过学习泌尿、男性生殖系统外科疾病的常见症状和特点,学生需掌握尿液异常的各项内容,同时能够掌握泌尿、男性生殖系统外科疾病的体征和检查方法,包括实验室检查、诊断性器械检查和影像学检查的内容。 通过本章的学习能够初步应用这些检查手　　段进行泌尿、男性生殖系统疾病的辅助诊断。

复习参考题

1. 尿失禁的分类包括哪些?

2. 泌尿系统影像学检查包括哪些?

3. 前列腺检查包括哪些?

第四十二章　泌尿、男性生殖系统先天性畸形

第一节　肾脏囊性疾病

肾脏囊性疾病多数为先天性,少数是后天性以及未定性的,可分为 7 大类:囊性肾发育异常(多房性肾囊性变)、遗传性多囊肾、单纯性肾囊肿、获得性肾囊性疾病、肾髓质囊性疾病、先天性畸形综合征及杂类。囊肿的分布及形态依疾病种类及患者年龄而异。肾脏囊性疾病形成的机制不明,认为可能与肾小管梗阻,或肾单位不同部位的局部扩张有关。肾囊性疾病的明确诊断依赖于影像学的检查,主要是 B 超、CT 及 MRI。

一、多房性肾囊性变

多房性肾囊性变,又称多囊性发育不良肾,是新生儿及小婴儿最常见的腹部肿物,常于产前被超声检出。病因及发病机制尚未完全阐明,可能是当发育中的肾从骶部迁移到腰部时没有正常动脉网供应,导致肾缺血性损害而产生多房性肾囊性变并发输尿管闭锁。此病多为单侧性,无家族倾向,亦无明显性别差异,而且常有对侧肾盂输尿管连接部梗阻及膀胱输尿管反流,故本症似乎是胎儿早期输尿管梗阻的严重结果。患肾失去正常形态,被大小不等的囊肿所替代,囊肿是发育不成熟及分化异常的肾小球及肾小管。

【诊断】腹部肿物是本症最常见的症状,超声检查患肾被多发、无组织、不相通的囊肿所占据,静脉尿路造影患肾不显影。

【治疗】单侧病变可做肾切除,但需了解对侧肾脏功能。如有对侧尿路梗阻,应先解除梗阻。

二、遗传性多囊肾

（一）常染色体隐性遗传多囊肾病

常染色体隐性遗传多囊肾病(autosomal recessive polycystic kidney disease,ARPKD)又称婴儿型多囊肾病,属常染色体隐性遗传,常伴有肝、脾或胰腺囊肿。虽然主要见于婴幼儿,但也可发生于年龄较大的儿童及成人,发病率约 1/10 000。

【分型】ARPKD 的致病基因位于第 6 号染色体。Blyth 和 Ochenden 将 ARPKD 分为四型:围生期型、新生儿型、婴儿型和少年型。

【临床表现】临床表现依发病时期和类型不同而不完全相同,起病极早,出生时即肝、肾明显增大,腹部膨胀。双肾显著增大,外形正常,胎儿肾脏的分叶状态较正常肾更明显。肾脏的皮髓质被小囊肿所占据,故切面呈海绵状。显微解剖可见囊肿为扩张的集合管。

本症可并发肺发育不全、肝囊肿及纤维化。并发症有肾功能不全、高血压、肝功能不全及尿路感染。儿童期可合并肝或肾功能不全,多早期夭折。

【治疗】至今无特殊治疗方法,预后极为不良。出现高血压及水肿时应限制钠盐摄入,应用降压药、利尿剂等。由于肾功能不全和感染,不宜施行引流术。由于肝肾同时受害,血液透析和肾移植往往不能达到预期的治疗效果。

（二）常染色体显性遗传多囊肾病

常染色体显性遗传多囊肾病(autosomal dominant polycystic kidney disease,ADPKD)又称成人型多囊肾病,是常见的多囊肾病,其发病率约为1/1250。

【遗传学特点】ADPKD为常染色体显性遗传,外显率100%,其特点是具有家族聚集性,男女均可发病,两性受累机会均等,每个子代均有50%的机会由遗传获得致病基因。但5%~8%的病例没有家族史,是基因突变的结果。目前认为ADPKD是起因于编码多囊蛋白的 *PKD1* 和 *PKD2* 基因突变。在遗传学上,体细胞的正常 *PKD* 等位基因发生突变,才会引起ADPKD。

【病理】双侧肾增大,囊肿散在于皮、髓质,大小从几毫米到几厘米,夹杂有正常肾实质。囊肿可起源于肾单位或集合管的任何部位,一般而言位于集合管的囊肿最多最大。肾小球囊肿是成人型多囊肾病早期的一个特点,散在局灶型肝囊肿只占成人患者的1/3,不产生功能障碍,不常合并脾及胰囊肿。

【临床表现】ADPKD是一种多系统疾病,除泌尿系统症状外,还可以有心血管系统、消化系统及其他系统症状。ADPKD的症状常见于30~50岁,临床症状个体差异比较大。与囊肿有关的症状为不适、腹部肿物、腰痛、血尿、急性感染,以及当血尿或并发结石通过输尿管时可发生绞痛,可合并高血压和慢性肾功能不全。50%会进展至肾衰竭。

ADPKD的肾外表现多为肝囊肿,表现为肝区疼痛。虽然囊肿可广泛累及肝脏,但肝功能多不受影响。其他肾外表现有心瓣膜病、胰腺囊肿等。体格检查可触及巨大脾脏和肝脏。

【辅助检查】超声为首选,其次可以进行静脉尿路造影、逆行肾盂造影及CT检查。肾外形增大、轮廓不规则,肾盂肾盏因被囊肿挤压而变形,肾盏可变长、弯曲呈蜘蛛腿样或呈新月形(图42-1)。

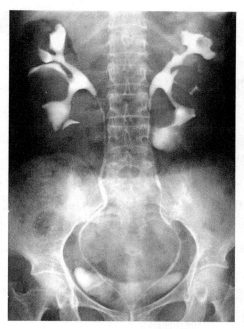

图42-1　常染色体显性遗传多囊肾病患者的双侧逆行肾盂造影表现

【治疗】早期发现、早期诊断和治疗可以改善预后,提高生活质量和延长生存期。治疗原则是处理并发症及保护肾功能。如合并感染可用抗生素。囊肿减压术(包括穿刺抽吸和去顶减压术)保护余下的正常肾单位免受挤压和进一步损害。进入肾衰竭终末期时可做血液透析延长生命直到肾移植。

三、单纯性肾囊肿

单纯性肾囊肿是最常见的肾囊性疾病,可分为孤立性或多发性,常见于50岁以上成人(高达25%)。常是单侧病变,可合并对侧肾病变。本症不常产生症状,或偶有压迫症状。

【临床表现】 患者一般无症状,多见于健康体检或患其他疾病时 B 超、CT 检查而诊断。主要临床表现为患侧肾区疼痛,以胀痛为主。囊内出血或继发感染则疼痛加重。囊肿明显压迫邻近肾实质可出现镜下血尿或蛋白尿,部分病人合并高血压。

【诊断】 首选 B 超检查,还可以进行 CT、肾盂造影或磁共振检查确诊。典型的 B 超显像为囊肿轮廓清晰,一般为圆形或椭圆形,囊内无回声。静脉尿路造影可显示肾盂肾盏受压、拉长及变形(图 42-2)。若囊壁有增强或结节,需与囊性肾癌鉴别。

【治疗】 如囊肿直径小于 4cm,且无自觉症状或压迫梗阻,可定期随诊,无需外科干预。

下列情况之一,则需外科处理:①有疼痛症状或对病人造成了心理影响;②囊肿直径大于 4cm 或有压迫梗阻征象者;③继发出血或怀疑癌变者。

治疗方法:可于超声引导下穿刺抽吸囊液,测定胆固醇及乳酸脱氢酶含量,并注入硬化剂如无水乙醇、50% 葡萄糖、四环素等;或进行囊肿去顶减压术。

近年来由于腹腔镜技术的广泛应用,且疗效好、安全、创伤小、痛苦少,因此腹腔镜下囊肿去顶减压术已成为首选手术方式。

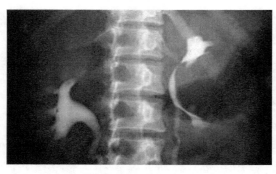

图 42-2 单纯性肾囊肿患者的静脉尿路造影表现

四、髓质海绵肾

髓质海绵肾是先天性、良性肾髓质囊性疾病,与遗传和发育相关。可能有常染色体显性遗传或隐性遗传倾向。发病机制为输尿管芽上升和分支形成集合管过程中,集合管远端异常增大和扩张。临床上不常见,一般在 20 岁以后才被发现。

【病理】 大体观示髓质海绵肾,大小正常。病理切片特点是远端集合管囊性扩张。扩张的囊腔近侧与正常集合管相通,远侧与肾乳头内小管或直接与肾盏相通。由于扩张的囊腔内尿液淤滞,易引起慢性感染和结石。因此,肾内梗阻、感染和结石等并发症常见。一般为双侧性,80% 患者部分或所有肾乳头受累,有单侧性或仅累及一个肾乳头者,肾皮质功能正常。

【临床表现】 多数病人无临床症状。多因肾结石做检查时发现,常累及双侧。部分病人有血尿、尿路感染。此病本身并不使肾功能减弱,但反复结石形成与尿路感染可导致慢性肾盂肾炎,少数发展到终末期肾衰竭。

【诊断】 腹部 X 线片可表现正常,或表现为多个离散的肾锥体结石簇(图 42-3A)。静脉尿路造影显示肾盂肾盏正常或肾盏增宽,杯口扩大突出,并可见造影剂在扩大的肾小管内呈扇形、花束状、葡萄串状和镶嵌状阴影(图 42-3B)。囊腔之间不相通。逆行肾盂造影不能显示上述影像学特征。CT 扫描显示皮髓质交界处"钙化"。

【治疗】 无症状及并发症时不需要治疗,定期密切随访。合并肾结石者,鼓励病人多饮水,保证每日 2L 左右尿量。高尿钙病人予口服噻嗪类利尿剂。若结石进入肾盂或输尿管,应积极采取措施解除梗阻。对症治疗尿路感染、血尿和肾小管酸中毒。

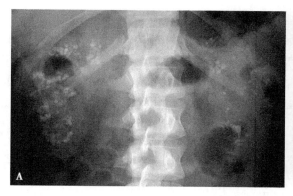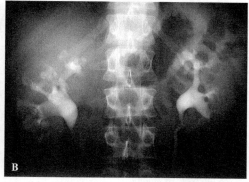

图 42-3　髓质海绵肾病人的腹部 X 线片和静脉尿路造影表现

A. 尿路 X 线片；B. 静脉尿路造影。

五、肾多房性囊肿

肾多房性囊肿的病理特点是具有完整被膜的肿物,将正常肾组织推移、压迫并致其萎缩。肿物无浸润性,切面可见由数毫米至数厘米的囊肿构成。囊内含草黄色或血性液体,尿素与电解质的含量与血浆相似。囊肿被覆规则的扁平至立方形上皮细胞,其间隔为小而圆的初级细胞至长而成熟的成纤维细胞,偶见平滑肌细胞。间质为疏松组织或致密胶原纤维,并于间隔中见到胚胎性肾组织如肾小球及肾小管。

本症可见于任何年龄,多以腹部肿物为主诉,如囊肿疝入肾盂则可有血尿。静脉尿路造影可见患侧肾盂肾盏受肿物压迫变形或不显影。超声检查可探及囊性肿物。CT 表现为局限于单侧肾脏,孤立的、多房性,边界清晰的囊肿,而周围肾实质受压变薄,肾盂肾盏变形。

治疗:经腹腔入路做肾切除,如对侧肾也有病变,则需做肿物切除或肾部分切除。未见有双侧肾多房性囊肿以及囊肿复发及转移的报道。

第二节　马蹄形肾

马蹄形肾是指双肾下极在腹主动脉和下腔静脉前方相互融合,形成马蹄形畸形(图 42-4)。马蹄形肾多在下极相连,峡部为肾实质组织,少数为纤维组织。发病率约为 25/10 000。

影像学检查可辅助诊断。治疗上,如无症状及并发症,则无需治疗;如有峡部压迫周围组织或脏器而引起腹痛、腰痛和消化系统症状,或合并结石,尿路梗阻或感染等,则需分离峡部、解除梗阻等相应整形手术等。

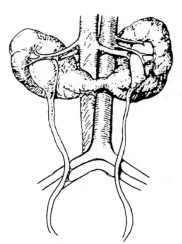

图 42-4　马蹄形肾

第三节　重复肾盂、输尿管

重复肾盂、输尿管是指一个肾有两个肾盂和两条输尿管。起因是胚胎早期肾管下端发出两个输尿管芽进入一个后肾胚基所造成的。可发生在单侧,也有在双侧。发病率 2%~3%,女性多见。重复肾盂、输尿管有一共同包膜,外表上是一个肾,表面有一浅沟将肾分为上半肾和下半肾。一般来讲,上半肾较小而下半肾较大,两条输尿管分别引流上、下半肾的尿液。输尿管开口有以下几种情况:两条输尿管向下走行并融合在一起,以一个输尿管口通入膀胱;两条输尿管各自开口于膀胱,则上面的输尿管口多来自下肾盂,下面的输尿管口来自上肾盂;上肾盂延伸的输尿管向膀胱外器官开口,则称为异位输尿管开口。在女性如开口于尿道、阴道、外阴前庭等,则会表现为持续性尿失禁。前两种情况临床上多无症状,常在体检时发现。

【诊断】 首选超声检查,典型的超声表现为肾区有两个集合系统;静脉尿路造影可用来反映双肾功能,并能发现重复肾畸形及输尿管开口;还可以进行 CT 及磁共振尿路造影协助诊断。

【治疗】 如无症状,则无需治疗。若上半肾感染、肾盂积水、结石形成以及因异位输尿管开口引起的尿失禁,则需做上半肾及所属输尿管切除术;若重复肾功能尚好,可进行异位开口的输尿管膀胱再植术。

第四节　肾盂输尿管连接部梗阻

肾盂输尿管连接部梗阻(ureteropelvic junction obstruction,UPJO)起因可能由于先天性结构异常或周围组织结构压迫而引起的肾盂与输尿管连接部的梗阻。肾盂蠕动波不能下传,逐渐引起肾盂积水。

【临床表现】 多为体检发现。部分病人出现腰部钝痛或合并感染、结石或肿瘤时,出现相应症状。UPJO 是儿童腹部肿块或肾积水的常见病因,左侧多见。

【诊断】 静脉尿路造影可见扩张的肾盂肾盏,造影剂突然终止于肾盂输尿管连接部,下面的输尿管正常或不显影。超声可诊断肾积水。放射性核素肾图可判断肾小球滤过功能和上尿路有无梗阻,在 UPJO 术前可用来评估患肾功能。

【治疗】 肾积水明显、肾功能持续下降,或合并感染、结石者应手术治疗。外科手术的目的在于解除肾盂输尿管连接部的梗阻,最大限度的恢复肾功能。术式多采用肾盂输尿管连接部狭窄切除,输尿管与肾盂整复吻合术。

第五节　尿道下裂

尿道下裂是前尿道发育不全而导致的尿道口位于正常尿道口近端至会阴部的途径上,部分病例并发阴茎下弯。尿道下裂是小儿泌尿系统中的常见畸形,发病率约为 1/300。

【病因】 在胚胎期由于内分泌异常或其他原因导致尿道沟闭合不全,形成尿道下裂。尿道沟是从近端向远端闭合,所以尿道口位于远端的前型尿道下裂占比例最大。外生殖器发育依赖双氢睾酮的调节。任何睾酮产生不足或转化成双氢睾酮过程出现异常均可导致如尿道下裂等外生殖器畸形。母亲在孕期应用雌激素较多也有导致尿道下裂的危险。尿道下裂发病有明显的家族倾向,可能与基因遗传有关。另外,目前认为与环境也有关。

【临床表现】 典型的尿道下裂有四个特点。①异位尿道口:尿道口可位于正常尿道口近端至会阴部尿道的任何部位。部分尿道口有狭窄,其远端为尿道板。②阴茎下弯:即阴茎向腹侧弯曲。目前认为尿道下裂有明显阴茎下弯的只占 35%,而且往往是轻度下弯。导致阴茎下弯的原因有尿道板纤维组织增生;阴茎体尿道腹侧皮下组织各层缺乏及阴茎海绵体背腹两侧不对称。③包皮的异常分布:阴茎头腹侧包皮因未能在中线融合,故呈"V"形缺损,包皮系带缺如,全部包皮转至阴茎头背侧呈帽状堆积。④尿道海绵体发育不全:从阴茎系带到异常尿道开口,形成一条粗的纤维带。

按照尿道口部位不同分为以下四型(图 42-5),其中后三种类型可能会影响性功能和性行为,不能站立排尿。

1. 阴茎头型　尿道口位于阴茎头或冠状沟。

2. 阴茎型　尿道口位于阴茎体腹侧任何部位,以阴茎体中部者较多见。

3. 阴囊型　尿道口位于阴茎根部与阴囊交界处。阴囊常对裂,如并发隐睾则似女性阴唇。

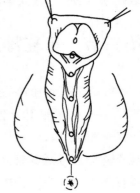

图 42-5　尿道下裂不同的尿道口部位

4. 会阴型 尿道口位于会阴部,阴茎多极度向腹侧弯曲,发育不良的阴茎常被帽状包皮和分裂的阴囊所覆盖,外生殖器酷似女性,如合并隐睾则呈男性假两性畸形。本型常合并肛门直肠畸形。

尿道下裂越严重伴发畸形率越高。最常见的是腹股沟斜疝和睾丸下降不全。很多患者还可能合并阴茎阴囊转位、阴茎扭转、小阴茎及重复尿道等。

【诊断及鉴别诊断】 尿道下裂是外生殖器畸形,经体格检查很容易确诊。当尿道下裂合并双侧隐睾时要注意有无性别异常。检查方法包括:①查体;②染色体检查;③尿 17-酮类固醇测定;④剖腹或腹腔镜检查及性腺活检。

【手术治疗】 手术治疗的总体目标为:①完全矫正阴茎下弯畸形;②使尿道口位于阴茎头正常位置;③阴茎外观接近正常,能站立排尿,成年后能正常进行性生活。修复手术的年龄宜于在 6~18 个月。可一期或分期完成,伴睾丸下降不全或腹股沟疝,也应做相应手术。术后应注意尿道口狭窄、尿道皮肤瘘、合并感染等并发症。

第六节 隐睾症

睾丸在发育过程中未降入阴囊,停留在腹腔和阴囊之间的任何位置(腹膜后、腹股沟管或阴囊入口处),称为隐睾症。隐睾在未成熟儿中占 9.2%~30%,在成熟儿中占 3.4%~5.8%,一岁以后的隐睾占 1.82%。隐睾可分为单侧和双侧,约 2/3 为单侧,右侧隐睾占 70%。按位置分类:腹腔内睾丸占 8%,腹股沟管内占 72%,阴囊上方占 20%。阴囊的舒缩可以调节阴囊内的温度,以维持睾丸正常的生精功能。隐睾则受到体内温度的影响而发生生精障碍导致不育。

【病因】 病因尚不明确,可能的原因是内分泌调节异常和/或多基因缺失。睾丸的下降是复杂的激素与机械因素共同调控的结果,因此,隐睾的发生是多因素的。

常见的原因:①解剖因素,如睾丸系带过短或缺如,睾丸系膜与腹膜发生粘连,使发育过程中睾丸无法下降,睾丸的血管发育异常,精索的血管或输精管过短,睾丸体积过大,阴囊发育过小等;②内分泌因素,如下丘脑-垂体-性腺轴异常,雄激素缺乏,雌激素水平过高等;③遗传因素等。

【临床表现】 患者一般无自觉症状,多数体检时发现。约 30% 男性未成熟儿可能出现隐睾,但大多未降睾丸在生后第一年自行下降。主要表现为患侧阴囊发育不良,阴囊空虚。

【诊断】 主要从体格检查体征确定,患侧阴囊空虚,腹股沟管内隐睾者可能在腹股沟区扪及光滑活动的包块。对于不能扪及的隐睾,多数可借助 B 超检查来确定隐睾的位置。少数位置较高的隐睾如腹腔内隐睾可能需要通过磁共振,甚至腹腔镜才能发现。在不能扪及的隐睾病人中,部分为睾丸缺如,需与无睾症鉴别。

【并发症】 ①不育:隐睾周围的温度较阴囊内高 1.5~2.5℃,影响睾丸内精子的生成,双侧隐睾者将丧失生育能力,单侧隐睾者也偶有不育;②疝:隐睾者多伴有睾丸鞘状突未闭而发生腹股沟斜疝;③睾丸损伤:如果睾丸位于腹股沟内或耻骨结节附近,位置表浅、固定,易受外伤;④睾丸扭转:未降睾丸发生睾丸扭转的概率较阴囊内睾丸要高得多;⑤恶变:隐睾发生恶变的概率比正常睾丸高 20~48 倍,睾丸下降后不能降低睾丸恶变的机会,但隐睾置入阴囊后容易检查;⑥精神和心理影响:隐睾可使患儿产生自卑心理。

【治疗】

1. 1 岁内的睾丸有自行下降可能,可等待观察。

2. 内分泌治疗 1 岁以后若无自行下降,可短期应用绒毛膜促性腺激素每周肌注 2 次,每次 500U,总剂量为 5000~10 000U。

3. 手术治疗 若 2 岁以前睾丸仍未下降,需手术治疗。可选用开放手术或腹腔镜手术将睾丸下降固定。对一期固定术有困难的高位隐睾,可切断睾丸动脉,以延长精索,但应保留输精管动脉以及分支以保留睾丸血供。必要时可应用显微外科技术做自体睾丸移植。对下拉固定有困难且睾丸发育不良或疑有恶变者，如对侧睾丸正常，可将睾丸切除以防恶变。

（罗俊航）

学习小结

本章列举了泌尿生殖系统常见的几种先天畸形。在学习过程中需要重点了解各种畸形的临床表现及诊断，甄别出需尽早治疗的畸形，如尿道下裂和隐睾症，否则将影响患者性功能、生育功能和生活质量。另外需了解各种畸形的治疗方法，如肾囊性疾病的分类和治疗方法、尿道下裂的分型。

复习参考题

1. 男性泌尿系统、生殖系统的畸形有哪些？ 如何诊断？

2. 简述尿道下裂的特点和分型。

3. 隐睾症的危害是什么？ 如何治疗？

第四十三章　泌尿系统损伤

学习目标

掌握	尿道损伤的病理、诊断及急症处理原则；肾损伤的诊断和保守治疗原则。
熟悉	输尿管、膀胱损伤的症状、诊断、鉴别诊断及治疗原则。
了解	泌尿系统各部位损伤的病因及有关病理解剖。

泌尿系统损伤是临床外科较为常见的急危重症之一,以男性尿道损伤最为多见,肾和膀胱损伤次之,输尿管损伤较少见。泌尿系统损伤时常合并胸、腹、盆腔等其他脏器的损伤。因此在临床工作中深入了解泌尿系统损伤的机制,熟练掌握其诊断、处理原则及治疗措施,是能否抢救成功及改善患者预后的重要基础。在处理泌尿系统损伤时,应详细询问病史,尽可能直接询问受伤者。在处理损伤前积极的复苏处理至关重要,包括迅速建立呼吸通道、控制出血和抗休克等。同时还需谨慎和有效地评估泌尿系统损伤的严重性,从而选择合适的治疗时机和治疗方法。

第一节　肾损伤

肾脏是腹膜后器官,解剖位置隐蔽,深藏于肾窝,受到周围强壮的腰部肌肉、脊柱、肋骨以及前面的内脏等良好结构的保护,而且正常肾脏有 1～2cm 的活动度,可以缓冲外来的暴力,故肾脏不易受损。但是肾实质较脆弱,受暴力打击后会发生破裂。肾损伤最多见于 20～40 岁的男性,儿童肾损伤的发病率也较高。

【损伤机制】 当暴力超过肾实质的抗拉强度时会引起肾损伤。按损伤机制的不同,可分为闭合性肾损伤、开放性肾损伤和医源性损伤。其中闭合性肾损伤占 60%～70%,可由直接暴力(如撞击、跌打、挤压等)或间接暴力(如对冲伤)所致。开放性肾损伤多见于战时和意外事故,由冷兵器或火器所致,常伴有其他脏器的损伤,后果严重。医源性肾损伤偶见于医疗操作如肾穿刺、腔内泌尿外科检查或治疗时。

肾损伤可在下列情况发生:

1. 直接暴力　肾区受到直接打击,跌倒在一坚硬的物体上,或被挤压于两个外来暴力的中间。

2. 间接暴力　运动中突然加速或减速、自高处跌落、双足或臀部着地、爆震冲击波等使肾脏受到惯性震动移位。

3. 穿刺伤　多为利器、子弹或弹片所致,常为贯通伤,可以损伤全肾或其一部分,一般均伴发腹腔或胸腔其他内脏损伤。

4. 自发破裂　肾也可无明显外来暴力而自发破裂,这类"自发性"的肾破裂常由于肾脏已有病变,如肾盂积水、肿瘤、结石和慢性炎症等所引起。

【病理改变】 根据肾损伤的严重程度可以分为轻度肾损伤（肾轻度挫伤、肾挫裂伤）和重度肾损伤（肾全层裂伤、肾蒂损伤）（图43-1）。

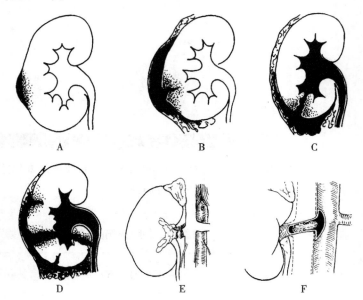

图43-1 肾损伤的类型
A. 肾瘀斑及包膜下血肿；B. 表浅肾皮质裂伤及肾周围血肿；C. 肾实质全层裂伤、血肿及尿外渗；
D. 肾横断；E. 肾蒂血管断裂；F. 肾动脉内膜断裂及血栓形成。

1. **肾轻度挫伤** 损伤仅局限于部分肾实质，形成实质内瘀斑、血肿或局部包膜下小血肿，亦可涉及肾集合系统而有少量血尿。由于损伤部位的肾实质分泌尿液功能减低，故甚少有尿外渗。一般症状轻微，愈合迅速，属于轻度肾损伤。

2. **肾挫裂伤** 是肾实质挫裂伤。如伴有肾包膜破裂，可致肾周血肿；如肾盂肾盏黏膜破裂，则可见明显的血尿。但一般不引起严重尿外渗。内科治疗，大多可自行愈合，属于轻度肾损伤。

3. **肾全层裂伤** 肾实质严重挫伤时，外及肾包膜、内达肾盂肾盏黏膜，此时常伴有肾周血肿和尿外渗。如肾周筋膜破裂，外渗血尿可沿后腹膜外渗。血肿如破入集合系统，则可引起严重血尿。有时肾脏一极可完全撕脱，或肾脏严重裂伤呈粉碎状称为粉碎肾。这类肾损伤症状明显，后果严重，均需手术治疗，属于重度肾损伤。

4. **肾蒂损伤** 肾蒂血管撕裂时可致大出血、休克。如肾蒂完全断裂，伤肾甚至可被挤压通过破裂的横膈进入胸腔。锐器刺伤肾血管可致假性动脉瘤、动静脉瘘或肾盂静脉瘘。对冲伤常使肾动脉在腹主动脉开口处内膜受牵拉而破裂，导致肾动脉血栓形成，使伤肾失去功能。属于重度肾损伤。

【临床表现】 肾损伤的临床表现颇不一致，有其他器官同时受伤时，肾损伤的症状可能不易觉察。其主要症状包括：

1. **休克** 早期休克可能由剧烈疼痛所致，但其后与大量失血有关，多发生于重度肾损伤，其程度依伤势和失血量而定。除血尿外，肾周筋膜完整时，血肿局限于肾周筋膜；若肾周筋膜破裂，血液外渗到筋膜外形成后腹膜血肿，如腹膜破裂，则大量血液流入腹膜腔使病情迅速恶化。凡短时间内迅速发生休克或快速输血后仍不能纠正休克时，常提示有严重的内出血。晚期继发性出血常见于伤后2~3周，偶尔在2个月后发生。

2. **血尿** 90%肾损伤的患者有血尿。轻者为镜下血尿，但肉眼血尿较多见。血尿的严重程度与肾损伤程度不完全一致。如肾盂广泛性的损伤、肾血管受伤（肾动脉血栓形成、肾蒂撕脱）、输尿管断裂或被血块、肾组织碎片完全堵塞,血液流入腹腔,以及血和尿同时外渗到肾周围组织等损伤情况时,尽管伤情严重,但血尿可不明显。

3. 疼痛　常为伤侧肾区或上腹部疼痛,体位改变时疼痛加重。这种痛感是由于肾实质损伤和肾被膜膨胀所引起。疼痛可局限于腰部或上腹,或散布到全腹,放射到背后、肩部、髋区或腰骶部位。如伴腹膜破裂而有大量尿液、血液流入腹腔,可致全腹压痛和肌抵抗等腹膜刺激征象。这种情况在幼童较易发生。当血块通过输尿管时可有剧烈的肾绞痛。

4. 腰腹部肿块和皮下瘀斑　损伤严重时血液和外渗尿积存于肾周围,可形成肿块,有明显触痛。外伤侧常有皮下瘀斑或擦伤。

5. 发热　肾和周围组织因血肿和尿外渗而易使细菌侵入并繁殖导致继发感染,甚至发生肾周脓肿或化脓性腹膜炎,引起发热等全身中毒症状。

【诊断】

（一）病史

1. 根据腰或上腹部外伤史及其临床表现和血尿,一般可以诊断肾损伤。

2. 伤情估计　当肾损伤症状与严重复杂的临床症状不相符合时,应考虑存在其他脏器损伤。开放性、闭合性肾损伤均有可能合并胸、腹腔脏器或脊柱等损伤,最常见的合并伤为肝脏、结肠和脾脏损伤,肾损伤诊断时应重视全身各部位器官的检查。

（二）辅助检查

1. B超　对肾损伤的诊断和损伤程度能够提供较可靠依据,并能同时发现其他腹腔脏器的合并伤,常作为主要的筛选检查方法。

2. X线检查

（1）X线片:严重肾损伤时可见肾影和腰大肌影模糊不清。

（2）大剂量静脉尿路造影（50%泛影葡胺 22ml/kg+150ml 生理盐水快速静脉滴入）:在肾盂或肾盏裂伤时,可见肾内造影剂外渗到肾周,而肾内血肿压迫可见肾盏或肾盂变形。但是目前已经较少使用,大多为CT检查所替代。

（3）动脉造影:当怀疑有肾蒂损伤时,做腹主动脉造影能显示肾动脉和肾实质损伤的程度。一般不作为常规检查的项目。

3. CT　是一种安全、迅速、有效而无创伤的检查,可清晰显示肾实质损伤的程度、尿外渗和血肿的范围。对肾损伤的诊断和损伤分类很有价值,可作为肾损伤的首选检查。

美国创伤外科协会器官损伤定级委员会主要参考 CT 扫描的结果,制定了肾损伤分级（表43-1）。

表43-1　美国创伤外科协会肾损伤分级

分级	类型	描述
Ⅰ级	挫伤	镜下或肉眼血尿,泌尿系检查正常
	血肿	包膜下血肿,无肾实质裂伤
Ⅱ级	血肿	局限于腹膜后肾区的肾周血肿
	裂伤	肾实质裂伤深度小于 10cm,无尿外渗
Ⅲ级	裂伤	肾实质裂伤深度超过 10cm,无集合系统破裂或尿外渗
Ⅳ级	裂伤	肾损伤贯穿肾皮质髓质和集合系统
	血管损伤	肾动、静脉主要分支损伤伴出血
Ⅴ级	裂伤	肾脏碎裂
	血管损伤	肾门血管撕裂、离断伴肾脏无血供

4. 放射性核素扫描　对肾损伤的诊断及随诊检查也有一定帮助,扫描方法简单而安全,可根据情况采用。

【鉴别诊断】

1. 腹腔脏器损伤　可与肾损伤并存,表现出血、休克等危急症状。但有明显的腹膜刺激症状;腹腔穿刺抽出血性液体;尿液检查无红细胞;超声检查肾无异常发现;尿路造影肾盂肾盏形态正常,无造影剂外溢征象。

2. 肾梗死　表现腰痛、血尿,X线检查可有肾被膜下血肿征象,但往往有心血管疾患或肾动脉硬化的病史;血清乳酸脱氢酶、谷氨酸草酰乙酸转氨酶及碱性磷酸酶升高;静脉尿路造影肾显影迟缓或不显影。

【治疗】 肾损伤的治疗是依照患者的一般情况、肾损伤的范围和程度,以及其他器官有无严重损伤而确定。因此,在处理上应考虑:休克的治疗;其他器官损伤的治疗;肾损伤的处理采用支持治疗或手术治疗。选择正确的初期治疗方法常是决定预后的重要因素。

(一)非手术治疗

适合于轻度肾损伤的患者,治疗包括:

1. 绝对卧床至少 2 周,待尿液变清后可允许起床活动。外伤后 6 周内不宜参加重体力劳动。

2. 适当选用镇静止痛、解痉剂和止血药物。

3. 适量抗生素预防和抗感染。

4. 定时观察血压、脉搏、血常规、腰腹部体征和血尿进展情况。

5. 补充血容量和热量,保持水、电解质平衡;局部可冷敷;必要时输血补充血容量。

(二)手术治疗

手术治疗一般采用经腹切口,先探查腹腔内脏器有无损伤,再打开后腹膜处理肾损伤。手术治疗的适应证包括:

1. 开放性肾损伤。

2. 严重肾损伤,包括肾粉碎伤、肾盂破裂、肾蒂损伤。

3. 伴有腹腔脏器损伤者。

4. 严重尿外渗。

5. 在非手术治疗观察中患者出现以下情况时也应行手术探查:①经积极抗休克治疗后症状未见改善,怀疑有内出血;②血尿逐渐加重,脉搏增快,血压下降伴血红蛋白、红细胞比容持续下降者;③腰腹部包块逐渐大者;④疑有腹腔内脏器损伤。

手术治疗的方式:根据肾损伤程度和肾损伤部位选择肾实质修补、肾部分切除、肾切除或选择性肾动脉栓塞术。

【肾损伤的并发症】 严重损伤的并发症大多由血或尿外渗以及继发性感染等所引起。主要有肾周脓肿、尿瘘、肾盂肾炎和脓肾、输尿管狭窄、肾积水、假性尿囊肿、结石、肾功能丧失、动静脉瘘、高血压和血肿钙化等。部分病例伤肾有持久性的形态学改变,如肾盂肾盏憩室、肾盏变形、部分肾实质萎缩等,但不伴有任何症状。

第二节　输尿管损伤

输尿管位于腹膜后间隙,受到周围组织的良好保护,且有相当的活动范围。因此外界暴力所致的输尿管损伤很少见,多为医源性损伤或腹部贯穿伤。损伤后易被忽视,多在出现症状时才被发现,容易延误诊治。

【病因】

1. 手术损伤　常发生在下腹部、盆腔等需要后腹膜广泛解剖的手术,如结肠、直肠、子宫切除术以及大血管手术,由于解剖较复杂,局部粘连严重、手术野不清,匆忙止血,大块钳夹、结扎致误伤输尿管;术时不一定发现损伤,术后发生漏尿或无尿才察觉。前列腺癌根治术也有可能损伤输尿管。

2. 腔内器械损伤　经膀胱镜逆行输尿管插管、扩张、套石,输尿管肾镜检查,取/碎石等操作均可发生输尿管损伤。当输尿管有狭窄、扭曲、粘连或炎症时,可能发生输尿管被撕裂,甚至被拉断,务必慎重处理。

3. 放射性损伤　结肠癌、子宫颈癌或前列腺癌等放疗后,使输尿管管壁水肿、出血、坏死、形成尿瘘或纤维瘢痕组织形成,造成输尿管梗阻。

4. 外伤　外界暴力引起输尿管损伤多见于枪击伤所致,偶见于锐器刺伤。根据输尿管损伤程度不同可分为挫伤、穿孔、扭曲、结扎、切开、切断、外膜剥脱后缺血、坏死等。输尿管损伤导致尿外渗,可引起尿性腹膜炎,继发感染后可发生脓毒血症。输尿管结扎会引起患者肾盂积水,久之会发生肾萎缩。

【临床表现】

1. 无尿　双侧输尿管或孤立肾输尿管结扎、损伤,可导致无尿。

2. 尿外渗　可发生于损伤时或数日后,尿液由输尿管损伤处渗入后腹膜间隙,引起腰痛、腹痛、腹胀、局部肿胀、包块及触痛。如腹膜破裂,尿液漏入腹腔,则会产生腹膜刺激症状。严重时出现脓毒血症如寒战、高热。

3. 血尿　血尿不一定出现,也不一定持续存在,更不一定与输尿管损伤的程度相一致。

4. 梗阻　损伤后因局部炎症、水肿、粘连导致输尿管狭窄进而引起尿路梗阻,输尿管被缝扎或结扎时可引起完全性梗阻,梗阻后因肾盂压力增高,可有患侧腰部胀痛、腰肌紧张、肾区可以出现叩击痛及发热等。

【诊断】

1. 除少数手术损伤的病例能及时发现外,大多数输尿管损伤的病例不易早期发现,一般在伤后数日或数周出现症状后才被诊断。

2. 靛胭脂静脉注射试验　手术中怀疑输尿管有损伤时,由静脉注射靛胭脂,蓝色尿液就会从输尿管裂口流出。

3. 影像学检查

(1)静脉尿路造影:可显示输尿管损伤处的尿外渗、尿漏或梗阻。

(2)逆行肾盂造影:可显示梗阻或造影剂外渗。

(3)B超:可发现尿外渗和梗阻所致的肾积水。

(4)放射性核素肾显像:可显示结扎侧上尿路梗阻以及评估输尿管梗阻导致肾积水后肾损伤的程度。

(5)磁共振尿路造影检查:可较好地显示尿路的解剖结构,无侵袭性而且无需造影剂,目前已经广泛应用于输尿管损伤的诊断。

(6)CT:不能直接显示输尿管损伤,但可以显示损伤的后果,如尿性囊肿、输尿管周围脓肿、肾积水及尿瘘。

【治疗】

1. 治疗原则　为恢复输尿管的连续性或完整性,减少局部发生狭窄的机会,保持尿液引流通畅和尽可能最大限度地保护患侧肾功能。

2. 时机的选择　输尿管外伤时如伴有其他脏器的严重损伤,病情危重,应首先抢救患者生命。外渗尿液可彻底引流,可以行伤侧肾造瘘,以待二期修复输尿管损伤。手术中发生并及时发现的输尿管损伤立即进行处理是损伤修复的最佳时机,此时损伤组织尚无水肿或粘连,手术修复简单易行,术后恢复良好,并发症亦少。若超过3日原则上不宜立即修复。

3. 输尿管逆行插管引起的输尿管损伤一般不太严重,可以保守治疗。但是输尿管镜检或治疗时引起的输尿管损伤穿孔,宜留置输尿管支架管,引流1~2周后再拔除。

4. 术中或术后发生输尿管损伤,在清除外渗尿后应按具体情况处理:

(1)输尿管被误扎:拆除缝线,如有结扎部位输尿管缺血坏死,则需切除后行对端吻合,内置输尿管支架管。

(2)输尿管部分或大部分缺损:根据缺损的长度和部位,行输尿管端端吻合、输尿管膀胱壁瓣吻合术、自体肾移植术或回肠代输尿管术。

5. 后期并发症的治疗

(1)输尿管狭窄:可试行输尿管插管扩张或留置双"J"形输尿管支架管,根据不同情况决定留置时间长短。狭窄严重或置管不成功应视具体病情决定手术,进行输尿管周围粘连松解术或狭窄段切除术。如输尿管完全梗阻暂不能解除时可先行肾造瘘术1~2个月后,再行输尿管修复。

(2)尿瘘:输尿管皮肤瘘或输尿管阴道瘘发生后3个月左右,伤口水肿、尿外渗及感染所致炎性反应消退,患者全身情况允许,应进行输尿管修复。

第三节 膀胱损伤

膀胱损伤大多数发生在尿液充满膀胱时,此时膀胱壁紧张,膀胱面积增大且高出于耻骨联合处而成为腹部器官,故易遭受损伤。膀胱排空时位于骨盆深处,受到周围筋膜、肌肉、骨盆及其他软组织的保护,故除贯通伤或骨盆骨折外,很少为外界暴力所损伤。

【病因】根据致伤的病因,膀胱损伤可分成四类:

1. 闭合性膀胱损伤 过度充盈的膀胱易受外界暴力损伤而发生破裂。多见于猛击、踢伤、堕落或意外交通事故。

2. 开放性膀胱损伤 主要见于战时,由火器和锐器所致,常合并其他脏器损伤,如直肠损伤和骨盆损伤。

3. 医源性膀胱损伤 见于经尿道手术、盆腔和阴道等手术时有可能造成膀胱损伤。医源性膀胱损伤近年来逐渐上升,已经占膀胱损伤的很大比例。

4. 自发性膀胱损伤 膀胱存在某些自身疾病如膀胱结核、膀胱肿瘤时,即使无明显外界暴力作用也可发生,称之为自发性破裂。自发性膀胱破裂几乎均为腹膜内型膀胱破裂。

【病理】

1. 膀胱挫伤 仅伤及膀胱黏膜或肌层,膀胱壁未穿破,无尿外渗,但可发生血尿。

2. 膀胱切割伤 经尿道膀胱肿瘤电切或激光治疗不当,或膀胱结石激光碎石治疗不当时,可损伤膀胱,虽然膀胱破裂未发生,但是可引起膀胱内大出血,甚至可以导致失血性休克。

3. 膀胱破裂 临床上所遇到的膀胱损伤主要是破裂。依照破裂的位置与腹膜的关系,可分为腹膜内型、腹膜外型和混合型。

(1)腹膜外型:膀胱壁破裂,但腹膜完整。尿液外渗到膀胱周围组织及耻骨后间隙并延伸到前腹壁的皮下,沿骨盆筋膜到盆底,或沿输尿管周围疏松组织蔓延到肾区。损伤部位多见于膀胱前壁。腹膜外膀胱破裂多数伴有骨盆骨折。

(2)腹膜内型:膀胱壁破裂伴腹膜破裂,膀胱壁裂口与腹腔相通,尿液流入腹腔,引起腹膜炎。其损伤部位多见于膀胱的后壁和顶部。

(3)混合型:即同时有腹膜内和腹膜外膀胱破裂,多由火器伤、利刀穿刺伤所致,常合并其他器官损伤。

【临床表现】

1. 休克　剧烈的创伤疼痛和大量失血是休克的主要原因。如为广泛性的创伤,伴有其他脏器的损伤,例如骨盆骨折、骨折碎片刺破下腹部和盆腔血管可致严重失血和休克。

2. 疼痛　下腹部或耻骨疼痛和腹壁强直,伴有骨盆骨折时挤压骨盆时尤为明显。血尿外渗于膀胱周围和耻骨后间隙可导致局部肿胀,一旦继发感染发生蜂窝织炎和败血症则症状更为危重。如尿液漏入腹腔可出现腹腔炎症。

3. 血尿和排尿障碍　患者有尿急或排尿感,但无尿液排出或仅排出少量血性尿液。

4. 尿瘘　在开放性膀胱损伤,伤口有尿液流出。如与直肠、阴道相通,则可经肛门、阴道排出血性尿液。膀胱直肠瘘形成后,排尿时可排出粪便碎片及气体。反复发作则可并发严重尿路感染和形成结石。

5. 高氮质血症　腹膜内型膀胱破裂时,大量尿液进入腹腔内,因腹膜有半透膜作用,将尿素氮吸收到血液中而产生氮质血症。

【诊断】

1. 根据病史、体征以及其他检查结果,可以确诊膀胱损伤。如伴有其他脏器损伤,膀胱损伤的体征可被其隐蔽。故凡下腹部、臀部或会阴部有创伤时,或下腹部受到闭合性损伤时,患者有尿急而不能排尿或仅排出少量血尿时,均应考虑可能发生膀胱损伤。

2. 导尿检查　导尿时发现膀胱空虚仅有极少血性尿液时,应想到膀胱破裂并有尿外渗可能。可注入消毒生理盐水200~300ml,片刻后重新抽出。如抽出液供量少于注入量,应怀疑有膀胱破裂和尿外渗。

3. 影像学检查

(1)膀胱造影:导尿后由导尿管注入造影剂行膀胱造影,以了解有无膀胱破裂、尿外渗及其渗出部位。有时甚至可发现导尿管已通过膀胱裂口进入腹腔,从而明确诊断。

(2)CT:对于诊断较为困难的膀胱损伤,可以采用CT膀胱造影。CT可以显示膀胱体积缩小,膀胱外侧高密度血肿影像,膀胱周围大量溢出尿液及血液,可准确地显示腹腔内少量积液,可鉴别腹膜外积液。

(3)骨盆X线片:了解有无骨盆骨折,有无异物等。

【治疗】

1. 外伤性膀胱破裂　常合并骨盆骨折或其他器官损伤,应注意抗休克和预防感染。

2. 非手术治疗　膀胱破裂口较小,无明显尿外渗,症状不严重者,通常留置导尿1~2周后可以自愈。保守治疗期间应保持尿液引流通畅,应用广谱抗生素预防感染。

3. 手术治疗　处理的方法根据损伤的位置、感染的情况和有无其他器官损伤而定。手术的主要目的为尿液的引流、出血的控制、膀胱裂口的修补和外渗液的彻底引流。若腹腔内其他器官也有损伤,应同时给予适当的处理。

4. 并发症　大多数膀胱破裂引起的严重并发症是由于漏诊或尿液外漏未得到及时处理,从而导致广泛的盆腔和腹腔脓肿形成。较轻的并发症有耻骨上造瘘管脱出、造瘘管周围及伤口漏尿、膀胱痉挛等。膀胱痉挛可以使用M-胆碱能受体拮抗剂治疗;盆腔积液或脓肿可以通过超声定位穿刺引流等治疗。

第四节　尿道损伤

男性尿道由尿生殖膈分为前尿道(球部尿道及阴茎部尿道)及后尿道(前列腺部尿道及膜部尿道)。前者位于会阴部,后者位于盆腔内。由于解剖位置不同,尿道损伤的致伤原因、临床表现和治疗方法也不尽相同。

【流行病学】尿道损伤是泌尿系统常见损伤,多发生于男性且青壮年居多。尿道损伤如处理不当,可导致感染、狭窄、梗阻及性功能障碍。女性尿道损伤发生率较男性低得多,只有严重的骨盆骨折移位导致膀胱颈或阴道受损才可发生尿道损伤。

【发病原因】

1. 尿道闭合性损伤　主要由会阴骑跨伤和骨盆骨折所致,是尿道损伤最常见的原因。

(1)会阴骑跨伤:多因由高处跌下或摔倒时,会阴部骑跨于硬物上或会阴部被猛烈踢伤所致。受伤部位多位于球部尿道,少数可伤及球膜部尿道。因球部尿道位于耻骨联合下方比较固定,因而易于致伤。这类损伤一般不合并发生骨盆骨折。

(2)骨盆骨折　骨盆骨折伤合并尿道损伤,部位几乎都发生在后尿道。骨盆骨折所致的后尿道损伤,多为骨折引起的尿道撕裂(断)伤,少数为骨折断端刺伤。由于膜部尿道穿过尿生殖膈并被其固定,因此膜部尿道损伤相对常见。

2. 尿道开放性损伤　多见于利器伤或火器伤,偶见于牲畜咬伤及牛角刺伤等,常并发阴茎及会阴部的损伤或缺失,伤情复杂。

3. 医源性损伤　常因尿道器械操作不当所致。多发生在尿道外口、球部尿道、膜部尿道或前列腺部尿道。尿道有病变特别是有梗阻时,较易发生损伤。损伤程度和范围不一,可仅为黏膜挫伤,也可穿破尿道,甚至可穿入直肠。

【病理变化】尿道损伤后的病理变化随尿道损伤原因及损伤的程度而异,尿道黏膜灼伤常致尿道广泛的狭窄;尿道挫伤及部分断裂可造成尿道狭窄;膜部尿道断裂时近端尿道向后上退缩移位,发生尿潴留,如用力排尿则发生尿外渗,常伴有骨盆骨折。

尿外渗的范围随破裂部位而异,前尿道破裂时如阴茎深筋膜完整,出血和尿外渗只局限在阴茎本身,表现为阴茎肿胀;如阴茎深筋膜已破而会阴浅筋膜完整,出血和尿外渗将积聚在阴囊,尿道球部损伤时可见这种出血和尿外渗;后尿道破裂时因受尿生殖膈的限制,出血和尿外渗将向耻骨后间隙和膀胱周围扩散。

【临床表现】

1. 休克　骨盆骨折后尿道损伤,一般较严重,常合并大出血而发生损伤性和失血性休克。

2. 尿道出血　前尿道损伤有鲜血自尿道口滴出或溢出。后尿道损伤时也可观察到患者尿道口流血。

3. 疼痛　前尿道损伤局部常有疼痛及压痛,有排尿痛并向阴茎头及会阴部放射。后尿道损伤可见下腹部痛,局部肌紧张。

4. 排尿困难及尿潴留　损伤严重者伤后即不能排尿。伤后时间稍长耻骨上区可触到膨胀的膀胱。

5. 血肿及尿外渗　骑跨伤局部皮下可见到瘀斑及血肿,并可延至会阴部,使阴囊、会阴部皮肤肿胀呈青紫色。后尿道损伤尿外渗向耻骨后间隙和膀胱周围扩散。尿外渗如未及时处理或继发感染,可导致组织坏死、化脓,严重者可出现全身中毒症状。局部感染或坏死可形成尿瘘。

【诊断】

1. 病史　尿道损伤的诊断应依据外伤史、症状和体征,并注意以下问题:确定尿道损伤的部位;估计尿道损伤的程度;有无其他脏器合并伤。

2. 直肠指检　凡疑有尿道损伤特别是骑跨伤和骨盆骨折,必须进行直肠指检,不可忽略。直肠指检前列腺向上移位,有浮动感,可向上推动者,提示后尿道断裂;指套染有血迹或有血性尿液溢出时,说明直肠也有损伤,或膀胱、尿道直肠间有贯通伤。

3. 诊断性导尿　在严格无菌操作下轻柔地试插导尿管。试插成功提示尿道损伤不重,可保留导尿管作为治疗措施,不要任意拔除。

4. X线检查　疑有骨盆骨折时,应行骨盆正侧位 X 线片检查。逆行尿道造影可以观察尿液外渗的范围,有助于诊断和明确尿道损伤的部位以及程度。尿道挫伤一般无造影剂外渗;当尿道部分破裂可见造影剂外渗;如造影剂进入尿道后大量外渗,说明尿道有严重破裂或断裂。后尿道断裂患者,造影剂则集中在耻骨后间隙。

【鉴别诊断】

1. 膀胱破裂　腹膜外膀胱破裂也常合并有骨盆骨折,也可出现耻骨后间隙、膀胱周围间隙尿外渗,出现排尿困难、无尿等症状。但腹膜外膀胱破裂时,膀胱往往不充盈,呈空虚状态。导尿管可顺利插过尿道,插入后无尿液或仅有少许血尿流出。直肠指检无前列腺移位和压痛。必要时行膀胱尿道造影可以帮助鉴别。

2. 尿道肿瘤　有排尿困难症状,也常伴有初始血尿或尿道内流出血性分泌物。但无外伤史,排尿困难往往呈进行性加重。沿尿道触诊或直肠指诊,可触及尿道局部肿块,伴压痛。尿道造影可显示尿道充盈缺损。

3. 尿道结石　突然出现排尿困难及尿痛,常伴尿频、尿急及血尿症状。既往可有肾绞痛史或尿道排石史,但无外伤史。有时沿前尿道触诊或直肠指检可触及局部硬结伴压痛。尿道探通术可触及异物感;X 线检查可发现尿道不透光阴影;尿道镜检查可直接窥见结石。

4. 脊髓损伤　腰部外伤后出现排尿困难或急性尿潴留时,有时须与尿道损伤相鉴别。脊髓损伤时,除出现排尿困难症状外,往往还伴有神经系统症状和体征,如会阴部感觉减退、肛门括约肌松弛等表现。

5. 前、后尿道损伤的相互鉴别　根据发病原因,尿液外渗的范围等加以鉴别(图 43-2、图 43-3)。

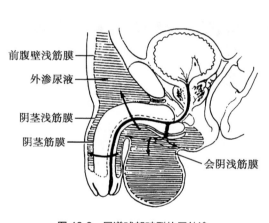

图 42-2　尿道球部破裂的尿外渗

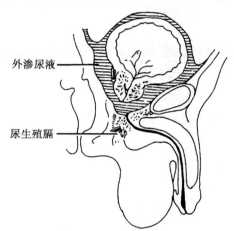

图 43-3　后尿道损伤的尿外渗

【治疗】

1. 前尿道损伤的处理

(1)尿道挫伤:尿道挫伤患者无尿外渗表现,尿道保持完整。一般无需特殊治疗,必要时可以采用留置导尿管 1 周左右。

(2)尿道裂伤:可以采用耻骨上膀胱造瘘或留置导尿管。如导尿管可以插入,则留置导尿管引流 2 周左右。耻骨上膀胱造瘘的优点是它不仅起到了分流尿液的作用,也避免尿道的操作对尿道造成损伤的可能,而且对于后期的诊断和治疗的开展可起到一定的作用。

(3)开放性前尿道损伤:需要急诊进行手术清创和探查。在手术中对尿道损伤的情况进行评估并酌情进行修复,但是术后发生尿道狭窄的概率较高。

2. 后尿道损伤的处理

(1)处理原则:防治休克、感染及并发症,引流外渗尿液,争取早期恢复尿道的连续性。

(2)治疗方法:注意患者的生命体征,后尿道损伤通常合并骨盆骨折和其他腹腔脏器损伤,防治休克、感染以及处理骨盆骨折和其他脏器的损伤是首要任务。①留置导尿管:损伤不严重可试行放置导尿管,如成功则留置导尿管持续引流尿液 7～14 日。②耻骨上膀胱造瘘术:尽早诊断、适合的尿液引流合并应用抗生素可以减少尿液外渗引起感染的概率。耻骨上膀胱造瘘是一种简单的、减少创伤部位尿液外渗的方法，可以避免尿道操作，减少尿道的进一步损伤。如果膀胱不充盈，则可在 B 超引导下进行穿刺，以避免直肠损伤的可能性。③手术治疗：严重损伤合并有以下情况时应立即进行开放性手术治疗，即有开放的伤口进行清创、骨折需要处理、合并其他脏器的损伤等，可同时进行尿道会师术或尿道吻合术。

3. 并发症的治疗

（1）尿道狭窄：尿道损伤后尿道狭窄的处理以 3~6 个月为宜。根据损伤的程度和部位可以选择尿道内切开术、尿道吻合术或尿道替代成形术。

（2）尿瘘：一般需要手术治疗，应根据病因、尿瘘类型、尿道长度和尿道外括约肌的情况来决定手术方法。如局部存在感染，还需积极抗感染和引流，待局部炎症完全消退后 3 个月再进行手术治疗。

（3）尿失禁：需要评估尿失禁的类型，选择药物和/或手术治疗。

（肖　河）

学习小结

通过本章的学习，应掌握泌尿系统损伤的重要性、治疗时机、治疗原则。尤其闭合性肾损伤、膀胱破裂和尿道损伤的诊断和治疗，临床工作中须熟练应用。

复习参考题

1. 简述肾损伤的病理和治疗。

2. 简述膀胱损伤的治疗原则。

3. 前、后尿道损伤的区别有哪些？

第四十四章　泌尿、男性生殖系统感染

第一节　概述

泌尿、男性生殖系统感染是指致病菌侵入泌尿、男性生殖系统内繁殖而引起的炎症。致病菌大多为革兰氏阴性杆菌。由于解剖学上的特点,泌尿道与生殖道关系密切,且尿道口与外界相通,两者易同时引起感染或相互传播。尿路感染又称泌尿系感染,感染累及肾、肾盂和输尿管为上尿路感染,累及膀胱和尿道时则称为下尿路感染。前者常并发下尿路感染,后者可以单独存在。尿路感染的发病率很高,在感染性疾病中的发病率仅次于呼吸道感染。

致病菌是引起感染的重要条件,最常见的致病菌为来自肠道细菌,60%～80%为大肠杆菌,其他为副大肠杆菌、变形杆菌、葡萄球菌、克雷伯菌、粪链球菌、产碱杆菌、铜绿假单胞菌等。结核分枝杆菌和淋球菌所致的泌尿、生殖系统感染属于特异性感染。

【发病机制】　尿路感染是尿路病原体和宿主相互作用的结果。只有在机体泌尿系统防御机制受到破坏,病原体的数量或毒力增加到一定程度时可引起尿路感染。

正常人的尿道口皮肤和黏膜有一些细菌停留,如乳酸杆菌、链球菌、葡萄球菌、小棒杆菌等,称为正常菌群。在致病菌未达到一定数量及毒力时,正常菌群能对致病菌起到抑制平衡的作用,且正常人尿液的酸碱度和高渗透压、尿液中所含的尿素和有机酸均不利于细菌的繁殖,而膀胱的排尿活动对细菌有冲刷作用,故正常人对感染具有防御功能。

有研究认为细菌的毒力在尿路感染的发生过程中有重要作用。大肠杆菌表面包裹着一层酸性的多聚糖抗原,称为 K 抗原。表达特殊的 K 抗原的大肠杆菌菌株毒力强,易引起尿路感染。致病菌黏附于尿路上皮的能力是引起尿路感染非常重要的环节,这种黏附能力来自致病菌的菌毛,而绝大多数致病菌都有菌毛,能产生黏附素。黏附素能与尿路上皮细胞受体结合,使细菌黏附于尿路黏膜,并开始繁殖。不仅如此,尿路上皮细胞分泌的黏液含黏蛋白、氨基葡萄糖聚糖、糖蛋白、黏多糖等,均有抵制细菌黏附和调节黏附结合力的作用。黏液为一层保护屏障,致病菌如能与黏液结合,损害保护层,就能黏附于尿路上皮细胞表面而引起感染。

【诱发感染因素】 诱发尿路感染的因素主要有以下四个方面：

1. 梗阻因素　如先天性泌尿生殖系统异常、结石、肿瘤、狭窄、前列腺增生或神经源性膀胱，引起尿液滞留，降低尿路及生殖道上皮防御细菌的能力。

2. 机体免疫功能下降　如糖尿病、妊娠、贫血、慢性肝病、慢性肾病、营养不良、肿瘤及先天性免疫缺陷或长期应用免疫抑制剂治疗等。

3. 医源性因素　如留置导尿管、膀胱造瘘管、尿道扩张、前列腺穿刺活检、膀胱镜检查等操作，由于黏膜擦伤或忽视无菌观念，易引入致病菌而诱发或扩散感染。

4. 性别因素　女性尿道较短，容易招致上行感染，性交后、经期、更年期更易发生。妊娠时由于内分泌与机械性原因使输尿管口松弛扩张，尿液排出滞缓，容易上行感染。尿道口畸形，或尿道口附近有感染病灶如尿道旁腺炎、阴道炎亦为诱发因素。

【感染途径】 感染途径主要有四种，对于非特异性感染，最常见为上行感染和血行感染（图 44-1）。

1. 上行感染　致病菌经尿道进入膀胱，还可沿输尿管腔内播散至肾。大约 50% 下尿路感染病例会导致上尿路感染，因为膀胱感染后出现黏膜水肿，使输尿管膀胱交界处功能改变，易发生尿液反流，致病菌可直达肾。如果细菌具有特殊的黏附力或输尿管正常蠕动受到阻碍，上行感染更容易发生。此类感染常发生于妇女新婚期、妊娠期、婴幼儿以及尿路有梗阻的患者。致病菌大多为大肠杆菌。

2. 血行感染　较少见，在机体免疫功能低下或某些因素促发下，皮肤疖、痈、扁桃体炎、中耳炎、龋齿等感染病灶内的细菌直接由血行传播至泌尿生殖系器官，常见为肾皮质感染。致病菌多为金黄色葡萄球菌。

3. 淋巴感染　致病菌从邻近器官的病灶经淋巴管传播至泌尿生殖系器官，如肠道的严重感染或腹膜后脓肿等，是更少见的一种感染途径。

4. 直接感染　由于邻近器官的感染直接蔓延所致，如阑尾脓肿、盆腔化脓性炎症，或外来的感染，致病菌经肾区瘘管和异物的感染等。

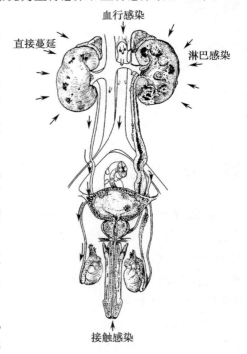

图 44-1　尿路感染

【诊断】 泌尿、生殖系统感染一般都有比较典型的临床表现，尤其是急性期，诊断并不困难。但是，诊断中必须注意寻找病灶及其病理基础，对病原和病变程度要有精确的估计。

1. 尿液标本的采集　尿液中病原菌的存在是诊断尿路感染最重要的依据，但在留取尿液标本时容易受到污染而混淆诊断。因此正确地采集尿液标本是诊断的重要环节。一般有三种采集方式：①分段收集尿液，一般采用中段尿液；②导尿，常用于女性患者；③耻骨上膀胱穿刺，最适用于新生儿和截瘫患者，用此法留取的尿标本最为可靠，但是由于其创伤性，一般临床上不用。尿培养常采用清洁中段尿或耻骨上膀胱穿刺标本。尿液标本采集后应在 2 小时内处理，避免污染和杂菌生长。

2. 尿液镜检　一般应立即进行涂片检查，最简单的方法是用亚甲蓝染色。如每高倍视野白细胞超过 5 个则称为脓尿，提示有尿路感染。无菌尿的脓尿要警惕结核、结石和肿瘤的存在。

3. 细菌培养和菌落计数　这是诊断尿路感染的主要依据。如菌落计数大于 $10^5/\text{ml}$ 应认为有感染，小于 $10^4/\text{ml}$ 可能为标本污染，应重复培养，$(10^4 \sim 10^5)/\text{ml}$ 为可疑。此值在急性尿路感染和未曾应用抗菌药物的病例中有意义，在慢性病例和已用过药物者则常常难以判断，此时必须与临床症状结合起来分析。

4. 定位检查　尿路感染有上、下尿路感染之分,两者的治疗与预防均不同,临床上必须加以区别。其区别方法包括症状的鉴别、尿液镜检、尿培养、尿荧光免疫反应、尿酶测定以及膀胱镜检查等,将在以后各节中分别叙述。

5. 影像学检查　包括 B 超、尿路 X 线片、静脉尿路造影、膀胱或尿道造影、CT、放射性核素和磁共振尿路造影(MRU)等。这些检查的临床意义在于明确有无泌尿系统畸形、有无梗阻性病变等。

【治疗原则】

1. 目的　消灭病原菌,缓解症状,防止肾功能损害及感染扩散。

2. 治疗原则

(1)明确感染的性质:依据尿液细菌培养和药物敏感试验结果,有针对性地用药,这是治疗的关键。

(2)鉴别上尿路还是下尿路感染,明确血行感染还是上行感染。

(3)检查有无尿路感染的诱发因素,查明泌尿系统有无梗阻因素,应加以纠正。

(4)根据治疗前测定的尿液 pH,选择合适的药物。

(5)治疗期间注意营养,休息,多饮水,保持每日尿量在 2000ml 以上。

第二节　上尿路感染

一、急性肾盂肾炎

急性肾盂肾炎(acute pyelonephritis)是肾盂和肾实质的急性细菌性炎症。致病菌主要为大肠杆菌和其他肠杆菌及革兰氏阳性细菌。致病菌多经上行或血行感染到达肾。女性的发病率高于男性数倍。女性在儿童期、新婚期、妊娠期和老年时更易发生。尿路梗阻、膀胱输尿管反流及尿潴留等情况可以造成继发性肾盂肾炎。急性肾盂肾炎最严重的并发症是感染中毒性休克。

【病理】　急性肾盂肾炎时肾肿大及水肿,质地较软。表面散在大小不等的脓肿,呈黄色或黄白色,周围有紫红色充血带环绕。切面观大小不等的小脓灶不规则分布在肾组织各个部分。肾盂黏膜充血水肿,散在小出血点。显微镜下可见大量中性粒细胞浸润,伴出血。早期肾小球多不受影响,病变严重时可见肾小管、肾小球受破坏。化脓灶愈合后可形成微小的纤维化瘢痕,吸收后无损于肾功能。病灶广泛而严重者,可使部分肾单位功能丧失。在致病菌及感染诱因未被彻底清除时,肾盂肾炎可由病变迁延、反复发作成为慢性。

【临床表现】

1. 尿路刺激症状　肾盂肾炎多由上行感染所致,故多伴有膀胱炎,患者出现尿频、尿急、尿痛等尿路刺激症状。尿液混浊,偶有血尿。可出现全身症状。血行感染者常由高热开始,而膀胱刺激症状随后出现,有时不明显。

2. 全身症状　包括寒战、发热,体温可达 38℃ 以上,疲乏无力、食欲减退,可有恶心、呕吐,或有腹痛。热型类似脓毒症,大汗淋漓后体温下降,以后又可上升,持续 1 周左右。

3. 局部体征　主要表现为腰痛,一侧或两侧肾区疼痛,肋脊角有明显的叩击痛及压痛。

【诊断】

1. 病史　①尿路感染相关症状的特点、持续时间及其伴随症状;②既往史、药物史及相关病史等(如是否留置导尿管或近期有无尿道腔内操作史、有无糖尿病或免疫抑制疾病、有无尿道功能或解剖结构异常等),排除复杂性尿路感染;③患者的一般情况,如睡眠、饮食、有无劳累等。

2. 体格检查　急性肾盂肾炎患者可有腰部胀痛,肋脊角明显压痛或叩击痛,特异性较高。

3. 实验室检查　尿液检查有白细胞、红细胞、蛋白、管型和细菌,尿细菌培养每毫升尿有菌落 10^5 以上,血白细胞计数升高,中性粒细胞增多明显,确定诊断不困难。

4. 影像学检查　当治疗效果不理想时,可考虑行静脉尿路造影、B超或CT等,以发现可能存在的尿路解剖结构或功能异常。

【鉴别诊断】急性肾盂肾炎与急性细菌性膀胱炎具有共同的泌尿系症状,即尿频、尿急、尿痛,并且实验室检查都可见尿中有白细胞,且尿细菌检查均为阳性。需注意进行鉴别诊断。

急性肾盂肾炎发病率低于急性膀胱炎,但急性肾盂肾炎全身症状重,以体温升高、血白细胞总数和中性粒细胞升高为显著特征,并常伴发热、畏寒、肌肉酸痛、头痛、恶心呕吐、食欲减退等;而急性细菌性膀胱炎除有严重的尿路刺激征(即尿频、尿急等)和排尿时有尿道烧灼感外,并无明显全身症状,其血常规无明显异常。急性肾盂肾炎体格检查时可有肋脊角或腰部压痛及叩击痛,多为一侧;而急性膀胱炎多有膀胱区压痛。

临床上急性肾盂肾炎常伴膀胱炎,而下尿路感染又可上行感染累及肾,有时不易区别。然而,下尿路感染以膀胱刺激症状为主要临床表现,并常有下腹部不适、酸胀,很少有寒战、发热等全身症状。

【治疗】治疗原则是控制或预防全身脓毒症的发生,消灭侵入的致病菌和预防再发。

1. 全身治疗　卧床休息,输液、多饮水,维持每日尿量达 1.5L 以上,有利于炎症产物排出。注意饮食易消化、富含热量的食物和维生素。

2. 抗菌药物治疗可选用药物　喹诺酮类药物抗菌谱广、作用强、毒性少,除不宜用于儿童及妊娠妇女外,临床已广泛应用。第一、二代头孢菌素可用于产酶葡萄球菌感染。第二、三代头孢菌素对严重革兰氏阴性杆菌感染作用显著,与氨基糖苷类合用有协同作用。哌拉西林、头孢哌酮、头孢他啶、阿米卡星、妥布霉素等对铜绿假单胞菌及其他假单胞菌等感染有效。亚胺培南-西拉司丁钠(泰能)抗菌谱广,对革兰氏阴性杆菌杀菌活性好,尤适用于难治性院内感染及免疫缺陷者的肾盂肾炎。去甲万古霉素适用于耐甲氧西林的葡萄球菌、多重耐药的肠球菌感染及对青霉素过敏患者的革兰氏阳性球菌感染。

以上的治疗宜个体化,疗程7~14日,在退热72小时后,再改用口服抗菌药物(喹诺酮类、第二代或第三代头孢菌素类等),完成2周疗程。

3. 对症治疗　应用碱性药物如碳酸氢钠、枸橼酸钾,降低酸性尿液对膀胱的刺激,以缓解膀胱刺激症状。M-胆碱能受体拮抗剂可解除膀胱痉挛和缓解膀胱刺激症状。

【疾病预后和预防】急性肾盂肾炎采取敏感有效的抗生素治疗是可以痊愈的。需要注意足够的疗程,并在痊愈后注意预防,避免复发或迁延成慢性。急性肾盂肾炎患者一定要积极治疗,直至痊愈,防止反复感染。急性期不要因症状消失而中断治疗。日常生活中注意多喝水,及时排尿,不要憋尿,并要注意个人卫生,预防尿路感染的发生。

二、肾积脓

肾实质感染所致广泛的化脓性病变,或尿路梗阻后肾盂肾盏积水、感染而形成一个积聚脓液的囊腔称为肾积脓。致病菌有革兰氏阳性球菌和革兰氏阴性杆菌或结核分枝杆菌。多在肾结石、肾结核、肾盂肾炎、肾积水等疾病的基础上,并发化脓性感染而形成。

【发病机制】当积水肾脏发生感染和化脓,由于尿路梗阻使脓液在集合系统聚集,则可发生肾积脓。急性肾盂肾炎合并急性梗阻时可表现为突发的发热、寒战和腰痛,通常迅速发展为败血症。积水肾脏感染发展为化脓性肾盂肾炎时,如未及时诊断和正确治疗,将导致肾脏的完全破坏。偶尔慢性梗阻的肾脏发生感染时呈静息起病,无明显的临床症状。发生肾积脓时患者表现为发热、不适和肾区肿块。如果为完全梗阻,尿液检查将无异常。

【诊断】

1. 临床表现　主要为全身感染症状,如畏寒、高热,腰部疼痛并有肿块,病程长者可有消瘦、贫血。如尿路为不完全性梗阻、脓液沿输尿管排入膀胱而出现膀胱炎症状。

2. 体格检查　肾区明显叩压痛，腰部可扪及肿大的肾脏。

3. 辅助检查　膀胱镜检查可见患侧输尿管口喷脓尿。B超显示为肾盂积脓。静脉尿路造影或放射性核素肾图提示患侧肾功能减退或丧失。

【鉴别诊断】

1. 急性肾盂肾炎　主要表现为突发性的畏寒、高热，常伴有尿频、尿急、尿痛等膀胱刺激症状。也会出现腰痛和肾区叩压痛。但尿路刺激症状严重而肾区叩击痛较轻，B超检查肾内无液性暗区，CT亦无中央区低密度肿块。

2. 肾周围炎和肾周围脓肿　主要表现也是畏寒、发热、剧烈腰痛及肾区叩压痛。但尿路X线片显示腰大肌阴影消失，CT显示肾脏内无混合密度的肿块，而在肾周围可见肿块。

3. 肾结核　主要表现尿频、尿急、尿痛等膀胱刺激症状，伴有低热、乏力、贫血等全身性结核中毒症状及不同程度的脓尿，与慢性病程型肾积脓表现相似。但肾结核患者尿频多较为严重，24小时尿沉渣中可查到抗酸杆菌。早期肾结核静脉尿路造影表现为肾盏边缘不整齐，如虫蚀状；后期呈缺少1个或几个肾盏的征象。结核性肾积脓尿呈米汤样混浊，B超可见肾内有积液，但呈低热，所以又称为冷脓肿。

4. 肾积水　主要表现为反复腰痛，继发感染时有发热，可出现尿频、尿急、尿痛，与慢性病程型肾积脓表现相似。但肾积水患者的体温通常不会持续升高，B超显示肾内液性暗区较肾积脓患者均匀，CT检查显示肾盂内边缘光整的均匀密度肿块。

5. 肾肿瘤　有时也可表现为长期低热腰痛，与肾积脓的慢性病程型表现相似但可有间歇性无痛性全程血尿；静脉尿路造影可见肾盏、肾盂受压、变形等征象；CT显示肾脏有实质性占位。

【治疗】

1. 全身支持治疗　如休息、加强营养，贫血者应输血。

2. 合理应用抗生素　可根据尿培养结果选用敏感的抗生素。

3. 早期肾穿刺造瘘，充分引流，观察肾功能恢复情况。若肾功能恢复则矫治梗阻；若肾功能已丧失，且对侧肾功能良好者，应行患侧肾切除术。

4. 若脓肾体积过大，与肾周围粘连较紧，肾切除有困难时可先行肾造瘘引流，以后再施行肾切除术。慢性病变的患者，肾皮质成为包绕扩张而充满脓液的集尿系统的一层薄而萎缩的纤维鞘，因此建议做肾切除，从梗阻段输尿管起将肾脏和输尿管一并切除。

三、肾皮质多发性脓肿

肾皮质形成多发性小脓肿，称为肾疖；小脓肿融合扩大而成大块化脓组织称为肾痈。致病菌大多为金黄色葡萄球菌，亦有大肠杆菌和变形杆菌等。大多数患者由于疖、痈、龋齿、扁桃体炎、肺部感染、骨髓炎和前列腺炎等远处炎性病灶，经血运播散引起。在病理上与典型急性肾盂肾炎不同，病变发展可从肾皮质向外破溃形成肾周围脓肿。由于医疗条件的改善和广谱高效抗生素的广泛应用，肾皮质多发性脓肿目前已很少发生。

临床表现主要为畏寒、发热、腰部疼痛、肌紧张、肋脊角叩击痛，无膀胱刺激症状，病程1~2周。如肾痈破溃侵入肾周围间隙，则全身和局部症状明显加重。血白细胞升高，中性粒细胞增加。尿镜检无脓尿或菌尿。但是当脓肿与集合系统相通后可出现脓尿和菌尿，尿液涂片革兰氏染色可找到致病菌，尿细菌培养为阳性。血培养有细菌生长。B超和CT均可显示脓肿，在超声引导下针刺抽吸取得脓液则肯定诊断。静脉尿路造影显示肾盂肾盏有推移受压，患侧肾功能减退。

早期肾皮质脓肿应及时应用抗生素，如头孢菌素、喹诺酮类、万古霉素以及氨基糖苷类等。若肾痈形成或并发肾周围脓肿,需施行切开引流术。

四、肾周围炎

肾包膜与肾周围筋膜之间的脂肪组织发生感染性炎症称为肾周围炎,如果发生脓肿则称为肾周围脓肿。致病菌以金黄色葡萄球菌及大肠杆菌多见,病变位于肾深筋膜与肾周筋膜之间,多由肾痈、肾表面脓肿直接感染所致。由于肾周组织脂肪丰富,且疏松,感染易蔓延。脓液流入髂腰间隙,形成腰大肌脓肿,穿破横膈形成脓胸。细菌从淋巴管和血运途径传播则很少见。

临床表现主要为畏寒、发热、腰部疼痛和肌紧张,局部压痛明显。血白细胞及中性粒细胞上升。由于肾周围炎多伴有肾实质感染,尿常规检查可见脓细胞。单纯肾周围炎尿常规无异常。若脓肿破溃,沿腰大肌扩展,刺激腰大肌使髋关节屈曲不能伸展,脊柱弯向患侧。胸部X线可见同侧膈肌抬高,活动受限。腹部平片可见脊柱向患侧弯曲,腰大肌阴影消失。静脉尿路造影肾位置异常,呼吸时移动范围减小,甚至不随呼吸移动。B超和CT可显示肾周围脓肿,在超声引导下做肾周围穿刺,可抽得脓液。

治疗上包括及时应用合适的抗生素和局部理疗,炎症可以吸收。同时加强全身支持治疗;一旦脓肿形成,应行切开引流术或在超声引导下行穿刺引流术。

第三节　下尿路感染

一、急性细菌性膀胱炎

急性细菌性膀胱炎是一种临床上常见的尿路感染。临床上女性多见,因为女性尿道短而直,尿道口畸形常见,如处女膜伞、尿道口处女膜融合等导致会阴部常有大量细菌存在,只要有感染的诱因存在,如性交、导尿、个人卫生不洁及个体对细菌抵抗力降低,都可导致上行感染,很少由血行感染及淋巴感染所致。男性常继发于其他病变,如急性前列腺炎、良性前列腺增生、包皮炎、尿道狭窄、尿路结石、肾盂肾炎等,也可继发于邻近器官感染如阑尾脓肿。致病菌多数为大肠杆菌。

【临床表现】 发病突然,有尿痛、尿频、尿急,严重者数分钟排尿一次,且不分昼夜。有尿不尽感,或有耻骨上膀胱区或会阴部不适。患者常诉排尿时尿道有烧灼感,甚至不敢排尿。常见终末血尿,有时为全血尿,甚至有血块排出。可有急迫性尿失禁。

全身症状不明显,体温正常或仅有低热,当并发急性肾盂肾炎或前列腺炎、附睾炎时才有高热。在女性常与经期、性交有关。男性如有慢性前列腺炎,可在性交或饮酒后诱发膀胱炎。

【诊断】

1. 病史　典型的膀胱刺激症状,如尿频、尿急、尿痛、尿不尽感等。

2. 体格检查　耻骨上膀胱区可有压痛,但无腰部压痛。男性可发现并发的附睾炎,检查附睾有肿大伴触痛。如有尿道炎,可有尿道脓性分泌物。男性还应注意有无前列腺炎或良性前列腺增生。女性应注意有无阴道炎、尿道炎、膀胱脱垂或憩室,检查有无处女膜及尿道口畸形、尿道旁腺感染积脓等情况。

3. 辅助检查　尿常规检查有白细胞增多,也可有红细胞。需完善尿细菌培养、菌落计数和药物敏感试验明确诊断,并指导治疗。肾功能一般不受影响。在急性感染期禁忌做膀胱镜检查及尿道扩张。尿道有分泌物应做涂片细菌学检查。

【鉴别诊断】 膀胱炎应与其他以排尿改变为主要症状的疾病鉴别。

1. 急性肾盂肾炎　除有膀胱刺激症状外,多伴全身症状,如寒战、高热,以及肾区叩击痛。

2. 阴道炎　有排尿刺激症状伴阴道刺激症状,常有阴道分泌物排出且恶臭。

3. 尿道炎 有尿痛和尿道分泌物,但尿频、尿急不如急性膀胱炎明显,且无畏寒、发热,常见病原菌为淋球菌、衣原体和支原体等。

【治疗】

1. 一般治疗 多饮水,口服碳酸氢钠碱化尿液,减少对尿路的刺激。并可用 M-胆碱能受体拮抗剂(如托特罗定等)解除膀胱痉挛。

2. 抗菌药物应用 可选择应用头孢菌素类、喹诺酮类等药物,应尽量采用短程 3 日疗法。待药物敏感试验结果出来后可进行相应调整。

3. 绝经期后妇女经常会发生尿路感染,并易重新感染。雌激素的缺乏引起阴道内乳酸杆菌减少和致病菌的繁殖增加常是感染的重要因素。雌激素替代疗法以维持正常的阴道内环境,增加乳酸杆菌并清除致病菌,可以减少尿路感染的发生。

【预防】

1. 多喝水,建议每日 2000ml 以上。

2. 及时排尿,不要憋尿。

3. 注意个人卫生,勤换洗内裤。女性解小便后用干净的卫生纸由前向后擦拭。

4. 男女双方性交前后都要彻底将局部清洗干净,性交前后应即刻排空膀胱。

二、尿道炎

本节叙述的尿道炎主要指通过性接触传播途径,由淋球菌或非淋球菌的病原体所致的急、慢性尿道炎,属性传播疾病。

淋菌性尿道炎是由淋球菌引起的尿道感染,常累及泌尿、生殖系统的黏膜。淋球菌为革兰氏阴性的奈瑟双球菌,人是淋球菌唯一天然宿主,有易感性,发病后免疫力极低下,可再度感染。淋菌性尿道炎主要由性接触直接传播,偶尔也通过带淋球菌的衣裤、毛巾、浴盆、便桶和手等间接传播。患淋病的妊娠妇女分娩常是新生儿感染的原因。

【临床表现】 淋球菌急性感染后,潜伏期一般为 2~5 日。开始尿道口灼热、痒、红肿及外翻。排尿时灼痛,伴尿频,道口有少量黏液性分泌物。病情发展可使黏膜红肿延伸到前尿道全部,阴茎肿胀,尿频、尿急、尿痛明显,有时可见血尿。两侧腹股沟淋巴结呈急性炎症反应性增大。若及时治疗,可在 1 周后症状逐渐缓解,1 个月后症状可消失。部分病人可合并急性前列腺炎、精囊炎及附睾炎;治疗未愈者,可形成慢性淋菌性尿道炎,并会引起炎性尿道狭窄。

【诊断】

1. 不洁性接触史。

2. 典型的临床表现。

3. 实验室检查 ①分泌物涂片及革兰氏染色:可找到多型核白细胞内含革兰氏阴性双球菌。尿三杯试验以第一杯脓尿最明显。急性男性患者阳性率达 95% 以上,女性患者阳性率在 60% 以下。②淋球菌培养。③慢性淋病以培养为主,男性取前列腺液、女性取宫颈刮取物做培养及药物敏感试验。

【治疗】

1. 治疗原则 ①早诊断早治疗,用药及时、足量;②防止传播给他人,同时诊治性伴侣;③治疗后要复诊检查,并注意是否合并其他性传播疾病。

2. 治疗药物 以青霉素类药物为主,亦用头孢曲松、大观霉素。感染初期使用头孢曲松 1g,肌内或静脉注射 1~3 日,后口服喹诺酮类、头孢菌素类,一般 7~14 日为一疗程。若病情较重,合并生殖系感染,应适当延长抗菌药物的疗程。

3. 淋菌性尿道狭窄的处理 以定期逐渐扩张尿道为主,同时给予抗菌药物,必要时做尿道口狭窄切开,广泛性前尿道狭窄可用尿道膀胱镜做尿道内切术。配偶应同时治疗。

非淋菌性尿道炎的致病菌为沙眼衣原体、解脲支原体、嗜血短杆菌、真菌、阴道毛滴虫、人乳头状瘤病毒及单纯疱疹病毒等。在临床上表现为尿道刺痒、尿痛和分泌少量白色黏液样液体。在男性可侵犯附睾引起急性附睾炎,亦可导致不育。女性可有尿道炎,但症状不明显,而有宫颈炎的表现。治疗上应选择对衣原体及支原体有效的抗生素,如四环素类、大环内酯类和喹诺酮类等,疗程一般为2~4周。通常,经过足量、足疗程、敏感抗生素治疗后,非淋菌性尿道炎可以治愈。

第四节 男性生殖系统感染

男性生殖系统感染中常见有前列腺炎(prostatitis)和附睾炎。

前列腺炎是指前列腺受到致病菌感染和/或某些非感染因素刺激而出现的骨盆区域疼痛或不适、排尿异常、性功能障碍等临床表现。前列腺炎是成年男性的常见疾病,50岁以下的成年男性中尤为常见。

根据对前列腺炎的基础和临床研究情况,1995年美国国立卫生研究院(National Institutes of Health,NIH)提出新的分类方法,将前列腺炎分为四型:Ⅰ型,急性细菌性前列腺炎(acute bacterial prostatitis,ABP);Ⅱ型,慢性细菌性前列腺炎(chronic bacterial prostatitis,CBP);Ⅲ型,慢性前列腺炎/慢性盆腔疼痛综合征(chronic prostatitis/ chronic pelvic pain syndrome,CP/CPPS),该型又分为ⅢA(炎症性CPPS)和ⅢB(非炎症性CPPS)两种亚型;Ⅳ型,无症状性前列腺炎(asymptomatic inflammatory prostatitis,AIP)。

附睾炎可发生于单侧或双侧,分急性附睾炎和慢性附睾炎。

一、急性细菌性前列腺炎

急性细菌性前列腺炎大多由尿道上行感染所致,如经尿道器械操作。血行感染来源于疖、痈、扁桃体、龋齿及呼吸道感染灶。致病菌多为革兰氏阴性杆菌或假单胞菌等。前列腺腺泡有大量白细胞浸润,组织水肿。大部分患者治疗后炎症可以消退,少数严重者变为前列腺脓肿。

【临床表现及诊断】 通常发病突然,有寒战和高热,尿频、尿急、尿痛、排尿困难,甚至出现急性尿潴留,有会阴部及耻骨上疼痛。临床上往往伴发急性膀胱炎。直肠指检前列腺肿胀、压痛、局部温度升高,表面光滑,形成脓肿则有饱满或波动感。感染蔓延可引起精囊炎、附睾炎、菌血症,故禁忌做前列腺按摩或穿刺。常见的并发症有急性尿潴留、附睾炎,血行感染可同时发生急性肾盂肾炎。尿沉渣检查有白细胞增多,血液和/或尿细菌培养阳性。

【治疗】 应卧床休息、大量饮水;积极治疗,如输用抗菌药物,并使用止痛、解痉、退热等药物,以缓解症状。如有急性尿潴留,避免经尿道导尿引流,应经耻骨上套管穿刺造瘘。抗菌药物首选喹诺酮类药物,疗程至少2周。少数并发前列腺脓肿者,则应经会阴切开引流。

二、慢性前列腺炎

慢性前列腺炎包括慢性细菌性前列腺炎和非细菌性前列腺炎两部分。其中慢性细菌性前列腺炎主要为病原体感染,以逆行感染为主,病原菌有大肠杆菌、克雷伯菌、变形杆菌、葡萄球菌等,常有反复的尿路感染发作病史或前列腺按摩液中持续有致病菌存在。非细菌性前列腺炎是多种复杂的原因和诱因引起的炎症、免疫、神经内分泌参与的病理变化,以尿道刺激症状和慢性盆腔疼痛为主要临床表现,而且常合并精神心理症状的疾病,临床表现多样。

【临床表现】

1. 排尿改变及尿道分泌物 尿频、尿急、尿痛,排尿时尿道不适或灼热。排尿后和便后常有白色分泌物自尿道口流出,俗称尿道口"滴白"。合并精囊炎时,可有血精。

2. 疼痛　会阴部、下腹隐痛不适,有时腰骶部、耻骨上、腹股沟区等也有酸胀感。

3. 性功能减退　可有勃起功能障碍、早泄、遗精或射精痛。

4. 精神神经症状　出现头昏、头胀、乏力、疲惫、失眠、情绪低落、疑虑焦虑等。

5. 并发症　表现为变态反应如虹膜炎、关节炎、神经炎或不育等。

【诊断】慢性细菌性前列腺炎的诊断依据:反复的尿路感染发作和前列腺按摩液中持续有致病菌存在。

1. 直肠指检　前列腺呈饱满、增大、质软、轻度压痛。同时行前列腺按摩获取前列腺液送检。

2. 前列腺液检查　前列腺液白细胞>10 个/高倍视野,卵磷脂小体减少,可诊断为前列腺炎。

3. 经直肠超声检查　可显示前列腺组织结构界限不清、混乱,提示前列腺炎。

【治疗】

1. 一般治疗　健康教育、心理和行为辅导有积极作用。患者应戒酒,忌辛辣刺激食物;避免憋尿、久坐,注意保暖,加强体育锻炼。

2. 药物治疗　最常用的药物是抗生素、α 受体阻滞剂和非甾体抗炎药,其他药物对缓解症状也有不同程度的疗效。

(1)抗生素:目前,在治疗前列腺炎的临床实践中,最常用的一线药物是抗生素,但是只有约5%的慢性前列腺炎患者有明确的细菌感染。慢性细菌性前列腺炎的抗生素治疗疗程为4~6 周。慢性非细菌性前列腺炎的抗生素治疗大多为经验性治疗,2~4 周,根据疗效决定是否继续抗生素治疗。多选用氟喹诺酮类、大环内酯类和磺胺类。

(2)α 受体阻滞剂:α 受体阻滞剂能松弛前列腺和膀胱等部位的平滑肌而改善下尿路症状和疼痛,因而成为治疗 Ⅱ 型/Ⅲ 型前列腺炎的基本药物。疗程至少在 12 周以上。

(3)非甾体抗炎药:非甾体抗炎药是治疗Ⅲ型前列腺炎相关症状的经验性用药。其主要目的是缓解疼痛和不适。

(4)抗抑郁药及抗焦虑药:这些药物既可以改善患者心境障碍症状,还可缓解排尿异常与疼痛等躯体症状。

3. 其他治疗　如前列腺按摩和热疗等也有一定作用。

三、急性附睾炎

急性附睾炎多见于中青年,常由尿路感染和前列腺炎、精囊炎扩散所致。致病菌多为大肠杆菌,也有淋球菌、衣原体、病毒等。临床表现发病突然,全身症状明显,可有畏寒、高热。患侧阴囊明显肿胀,阴囊皮肤发红、发热、疼痛,并沿精索、下腹部以及会阴部放射。附睾睾丸及精索均有增大或增粗,肿大以附睾头、尾部为甚。有时附睾、睾丸界限不清,下坠时疼痛加重,可伴有膀胱刺激症状。血白细胞及中性粒细胞升高。

根据其典型临床表现,易于诊断。但要注意与阴囊内其他疾病鉴别。附睾结核形成寒性脓肿,合并细菌感染时往往出现急性炎症表现。睾丸扭转多发于青少年,起病突然且急,阴囊部疼痛明显。多普勒超声检查睾丸的血流情况,有助于鉴别诊断。

治疗:选用广谱抗生素治疗。病情较重者,宜尽早静脉用药。脓肿形成则切开引流。

四、慢性附睾炎

多由急性附睾炎迁延不愈而形成。部分患者无急性炎症过程,可伴有慢性前列腺炎。

临床表现为阴囊有轻度不适,或坠胀痛,休息后好转。附睾局限性增厚及肿大,与睾丸的界限清楚,精索、输精管可增粗,前列腺质地偏硬。需与附睾结核鉴别,后者特点是附睾质地稍硬,常发生于附睾尾部,输精管增粗呈串珠状改变,同时可伴有前列腺和精囊结核。通过静脉尿路造影和膀胱镜检查常可发现其他部位结核的证据。双侧慢性附睾炎,可影响生育。

治疗上,局部热敷、理疗等可缓解症状。如局部疼痛剧烈,反复发作,影响生活和工作,可考虑做患侧附睾切除。

（罗俊航）

学习小结

泌尿、男性生殖系统感染是常见病、多发病,患病原因很多,但上行感染、血行感染是重要途径,合理卫生的性生活及健康的生活方式能大大降低发病率。 由于患病部位的特殊性,患者常伴有一些心理问题,应当在诊疗过程中予以关注。 通过学习本章内容,必须了解和掌握泌尿、男性生殖系统感染的发病机制、诱发感染的因素、感染途径、诊断方法与治疗原则。 对上尿路感染和下尿路感染应当掌握其特征性表现,在临床中加以鉴别。

复习参考题

1. 尿路感染的治疗原则是什么?

2. 尿路感染的诱发因素有哪些?

第四十五章　泌尿系统梗阻

学习目标

掌握	良性前列腺增生的治疗方法。
熟悉	上、下尿路梗阻的常用检查手段；急性梗阻的治疗方法。

尿液经肾小管、肾盏、肾盂、输尿管、膀胱和尿道排出体外,这个连续的管道系统具有转运、储存及排泄尿液的功能。泌尿系统梗阻是指阻碍正常尿流的泌尿道结构或功能病变。虽然梗阻的原因和部位各有不同,但均会引起梗阻近端泌尿系统的病理生理变化。持续梗阻终将导致肾积水、肾功能损害,甚至肾衰竭。

第一节　概述

依据梗阻的病因、部位、病程的长短以及程度,可将泌尿系统梗阻分别分为先天性、后天获得性、医源性梗阻;机械性、动力性梗阻;上尿路、下尿路梗阻(以输尿管末端为界);急性、慢性梗阻;完全、部分梗阻等。泌尿系统的许多疾病既可以是泌尿系统梗阻的原因,又可以是梗阻的结果。不同年龄、性别患者的梗阻病因也有较大区别。老年男性患者最常见的梗阻原因是良性前列腺增生引起的下尿路梗阻;成年人常见的原因是结石、肿瘤或结核等;而青少年则以先天性畸形较多见,如肾盂输尿管连接部狭窄或后尿道瓣膜;女性患者还有可能因妊娠、妇科肿瘤转移或子宫内膜异位症等压迫输尿管造成上尿路梗阻(图 45-1、表 45-1、表 45-2)。

表 45-1　上尿路梗阻病因

分类		病因
内源性	腔内因素	肾小管结晶体沉积(尿酸、药物等)结石血块、脓苔等
	管壁因素	功能性:输尿管蠕动异常、膀胱-输尿管反流 结构性:狭窄、肿瘤、息肉、肉芽肿、感染(包括结核)
外源性	生殖系统	宫颈癌;子宫:妊娠、肿瘤、脱垂、子宫内膜异位症;前列腺癌
	循环系统	动脉瘤:腹主动脉、髂总动脉肾盂输尿管连接部的异位血管压迫 静脉:卵巢静脉、腔静脉后输尿管
	胃肠道系统	胰腺炎、阑尾炎、憩室炎、肿瘤
	腹膜后疾病	肿大淋巴结;腹膜后纤维化;肿瘤:原发、转移灶;血肿;放疗后
	医源性损伤(切断、结扎)	

表45-2　下尿路梗阻病因

分类	病因
膀胱异常	功能：神经源性膀胱 结构：膀胱肿瘤、膀胱结石、外伤
前列腺异常	良性前列腺增生症、前列腺肿瘤（前列腺癌、肉瘤、间质肿瘤）、前列腺钙化、前列腺炎
尿道异常	功能：抗胆碱能药物、抗抑郁药或左旋多巴服用后 结构：尿道狭窄（外伤后、导尿术后、感染）、后尿道瓣膜、尿道结石、血块、尿道周围脓肿、尿道外口狭窄、包茎

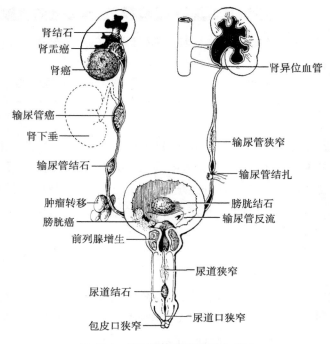

图45-1　泌尿系统梗阻的部位与病因

【病理生理】不同部位的梗阻、不同梗阻的程度所引起的病理生理变化有一定的差别。泌尿系统梗阻引起的基本病理改变是梗阻部位以上的尿路扩张。在梗阻初期，管壁增厚，增加收缩力以克服梗阻；后期失去代偿能力，管壁变薄，伴肌萎缩和肌张力减退。膀胱以下发生梗阻时，初期有膀胱可作缓冲，对肾影响较小，长期的严重梗阻，可使输尿管膀胱连接部的抗反流机制丧失，尿液反流至一侧或双侧上尿路，导致肾积水。

原双肾功能正常、单侧输尿管完全梗阻的患者，由于对侧肾的功能代偿而不出现肾衰竭，但双侧输尿管完全梗阻或者孤立肾伴输尿管梗阻则会很快导致肾衰竭。急性梗阻在短期内解除，引起的病理生理改变可完全恢复，而长时间的梗阻即使被解除也难以恢复原有的生理功能。

【诊断和治疗】

1. 临床表现　泌尿系统梗阻的症状多种多样，可以有原发病的症状，亦可以有梗阻引起的症状，甚至可能完全没有症状，如先天性肾盂输尿管连接部狭窄引起的肾积水，往往在体检时才被发现。泌尿系统梗阻主要的临床表现是疼痛、尿路感染和肾功能损害。

2. 诊断　诊断的重点是梗阻是否存在、梗阻的程度以及梗阻病因的鉴别。首先要详细询问病史，了解患者有无排尿异常、有无疼痛、有无结石排出以及相关既往史等。常用的检查包括：

（1）体格检查：腰部、腹部、耻骨上区体格检查，注意了解有无肾区叩击痛。男性应直肠指检和检查外生殖器,女性应行盆腔检查。

（2）尿液常规检查及血液生化检查:了解有无血尿、尿路感染、肾功能改变以及电解质异常,以帮助诊断和紧急处置。

（3）B超:为必需检查,适用于所有患者,包括妊娠妇女、肾衰竭者。通过B超能详细了解有无肾积水与输尿管扩张、肾皮质厚度、肾血管血流等,也能了解膀胱、前列腺情况,测量残余尿量。超过1000ml的肾积水被称为巨大肾积水。肾积水B超图像可见花瓣状扩张积水的肾盏、肾盂、肾皮质受压变薄(图45-2)。

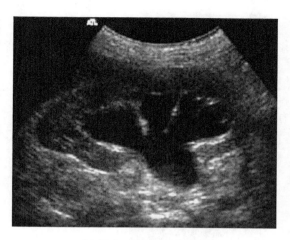

图45-2 肾积水B超图像

（4）泌尿系统CT(腹盆腔CT):有助于进一步了解梗阻部位、原因和性质,尤其是了解泌尿系统腔道周围的情况。增强CT还能通过造影剂的对比显示肾脏供血及肾功能情况,对肿瘤的诊断有重要意义。泌尿系统增强CT,可见右肾积水、右肾皮质受压变薄（图45-3）。

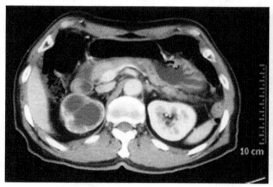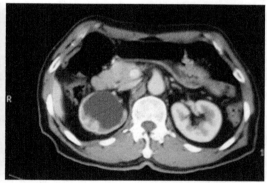

图45-3 泌尿系统增强CT

（5）腹部X线平片及静脉尿路造影:检查快捷,可以整体显示肾盏、肾盂及输尿管的形态,了解梗阻部位、程度及肾功能情况。左肾积水,可见左肾盏圆钝、扩张,肾盂充盈延迟,输尿管未显影(图45-4)。

（6）输尿管逆行造影:适用于上尿路梗阻、患肾功能欠佳的患者,在静脉尿路造影不能充分了解梗阻部位与程度时,逆行造影可显示梗阻部位及其上尿路的形态。逆行造影应严防造影侧肾脏发生尿路感染。逆行造影X片可见:右输尿管梗阻、右肾积水、右输尿管上段扩张;右输尿管中段充盈缺损,其上扩张积水,考虑右输尿管肿瘤可能(图45-5)。

（7）核医学显像:可分别了解两侧肾脏功能,在判断患肾功能损害程度、评估梗阻性质(如机械性、非机械性或完全、部分梗阻)方面非常有价值。

（8）泌尿系磁共振尿路造影(MRU):MRU可显示肾、输尿管积水的状态,有助于进一步了解梗阻部位和性质,但一般不作为常规检查,适用于肾衰竭患者、妊娠妇女或碘造影剂过敏者。

（9）尿动力学检查:可明确鉴别泌尿系统的动力性梗阻,尤其是对下尿路梗阻诊断有重要意义。

【治疗】治疗的选择应根据不同病因及病情的紧急程度分别对待。治疗原则是解除梗阻、保护肾功能和治疗原发病。如肾功能在正常范围内,应尽快明确病因,针对病因治疗并同时解除梗阻;在患肾功能损害严重、梗阻合并严重尿路感染时,应先解除梗阻,待病情缓解后再治疗原发病。即使某些引起梗阻的原发病不能彻底治疗,亦应积极解除梗阻,保护患肾功能。

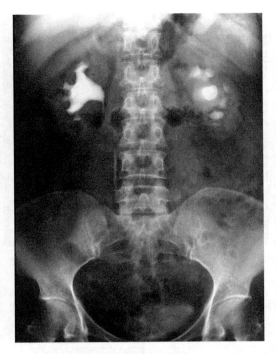

图 45-4　静脉尿路造影

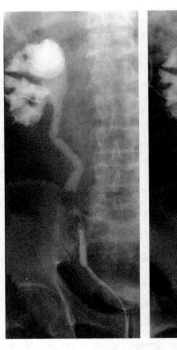

图 45-5　输尿管逆行造影

第二节　肾积水

泌尿系统梗阻如持续发展均可引起肾积水,损害肾功能。正常肾脏肾盂内压力接近于零,尿路梗阻或反流可使肾盂压力升高,肾盂肾盏扩张,产生肾积水。肾积水的严重程度取决于梗阻的病程长短、梗阻部位和程度。长期存在的肾积水在病因解除后,积水引起的结构扩张可能长久遗留。

【病理生理】肾积水早期表现为肾盏乳头受压,乳头缺血萎缩,患肾呈水肿状态。随着梗阻时间的延长,患肾皮质逐渐变薄,肾小管在肾盂压力传导下扩张、缺血萎缩。肾小球在梗阻后出现基底膜增厚、滤过裂隙堵塞、斑点状萎缩等病理改变。

肾积水在病理生理上具有特殊性。单侧输尿管完全梗阻后,肾盂内压力升高,压力经集合管传至肾小管、肾小球。如压力达到相当于肾小球滤过压时,肾小球即停止滤过,尿液形成亦停止,但肾脏血液循环仍保持正常,而且梗阻初期由于前列腺素 E_2、前列腺素 I_2 的分泌,肾脏血流量还会增加。梗阻后一段时间,作为一种保护机制,肾盂内液体会通过向肾周或肾间质渗出、肾盂静脉反流、肾盂淋巴管反流而实现压力下降,肾小球得以继续滤过,积水肾脏仍然有功能。随着梗阻时间进一步延长、积水程度进一步加重,肾小球的病理损伤使得肾脏滤过功能逐渐下降,肾功能出现不可逆损害,继而肾脏萎缩、硬化等(图 45-6)。这种肾积水时的再吸收机制可以解释肾积水伴感染时较容易出现脓毒血症和感染中毒性休克,而且感染难以控制。

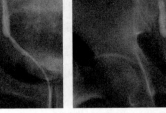

①肾盂淋巴管引流;②肾盂静脉反流;③肾周渗出;④肾间质渗出。

图 45-6　输尿管完全梗阻后肾积水的引流途径

一般认为,对侧肾功能正常,一侧肾脏完全梗阻 24 小时以内解除梗阻,肾脏形态和功能可全部恢复;2 周以上的完全梗阻,在解除梗阻后肾小球滤过率仅能恢复至梗阻前的 45%~50%;超过 6 周的完全梗阻,即使梗阻解除,肾功能也极难恢复;超过 8 周的完全梗阻,肾功能几乎完全丧失。

以上的病理生理情况很多来源于特定情况下的动物实验结果，人发生疾病时的情况远比动物实验复杂，因此，上述的病理生理改变在临床实践中仅作为参考。

肾积水可能引起下列病变：①高血压，由肾素分泌增加和水钠潴留引起，多数可在梗阻解除或患肾切除后恢复正常；②红细胞增多症，偶见，由促红细胞生成素分泌增加引起；③婴幼儿腹水、脱水性发热等。

双侧肾积水或孤立肾积水患者梗阻解除后，会出现多尿期，一般维持 2~4 日，应注意维持电解质和水的平衡，尤其注意钠的补充。

【诊断】 肾积水的诊断方法与泌尿系统梗阻的诊断思路基本相同，应查明肾积水的病因、梗阻程度、是否合并感染以及肾功能损害情况等。

常用的检查包括 B 超、CT、静脉尿路造影及逆行造影、肾动态显像和尿液常规检查、尿液培养等，必要时行尿抗酸杆菌和脱落细胞检查。

【治疗】 应根据不同的病因、病情的轻重缓急、梗阻的严重程度、有无并发症以及肾功能损害程度等决定治疗的方法。

1. 病因治疗　去除病因是肾积水最根本的治疗。尽早解除梗阻病因有助于获得更好的治疗效果，保留更多的肾功能。治疗方法包括手术切除狭窄段或成形术、碎石、药物治疗等，取决于不同的病因。

2. 肾造瘘术或输尿管支架管植入术　若肾积水病因暂时不能去除或者病情紧急不允许病因治疗时，应行积水肾脏的造瘘术或植入输尿管支架管，引流积存尿液、阻止肾脏损害进展，待情况改善后再施行去除病因的治疗。当梗阻病因不可能解除时，肾造瘘管及输尿管支架管可作为肾积水解除的永久性治疗措施。

3. 肾切除术　当肾积水严重、肾功能严重受损，或伴有严重感染如肾积脓时，如对侧肾功能良好，可行患肾切除术。

第三节　良性前列腺增生

良性前列腺增生（benign prostatic hyperplasia，BPH）是老年男性的常见疾病，严重影响老年男性的生活质量。主要表现为解剖学上的良性前列腺增大（benign prostatic enlargement，BPE）、组织学上的良性前列腺增生（benign prostatic hyperplasia，BPH）、功能学上的下尿路症状（lower urinary tract syndrome，LUTS）以及尿动力学上的膀胱出口梗阻（bladder outlet obstruction，BOO）。

【流行病学】 组织学上 BPH 的发病率随着年龄的增长而增加，最初通常发生在 40 岁以后，到 60 岁时超过 50% 的男性存在组织学 BPH，80 岁时高达 83%。与组织学表现类似，随着年龄的增长，尿频、夜尿增多、排尿困难等症状也逐渐增加。

【病因】 BPH 的发生有两个必备条件，即老年及有功能的睾丸。BPH 的发病机制尚不十分明确，可能与上皮和间质细胞的增殖和细胞凋亡的平衡机制被破坏有关。相关因素包括雄激素及其与雌激素的相互作用、炎症细胞、代谢因素、前列腺间质-前列腺上皮细胞的相互作用、生长因子、神经递质及遗传因素等。

【病理生理】 所有 BPH 结节发生于移行带和尿道周围腺体区。间质组织中的平滑肌也是构成前列腺的重要成分，这些平滑肌以及前列腺尿道周围组织受肾上腺素能神经、胆碱能神经或其他酶类递质神经支配，其中以肾上腺素能神经起主要作用。在前列腺和膀胱颈部有丰富的 α 受体，尤其是 α_1 受体，激活这种受体可以使平滑肌张力增加，明显提高前列腺尿道阻力。

前列腺增生导致后尿道延长、受压变形、狭窄和尿道阻力增加。长期的排尿困难会造成膀胱逼尿肌代偿性肥厚，逼尿肌不稳定。当逼尿肌失去代偿能力，可导致双侧肾积水以及肾功能受损。

【临床表现】 BPH 的症状多见于 50 岁以上的男性，症状决定于下尿路梗阻的程度、膀胱的功能、病变发展的速度以及是否合并感染或结石。BPH 临床上主要的症状包括尿路症状和并发症。

1. 尿路症状　包括储尿期的尿频、尿急、夜尿增多和尿失禁,以及排尿期的排尿费力、排尿踌躇、尿线细、排尿中断、尿滴沥、尿不尽等。随着膀胱出口梗阻加重到一定程度,排尿时不能排尽膀胱内的全部尿液,夜尿多常是 BPH 患者最初出现的症状,进行性排尿困难是 BPH 患者最重要的症状。

残余尿逐渐可发生慢性尿潴留,并可出现少量尿液自尿道口溢出,称为充溢性尿失禁。BPH 的任何阶段中还可能发生急性尿潴留,患者完全不能排尿,多于气候变化、饮酒、劳累等之后突然出现。

2. 并发症　增生的腺体表面毛细血管及小血管充血扩张,可出现镜下或肉眼血尿,是老年男性血尿的常见原因之一。BPH 还可引起尿路感染和膀胱结石(图45-7)等。长期排尿困难导致腹压增高,可引起腹股沟疝、脱肛或内痔等。

【诊断】对于以下尿路症状为主诉的 50 岁以上男性患者,应按照国际前列腺症状评分表进行以下临床评估和检查(表45-3)。

1. 病史询问与评分　应关注患者的一般身体状况;下尿路症状的特点、持续时间及伴随症状;手术史、外伤史,尤其是盆腔、腰部的手术和外伤史;既往史(高血压、糖尿病、代谢综合征、神经系统疾病);用药史和性功能状况。

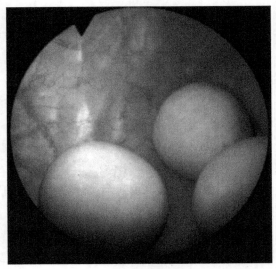

图45-7　良性前列腺增生继发膀胱结石(膀胱镜所见)

表45-3　国际前列腺症状评分表

在最近一个月内,您是否有以下症状?	无	在五次中					症状评分/分
		少于一次	少于半数	大约半数	多于半数	几乎每次	
1. 是否经常有尿不尽的感觉?	0	1	2	3	4	5	
2. 两次排尿间隔是否经常小于 2 小时?	0	1	2	3	4	5	
3. 是否经常有间断性排尿?	0	1	2	3	4	5	
4. 是否有排尿不能等待现象?	0	1	2	3	4	5	
5. 是否有尿线变细现象?	0	1	2	3	4	5	
6. 是否需要用力及使劲才能开始排尿?	0	1	2	3	4	5	
7. 从入睡到早起一般需要起来排尿几次?	0	1	2	3	4	5	
生活质量指数评分表							
		高兴	满意	大致满意	还可以	不太满意	苦恼	很糟
8. 如果在您今后的生活中始终伴有现在的排尿症状,您认为如何?		0	1	2	3	4	5	6
生活质量评分 =							

2. 体格检查

(1)外生殖器检查:除外尿道口狭窄或畸形所致排尿障碍。

(2)直肠指检(digital rectal examination,DRE):可以了解前列腺的大小、形态、质地、有无结节及压痛、中央沟是否变浅或消失以及肛门括约肌张力情况。

3. 超声检查　可以充分了解前列腺大小、形态、有无异常回声、突入膀胱的程度,以及残余尿量。对上尿路的检查可了解有无肾积水。

4. 最大尿流率或尿动力学检查　最大尿流率检查可客观衡量患者的排尿状况,在排尿量大于150ml时,若最大尿流率小于10ml/s,提示可能存在下尿路梗阻。尿动力学检查可了解膀胱功能情况。

5. 血清前列腺特异性抗原(prostate specific antigen,PSA)　前列腺癌多和BPH共同发生,BPH时有必要通过检测血清PSA鉴别前列腺癌的可能性。前列腺癌、BPH、前列腺炎、尿潴留、前列腺按摩或前列腺穿刺活检等都可能使血清PSA升高。

6. 其他检查　包括尿液常规检查、肾功能检查及利尿肾动态显像,以了解肾功能状态。怀疑尿道狭窄者或鉴别血尿原因者可行尿道造影和膀胱尿道镜检查。

【鉴别诊断】BPH可引起下尿路梗阻,须与其他可引起下尿路梗阻的疾病相鉴别。

1. 神经源性膀胱　临床表现为排尿困难和尿潴留,与前列腺增生相似。但神经源性膀胱常有明显的神经系统损害的病史和体征,应用尿流动力学检查可明确鉴别。

2. 膀胱颈纤维化(膀胱颈挛缩)　膀胱颈纤维化引起的下尿路梗阻与BPH类似,多由慢性炎症或手术引起,膀胱镜检查可见膀胱颈口明显缩窄,而前列腺可无明显增大。

3. 前列腺癌　可与BPH同时存在。当直肠指检触及前列腺质地坚硬或有结节存在,血清PSA水平明显升高时,应考虑前列腺癌存在的可能性。

4. 膀胱肿瘤　体积较大的膀胱肿瘤位于膀胱颈附近时,亦可造成膀胱出口梗阻症状。

5. 尿道狭窄　详细询问病史,如有无尿道外伤、长期尿道感染等,尿道造影、膀胱镜检查可明确诊断。

【治疗】

1. 一般治疗　包括相关知识的患者教育、生活方式指导、合并用药的指导以及随访。随访应每半年到一年一次。适用于症状轻或生活质量未受到明显影响的患者。

2. 药物治疗　药物治疗可缓解患者的症状,提高患者生活质量,预防并发症的发生。

(1)α受体阻滞剂:α受体阻滞剂阻滞分布在前列腺、前列腺尿道和膀胱颈部平滑肌表面的肾上腺素能受体,松弛平滑肌,缓解膀胱出口梗阻。常用药物包括多沙唑嗪、阿夫唑嗪、特拉唑嗪和坦索罗辛等。常见副作用为头晕、体位性低血压等。

(2)5α-还原酶抑制剂:可以抑制前列腺内睾酮向双氢睾酮的转变,从而降低前列腺内双氢睾酮的含量,达到缩小前列腺体积、改善排尿困难的治疗目的。包括非那雄胺、度他雄胺等。适用于前列腺体积较大的患者。

(3)联合用药:联合应用α受体阻滞剂和5α-还原酶抑制剂治疗BPH的长期疗效优于单药治疗。

3. 手术治疗　手术治疗的主要目的是切除引起膀胱出口梗阻的增生的前列腺组织,解除梗阻。出现以下情况需考虑手术治疗:药物治疗效果差、反复尿潴留、反复血尿、反复尿路感染、膀胱结石、上尿路积水导致肾功能不全等。另外,出现腹股沟疝、严重痔疮或脱肛的BPH患者,首先手术治疗前列腺增生,再考虑治疗腹股沟疝、痔疮或脱肛。

手术方式包括经典的经尿道前列腺切除术(TURP)、经尿道前列腺激光切除术、激光前列腺气化术以及开放性前列腺摘除术。目前TURP仍然是BPH治疗的"金标准"。

4. 其他治疗

(1)前列腺支架:通过内镜放置在前列腺部尿道的支架装置,解除BPH引起的膀胱出口梗阻。仅适用于不能接受外科手术的高危患者。

(2)经尿道微波热疗:部分缓解症状,适用于药物治疗无效而又不愿接受手术的患者,长期疗效尚不确定。

第四节　急性尿潴留

急性尿潴留是指在膀胱充盈状态下突然发生的不能自主排尿,患者诉下腹憋胀、疼痛难忍,却无法排出尿液或仅能少量排尿。急性尿潴留可引起尿路感染、膀胱功能受损,甚至肾功能损害。以老年男性为高发,最常见原因为良性前列腺增生。

【病因】

1. 机械性梗阻　膀胱颈部和尿道的任何梗阻性病变,都可引起急性尿潴留。较常见于良性前列腺增生、尿道损伤和尿道狭窄。尿道狭窄引起的急性尿潴留常在尿道扩张后由于局部水肿和疼痛而诱发。膀胱或尿道的结石、肿瘤、异物、大量膀胱内凝血块等堵塞膀胱颈和尿道、盆腔肿瘤、妊娠的子宫,甚至婴幼儿在直肠内的粪块,都可能是急性尿潴留的原因。

2. 动力性梗阻　动力性梗阻指急性尿潴留,系膀胱收缩功能障碍所引起,例如蛛网膜下腔阻滞、肛肠手术后患者发作的尿潴留。中枢和周围神经系统的损伤亦可导致膀胱收缩功能的丧失而出现尿潴留。各种松弛平滑肌的药物如阿托品、托特罗定、山莨菪碱等,可使膀胱收缩力减弱,引起急性尿潴留者。低钾血症、高热、昏迷等也是尿潴留的偶发原因。个别患者因不习惯于卧床排尿也可发生尿潴留。

【诊断】 诊断须确认患者有充盈状态的膀胱且不能排尿,包括长时间未能排尿的病史、膀胱区胀痛、体格检查触及耻骨上膨胀的膀胱、叩诊膀胱上界超出耻骨上缘,或 B 超示膀胱内大量尿液。需要鉴别尿路刺激征引起患者频繁排尿却没有尿液排出的情况。应检查患者生殖器和尿道外口情况。尿潴留缓解后,应完善病因检查。

【治疗】 急性尿潴留的治疗原则是解除梗阻,去除病因。导尿是尿潴留时最常用的解除梗阻的方法。导尿时应分段释放尿液,避免大量放尿时出现膀胱内压迅速降低,导致膀胱黏膜出血以及低血压。导尿失败者,可行耻骨上膀胱造瘘术。病因治疗通常在解除梗阻后进行,例如包皮口或尿道口狭窄,局部切开即可恢复排尿;尿道结石可立即取出结石或碎石;药物或低钾血症引起的尿潴留,停药或补钾后可恢复排尿。

(孔垂泽)

学习小结

各种辅助检查是泌尿系统梗阻的重要诊断手段。理解病因和梗阻之间互为因果的关系,及时找到发病原因,进而迅速去除病因是有效防止肾功能损害的重要环节。 急性尿潴留是临床上常见的急症,导尿是尿潴留时最常用的解除梗阻的方法,针对病因进行治疗是防止再次发生尿潴留的关键。

复习参考题

1. 泌尿系统梗阻的病因有哪些?

2. 前列腺增生的治疗方法有哪些?

3. 简述急性尿潴留的原因和解除方法。

第四十六章　尿石症

46章

学习目标	
掌握	泌尿系统各器官结石的主要症状、诊断要点、治疗原则和预防要点。
熟悉	尿石症所引起的病理变化以及泌尿系疾病的内镜治疗技术。
了解	泌尿系结石形成原理、病因及常见结石的成分。

第一节　概述

尿石症也称泌尿系结石,是泌尿外科的最常见病之一。《黄帝内经·素问》提到淋证,其中石淋即指结石病。《金匮要略》及《景岳全书》都曾提及结石。

泌尿系结石发病率高,严重危害健康,可以造成泌尿系统梗阻、感染,甚至危及肾功能。近年来腔内技术普及和体外冲击波碎石技术的发展使泌尿系结石的治疗取得了飞跃性的发展,使得泌尿系结石特别是复杂结石也能够通过微创技术治疗。

【**流行病学**】泌尿系结石是泌尿外科最常见的疾病,欧美国家的流行病学资料显示,5%~10%的人在其一生中至少发生 1 次泌尿系结石,欧洲泌尿系结石年新发病率为 100~400/10 万人。我国泌尿系结石发病率为 1%~5%,南方高达 5%~10%;年新发病率为 150~200/10 万人。近年来,我国泌尿系结石的发病率有增加趋势,是世界上三大结石高发区之一。20~40 岁为高发年龄,男女发病比例为 3∶1,左右侧发生率无差异,双侧发生率占 10%~20%。泌尿系结石复发率高,10 年内复发率高达 10%~50%。泌尿系结石的发病率有明显的地区性。我国南方诸省发病率高于中部各省,更高于北方各省,在结石高发的两广地区,结石患者可占泌尿外科住院患者的 2/3 以上。

【**病因**】整个泌尿系统是个复杂的体系,结石是在肾和膀胱内形成,由于尿液的理化性质十分复杂,结石的成因也十分复杂。此外,年龄、性别、种族、遗传、环境因素、饮食习惯和职业都对结石的形成影响很大。机体的代谢异常、尿路的梗阻、感染、异物和药物的使用均是结石形成的常见病因。重视这些问题,能够减少结石的形成和复发。

1. 代谢异常

(1)尿液酸碱度:尿液的 pH 对结石的发生和发展有重要作用,如感染结石尿液多为碱性,尿酸结石则为酸性,相应地碱化或酸化尿液,对预防和治疗上述结石有一定效果。

(2)高钙血症:引起高钙血症的常见疾病为甲状旁腺功能亢进,其他还有乳碱综合征、结节病或类肉瘤病、维生素 D 中毒、恶性肿瘤、皮质醇增多、甲状腺功能亢进、嗜铬细胞瘤,以及肾上腺功能不全、服用噻嗪类利尿剂、急性肾小管坏死恢复期、多发性骨髓瘤、甲状腺功能减退和维生素 A 中毒等。

(3)高钙尿症:原发性高钙尿症分 3 型,即吸收性高钙尿症、肾性高钙尿症和重吸收性高钙尿症。此外,一些病因明确的代谢性疾病也能引起继发性高钙尿症及尿路含钙结石的形成,例如远端肾小管性酸中毒、结节病、长期卧床、骨佩吉特病、糖皮质激素过多、甲状腺功能亢进和维生素 D 中毒等。其中,0.5% ~ 3%的尿路含钙结石患者伴有远端肾小管性酸中毒的存在。

(4)高草酸尿症:原发性高草酸尿症很少见。继发性高草酸尿症的原因包括维生素 C 的过量摄入、饮食中草酸及其前体物质的过量摄入、饮食中钙的摄入减少、肠源性高草酸尿症和维生素 B_6 缺乏等。尿中草酸增加的常见原因是肠源性草酸及其前体物的吸收增加。另一方面,小肠切除或短路手术后、脂肪痢或克罗恩病时也可以出现与胆酸代谢紊乱和水分丢失过多有关的高草酸尿症。

(5)此外还有高尿酸尿症、胱氨酸尿症、低枸橼酸尿症及低镁尿症等,也是泌尿系结石的病因。

2. 局部病因

(1)尿路感染:尿路感染是诱发结石形成的主要局部因素,细菌、脓苔可构成结石的核心,常见的细菌为大肠杆菌、变形杆菌等。细菌分解尿素产生氨,使尿液变为碱性,促进磷酸盐结晶沉淀形成感染性结石。

(2)尿路梗阻:尿路梗阻可以导致感染和结石形成,而结石本身也是尿路中的异物,后者会加重梗阻与感染的程度。临床上容易引起尿路结石形成的梗阻性疾病包括机械性梗阻和动力性梗阻两大类。其中,肾盂输尿管连接部狭窄、膀胱颈部狭窄、海绵肾、肾输尿管畸形、输尿管口膨出、肾囊肿、肾盏憩室和马蹄肾等是常见的机械性梗阻疾病。神经源性膀胱和先天性巨输尿管则属于动力性梗阻疾病,后两者同样可以造成尿液的滞留,促进结石的形成。

(3)异物:尿路内存留的异物,如长期留置的尿管、不吸收的手术缝线、人为自尿道外口放入的异物等,可形成尿液中晶体附着的结石核心。

3. 全身性因素

(1)饮食与营养:尿石的形成与饮食营养有一定关系,膀胱结石与营养的关系更为明显,主要是营养缺乏问题。

(2)长期卧床:骨折或截瘫的患者,长期卧床常可引起骨质脱钙,尿钙增加,同时由于尿液滞留并发感染,尿中很容易形成尿石。

(3)生活环境:在某些地区尿石多发,可能与地理、气候、水源及饮食习惯等因素有关。天气炎热、出汗多、尿液浓缩,水和饮食中含有过多的矿物质成分如草酸盐、尿酸盐等,易引起结石的发生。

(4)精神、性别、遗传因素:现代工业化社会中,高度职业紧张状态的人群结石发生率较高,可能与下丘脑垂体对尿浓缩及成分的调节失常有关。尿石形成与遗传的关系比较明显的只有胱氨酸和尿酸结石,其他大多数结石患者找不到遗传因素。

(5)药物相关因素:药物引起的肾结石占所有结石的 1% ~ 2%,分为两大类。一类为尿液的浓度高而溶解度比较低的药物,包括氨苯蝶啶、硅酸镁和磺胺类药物等;另一类为能够诱发结石形成的药物,包括乙酰唑胺、维生素 D、维生素 C 和肾上腺皮质激素等,这些药物在代谢过程中导致了其他成分结石的形成。

【分类】泌尿系结石按发生部位分为上尿路结石及下尿路结石,上尿路结石包括肾和输尿管结石,下尿路结石包括膀胱和尿道结石。按结石的理化性质可分为草酸盐结石、磷酸盐结石、尿酸结石及胱氨酸结石(表 46-1)。

【病理生理】泌尿系结石引起的病理损害及病理生理改变主要有以下三种:

1. 直接损害　结石可引起尿路黏膜充血、水肿、破溃、出血,结石长期的慢性刺激尚有引起尿路上皮癌变的可能。

表 46-1　泌尿系结石理化性质分类

分类	外观	硬度	X 线显像
草酸盐结石	桑葚状、褐色	+++	+++
磷酸盐结石	粗糙灰白易碎可呈鹿角状	+	++
尿酸结石	光滑或粗糙黄或红棕色	++	-
胱氨酸结石	光滑蜡样色黄	++	-

2. 梗阻　上尿路结石常导致肾积水及输尿管扩张,从而损害肾组织及其功能。膀胱和尿道结石可引起排尿困难或尿潴留,久之也可引起双侧输尿管扩张、肾脏积水,损害肾功能。

3. 感染　结石对尿路上皮的直接损害多伴有感染,特别是引起尿路梗阻时,感染则更易发生,感染严重者可导致肾盂肾炎、肾积脓及肾周围炎。结石、梗阻和感染三者互为因果,促使病变发展。结石引起梗阻,梗阻诱发感染,感染又促成结石,加重梗阻,最终破坏肾组织,损害肾功能。

【诊断】

1. 结石的定位诊断　对所有具有泌尿系结石临床症状的患者都应该做影像学检查,其结果对于结石的进一步检查和治疗具有重要的价值。

(1)超声:超声检查简便、经济、无创伤,可以发现 2mm 以上的结石。此外,超声检查还可以了解结石以上尿路的扩张程度,间接了解肾实质和集合系统的情况。对膀胱结石,超声检查能够同时观察膀胱和前列腺,寻找结石形成的诱因和并发症。由于肠道的影响对于输尿管下段结石超声有可能遗漏。

(2)X 线检查:尿路 X 线片可以发现 90%左右阳性结石,能够大致地确定结石的位置、形态、大小和数量,并且初步判断结石的化学性质。因此,可以作为结石检查的常规方法。在尿路 X 线片上,不同成分的结石显影程度从强到弱依次为:草酸钙、磷酸钙和磷酸镁铵、胱氨酸、含尿酸盐结石。单纯性尿酸结石和黄嘌呤结石能够透过 X 线(X 线阴性),胱氨酸结石的密度低,后者在尿路 X 线片上的显影比较淡。静脉尿路造影应该在尿路 X 线片的基础上进行,其价值在于了解尿路的解剖,确定结石在尿路的位置,发现尿路 X 线片上不能显示的 X 线阴性结石,鉴别平片上可疑的钙化灶。此外,还可以了解分侧肾脏的功能,确定肾积水程度。

(3)CT:由于 CT 扫描不受结石成分、肾功能和呼吸运动的影响,而且螺旋 CT 还能够同时对所获取的图像进行二维及三维重建,因此,能够检出其他常规影像学检查中容易遗漏的小结石。CT 诊断结石的敏感性比尿路 X 线片及静脉尿路造影高,可以作为 X 线检查的重要补充。

2. 并发症的诊断　泌尿系结石可引起梗阻、感染及肾功能损害等并发症,这些并发症关系到结石治疗方案的选择及预后。通过上述影像学及实验室检查可了解并发症的情况。

3. 病因的诊断

(1)泌尿系统局部疾病:尿路梗阻性疾病包括肾盂输尿管连接部狭窄、膀胱颈部狭窄、海绵肾、肾输尿管畸形、输尿管口膨出、肾囊肿、肾盏憩室和马蹄肾等是引起结石的局部因素。

(2)代谢疾病:常见疾病为甲状旁腺功能亢进、肾小管酸中毒、乳碱综合征、高尿酸尿症及维生素 D 中毒等。

4. 定性诊断　结石成分分析是确诊结石性质的方法,也是制定结石预防措施和选用溶石疗法的重要依据,此外,结石成分分析还有助于缩小结石代谢评估的范围。

第二节　上尿路结石

肾脏是大多数泌尿系结石的原发部位,输尿管结石多由肾脏移行而来,肾和输尿管结石单侧为多,双侧同时发生者约占 15%。

【临床表现】 主要症状是疼痛和血尿,部分患者可长期无自觉症状,待出现肾积水或感染时才发现有结石。

1. 疼痛 患者可出现腰痛或腹部疼痛。较大的结石,在肾盂或肾盏内压迫、摩擦或引起积水,多为患侧腰部钝痛或隐痛,常在活动后加重;较小的结石,在肾盂或输尿管内移动和刺激,引起平滑肌痉挛而出现绞痛。这种绞痛常突然发生,疼痛剧烈,如刀割样,沿患侧输尿管向下腹部、外阴部和大腿内侧放射。有时患者伴有面色苍白、出冷汗,严重者出现脉弱而快、血压下降等症状。查体可发现肋脊角叩击痛,疼痛常阵发性发作,或可因某个动作疼痛突然终止或缓解,遗留腰、腹部隐痛。如输尿管末端结石,尚可引起尿路刺激症状。有的患者可从尿内排出小的结石,对诊断有重要意义。

2. 血尿 由于结石直接损伤肾和输尿管的黏膜,常在剧痛后出现镜下血尿或肉眼血尿。有时活动后出现镜下血尿是上尿路结石唯一的临床表现。

3. 脓尿 肾和输尿管结石并发感染时尿中出现脓细胞,临床可出现高热、腰痛。

4. 其他 由于输尿管与肠有共同的神经支配,肾绞痛时可伴发恶心、呕吐等胃肠道症状。结石梗阻可引起肾积水,检查时能触到肿大的肾脏。结石同时堵塞两侧上尿路或孤立肾时,常发生肾功能不全,甚至无尿。

【诊断】

1. 病史和体格检查 病史中可有典型的肾绞痛和血尿,或曾从尿道排出过结石。查体可发现患侧肾区有叩击痛,并发感染、积水时叩击痛更为明显,肾积水较重者可触及肿大的肾脏。

2. 实验室检查 尿液常规检查可见红细胞、白细胞或结晶,尿 pH 在草酸盐及尿酸盐结石患者常为酸性;磷酸盐结石常为碱性。合并感染时尿中出现较多的脓细胞,尿细菌学培养常为阳性,计数大于 10 万/ml。并发急性感染及感染较重时,血常规检查可见白细胞总数及嗜中性粒细胞升高。多发性和复发性结石的患者,应测定血、尿的钙磷值、尿酸值等,以进一步明确结石的病因。

3. 影像学检查 包括超声、X 线和 CT 等。

【鉴别诊断】 须与胆石症、胆囊炎、胃十二指肠溃疡、子宫外妊娠破裂、附件扭转等鉴别;右侧输尿管结石易与阑尾炎相混淆,都应根据临床表现的特点加以区别。

【治疗】 肾及输尿管结石的治疗要根据结石大小、部位、数目、形状、一侧或两侧,以及有无梗阻、伴发感染、肾功能受损程度、全身情况以及治疗条件等进行具体分析、全面考虑。但当绞痛发作时,首先应该使症状缓解,而后再选择治疗方案。

1. 肾绞痛的处理 肾绞痛是泌尿外科的常见急症,需紧急处理,应用药物前注意与其他急腹症仔细鉴别。目前缓解肾绞痛的药物较多,可以根据自身条件应用药物。

(1)非甾体抗炎药:常用药物有双氯芬酸钠和吲哚美辛等,它们能够抑制体内前列腺素的生物合成,降低痛觉神经末梢对致痛物质的敏感性,具有中等程度的镇痛作用。双氯芬酸钠还能够减轻输尿管水肿,减少疼痛复发率。

(2)麻醉性镇痛药:为阿片受体激动剂,作用于中枢神经系统的阿片受体,能缓解疼痛感,具有较强的镇痛和镇静作用,常用药物有氢吗啡酮、哌替啶、布桂嗪和曲马多等。阿片类药物在治疗肾绞痛时不应单独使用,一般需要配合阿托品、山莨菪碱等解痉类药物一起使用。

(3)解痉药:①M-胆碱能受体拮抗剂,常用药物有硫酸阿托品和山莨菪碱,可以松弛输尿管平滑肌,缓解痉挛;②黄体酮,可以抑制平滑肌的收缩而缓解痉挛,对止痛和排石有一定的疗效;③钙通道阻滞剂,硝苯地平口服或舌下含化,对缓解肾绞痛有一定的作用;④α 受体阻滞剂,近期国内外的一些临床报道显示,α 受体阻滞剂在缓解输尿管平滑肌痉挛,治疗肾绞痛中具有一定的效果。其确切的疗效还有待于更多的临床观察。

（4）对首次发作的肾绞痛治疗应该从非甾体抗炎药开始，并与阿托品等解痉药一起联合使用。如果疼痛剧烈且不能缓解，可换用吗啡和其他阿片类药物。

2. 排石治疗 非手术疗法一般适合于结石直径小于 6mm、周边光滑、无明显尿流梗阻及感染者。排石治疗的适应证：①结石直径小于 6mm；②结石表面光滑；③结石以下尿路无梗阻；④结石未引起尿路完全梗阻，停留于局部少于 2 周；⑤特殊成分的结石，对尿酸结石和胱氨酸结石推荐采用排石疗法；⑥经皮肾镜取石术、经输尿管镜碎石术及体外冲击波碎石术（extracorporeal shock wave lithotripsy，ESWL）后的辅助治疗。

排石方法包括一般方法、中医中药治疗、溶石疗法和中西医结合等方法。①大量饮水：不仅增加尿量，起到冲洗尿路、促进结石向下移动的作用，而且还可稀释尿液减少晶体沉淀。每日饮水量 2000~3000ml。②双氯芬酸钠栓剂肛塞：双氯芬酸钠能够减轻输尿管壁水肿，减少疼痛发作，促进结石排出，推荐应用于输尿管结石。③口服 α 受体阻滞剂或钙通道阻滞剂。④中医中药：治疗以清热利湿、通淋排石为主，佐以理气活血、软坚散结。⑤溶石疗法：推荐应用于尿酸结石和胱氨酸结石。尿酸结石，可口服别嘌醇，根据血、尿的尿酸值调整药量；口服枸橼酸氢钾钠或碳酸氢钠片，以碱化尿液维持尿液 pH 在 6.5~6.8。胱氨酸结石，口服枸橼酸氢钾钠或碳酸氢钠片，以碱化尿液，维持尿液 pH 在 7.0 以上。治疗无效者，应用青霉胺，注意药物副作用。⑥适度运动：根据结石部位的不同选择体位排石。

3. 体外冲击波碎石 自从 1980 年首次应用体外冲击波治疗肾结石取得成功以来，这一方法发展迅速，在上尿路结石中的治疗作用已得到普遍认可。随着临床经验的积累和碎石设备技术的发展，对 ESWL 的适应证、治疗原则及并发症的认识有了新的改变。对具体患者的治疗，应根据患者年龄、结石大小、部位等，采用相应的碎石参数及辅助措施，以获得满意效果。由于 ESWL 具有创伤小、并发症少、不需要麻醉等优点，适用于肾结石（小于 2cm）和输尿管结石治疗。ESWL 的疗效除了与结石的大小有关外，还与结石的位置、化学成分以及解剖异常有关。

4. 手术疗法 结石引起尿流梗阻已影响肾功能，或经非手术疗法无效，无体外冲击波碎石条件者，应考虑手术治疗。对有严重梗阻、全身虚弱不宜行较复杂的取石手术者，可先行肾造瘘。

（1）经皮肾镜取石术（percutaneous nephrolithotomy，PCNL）：采用超声或 X 线定位经皮穿刺建立通道，通过激光、气压弹道、超声、液电击碎结石后排出。随着光学、电子工程技术的进展，超声、放射介入、CT 等技术的广泛应用，经皮肾镜技术在临床上的应用有了飞跃性发展，在上尿路结石的治疗中发挥着越来越重要的作用。适应于所有需开放手术干预的肾结石，包括完全性和不完全性鹿角结石、大于 2cm 的肾结石、有症状的肾盏或憩室内结石、体外冲击波难以粉碎及治疗失败结石，以及第四腰椎以上输尿管上段结石。

（2）经输尿管镜碎石术：治疗输尿管结石的微创方法，适用于输尿管中下段结石，以及治疗排石或体外冲击波碎石失败的输尿管结石。新型小口径硬性、半硬性和软性输尿管镜的应用，与新型碎石设备如超声碎石、液电碎石、气压弹道碎石和激光碎石的广泛结合，以及输尿管镜直视下套石篮取石等方法的应用，极大地提高了输尿管结石微创治疗的成功率。输尿管镜下取石或碎石方法的选择，应根据结石的部位、大小、成分（密度）、合并感染情况、可供使用的仪器设备、泌尿外科医师的技术水平和临床经验以及患者本身的条件和意愿等综合考虑。

（3）逆行输尿管软镜碎石术：随着输尿管镜和激光技术的发展，逆行输尿管软镜配合钬激光治疗肾结石（大于 2cm）和肾盏憩室结石取得了良好的效果。

（4）开放性手术：近年来，随着腔内泌尿外科技术和体外冲击波碎石的发展，特别是经皮肾镜和输尿管镜碎石取石术的应用，使肾结石的治疗取得了突破性的进展，开放性手术在肾结石治疗中的运用已经显著减少。但是，开放性手术取石在某些情况下仍具有极其重要的临床应用价值。主要适应于体外冲击波碎石、经皮肾镜取石术或输尿管镜取石术治疗失败，或上述治疗方式出现并发症需开放手术处理，或存在同时需要开放手术处理的疾病。例如肾内集合系统解剖异常、漏斗部狭窄、肾盂输尿管交界处梗阻或狭窄、肾脏下垂伴旋转不良等。可供选择的手术方式包括单纯性肾盂或肾窦内肾盂切开取石术、肾盂肾实质联合切开取石术、无萎缩性肾实质切开取石术、放射状肾实质切开取石术及肾脏部分切除术和全切除术。

5. 双侧上尿路结石的处理原则　双侧上尿路同时存在结石约占结石患者 15%,传统的治疗方法一般是对两侧结石进行分期手术治疗,随着体外碎石、腔内碎石设备的更新与泌尿外科微创技术的进步,对于部分一般状况较好、结石清除相对容易的上尿路结石患者,可以同期微创手术治疗双侧上尿路结石。双侧上尿路结石的治疗原则为:①双侧输尿管结石,如果总肾功能正常,先处理梗阻严重一侧的结石;如果总肾功能较差,先治疗肾功能较好一侧的结石,条件允许,可同时行对侧经皮肾穿刺造瘘,或同时处理双侧结石。②双侧输尿管结石的客观情况相似,先处理主观症状较重或技术上容易处理的一侧结石。③一侧输尿管结石,另一侧肾结石,先处理输尿管结石。④双侧肾结石,一般先治疗容易处理且安全的一侧;如果肾功能处于氮质血症或尿毒症期,梗阻严重,建议先行经皮肾穿刺造瘘,待肾功能与患者一般情况改善后再处理结石。⑤孤立肾上尿路结石或双侧上尿路结石致急性梗阻性无尿,只要患者情况许可,应及时外科处理,如不能耐受手术,应积极试行输尿管逆行插管或经皮肾穿刺造瘘术,待患者一般情况好转后再选择适当治疗方法。⑥对于肾功能处于尿毒症期,并有水电解质和酸碱平衡紊乱的患者,建议先行血液透析,尽快纠正其内环境的紊乱,并同时行输尿管逆行插管或经皮肾穿刺造瘘术,引流肾脏,待病情稳定后再处理结石。

【预防】尿路结石处理后复发率高,肾结石治疗后在 5 年内约 1/3 病人会复发,因此采用合适的预防措施有重要意义。

1. 大量饮水　尿量增加可以稀释尿中形成结石物质的浓度,减少晶体析出,利于结石排出。成人每日尿量在 2000ml 以上,对任何类型的结石病人都是很重要的预防策略。

2. 调节饮食　维持饮食营养的综合平衡,避免其中某种营养成分的过度摄入。根据结石成分、代谢状态等调节食物构成。如高钙尿症病人应低钙饮食,草酸盐结石的病人应限制浓茶、菠菜、番茄等摄入,高尿酸的病人避免高嘌呤食物。

3. 去除病因　有尿路梗阻、异物、感染等因素存在时,应积极去除结石诱因。

第三节　膀胱结石

膀胱结石多在膀胱内形成,少数自上尿路移行而来。原发膀胱结石曾多见于 10 岁以下的男孩,与营养不良有关。但随着我国人民生活水平不断提高,原发膀胱结石发病率已有减少趋势,而老年良性前列腺增生引起的下尿路梗阻成为膀胱结石的最主要病因。

【临床表现】主要表现为尿路刺激症状,如尿频、尿急和终末性排尿疼痛,尿流突然中断伴剧烈疼痛且放射至会阴部或阴茎头,改变体位后又能继续排尿或重复出现尿流中断。婴幼儿膀胱结石可表现为排尿时啼哭不止,用手牵拉阴茎。结石损伤膀胱黏膜可引起血尿,合并感染时出现脓尿。

【诊断】根据典型病史和症状,较大或较多的结石常在排尿后,行双合诊可在直肠或阴道中触及,用金属探条经尿道在膀胱内可产生金属摩擦及碰击感;膀胱区 X 线片多能显示结石影;超声检查可探及膀胱内结石声影;膀胱镜检查可以确定有无结石、结石大小、形状、数目,而且还能发现 X 线透光的阴性结石以及其他病变,如膀胱炎、前列腺增生、膀胱憩室等。

【治疗】小的结石可经尿道自行排出,较大结石不能自行排出者可行膀胱内碎石术。碎石方法有体外冲击波碎石及经尿道膀胱腔内碎石。较大结石可行耻骨上膀胱切开取石术。对合并有膀胱感染者,应同时积极治疗炎症。老年膀胱结石常是良性前列腺增生的并发症,应考虑同期外科处理。

第四节　尿道结石

尿道结石绝大多数来自膀胱和肾脏的结石,少数原发于尿道内的结石则常继发于尿道狭窄或尿道憩室。

【临床表现】 主要症状有尿痛和排尿困难。排尿时出现疼痛,前尿道结石疼痛局限在结石停留处,后尿道结石疼痛可放散至阴茎头或会阴部。尿道结石常阻塞尿道引起排尿困难,尿线变细、滴沥,甚至急性尿潴留。有时出现血尿,合并感染时可出现膀胱刺激症状及脓尿。

【诊断】 后尿道结石可经直肠指检触及,前尿道结石可直接沿尿道体表处扪及。X线片可明确结石部位、大小及数目。尿道造影更能明确结石与尿道的关系,尤其对尿道憩室内的结石诊断更有帮助。

【治疗】 舟状窝内小结石可用镊子取出,大结石不能通过尿道外口者可将结石钳碎或经麻醉后切开尿道外口后取出。前尿道结石可在麻醉下于结石近侧压紧尿道,从尿道外口注入液状石蜡,用钩针钩取。如不能取出,用金属探条将结石推回到尿道球部,行尿道切开取石,但应避免在阴茎部切开尿道取石,以免发生尿道狭窄或尿道瘘。后尿道结石需在麻醉下用金属探条将结石推回膀胱,再按膀胱结石处理。尿道憩室合并结石时,应在结石取出的同时切除憩室。

(罗俊航)

学习小结

泌尿系结石是很常见的外科疾病之一,临床表现以疼痛、排尿和尿检异常为主。无症状的上尿道结石也很多见,常常由健康体检或引起尿道梗阻时发现。输尿管痉挛引起的剧烈疼痛通常发生在小结石的移行过程中,由于输尿管与腹膜毗邻,疼痛易与其他急腹症混淆,需加以鉴别。泌尿系统梗阻、感染是泌尿系结石最主要的并发症。影像学、内镜检查辅以尿液化验是泌尿系结石的主要诊断方法。内镜碎石取石、体外震波碎石,辅以药物综合排石,已成为大多数泌尿系结石的主要治疗方法。

复习参考题

1. 泌尿系结石成因有哪些? 如何分类?
2. 泌尿系结石的危害有哪些? 处理原则是什么?
3. 急性肾绞痛需与哪些常见的急腹症鉴别?

第四十七章　泌尿、男性生殖系统肿瘤

第一节　肾肿瘤

一、肾癌

肾癌为发生于肾细胞的恶性肿瘤,几乎占所有肾恶性肿瘤的 90%,又称肾细胞癌。好发于 50~70 岁人群,男女比例为 1.5：1。遗传、吸烟、肥胖和高血压等因素与肾癌的发病密切相关。

【病理】　肾癌源自肾小管上皮细胞,常有假包膜与周围肾组织相隔。因癌细胞富含胆固醇,故切面呈黄色。镜下因切片染色胆固醇溶解成空泡呈现透明状,称透明细胞癌。2016 年最新肾癌组织学分类在透明细胞癌、乳头状腺癌、嫌色细胞癌、集合管癌及未分类肾细胞癌 5 种分型的基础上,增加了遗传性平滑肌瘤病肾细胞癌综合征相关性肾细胞癌(HLRCC-RCC)、MiT 家族易位性肾细胞癌、琥珀酸脱氢酶缺陷相关的肾细胞癌、管状囊性肾细胞癌、获得性囊性肾疾病相关性肾细胞癌、透明细胞乳头状肾细胞癌等 6 种肾肿瘤类型,并增加了神经母细胞瘤相关性嗜酸细胞性肾细胞癌、甲状腺滤泡样肾细胞癌、间变性淋巴瘤激酶易位的肾细胞癌和伴平滑肌瘤样间质的肾细胞癌等 4 种暂定的肾肿瘤类型。

肿瘤局限于包膜中时生长缓慢,恶性程度较低,一旦突破包膜便可经血行、淋巴和局部浸润扩散。血行转移是肾癌远处转移的主要途径,常转移至肺、脑、骨等处。淋巴转移首先累及肾蒂淋巴结,再扩散至主动脉旁或下腔静脉旁淋巴结,最后扩散至颈部淋巴结。局部浸润向内可侵及肾盂,向外累及肾周筋膜、腰大肌、腹膜及腹腔内器官。亦可在肾静脉和下腔静脉内形成癌栓。

【临床表现】　目前,超过 50% 的肾癌患者为无症状肾癌,患者往往在体检时借助影像手段偶然发现。既往经典腰痛、肉眼血尿、腹部肿块,即"肾癌三联征"在临床已较少见,不到 15%。除此之外,10%~40% 的有症状肾癌患者会伴发副肿瘤综合征(表 47-1)。副肿瘤综合征是指由于肿瘤的产物(包括异位激素的产生)、异常的免疫反应(包括交叉免疫、自身免疫和免疫复合物沉着等)或其他不明原因,可引起内分泌、神经、消化、造血、骨关节、肾脏及皮肤等系统发生病变,出现相应的临床表现。肿瘤组织会产生激素、生物活性物质如酶类及毒素等从而使机体发生内分泌、生化等方面的改变,表现多种多样。

【诊断】　肾癌的诊断主要依靠影像学检查,体格检查和实验室检查的价值十分有限。各种影像学检查可为肾癌的临床诊断、临床分期、治疗方案选择、疗效评价及随访提供重要依据。

表 47-1 肾癌伴发副肿瘤综合征表现及发生率

表现	发生率/%	表现	发生率/%
红细胞沉降率快	60	肝功异常	0~40
贫血	33	神经肌肉病变	4
乏力	20	淀粉样变	3~5
体重下降	27	高血压	30
发热	16	高钙血症	10

1. B超 是肾脏肿瘤筛查的主要手段。大部分肾癌B超声像图表现为低回声或者等回声肿块。

2. 胸部X线片 是肾癌患者的常规检查项目,可发现肺部结节、肺转移等,是术前临床分期的重要依据之一。

3. CT 具有密度及空间分辨率高的特点,对肾脏肿块的检出率近100%,诊断准确性在95%以上,并能鉴别肿块的囊实性。CT表现为肾实质内不均匀肿块,平扫CT值略低于或与肾实质相似,CT值一般在20~70Hu,增强扫描后,肿瘤强化不如正常肾实质明显,但CT值仍明显高于平扫CT值,可达到80~150Hu。

【治疗】 对于没有远处转移及广泛局部侵犯的肾癌,外科手术是主要首选治疗方法。可采用的手术方式包括根治性肾切除与保留肾单位手术。根治性肾切除术切除范围包括患肾、肾周脂肪及肾周筋膜、区域增大淋巴结(肾上极肿瘤或肿瘤累及肾上腺时,需切除同侧肾上腺)。肾肿瘤≤4cm,位于肾脏周边单发的肾癌适合行保留肾单位手术。手术方法主要采取腹腔镜手术、开放手术和机器人辅助腹腔镜手术。转移性肾癌应采用综合治疗,外科手术作为辅助手段,通过减瘤手术减少肿瘤负荷,术后辅以靶向药物治疗,广泛转移不适合减瘤手术的患者应以靶向药物治疗为主。靶向药物主要是通过抑制酪氨酸激酶活性达到抑制肿瘤转移的目的,是转移性肾癌的主要治疗方法。

案例47-1

患者,男性,52岁,既往体健。2日前单位常规体检,泌尿系超声检测提示右肾上极实质内低回声包块,大小约3.4cm×2.8cm,其内可见彩色血流显示。血生化检测未见明显异常,查体无阳性体征。

思考:

1. 该患者目前初步考虑何种疾病?下一步做何检查?

2. 明确诊断后如何治疗?

二、肾母细胞瘤

肾母细胞瘤又称肾胚胎瘤、Wilms瘤,是小儿泌尿系统中最常见的恶性肿瘤。

【病理】 肾母细胞瘤发生于胚胎性肾组织,是由间质、上皮和胚芽三种成分组成的恶性多形性腺瘤,也可呈现两种或一种成分,往往间质组织占肿瘤绝大部分。可发生于肾实质的任何部位,多为单发,生长迅速,多为圆形实质包块,周围以纤维性假包膜包绕。切面呈均一灰白或棕色,常有出血与坏死。肿瘤原发于肾脏,可破坏并压迫正常肾组织,也可侵犯肾门、腹主动脉旁淋巴结和肾静脉,较少侵入肾盂。远处转移以肺、肝较常见。

【临床表现】 肾母细胞瘤常以触及上腹一侧季肋区包块而被发现,表面光滑,韧如鼻尖,无压痛,有一定活动度,若肿瘤巨大超越中线则较为固定。其他症状主要有腹痛、血尿和高血压。有时外伤使肿瘤破裂,继发急腹症可为首发症状。

【诊断】小儿发现上腹部光滑包块,应考虑到此病可能性。B超、X线、CT及MRI对诊断有一定意义,但很难通过术前影像学检查明确诊断,需术后病理明确诊断。经静脉尿路造影检查所见与肾癌相似,显示肾盂肾盏受压、拉长、变形和移位。

【治疗】在小儿恶性实体肿瘤中,肾母细胞瘤是应用手术、放化疗治疗最早、效果最好的肿瘤之一。如在早期发现并治疗,生存率可达到100%。手术切除是最主要的治疗方法,并可为肿瘤分期提供重要依据;化疗适用于所有的肾母细胞瘤患者;放疗适用于曾用化疗而肿瘤缩小不明显的情况。综合治疗后,2年生存率可达60%~94%,2~3年无复发则认为治愈。

三、肾盂癌

肾盂癌高发年龄为50~70岁,我国平均发病年龄为55岁。男性发病率高于女性,吸烟、长期使用镇痛药、石油、塑料等职业接触等都会增加其发病率。

【病理】肾盂癌以尿路上皮癌最多见,约占85%,鳞状细胞癌和腺癌少见。肿瘤质脆,呈灰白色,组织分型可分为乳头状型、平坦型和结节肿块型。有多种转移方式,上皮种植多发生于顺尿流方向;淋巴转移多取决于肿瘤的位置和浸润深度;血行转移部位多为肝、肺、骨。

【临床表现】早期即可出现无痛性、间歇性肉眼血尿,可发生于56%~98%的患者,继发尿路梗阻后可出现腰部钝痛。晚期可出现消瘦、贫血、腹部肿块及骨痛等转移症状。

【诊断】尿路造影是肾盂癌诊断的基本方法,50%~70%的尿路上皮癌可发现充盈缺损;CT对估计肿瘤的局限性、浸润范围及转移情况有帮助;泌尿系增强CT尿路造影对上尿路进行三维成像,通过平扫,动脉期及排泄期可以清楚地显示肾盂输尿管内软组织影,充盈缺损等改变,清晰地明确肿瘤大小、部位及浸润深度(图47-1)。

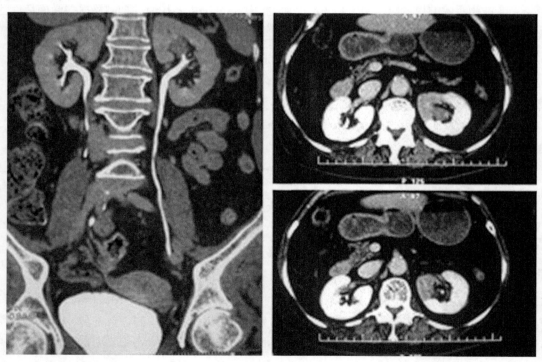

图47-1　肾盂癌泌尿系增强CT尿路造影表现

【治疗】手术治疗是肾盂癌的主要治疗方法。肾盂癌根治是主要的治疗原则,手术应完整切除患肾、患侧全长输尿管及输尿管膀胱壁内段。肾盂癌发生后5年内再发膀胱癌的发生率为15%~75%,因此术后膀胱内灌注化疗药物可以预防再发膀胱癌,定期复查膀胱镜有助于早期发现膀胱癌再发。

第二节 膀胱肿瘤

膀胱肿瘤是泌尿系统最常见的肿瘤,其中98%为上皮性肿瘤,即尿路上皮癌。全世界每年新诊断的膀胱癌在所有新发癌症中排名第9位。膀胱肿瘤多见于50岁以上男性,男女发病比例为3.8:1。

【病因】 比较明确的因素为接触化学致癌物质与内源性色氨酸代谢异常。膀胱黏膜白斑、结石、长期尿潴留等也可能诱发膀胱肿瘤。

【病理】

1. 病理类型 分为上皮样肿瘤与非上皮样肿瘤,上皮样肿瘤包括尿路上皮癌、鳞状细胞癌和腺癌,前者占95%;非上皮样肿瘤罕见,多为平滑肌肉瘤和横纹肌肉瘤。

2. 分级 膀胱癌的恶性程度以分级表示。分化程度越低,恶性程度越高。在推荐使用最新TNM分期的同时,我国2014版膀胱癌诊疗指南认可同时使用WHO1973和WHO2004分级(表47-2)。

表47-2　膀胱尿路上皮恶性程度分级系统

分级系统	分级
WHO 1973 分级	乳头状瘤
	乳头上皮癌1级,分化良好
	乳头上皮癌2级,中度分化
	乳头上皮癌3级,分化不良
WHO 2004 分级	乳头状瘤
	低度恶性倾向尿路上皮乳头状瘤
	低级别乳头状尿路上皮癌
	高级别乳头状尿路上皮癌

3. 分期 膀胱癌的分期指肿瘤浸润程度及转移情况,病理分期同临床分期(图47-2)。

4. 浸润深度 是肿瘤临床(T)和病理(P)分期的依据,根据癌浸润膀胱壁的深度(乳头状瘤除外),多采用TNM分期标准,可分为:T_{is}原位癌;T_a无浸润乳头状癌;T_1限于固有层内;T_2浸润肌层(包括T_{2a}浸润浅肌层、T_{2b}浸润深肌层);T_3浸润膀胱周围组织(包括T_{3a}显微镜下所见、T_{3b}肉眼所见);T_4浸润膀胱邻近器官(图47-2)。习惯将T_{is}、T_a及T_1期肿瘤称浅表膀胱癌。

5. 分布与转移 膀胱侧壁及后壁多见,三角区和顶部次之。淋巴管转移是最常见的途径;血行转移常见于晚期病例,多转移至肝脏;直接扩散,男性患者常侵犯前列腺或后尿道,女性患者常侵犯至阴道、尿道、子宫。

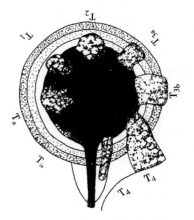

图47-2　膀胱肿瘤的临床分期

【临床表现】

1. 血尿 绝大多数膀胱癌患者首发症状为间歇全程无痛性肉眼血尿,若肿瘤位于三角区及其附近,血尿多在终末期出现。因血尿常能自行减轻或停止,容易造成好转或治愈的假象,临床上应提高警惕。

2. 膀胱刺激征 当肿瘤侵犯膀胱壁时,特别是膀胱三角区与膀胱颈部的肿瘤,常常导致患者出现较为明显的尿频、尿急、尿痛。肿瘤常常合并膀胱炎症或者形成感染时,患者亦会出现较为明显的尿急、尿频和尿痛。

3. 其他症状 包括输尿管梗阻所致腰部疼痛、下肢水肿、盆腔包块、尿潴留等。若出现体重减轻、肾衰竭、腹痛或骨痛,均提示肿瘤进入晚期。

4. 健康体检 泌尿系超声检查也可发现膀胱肿瘤。

【诊断】 年龄在 40 岁以上，出现无痛性血尿，特别是全程血尿者，应首先考虑膀胱癌的可能。查体时注意膀胱区有无压痛，直肠指检双手合诊注意有无触及膀胱区硬块及活动情况。下列检查有助于筛选或明确诊断。

1. 尿脱落细胞学检查　其检测敏感性随膀胱癌细胞分级、临床分期的增高而增高。因原位癌(T_{is})细胞黏附力差，故检出率高。

2. 尿液膀胱癌标记物　美国 FDA 已批准膀胱肿瘤抗原(bladder tumor antigen，BTA)、核基质蛋白(nuclear matrix protein，NMP)应用于临床，但目前尚无一种理想标记物可替代膀胱镜检查。

3. B 超　是目前诊断膀胱癌最为简便、经济、具较高检出率的方法，能分辨出 0.5cm 以上的肿瘤。

4. CT 与 MRI　CT 对 1cm 以上的膀胱肿瘤显示清楚，MRI 对肿瘤的分期要优于 CT，可较好地显示基层受累情况，对膀胱壁外及邻近器官受累显示清楚。

5. 膀胱镜检查　对诊断具有决定性意义。可直观、全方位观察肿瘤生长情况，并可在镜下取活检，通过病理检查明确肿瘤浸润情况，对确定治疗方案及预后至关重要。

【治疗】 一般将膀胱癌按浸润深度分为非肌层浸润性(T_{is}、T_a、T_1)和肌层浸润性(T_2 以上)膀胱癌，治疗上应区别对待。

1. 非肌层浸润性膀胱癌　根据复发风险及预后，可分为低危(同时具备单发、T_a、低级别尿路上皮癌 G_1 或直径<3cm)；高危(多发或高复发、T_1、高级别尿路上皮癌 G_3 或直径>3cm)；中危(除外以上两种的其他情况)；经尿道膀胱肿瘤切除术是非肌层浸润性膀胱癌的主要治疗手段。对低危型可在术后只进行单剂即刻膀胱灌注化疗，常用药物有丝裂霉素、表柔比星及多柔比星等。对中危型术后即刻灌注化疗后，应进行后续化疗药物或卡介苗维持灌注治疗。对高危型首选膀胱卡介苗灌注治疗(至少维持 1 年)。膀胱灌注治疗无效者，则建议行根治性膀胱切除术。

2. 肌层浸润性膀胱癌　首选根治性膀胱切除术，并同时进行淋巴结清扫。如肿瘤侵犯尿道、女性膀胱颈部或男性前列腺膜部或手术尿道切缘阳性时，应行全尿道切除术。特殊情况下行保留膀胱的手术须经过仔细选择，辅以放化疗并密切随访。

3. 对于广泛转移的晚期膀胱癌，可选择以放化疗为主的综合治疗。

案例47-2

患者，男性，62 岁，既往有常年吸烟史。1 个月前无明显诱因出现全程无痛性肉眼血尿，呈洗肉水样，内无血块及血条，口服抗生素后血尿自行消失，未予进一步诊治。2 日前血尿再次出现，伴少量血条，无血块，前来就诊。

思考：

1. 该患者目前考虑何种疾病？下一步做何检查？

2. 明确诊断后如何治疗？

第三节　前列腺癌

前列腺癌发病率呈明显的地理和种族差异，澳大利亚、新西兰、加勒比海及斯堪的纳维亚地区最高，东亚地区最低。世界范围内，前列腺癌在男性所有恶性肿瘤中位居第二。在美国，前列腺癌已成为第一位危害男性健康的恶性肿瘤；我国前列腺癌发病率远低于欧美，但近年来呈现上升趋势。

【病因】 流行病学研究表明，随年龄增长，前列腺癌发病率也明显增高，发病者多为老年男性，50 岁以下男性很少见。另一个重要危险因素是遗传，如果一个直系亲属(父亲或兄弟)患前列腺癌，其本人患病的风险会增加一倍;两个或两个以上直系亲属患该病的话,本人患该病风险增至 5~11 倍。一些外源性因素,如高动物脂肪饮食、缺乏运动、木质素类及异黄酮的低摄入等都可能影响其发病进程。

【病理】 前列腺癌中,95%以上为腺癌,好发部位依次为外周带(75%)、移行带(20%)和中央带(5%),病灶常呈多中心性。

1. 病理分级　Gleason 评分系统是前列腺癌最重要的病理分级系统。该分级系统将前列腺癌病理分级分为五个 Gleason 分值(1~5 分),并将前列腺癌组织分为主要分级区与次要分级区。主要分级区与次要分级区相加则形成癌组织的分级常数,是判断肿瘤危险性与治疗、预后的重要依据。

2. 病理分期　前列腺癌分期可以指导选择疗法和评价预后。我国 2011 版前列腺癌诊疗指南推荐使用 2002 年美国癌症联合委员会(AJCC)TNM 分期,其中原发肿瘤情况即 T 分期表 47-3。

表 47-3　前列腺癌 TNM 分期(AJCC, 2002)

分期	表现
T_1	不能被扪及和影像发现的临床隐匿肿瘤
T_2	局限于前列腺内的肿瘤
T_3	肿瘤突破前列腺包膜
T_4	肿瘤固定或侵犯除精囊外的其他邻近组织结构

3. 转移途径　可经局部、淋巴和血行播散,最常见转移部位是盆腔内淋巴结群及全身骨骼。

【临床表现】 早期前列腺癌多呈隐匿性,许多患者是在体检时经直肠指检发现前列腺硬结,或常规行血清前列腺特异性抗原(prostate-specific antigen,PSA)检查发现异常而进一步就诊的。其临床表现和良性前列腺增生类似,以排尿障碍为主,呈渐进性或短时间内迅速加重,表现为尿频、排尿费力、尿线变细、尿不尽感、夜尿增多、充盈性尿失禁,甚至反复尿潴留。晚期则以局部浸润或远处转移症状为主,常转移至脊椎的胸腰部,表现为持续剧烈的胸腰背部疼痛,病理性骨折以股骨和肱骨多见。20%晚期患者可伴随神经症状,如疼痛、知觉障碍、括约肌功能障碍等。

【诊断】 直肠指检联合 PSA 检查是目前公认的早期发现前列腺癌最佳的初筛方法,但直肠指检并不能发现早期的前列腺癌。临床上 PSA 检查异常的患者通过前列腺系统性穿刺取得组织病理学诊断得以确诊。

1. 血清 PSA 检查　PSA 是由前列腺上皮组细胞特异分泌的一种蛋白酶,正常情况下,仅存在于前列腺组织中,病理状态下血清 PSA 水平明显升高,因而是一个重要的前列腺特异性标记物。正常情况下男性血清 PSA 水平在 0~4μg/L;4~10μg/L 时,较难以区分是前列腺增生还是癌变,应结合 PSA 密度、PSA 速率、血清游离 PSA/总 PSA 值与影像学检查综合判断,减少不必要的前列腺穿刺活检;当 PSA>10μg/L 时,建议进行前列腺穿刺活检明确诊断。

2. 直肠指检　典型的前列腺癌指诊征象为前列腺坚硬如石、边界不清、不规则结节、无压痛、活动度差。

3. 超声　经直肠超声检查可发现前列腺内有低回声病灶,并可了解直肠、膀胱颈、精囊的浸润情况,有助于前列腺癌的分期,其特异性稍低,往往需与其他辅助检查协同诊断。

4. CT/MRI　CT 对早期前列腺癌诊断价值不大。MRI 在 T_2 加权像上,高信号的前列腺外周带内出现低信号结节或弥漫性信号减低区,应考虑前列腺癌的可能。二者均可能显示盆腔淋巴结转移情况、包膜外浸润情况、远处转移灶,用于临床分期。

5. 超声引导下经直肠前列腺穿刺活检　是目前前列腺癌最为重要的诊断方法。当直肠指检或影像学检查高度怀疑前列腺癌时,建议性超声引导下前列腺穿刺活检。在超声引导下,不仅对明确或可疑病灶进行精确穿刺,还对前列腺分区后系统地穿刺,防止漏检。

【治疗】

1. 观察等待疗法　对于预期寿命短的早期低危前列腺癌可选择观察等待疗法。

2. 前列腺癌根治术　对于局限于前列腺内的前列腺癌可选择前列腺癌根治术。对于侵犯前列腺包膜或者周围组织侵犯或者远处转移的患者,可选择内分泌治疗、手术治疗、放疗、化疗或者几种治疗相结合的疗法。

3. 内分泌治疗　内分泌治疗包括去势治疗和抗雄激素治疗。去势治疗包括手术切除睾丸或药物治疗。抗雄激素治疗可以通过口服抗雄激素药物或双侧睾丸切除来实现,70%～80%患者的临床症状可以得到缓解。每月皮下注射一次戈舍瑞林能获得与睾丸切除同样的效果,达到药物去势的目的。对于激素疗法失败的患者可以予以安鲁米特或酮康唑治疗,或者口服肾上腺皮质激素。

4. 放射治疗及化学治疗　放射治疗对于有症状的骨转移患者有帮助。靶向及抗血管生成治疗已经在临床上使用。内分泌治疗失败患者可考虑行化学治疗,但效果并不理想。对于低危局限型患者,等待观察治疗与根治性手术或放疗五年无复发生存率基本相同;对于中高危局限型患者,治疗主要目的是提高肿瘤控制率和改善生活质量。

案例47-3

患者,男性,65岁,以"尿频、尿急、夜尿增多两年余"就诊。检查发现PSA 40μg/L,直肠指检发现前列腺体积增大,约4cm×4cm,中央沟消失,表面欠光滑,左侧叶可触及直径约2cm的结节、质硬、无压痛。MRI提示前列腺左侧后部外周带肿块,最大横截面积约25cm×19cm×32cm。全身骨扫描提示第4腰椎可见骨代谢增高灶,性质待定。

思考:

1. 进一步需要什么检查或处置?

2. 可能的诊断和分期是什么?

第四节　睾丸肿瘤

睾丸肿瘤的总体发病率并不高,却是青春期后青年男性最常见的恶性肿瘤,最近几十年发病率呈上升趋势。随着诊疗技术的进步,它已成为一种容易被治愈的恶性肿瘤。

【病因】目前发现睾丸肿瘤的发病与隐睾病史、克兰费尔特综合征、直系亲属睾丸肿瘤病史以及对侧睾丸肿瘤病史、不孕等因素相关。特别是隐睾患者睾丸肿瘤的发病率可较普通人群的高数十倍。

【病理】睾丸肿瘤可分为原发性和继发性两大类。原发性睾丸肿瘤又分为生殖细胞肿瘤和非生殖细胞肿瘤。睾丸生殖细胞肿瘤占90%～95%,根据组织学的变化可分为多种细胞学类型,即精原细胞瘤、胚胎瘤、畸胎瘤、绒毛膜癌和卵黄囊瘤等。睾丸生殖细胞肿瘤根据分化情况可分为精原细胞瘤和非精原细胞瘤两类。非生殖细胞肿瘤占5%～10%,包括间质细胞瘤和支持细胞瘤等。因为有白膜阻碍,局部浸润至附睾或精索较困难。多数睾丸肿瘤早期可发生淋巴转移,最先转移到邻近肾蒂的腹主动脉旁淋巴结;经血行转移可扩散至肺、骨或肝。继发性睾丸肿瘤主要来自淋巴瘤及白血病等转移性肿瘤。

【临床表现】由于早期症状不明显,通常很难发现。常见症状包括偶然发现的睾丸长大或腹部、腹股沟区包块,约1/3的患者可出现钝痛。其他症状通常是由于转移肿瘤引起的。

【诊断】青年男性不明原因的睾丸肿大和腹股沟包块要高度怀疑睾丸肿瘤。诊断主要基于以下内容:

1. 阴囊和腹部查体　可发现睾丸过大或腹部、腹股沟区包块,伴沉重感,睾丸质硬韧,部分患者存在继发性的睾丸鞘膜积液和内分泌紊乱引起的性早熟及男性女性化症状。

2. 肿瘤标志物的血清学检查　如 AFP、HCG 以及 LDH 等可以辅助诊断并评价治疗效果。

3. 睾丸的超声检查　通常可以明确诊断,通常表现为白膜内的低回声区,CT、MRI 等还能帮助评估腹膜后淋巴结及其他脏器转移的情况,盆腔 CT 可以检测到小于 2cm 的淋巴结。正常睾丸组织的 MRI 影像在 T_1 和 T_2 加权上为均质信号,肿瘤组织在 T_2 加权上表现为低信号。

4. 睾丸肿瘤　应与原发性鞘膜积液、附睾和睾丸炎等相鉴别。

【治疗】对于占睾丸肿瘤大多数的生殖细胞肿瘤而言,手术、放疗和化疗等治疗方法均有其独特的效果,通常需要多种方法联合的途径进行治疗。手术一般取腹股沟切口行睾丸根治性切除。术后的随访非常重要,主要包括影像学检查和肿瘤标志物检测。精原细胞瘤化疗效果要优于放疗,术后可配合放射治疗。而对于非精原细胞瘤的患者则推荐术后腹膜后淋巴结清扫术。对于其他类型的肿瘤患者在行腹膜后淋巴结清扫术后,还可以行辅助放疗及辅助化疗。

第五节　阴茎癌

阴茎癌过去曾是我国男性最常见的恶性肿瘤,近年随着卫生条件的改善,发病率已经明显下降。

【病因】目前仍不清楚,多发生于包茎或包皮过长的患者,青春期前行包皮环切术能显著降低阴茎癌的发病率。人乳头瘤病毒等病毒感染、吸烟、性传播疾病、外伤、性伴侣数量等因素与阴茎癌的发病相关。

【病理】绝大多数是鳞状细胞癌,基底细胞癌和腺癌少见。从肿瘤形态上可分为原位癌、乳头状和浸润癌三种。乳头状癌以外生性生长为主,可穿破包皮,淋巴转移较晚;浸润癌则早期出现淋巴转移,由于白膜较坚硬,很少出现尿道海绵体浸润而影响排尿。阴茎恶性肿瘤约 95% 为鳞状细胞癌,其余如基底细胞癌、腺癌、恶性黑色素瘤、肉瘤等相对少见。淋巴引流为双侧腹股沟淋巴结,常转移至腹股沟、髂淋巴结。癌肿侵及海绵体易发生血行播散。

【临床表现】通常为阴茎头处微小的硬结、赘生物、溃疡或更为显著的外生性病变,包茎可能会掩盖病变,肿瘤继续生长可突破包皮,多伴包皮糜烂、恶臭及分泌物。少数情况下,可表现为腹股沟转移性淋巴结的症状。而累积尿道的症状比较少见。

【诊断】40 岁以上有包茎或包皮过长,发生阴茎头部肿物或包皮阴茎头炎、慢性溃疡、湿疹等经久不愈,有恶臭分泌物者,应高度怀疑阴茎癌。但应注意与阴茎头炎、慢性溃疡及性传播疾病相鉴别。腹股沟淋巴结的触诊十分重要,有利于评价肿瘤的临床分期,但肿大的淋巴结不一定是肿瘤转移。在行初始治疗之前,需对原发肿瘤及可触及的淋巴结进行活检。超声、CT、MRI 等影像学检查可有助于评估肿瘤侵犯的深度、淋巴结情况及是否有远处转移。

【治疗】通常分别处理原发肿瘤病灶和区域淋巴结。根据正确的分期选择合适的治疗手段对于阴茎癌的预后非常重要。根据肿瘤侵犯的程度,可选择保留阴茎手术、阴茎部分切除术及阴茎全切术,全切术后应同期行会阴尿道造口术。保留阴茎的手术可维持患者术后正常的生理、心理功能。对于怀疑淋巴结转移的患者均应积极地进行腹股沟淋巴结的清扫。对于晚期肿瘤及术后复发的患者还可进行辅助的放化疗。

术后随访对于患者预后也有重要的意义,大部分阴茎癌复发于治疗后最初的两年。复诊包括视诊、触诊及影像学检查,评估肿瘤局部是否复发及是否有远处淋巴结、脏器转移。

（孔垂泽）

大多数泌尿系肿瘤早期都没有明显症状。血尿是泌尿系肿瘤均可出现的症状，特别是无痛性血尿更应引起警觉，注意恶性肿瘤的可能。早期肾癌一般无明显临床表现，目前主要以影像学检查尤其是超声发现为主，因此超声发现肾脏肿块应引起足够重视。肾癌的治疗以手术切除为主，放疗、化疗均不太敏感，免疫治疗可有一定疗效。膀胱癌最常见的病理类型是移行细胞癌，膀胱镜是最直接、最常用的检查手段。根据情况以手术治疗为主，辅以化疗、放疗、生物治疗等综合治疗，由于膀胱癌具有时间空间多发特性，因此后续灌注治疗及其复查随访等监管治疗应及时。我国为前列腺癌低发病率地区，但近年来发病率上升迅速，必须引起足够重视。直肠指检、PSA及经直肠超声检查是可能最早发现前列腺癌的方法，其治疗主要包括手术治疗、内分泌治疗及放化疗，应从患者预期寿命及肿瘤分期等因素综合决定治疗方案。

1. 肾癌的临床表现、诊断方法及治疗方案有哪些？

2. 肾盂移行细胞癌的手术切除范围是什么？

3. 膀胱癌的临床表现和治疗方法都有哪些，如何随诊治疗？

4. 前列腺癌与前列腺增生症的联系与区别有哪些？

5. 睾丸肿瘤行根治术后如何选择是否行腹膜后淋巴结清扫？

第四十八章 泌尿、男性生殖系统其他疾病

48章

学习目标	
掌握	包茎和精索静脉曲张的外科治疗原则。
熟悉	睾丸鞘膜积液的诊断及鉴别诊断要点。
了解	肾下垂的临床表现和治疗原则。

第一节 包茎

包茎是指因包皮口狭小或包皮与阴茎头粘连,使包皮不能上翻,导致尿道外口和阴茎头不能露出。

【病因】 包茎大多数为先天性的,因新生儿的包皮与阴茎头之间常有上皮性粘连,以致包皮不能上翻。在 3 岁左右,因阴茎发育、阴茎间断勃起使包皮自然翻转等原因,这种上皮性粘连逐渐被吸收,包皮与阴茎头自行分离,约 90% 小儿此时即可使包皮上翻露出阴茎头。

【临床表现】 包茎患儿包皮口狭小,可以影响患儿的排尿,患儿在排尿时需要用力,包皮呈球状隆起。排尿后尿液易蓄积在包皮囊内,与脱落的上皮细胞混合形成包皮垢。包皮垢可导致反复出现的包皮阴茎头炎,长期反复的慢性刺激增加了患阴茎癌的风险,而在有行包皮环切术传统的民族中则很少有人患阴茎癌。如果反复发生的包皮阴茎头炎引起了包皮与阴茎头的粘连,还会引起排尿困难。包茎的危害见表 48-1。

表 48-1 包茎的临床表现及危害

	临床表现	后果	原因
包皮阴茎头炎	阴茎头局部肿痛	阴茎头局部长期反复慢性刺激	排尿后尿液存积,形成包皮垢
包皮嵌顿	包皮口环紧勒在冠状沟处,局部淤血、水肿、疼痛	处理不及时可导致包皮和阴茎头缺血坏死	包皮口狭小,强行上翻包皮复位不及时
排尿障碍	尿流变细,包皮球状隆起	诱发感染和包皮垢形成	包皮口狭小
影响性功能	性交时感觉疼痛,阴茎头敏感性低	性欲减退,不易射精	包皮口狭小,包茎时龟头与外界无直接接触
诱发癌变	包皮内硬块,伴血性分泌物或脓液自包皮口流出	阴茎癌	包皮垢是一种致癌物质;长期反复慢性炎症刺激

【治疗】 由于包茎有造成包皮阴茎头炎、包皮嵌顿和癌变等可能,所以应在青春期以前行包皮环切手术。一旦形成嵌顿性包茎需要急诊处理,可采取手法复位和手术复位。

1. **手法复位** 适用于嵌顿时间较短患者,先用手紧握包皮水肿部分 1~2 分钟,使其水肿逐渐消退,再用双手拖住包皮向下方牵拉,双手拇指反向推挤阴茎头,促使嵌顿包茎复位(图 48-1)。待水肿消退后再行

包皮环切手术。

2. **手术复位** 当手法复位失败后即应及时手术复位。在阴茎背侧纵行切开狭窄环,复位后横行缝合切口(图48-2)。若合并感染则不缝合,待感染控制、切口愈合后再行包皮环切手术。

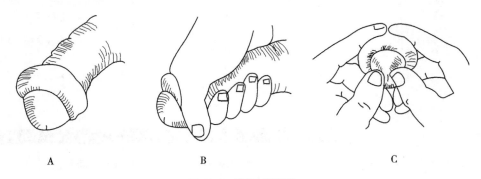

图48-1 嵌顿包茎复位
A. 嵌顿包茎;B. 用手紧握包皮水肿部分;C. 双手促使嵌顿包茎复位。

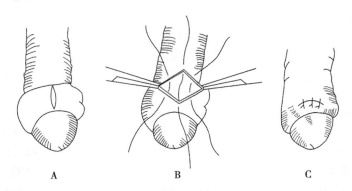

图48-2 复位后横行缝合切口
A. 纵行切开嵌顿的包皮环;B. 纵行切口横行缝合;C. 缝合结扎完毕。

第二节 包皮过长

包皮过长是指虽然包皮遮盖阴茎头和尿道外口,但包皮口宽大,且能自由上翻露出阴茎头。包皮过长患者只要能保持外生殖器清洁卫生,不致包皮积垢,对健康没有任何影响,不必手术治疗。但如果不注意局部清洁,导致反复发生包皮阴茎头炎,甚至引起继发性包茎,则应接受包皮环切术。

第三节 精索静脉曲张

精索静脉回流受阻或瓣膜关闭不全致血液反流而引起血液淤滞,使精索蔓状静脉丛迂曲扩张称为精索静脉曲张。发病率为10%~15%,多见于青壮年。在男性不育人群中占15%~20%,常好发于左侧。

【病因】精索蔓状静脉丛由来自睾丸、附睾和输精管的10~20条静脉组成,经腹股沟管内环时汇合成精索内静脉,然后沿腹膜后上行。左侧精索内静脉呈直角注入左肾静脉,右侧精索内静脉斜行注入下腔静脉,故左侧精索静脉回流更易受阻。

导致精索静脉曲张的原因有:①人体在站立或坐位时,腹股沟区位于躯干的最低位置,静脉血管压力增高,影响血液回流;②静脉壁及周围组织薄弱或提睾肌发育不全,精索静脉易发生扩张;③静脉瓣膜缺损或关闭不全。除上述因素外,左侧精索静脉曲张发病率高的原因为:①左侧精索内静脉行程长并呈直角注入左肾静脉;②左侧精索内静脉下段位于乙状结肠后方;③左肾静脉位于主动脉与肠系膜上动脉之间。这些解剖因素使左侧精索内静脉更易受压使血流阻力增加而发生扩张。由上述原因引起者属原发性精索静脉曲张。因腹膜后肿瘤或异位血管的压迫、肾静脉癌栓的阻塞等引起者则为继发性精索静脉曲张。

【临床表现】 病变轻者多无症状,仅在体检时发现。重者有患侧阴囊坠胀感,站立、行走或重体力劳动时症状加重,平卧休息后症状缓解或减轻。精索静脉曲张使阴囊局部温度升高,睾丸组织内二氧化碳蓄积,影响睾丸的生精功能,是男性不育的原因之一。

【诊断】

1. 临床检查 患者站立时,在睾丸上方的阴囊皮下可触及似蚯蚓团块状的迂曲、扩张静脉,严重者可看到曲张的静脉团。对体征不明显的患者,嘱其用力屏气增加腹压,可使曲张静脉显现(Valsalva 试验阳性)。立位检查完毕后,嘱患者平卧并将患侧阴囊托起,若曲张的静脉不消失则考虑为继发性精索静脉曲张,应继续寻找原因。按照曲张程度可分为三级:Ⅰ级触诊不明显,但 Valsalva 试验可显现曲张静脉;Ⅱ级外观无明显异常,触诊可及曲张的静脉;Ⅲ级曲张静脉如蚯蚓团状,视诊和触诊均明显。

2. 辅助检查 采用多普勒超声检查、核素血池扫描及精索内静脉造影可进一步明确诊断。对合并不育者应同时作精液检查。

【治疗】 无临床症状、精液正常者,不需要治疗。对伴有不育或精液异常者,不论症状轻重均应手术治疗。治疗后部分病人可以改善精液质量,症状明显的已生育者也应手术治疗。手术原则是做下腹部切口,在腹膜后内环上方高位结扎和切断精索内静脉;若静脉曲张严重,则应做腹股沟切口,除高位结扎精索静脉外尚需切除阴囊内扩张的静脉团。近年来开展的腹腔镜行精索内静脉高位结扎和显微精索静脉结扎手术也取得肯定的疗效。

第四节　鞘膜积液

鞘膜囊内积聚的液体增多而形成囊肿者称为鞘膜积液。

【病因】 在胚胎发育过程中睾丸自腹膜后经腹股沟管下降至阴囊,在此过程中附着于睾丸的腹膜也随之下降形成腹膜鞘状突。出生后从内环至睾丸上方的鞘状突逐渐萎缩闭合成纤维索,仅睾丸处保留一鞘膜囊。正常时鞘膜内仅有少量浆液,当鞘膜的分泌和吸收功能失去平衡,如分泌过多或吸收过少即引起鞘膜积液。鞘状突的闭合反常,又可形成各种类型的鞘膜积液(图 48-3)。

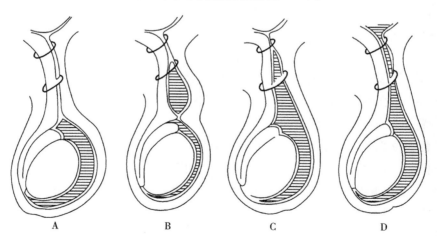

图 48-3　各类鞘膜积液
A. 睾丸鞘膜积液;B. 精索鞘膜积液;C. 睾丸精索鞘膜积液;D. 先天性鞘膜积液。

【病理和分类】

1. 睾丸鞘膜积液 精索处鞘状突已闭合,仅睾丸固有鞘膜内积液。此型最常见。可分为原发性和继发性两种,前者原因不清,后者可由精囊、睾丸、附睾的炎症、结核、外伤、肿瘤、丝虫病等引起。积液可呈浑浊、血性或乳糜状。

2. 精索鞘膜积液　鞘状突的两端闭合,而精索处鞘状突未闭并积液,囊内积液与腹腔和睾丸鞘膜腔都不相通,又称精索囊肿。

3. 睾丸精索鞘膜积液　又称婴儿型鞘膜积液。鞘状突仅在内环处闭合,精索鞘膜与睾丸鞘膜相通,形成一较大囊腔。

4. 先天性鞘膜积液　由于精索处鞘膜状突闭合不全,睾丸鞘膜腔的积液可经此管道与腹腔相通,故又称交通性鞘膜积液。若鞘状突完全未闭则形成先天性腹股沟斜疝。

【临床表现】阴囊内有囊性肿块,无疼痛,较大者在直立位时有患侧阴囊下坠不适感。巨大的睾丸鞘膜积液,阴茎可缩入包皮内影响排尿。

【诊断和鉴别诊断】鞘膜积液诊断和鉴别诊断见表48-2。

表48-2　鞘膜积液诊断和鉴别诊断

分类	体格检查	透光试验	辅助检查
睾丸鞘膜积液	积液呈卵圆形,表面光滑无压痛,有囊性感;不能触及睾丸和附睾	阳性	B超检查见液性暗区
精索鞘膜积液	积液位于腹股沟、睾丸上方;与睾丸明显分界;与精索不能分开	阳性	B超检查见液性暗区
睾丸精索鞘膜积液	积液外观呈梨形	阳性	B超检查见液性暗区
先天性鞘膜积液	站立行走、咳嗽后阴囊逐渐肿大;平卧休息后减小或消失	阳性	B超检查见活动性液性暗区
腹股沟斜疝	触及阴囊内肿物,睾丸界限清楚;咳嗽时外环口有明显冲击感	阴性	B超可发现阴囊内肠管或大网膜
睾丸肿瘤	睾丸肿大;有沉重感	阴性	阴囊B超发现睾丸实性占位并有丰富血供

【治疗】睾丸精索鞘膜积液可自行吸收,成人较小的鞘膜积液也不需治疗。对较大的鞘膜积液并伴有明显症状者需手术治疗。睾丸鞘膜积液和睾丸精索鞘膜积液行鞘膜翻转术,精索鞘膜积液则将囊肿全部切除,先天性鞘膜积液在行鞘膜翻转术同时须在内环处高位结扎未闭合的鞘状突。

第五节　肾下垂

正常肾门对第1、2腰椎横突,且右侧略低于左侧。当立位时,肾脏可下降约一个椎体,超过此范围者,称为肾下垂。肾下垂和肾异位不同,病人的肾开始位于正常位置,有正常的血管供应,后来向下移动造成肾下垂。而异位肾是先天性肾位置异常。

【病因】肾位于腹膜后,依靠脂肪囊、肾周筋膜、肾蒂血管和腹内压维持正常位置。当肾周围脂肪少,分娩后腹壁松弛使腹内压降低,肾周围组织对肾的支持力下降,容易导致肾下垂。

【病理】肾下垂导致输尿管扭曲,尿液流出不畅可以导致肾盂积水、肾盂感染、肾结石等,当肾血管扭转与牵拉时,使肾淤血甚至肾萎缩。

【临床表现】多发生于20~40岁瘦高体型的女性,右侧多于左侧。症状轻重与肾移位的程度不完全一致。

腰部疼痛是主要症状,表现钝痛或牵扯痛,久坐、久站或行走时加剧,平卧后消失。肾蒂血管或输尿管急性扭转时,出现肾绞痛、恶心、呕吐、脉搏增快等症状,称为迪特尔危象(Dietl's crisis)。肾血管被牵拉使血流减少可引起肾性高血压。由于肾活动过大,对腹腔神经丛的牵拉会引起消化不良、腹胀、嗳气、恶心、呕吐等消化道症状。部分患者精神较紧张,有时可伴有失眠、眩晕、心悸、乏力等神经症症状。

【诊断和鉴别诊断】 根据病史和临床表现,诊断不困难。体型瘦的病人在体格检查时,可发现平卧和直立位触诊肾位置变化。静脉尿路造影先后在平卧位和直立位摄片,了解肾盂的位置。如肾盂较正常下降超过一个椎体可诊断为肾下垂。需要和以下疾病鉴别:①先天性异位肾,多位于下腹或盆腔内。不随体位变化,平卧不能复位;②肾上极或肾外肿瘤压迫推移使肾位置下降。影像学检查可用于鉴别。

【治疗】 偶然发现肾下垂,当症状不明显,一般无需治疗。当伴有腰痛、血尿者,加强腹肌锻炼强壮身体,使用紧束宽弹性腰带或肾托。如果症状重,保守治疗无明显好转,并发肾积水感染者,应施行肾悬吊固定术。

（罗俊航）

学习小结

包茎和包皮过长是同一种疾病的两种不同程度表现,包茎是一种较严重的病变,不仅影响生活质量,而且有可能诱发阴茎癌,所以必须尽快手术处理,恢复正常生理状态。 精索静脉曲张是产生不育症的原因之一,对未婚或已婚未育的男性,应当积极手术处理。

复习参考题

1. 包茎的危害有哪些?

2. 精索静脉曲张的外科治疗原则是什么?

3. 鞘膜积液的诊断和鉴别诊断是什么?

4. 肾下垂的临床表现有哪些?

第四十九章　男性节育、不育和性功能障碍

第一节　概述

　　"自人类诞生以来,性是人类生命的源泉,是整个人生不可或缺的一部分。它根植于我们的梦想、渴望、恐惧和挫折中",美国著名性学家贺兰特·凯查杜里安在其著作《人类性学基础》的导言中这样叙述。性是推动人类繁衍和进化的动力,正是因为性的存在,人类才得以生存和发展。人类一直在努力探索性和生殖奥秘,以近代西方学者西格蒙德·弗洛伊德最为著名,后人在他的理论基础上,逐渐发展为一门新的学科:性科学。性科学作为一门科学登上人类文明的舞台仅有百余年的历史。1906 年,德国皮肤性病科医师布洛赫认为仅从医学领域研究性活动不能准确把握人类的多种性关系,需要用人类学和文化史的观点来看待性问题,并在他的专著《现代性生活》一书中首次提出了性科学的概念,开创了现代性科学。

　　性医学是研究人类性健康的学科,世界卫生组织关于性健康的定义:指具有性欲的人在躯体、感情、知识、信念、行为和社会交往上健康的总和。性医学的研究范围包括了性生物学、性心理学和性临床医学等内容,是医学科学的一个重要分支。男科学和性医学中专门研究男性生殖系统结构和功能、生殖与病理、节育与不育、性功能障碍、生殖系统疾病以及性传播疾病内容极为类似,两者有着密切的联系。

　　传统意义上,男科学更关注性功能和生育功能,性医学更侧重性健康、性心理、性道德、性取向等。在人类辅助生育技术问世之前,性功能的正常与否对生育能力有直接的影响,但随着人类辅助生育技术的出现,使一些性功能障碍的患者,亦有了生育的途径。与人类辅助生育技术相对应的是节育,它是人类调节自身繁殖的手段,目的是实现人口与经济、社会、资源、环境的协调发展。

第二节　男性节育

　　针对男性生殖的各个环节,采取相应的措施来阻碍精子的发生及成熟、阻断精子的排出、干扰精子与卵子的结合,从而达到生育的目的,称为男性节育。

　　【**男性生殖生理特点**】男性生殖系统包括内生殖器和外生殖器两部分。内生殖器由生殖腺(睾丸)、输精管道(附睾、输精管、射精管和尿道)和附属性腺(精囊、前列腺、尿道球腺)组成,外生殖器则包括阴囊和

阴茎。

睾丸具有两种功能:生殖功能和内分泌功能。睾丸的功能受下丘脑-垂体-性腺轴控制,并接受垂体促性腺激素的调节。睾丸生精小管是精子生成的部位。精液是由精囊、前列腺、尿道球腺所分泌的液体和精子的混合物,每次射精的精液量为 2~5ml,每毫升约含一亿个精子。睾丸的另一功能则是由睾丸间质细胞分泌雄性激素(除睾丸能产生雄激素外,肾上腺皮质也能分泌少量的雄激素)。雄激素的作用是促进男性生殖器官的正常发育和第二性征的出现。

【男性节育的环节】 理想的男性节育方法应当是不影响男性第二性征和性功能,不破坏人体内分泌平衡,又能对精子的生成或功能产生可逆性的抑制作用。男性的生殖活动可概括为精子发生和成熟、排精、精子获能、精子在女性生殖道的转运、受精等关键步骤,因此,阻断任何一个环节都可能成为男性节育的方法。

1. 抑制精子生成 通过促黄体素释放激素(LHRH)类似物来干扰下丘脑-垂体-性腺轴,抑制精子发生。这种方法对精子发生有抑制作用,但也有难以接受的副作用,药物可明显抑制性欲,并且可破坏睾丸组织。

2. 干扰精子的成熟、活力 干扰精子成熟、活力是一个较为理想的节育途径。该方法起效快,并不影响睾丸的内分泌功能,无致癌、致畸、致突变作用。但目前对精子成熟、活动的具体机制不是很清楚,尚需进一步研究。

3. 阻止精卵相遇 这是日常生活中最常用的方法,最简便的方法是使用安全套。输精管结扎术是另外阻止精卵相遇的方法。

4. 直接杀死精子 将杀精剂置于女性阴道内,使精子接触后迅速被破坏或失去受精能力,常用的表面活性剂如避孕胶和非表面活性剂。

【男性节育措施】 影响男性生殖过程的措施很多,推广使用既要考虑它的效果,更要考虑对男女双方的健康及性生活的影响。目前被广泛采用的男性节育措施是安全套和输精管结扎术。

1. 安全套 即避孕套,通过阻断精液流入阴道,起物理性屏障作用,达到临时避孕的目的。该法简单实用,不但避孕效果可靠,而且可防止感染性传播疾病,是目前最常用、最简便的男性节育方法。

2. 输精管结扎术 目的是阻断精子输出的通道,使精子不能排出,达到节育的目的(图 49-1)。这是一种男性永久节育方法,适用于已有孩子而要求永久性节育者。输精管结扎后,除不能生育外,对身体健康和性生活都没有影响,性交时仍有正常的射精过程和精液排出,只是精液中不含精子。

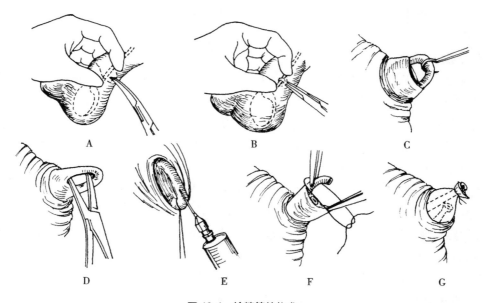

图 49-1 输精管结扎术
A. 分裂皮肤;B. 固定输精管;C、D. 提出输精管;E. 注射杀精溶液;F、G. 反折结扎输精管。

3. 输精管注射节育法　经皮直接穿刺输精管,然后注入医用苯酚合剂,药液迅速凝固,堵塞输精管道,达到阻断精子排出的目的。

4. 外用避孕药膜　是一种强力杀灭精子的非离子表面活性剂,这种药膜对男女双方身体健康、性交过程均无影响,若使用得当,效果比较可靠。

第三节　男性不育

育龄夫妇婚后进行有规律的性生活,未采取任何避孕措施 1 年以上,而女方未妊娠即为不孕症。女方检查正常,由于男性生理功能或生殖器官异常等因素致女方不能受孕者,称为男性不育症。已婚夫妇不孕者占 10%,其中约 25% 是男方原因,约 25% 是男女双方共同原因。

【病因】男性生殖环节较多,主要由男性生殖系统的神经内分泌调控,精子在睾丸中发生,在附睾中成熟,精子在排出过程中与前列腺及精囊分泌的精浆混合形成精液,精子通过射精输入到女性生殖道内,精子游走进入女性输卵管内与卵子受精等。这些环节受到疾病或某些因素的干扰和破坏,都有可能引起不育。因此,男性不育症不是一种独特的疾病,而是由某种或很多疾病与因素造成的结果。

【诊断】男女双方应同时进行检查,一方有异常时另一方仍要检查。

1. 询问病史和体格检查　详细询问与男性不育相关病史(包括家族史、生育史、既往史等)是诊断的重要依据。体格检查时应注重影响生育的全身性疾病和泌尿生殖器官的检查。

2. 实验室检查

(1)精液常规检查:是评价男性生育能力的主要依据,也是临床上首选的实验室检查。最准确的取精方法是手淫,不推荐性交中断法和避孕套受精精液。收集标本要求之前 3~7 日内未排精,将一次性射出的精液全部收集后快速送检。

(2)精浆生化检查:对于精浆的化学成分分析有助于对附睾、前列腺和精囊功能的了解,常用的指标有果糖、肉碱、酸性磷酸酶、锌、α-糖苷酶等。

(3)微生物检查:男性生殖系统感染可引起不育,常见病原体有淋球菌、乳头瘤病毒、沙眼衣原体等。

(4)内分泌检查:生殖内分泌障碍影响男性性功能和生殖功能,是男性不育症的一个重要原因。内分泌检查主要是有关性激素的测定,即睾酮(testosterone,T)、卵泡刺激素(follicle-stimulating hormone,FSH)、黄体生成素(luteinizing hormone,LH)、催乳素(prolactin,PRL)、雌激素(estrogen,E_2),必要时行下丘脑-垂体-性腺轴影像学检查。

(5)遗传学检查:正常的染色体及基因是维持生殖功能的基础,染色体及基因的异常可导致性分化异常和/或精子生成障碍,从而严重影响生殖功能。因此,对有性别分化异常、遗传、缺陷、无精症、畸精症、习惯性流产夫妇做染色体及基因检测,对诊断有着十分重要的意义。

(6)精道超声或造影:排除是否存在精道梗阻所致的不育。

(7)睾丸活检:睾丸活检分为穿刺活检和睾丸切开活检,对于无精症患者,睾丸活检可直观反映睾丸的生精功能,有助于鉴别梗阻性或者非梗阻性病因,从而采取不同的治疗手段。但睾丸穿刺活检存在活检阳性率低,睾丸切开活检创伤较大,一般应用于体外受精胚胎移植术取卵时采用。

【治疗】与其他系统疾病不同,男性不育不是单一的特异性疾病,而是由多种病因导致的男性下丘脑-垂体-性腺轴的异常,最终影响生育能力。正因为如此,对于男性不育,不可能用一种药物或方法治愈各种不同疾病因所致的不育。应针对不同的病因采用个体方案。

1. 内科治疗　目的是改善生精能力,提高精液质量。多为激素类药物,如睾酮、人绒毛膜促性腺激素、氯米芬等;此外还可补充维生素 E、维生素 C、锌等微量元素;由泌尿生殖系统感染引起者亦应积极治疗。

2. 外科治疗　对由尿道下裂、隐睾、精索静脉曲张、精道梗阻所致的男性不育症,可采取相应的手术治疗。

3. 中西医结合治疗　祖国医学博大精深,通过辨证施治有一定疗效。

4. 辅助生殖　对于原发性睾丸功能减退所致的不育症,在药物和手术无法治愈时,则可采用人工授精和胚胎移植技术治疗。

第四节　男性性功能障碍

男性性功能障碍是指在男性活动的整个过程中,包括性欲、阴茎勃起、性交、射精和性高潮,任何一个环节发生异常而影响正常的性生活。

一、性欲低下

性欲是指在适当的刺激下产生性交欲望,即在一定的刺激下引起了性兴奋。性欲低下指的是持续或反复地对性生活的欲望不足或完全缺乏。然而性欲中枢神经系统及内分泌系统的控制和调节,受年龄、健康状况等多种因素的影响,而且性欲是一个笼统的概念,很难有正常与异常的统一标准。

【病因】

1. 全身性疾病　几乎所有严重的全身性疾病都可以引起性欲低下。肝硬化、慢性肾衰竭、营养不良等全身疾病,可破坏激素代谢过程,导致患者生理上的衰减并伴有性欲减退。

2. 生殖系统疾病　包茎、阴茎畸形可使性交困难或不能性交,久之可导致性欲低下。

3. 内分泌疾病　内分泌疾病是器质性性功能障碍的常见原因。克兰费尔特综合征(Klinefelter syndrome)、无睾症、特纳综合征(Turner syndrome)、垂体功能低下,可直接作用于睾丸,也可以作用下丘脑、垂体而间接作用于睾丸,从而使雄激素的合成减少而致性欲低下。

4. 药物　很多药物可致性欲减退。比较常见的有抗高血压药、抗精神病药,滥用海洛因、美沙酮等亦可诱发性欲低下。

5. 精神心理因素　抑郁、焦虑可使性欲低下;非性交性行为习惯的存在也可引起性欲低下,这是性驱动被扭曲的结果;长期紧张的生活节奏和不断的生活挫折与打击,可诱发性欲低下。

【诊断】对性欲低下的患者,在治疗前了解病史、详细的询问患者和其配偶的性生活情况,结合夫妻双方病史中所出现的矛盾情况加以分析,在进行查体和必要的实验室检查,然后再做出明确诊断。

【治疗】对精神心理因素造成的性欲低下,要进行精神心理治疗。由系统性疾病、药物影响引起者应针对其病因给予相应治疗。

二、勃起功能障碍

勃起功能障碍(erectile dysfunction ,ED)是指阴茎持续不能达到和/或维持足够的勃起以进行满意的性交。ED 的患病率随着年龄的增长而增长,在 20 岁为 0.1%,80 岁为 75%,显著地影响人们的生活质量。从未有过满意的勃起的性交为原发性勃起功能障碍,曾有过正常性交而后发生的勃起功能障碍为继发性勃起功能障碍。

【病因】随着科学的发展、社会进步,人们对 ED 的认识也在深化。以往认为大多数的 ED 属心理性 ED,但随着科学技术的发展,器质性 ED 的检出率逐步增高,已占勃起功能障碍的60%。心理因素固然可引起 ED,但对大多数男性来说,ED 与心血管疾病、糖尿病、药物、外伤及手术有关。因为阴茎勃起是海绵体平滑肌松弛、阴茎动脉扩张和静脉回流受阻等完整的血流动力学过程,任何环节受阻或阴茎解剖缺陷都可能导致 ED。心理性 ED 是指紧张、压力、抑郁、焦虑和夫妻感情不和等精神因素所造成的 ED。器质性 ED 的常见原因见图

49-2。混合性 ED 是指精神心理因素和器质性病因共同导致的勃起功能障碍。此外,由于器质性勃起功能障碍未得到及时的治疗,患者心理担心性交失败,压力加重,也可转变为混合型勃起功能障碍。

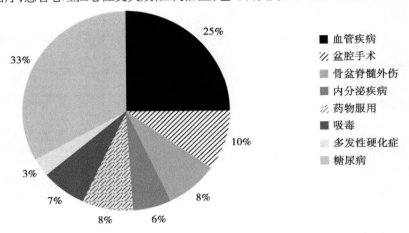

图 49-2 器质性勃起功能障碍的常见原因

【诊断】ED 是与社会、心理、生物等因素密切相关的疾病,病因呈复杂性和多样性的特点,详细的病史询问和体格检查,尤其是问诊技巧在诊断中具有重要的地位,在此基础上辅以实验室检查和影像学检查,可对勃起功能障碍做出准确的评估。

1. 病史　主要内容应包括:①勃起功能障碍发病时间长短及严重程度;②夜间、晨起及视觉听觉刺激时是否能勃起;③社会、家庭中发生的心理创伤;④糖尿病和心脏病、药物服用及手术外伤史;⑤吸烟、酗酒、吸毒史。病史可对鉴别心理性或器质性勃起功能障碍建立初步印象。

2. 体格检查　重点是生殖系统、第二性征的发育及心血管系统、神经系统检查。生殖系统和第二性征的发育异常,提示有原发性或继发性性腺功能低下。足背动脉搏动减弱或球海绵体肌反射消失、会阴感觉迟钝表明有血管或神经性勃起功能障碍的可能。

3. 辅助检查

(1)夜间阴茎膨胀实验:用来鉴别心理性和器质性 ED。正常人在睡眠状态时,阴茎勃起每晚为 4~6 次,持续 25~40 分钟。以硬度计算、检测硬度达 65%~70%,然而此检测仍有 15%~20% 假阴性。

(2)听视觉性刺激实验:在观看性行为录像的性刺激下检测阴茎变化。此方法更能接近生理状态,了解阴茎勃起能力,但常需与夜间阴茎膨胀实验协同监测进行综合分析判断。

(3)超声检查:检查阴茎海绵体动脉和静脉。阴茎血管病变是造成器质性勃起功能障碍的重要病因,即动脉供血障碍与静脉阻闭机制的失调。

(4)血管活性药物诱发实验:目前多采用罂粟碱 30~60mg 或酚妥拉明 1~2mg,注入海绵体内,阴茎能达到硬性勃起,维持 30 分钟以上,表明无显著血管病变。注射后辅以性刺激,其可靠性更高。

【治疗】由于阴茎勃起功能障碍致病因素较为复杂,因此在决定治疗方案之前应进行综合分析,多种途径治疗,才能获得满意效果。

1. 性心理治疗　任何类型的勃起功能障碍都应强调心理治疗。

2. 口服药物治疗　5 型磷酸二酯酶(PDE$_5$)抑制剂(如西地那非、他达拉非)是目前首选治疗勃起功能障碍的药物。其作用是松弛海绵体平滑肌,从而治疗阴茎勃起功能障碍,副作用为头晕、头痛、潮红、鼻塞、胃肠症状、视力障碍等。

3. 阴茎海绵体内药物注射　采用罂粟碱或者酚妥拉明单独或联合注射,少数人会出现异常勃起。此法在国内较少使用。

4. 低强度体外冲击波治疗　20 世纪 80 年代,Rompe 等对冲击波进行了分级:高于 $0.6mJ/mm^2$ 为高能量冲击波,对于组织有明显损伤作用;接近 0.28mJ/mm² 为中能量冲击波,可引起组织炎症反应;低于 0.08mJ/mm² 为低能量冲击波,对组织没有损伤作用。2000 年,Gutersohn 等发现,低能量冲击波可上调体外培养的人上皮细胞的血管再生因子并促进新生血管形成,目前应用于勃起功能障碍的治疗,取得良好效果。

5. 负压吸引装置 采用负压使阴茎胀大,用具有弹性的环置于阴茎根部阻止静脉回流,达到勃起状态。

6. 手术治疗 阴茎动脉或静脉的血运重建,适用于血管性勃起功能障碍。

7. 阴茎假体植入 是治疗勃起功能障碍的一种有效方法,适用于其他方法治疗无效的器质性及某些心理勃起功能障碍患者。常用的假体为可膨胀式三部件假体。

案例49-1

患者,男性,63 岁,已婚,阴茎勃起功能减退 2 年。2 年前开始出现阴茎勃起功能减退,遇有性刺激勃起反应差,硬度减弱,Ⅱ~Ⅲ度。夜间勃起、晨勃存在,硬度不良。抽烟史 30 年,高血压史 5 年。

思考:

1. 若您是该患者主治医师,还应着重询问哪些病史?

2. 可能的诊断及治疗建议有哪些?

相关链接

万艾可(viagra,有效成分:西地那非)是一种治疗 ED 的口服药物。西地那非通过选择性抑制 5 型磷酸二酯酶(PDE₅),增强一氧化氮/环鸟苷酸(NO-cGMP)途径,升高环鸟苷酸(cyclic guanosine monophosphate, cGMP)水平而导致阴茎海绵体平滑肌松弛,血液流入,阴茎勃起。经过全球超过 2000 万人的使用,证实了西地那非长期稳定的疗效和安全性。西地那非于 2000 年 7 月在中国上市,造福广大的 ED 患者。

三、早泄

早泄(premature ejaculation,PE)是男性最常见的性功能障碍,约有 1/3 已婚男性在不同程度上曾经或持续为此而烦恼。早泄以往以阴道内射精时间(intravaginal ejaculation latency time,IELT)为衡量标准,即从插入阴道到射精时间。由于男性的阴道内射精潜伏时间受身体状态、禁欲时间长短、女性高潮的发生频率、情感变化、周围环境的影响,因此这种定义不一定准确。2008 年,国际性医学学会首次采用循证医学证据定义早泄,指出早泄是一种性功能障碍,它具有以下三个特征:①阴道内射精潜伏时间往往或总是短于一分钟;②缺乏对射精的控制能力;③有消极的后果,如烦恼、痛苦、沮丧和/或避免性的亲密接触。目前分为四种类型。

1. 原发性早泄 指从第一次性交开始,就持续有早泄的发生,几乎每次性交,并且和每个性伴侣都会出现射精过快的情况。特点是:①第一次性交即出现;②对性伴侣没有选择性;③每次性交都发生过早射精。

2. 继发性早泄 指原来射精正常,后逐渐或突然出现早泄,可能继发于泌尿外科疾病、甲状腺疾病或心理疾病等。特点是:①早泄发生在一个明确的时间;②发生早泄前射精时间正常;③逐渐出现或者突然出现。

3. 变异性早泄(或境遇性早泄) 射精时间不稳定,有长有短。特点是:①早泄不是持续发生,发生时间有规律;②射精控制能力差。

4. 早泄样射精障碍 患者伴有心理紧张或焦虑等症状,但射精时间正常。特点是:①主观认为射精过快;②伴焦虑;③射精控制能力差。

【病因】早泄不仅存在精神心理性异常,如精神紧张、焦虑、疲劳、夫妻间缺乏和谐默契、婚前不良习惯等,还存在神经病理性器质病变,即射精感觉器官神经兴奋性过高,以致射精反射调节障碍而引起早泄。

【诊断】早泄通过询问病史即可明确诊断。了解其发病原因,对治疗有一定的指导意义。

【治疗】早泄的治疗首先应分析其发病原因,并根据发病原因选择恰当的治疗方案。心理治疗需要夫妻双方共同参与,了解性生理知识,消除患者的焦虑心情,建立信心,同时进行行为方法指导(如感觉集中训练法)。药物治疗包括可在龟头涂抹麻醉剂(2%利多卡因或1%丁卡因),或口服5-羟色胺再摄取抑制剂。达泊西丁(必利劲)是目前唯一一种被批准用于治疗早泄的药物,有效率接近60%;其他5-羟色胺再摄取抑制剂如百解忧、左洛复等,亦可用于治疗早泄,但属于超适应证用药。

四、不射精症

不射精症(anejaculation)患者可保持正常的性欲和勃起功能,但由于不能射精而造成性交时间过度延长,以致不能达到性高潮。射精是神经系统、内分泌系统及生殖系统共同参与的复杂生理反射,其中某一系统功能障碍可使兴奋的刺激不足以产生射精反射,不射精症有功能性和器质性两大类,以后者多见。

【病因】引起功能性不射精的原因有性无知、性淡漠、性干扰、紧张疲劳、夫妻关系紧张等。器质性不射精则包括:神经系统病变使中枢神经的刺激强度不足以兴奋射精中枢或不能传导至中枢,如脊髓损伤、腰交感神经节切除、盆腔手术等;内分泌异常如垂体、性腺、甲状腺功能减退,糖尿病等;药物影响如肾上腺素能受体阻滞剂、镇静剂等。

【诊断】功能性不射精多有遗精史,而器质性不射精往往有神经、内分泌疾病或药物、手术史。不射精症应与逆行射精相区别。逆行射精有射精感和性高潮,但因精液逆行进入膀胱而无精液排出。

【治疗】心理治疗以排除性压抑。进行性知识的指导,感觉集中训练。物理治疗有电震动和电刺激治疗,效果较好。药物治疗常用麻黄碱、左旋多巴等。

(肖 河)

学习小结

男性不育和性功能障碍发病率呈上升趋势,由此引起的个人心理问题、家庭婚姻问题及社会问题不容忽视,学习本章内容,重点应掌握包括男性不育和性功能障碍的相关内容。

复习参考题

勃起功能障碍的分类及治疗方法有哪些?

第五十章　运动系统理学检查及基本操作

学习目标	
掌握	理学检查的原则、内容及方法。
熟悉	脊柱检查、骨盆和髋部检查中的特殊检查方法。
了解	骨科基本操作技术。

　　运动系统外科学常称为骨外科学或矫形外科学。运动系统检查法包括理学检查、普通 X 线检查(平片、断层)、电子计算机数字摄影、电子计算机断层扫描(CT)、CT 三维重建、磁共振成像(MRI)、造影、超声波、肌电图和关节镜等检查。其中,理学检查又称体格检查,是临床上最基本、最主要的检查方法,不能被其他方法所取代。

第一节　运动系统理学检查

一、理学检查的原则

　　1. 检查顺序　一般按视诊、触诊、叩诊、动诊、量诊顺序进行。先健侧后患侧,先健处后患处,先主动后被动。

　　2. 单纯显露局部患处或局限于局部是不够的,至少应显露整个患侧肢体,必要时应显露整个身体,包括站立、直坐、仰卧和俯卧位。

　　3. 预先了解局部的病变情况,应从病人自己运动开始,然后由医生做进一步检查,以免因被动检查而引起疼痛和痉挛而影响进一步检查。

　　4. 全面、轻柔、反复、到位　不能忽视全身检查;操作时动作要轻柔,尽量不给患者增加痛苦;反复检查,及时发现新症状和体征;检查关节活动范围时,主动或被动活动都应达到最大限度。

二、理学检查的内容及方法

　　1. 视诊　观察受患部位与对侧相应部位的对称性和活动度。注意有无肿胀和包块、皮肤色泽、畸形类型、下肢的步态以及患处的活动度。

　　2. 触诊　主要显示疼痛肿胀和包块的部位、范围、深度和性质。需将患部处于松弛位,尽量减少痉挛对检查的影响。

　　3. 动诊　在两侧对比下,检查关节的活动度和力量。若主动活动受限而被动活动正常,可能为神经性麻痹、肌腱断裂等;若主动和被动活动均受限,则表明为关节内或关节内外同时病损,如纤维性或骨性强直。

4. 量诊　测量肢体长度、周径、关节的活动范围等。

(1)肢体长度测量:测量时患肢和健肢必须放在对称位置,以相同的解剖标志为起止点,双侧对比测量。

上肢长度:肩峰至桡骨茎突或肩峰至中指尖。

上臂长度:肩峰至肱骨外上髁。

前臂长度:肱骨外上髁至桡骨茎突或尺骨鹰嘴至尺骨茎突。

下肢长度:间接长度测量自髂前上棘至内踝下缘(棘踝线),直接长度测量自大转子至外踝下缘。

大腿长度:大转子至膝关节外侧间隙。

小腿长度:膝关节内侧间隙至内踝下缘,或外侧间隙至外踝下缘。

(2)肢体周径测量

上肢周径:上臂可在肩峰下15cm平面测量,前臂可在尺骨鹰嘴下10cm平面测量。

大腿周径:大腿可在髂前上棘下20cm平面测量或者髌骨上缘上10~15cm处。

小腿周径:可在胫骨结节下15cm平面测量,或者髌骨下缘下10~15cm处。

(3)关节活动范围测量:用量角器准确测量,采用目前国际通用的中立位作为0°的记录方法。以关节中立位为0°,测量各方向的活动度。记录方法:四肢关节可记为0°(伸)≒150°(屈),数字代表屈伸角度,两数之差代表活动范围,"≒"代表活动方向。脊柱活动范围的标记见图50-1。

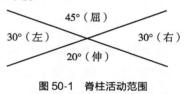

图50-1　脊柱活动范围

5. 神经系统检查

(1)肌张力检查:是检查肌肉静止松弛状态下的紧张度的一种方法。

1)肌张力增高:肌肉坚硬,被动运动阻力增大,关节运动范围缩小。可表现为痉挛性或强直性。①痉挛性肌张力增高:在被动运动开始时阻力较大,终末时突感减弱,称为折刀现象,见于锥体束损害。②强直性肌张力增高:指一组拮抗肌群的张力均增加,做被动运动时,伸肌与屈肌的肌张力同等增强,如同弯曲铅管,故称铅管样强直,见于锥体外系损害。如在强直性肌张力增强的基础上又伴有震颤,当做被动运动时可出现齿轮顿挫样感觉,称齿轮强直(cogwheel rigidity)。

2)肌张力减弱:肌肉弛缓松软,被动运动时阻力减退或消失,关节运动范围扩大,有时呈过度屈伸现象。见于周围神经、脊髓前角灰质及小脑病变等。

(2)肌力检查:肌肉主动运动时的力量、幅度和速度,检查时令患者做肢体伸缩动作,检查者从相反方向给予阻力,测试患者对阻力的克服力量,并注意两侧比较。根据肌力的情况,分为0~5级(表50-1)。

表50-1　肌力测定的分级(6级分法)

级别/级	运动情况
0	无肌肉收缩,为完全性瘫痪
1	有轻度肌肉收缩,但不产生关节运动
2	不抗引力时有完全运动幅度
3	抗引力时有完全运动幅度
4	抗引力、抗中度阻力时有完全运动幅度
5	抗引力、抗最大阻力时有完全运动幅度

（3）感觉异常区检查：一般只检查痛觉及触觉，必要时还要检查温觉、位置觉、两点辨别觉等，并用不同的标记画在人体素描图上。常用棉花测触觉；用注射器针头测痛觉；用分别盛有冷热水的试管测温度觉。并分别以"----"、"VVVV"、"～～～"记录触觉、痛觉、温觉的障碍边界。用以了解神经病损的部位和程度，并可观察疾病的发展情况和治疗结果。

（4）反射检查：应在肌肉放松体位下进行，两侧对比检查。

1）深反射：刺激骨膜、肌腱引起的反应是通过深部感觉器完成的检查，称深反射检查。临床上一般包括肱二头肌反射（$C_5 \sim C_6$，肌皮神经）、肱三头肌反射（$C_6 \sim C_7$，桡神经）、桡骨膜反射（$C_5 \sim C_6$，桡神经）、膝反射（$L_2 \sim L_4$，股神经）、踝反射（$S_1 \sim S_2$，胫神经）等。

2）浅反射：刺激皮肤或黏膜引起反应称为浅反射。临床常用腹壁反射（$T_7 \sim T_{12}$）、提睾反射（$L_1 \sim L_2$）、跖反射（$S_1 \sim S_2$）、肛门反射（$S_4 \sim S_5$）等。

3）病理反射：是指锥体束损害时，失去了对脑干和脊髓的抑制功能而出现踝和蹬趾背伸的现象，又称锥体束征。是生理性浅反射、深反射的反常形式，其中多数属于原始的脑干和脊髓反射。常见的有霍夫曼征（Hoffmann 征）、巴宾斯基征（Babinski 征）、髌阵挛、踝阵挛。

（5）自主神经检查：自主神经如有刺激性病损，表现为皮肤发红、发热、潮湿、角化过度及脱皮等；如有破坏性病损，则表现皮肤发绀、发凉、干燥、菲薄、皮下组织轻度肿胀，或指甲变脆、毛发脱落，甚至发生营养性溃疡。皮肤划痕试验：用钝器划前臂屈侧皮肤，1～2 分钟后在钝器划过处产生风团，则为皮肤划痕症阳性。如怀疑皮肤对某种变应原过敏，也可做特异性皮肤划痕试验：选上臂外侧或背部皮肤，消毒皮肤后，用针尖在皮肤上划一 0.5～1cm 长的条痕，以不出血为度，将试验物滴于其上，轻擦之。同时用多种变应原做试验时，划痕间应有 4～5cm 的距离。如果持续时间延长，提示有交感神经兴奋性增高。

三、各部位检查法

1. 肩部检查　肩关节是全身最灵活的关节。由于肱骨头大而关节盂浅，因而既灵活又缺乏稳定性，是肩关节易脱位的原因之一。

（1）视诊：患者双肩应充分暴露，观察肩关节的轮廓，有无外伤、手术改变，有无肌肉萎缩、畸形、肿块等。

（2）触诊：分别于肩锁关节、喙突、喙肱韧带、肱骨大结节、肱二头肌长头腱、Bankart 点（盂唇前缘中点）等部位检查有无压痛。为了与颈椎病鉴别，还需了解颈椎有无压痛。

（3）动诊和量诊：观察肩关节的主动和被动关节活动度（range of motion，ROM），主要检查肩关节的前屈、外展、外旋、内旋活动度。为了与颈椎病等疾病鉴别，需要检查患侧手部的感觉、肌力等。另外需要重点检查肩袖的肌力、撞击试验、盂肱关节稳定性等。

正常活动范围为：90°（外展）≒ 45°（内收），135°（前屈）≒ 45°（后伸），90°（内旋）≒ 45°（外旋）（图 50-2）。

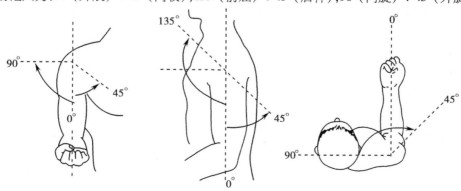

图 50-2　肩关节的活动范围

肩外展超过 90°时称为上举(160°~180°),须有肱骨和肩胛骨共同参与才能完成。如为肩周炎则外展上举、内外旋明显受限。

(4)特殊检查

杜加征(Dugas 征)检查:正常人肘部贴近胸壁时,手掌能触及对侧肩膀。有肩关节前脱位时患侧上肢屈肘,肘部贴近胸壁时,手掌不能摸到健侧肩峰,若以手掌触摸健侧肩峰时,则肘部不能贴近患侧胸壁,是为阳性。

2. 肘部检查 肘关节包括肱尺关节、肱桡关节、上尺桡关节三个关节。除具有屈伸活动功能外,还有前臂的旋转功能。

(1)视诊:注意鹰嘴突、肱骨内上髁和肱骨外上髁之间的关系,以确认肘关节的解剖关系;当屈至 90°时,三点呈等边三角,在完全伸直时,三点呈一直线。前臂伸直于完全旋前位时,上臂与前臂呈一直线;当旋后伸直时,可见 10°~15°外翻角,称为携物角,以便在携物时可不撞及同侧大腿。此外,应注意桡骨头的形状和位置。

(2)触诊:当肘屈至 90°时,旋转前臂,可在肱骨外上髁下感到桡骨头旋动。在肘后,可摸到肱骨外上髁、肱骨内上髁和鹰嘴突。

(3)动诊和量诊:完全伸直位,即中立位为 0°;屈曲 135°~150°;过伸 10°。旋转检查时,肘关节贴住身体,肘保持于 90°位,旋前(内旋)80°~90°,旋后(外旋)80°~90°。肘完全伸直时,前臂旋后,可测量上臂轴线与前臂轴线所形成的携物角度数,两侧比较。肘关节屈伸运动通常以完全伸直为中立位 0°。

正常活动范围:135°(屈)≒0°(伸),可有 5°~10°过伸(图 50-3)。

(4)特殊检查

米尔征(mills 征):又称为伸肌腱牵拉试验,嘱患者肘伸直,握拳、屈腕,前臂旋前,发生肘外侧疼痛为阳性,或患者前臂旋前位,做对抗外力的旋后运动,发生肘外侧疼痛为阳性,可见于肱骨外上髁炎。

3. 腕部检查 腕关节包括桡尺骨远端、腕骨掌骨基底、桡腕关节、腕中关节、腕掌关节及有关的软组织。

(1)视诊:常用的体表标志有拇长伸肌腱和拇短伸肌腱与拇长展肌之间的正常凹陷,称鼻烟窝(图 50-4);尺骨头的向背侧的正常隆突。鼻烟窝的基底部为舟状骨,因此,舟状骨的骨折或病变将引起凹陷消失。另一常见病损是腕三角纤维软骨破裂,使下尺桡关节松动。腕关节结核和类风湿关节炎表现为全关节肿胀。腕背皮下半球形肿物多为腱鞘囊肿。月骨脱位后腕背或掌侧肿胀,握拳时可见第三掌骨头向近侧回缩(正常时较突出)。

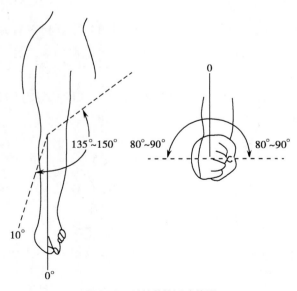

图 50-3 肘关节的活动范围　　　　　图 50-4 鼻烟窝

（2）触诊：先检查患者的桡骨茎突、尺骨茎突、桡骨及尺骨远端，触诊其骨轮廓及有无压痛；然后检查近排、远排腕骨，依次触诊掌骨、指骨，注意有无骨中断、触痛。检查掌指关节、近端及远端指间关节有无肿胀、触痛、畸形、运动障碍。

（3）动诊和量诊：桡骨茎突应比尺骨头低 1.5cm，其连线与第三掌骨垂直的轴线呈 10°~15°角。桡骨纵轴与第一掌骨纵轴应平行，如此可形成正常的桡尺偏。通常以第 3 掌骨与前臂纵轴成一直线为腕关节中立位 0°。

正常活动范围：70°（背屈）≒ 80°（掌屈），25°（桡偏）≒ 35°（尺偏）（图 50-5）。

（4）特殊检查：握拳尺偏试验，即拇指屈曲握拳，检查桡骨茎突处有无明显疼痛，用于见于桡骨茎突狭窄性腱鞘炎，拇长展肌、拇短伸肌腱鞘炎的检查。

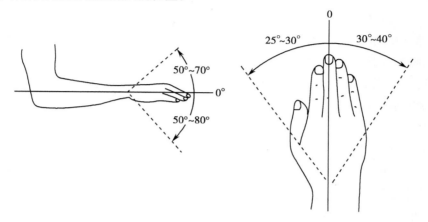

图 50-5　腕关节的活动范围

4. 手部检查　手具有复杂而重要的功能，人类拇指的对掌功能是区别于其他哺乳动物的重要特征。

（1）视诊：常见手部畸形有先天性并指、多指、巨指、指骨结核、化脓性腱鞘炎、类风湿关节炎（晚期）、杵状指、锤状指（伸肌腱断裂）、爪形手（缺血性肌挛缩）（图 50-6）。

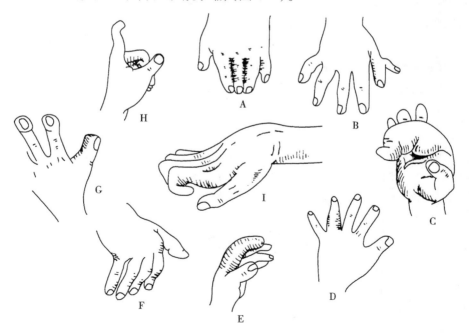

图 50-6　手部常见畸形
A. 先天性并指；B. 多指；C. 巨指；D. 指骨结核；E. 化脓性腱鞘炎；
F. 类风湿关节炎（晚期）；G. 杵状指；H. 锤状指（伸肌腱断裂）；I. 爪形手（缺血性肌挛缩）。

钮孔畸形指背腱膜中央腱束断裂所引起的手指畸形;鹅颈畸形在近端指间关节屈肌面的掌板发生断裂或被拉伸时,以及近端指间关节处于过伸位时可出现;爪形手是尺神经损伤后手的尺侧、小指全部、环指尺侧感觉均消失;梭形指是指类风湿关节炎患者关节呈炎性肿大而附近肌肉萎缩,关节呈梭形。

(2)触诊:指骨、掌骨均可触到。手部瘢痕检查需配合动诊,观察是否与肌腱、神经粘连。

(3)动诊和量诊:手指各关节完全伸直为中立位 0°。活动范围掌指关节 90°(屈),0°(伸),过伸 20°;近侧指间关节 120°屈,0°伸;远侧指间关节 80°屈,0°伸。手的休息位:是手休息时所处的自然静止的姿势,即腕关节背屈,10°~15°,示指至小指呈半握拳状,拇指部分外展,拇指尖接近示指远侧指间关节(图 50-7A)。手的功能位:腕背屈 20°~35°,拇指外展、对掌,其他手指略分开,掌指关节及近侧指间关节半屈曲,而远侧指间关节微屈曲,相当于握小球的体位(图 50-7B)。拇指向手掌垂直方向合拢为内收,反向为外展;拇指指腹与其他手指指腹的对合称对掌。手指常发生屈肌腱鞘炎,屈伸患指可听到弹响,称为弹响指或扳机指。

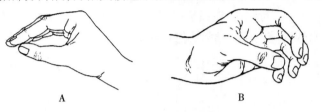

图 50-7　手的休息位与功能位
A. 手的休息位;B. 手的功能位。

5. 脊柱检查

(1)视诊:脊柱居体轴的中央,并有颈、胸、腰段的生理弯曲。正常人第 7 颈椎棘突最突出。如有异常的前凸、后凸和侧凸则应记明其方向和部位,脊柱侧凸的方向常以骨盆为参照点。脊柱侧凸如继发于神经纤维瘤病,则皮肤上常可见到黄褐斑,为该病的诊断依据之一。腰骶部如有丛毛或膨出是脊椎裂的表现。常见的脊柱畸形有角状后凸(结核、肿瘤、骨折等)、圆弧状后凸(强直性脊柱炎、青年圆背等)、侧凸(特发性脊柱侧凸、先天性脊柱侧凸、椎间盘突出症等)。另外,尚有先天性肌性斜颈等。还应观察患者的姿势和步态,如腰扭伤或腰椎结核的患者常以双手扶腰行走;腰椎间盘突出症的患者,行走时身体常向前侧方倾斜。

(2)触诊:从枕骨结节向下,第一个触及的是第 2 颈椎棘突。颈前屈时第 7 颈椎棘突最明显,故又称隆椎。两肩胛下角连线,通过第 7 胸椎棘突,约平第 8 胸椎椎体。两髂嵴最高点连线通过第 4 腰椎棘突或第 4、5 腰椎椎体间隙,常依此确定胸腰椎位置。棘突上压痛常见于棘上韧带损伤、棘突骨折;棘间韧带压痛常见于棘间韧带损伤;腰背肌压痛常见于腰肌劳损;腰部肌痉挛常是腰椎结核、急性腰扭伤及腰椎滑脱等的保护性现象。

(3)动诊和量诊:脊柱中立位是身体直立,目视前方。

颈段活动范围:前屈后伸均 45°,侧屈 45°(图 50-8)。

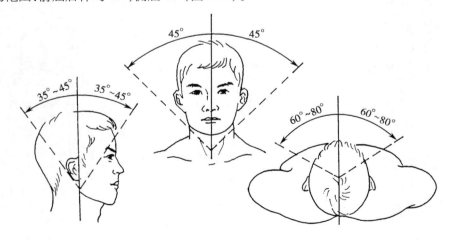

图 50-8　颈椎的活动范围

腰段活动范围:前屈45°,后伸20°,侧屈30°(图50-9)。

颈椎活动范围的简易测定法:正常时屈颈下颌可抵前胸;后伸时鼻尖与前额的连线与体轴垂直;侧屈肩稍耸耳可触肩。

腰椎间盘突出症患者,脊柱侧屈及前屈受限;脊椎结核或强直性脊柱炎的患者脊柱的各个方向活动均受限制,失去正常的运动曲线。腰椎管狭窄症的患者主观症状多而客观体征较少,脊柱后伸多受限。

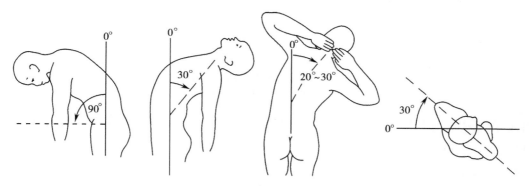

图 50-9　腰椎的活动范围

(4)特殊检查

1)上臂牵拉试验:病者取坐位,头向健侧偏,术者一手抵患侧头侧,一手握患腕,向相反方向牵拉。因臂丛神经被牵张,刺激已受压之神经根而出现放射痛或麻木等感觉。见于颈椎病。

2)椎体压缩试验:颈肩部疼痛患者,患者端坐,头后仰并偏向患侧,术者用手掌在其头顶加压。出现颈痛并向患手放射者,称之为压头试验阳性。

3)幼儿脊柱活动检查法:患儿俯卧,检查者双手抓住患儿双踝上提,如有椎旁肌痉挛,则脊柱生理前凸消失,呈板样强直为阳性,常见于脊柱结核患儿。

4)拾物试验:在地上放一物品,嘱患儿去拾,如骶棘肌有痉挛,患儿拾物时只能屈曲两侧膝、髋关节而不能弯腰,多见于下胸椎及腰椎病变(图50-10)。

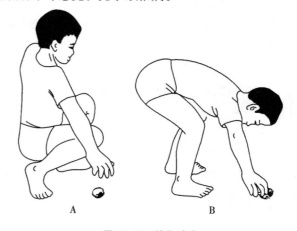

图 50-10　拾物试验
A. 阳性;B. 正常。

5)髋关节过伸试验:患者俯卧,检查者一手压在患者骶部,一手将患侧膝关节屈至90°,握住踝部,向上提起,使髋过伸,此时必扭动骶髂关节,如有疼痛即为阳性。此试验可同时检查髋关节及骶髂关节的病变。

6)关节扭转试验:患者仰卧,屈健侧髋、膝,让患者抱住;病侧大腿垂于床缘外。检查者一手按健侧膝,一手压病侧膝,出现骶髂关节痛者为阳性,说明腰骶关节有病变。

7)腰骶关节过伸试验:患者俯卧,检查者的前臂插在患者两大腿的前侧,另一手压住腰部,将患者大腿向上抬,若骶髂关节有病,即有疼痛。

8)直腿抬高试验(Lasegue征)及直腿抬高加强试验:患者仰卧,检查者一手托患者足跟,另一手保持膝关节伸直,缓慢抬高患肢,如在60°范围之内即出现坐骨神经的放射痛,称为直腿抬高试验阳性。在直腿抬高试验阳性时,缓慢放低患肢高度,待放射痛消失后,再将踝关节被动背屈,如再度出现放射痛,则称为直腿抬高加强试验(Bragard征)阳性。以上两试验阳性为腰椎间盘突出症的主要诊断依据(图50-11)。

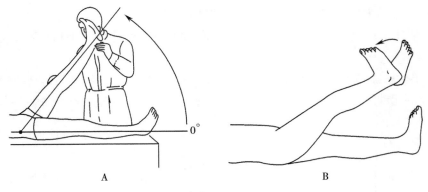

图 50-11　直腿抬高试验和加强试验
A. 直腿抬高试验;B. 直腿抬高加强试验。

9) 仰卧挺腹试验:应用椎管内压力增加,牵拉刺激了受损的神经根而引出腰痛或下肢放射痛。用于检查神经根周围是否存在软组织损伤和无菌性炎症。

10) 屈颈试验:患者仰卧,也可端坐或者直立位,检查者一手置于患者胸部前,另一手至于枕后,缓慢、用力地上抬其头部,使颈前屈,若下肢出现放射痛,则为阳性。

11) 股神经牵拉试验:取俯卧位,健侧下肢自然伸直,患侧膝关节伸直呈 180°,检查者一手固定患者骨盆,另一手握住患者小腿下端上提,使髋关节处于过伸位,出现大腿前方疼痛为阳性。提示 L_3 或 L_4 神经根受压,此试验为阳性。

6. 骨盆和髋部检查　髋关节是人体最大、最稳定的关节之一,属典型的球窝关节。

(1) 视诊:首先注意髋部疾病所致的病理步态,常需行走、站立和卧位结合检查。骨科医生应明了特殊步态的机制,对诊断疾病十分重要。髋关节患慢性感染时,常呈屈曲内收畸形;髋关节后脱位时,常呈屈曲内收内旋畸形;股骨颈及转子间骨折时,伤肢呈外旋畸形。

(2) 触诊:发育性髋关节脱位和股骨头缺血性坏死的患者,多有内收肌挛缩,可触及紧张的内收肌。骨折的患者有局部肿胀压痛;髋关节感染性疾病局部多有红肿、发热且有压痛。外伤性脱位的患者可有明显的局部不对称性突出。挤压分离试验对骨盆骨折的诊断具有重要意义。

(3) 动诊:髋关节中立位 0° 为髋膝伸直,髌骨向上。

正常活动范围:屈 130°~140°,伸 0°,过伸可达 15°;内收 20°~30°,外展 30°~45°;内旋 40°~50°,外旋 30°~40°(图 50-12)。

除检查活动范围外,还应注意在双腿并拢时能否下蹲,有无弹响。臀肌挛缩症的患者,双膝并拢不能下蹲,活动髋关节时会出现弹响,常称为弹响髋(snapping hip)。

(4) 量诊:发生股骨颈骨折、髋关节脱位、髋关节结核或化脓性关节炎股骨头破坏时,大转子向上移位。

测定方法有以下三种。①Shoemaker 线测定法:正常时,大转子尖与髂前上棘的连线延伸,在脐上与腹中线相交;大转子上移后,该延线与腹中线相交在脐下;②Nelaton 线测定法:患者侧卧并半屈髋,在髂前上棘和坐骨结节之间画线,正常时此线通过大转子尖;③Bryant 三角测定法:患者仰卧,从髂前上棘垂直向下和向大转子尖各画一线,再从大转子尖向近侧画一水平线,该三线构成一三角形,大转子上移时底边比健侧缩短(图 50-13)。

(5) 特殊检查

1) "4" 字试验:患者仰卧位,健肢伸直,患侧髋与膝屈曲,大腿外展、外旋将小腿置于健侧大腿上,形成一个 "4" 字,一手固定骨盆,另一手下压患肢,出现疼痛为阳性。见于骶髂关节及髋关节内有病变或内收肌有痉挛的患者。

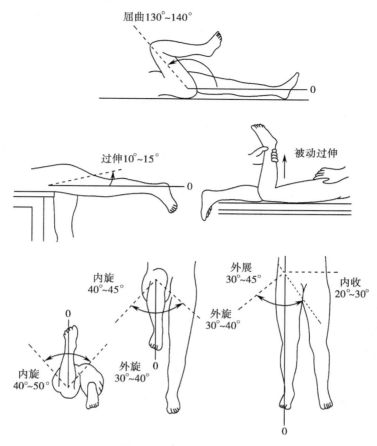

图 50-12 髋关节的活动范围

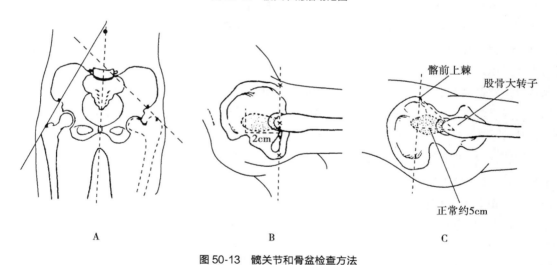

图 50-13 髋关节和骨盆检查方法

A. Shoemaker 线测定法,右侧正常,左侧不正常;B. Nelaton 线测定法;C. Bryant 三角测定法。

2）托马斯征（Thomas 征）：患者仰卧位,充分屈曲健侧髋膝,并使腰部贴于床面,若患肢自动抬高离开床面或迫使患肢与床面接触则腰部前凸时,称 Thomas 征阳性。见于髋部病变和腰肌挛缩（图 50-14）。

3）骨盆挤压分离试验：患者仰卧位,从双侧髂前上棘处对向挤压或向后外分离骨盆,引起骨盆疼痛为阳性。见于骨盆骨折。须注意检查时手法要轻柔以免加重骨折端出血。患者仰卧位,检查者两手分别置于两侧髂前上棘部,两手同时向外推按髂骨翼,使之向两侧分开。如有骨盆骨折或骶髂关节病变,则局部发生疼痛反应,称为骨盆挤压分离试验阳性。

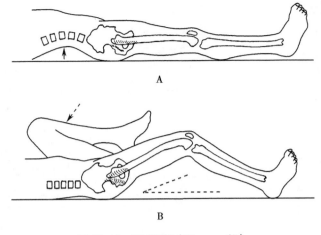

图 50-14 托马斯征（Thomas 征）
A. 实验前,腰椎有代偿性前凸,因此患髋可以伸直;B. 把健髋屈曲后,腰椎代偿性前凸被纠正,
患髋的屈曲畸形就出现了,虚线的角度即患髋屈曲畸形角度。

7. 膝部检查 膝关节是人体最复杂的关节,主要功能为屈伸活动,膝部内外侧韧带、关节囊、半月板和周围的软组织保持其稳定。

(1)视诊:检查时患者首先呈立正姿势站立。正常时,两膝和两踝应能同时并拢互相接触,若两踝能并拢而两膝不能互相接触则为膝内翻(genu varum),又称"O 型腿"。若两膝并拢而两踝不能接触则为膝外翻(genu valgum),又称"X 型腿"。膝内、外翻是指远侧肢体的指向。在伸膝位,髌韧带两侧稍凹陷。有关节积液或滑膜增厚时,凹陷消失。比较两侧股四头肌有无萎缩,早期萎缩可见内侧头稍平坦,用软尺测量更为准确。

(2)触诊:触诊的顺序为先检查前侧,如股四头肌、髌骨、髌腱和胫骨结节之间的关系等,然后再俯卧位检查膝后侧,在屈曲位检查腘窝、外侧的股二头肌、内侧的半腱肌半膜肌有无压痛或挛缩。髌骨前方出现囊性肿物,多为髌前滑囊炎。膝前外侧有囊性肿物,多为半月板囊肿;膝后部的肿物,多为腘窝囊肿。考虑膝关节积血或积液,可行浮髌试验。膝关节表面软组织较少,压痛点的位置往往就是病灶的位置,所以,检查压痛点对定位诊断有很大的帮助。髌骨下缘的平面正是关节间隙,关节间隙的压痛点可以考虑是半月板的损伤处或有骨赘之处。内侧副韧带的压痛点往往不在关节间隙,而在股骨内髁结节处;外侧副韧带的压痛点在腓骨小头上方。髌骨上方的压痛点代表髌上囊的病灶。另外,膝关节的疼痛,要注意检查髋关节,因为髋关节疾病可刺激闭孔神经,引起膝关节牵涉痛。如果膝关节持续性疼痛、进行性加重,可考虑股骨下端和胫骨上端肿瘤的可能性。

(3)动诊和量诊:膝伸直为中立位 0°。

正常活动范围:屈 120°～150°,伸 0°,过伸 5°～10°(图 50-15)。

膝关节伸直时产生疼痛的原因是由于肌肉和韧带紧张,导致关节面的压力加大所致。可考虑为关节面负重部位的病变。如果最大屈曲时有胀痛,可推测是由于股

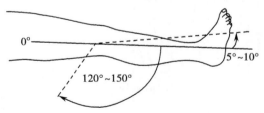

图 50-15 膝关节的功能检查

四头肌的紧张、髌上滑囊内的压力增高和肿胀的滑膜被挤压而引起,这是关节内有积液的表现。总之,一般情况下伸直痛是关节面的病变,屈曲痛是膝关节水肿或滑膜炎的表现。

(4)特殊检查

1)侧方应力试验:患者仰卧位,将膝关节置于完全伸直位,分别做膝关节的被动外翻和内翻检查,与健侧对比。若超出正常外翻或内翻范围,则为阳性,提示有内侧或外侧副韧带损伤(图 50-16)。

2)抽屉试验:患者仰卧屈膝90°,检查者轻坐在患侧足背上(固定),双手握住小腿上段,向后推,再向前拉。前交叉韧带断裂时,可向前拉0.5cm以上;后交叉韧带断裂者可向后推0.5cm以上。将膝置于屈曲10°~15°进行试验(Lachman试验),则可增加本试验的阳性率,有利于判断前交叉韧带的前内束或后外束损伤。

3)麦氏征(McMurray sign):患者仰卧位,检查者一手按住患膝,另一手握住踝部,将膝完全屈曲,足踝抵住臀部,然后将小腿极度外展外旋,或内收内旋。在保持这种应力的情况下,逐渐伸直,在伸直过程中若能听到或感到响声,或出现疼痛为阳性,说明半月板有病变。

4)浮髌试验:患者仰卧位,伸膝,放松股四头肌,检查者的一手放在髌骨近侧,将髌上囊的液体挤向关节腔,同时另一手示指、中指急速下压。若感到髌骨碰击股骨髁部时,为浮髌试验阳性。一般中等量积液时(50ml),浮髌试验才呈阳性(图50-17)。

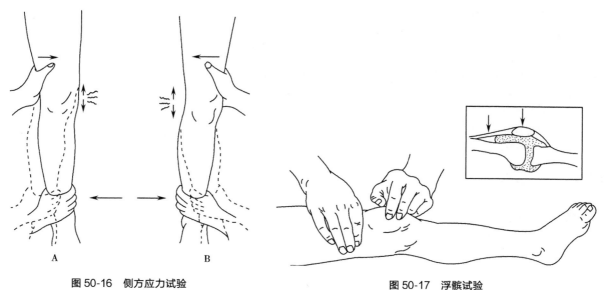

图50-16　侧方应力试验
A. 内侧副韧带损伤;B. 外侧副韧带损伤。

图50-17　浮髌试验

8. 踝和足部检查　踝关节主要功能是负重,运动功能主要限于屈伸,可有部分内外翻运动。与其他负重关节相比,踝关节活动范围小,但更为稳定。其周围多为韧带附着,有数条较强壮肌腱。由于其承担较大负重功能,故扭伤发病率较高。足由骨和关节形成内纵弓、外纵弓及前部的横弓,是维持身体平衡的重要结构。足弓还具有吸收震荡,负重,完成行走、跑跳动作等功能。

(1)视诊:观察双足大小和外形是否正常一致。足先天性、后天性畸形很多,常见的有马蹄内翻足、高弓足、平足、跗外翻等(图50-18)。脚印对检查足弓、足的负重点及足的宽度均有重要意义。外伤时踝及足均有明显肿胀。

(2)触诊:主要注意疼痛的部位、性质,肿物的大小、质地。注意检查足背动脉,以了解足和下肢的血循环状态。一般可在足背第1、2跖骨之间触及其搏动。足背的软组织较薄,根据压痛点的位置,可估计疼痛位于某一骨骼、关节、肌腱和韧带。然后再根据主动和被动运动所引起的疼痛,推测病变的部位。例如跟痛症多在足跟跟骨前下方偏内侧,相当于跖腱膜附着于跟骨结节部。踝内翻时踝疼痛,而外翻时没有疼痛,压痛点在外踝,则推断病变在外踝的韧带上。

(3)动诊和量诊:踝关节中立位为小腿与足外缘垂直。正常活动范围为背屈20°~30°,跖屈40°~50°(图50-19)。足内、外翻活动主要在胫距关节;内收、外展在距跗和距间关节,范围很小。跖趾关节的中立位为足与地面平行。正常活动范围为背屈30°~40°,跖屈30°~40°。

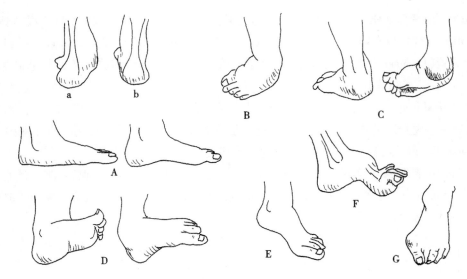

图 50-18 足的常见畸形
A. 平底足，a 与 b 为正常与反常的对比；B. 先天性跖屈内翻足（婴儿）；C. 先天性跖屈内翻足（成人）；
D. 仰趾足（左）与仰距外翻足（右）；E. 跖屈足；F. 跖屈高弓足；G. 跆外翻

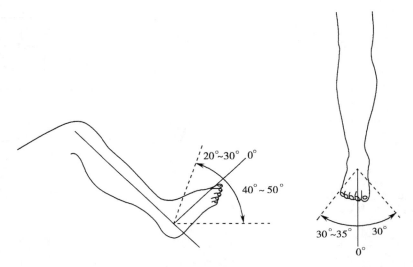

图 50-19 踝关节的正常活动范围

9. 上肢神经检查 上肢的神经支配主要来自臂丛神经，它由 $C_5 \sim T_1$ 神经根组成。主要有桡神经、正中神经、尺神经和腋神经（图 50-20）。通过对神经支配区感觉运动的检查可明确病变部位。

（1）桡神经：是由第 5~8 对颈神经和第 1 对胸神经的前支进入后束发出而形成。损伤后的主要运动障碍是前臂伸肌瘫痪，表现为抬前臂时呈"垂腕"状态，各手指掌指关节不能背伸，拇指不能伸，前臂旋后障碍，手臂桡侧皮肤感觉减退或消失。在肘关节以上损伤，出现垂腕畸形，手背"虎口"区皮肤麻木，掌指关节不能伸直。在肘关节以下，桡神经深支损伤时，因桡侧腕长伸肌功能存在，所以无垂腕畸形。单纯浅支损伤可发生于前臂下 1/3，仅有拇指背侧及手桡侧感觉障碍。

（2）正中神经：是在腋部由臂丛外侧束与内侧束共同形成的一脉神经。在臂部沿肱二头肌内行走，降至肘窝后，穿旋前圆肌二头之间行于前臂正中指浅、深屈肌之间达腕管，穿掌腱膜深面至手掌，分成数支指掌侧总神经。每一指掌侧总神经又分为两支指掌侧固有神经沿手指两侧行至指尖。正中神经支配前臂屈侧的大部分肌肉，以及手内桡侧半的大部分肌肉和手掌桡侧皮肤感觉。正中神经损伤较多见。少数病例与尺神经同时受伤。

（3）尺神经：是脊神经臂丛的分支，发自臂丛内侧束，沿肱动脉内侧下行，至三角肌止点以下转至臂后面,继而行至尺神经沟内,再向下穿尺侧腕屈肌至前臂掌面内侧,于尺侧腕屈肌和指深屈肌之间、尺动脉内侧继续下降到达腕部。查拇示指捏夹试验(Froment test)可知有无拇收肌瘫痪。肘部尺神经损伤,尺侧腕屈肌瘫痪(患者抗阻力屈腕时,在腕部掌尺侧摸不到)。陈旧损伤出现典型的"爪形手",即小鱼际和骨间肌萎缩(其中第 1 骨间背侧肌萎缩出现最早且最明显),小指和环指指间关节屈曲,掌指关节过伸。

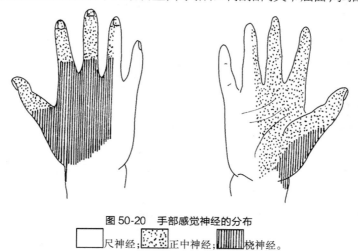

图 50-20　手部感觉神经的分布

尺神经; 正中神经; 桡神经。

(4)腋神经:由第 5 和第 6 颈神经前支的纤维组成,从臂丛后束发出,伴旋肱后血管向后外方走行,穿四边孔,绕肱骨外科颈至三角肌深面。腋神经主干损伤后的主要表现为:臂不能外展;臂旋外力减弱;肩部及臂外侧区上 1/3 部皮肤感觉障碍;腋神经损伤时间长的时候,由于三角肌萎缩,肩部骨突耸出,肩部失去圆隆的外观。

(5)腱反射:①肱二头肌腱反射($C_5 \sim C_6$),是指叩打肱二头肌腱,产生屈肘的反射。传入神经为肌皮神经内的感觉纤维,反射中枢为颈 5~6 脊髓灰质,传出神经为肌皮神经的躯体运动纤维,效应器为肱二头肌。②肱三头肌反射($C_6 \sim C_7$),上肢深反射的一种,系肱三头肌受到突然牵引所发生的急速收缩反应。其反射弧的反射中心在颈 6~7 节,由桡神经传导。

10. 下肢神经检查

(1)坐骨神经:小腿后外侧和足部感觉丧失,足部出现神经营养性改变。由于股四头肌健全,膝关节呈伸直状态,行走时呈跨越步态。

(2)胫神经:引起小腿后侧屈肌群及足底内在肌麻痹,出现足跖屈、内收、内翻,足趾跖屈、外展和内收障碍,小腿后侧、足背外侧、跟外侧和足底感觉障碍。

(3)腓总神经:足下垂,走路呈跨越步态;踝关节不能背伸及外翻,足趾不能背伸;小腿外侧及足背皮肤感觉减退或缺失;胫前及小腿外侧肌肉萎缩。

(4)腱反射

1)膝腱反射($L_2 \sim L_4$):在膝半屈和小腿自由下垂时,轻快地叩击膝腱(膝盖下韧带),引起股四头肌收缩,使小腿做急速前踢的反应。

2)跟腱反射($S_1 \sim S_2$):被检查者仰卧位,髋关节、膝关节均微屈曲,下肢呈外旋外展位。检查者左手托住其足掌,轻向外上方用力,使足背屈呈直角,右手持叩诊锤叩击跟腱;或让被检查者双膝跪于椅上,双足悬于椅座外,用叩诊锤直接叩跟腱。

11. 脊髓损伤检查

(1)视诊:①呼吸。若胸腹式主动呼吸均消失,仅有腹部反常活动者为颈髓损伤。仅有胸部呼吸而无主动腹式呼吸者,为胸髓中段以下的损伤。②伤肢姿势。上肢完全瘫痪显示上颈髓损伤;屈肘位瘫痪为第 7 颈髓损伤(图50-21)。③阴茎可勃起者,反映脊髓休克已解除,尚保持骶神经功能。

（2）触诊和动诊：一般检查躯干、肢体的痛觉、触觉，根据脊髓节段分布判断感觉障碍平面所反映的损伤部位，做好记录；可反复检查几次，前后对比，以增强准确性并为观察疗效作依据。麻痹平面的上升或下降表示病情的加重或好转。不能忽视会阴部及肛周感觉检查。检查膀胱有无尿潴留。直肠指诊以检查肛门括约肌功能。触诊脊柱棘突及棘突旁有无压痛及后凸畸形，判断是否与脊髓损伤平面相符。详细检查肌力、腱反射和其他反射。

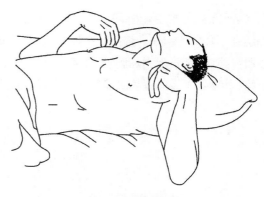

图 50-21　屈肘位瘫痪

1）腹壁反射：用钝针从腹部中、上、下皮肤上轻划。正常者可见同侧腹肌收缩，上、中、下各段分别相当于胸髓 $7\sim8$、$9\sim10$、$11\sim12$。

2）提睾反射：在行体格检查的时候，用钝头竹签由下向上轻划股内侧上方皮肤，可以引起同侧提睾肌收缩，使睾丸上提。

3）肛门反射：属于人体神经反射中浅反射的一种，平躺将下肢高举伸直，以小针在会阴区划过，肛门外括约肌会收缩。

4）球海绵体反射：是指当用针刺阴茎头的背部时或轻捏龟头施以少许压力时（女性刺激阴蒂），留置尿管者可牵拉尿管，表现为球海绵体肌和肛门外括约肌的收缩。

第二节　骨科基本操作技术

一、石膏固定技术

（一）石膏绷带

石膏绷带是由上过浆的纱布绷带，加上熟石膏粉制成，经水浸泡后可在短时间内硬化定型，有很强的塑形能力、稳定性好。石膏绷带适用于骨科骨折固定、畸形矫正、炎症肢体制动、骨髓炎、骨结核、骨肿瘤术以及骨关节成形术肢体固定及模具模型制作等。优点：①绷带浸水时，石膏流失极少；②固化时间可控制；③硬度强；④干燥时间快；⑤适应性强。

（二）石膏绷带的用法

①浸渍：将一卷产品倾斜45°浸入温水中，直到没有连续气泡产生；②挤压：取出产品，用双手从产品的两端向中间挤压；③卷绕：将产品均匀的卷绕在患部；④平整：在实施包扎时，应该边包扎边用手进行平整。在包石膏前，必须放好衬垫（图50-22）以防骨隆突部的皮肤和软组织被压伤。一般应超过骨折部的上、下关节。

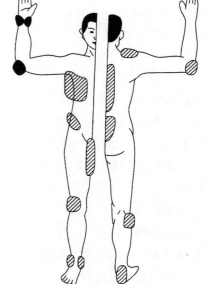

图 50-22　石膏绷带包扎身体各骨隆突部需要加垫处

（三）常用石膏固定类型

1. 石膏托　是指用 $12\sim16$ 层石膏绷带，浸水后加上棉垫用绷带敷于肢体一侧，硬化后起到对肢体的保护作用。其宽度应包围肢体周径的2/3为宜。

2. 石膏夹板　按石膏托的方法制作两条石膏带，分别置贴于被固定肢体的伸侧及屈侧，绷带包缠。石膏夹板固定的牢固性优于石膏托。

3. 石膏管型　是将石膏条带置于伤肢屈伸两侧，再用石膏绷带包缠固定肢体的方法（图50-23）。

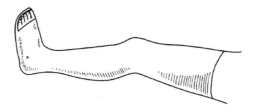

图 50-23 下肢石膏管型

（四）石膏绷带固定的适应证

1. 小夹板难以固定的某些部位的骨折,如脊柱骨折。

2. 开放性骨折清创缝合术后,创口尚未愈合,软组织不宜受压,不适合小夹板固定。

3. 病理性骨折。

4. 某些骨关节术后,须较长时间固定于特定位置,如关节融合术。

5. 为了维持畸形矫正术后的位置者。

6. 化脓性骨髓炎、关节炎,用以固定患肢,减轻疼痛,控制炎症。

7. 某些软组织损伤,如肌腱损伤等。

（五）石膏绷带固定的注意事项

1. 应在石膏下垫置枕头,抬高患肢,以利消除肿胀。

2. 包扎石膏绷带过程中,需将肢体保持在某一特殊位置时,助手可用手掌托扶肢体,不可用手指顶压石膏,以免产生局部压迫而发生溃疡。

3. 石膏绷带未凝结坚固前,不应改变肢体位置,特别是关节部位,以免石膏折断。

4. 石膏绷带包扎完毕,应在石膏上注明骨折情况和日期。

5. 观察石膏绷带固定肢体远端皮肤的颜色、温度、毛细血管充盈、感觉和指/趾的运动。如遇持续剧烈疼痛、患肢麻木、颜色发紫和皮温下降,则是石膏绷带包扎过紧引起的肢体受压,应立即将石膏全长纵向切开减压,否则继续发展可致肢体坏疽。

6. 肢体肿胀消退引起石膏过松,失去固定作用,应及时更换。

7. 石膏绷带固定过程中,应做主动肌肉舒缩锻炼,未被固定的关节应早期活动。

二、小夹板固定技术

小夹板是我国中西医结合治疗骨折的外固定材料,取材方便,简便易行,费用低,不需固定上下关节,便于早期功能练习。常见的有超肩肱骨干夹板、前臂尺桡骨夹板、桡骨远端夹板、股骨干夹板、胫腓骨超踝夹板、踝关节夹板等。

（一）小夹板固定的操作方法

①纸压垫要准确地放在适当位置上,并用胶布固定,以免滑动。②捆绑束带时用力要均匀,其松紧度应使束带在夹板上可以不费力地上下推移 1cm 为宜。③在麻醉未失效时,搬动患者应注意防止骨折再移位。④抬高患肢,密切观察患肢血运,如发现肢端严重肿胀、青紫、麻木、剧痛等,应及时处理。⑤骨折复位后 4 日以内,可根据肢体肿胀和夹板的松紧程度,每日适当放松一些,但仍应以能上下推移 1cm 为宜;4 日后如果夹板松动,可适当捆紧。⑥开始每周酌情 X 线或拍片 1~2 次;如骨折变位,应及时纠正或重新复位。必要时改作石膏固定。⑦2~3 周后如骨折已有纤维连接可重新固定,以后每周在门诊复查 1 次,直至骨折临床愈合。⑧及时指导患者功能锻炼。

（二）小夹板固定的适应证

①四肢闭合性骨折、开放性骨折而创面较小或经处理创口已愈合者;②陈旧性骨折适合于闭合复位的也可采用;③下肢长骨骨折或某些不稳定骨折,使用夹板固定的同时常加用牵引、支架等其他外固定

方法;④某些关节附近骨折或关节内骨折,如股骨颈骨折、肱骨内上髁骨折等,因夹板不易固定,可用其他方法。

三、牵引技术

牵引技术就是应用作用力与反作用力的原理,对抗软组织的紧张和回缩,使骨折或脱位得以整复,预防和矫正畸形。牵引技术分为皮肤牵引、骨骼牵引、特殊牵引等。

1. 皮肤牵引　皮肤牵引是利用粘贴于患者的皮肤胶布,借牵引绳进行牵引,牵引力通过皮肤间接作用于骨骼。牵引重量一般不超过 5kg。下肢皮肤牵引时,要预防损伤腓总神经,注意牵引带不能压迫腓骨头部。

持续皮肤牵引适应证:①股骨颈骨折病人,股骨粗隆骨折病人;②骨折位置无明显移位或扦插型骨折病人,高龄病人全身情况不能耐受手术而需要保守治疗的病人,手术病人早期牵引制动;③为手术中准备以减少术中肌肉的痉挛的等。

2. 骨牵引　持续骨牵引的适应证:①成年人下肢不稳定型骨折者;②骨盆环(主要指后骨盆环)完全断裂及移位者;③学龄儿童股骨不稳定型骨折者;④小儿肘部骨折(髁部)不能立即复位而需牵引下观察、消肿与维持对位者;⑤皮肤牵引无法实施的短小管骨骨折者,如掌骨、指骨等;⑥髋臼中心性脱位、错位严重者;⑦其他需牵引治疗而又不适于皮肤牵引者。

常用的骨牵引有:

(1)股骨髁上骨牵引:适用于有移位的股骨骨折、有移位的骨盆环骨折、髋关节中心性脱位和陈旧性髋关节后脱位等;也可用于胫骨结节牵引过久,牵引钉松动或钉孔感染,必须换钉继续牵引时。牵引的重量应根据患者的体重及伤情决定,一般为体重的 1/10~1/7(图 50-24)。

(2)胫骨结节骨牵引:用于有移位的股骨及骨盆环骨折、髋关节中心性脱位等。操作方便,相对安全,较常用,但不如股骨髁上牵引作用直接,且不便调整旋转。此牵引方法及牵引重量与股骨髁上牵引相同。注意进针应从外侧到内侧,防止损伤腓总神经(图 50-25)。

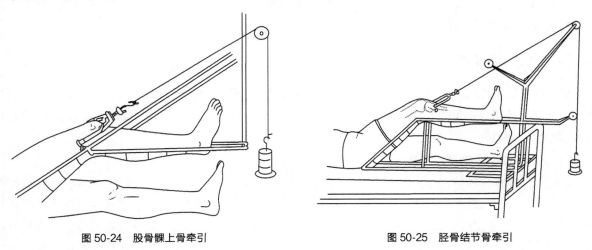

图 50-24　股骨髁上骨牵引　　　　　　　　图 50-25　胫骨结节骨牵引

(3)跟骨骨牵引:适用于胫骨骨折及小腿开放性损伤、膝关节轻度挛缩畸形的早期治疗。一般成人的牵引重量为 4~6kg。

(4)尺骨鹰嘴骨牵引:适用于肱骨干骨折,肱骨髁上骨折肘关节明显肿有长及肱骨踝部骨折。牵引重量为 2~4kg。

(5)颅骨牵引:适且于颈椎骨折脱位或伴有神经症状高位截瘫。牵引重量一般为 6~8kg,如伴小关节绞锁,适当加大牵引,但重量一般不超过 15kg。

3. 特殊牵引

（1）颌枕牵引：目的是解除颈部肌肉痉挛，缓解疼痛症状，增大椎间隙和椎间孔，有利于已外突的髓核及纤维环组织复位，缓解和解除神经根受压与刺激，促进神经根水肿吸收，解除对椎动脉的压迫，促进血液循环，有利于局部淤血肿胀及增生消退，松懈粘连的关节囊，改善和恢复钩椎关节，调整小关节错位和椎体滑脱，调整和恢复已被破坏的颈椎内外平衡，恢复颈椎的正常功能。

两种方法：①卧床持续牵引，仰卧后在颈后部垫枕，使之维持其生理弧度。在颈牵引重量一般为2.5～3kg。②坐位牵引，用枕颌带固定于头部，并通过绳索和滑轮装置，与悬挂重物相连。大多数病人可以取头颈稍向前屈曲15°～20°，使牵引力量来自颈部前上方。牵引重量自6kg开始，逐渐增加，可到15kg，但要注意不要牵引过重，以免加重症状。牵引时间为每日1～2次，每次30分钟左右。

（2）骨盆悬吊牵引：适用于骨盆骨折有骨盆环破裂耻骨联合较大分离者，通过牵引加速骨折早期愈合，减少妇女分娩困难。

四、关节穿刺技术

关节穿刺技术指在无菌技术操作下，用空针刺入关节腔内抽取积液，了解积液性质，为临床诊断提供依据，并可向关节腔内注射药物以治疗关节疾病。常见的穿刺部位有肩关节、肘关节、腕关节、髋关节、膝关节、踝关节。

关节穿刺术注意事项：①穿刺器械及手术操作均需严格消毒，以防无菌的关节腔渗液发生继发感染；②动作要轻柔，避免损伤关节软骨；③穿刺不宜过深，以免损伤关节软骨；④关节腔内注射类固醇激素，不应超过3次，以免造成关节损伤；⑤关节腔内有明显积液者，穿刺后应加压包扎，适当固定。根据液体多少确定穿刺间隔时间，一般每周不超过两次。

五、骨折手法复位技术

骨折手法复位是骨伤科的治疗手段，利用徒手将骨折、脱位之关节复位，利用力学的三点固定原则和杠杆的原理，整复骨折端。手法复位常用于上肢骨折和踝足骨折。主要复位方法包括拔伸、旋转、折顶、回旋、端提、捺正、分骨、屈伸等。

（李亚平）

学习小结

运动系统理学检查时骨科临床的基本功，通过本章的学习，应重点掌握运动系统理学检查的原则、内容及方法，学会全身各部位视诊、触诊、动诊、量诊和特殊检查的方法和临床意义；同时，应了解石膏固定技术、小夹板固定技术、牵引技术、关节穿刺技术和骨折手法复位技术等骨科基本操作的方法与应用。

复习参考题

1. 运动系统理学检查的原则是什么？
2. 对肿块触诊的内容是什么？
3. 哪些原因可引起关节活动障碍？
4. 如何测量正常下肢的负重力线？
5. 骨折手法复位方法有哪些？

第五十一章　骨折概论

51章

学习目标

掌握	骨折的概念、分类；骨折的临床特点和治疗原则。
熟悉	骨折的急救处理原则和方法。
了解	骨折早期、中晚期并发症的治疗原则。

第一节　骨折的基本概念

一、定义

骨折(fracture)是指骨的完整性和/或连续性中断。

二、病因

创伤或肌肉骨骼系统疾病均可造成骨折,肌肉骨骼系统疾病造成的骨折为病理性骨折。病因主要有以下几种:

1. 直接暴力　暴力直接作用于受伤部位导致骨折,骨折部位和暴力作用部位在同一水平面。通常伴有损伤部位的软组织损伤(图 51-1)。

2. 间接暴力　暴力通过传导、杠杆、旋转或肌肉收缩的作用使骨折发生在暴力作用点以外的部位,骨折部位与外力作用点不在同一部位。例如臀部着地造成的腰椎骨折(图 51-2)。

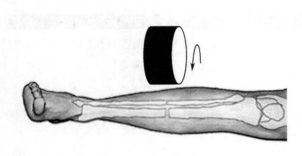

图 51-1　直接暴力造成胫腓骨骨折

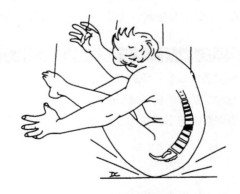

图 51-2　间接暴力造成腰椎骨折

3. 肌肉拉力　肌肉突然猛烈收缩,可拉断肌肉附着处的骨质。例如在骤然跪倒时,股四头肌猛烈收缩,可发生髌骨横形骨折。

4. 积累性劳损　轻微暴力长期、反复地作用于肢体某一部位的骨骼造成的骨折称为疲劳性骨折(fatigue fracture),也称为应力性骨折(stress fracture)。例如远距离行军导致的第2、3跖骨干骨折,腓骨下1/3骨折。骨折部位通常无明显移位(图51-3)。

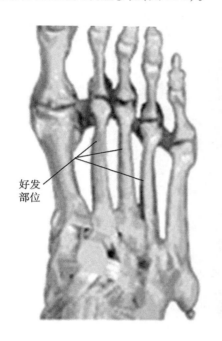
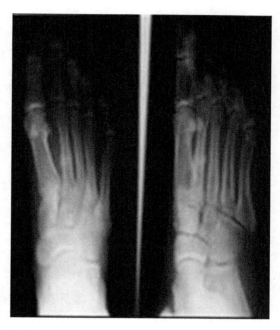

图 51-3　疲劳性骨折的好发部位

5. 骨骼疾病　由于骨骼疾病如骨髓炎、骨肿瘤、肿瘤样病变或大剂量放射线照射造成骨质破坏,患者即使遭受微小外力亦可发生骨折,此时发生的骨折称为病理性骨折(pathological fracture)。例如纤维性骨结构不良造成的病理性骨折(图51-4)。

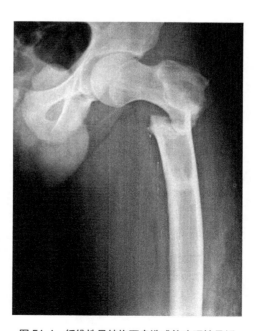

图 51-4　纤维性骨结构不良造成的病理性骨折

三、分类

骨折最常用的分类方法有以下三种。

1. 根据骨折部位皮肤、黏膜的完整性　可分为闭合性骨折和开放性骨折(图 51-5)。

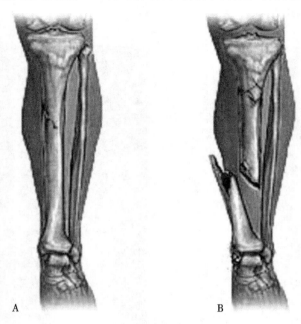

图 51-5　闭合性骨折和开放性骨折
A. 闭合性骨折；B. 开放性骨折。

(1)闭合性骨折(closed fracture):骨折处的皮肤或黏膜完整,骨折端不与外界相通。

(2)开放性骨折(open fracture):骨折处皮肤或黏膜破裂,骨折端与外界相通。骨折与外界相通的伤口可以由于直接暴力如刀伤、枪弹伤等由外向内形成,也可因暴力致骨折后,尖锐的骨折端由内向外刺破皮肤或黏膜后引起,或骨折端刺破空腔脏器后,骨折部位与外界相通。例如耻骨骨折伴膀胱或尿道破裂、尾骨骨折致直肠破裂均属开放性骨折(图 51-6)。

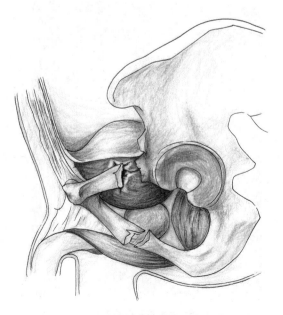

图 51-6　耻骨骨折伴膀胱破裂造成的开放性骨折

2. 根据骨折的程度和形态 可分为不完全骨折和完全骨折。

（1）不完全骨折（incomplete fracture）：指骨骼的完整性和连续性部分中断，根据其形态有可以分为：

1）裂缝骨折（fissured fracture）：骨质发生裂纹，无移位，可见骨折线，多见于颅骨、肩胛骨等（图51-7A）。

2）青枝骨折（greenstick fracture）：多见于儿童，骨质和骨膜部分断裂，可有成角畸形，不明显；因儿童骨质柔韧，有时仅表现为骨质劈裂，与青嫩树枝被折断时的情况相似而得名（图51-7B）。

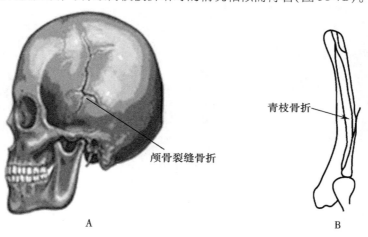

图51-7 不完全骨折
A. 裂缝骨折；B. 青枝骨折。

（2）完全骨折（complete fracture）：是指骨的完整性和连续性完全中断。根据骨折线的方向和形态又可分为：

1）横形骨折（transverse fracture）：骨折线与骨干的纵轴接近垂直（图51-8A）。

2）斜形骨折（oblique fracture）：骨折线与骨干的纵轴呈一定角度，根据角度又可分为长斜形和短斜形骨折（图51-8B）。

3）螺旋形骨折（spiral fracture）：骨折线呈螺旋状（图51-8C）。

4）粉碎性骨折（comminuted fracture）：骨碎裂成三块及以上。如骨折线呈"T"形或"Y"形时，又称为"T"形或"Y"形骨折（图51-8D）。

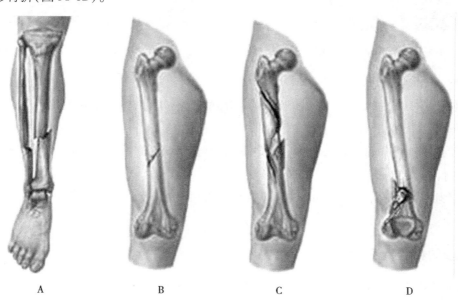

图51-8 完全骨折
A. 横形骨折；B. 斜形骨折；C. 螺旋形骨折；D. 粉碎性骨折。

5）凹陷性骨折（depressed fracture）：骨折部皮质局部深陷，多见于颅骨。

6）压缩性骨折（compression fracture）：骨质因压缩而变形，多见于跟骨、椎体等松质骨（图51-9）。

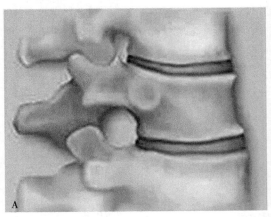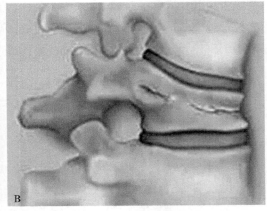

图51-9　脊柱压缩性骨折示意图
A. 正常脊柱；B. 脊柱压缩性骨折。

7）嵌插骨折（impacted fracture）：骨折断端相互嵌插，多见于干骺端骨折，例如股骨颈的嵌插骨折（图51-10）。

8）骨骺分离（epiphyseal separation）：骨折经过骨骺，骨骺的断端可附带有一定数量的骨组织（图51-11）。

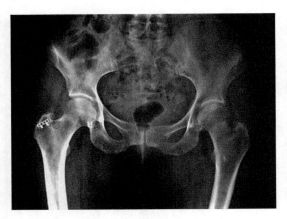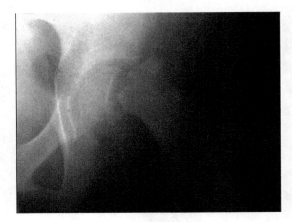

图51-10　左股骨颈嵌插骨折　　　　　　　　**图51-11　股骨头骨骺分离**

3. 根据骨折的稳定程度分类

（1）稳定骨折（stable fracture）：指骨折断端不易移位或复位后不易再次移位的骨折。例如上述的裂缝骨折、青枝骨折、横形骨折、嵌插骨折等。

（2）不稳定骨折（unstable fracture）：指骨折断端容易移位或复位后易再移位的骨折。例如上述的斜形骨折、粉碎性骨折、螺旋形骨折等。

但是，必须注意的是，在一定的条件下，稳定骨折可能会转变为不稳定骨折，例如不恰当的制动方式。

四、骨折段的移位

大多数的骨折会有不同程度的移位。常见的移位方式有以下5种。临床上，在同一骨折中可能会出现一种或几种移位方式（图51-12）。

1. 成角移位（angulation displacement）　两骨折段的纵轴线交叉成角，以其顶角的方向为准，可称为向前、后、内、外成角。

2. 侧方移位（lateral displacement）　远侧骨折段以近侧骨折段为基准，向前、后、内、外的侧方移位。

3. 短缩移位（overlap displacement）　两骨折段相互重叠或嵌插，使其短缩。

4. 分离移位（segregated displacement）　骨折段在纵轴上相互分离，形成间隙，骨折端往往有软组织嵌入。

5. 旋转移位（rotation displacement）　远侧骨折段围绕骨干的纵轴发生旋转。

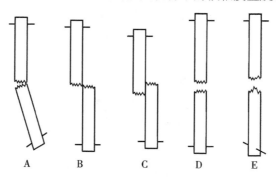

图 51-12　骨折的常见移位方式
A. 成角移位；B. 侧方移位；C. 短缩移位；D. 分离移位；E. 旋转移位。

　　影响骨折移位的主要因素有 4 种。①外力的性质、大小和作用方向；②骨折部位周围肌肉的牵拉：不同的骨折部位由于肌肉的起止点不同，肌肉牵拉可造成不同方向的骨折移位（图 51-13）；③重力作用：骨折远断端肢体重量的牵拉可导致骨折断端的移位；④医源性损伤：不恰当的搬运和治疗等。

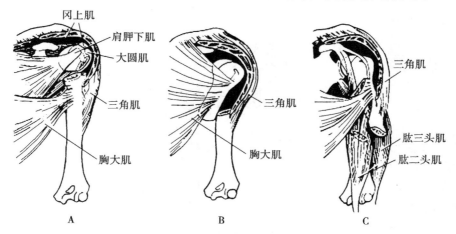

图 51-13　由于骨折部位不同，肌肉牵拉造成肱骨干骨折出现不同移位
A. 骨折线位于肩袖止点下方；B. 骨折线位于胸大肌止点下方；C. 骨折线位于三角肌止点下方。

第二节　骨折的临床表现及影像学诊断

一、临床表现

　　在大多数情况下，骨折一般只引起局部表现，严重骨折、多发骨折患者以及复合伤患者可出现全身表现。

1. 全身表现

（1）休克：主要原因是骨折部位的出血，尤其是骨盆骨折、股骨干骨折、多发骨折等，其出血量可高达 2000ml 以上。剧烈的疼痛或并发内脏损伤可引起休克。因此，在评估出现休克的骨折患者的失血量时，必须警惕可能存在的合并伤或复合伤造成的内脏或其他器官的出血。失血量的估计见图 51-14。

（2）发热：一般骨折后体温正常，但有时出血量较大的骨折在血肿吸收时可能会出现低热，但通常不超过 38℃。开放性骨折患者出现高热时应考虑存在感染的可能。

2. 局部表现

（1）骨折的一般表现

1）局部疼痛和压痛：骨折部位通常会出现疼痛和明显的压痛，从远处向骨折处挤压或叩击，也可在骨折处引发间接压痛或叩击痛。

2）肿胀和瘀斑：骨折时由于局部血管破裂出血和软组织损伤后的水肿导致患肢肿胀，严重时可出现张力性水疱。如果骨折部位较表浅，则血肿中的血红蛋白分解后可呈现紫色、青色或黄色的皮下瘀斑。

3）功能障碍：骨折后肢体的活动功能部分或全部丧失。

（2）骨折的专有体征

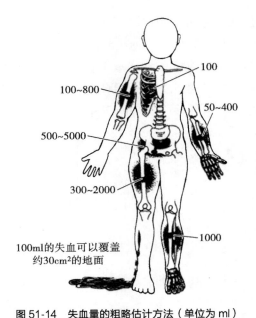

图 51-14　失血量的粗略估计方法（单位为 ml）
X 线片上每一根可见的肋骨骨折的失血量为 100ml。

1）畸形：由于骨折断端移位，导致受伤部位失去正常形态，主要表现为短缩、成角、旋转畸形。例如，柯莱斯（Colles）骨折典型的"枪刺样"或"银叉样"畸形（图 51-15）。

2）反常活动：正常情况下肢体不能活动的部位，骨折后出现关节样的活动，故又称为"假关节活动"。

3）骨摩擦音（感）：骨折后骨折段之间相互摩擦时可产生骨摩擦音（感）。

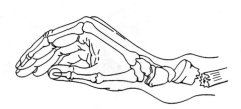

图 51-15　Colles 骨折的"枪刺样"或"银叉样"畸形

以上三种专有体征只要出现其中一种，即可确诊为骨折。但未见此三种体征时，也不能排除骨折。骨折可以不出现上述体征。骨折断端间有软组织嵌入时，可以没有骨摩擦音（感）。出现畸形时应与关节脱位相鉴别。三种体征只可于检查时加以注意，不可故意使之发生，以免增加患者的痛苦，避免使骨折发生移位；或使锐利的骨折端损伤血管、神经及其他软组织从而造成医源性损伤。

二、骨折的影像学诊断

1. X 线片检查　X 线片检查对骨折的诊断和治疗都具有重要的价值，因为 X 线片检查能显示体格检查难以发现的损伤，例如不完全骨折、体内深部骨折等。即使根据临床表现已经可以确诊的骨折，X 线片检查也是必需的，通过 X 线片检查可以确定骨折的类型和移位，可以为治疗方案的拟定和治疗后的复查提供参考依据。

进行 X 线片检查时需拍摄骨折部位正、侧位片，并包括邻近关节，必要时应拍摄特殊位置的 X 线片，例如掌骨和跖骨拍摄正位及斜位片、跟骨应拍摄侧位和轴位、腕舟状骨拍摄正位和蝶位等。如不易确定损伤情况时，则可能需要拍摄对侧肢体相应部位的 X 线片加以对比。

值得注意的是，一些轻微的裂缝骨折，急诊 X 线片无法看到明显的骨折线，则应在伤后 2 周左右再行 X 线片检查，以明确是否存在骨折。

2. CT 和 MRI 检查　虽然大部分骨折通过 X 线片即可明确诊断,但仍有一些部位的骨折通过普通 X 线片难以了解全貌。CT 检查在解剖结构复杂的部位或较深部位的骨折,例如髋关节、骨盆、肘关节、膝关节、踝关节以及脊柱的骨折脱位等诊断中具有明显优势,CT 三维成像技术可使 X 线片难以发现的骨折得以确诊,也有助于判断复杂骨折的分型和移位方向(图 51-16)。

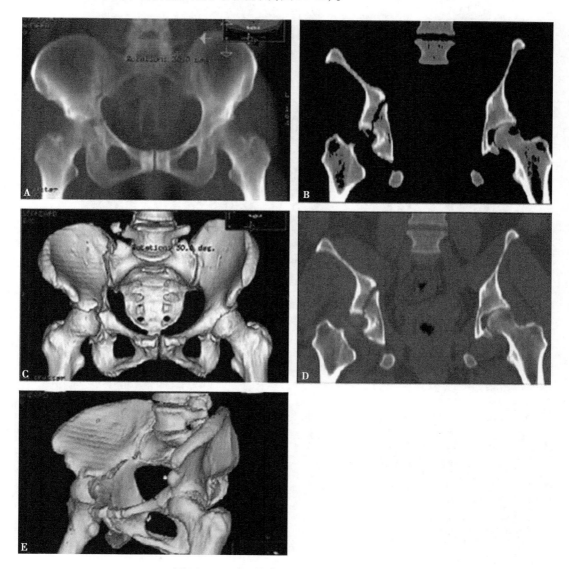

图 51-16　CT 三维重建技术用于复杂髋臼骨折
A. 骨盆 X 线片;B. 骨盆 CT 冠状位软组织窗;C. 骨盆 CT 三维重建前后位片;D. 骨盆 CT 冠状位骨窗;E. 骨盆 CT 三维重建旋转位。

　　MRI 的成像原理完全不同于其他影像技术,它对人体无损伤,适用于部分骨与软组织损伤。MRI 对比明显、层次分明,对明确脊柱骨折合并脊髓损伤情况(图 51-17)、膝关节半月板及韧带损伤、关节软骨损伤等具有独特的优势,是普通 X 线片及 CT 无法替代的。此外,MRI 还可用于部分隐匿性骨折的鉴别诊断。因此,除对骨折进行基本的 X 线检查之外,还应根据骨折的部位或合并损伤综合考虑是否行 CT 和/或 MRI 检查。

　　3. 骨扫描　骨扫描有助于发现一些隐匿性骨折或疲劳性骨折,例如股骨颈的隐匿性骨折,第 2、3 跖骨或跟骨的疲劳性骨折(图 51-18)。此外,骨扫描还可用于判断骨折愈合进展和有无缺血坏死,例如判断股骨颈骨折的愈合情况以及是否有股骨头缺血性坏死。

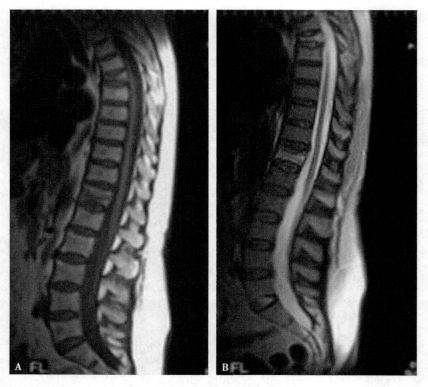

图 51-17　T$_{12}$压缩性骨折的 MRI 成像
A. T$_1$ 加权像；B. T$_2$ 加权像。

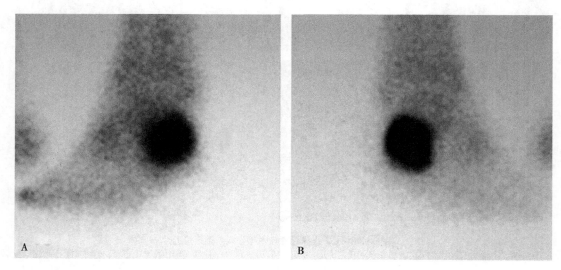

图 51-18　跟骨疲劳性骨折的骨扫描结果
A. 前位骨扫描显示跟骨骨折；B. 后位骨扫描显示跟骨骨折。

第三节　骨折的治疗原则

骨折治疗原则有三点：复位、固定和功能锻炼。

一、复位

骨折复位是将移位的骨折段恢复正常或接近正常的解剖关系，重建骨骼的支架作用。根据骨折具体情况，选用闭合手法整复、牵引或手术切开复位。复位要求做到轻柔、微创，尽可能避免破坏骨折处的血供。复位标准分为：

1. **解剖复位**　骨折段通过复位、对位（指两骨折端的接触面）、对线（指两骨折端在纵轴上的关系）恢复了正常解剖关系，称解剖复位。在关节部位，要强调骨折解剖复位。

2. **功能复位**　由于各种原因，未能达到解剖复位，但骨折愈合后对肢体功能无明显影响者，称功能复位。如肱骨干稍有畸形，对功能影响不大。骨折复位的要求：

（1）旋转、分离移位：骨折部的旋转、分离移位必须完全纠正。

（2）短缩移位：下肢骨折短缩移位，成人不应超过 1cm，儿童不超过 2cm。

（3）成角移位：在下肢与关节活动方向一致的向前成角成人不超过 10°，儿童不超过 15°，可自行纠正；侧方成角必须完全纠正。

（4）侧方移位：长骨干横形骨折，骨折端对位至少应达 1/3，干骺端骨折对位应不少于 3/4。

骨折的复位方法包括闭合复位和切开复位。

切开复位的适应证：①闭合复位失败者；②关节内骨折难以解剖复位，一般需手术治疗；③骨折并发重要的神经血管损伤者，在处理血管神经同时行骨折复位固定；④多发性骨折为了便于护理及治疗，以防止发生并发症，可选择适当骨折部位施行切开复位；⑤骨折严重畸形愈合或不愈合者。

二、固定

大多数骨折都要求复位后进行合理的固定，以防止骨折端再移位。良好的固定是骨折愈合的关键。

1. **外固定**　常用的有石膏绷带、小夹板、牵引、外固定器和各种支具等。

2. **内固定**　指骨折手术复位后用金属内固定物或可降解材料制品等固定。近年来国际上提出生物学内固定的概念，即 BO（biological osteosynthesis）原则。其基本原则是充分重视局部软组织的血供。做到：①远离骨折部位进行复位，以保护局部软组织的附着；②不以牺牲骨折部的血供来强求粉碎性骨折块的解剖复位，如必须复位的较大折块，也应尽力保存其供血的软组织蒂部；③使用低弹性模量，生物相容性好的内固定器材；④减少内固定物与所固定骨之间的接触面（髓内及皮质外）；⑤尽可能减少手术暴露时间等。

三、功能锻炼

功能锻炼是骨折治疗的重要组成部分，是促进骨折愈合、防止并发症和及早恢复患肢功能的重要条件。在医务人员的指导下，充分发挥患者的积极性，遵循动静结合、整体和局部结合、主动和被动结合、阶段性和持续性结合的原则，尽早进行功能锻炼及其他康复治疗。

1. **骨折早期**　一般是伤后 1~2 周内。由于患肢常肿胀、疼痛，且骨折容易再移位，此期功能锻炼的目的是促进患肢血液循环，消除肿胀，防止肌萎缩。其主要形式是患肢肌肉做舒缩活动，骨折部上下关节暂不活动，而身体其他各关节均应进行功能锻炼。

2. **骨折中期**　一般指骨折 2 周以后，肿胀基本消退，局部疼痛缓解的一段时间。由于骨折端已纤维连接，日趋稳定，在医护人员的帮助下或借助于功能康复器逐步活动骨折处的上下关节。动作要缓慢轻柔，逐渐增加活动次数、运动幅度和力量。

3. **骨折后期**　骨折已达临床愈合标准，内外固定已拆除、功能锻炼的主要形式是加强四肢关节的主动活动，消除肢体肿胀和关节僵硬，并辅以各种物理和药物治疗，尽快恢复各关节功能。

四、辅助治疗

辅助治疗方法对促进骨折的愈合是十分必要的。常见的有：

1. **物理疗法**　以热、磁、光、波、水等为主要原理的理疗仪器，对促进骨折愈合有一定疗效。

2. 生物疗法　各种骨生长因子等高科技生物制剂在微环境下调节骨的形成,促进骨折的愈合。

3. 药物治疗　应用各种可促进骨折愈合的中西药物。

第四节　骨折的愈合

一、骨折的愈合过程

骨折愈合(fracture healing)是一个十分独特的组织修复过程,与其他组织的修复结果不同,骨的修复结果与原有的结构极其相似。骨折愈合是一个连续进行的复杂过程,可以简单地将其分为三个阶段,但是这三个阶段并不能截然分开,而是互相交织演进的。

1. 血肿机化演进期　骨折导致局部髓腔、骨膜下和周围组织血管破裂出血,在骨折部位形成血肿,骨折端因为血液循环中断,逐渐发生几毫米的骨质坏死。伤后6~8小时,骨折断端的血肿开始凝结成块,与局部坏死组织引起无菌性炎症反应。随着纤维蛋白渗出,毛细血管增生,成纤维细胞和吞噬细胞侵入,逐步清除机化的血肿,形成肉芽组织,并进而演变成纤维结缔组织,使骨折端连接在一起,称为纤维连接,这一过程约在骨折后2周完成。同时,骨折端附近骨外膜的成骨细胞伤后不久即活跃增生,一周后即开始形成与骨干平行的骨样组织,并逐渐向骨折处延伸增厚。稍后,骨内膜亦发生同样改变(图51-19)。

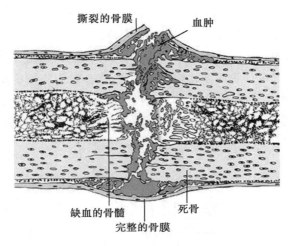

图51-19　骨折愈合的血肿机化演进期示意图

2. 原始骨痂形成期　骨内、外膜内层的成骨细胞开始增殖、分化,形成骨样组织,逐渐钙化形成新的网状骨,即膜内成骨(intramembranous ossification),两者紧贴在断端骨皮质内、外两面,逐渐向骨折处汇合,形成两个棱形骨痂,将两断端的骨密质和其间由血肿机化来的纤维组织夹在中间,形成内骨痂和外骨痂(图51-20)。骨折断端间及髓腔内的纤维组织亦逐渐转化为软骨组织并随着软骨细胞的增生、钙化而骨化,称为软骨内成骨(endochondral ossification),在骨折处形成环状骨痂和髓腔内骨痂。骨折愈合过程中,膜内化骨与软骨内化骨在其相邻处互相交叉,但前者远比后者快,故应防止在骨折处形成较大的血肿,以减少软骨内化骨的范围,加速骨折愈合。骨性骨痂主要是经膜内成骨形成,并以骨外膜为主。因此,骨外膜在骨痂形成中具有重要作用,任何对骨外膜的损伤均对骨折愈合不利。两部分骨痂会合后,不断钙化加强,当其达到足以抵抗肌肉收缩、成角、剪切力和旋转力时,则说明骨折已达到临床愈合(图51-21)。此阶段一般需4~8周。X线片上可见骨折周围有棱形骨痂阴影,但骨折线仍隐约可见。

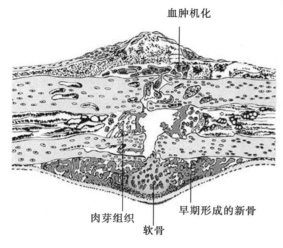

图 51-20　骨折愈合的骨痂形成期的早期示意图

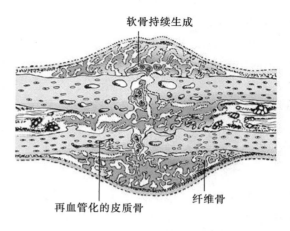

图 51-21　骨折愈合的骨痂形成期的晚期示意图

3. 骨痂改造塑型期　原始骨痂由排列不规则的新生骨小梁所组成,尚欠牢固。随着肢体的活动和负重,骨折断端的坏死骨经死骨清除和新骨形成的爬行替代而再生。在应力轴线上的骨痂,不断地得到加强和改造,骨小梁的排列逐渐规则和致密。在应力轴线以外的骨痂,逐步被清除。骨痂内的骨小梁按生物力学应力作用,重新沿应力方向排列,进行再塑形。原始骨痂逐渐被坚强的板层骨所替代,完成新骨的爬行替代过程。这一过程在破骨细胞和成骨细胞同时作用下完成,需 8~12 周。骨结构根据功能的需要遵循 Wolff 定律(即骨折的愈合总是沿着骨断端承受的生理压应力方向生长)不断进行重建,直到力学强度完全恢复正常,适应功能载荷为止,骨折部髓腔亦再通,逐渐恢复骨结构,在组织学和放射学上一般不留痕迹。重建过程需数月到数年(图 51-22)。

4. 全程参与骨折愈合的因素　近年来研究表明,多种骨生成因子与骨折愈合有关,他们共同作用可刺激成骨细胞的活性,调节局部成骨。常见的有以下几种:

(1)骨形态发生蛋白质(bone morphogenetic protein,BMP):是广泛存在于骨基质中的一种多肽,具有诱导成骨活性的作用,目前共发现 16 种亚

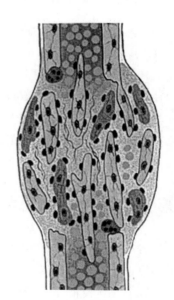

图 51-22　骨折愈合的骨痂改造塑型期示意图

型。BMP 是特异性的骨生长因子,能够在体内、体外诱导血管周围游走的间充质细胞或骨髓基质干细胞转化为软骨细胞和骨细胞。

(2)转化生长因子-β(transforming growth factor-β,TGF-β):TGF-β 是一族具有多种功能的蛋白多肽。TGF-β 的骨诱导能力虽然比 BMP 弱,但在体内能增强 BMP 的诱导成骨作用,促进胶原和其他细胞外基质合成,更为重要的是促进间充质细胞的生长和分化。其他因子如胰岛素生长因子 I、II(IGF-I、IGF-II)、血小板衍生生长因子(plateletderived growth factor,PDGF)、碱性成纤维细胞生长因子(basic fibroblast growth factor,bFGF)、表皮生长因子(epidermal growth factor,EGF)以及其他许多细胞因子在炎性阶段可进一步刺激间充质细胞聚集、增殖及血管形成。他们在不同时期,不同程度地参与了骨折的愈合过程。

二、骨折愈合的必要条件

骨折发生后,如血运破坏不多、软组织和骨膜较完好,则骨痂可不断形成和增殖。但骨痂的形成和骨

折的修复在很大程度上需要有应力的作用才能实现。根据 Wolff 定律,骨折愈合需要增加骨折端的负荷,机械应力刺激是促进骨折愈合和提高愈合质量所必需的。在保证稳定的前提下,骨折部有限度的微动能增加骨折断端的创伤、血管和炎症反应,骨膜受到微动及肌收缩而产生的一定应力的作用而形成骨痂。因此,根据其作用的大小排列,影响骨折愈合的必要条件依次为骨折端的血运、应力以及微动。但需要注意的是不应为了达到上述要求而采用不确实的固定,如当骨折端之间的距离太大或固定不牢靠而活动过多时,则会产生骨折延迟愈合和不愈合。

三、骨折愈合的两种形式

1. I 期愈合　当骨断端紧密接触、血运损害较少、骨质无吸收时,骨折一端的毛细血管及哈佛系统直接跨过骨折线进入另一骨折端,新骨沿哈佛系统在长轴方向逐渐沉积而进行修复的过程称为 I 期愈合。I 期愈合从 X 线片上见不到骨痂。

2. II 期愈合　凡通过内、外骨痂的形成以及改建使骨折愈合者称为骨折的 II 期愈合。

四、骨折的临床愈合评价标准

临床愈合是骨折愈合的重要阶段,此阶段可以去除外固定,开始更积极的患肢功能锻炼以恢复患肢功能。

骨折的临床愈合标准如下:①局部无压痛和纵向叩击痛。②局部无异常活动。③X 线片显示骨折处有连续性骨痂,骨折线已模糊。④拆除外固定后,上肢能向前平举 1kg 重物持续达 1 分钟;下肢不扶拐能在平地连续步行 3 分钟,并不少于 30 步;连续观察 2 周骨折处不变形。在检查骨折是否临床愈合时,尤其是在检查负重情况时,应注意循序渐进,小心谨慎,以防二次骨折的发生。

骨折的临床愈合时间是指从最后一次骨折复位时间直至骨折临床愈合所需要的时间。

第五节　骨折的急救处理

骨折急救的目的是用简单而有效的方法抢救患者生命、保护患肢、安全而迅速地转运,以便获得妥善的治疗。

1. 评估全身情况　首先确保患者呼吸道的畅通,必要时行气管插管或环甲膜穿刺,随后确定患者的呼吸频率及动度,排除可能影响呼吸动度的因素,例如压迫患者胸部的重物;其次确定心率及脉搏情况;最后确定患者有无血流动力学不稳定,有无颅脑、胸、腹等重要脏器损伤。如果患者处于休克状态,则应立即开放静脉通道输液,必要时输血,以抗休克为首要任务。同时应注意保温,尽量减少搬动。

2. 伤口处理　开放性骨折多有伤口出血,大部分可以用通过加压包扎达到止血目的。如有大血管破裂,出血难以用加压包扎止血时,可采用止血带止血。首选充气止血带,比较安全,操作过程中必须记录所用压力和开始时间。一般上肢 1 小时左右、下肢 1.5 小时左右即应松放,如还需止血,应压迫伤口放松止血带 10 分钟左右后再行充气以防患肢远端发生缺血坏死。创口应用无菌敷料覆盖,如无条件,用尽量清洁的布类包扎以减少再污染。若骨折端已戳出创口,并已污染,但未压迫血管神经时,不应立即复位,以免将污物带进创口深处,可待清创术后,再行复位。若在包扎创口时骨折端已自行滑回创口内,则务必向接诊医师说明。

3. 骨折固定　妥善固定是骨折急救处理时的重要措施。凡是怀疑有骨折的患者均应按骨折进行处理。对闭合性骨折的患者进行急救时,可以不必脱去患肢的衣裤和鞋袜,以免过多地搬动患者肢体从而增加患者的疼痛。如果患者的骨折部位存在明显的畸形,而且存在穿破软组织或损伤周围重要的血管或神经时,可以适当地牵引患肢并进行固定。

骨折急救固定的目的:①减少骨折端的活动,减轻患者疼痛;②避免在搬运时加重软组织、血管、神经或内脏等的继发损伤;③便于转运。凡是怀疑有骨折的患者都应按骨折处理。固定可用特制的夹板或支具,如无条件,可就地取材用木板、木棍、树枝等。上肢骨折可将患肢固定于胸部,下肢骨折可将患肢与对侧健肢捆绑固定。骨折有明显畸形者,可适当牵引患肢复位后再行固定,但应避免因盲目复位而导致继发神经、血管损伤或将污染物由伤口带入体内。

4. 迅速转运　患者经初步处理后,应尽快转运至就近有条件和能力治疗的医院进一步处理。

第六节　开放性骨折与关节损伤的处理原则

一、开放性骨折

开放性骨折可由直接暴力和间接暴力作用而产生。两者使骨折和软组织愈合的条件均差,对细菌繁殖的抵抗力弱。大量细菌侵入后,易导致感染。感染是对骨折愈合最不利的影响因素。因此,开放性骨折的处理原则是及时正确地评估伤情、彻底清创,使开放污染的伤口转变为接近无菌的创面,力争创口迅速闭合,将开放性骨折转化为闭合性骨折,防止感染,从而为组织修复和骨折治疗创造有利条件。如若处理不当,创口一旦感染,将延长治疗时间,影响肢体功能恢复,严重时导致肢体残废甚至危及生命。

1. 开放性骨折的分型　开放性骨折按软组织损伤的程度,国际上常采用 Gustilo 和 Anderson 分类方法:

Ⅰ度:皮肤创口小于 1cm,清洁,骨折多为稳定。

Ⅱ度:皮肤创口大于 1cm,但周围软组织挫伤轻微或无,软组织损伤不广泛,无肌肉坏死,无皮肤撕脱,骨折中度不稳定性。

Ⅲ度:广泛软组织损伤,严重的挤压伤,严重污染,常合并神经血管损伤,骨折严重不稳定。

2. 术前检查与准备

(1)询问病史,了解受伤的经过、受伤时间和机制以及已接受的急救处理措施等。

(2)检查全身情况,是否有休克和其他危及生命的重要器官损伤。

(3)检查肢体的感觉和运动,动脉搏动和末梢血循环状况,确定是否伴有神经、肌腱和血管损伤。

(4)观察伤口,估计伤口损伤的深度、污染程度以及软组织损伤情况。

(5)拍摄患肢 X 线片以了解骨折类型和移位情况。

(6)手术一般采用臂丛或硬膜外阻滞,因全身麻醉或蛛网膜下腔阻滞有加深休克的危险。

3. 清创时间　任何开放性骨折清创术实施的时间,原则上越早越好。清创越早,感染机会越少。早期细菌停留在伤口表面,仅为污染,需要一段繁殖和侵入组织的时间,这段时间称为潜伏期(latent period)。在潜伏期内施行清创术,可以明显降低感染的概率。潜伏期的长短与环境温度有关,气温高时细菌繁殖快,气温低时细菌繁殖慢;此外,也与创口的性质、部位,细菌的种类、数量和毒性以及患者局部和全身抵抗力的强弱有一定关系。一般认为伤后 6~8 小时内是实施清创术的最佳时间,超过 8 小时感染的可能性增大,少数病例在伤后 12~24 小时,个别病例在特殊情况下(天气寒冷、创缘整齐、污染很轻)超过 24 小时仍可在使用有效抗生素的情况下进行清创,但绝不可有意拖延清创时间,以免增加感染的机会,造成不良的后果。

4. 清创要点　开放性骨折的清创术包括清创、骨折复位和软组织修复以及伤口闭合。因涉及骨关节损伤,因此要求比单纯软组织损伤更为严格,务必要认真、彻底。清创术的成功与否对于开放性骨折的治疗和预后都具有决定性的意义。

(1)清创:即将污染的创口,经过清洗、消毒,然后切除创缘、清除异物,切除坏死和失去活力的组织,使之成为清洁创口。为了减少出血,特别是伴有大的血管破裂外,可在止血带下手术,但由于止血带下不易判定组织的血液供应状况,初步清创止血后,应放开止血带,再次清创切除坏死组织。

1)清洗患肢:在严格无菌条件下,彻底清洗患肢和创面周围健康组织上的污垢。应戴无菌手套,清洗用的刷子和肥皂水均应消毒。清洗范围应限于患肢皮肤至伤口边缘。清洗先从创口周围开始,逐步超越上、下关节,用无菌毛刷及肥皂水刷洗 2~3 次,每次刷洗后都要用无菌生理盐水冲洗干净,更换毛刷后,方可进行下一次刷洗。刷洗时要用无菌纱布覆盖创面,防止冲洗液流入创面,以免加重污染。创面内一般不进行刷洗,如果污染较重,可用无菌纱布或软毛刷轻柔地进行清洗,再用无菌生理盐水彻底冲洗干净。接着再用 0.1% 的聚维酮碘冲洗创口或用其浸湿的纱布敷于创口 5 分钟,生理盐水冲净。然后常规消毒、铺单,准备清创术。

2)创口边缘的处理:一般应切除创缘皮肤 1~2mm,要彻底切除失去活力的皮肤。应遵循由浅至深、由周围向中心的原则逐步清创。凡是皮下组织已被挫灭,或切除后新的创缘无渗血的皮肤,均应进一步清创。

3)创腔和创袋:如皮下有创腔和创袋,均要求彻底清创,必要时扩大切口,直至能够清楚显露最远处的盲角。

4)皮下组织、脂肪组织和筋膜:术中对坏死、污染、不出血的皮下组织、剥脱皮瓣下的脂肪组织和筋膜要彻底切除,否则因其血运较差,易发生液化导致感染。

5)肌肉:对失去血运和已发生坏死的肌肉组织要彻底清除。对于肌肉活力的判断,可从肌肉的颜色、循环情况、肌肉收缩力和肌肉韧性四个方面加以判断。一般肌色泽鲜红,切割时切面渗血,钳夹时有收缩力,肌肉有一定韧性,是肌肉组织活力良好的标志,可予以保留;反之,表示肌肉活力差,应予切除。

6)肌腱:污染严重的肌腱,应予切除。如仅沾污一些异物,可切除被污染的腱周组织和其表面组织,尽量保留肌腱的完整性。

7)血管与神经:对于血管和神经,应在尽量切除其污染部分的情况下,保留组织的完整性,以便予以修复。污染严重的,可小心将外膜剥离清除污染物质后进行修复。

8)关节囊与韧带:污染或挫伤严重的关节囊与韧带,都应切除。若仅有轻度污染,在彻底清除污物的情况下,尽量保留健康组织。

9)骨外膜与骨折端:骨外膜为骨折愈合的重要组织,对维持骨折端的血液供应极为重要,应尽量保留。若已污染,可仔细将其表面剔除。骨折端既要彻底清理干净,又要尽量保持骨的完整性,以利骨折的愈合。髓腔如有污染,可用刮匙伸入髓腔 1~2cm 将污物刮除。为防止骨缺损,即使用周围组织完全失去联系的游离碎骨块也不要轻易去除。应将其用 0.1% 聚维酮碘浸泡 5 分钟,然后再用生理盐水冲洗干净后,重新放回原处。若缺损较大应取自体骨或以其他生物材料填充缺损,以保证骨的连续性。

10)止血:清创时要注意止血的方法。微小血管的出血,只需用钳夹住数分钟即可止血,不必结扎,以免造成组织缺血坏死或因血运不畅而发生创口感染。对较大血管的出血则必须予以结扎或重建血运。

11)再次清洗:清创彻底后,再用无菌生理盐水清洗创口及周围组织 2~3 次,然后用 0.1% 的聚维酮碘浸泡或湿敷创口中 3~5 分钟,杀灭残余细菌。若创口污染较重,伤后时间较长,可加用 3% 的过氧化氢液清洗,然后再用无菌生理盐水冲洗干净。清洗后应更换手套、敷单及手术器械。

(2)组织修复

1)骨折复位固定:清创后应直视下将骨折复位,并选择合适的外固定或内固定。对于骨折端污染较轻、软组织损伤不重、复位后较为稳定的骨折,可用创口部开窗的石膏、皮牵引、骨牵引或外固定支架等方法固定,不稳定的可以同时行内固定。但Ⅲ度开放性骨折及Ⅱ度开放性骨折清创时间超过伤后 6 小时者,不宜行内固定,可选用外固定器固定。

2)肌腱修复:断裂的肌腱如系利器切断,断端平整、无挫伤可在清创后将肌腱一期缝合。缝合方法的选择可以根据肌腱损伤的情况以及术者的技术和条件来进行,如双十字缝合法、Kessler 缝合法、改良

Kessler 缝合法等。近年来有采用显微外科缝合法,其目的是尽量减少对肌腱血供的影响,有利于肌腱愈合和减少粘连。若肌腱系被钝性拉断,则不宜缝合,待创口愈合后二期修复。

3)血管修复:如血管已断裂,但不影响患肢血液供应,直接予以结扎。如主要血管损伤,清创后要将两断端切至内膜完整处,在无张力下进行吻合;若血管缺损较多,可行自体静脉移植搭桥重建。

4)神经修复:神经断裂如无功能影响,清创后可不吻合;如为神经干损伤,争取在彻底清创的前提下一期修复。若神经有部分缺损,可将邻近的关节屈曲或将骨折端做适当截除,无张力下行神经吻合。如缺损较大,断端回缩不易吻合或污染严重时,可将神经两断端标记固定于邻近的软组织,留待二期处理。

(3)创口引流及闭合

1)创口引流:除手指外,一般创口内均要求放置引流。可用硅胶管或橡胶条作为引流物。一般 24~48 小时后将引流物拔除。

2)创口闭合:除少数情况外,彻底清创后必须采取有效措施闭合创口,消灭创面。当创口较小,污染较轻,软组织挫伤不严重时,可一期缝合创口。但对于组织损伤和污染程度较重的创口,应延期缝合。

闭合创口的方法较多,常用的有:①皮肤缺损较小,可直接缝合。关节部位的创口,可采用顺皮纹或"Z"字形缝合。②皮肤缺损较多的伤口,可在创口一侧或两侧做与创口平行的减张切口。如果创口较大,可用邻近组织覆盖血管、神经、肌腱、关节囊、韧带和骨骼后,用无菌凡士林敷料覆盖创面,待创面软组织条件改善后植皮。③已失去血液供应的大片脱套伤的皮肤,将脱套的皮肤全部切下,用切皮机切成中厚游离皮片游离植皮。④伴有广泛软组织损伤的Ⅲ度开放性骨折,一时无法确定组织坏死情况,且骨折处缺乏软组织覆盖,可将周围软组织覆盖骨折处,用无菌敷料湿敷,观察 3~5 日,再次清创,彻底清除失活组织,进行游离植皮。如植皮困难,可用不同的皮瓣覆盖创口,如局部转移皮瓣、带血管蒂岛状皮瓣或带吻合血管的游离皮瓣移植等。

5. 抗生素及肌内注射破伤风抗毒素 对于开放性骨折,虽然及时、彻底的清创是防止感染的根本措施,但早期、合理地应用抗生素,其作用同样不可忽视。应在急诊术前即通过静脉输入大量抗生素。对于抗生素的选择要做到有的放矢,应该在清创前、手术后及第一次换药拔除引流条时,进行细菌培养和药物敏感试验,以指导合理用药。在时间紧迫的急诊情况下,可先给予广谱高效的抗生素。对于开放性骨折患者,术前均要预防性应用破伤风抗毒素。

二、开放性关节损伤

开放性关节损伤(open injury of joint)即皮肤和关节囊破裂,关节腔与外界相通,其处理原则与开放性骨折的处理原则基本相同。治疗的主要目的是防止关节感染和恢复关节功能。

开放性关节损伤最易发生的并发症是关节粘连和关节内骨折畸形愈合。因此清创中,应注意保护关节软骨,修复关节面。若能在伤后 6~8 小时内进行彻底清创并合理应用抗生素,创口多能一期愈合。

开放性关节损伤一般分三度,处理方法各有不同。

一度:锐器刺破关节囊,创口小,关节软骨和骨骼无损伤。此类损伤一般刺破口极小,无需打开关节,可在无创口的健康皮肤处,用粗针头刺入关节囊,行关节腔内冲洗。创口清创缝合后,在关节内注入抗生素。予以适当固定 3 周,而后开始功能锻炼,经治疗可保留关节功能。

二度:软组织损伤广泛,关节软骨及骨骼部分破坏,创口内有异物。应在局部软组织清创完成后,更换手套、敷单和器械再扩大关节囊切口,充分显露关节,大量无菌生理盐水冲洗,彻底清除关节内异物、血肿、小的碎骨片和一切失活组织。大的骨片应予复位,并尽量保留关节软骨面的完整,用克氏针或可吸收螺钉固定。关节囊和韧带应尽量修复保留。必要时关节腔内可放置引流管,术后用林格液加抗生素灌洗引流,于术后 48 小时拔除。治疗后可部分恢复关节功能。

三度:软组织毁损,韧带断裂,关节软骨和骨骼严重损伤,创口内有异物并可合并关节脱位及血管、神经损伤。彻底清创后敞开创口,无菌敷料湿敷,3~5日后可行延期缝合。也可彻底清创后,大面积软组织缺损用显微外科技术行组织移植,如肌皮瓣或皮瓣移植修复。关节面严重破坏,关节功能无法恢复者,可一期行关节融合术,但随着人工关节等技术的发展,创伤后行一期关节融合术者逐渐减少。

第七节　多发伤与多发骨关节损伤

一、多发伤

多发伤(multiple injury)是指在同一致伤机制作用下,人体同时或相继发生两个或两个以上解剖部位的较严重创伤,其中至少有一处是致命的。

多发伤应与多处伤和复合伤相鉴别。复合伤虽然也伤及多个脏器和部位,但是在两种以上致伤机制作用下的结果。多处伤是指人体有多个部位的损伤,但无一处是严重致命的。

1. 临床特点

(1)创伤后全身反应重:创伤后常发生一系列复杂的全身反应。其反应程度与创伤的严重程度、受伤机制、受伤部位等相关。如失血性休克、脑水肿等,如得不到及时纠正,易发生心、肺、脑、肾等重要器官衰竭,甚至死亡。

(2)易漏诊:多发伤的漏诊率可达11.2%。

原因:①大部分患者受伤后发生短暂或长期的意识障碍,对病史和致伤机制描述不清;②部分患者的某些部位局部症状重,掩盖了其他部位隐蔽的损伤,或因医生经验不足而没有进行详细的全面检查;③接诊医生仅注意到本专业的创伤,忽视了其他部位创伤等。

(3)伤后并发症和感染发生率高:多发伤后,由于机体抗感染能力急剧下降、伤口污染,以及对患者监护和治疗时所采用的导管等有创性措施等原因,导致伤后感染、并发症的发生率较高,文献报道感染发生率达22.49%,多脏器功能衰竭发生率达89%。

(4)处理步骤和重点没有固定的模式,需要根据情况灵活地选择进行。

2. 诊断　当患者就诊后,在采取急救措施的同时,要同时进行伤情的诊断检查并了解病史。详细地询问外伤史,分析受伤机制,了解伤后出现的症状,以及现场处理的方式、方法等,对多发伤的准确诊断具有重要意义。有些患者来诊时存在意识障碍,或对受伤机制描述不清,这时常难以准确判断受伤部位,应在不耽误必要抢救的前提下,用简便实用的诊断方法,做全面的检查以防漏诊。

3. 治疗　多发伤的治疗很关键的一点是要有全局观念,应该成立一个由相关科室人员组成的治疗小组,共同制定治疗措施、监测病情并随时给予处理,以提高多发伤的救护质量。

(1)急救:要做到迅速、准确、有效,事先要有一个抢救计划和处理顺序,一般来说是按"VIPC"来进行,即保持呼吸道通畅(ventilation,V)、纠正血容量不足(infusion,I)、监测心泵功能(pulsation,P)、控制出血(control bleeding,C)。正确的抢救计划对降低严重多发伤的死亡率至关重要。

(2)手术治疗:在进行完初期的急救措施之后,很多多发伤往往需要手术治疗,这就涉及手术顺序的问题,原则上最先处理影响呼吸、循环的颈胸部伤和有大量出血的创伤,然后根据具体伤情决定治疗顺序。

(3)治疗后的监测处理:由于多发伤病情严重,急救和手术只是多发伤治疗的第一阶段,治疗后往往需要转入ICU,对重要器官功能进行全面、系统、连续的监测,预防和处理并发症。

二、多发骨关节损伤

国内有学者将人体分为24个部位:头部、胸部、骨盆、脊柱各算作一个部位;肩部(包括锁骨及肩胛骨）、肱骨干、肘部、尺桡骨干、腕和手部、髋部、股骨干、膝部、胫腓骨干及踝足部皆为双侧,每一侧各作为一个部位。上述部位中两个或两个以上部位发生骨折或脱位者,称为多发骨关节损伤(multiple joint injuries)。在同一部位内发生多处骨折脱位,如肱骨干多段骨折、尺骨骨折合并桡骨头脱位等均不算多发骨关节损伤。

1. 临床特点

(1)致伤原因:常见为交通伤、砸伤、坠落伤、机器伤等严重创伤。交通伤的死亡率最高,有报告为36.9%,常见的骨折部位有股骨、胫骨和肋骨等。砸伤中,脊柱脊髓损伤和截瘫的发生率较高,胫骨、股骨等处骨折次之。坠落伤常见骨折部位为跟骨、脊柱、颅骨等。机器伤中,尺桡骨、肱骨、腕手部等上肢骨折常见,常伴有广泛软组织损伤。

(2)并发症和合并损伤较多:因为多发骨关节损伤常伴有颅脑、胸腹部重要脏器和大血管损伤,而且多处骨折,特别是骨盆和股骨干骨折、严重开放性骨折等更易发生大量失血,所以创伤性休克的发生率较高。其次为脂肪栓塞综合征,常发生在股骨干、胫腓骨等长管状骨骨折后。此外,还有创伤后呼吸窘迫综合征和急性肾衰竭等。合并损伤中最常见的是颅脑、脊髓和胸腹腔脏器损伤,其次为周围神经、四肢大血管损伤、皮肤撕脱伤等。

(3)易延误诊断或漏诊:其原因包括多方面。①同一肢体多处骨关节损伤,其中一处较重的损伤掩盖了另一处表现较轻的损伤造成漏诊,如股骨干骨折合并股骨颈骨折,X线检查股骨干未能包括髋关节;②创伤后,患者常并发意识障碍,病史描述不清;③躯干部合并肢体部位骨折时,躯干部骨折因活动范围小,功能障碍及畸形表现不明显,而且由于肢体疼痛,患者常不能翻身配合,难以检查导致漏诊;④在伴有颅脑损伤等全身情况较差的情况下,难以及时发现和处理症状不明显的局部骨折等。

2. 检查、诊断原则　先全身后局部。

(1)检查全身情况,有无颅脑损伤、重要胸腹腔脏器损伤等危及生命的损伤及有无休克。

(2)检查是否有四肢大血管的损伤,以防造成肢体缺血坏死或缺血性肌挛缩。

(3)在一般情况较稳定的情况下,对全身进行详细的检查,同时根据其可能的受伤机制,对可能累及的部位做重点检查,如坠落伤足部着地,应首先考虑有无脊柱及跟骨骨折。

3. 治疗　治疗多发骨关节损伤时,应根据患者伤情的轻重缓急及其对功能恢复的影响决定其治疗顺序和方法。首先处理危及生命的损伤,如内脏损伤、大血管出血;其次是开放性损伤的处理,如开放性骨折、皮肤软组织损伤等;再次是处理严重的脊柱脊髓损伤、骨筋膜隔室综合征、压迫主要血管神经的移位骨折、关节脱位等;最后是对股骨干骨折、骨盆骨折等重要部位骨折的处理。

但这些处理顺序不是绝对的,应根据情况做综合分析。例如开放性骨折合并休克时,一般情况下应先救治休克,但是伤口开放性出血又是休克加重的重要因素,所以应同时对伤口进行加压包扎,甚至必要时可以在止血带控制下探查伤口,彻底止血。待休克基本上纠正之后,再进行伤口清创,在清创过程中如果出现休克加重,则应暂停手术,待情况好转后再继续进行。

目前,在多发骨关节损伤的治疗中,主张采用骨折内固定治疗者日益增多。大多数学者认为早期对骨折实施坚强内固定可以为全身处理和护理带来方便。另一方面,对多发骨折进行坚强的内固定才能保持骨折的良好复位和稳定,有利于患者尽早地开始功能锻炼,减少关节粘连、关节强直等并发症的发生。在施行骨折内固定时应注意两个原则:①长骨干骨折与其他部位骨折相比,优先处理长骨干骨折,尤其是股骨干骨折,施行早期内固定后,对全身的救治常起到至关重要的作用;②髓内固定和髓外固定相比,优先选择损伤小、出血少、时间短、固定可靠的髓内固定。必须指出,对多发骨关节损伤患者实施内固定手术需具备一定条件,它对麻醉、抢救监护设备、术者的手术技术以及内固定器材等均有较高的要求,施术前应通盘考虑,切忌贸然行事。

骨干骨折合并邻近关节脱位也是多发骨关节损伤中常见的类型,对于这种情况,因为关节长时间脱位可引起关节粘连、创伤性关节炎等并发症,所以应优先进行关节复位,再进行骨折的复位固定,如关节复位困难,可行切开复位。

第八节　骨折的并发症

患者遭受外伤后,除发生骨折外,还可能出现各种全身或局部的并发症。其中的一些并发症可能会直接危及患者的生命安全,所以必须进行紧急处理;而一些并发症需要与骨折治疗同时处理,有的则需在骨折愈合后进行处理。因此,对骨折患者必须进行全面的全身检查,以便及早发现和正确处理各种并发症及合并损伤。

一、早期并发症及合并损伤

1. 休克　骨折患者多为创伤性休克,通常见于严重创伤、骨折引起的大出血或重要器官损伤。

2. 感染　开放性骨折存在发生化脓性感染和厌氧性感染的可能。一般在细菌感染后18~24小时即可观察到其生长繁殖,也有生长缓慢的细菌在受伤后数日或数周后才出现生长繁殖。细菌繁殖速度也与损伤程度、局部组织生机和环境温度等因素相关。

3. 重要内脏器官损伤

(1)肺损伤:肋骨骨折时,尖锐的骨折端可刺破胸膜、肋间血管及肺组织,引起闭合性、开放性或张力性气胸、血胸或血气胸。

(2)肝、脾破裂:下胸壁或上腹部遭受到强大暴力损伤时,除可造成肋骨骨折外,还可能会发生肝脏或脾脏破裂。

(3)膀胱、尿道损伤:骨盆骨折可损伤后尿道和膀胱(图51-23)。如果有尿液外渗,则可引起下腹、会阴部疼痛、肿胀。虽然暴力作用于脊肋角部位时并不一定会造成骨折,但是却足以造成肾脏挫伤,发生镜下血尿。由于比较容易漏诊,所以需要引起注意。

(4)直肠损伤:骶尾骨骨折可能刺破直肠,而致下腹部疼痛,直肠指诊时可有血染指套(图51-24)。

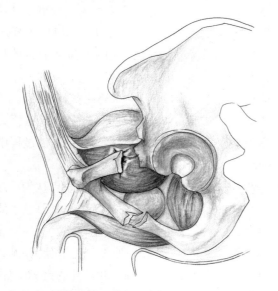

图51-23　耻骨骨折造成膀胱破裂

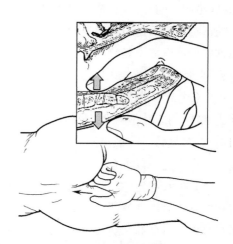

图51-24　骶尾骨骨折造成直肠损伤

4. 重要血管损伤　伸直型肱骨髁上骨折的近断端可能损伤肱动脉,股骨髁上骨折的远断端可能伤及腘动脉,胫骨上段骨折可能造成胫前或胫后动脉损伤(图51-25)。

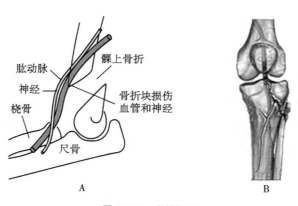

图 51-25 血管损伤

A. 伸直型肱骨髁上骨折的近断端造成肱动脉损伤;B. 胫骨上段骨折伤及胫前动脉。

5. 神经损伤

(1)脊髓损伤:多发生在颈段和胸、腰段脊柱骨折、脱位时,造成脊髓损伤(图 51-26),损伤后可以出现损伤平面以下的运动感觉及自主神经功能障碍或丧失。

(2)周围神经损伤:较常见的包括上肢骨折可能损伤桡神经、正中神经和尺神经(图 51-27);腓骨头、颈骨折时,腓总神经通常受累;髋臼后缘骨折合并股骨头后脱位时可能损伤坐骨神经(图 51-28)。

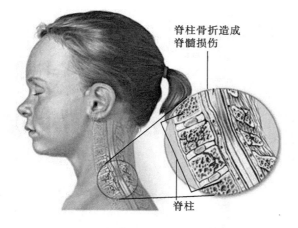

图 51-26 脊柱骨折造成脊髓损伤

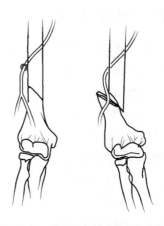

图 51-27 肱骨骨折造成桡神经损伤

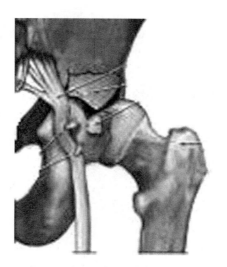

图 51-28 髋臼后缘骨折造成坐骨神经损伤

6. 脂肪栓塞综合征（fat embolism syndrome）　患者发生骨折后,血液中出现大量非脂化脂肪栓子,这些栓子通过血循环进入各组织器官,引起毛细血管的栓塞,产生相应的症状。最常见的是肺栓塞和脑栓塞,多见于成人。典型的临床表现有 3 项。①呼吸系统症状:急性呼吸功能不全,肺通气障碍和进行性低氧血症;②神经系统症状:表现多种多样,常见的有患者表情淡漠、嗜睡、神志不清、昏迷、抽搐;③肺部 X 线片:典型者呈"暴风雪"样改变。最有效的治疗方法是激素治疗,近年来应用高压氧治疗脂肪栓塞取得了很好的效果。

7. 骨筋膜隔室综合征（osteofascial compartment syndrome）　是指在骨、骨间膜、肌间隔和深筋膜形成的骨筋膜室内肌肉和神经因急性缺血而产生的一系列早期症候群。最多见于前臂掌侧和小腿,通常由于创伤后骨折的血肿和组织水肿使其间室内容物的体积增加或外部包扎过紧、局部压迫使骨筋膜室容积减小而导致骨筋膜室内压力增高所致。当这种压力达到一定程度[前臂 8.7kPa（65mmHg）, 小腿 7.3kPa（55mmHg）]时,会造成供应肌肉的小动脉关闭,形成缺血-水肿-缺血的恶性循环（图 51-29）。根据其缺血程度的不同可以导致:①濒临缺血性肌挛缩。缺血早期,及时恢复血液供应后,可以不发生或仅发生极少量的肌肉坏死,可以不影响肢体功能。②缺血性肌挛缩。较短时间或程度严重的不完全缺血,恢复血液供应后大部分肌肉坏死,形成挛缩畸形,严重影响肢体功能。③坏疽。广泛、长时间完全缺血,大量肌肉坏死,通

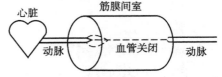

图 51-29　骨筋膜隔室综合征示意图

常需要截肢。如果有大量毒素进入血液循环,则可导致休克、心律不齐和急性肾功能衰竭。

二、骨折中晚期并发症

1. 坠积性肺炎　最常见于因骨折长期卧床不起的患者,特别是老年、体弱和合并慢性疾病的患者。可以造成患者出现严重的肺部感染,进而可能危及患者生命。应鼓励患者及早下床活动,或在仰卧位或坐位进行呼吸功能锻炼。

2. 压疮　截瘫和创伤骨折的患者需要长期卧床不起,如果护理不周,身体骨突处如骶骨部、髋部、足跟部等长期受压,局部软组织发生血液供应障碍,易形成压疮（图 51-30）。特别是截瘫病人,由于失神经支配,缺乏感觉和局部血循环差,不仅更容易发生压疮,而且发生以后难以治愈,常常成为全身感染的来源。应让患者定时翻身,给予上述部位的按摩并保持局部皮肤的清洁,可以有效地防止压疮的发生。

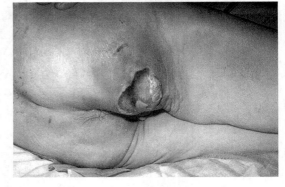

图 51-30　骶尾部压疮

3. 下肢深静脉血栓形成（deep venous thrombosis, DVT）　骨折患者下肢长时间制动,静脉血回流减慢,同时创伤后血液处于高凝状态,易发生血栓,尤为危险的是发生肺动脉栓塞时,患者的死亡率极高。DVT 的危险因素包括高龄、吸烟、肥胖、长时间手术、长时间制动、合并内科疾病、麻醉、股骨或胫骨骨折以及脊髓损伤等。临床上多见于骨盆骨折、卧床患者和多发伤患者,必须警惕的是 DVT 是多发伤患者死亡的常见原因。

4. 骨化性肌炎（myositis ossificans）　又称为异位骨化或创伤性骨化。关节扭伤、脱位及关节附近的骨折,骨膜剥离出现骨膜下出血,处理不当使血肿机化并在关节附近的软组织内广泛骨化,造成严重关节活动功能障碍。常见于肘关节骨折患者、肘关节脱位后反复粗暴地手法复位、脑外伤合并四肢骨折的患者（图 51-31）。

5. 创伤性关节炎（traumatic arthritis）　关节遭受外伤后,关节面遭到破坏或未对关节内骨折进行解剖复位,在畸形愈合后,由于关节面不平整,关节软骨易磨损剥脱,从而造成创伤性关节炎,通常会导致关节活动时出现疼痛（图 51-32）。

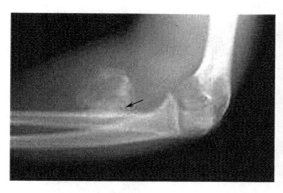

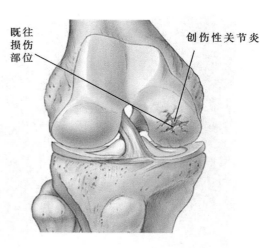

图 51-31 肘关节骨化性肌炎的 X 线片表现

图 51-32 创伤性关节炎的示意图

6. 关节僵硬(joint stiffness) 患肢经长时间固定或未进行功能锻炼,静脉血和淋巴液回流不畅,患肢组织中有浆液纤维性渗出物和纤维蛋白沉积,导致关节内、外组织发生纤维粘连。同时由于关节囊及周围肌肉的挛缩,关节活动可有不同程度的障碍,称关节僵硬。这是一种最常见的骨折和关节损伤的并发症。及时拆除外固定和积极进行功能锻炼是预防和治疗关节僵硬的有效方法。

7. 急性骨萎缩(acute bone atrophy) 也称反射性交感神经营养不良综合征、祖德克萎缩(Sudeck's atrophy),是指损伤所致关节附近的痛性骨质疏松。该并发症是由于骨折后反射性神经血管营养不良所引起的。好发于手、足骨折后,典型症状是疼痛和血管舒缩紊乱。而疼痛与损伤程度不一致,随临近关节活动而加剧,局部有烧灼感,表现为疼痛、肿胀、关节活动受限,X 线片表现为明显的骨质疏松(图 51-33)。骨折后早期患肢抬高、积极主动功能锻炼,促进肿胀消退,可以预防其发生。如果发生,则可以采取积极功能练习、物理治疗和局部封闭等治疗方法以缓解病痛。

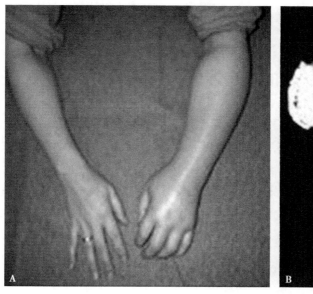

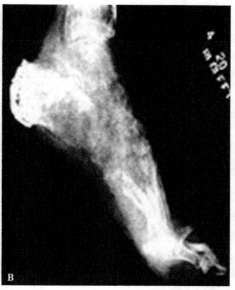

图 51-33 急性骨萎缩表现

A. 左手部急性骨萎缩的局部表现;B. 足部急性骨萎缩的 X 线片表现。

8. 缺血性骨坏死(ischemic osteonecrosis) 骨折后,骨的血液供应被切断导致其缺血性坏死。常见的有股骨颈骨折后股骨头缺血性坏死,腕舟状骨骨折后近侧骨折块缺血性坏死(图 51-34)。

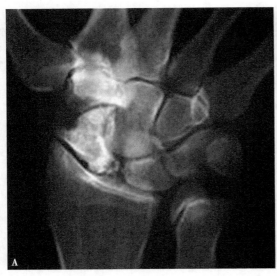
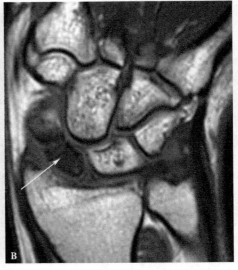

图 51-34　腕舟状骨骨折后舟骨缺血性坏死的 X 线片和 MRI 表现

A. X 线片；B. MRI。

9. 缺血性肌挛缩（ischemic contracture）　是骨折最
严重的并发症之一，是骨筋膜隔室综合征处理不当的严
重后果。常见于骨折处理不当或外固定过紧且超过一
定时限，肢体血液供应不足，肢体肌群因缺血而坏死，肌
肉组织机化，并形成瘢痕组织，逐渐挛缩而形成的特有
畸形。提高对于骨筋膜隔室综合征的认识，并及时给予
正确处理是预防缺血性肌挛缩的关键。一旦发生则难
以治疗，效果极差，常导致患者严重残废。典型的畸形
是爪形手（图 51-35）和爪形足。

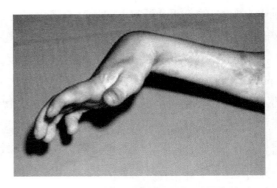

图 51-35　缺血性肌挛缩造成的"爪形手"畸形

第九节　骨折延迟愈合、不愈合和畸形愈合

在介绍骨折延迟愈合、不愈合和畸形愈合前，首先对影响骨折愈合的常见因素进行回顾，其中包括：

（1）全身因素：年龄、活动状况、营养状态、内分泌因素、疾病、维生素缺乏、药物、其他物质（尼古丁、酒
精）、高氧症、全身性生长因子、中枢神经系统损伤。

（2）局部因素：与损伤、治疗或并发症无关的因素（骨的类型、骨质量的变化、失神经支配）；与损伤有关
的因素或软组织的血液供应破坏范围（损伤的严重程度、骨折类型及部位、骨缺损、软组织嵌入、局部生长
因子）；与治疗有关的因素；与并发症有关的因素。只有充分考虑各种可能影响骨折愈合的因素，才能做到
对骨折愈合情况的准确判断和及时干预。

一、骨折延迟愈合

骨折延迟愈合（delayed union）是指骨折经过治疗，超过通常愈合所需要的时间后，骨折断端仍未
出现骨折连接，称骨折延迟愈合。临床表现为：体格检查可以发现骨折断端压痛和轻微的活动；X 线
片显示骨折断端骨痂少，多为云雾状，且有排列紊乱的骨痂，轻度脱钙，骨折线仍明显，但无骨硬化
表现。

首先,需要强调的是"骨折延迟愈合"是一个临床诊断,而非病理性诊断;其次,在判断某一特定的骨折是否为延迟愈合时,需要考虑多种因素,例如骨折是否为开放性骨折、骨折的类型以及骨折的部位。造成骨折延迟愈合的原因包括:骨折复位后固定不牢,存在骨折端的异常活动,或骨折断端存在剪切力和旋转应力以及牵引过度所致的骨端分离、感染、患者营养不良以及全身性疾病等因素。骨折延迟愈合表现为骨折愈合缓慢,但骨折部位仍有继续愈合的能力和可能性。因此,在骨折延迟愈合的治疗方面应先确定延迟愈合的原因,并进行适当的针对性处理,纠正存在的影响因素,仍可达到骨折愈合。

二、骨折不愈合

骨折不愈合(nonunion)是指骨折经过治疗,超过通常愈合时间,再度延长治疗时间后,仍然不能获得骨性愈合,则称为骨折不愈合或骨不连接。临床表现为:体格检查可以发现骨折部位畸形,不稳定且有假关节活动(图51-36);典型X线片表现为骨折端骨痂量少,骨折线清晰可见,骨折断端间有较宽的间隙,且断端萎缩光滑或硬化、髓腔被致密硬化的骨质所封闭。临床上通常将骨折断端硬化和髓腔闭塞视为骨折不愈合的先兆。骨折不愈合则意味着骨折修复过程的停止,骨折端仅以软骨或纤维组织相连。

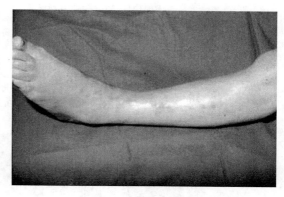

图51-36 胫骨远端骨折不愈合造成的骨折部位畸形

1. 分型 骨折不愈合可分为肥大性和萎缩性两种类型(图51-37、图51-38)。肥大性以骨折端加宽、过量骨痂形成为特征(图51-39)。萎缩性则指没有或仅有很少的骨膜反应、骨端吸收萎缩、没有骨痂形成,通常萎缩性不愈合较难处理。

2. 病因 造成骨折不愈合的常见原因为:①骨折断端间嵌入较多的软组织;②开放性骨折骨块丢失或清创时去除的骨片较多,造成骨缺损;③严重损伤或治疗不当对骨组织的血液供应破坏较大;④感染等因素所致。

3. 治疗 单纯地延长治疗时间并不能使骨折不愈合的患者重新获得骨性愈合。所有骨折不愈合的治疗都要求切除硬化骨,打通髓腔,准确的骨折复位、充分的植骨和坚强的固定以及消灭感染灶,从而促进骨折愈合。

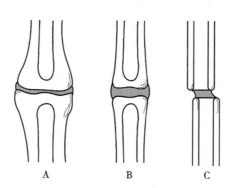

图51-37 肥大性骨折不愈合

肥大性骨折不愈合可分为以下3种。A."象足"型骨不连:骨折端有肥大和丰富的骨痂。该骨折端具有活力,主要由于骨折复位后骨折端不活力,但固定不牢、制动不充分或负重过早引起。B."马蹄"型骨不连:骨折端轻度肥大,骨痂很少。主要由于钢板和螺钉固定不够牢固,骨折端有一些骨痂形成但不足以连接骨折端并且可能有少量的硬化。C.萎缩型骨不连:骨折端为非肥大型,缺乏骨痂。主要见于骨折端明显移位、分离或者内固定时骨折端未能准确对位。

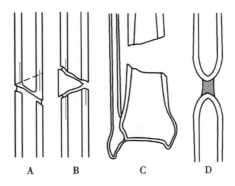

图 51-38 萎缩性骨折不愈合

萎缩性骨折不愈合可分为以下 4 种。A. 扭转楔型骨不连：特点是两骨折端中间有一块缺乏或无血供的骨片，可与一端愈合而与另一端没有连接。主要见于钢板螺钉固定的胫骨骨折。B. 粉碎性骨不连：特点为存在一个或多个死骨片，X 线显示无任何骨痂形成。主要见于固定急性骨折的钢板断裂时。C. 缺损型骨不连：特点为骨干存在骨折段缺损，骨折端虽有活力但却不能越过缺损处进行连接，经过一段时间后断端萎缩。主要发生于开放性骨折、继发性骨髓炎或因肿瘤切除部分骨干。D. 萎缩型骨不连：是由于中间骨片缺失，缺损由缺乏成骨潜力的瘢痕组织填补造成的骨折端出现萎缩和骨质疏松。

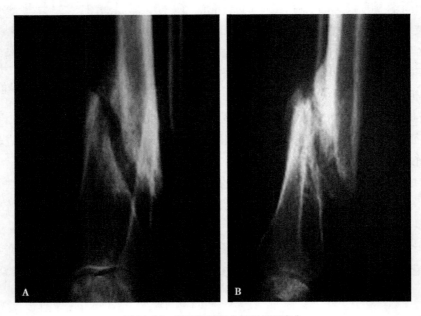

图 51-39 胫骨远端肥大性骨折不愈合
A. 骨折端加宽；B. 过量骨痂形成。

　　（1）植骨：许多年以来，治疗骨折不愈合的最常用方法就是植骨。骨的来源很多，通常取用自体或异体骨植入骨折断端并同时加用内固定或外固定以促进骨折愈合。亦可采用带血运的骨膜或骨瓣移植，以及吻合血管的游离骨膜和骨移植治疗骨折不愈合。近年来开展的各种异体骨复合骨形态发生蛋白质或其他骨诱导蛋白、人工骨、纳米组织工程骨的研究日新月异，有的已应用于临床，其诸多的优点使其具有广阔的应用前景。

　　（2）电磁刺激治疗：近年来各种电磁场骨折治疗仪用于无骨缺损的骨折不愈合者，已取得较好效果。

　　（3）诱导成骨：是近年来新兴的理论和技术，大量研究表明在多种骨生长因子等刺激物质的作用下，通过复杂的分子机制可促进骨折的愈合。

　　（4）高压氧：高压氧治疗可以增加局部病灶氧分压，改善缺氧状态，从而促进成纤维细胞、内皮细胞的增殖及肉芽组织生长，促进成骨细胞和破骨细胞的增殖分裂，加速骨痂生长。

三、骨折畸形愈合

骨折畸形愈合(malunion)是指骨折愈合后未达到功能复位的要求,且存在成角、旋转、重叠或短缩畸形。造成骨折畸形愈合的常见原因为骨折复位不佳、固定不牢固或过早地拆除固定、肌肉牵拉、肢体重量和不恰当负重。

骨折畸形愈合的处理:对于儿童,由于其处于生长发育期,常能将骨折畸形愈合完全或部分矫正,所以骨折畸形愈合的处理主要针对成年人而言。对于畸形较轻,且功能影响不大的病例可不予以处理;畸形明显影响肢体功能者则需行矫形手术。如果骨折愈合时间在2~3个月内,骨痂尚不坚固,可在麻醉下将其在原骨折处折断,重新复位和固定,使其在良好的位置愈合。如果骨折愈合很牢固,则应行截骨矫形手术。必须明确的是:截骨矫形手术的目的是改善畸形愈合所致的功能障碍,改善外观是次要的。不影响功能的畸形不一定需要矫正,例如锁骨骨折出现的成角或重叠畸形愈合,虽影响美观但并非都需要手术矫正。

第十节 骨折康复原则

骨折康复的基本原则是在骨折复位固定的前提下进行功能康复。本节重点介绍早期康复与功能康复的原则。

一、基本原则

1. 早期康复 早期康复对骨关节损伤患者的功能恢复过程具有十分重要的影响。患者在骨关节损伤发生之前,并没有功能受限,功能障碍是损伤及损伤后未得到及时的康复治疗的结果。早期的康复治疗可以明显地减轻创伤反应,包括肿胀、疼痛等,可以促进损伤组织修复,减少创伤给患者带来的痛苦。早期进行的运动治疗可以减少和预防关节挛缩和粘连,减少肌肉萎缩和肌肉收缩力的损失,为此后的功能恢复性训练创造条件。

2. 功能康复 功能康复应坚持综合康复的原则。康复治疗是一个系统工程,骨关节损伤以后康复措施的选择应根据不同阶段、不同功能受限的具体情况,综合运用物理治疗、作业治疗、假肢矫形器及传统医疗手段等,只有将这些相关技术有机结合才能获得最佳的治疗效果,这需要从事康复工作的医师、技师精心安排,不失时机地采用恰当的综合康复措施,以最低的资源消耗来获得最佳的治疗效果。

功能康复能最大限度地减少患者的功能受限,缩短康复期限,恢复生活、工作能力。如果功能康复被忽略,骨折愈合后往往存在明显的关节僵硬与肌萎缩,导致严重的肢体功能障碍,需要大力进行矫治。即使及时进行功能康复,仍有可能遗留不同程度的功能障碍,需要及时加以消除,使肢体功能尽快恢复。

二、目标

功能康复主要目标包括改善或恢复患者的生理功能(运动、感觉、循环和心理功能等)、个体活动能力(主要是日常生活能力)和社会参与能力(包括家务、社交、休闲及职业的参与能力)。

1. 生理功能受限康复目标 包括运动、感觉、循环呼吸和心理等所有因骨折而受到影响的生理功能都应当设定为康复治疗的目标,这里主要介绍运动功能受限的康复治疗目标。

(1)上肢主要目标:上肢的主要功能是手的运用。上肢各关节的结构,各关节连接方式的多样化,以及整个上肢的长度都是为了使上肢终端的手得以充分发挥其功能,完成各种复杂的劳动及生活活动。在治疗上肢的骨关节损伤时,除损伤局部所属关节的功能恢复,以及其他未受伤的手部的功能锻炼外,还需注意肩部的活动,这对老年人尤其重要。

当关节功能不能得到充分的恢复时,则必须保证其最有效的、起码的活动范围,即以各关节的功能位为中心而扩大的活动范围。肩关节的功能位是外展50°、前屈20°及内旋25°;肘关节的功能位是屈曲90°位,当肘部屈曲90°情况下,拇指正对患者鼻尖,其最有用的活动范围是在60°~120°位;前臂的功能位是中立,其最有用的活动范围是旋前、旋后各45°。但一般右侧旋前的需要较多,而左侧则旋后的需要较多;左侧优势者相反。腕关节的功能位是背伸20°位;掌指关节功能位是屈曲85°~100°;近节指关节功能位是110°~120°;远节指关节功能位是80°~90°;拇指的功能位是第一腕掌关节外展对掌、掌指关节微屈和指间关节微屈。

(2)下肢主要目标:下肢的主要功能是负重和行走。在行走时,要求下肢各主要关节不仅稳定,而且须具备一定的活动范围。踝关节功能位是背伸90°(0°),行走时踝关节的活动范围在背伸20°到跖屈20°之间;膝关节活动范围在0°~60°间,膝关节功能位是屈曲5°~10°;髋关节功能位是10°~15°,髋关节活动范围在伸直位和屈曲30°之间。此外,在各组肌肉中,尤其需要强有力的臀大肌、股四头肌和小腿三头肌,才能保证正常的行走。这些是下肢功能锻炼的主要目标。

对有循环功能障碍的应以改善循环为目标,对有心理功能障碍的患者应以消除忧郁、焦虑和偏执心理为目标。

2. 个体活动能力受限康复目标　主要目标是改善或恢复患者的日常生活活动(activities of daily living,ADL)能力。根据康复评定结果,针对患者ADL能力受限的具体情况,采用作业疗法对患者进行训练,以改善或恢复患者的ADL能力。

3. 社会参与能力受限康复目标　主要目标改善或恢复患者的社会参与能力,包括家务、社交、休闲的参与能力及职业能力。根据康复评定结果,针对患者社会参与能力受限的具体情况,采用作业疗法或职业训练对患者进行训练,或采用康复工程技术的方法以改善或恢复患者的ADL能力。

(闵　理　曲国蕃)

学习小结

本章介绍了骨折的基本概念及分类、临床特点、影像学特征以及治疗原则,同时介绍了骨折的愈合及急救处理原则。畸形、反常活动、骨摩擦音(感)是诊断骨折的专有体征。各部位骨折各有特点,影像学在骨折诊断中具有重要作用。骨折的治疗原则是复位、固定、功能锻炼。要重视骨折并发症的预防。

复习参考题

1. 简述骨折的概念及分类。
2. 骨折有哪些专有体征?
3. 骨折的治疗原则及临床治愈标准是什么?
4. 骨折早期及中晚期的并发症有哪些?

第五十二章　上肢骨、关节损伤

学习目标

掌握　上肢骨、关节损伤的临床特点、影像学特征及治疗原则。

熟悉　上肢骨、关节损伤的病因、分类及并发症的治疗原则。

第一节　锁骨骨折

锁骨骨折(fracture of clavicle)可发生于锁骨各段,以中段最多。儿童锁骨骨折多为青枝骨折,成人多为斜形、粉碎性骨折。

【解剖概要】锁骨呈"S"形,锁骨外 1/3 呈扁平状;中 1/3 呈圆柱状,直径较细,是锁骨的力学薄弱部;内 1/3 呈棱柱状,将上肢与躯干连接并具有支撑作用。其两端分别形成胸锁关节和肩锁关节,由肩锁韧带、喙锁韧带及三角肌和斜方肌固定,其后下方有锁骨下血管、臂丛神经。

【病因及分类】锁骨骨折多由间接暴力引起,常见受伤机制是侧方摔倒,肩部着地,力传导至锁骨,以第一肋骨为支点,发生斜形骨折。也可因手或肘部着地,暴力经由肩部传导至锁骨,发生斜形或横形骨折。直接暴力从胸上方撞击锁骨致粉碎性骨折,若移位明显,可引起臂丛神经及锁骨下血管损伤,多发生于高能交通事故或竞技运动。

成人锁骨骨折分类:

1. 锁骨中 1/3 骨折　占锁骨骨折的 80%,近折端因胸锁乳突肌牵拉向上、向后移位,远折端因肩部重力作用及胸大肌的牵拉而向前、下移动,并有重叠移位。

2. 锁骨外 1/3 骨折　占锁骨骨折的 15%。骨折线位于喙锁韧带(斜方韧带、锥形韧带)以外,则骨折近端移位不明显;骨折线位于喙锁韧带以内,则骨折近端可发生明显移位;骨折线位于斜方韧带与锥形韧带之间,则骨折近端向上轻度移位。

3. 锁骨内 1/3 骨折　较少见。多为直接暴力引起,因胸锁乳突肌及肋锁韧带的作用,骨折端很少移位。

【临床表现】有明确的外伤病史,伤后锁骨区疼痛、肿胀,颈向患侧偏屈。局部压痛,可扪及骨折端或骨摩擦感。锁骨正位 X 线片可了解骨折部位、程度、移位方式。锁骨骨折病人应注意检查患侧上肢的神经功能、血运情况。

【治疗原则】儿童锁骨的青枝骨折,采用颈腕吊带悬吊 3~6 周,成人骨折无移位或移位较轻者,可采用后"8"字绷带或双圈固定,以防移位加重,固定 6~8 周。移位锁骨骨折经手法复位(图 52-1)用后"8"字绷带(图 52-2)或双圈固定。但由于锁骨往往受颈肩部肌肉及上肢重力影响,骨折外固定往往失效,且固定时间长,可能引起肩关节活动受限,故目前多采用手术切开复位、钢板螺钉或克氏针内固定(图 52-3)。锁骨远端骨折合并喙锁韧带损伤时,应采用张力带钢丝或锁骨钩钢板固定。

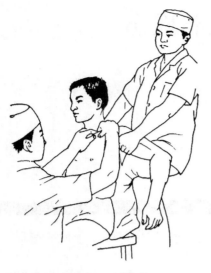

图 52-1　手法复位

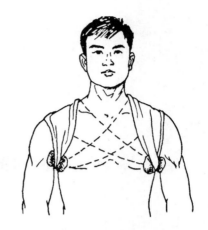

图 52-2　"8"字绷带固定

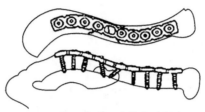

图 52-3　锁骨骨折钢板螺钉内固定

　　存在以下情况,可行切开复位内固定:骨折断端间有软组织嵌夹;合并神经、血管损伤;骨折不愈合,患肢有疼痛、无力等症状;外 1/3 骨折合并喙锁韧带损伤,骨折移位明显;畸形愈合影响功能,不愈合或少数要求解剖复位者,可切开复位内固定。

第二节　肩锁关节脱位

　　肩锁关节脱位十分常见,多见于青年。

　　【解剖概要】肩锁关节由肩峰的锁骨关节面与锁骨外端的肩峰关节面构成关节,部分关节内存在纤维软骨盘。关节面多呈垂直方向,关节囊薄弱,由周围的韧带维持其稳定性。

　　【病因与分类】暴力是引起肩锁关节脱位的主要原因,以直接暴力更多见。肩峰受到打击时,肩峰及肩胛骨猛然向下,使关节囊及周围韧带断裂而发生脱位。当跌倒时,肩部着地,力传导至肩锁关节而发生关节脱位,为间接暴力所致。依据暴力的大小,可仅发生关节囊挫伤、破裂、韧带挫伤、部分断裂、完全断裂或撕脱骨折、半脱位或完全脱位。根据损伤程度,可将肩锁关节脱位分为三型(图 52-4)。

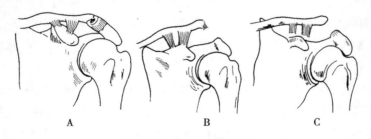

图 52-4　肩锁关节脱位分型
A. Ⅰ型;B. Ⅱ型;C. Ⅲ型。

【临床表现和诊断】 Ⅰ型:肩部有打击或跌倒受伤史,肩锁关节处疼痛、肿胀、肩活动时疼痛加重,局部压痛明显,肩锁关节X线片未发现明显移位。Ⅱ型:除有Ⅰ型的临床表现和体征外,用手指按压锁骨外端有弹性感。X线片或在患手握重物4~6kg时X线片,可见锁骨外端向上撬起,为半脱位。Ⅲ型:除有Ⅰ型的临床表现和体征外,肩外上方肿胀严重,与对侧比较有时可发现患侧明显高起,按压时弹性感更加明显,肩活动受限。X线片可见锁骨外端完全离开肩峰的相对关节面,为完全性脱位。

【治疗原则】 Ⅰ型:三角巾悬吊患肢2~3周后开始肩关节活动,可获得较好功能;Ⅱ型:有学者主张手法复位,加垫外固定,但固定常不可靠,易并发压疮,或演变为陈旧性脱位;有症状的陈旧性半脱位及Ⅲ型:尤其是肩锁关节移位超过2cm者,可选择手术治疗。手术方法可选择切开复位钢丝张力带固定、锁骨喙突螺钉固定(图52-5)、锁骨钩钢板(图52-6)等。在切开复位的同时,可修复断裂的韧带。

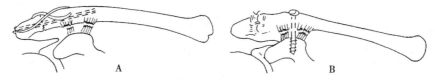

图 52-5 钢丝张力带、锁骨喙突螺钉
A. 钢丝张力带;B. 锁骨喙突螺钉固定。

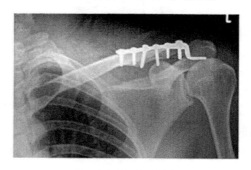

图 52-6 锁骨钩钢板

第三节 肩关节脱位

肩关节脱位(shoulder dislocation)临床常见,约占全身关节脱位的第一位,且多发生于青壮年人。

【解剖概要】 肩关节脱位是指肱骨头与关节盂构成的对合关节发生改变。肩盂关节面呈梨形、凹窝状,与肱骨头相吻合,肩盂关节面相当于肱骨头关节面的1/3~1/4,周围的纤维软骨及盂唇共同加深其凹陷深度,再加上肩峰在肱骨头及肩胛盂的上方增加肩关节的稳定性(图52-7、图52-8)。肩关节韧带薄弱,

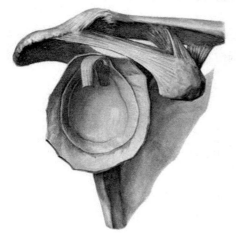

图 52-7 右肩关节正面大体外观

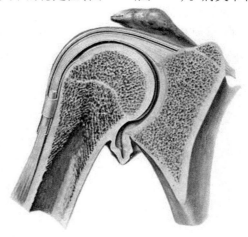

图 52-8 右肩关节矢状面大体外观

松弛,而肩袖肌肉(冈上肌、冈下肌、肩胛下肌、小圆肌)只附着在关节的前、上、后方。这些骨和软组织特点决定了肩关节既是全身很多范围最大的关节,也是全身脱位发生率最高的关节。

【病因及分类】外伤是肩关节脱位的主要原因,多为间接暴力所致,根据肱骨头脱位的方向可以分为前脱位、后脱位、上脱位及下脱位几种类型。前脱位是最常见的盂肱关节脱位类型,主要发生机制是肩外展、后伸伴外旋的肱骨大结节被肩峰阻挡,导致肱骨头向关节前下方顶压,造成肱骨头前方关节囊破裂、韧带及盂唇软骨的损伤而产生脱位。

根据肱骨头脱位后的位置不同,前脱位又可以分为喙突下、肩胛盂下、锁骨下脱位(图 52-9)。

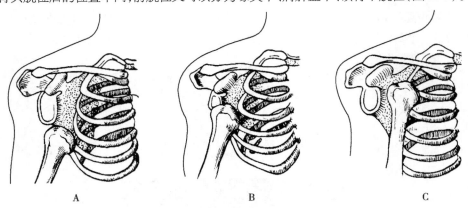

图 52-9　肩关节前脱位分型
A. 肩胛盂下脱位;B. 喙突下脱位;C. 锁骨下脱位。

【临床表现】患者有上肢外展外旋或后伸着地受伤病史,肩部疼痛、畸形、活动受限,患者常以健侧手扶持患肢前臂,头倾向患侧以缓解症状。上臂处于轻度外展、外旋、前屈位。肩部失去圆钝平滑的曲线轮廓,表现为典型的方肩畸形。可扪及关节盂处空虚感,Dugas 征阳性:即将患侧肘部紧贴胸壁时,手掌搭不到健侧肩部,或手掌搭在健侧肩部时,肘部不能贴近胸部。肩的正侧位及穿胸位 X 线检查可以确定肩关节脱位的类型、移位方向以及有无撕脱骨折,必要时可行 CT 及 MRI 检查,了解隐蔽骨折或韧带关节囊撕裂损伤情况。

【治疗原则】肩关节脱位的治疗原则是尽早进行闭合复位,复位前给以适当的麻醉,复位手法以牵引手法或杠杆方法为主,前者较为安全,后者容易发生软组织损伤及骨折。

Hippocrates 手法复位:患者仰卧,术者站于患者患侧床旁,以靠近患者的足蹬于患肩腋下胸壁处,双手牵引患肢腕部,逐渐增加牵引力量,同时轻微内外旋上肢,解脱头与盂的绞锁,逐渐内收、内旋上臂,肱骨头可以经前方关节囊破口滑入关节盂内,可感到有弹跳及听到响声,提示复位成功(图 52-10)。复位后肩部恢复饱满外形,此时复查 Dugas 征为阴性。手法复位后应该常规再拍摄 X 线片检查,证实肱骨头确实已经复位,有无造成新的骨折,同时检查有无合并血管、神经损伤。

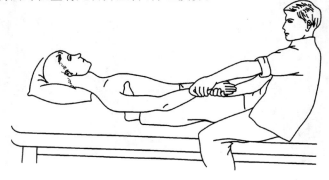

图 52-10　Hippocrates 手法复位方法

复位后固定：复位后将患肩置于内收、内旋位，腋窝处放一薄棉垫，肘关节屈曲 90°，颈腕吊带或三角巾制动固定 3 周，合并大小结节骨折者固定时间延长 1~2 周。如果关节囊破裂明显，或者肩带肌力不足，术后 X 线片检查会有肩关节半脱位，此类病例应该使用搭肩位胸肱绷带固定(图 52-11)。

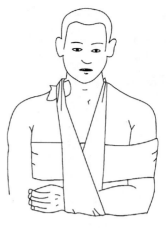

康复锻炼：肩关节脱位复位后固定期间应该注意活动腕部与手指，解除固定后，逐渐开始进行肩关节功能锻炼，循序渐进、不可冒进，如果配合理疗按摩，效果会更好。

对于陈旧性肩关节脱位，可以选择切开复位，修复关节囊和韧带。对于脱位时间比较长，关节软骨面已软化或肱骨头骨缺损面积>30% 的患者可以考虑进行人工肩关节置换术。

图 52-11　肩关节脱位复位后固定方法

第四节　肱骨近端骨折

【解剖概要】肱骨近端骨折(fracture of proximal humeruse)是指包括肱骨外科颈在内及其以上部位的骨折，肱骨近端包括肱骨头、大小结节以及肱骨近干骺端组成。大小结节间形成结节间沟，在大小结节之间上方相对狭窄的部分称为肱骨解剖颈，大小结节之下的部分，称为肱骨外科颈，有臂丛神经、腋血管从其内侧通过，此处骨折容易合并血管神经损伤。

在冠状面上，肱骨头与肱骨干之间有 130°~150°角度，称为颈干角。在横断面上，肱骨头向后倾斜，与肱骨干有 20°~30°角度，称为后倾角(图 52-12)。

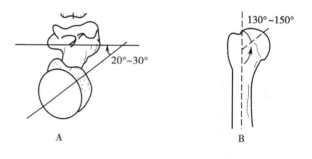

图 52-12　肱骨头后倾角、颈干角示意图
A. 后倾角；B. 颈干角。

肱骨头的供血动脉主要来自旋肱前动脉的分支，后者来自腋动脉，沿肩胛下肌下缘水平向外，于喙肱肌深面穿行到达结节间沟，在大结节水平进入骨内，供应头的大部分血运。此外，旋肱后动脉的分支，通过大小结节处肌腱附着在干骺端，也能供应肱骨头的部分血供。

肱骨外科颈骨折后，骨折两端均有血液供应，骨折容易愈合，而肱骨解剖颈骨折后，近端骨折块血液供应缺乏，容易发生肱骨头的缺血坏死。

【病因】肱骨近端骨折通常由于上肢伸展位所受外伤所致，儿童由于肱骨骺板最为薄弱，外伤容易引起肱骨上端骨骺分离；青壮年患者，由于骨质强度远大于周围关节囊及韧带，容易发生肩关节脱位；老年患者，因为骨质疏松明显，骨强度大为减弱，更容易发生骨折。

【分类】理想的骨折分类能够在解剖和影像检查基础上进行分类，并能指导治疗和预后。肱骨近端骨折的分类方法很多，目前国际上应用最广的是 Neer 分类和 AO 分类系统。Neer 分类方法主要依据骨折的部位和骨折的数目，骨折移位的程度，以移位大于 1cm 或成角畸形大于 45°为标准来进行的(图 52-13)。根据损伤的程度，AO 分类系统将肱骨近端骨折分为 A、B、C 三种类型(图 52-14~图 52-16)。A 型是关节外一处骨折，肱骨头血运正常，通常情况不会发生缺血坏死，A_1 骨折是肱骨结节骨折，A_2 骨折是干骺端的嵌插骨折，A_3 是干骺端移位骨折。B 型骨折发生

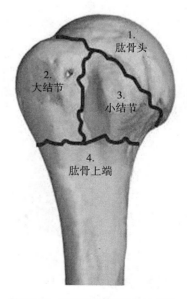

1. 肱骨头
2. 大结节
3. 小结节
4. 肱骨上端

图 52-13　肱骨近端骨折 Neer 分类

在两处,波及肱骨上端的 3 个部分,一部分骨折线可延及关节内,B₁ 型是干骺端有嵌插的关节外两处骨折,B₂ 型是干骺端骨折无嵌插,B₃ 型是关节外两处骨折伴有盂肱关节脱位。C 型骨折是关节内骨折,波及肱骨解剖颈,C₁ 为轻度移位的关节内骨折,骨折端有嵌插,C₂ 型骨折是肱骨头骨折有明显移位,伴有头与干骺端嵌插,C₃ 型骨折是关节内骨折伴有盂肱关节脱位。

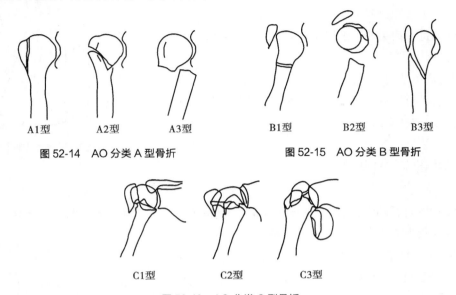

| A1型 | A2型 | A3型 | | B1型 | B2型 | B3型 |

图 52-14　AO 分类 A 型骨折　　　　　　图 52-15　AO 分类 B 型骨折

C1型　　　　　　C2型　　　　　　C3型

图 52-16　AO 分类 C 型骨折

【临床表现】　详细的病史和体格检查对分析判断损伤的性质、合并损伤的诊断具有重要价值。肱骨近端骨折均有明显的外伤史,伤后患肩出现肿胀、疼痛、活动受限,在肩部肿胀的情况下,局部畸形可不明显,但主被动活动时均可引起疼痛加重,可扪及骨摩擦感。在诊断骨折时需考虑有无合并血管、神经损伤,同时注意对肩胛骨、锁骨以及胸部的检查。影像学检查对骨折的诊断和分型是非常重要的,最常用的是 X 线片检查、CT 检查(图 52-17、图 52-18)以及 MRI 检查。

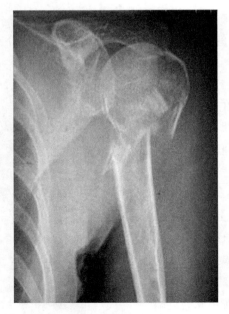

图 52-17　左肱骨近端骨折 X 线片

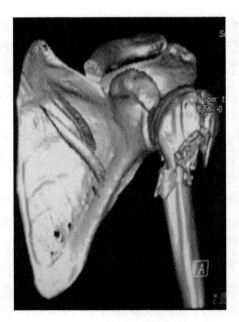

图 52-18　左肱骨近端骨折 CT 三维成像

【治疗原则】　肱骨近端的骨折治疗时要根据骨折的移位、成角大小及骨折的解剖部位等因素,结合患者的年龄、全身状况、医疗条件等做出综合判断。肱骨近端骨折的治疗原则是争取理想的骨折复位,最大程度保留肱骨头的血液供应,保持骨折端的稳定,早期开始进行功能锻炼。

一部分骨折,骨折块之间无明显移位的骨折,骨折块有软组织相连,骨折比较稳定,不需要再进行复位,可以采用非手术治疗方法。早期进行适度制动,使用颈腕吊带或三角巾将患肢保护固定于胸壁。7~10日后,肿胀开始消退,疼痛减轻,可以开始进行功能锻炼,范围和强度应该由小到大,循序渐进。初期以主被动活动,增加活动范围为主,后期当软组织开始修复,骨折逐渐愈合可以开始增强肌力锻炼和抗阻力训练。

两部分骨折,如果移位不明显,也可以采用麻醉状态下闭合复位,复位后用吊带、绷带或石膏夹板固定,上臂屈曲、轻度外展,骨折断端相对稳定和有少量骨痂形成后,开始进行功能锻炼。如果骨折端移位很明显,不能闭合复位或很不稳定时,需要进行切开复位,钢板螺钉内固定(图52-19)。

三部分以及四部分骨折,原则上都应该进行手术治疗,可以考虑行钢板螺钉内固定手术。当骨折粉碎性程度严

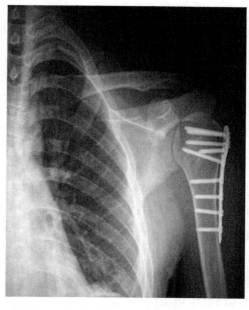

图 52-19 左肱骨近端骨折钢板螺钉内固定术后

重,年龄大、骨质疏松程度明显时,钢板螺钉难以达到复位后有效固定,应该进行人工肱骨头置换术。

第五节 肱骨干骨折

【解剖概要】 肱骨外科颈下 1~2cm 至肱骨髁上 2cm 范围,称为肱骨干,肱骨干中下 1/3 段后外侧有桡神经沟,桡神经经内后方紧贴骨面由前下方进入前臂,此处骨折容易发生桡神经损伤,引起虎口区和拇指、示指桡侧半背侧感觉障碍以及伸腕、伸指及伸拇功能障碍。

【病因】 直接暴力和间接暴力都可以引起肱骨干骨折(fracture of shaft of humerus)。直接暴力由于外力作用于肱骨中段,常常导致肱骨横形或粉碎性骨折。间接暴力由于手部或肘部着地,产生剪切力,导致中下 1/3 骨折,肱骨干骨折大多伴有成角、短缩以及旋转畸形,骨折的移位与外力大小、方向,骨折部位和肌肉牵拉方向有关。三角肌止点以上的骨折,近端骨折块受胸大肌、背阔肌以及大圆肌的牵拉向内、向前移位,远端骨折块因三角肌、喙肱肌、肱二头肌、肱三头肌的牵拉而向外移位。如果骨折位于三角肌止点以下,近端骨折块因为三角肌牵拉向外上移位(图52-20)。

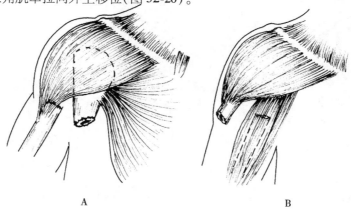

A   B

图 52-20 骨折近、远段移位情况
A. 上段骨折;B. 中段骨折。

【临床表现】 发生肱骨干骨折后，上臂局部出现疼痛、肿胀、畸形，皮下可以出现瘀斑。检查发现肱骨干假关节活动，有骨摩擦感。若合并桡神经损伤，患者可以出现垂腕，各手指掌指关节不能背伸，前臂出现旋后功能障碍，手背桡侧皮肤感觉减退或消失。X 线片检查可示骨折部位类型、移位程度等。

【治疗原则】 对于短斜形、横形骨折，若骨折端无明显移位，没有合并血管神经损伤，可以采用非手术治疗方法，进行手法复位。在局部麻醉或者臂神经丛阻滞麻醉情况下，患者仰卧于牵引床上，屈肘 90°，沿肱骨干纵轴进行牵引，在腋窝施力进行对抗，反作用力进行牵引。若骨折位于三角肌止点以上，胸大肌止点以下，进行内收位牵引，如果骨折线在三角肌止点，则应该进行外展位牵引。

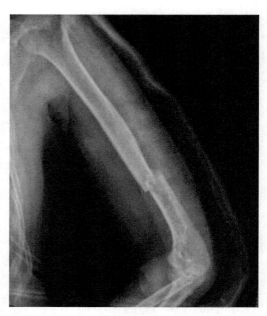

在肌肉放松、持续牵引的基础上，双手握住骨折端，按骨折移位的相反方向矫正成角以及侧方移位。复位后，可以采用石膏或者小夹板固定。肱骨干骨折复位，如果有 2cm 短缩、1/3 侧方移位，20°内前方成角畸形，30°内外翻成角畸形，15°内前方成角畸形，不会影响骨折端的移位和坏死，可以仅满足功能复位，不强求解剖复位（图 52-21）。

如果骨折端手法复位失败，对位对线不良，骨折端有软组织嵌入、骨折端有分离移位，合并血管神经损伤，8~12 小时内污染程度不重的开放性骨折，可以考虑行切开复位，钢板螺钉内固定，也可以使用带锁髓钉内固定或者支架外固定术（图 52-22、图 52-23）。如果合并桡神经损伤，术中应该进行桡神经探查。如果神经损伤为断裂，应该进行一期修复，如果神经损伤只是挫伤，则应该行桡神经探查、松解术。术后早期可以进行功能锻炼，定期检查骨折端对线以及愈合情况。

图 52-21 肱骨干骨牵引复位，石膏托外固定 X 线片

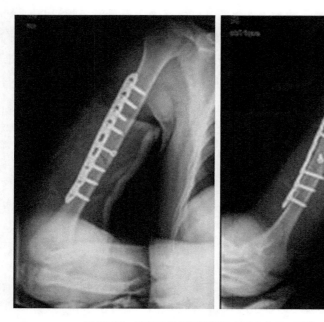

图 52-22 肱骨干骨折钢板螺钉内固定术后正侧位 X 线片

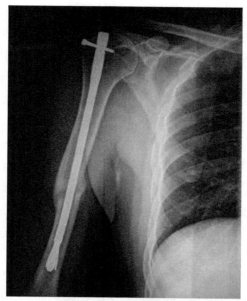

图 52-23　肱骨干骨折带锁髓钉内固定术后 X 线片

第六节　肱骨髁上骨折

肱骨髁上骨折（supracondylar fracture of humerus）是儿童，尤其是 10 岁以下儿童的常见骨折，约占儿童骨折 7%，是指肱骨干与肱骨髁交界处发生的骨折。

【解剖概要】肱骨髁上骨折易引起肱动脉、尺神经、桡神经、正中神经损伤，处理不当可引起 Volkmann 缺血性肌挛缩。在儿童期，肱骨下端有骨骺，若骨折线穿过骺板，可能影响骨骺的发育，出现肘内翻或外翻畸形。

【病因】肱骨髁上骨折多发生于运动伤、生活伤和交通事故，多为间接暴力所致。如跌倒时肘关节伸直、手掌着地，暴力经前臂向上传导，身体前倾，由上而下产生剪切力，从而导致伸直型肱骨髁上骨折。如跌倒时肘关节处于屈曲位，肘后方着地，暴力传导至肱骨下端，则导致屈曲型肱骨髁上骨折。直接暴力时，如果暴力过大，则可以产生粉碎性骨折，且软组织损伤较大。

【分类】根据受伤机制和骨折移位的方向，可分为伸直型和屈曲型（图 52-24）。

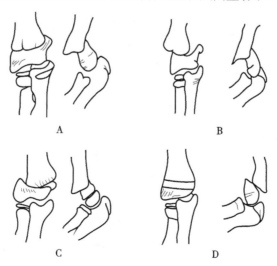

图 52-24　肱骨髁上骨折根据受伤基质和骨折移位的方向的分类
A. 伸直型；B. 伸直尺偏型；C. 伸直桡偏型；D. 屈曲型。

伸直型:占肱骨髁上骨折的90%以上。跌倒时,肘关节处于半屈或伸直位,手掌撑地,暴力经前臂向上传递,身体向前倾,由上向下产生剪切力而发生骨折。产生近折端向前下移位,远折端向后上方移位。这也是伸直型肱骨髁上骨折侧位X线片的特点。如果在跌倒时,同时遭受侧方应力,远侧骨折段可产生尺侧偏移或桡侧偏移:分别称为伸直尺偏型或伸直桡偏型。前者在临床上最常见。

屈曲型:多系肘关节屈曲位,肘后着地。外力自下而上,尺骨鹰嘴直接撞击肱骨髁部,使髁上部骨折。骨折远侧段向前移位,近侧段骨端向后移位。骨折线自前上方斜向后下方。

【临床表现】多为5~12岁儿童,有手着地受伤史,肘部出现疼痛、肿胀、皮下瘀斑,肘部向后突出并处于半屈位,伴活动范围减少,压痛明显,限于肱骨髁上部;肘后三角关系正常;可触及骨摩擦感和假关节活动。合并动脉损伤时,可有桡动脉搏动减弱或消失。合并神经损伤时,可有相应神经支配区域的感觉与运动障碍。如果出现早期被动牵张痛、毛细血管充盈时间减慢、前臂筋膜室压力高就可早期诊断骨筋膜隔室综合征。骨筋膜隔室综合征晚期可出现"5P"征,即动脉搏动消失、剧痛、皮肤苍白、麻木及感觉异常。

X线征象通常比较明显,但应与肱骨远端全骨骺分离相区别。需拍摄肘部正、侧位X线片(图52-25)。CT可进一步明确损伤类型及严重程度,MRI效果同CT,超声可以检测血管损伤。

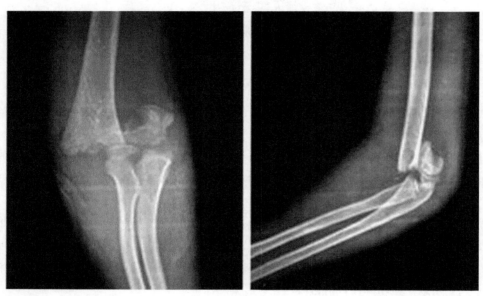

图52-25　肱骨髁上骨折术前正、侧位X线片

【治疗原则】肱骨髁上骨折的治疗,重点是在复位并稳定骨折的同时预防骨筋膜隔室综合征的发生。如需手术,则需在避免加重软组织的损伤的同时给予良好的复位,减少术后畸形的发生。

1. 非手术治疗　适用于无移位或移位很小的骨折、稳定骨折或因其他原因不宜行手术治疗者。小儿患者可采用尺骨鹰嘴悬吊牵引或Dunlop牵引4~6周(图52-26)。对于受伤时间短,局部肿胀轻,没有血液循环障碍者,可进行手法复位、小夹板外固定(图52-27、图52-28)。对于有移位的骨折,非手术治疗难以解剖复位及不易牢固固定,致肘部畸形发生率高。

2. 手术治疗　可采用动力加压钢板固定,或拉力螺钉固定。尽可能达到解剖复位。对于较大骨块可加用小钢板加强固定。注意重建滑车及肱骨小头,关节内骨折块可用螺钉固定后,再用重建钢板与骨干固定。

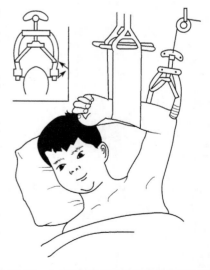

图52-26　小儿肱骨髁上骨折尺骨鹰嘴悬吊牵引

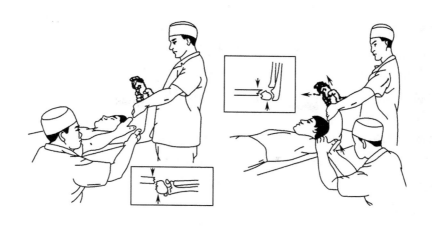

图52-27 手法复位

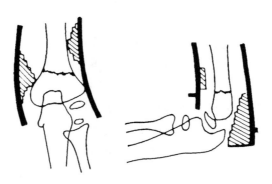

图52-28 小夹板外固定

【并发症】 早期有神经损伤,常见的神经损伤为正中神经,其后为桡神经及尺神经,应尽早手术复位内固定,同时探查血管损伤。要注意观察血管前臂肿胀情况和桡动脉搏动。如有血管损伤应早期手术探查,明确是血管痉挛或破裂,应采取相对应的处理措施。肘内翻是肱骨髁上骨折最常见的晚期并发症。常见于伸直型骨折,由于远折端尺偏未能矫正所致,一旦形成肘内翻,可在10岁以后行手术矫正。

第七节 肘关节脱位

肘关节结构坚固且较为稳定,但临床肘关节脱位(dislocation of elbow joint)却很常见。在在肩、肘、髋、膝四大关节中发生脱位概率排名第二,占关节脱位总发病人数的1/5。临床上最为常见的是肘关节后脱位。肘关节脱位多见于10~20岁年轻人,老年人少见。由于肘关节脱位类型较复杂,常合并肘部其他结构损伤,在诊断和治疗时应加以注意,防止漏诊。

【解剖概要】 肘关节由肱骨下端、尺骨鹰嘴窝、桡骨头及关节囊、韧带构成。主要完成屈伸活动及很少的尺偏、桡偏活动。

【病因及分类】 肘关节脱位主要由间接暴力引起。肘部是前臂和上臂的连接结构,暴力的传导和杠杆作用是引起肘关节脱位的基本外力形式。

肘关节后脱位:最多见的一种脱位类型,以青少年为主要发生对象。当患者在肘关节伸直、前臂旋后位跌倒时,掌心触地,暴力向上传递,使肘关节过伸,以及尺骨鹰嘴尖端冲击鹰嘴窝,产生有力的杠杆作用。使止于肘前冠状突的肱肌及肘关节囊的前壁被撕裂。关节前方在无任何软组织阻挡的情况下,肱骨下端向前下方移动,尺骨鹰嘴突则移向后上,遂发生肘关节的后脱位。

肘关节前脱位:其损伤原因多为直接暴力,如肘后直接遭受外力打击或肘部在屈曲位撞击地面等,导致尺骨鹰嘴骨折和尺骨近端向前脱位。在这种损伤中,肘部软组织损伤较严重,可能合并肱动脉损伤。

肘关节侧方脱位:以青少年多见。当肘部遭受到传导暴力时,肘关节处于内翻或外翻位,致使肘关节的侧副韧带和关节囊撕裂,肱骨的下端可向桡侧或尺侧(即关节囊破裂处)移位。在强烈内、外翻作用下,前臂伸或屈肌群猛烈收缩引起肱骨内、外髁撕脱骨折,尤其是肱骨内上髁更易发生骨折。

肘关节分离脱位:此型极少见。由于上、下传导暴力集中于肘关节时,前臂呈过度旋前位,环状韧带和尺桡骨近侧骨间膜被劈裂,引起桡骨头向前方脱位,而尺骨近端向后脱位,肱骨下端便嵌插在二骨端之间。

【临床表现】 多为青少年,有摔倒史。伤后局部疼痛、肿胀、活动障碍,肘后三角关系发生改变。

肘关节后脱位:前臂短缩,肘后三角相互关系异常,鹰嘴突高出内外髁,肘前皮下可触及肱骨远端,肘部的前后位增宽,左右径正常;弹性固定,肘处于半屈近于伸直位,屈伸活动有阻力;关节窝空虚,肘后侧可触及鹰嘴的半月切迹。若伴有侧方移位时还呈现肘内翻或肘外翻畸形。

肘关节前脱位:前臂固定在旋后位,肱骨远端向后突出,肱二头肌腱紧张并将肘窝前侧皮肤向前推移。

肘关节侧方脱位:肘部横径增宽,上肢长度可正常。

X线片可显示肘关节脱位及脱位类型。应注意观察肱骨远端、桡骨头、冠状突是否有骨折。为了全面清晰显示脱位类型及是否合并关节骨折,可投照CT并行三维重建图像。

【治疗原则】

1. 非手术治疗 适用于新鲜肘关节脱位,某些为期较短的陈旧性脱位可先试行手法复位。

肘关节脱位闭合复位(图52-29):患者取坐位,局部或臂丛麻醉,如损伤时间短(30分钟内)亦可不施麻醉。助手双手紧握患肢上臂,术者双手紧握腕部,着力牵引将肘关节屈曲60°~90°,并可稍加旋前,常可听到复位响声或复位的震动感。复位后用上肢长臂石膏托屈肘90°固定(图52-30)。

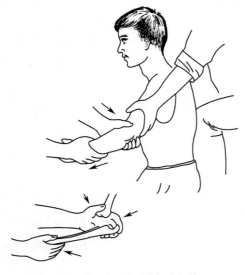

图52-29 肘关节脱位闭合复位

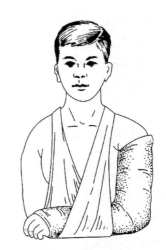

图52-30 肘关节脱位复位后石膏托固定

在固定期间即应开始肌肉锻炼,嘱患者做肱二头肌收缩动作,并活动手指与腕部。解除固定后应及早练习肘关节屈、伸和前臂旋转活动。可用中药熏洗、浸泡作为辅助治疗;理疗及体疗也有很大好处。强力的手法按摩或过度的被动活动可以加重肘关节周围软组织损伤,形成血肿,演变为骨化性肌炎,使关节丧失功能。3周后拆除石膏,做主动的功能锻炼,必要时辅以理疗,避免超限和被动牵拉关节。

2. 手术治疗 适用于:①闭合复位失败者,或不适于闭合复位者;②肘关节脱位合并肱骨内上髁撕脱骨折,肘关节脱位复位后,肱骨内上髁仍未能复位者;③陈旧性肘关节脱位(超过3周);④某些复发性肘关节脱位,可使用开放复位。对于肘关节陈旧脱位、软骨面已破坏者,或肘部损伤后关节僵直者,可行关节成形术。

第八节　桡骨头半脱位

桡骨头半脱位(radial head subluxation)又称为"牵拉肘",是婴幼儿常见的肘部损伤之一。发病年龄6个月～7岁,其中2～3岁发病率最高,多见于左侧,女性多于男性。多为肘关节伸直时,前臂旋前位忽然受到纵向牵拉而引起。常见于家长带患儿上台阶、过马路、脱衣袖时,牵拉胳膊后出现。

【病因】 小儿桡骨头发育尚未完全,环状韧带薄弱,桡骨头上关节面呈卵圆形。当前臂旋后时,其前后径大于冠状径,此时牵拉肘部,环状韧带可被桡骨头抵住而不致滑脱;相反当前臂旋前位牵拉时,桡骨头前后径最小,桡骨头从环状韧带下方滑出,停止牵拉后,环状韧带嵌入桡骨头和肱骨小头之间,阻碍桡骨头的复位。当儿童长大后,随着桡骨头和环状韧带的发育成熟,桡骨头半脱位少见。

【临床表现】 患儿有前臂被牵拉史,伤后哭闹不止,肘关节呈半屈曲、前臂旋前位,肘关节无肿胀、瘀血,被动屈伸活动良好,但前臂不能旋后,活动时疼痛加剧,仔细检查可发现肘前外侧桡骨头处有压痛。

X线片检查无明确骨及关节损伤表现。

【治疗原则】

1. 手法复位　桡骨头半脱位的治疗依靠手法复位,复位时不用麻醉。先将前臂旋后,伸肘稍加牵引,拇指压肘前外侧桡骨头处,屈曲肘关节,必要时前后旋转前臂,可听到轻微的弹响或拇指下感到复位的弹动(图52-31)。复位后疼痛消失,肘部及前臂可活动自如。

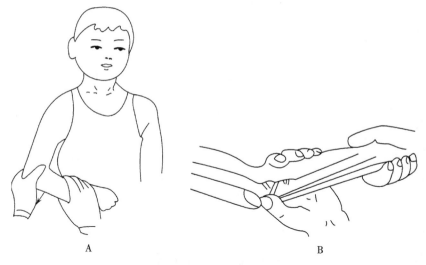

图 52-31　桡骨头半脱位的复位方法
A. 拇指直接按在桡骨小头处;B. 将前臂做旋后、旋前活动。

2. 复位后处理　复位后一般不用外固定制动,但应告诉家属注意避免牵拉肘部动作,以防复发,必要时可用三角巾悬吊一周。如活动时疼痛或复发,可用石膏固定于屈肘90°两周。若发生复发性脱位,不必担忧,随着年龄增长,环状韧带和桡骨头的发育成熟,一般5岁以后很少发生,预后良好。

第九节　尺桡骨干骨折

尺桡骨干骨折(fracture of radius and ulna shaft)较为常见,可由直接暴力、间接暴力、扭转暴力引起,青壮年占多数。由于解剖功能的复杂关系,二骨干完全骨折后,骨折端可发生侧方、重叠、成角及旋转移位,复位要求较高。治疗时,必须纠正骨折端的各种移位,特别是旋转移位,并保持骨折端整复后的对位,直至骨折愈合。

【解剖概要】 前臂由尺骨及桡骨组成。尺骨近端的鹰嘴与肱骨的滑车构成肱尺关节。桡骨头与肱骨小头构成肱桡关节。尺桡骨近端构成上尺桡关节,尺桡骨下端,又相互构成下尺桡关节。尺桡骨远端与近排腕骨构成腕关节。

尺桡骨之间有坚韧的骨间膜相连。骨间膜的纤维走向是由尺侧下方斜向桡骨上方。尺桡骨有一定的弧度,在中立位时,尺桡骨中部间距最宽,骨间膜张得最开,也最紧张。而旋转时,骨间膜较松弛。

骨间膜可以传导外力。当一侧骨干骨折时,暴力可经骨间膜传到另一骨干,引起不同平面的双骨折;或发生一侧骨干骨折,另一骨的上端或下端关节脱位,从而形成特殊类型的骨折脱位。

尺桡骨干有多个肌肉起止附着部,当骨折时,由于肌肉的牵拉,常导致骨折断端的复杂移位,其中以旋转移位最具临床意义。

【病因】

直接暴力:为暴力、重物打击伤或轧伤。二骨干骨折多在同一水平,呈横形、粉碎性或多节段骨折(图52-32A)。

间接暴力:跌倒时手掌着地,地面的反作用力沿腕及桡骨下段向上传导,致桡骨中 1/3 部骨折,多为横形骨折或锯齿状骨折,暴力通过骨间膜转移到尺骨,造成尺骨低位骨折,多呈短斜形骨折(图52-32B)。

扭转暴力:多为机器的转轮或皮带绞伤,或向后跌倒,手臂极度旋前撑地,尺桡骨相互扭转而产生骨折,致二骨折成角相反。骨折为多段粉碎,常合并肘、腕、肱骨骨折及肋骨骨折,并有严重软组织损伤包括皮肤肌肉肌腱及神经血管损伤。手法复位困难(图52-32C)。

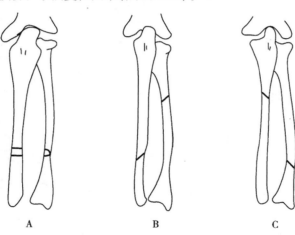

图 52-32　暴力方式不同所导致的尺桡骨骨折情况
A. 直接暴力;B. 间接暴力;C. 扭转暴力。

【分类】 按 AO 分类法,尺桡骨干骨折分为:

A 型:简单骨折。A_1 型为单纯尺骨骨折,桡骨完整;A_2 型为单纯桡骨骨折,尺骨完整;A_3 型为尺桡骨干双骨折。

B 型:楔形骨折。B_1 型为尺骨楔形,桡骨完整;B_2 型为桡骨楔形,尺骨完整;B_3 型为尺或桡骨中一骨为楔形,另一骨为简单骨折或楔形骨折。

C 型:复杂骨折。C_1 型为尺骨复杂骨折,桡骨完整;C_2 型为桡骨复杂骨折,尺骨完整;C_3 型为尺、桡骨干均为复杂骨折。

【临床表现】 受伤后前臂疼痛、肿胀、可见成角畸形,前臂和手出现功能障碍。局部明显压痛,可扪及骨折端、可有骨摩擦感及假关节活动。合并动脉损伤时,可有桡动脉搏动减弱或消失。合并神经损伤时,可有相应神经支配区域的感觉与运动障碍。

若前臂受压时间长、小便减少且尿色渐深,应考虑挤压综合征的可能。若无伤口或伤口小,且肿胀渐重,早期出现被动牵张痛,应考虑骨筋膜隔室综合征的可能。

X 线片检查应包含肘关节和腕关节以确定是否合并脱位或关节面骨折。CT 可进一步明确损伤类型及严重程度,MRI 效果同 CT,彩超可以检测是否合并神经、血管损伤。

【治疗原则】尺桡骨干骨折的治疗目标是:良好的对位、对线复位,防止继发畸形。

（一）非手术治疗

对于稳定的 A_1、A_2 型骨折,可选择手法复位后行上肢石膏或夹板固定。

（二）手术治疗

根据骨折部位不同,可选用前臂背侧入路(Thompson 切口)或桡骨掌侧入路(Henry 切口),选择以下固定物。

1. 钢板螺钉　加压接骨板被认为最适用于尺桡骨干骨折,其优点为固定牢固、坚强,不需外固定,并可早期功能锻炼。

2. 髓内针　多用于前臂双段骨折和单纯尺骨骨折,单纯桡骨干骨折应用较少。不理想之处是不能有效地控制骨折端的旋转。

3. 外固定支架　Ⅱ度和Ⅲ度开放性骨折及复杂骨折,首选外固定支架。

【特殊类型前臂骨折】

1. 尺骨上 1/3 骨折合并桡骨头脱位　又称孟氏骨折(Monteggia fracture),多发生于儿童和少年,由 Monteggia 于 1814 年首先描述。

孟氏骨折多为间接暴力致伤,根据暴力方向及移位情况临床可分三种类型(图 52-33)。

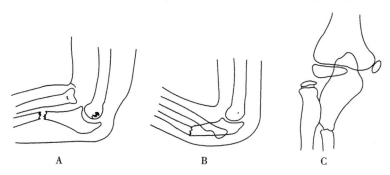

图 52-33　尺骨上 1/3 骨折合并桡骨头脱位
A. 伸直型；B. 屈曲型；C. 内收型。

（1）伸直型:比较常见,多发生儿童。尺骨斜形骨折,桡骨头前外方脱位。

（2）屈曲型:多见于成人。尺骨横形或短斜形骨折,桡骨头向后外方脱位。

（3）内收型:多发生幼儿,尺骨喙突处横断或纵行劈裂骨折,移位较少,而桡骨头向外侧脱位。凡尺骨上端骨折,X 线片上没见到桡骨头脱位,在治疗时,应按此种骨折处理。因为桡骨头脱位可自行还纳。如忽略对桡骨头固定。可自行发生再移位。

外伤后肘部及前臂肿胀,移位明显者可见尺骨成角或凹陷畸形。肘关节前外或后外方可摸到脱出的桡骨头。前臂旋转受限。当尺骨上 1/3 骨折时,X 线片必须包括肘关节,注意肱桡关节解剖关系,以免漏诊。

治疗原则包括:

（1）手法复位外固定。

（2）切开复位内固定:手法复位不成功的孟氏骨折,或骨折已复位而桡骨头脱位不能还纳者,应早期手术复位内固定。先整复桡骨头脱位,了解环状韧带损伤情况并加修补,髓内针或钢板螺钉固定尺骨。

（3）陈旧性孟氏骨折处理:成人陈旧性骨折,尺骨已获矫正,骨折愈合坚固,仅前臂旋转功能受限,切除桡骨头可改善旋转功能。如尺骨骨折未愈合,有畸形,可手术矫正骨折内固定,并复位桡骨头。如桡骨头不能复位,可切除。儿童陈旧性骨折,尺骨骨折移位不大,并非影响桡骨头复位者可不处理。如果畸形明显,必须矫正,髓内针固定,以利桡骨头复位,桡骨头复位后,修复或重建环状韧带,桡骨头不能复位者暂不行桡骨头切除,以免影响桡骨发育,待成年后再切除。

2. 桡骨中下 1/3 骨折合并下尺桡关节脱位　又称盖氏骨折(Galeazzi fracture),由 Galeazzi 于 1934 年首先描述。

盖氏骨折根据骨折位移方向及复位后骨折的稳定性分为三型:

Ⅰ型(稳定型):桡骨下 1/3 骨折(一般为青枝型),合并尺骨下端骨骺分离。

Ⅱ型(不稳定型):桡骨下 1/3 横断、螺旋或斜面骨折,骨折移位明显,下尺桡关节脱位明显。

Ⅲ型(特殊型):桡骨下 1/3 骨折,下尺桡关节脱位合并尺骨干骨折或弯曲畸形。

直接或间接暴力损伤后,肘部附近疼痛、肿胀,前臂远端成角或短缩畸形,活动受限。肘部可触及骨摩擦音和骨折处的活动疼痛,孟氏骨折常能触及脱位的桡骨小头,须一并检查有无桡神经深支损伤体征。若肘前方或肘后外方扪及桡骨头,前臂不能旋转,即应考虑孟氏骨折,尺骨小头突起应考虑盖氏骨折。尺、桡骨干正侧位 X 线片上可见定义描述的相应改变,注意 X 线片必须包括肘关节及腕关节。

治疗原则包括:

(1)非手术治疗:适用于多数儿童的 Ⅰ 型盖氏骨折,手法复位后石膏固定或超肘关节小夹板固定,儿童固定 4~6 周,成人固定 6~8 周,但闭合复位易发生再移位。

(2)手术治疗:适用于 Ⅱ、Ⅲ 型盖氏骨折。术后石膏固定,6 周左右拆除。

第十节　桡骨远端骨折

桡骨远端骨折(distal fracture of radius)是指距桡骨下端关节面 3cm 以内的骨折,多发生于中老年,与骨质量下降因素有关。该部位是松质骨与密质骨交界处,为解剖薄弱部位,一旦遭受外力,容易发生骨折。

【解剖概要】桡骨远端松质骨与皮质骨交界处为解剖薄弱部位,是骨折易发部位。桡骨茎突尺侧与尺骨小头桡侧构成下尺桡关节。桡骨茎突比尺骨茎突高 1~1.5cm。在正位 X 线片,形成 20°~25° 尺倾角(图 52-34A)。桡骨背侧比掌侧高,在侧位片形成 10°~15° 掌倾角(图 52-34B)。尺桡骨下端与近排腕骨构成腕关节。

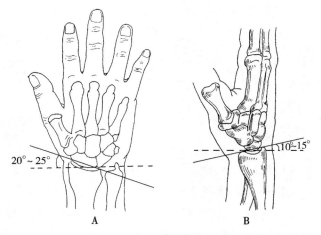

图 52-34　腕关节尺倾角、掌倾角
A. 尺倾角;B. 掌倾角。

【病因】多为间接暴力引起。跌倒时,手部着地,暴力向上传导,发生桡骨远端骨折。直接暴力发生骨折的机会较少。

【分类】根据 AO 分类法可分为三型:

A 型:为关节外骨折。A_1 型为尺骨骨折,桡骨完整;A_2 型为桡骨简单骨折或嵌插骨折,A_3 型为桡骨粉碎性骨折。可以是楔形、嵌插、复杂粉碎性骨折。

B 型:为部分关节内骨折。B_1 型为桡骨矢状面部分关节内骨折;B_2 型为桡骨背侧缘部分关节内骨折,伴腕关节向背侧脱位;B_3 型为桡骨掌侧缘部分关节内骨折,伴有腕关节向掌侧脱位。

C 型:为完全关节内骨折。C_1 型为桡骨干骺端及关节内简单骨折;C_2 型为桡骨干骺端粉碎性骨折,关节内简单骨折;C₃型为桡骨关节面粉碎性骨折,伴有干骺端简单骨折或粉碎性骨折。

根据传统分类法可分为:

柯莱斯(Colles)骨折(图52-35):其受伤机制是腕关节处于背伸位、手掌着地、前臂旋前时受伤,应力通过手掌传导到桡骨远端发生骨折。骨质疏松者多见。

史密斯(Smith)骨折(图52-36):常由于跌倒时,腕关节屈曲、手背着地受伤引起;或手掌着地,前臂处于旋后位受伤引起;也可因腕背部受到直接暴力打击发生。

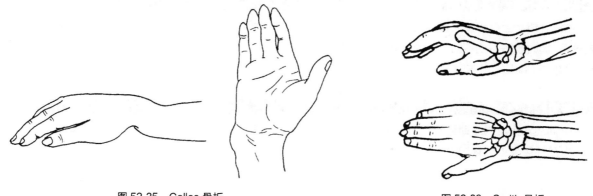

图52-35　Colles 骨折　　　　　　　　　　　　　　　　图52-36　Smith 骨折

巴顿(Barton)骨折:在腕背伸、前臂旋前位跌倒,手掌着地,暴力通过腕骨传导,撞击桡骨远端关节面背侧发生骨折,腕关节也随之向背侧移位。

【临床表现】患者腕部剧痛、肿胀,腕背侧可见皮下瘀斑,手指处于半屈曲位,腕部活动受限。局部压痛明显,腕关节活动障碍,典型畸形姿势。Colles 骨折侧面看呈"银叉"畸形,正面看呈"枪刺刀样"畸形。Smith 骨折畸形与 Colles 骨折畸形相反,Barton 骨折畸形与 Colles 骨折相似。

X 线检查:通过腕关节正、侧位 X 线片可判断短缩情况、骨折移位方向和干骺端粉碎的程度。牵引应力像或牵引状态下的显像可帮助评估关节内骨折的粉碎情况。

Colles 骨折:X 线检查示桡骨在距关节面 3.0cm 左右处横断,正位片上远折段向桡侧移位,桡骨下端关节面向尺侧倾斜斜度减少。侧位片上,桡骨远端向背侧移位,关节面掌侧倾斜角度减少或消失。

Smith 骨折:X 线片示典型移位,近折端向背侧移位,远折端向掌侧、尺侧移位。

Barton 骨折:X 线片示桡骨远端背侧缘关节面骨折,折块呈楔形,腕关节随骨折块一起向背侧、近侧移位。

CT 及三维重建:对显示关节面、骨折是否波及下尺桡关节以及下尺桡关节半脱位有优势。

MRI:常应用于观察韧带的损伤以及三角纤维软骨损伤的情况。

【治疗原则】

1. 非手术治疗　对于移位不明显的关节外骨折,以及短缩不明显的稳定型嵌插骨折,可通过闭合复位后石膏管型或石膏托外固定的方法进行治疗。为了取得满意的复位效果,可在患处行局部麻醉后于 C 型臂 X 线机监视下行手法复位。

稳定的 Colles 骨折手法复位后以小夹板或石膏夹板固定(4 周),前 2 周固定"掌屈尺偏位",后 2 周改为"功能位",改变外固定时需复查 X 片观察复位及骨折愈合情况,拆除外固定后尽早进行患肢功能锻炼。对于老年患者可适当延长外固定时间。

稳定的 Smith 骨折手法复位后,保持腕背屈及前臂旋后位固定 2 周,后同稳定 Colles 骨折治疗。

Barton 骨折手法复位不易保持对位,通常需要手术切开复位。

2. 手术治疗　适用于不稳定的 Colles 骨折、Smith 骨折及 Barton 骨折。

Colles 骨折:通常选用腕背桡侧切口暴露,直视下复位后予"T"形钢板、克氏针内固定或外固定支架固定。

Smith 骨折:手法复位极不稳定、外固定不能维持复位者,切开复位后予钢板或克氏针内固定。

Barton 骨折:钢板螺钉内固定,术后短臂石膏固定 6 周。

（闵　理　曲国蕃）

学习小结

本章介绍了上肢骨及关节损伤的解剖概要、病因及分类,同时着重讲述不同损伤的临床特点、影像学特征及治疗原则。 对不同的损伤,应根据其分类特点不同,采用合理的治疗方案,防止和减少并发症的发生。

复习参考题

1. 简述儿童及成人锁骨骨折的治疗原则。

2. 简述肱骨近端骨折的分类及治疗原则。

3. 简述桡骨远端骨折分类及临床表现。

第五十三章　手外伤及断肢（指）再植

第一节　手外伤

随着经济的不断发展，交通业和工业中的高能量损伤增加，手外伤的发生率呈不断上升趋势，种类也日益繁多，已经占据急诊外伤的 20%，占骨科急诊的 40%。因此手外科也早已作为一门独立的学科应运而生。本节仅就手部原发性损伤的早期诊疗加以讨论。

【解剖概要】手是人体最为灵巧的结构之一，涵盖了丰富的肌肉、肌腱、神经、血管及骨与关节等组织，其解剖精细复杂，功能多样，构成上肢感知、运动功能的核心。在学习手外伤环节，先要了解手的两个经典姿势：休息位与功能位（图 50-7）。①手的休息位，即手处于自然静止状态的姿势。此时手内在肌和外在肌、关节囊、韧带的张力处于相对平衡状态（并非完全松弛）。表现为腕关节背伸 10°~15°，轻度尺偏。掌指关节和指间关节半屈曲位，从示指到小指，越向尺侧屈曲程度越大，各指尖大体汇聚指向腕舟骨结节。拇指轻度向掌侧外展，其指腹接近或触及示指远侧指间关节桡侧。当腕关节被动背伸则手指屈曲程度增加，腕关节掌屈时手指屈曲程度减少。手部肌腱或神经损伤后，手的休息位将发生相应的变化。②手的功能位，是手可以随时发挥最大功能的位置，如张手、握拳、持物等。表现为腕关节背伸 20°~25°，轻度尺偏。拇指外展、外旋与其余各指处于对指位，其掌指关节和指间关节微屈。其他手指略微分开，掌指关节及近侧指间关节半屈位，远侧指间关节轻微屈曲，各指的对应关节屈曲位置较一致。手外伤后，特别是估计日后关节功能难以恢复正常，甚至可能发生强直者，在此位置固定，可使伤手保留最大的功能。

【病因及分类】手参与完成了日常生产、生活的绝大部分活动，经常接触各类不同物体，其受伤的原因及种类复杂多样。

1. 刺伤　如钉、针、竹尖、鱼刺、虾蟹壳等刺伤。特点是入口小、损伤深，易形成厌氧环境，伤及深部组织后可将污物一并带入，导致深部感染。

2. 锐器切割伤　日常生活中刀、玻璃、劳动中的切纸机、电锯等切割伤。创缘一般较规整，污染较轻，伤口出血较多。伤口的深浅不一,常可造成重要的深部组织如神经、肌腱、血管的切断伤。严重者可致指端缺损、断指或断掌。

3. 钝器砸压伤　钝器击打碰撞或门窗、机械等挤压可致手部软组织乃至骨质不同程度损伤,伴或不伴皮肤裂伤,一旦形成裂伤,创缘多不整齐。值得注意的是,一些中度钝性伤,皮肤虽尚完整,但皮下软组织及骨质往往已发生较严重挫伤,早期易被忽略。严重钝性伤如车轮、机器滚轴挤压,则可致广泛的皮肤撕脱甚至全手皮肤脱套伤,多发性开放性骨折和关节脱位,以及深部组织严重破坏,有时手指或全手毁损性损伤需行截肢(指)。

4. 火器伤　如鞭炮、雷管爆炸伤和高速弹片伤,特别是爆炸伤,创口极不整齐,损伤范围广泛,常致大面积皮肤及软组织坏死、缺损和多发性粉碎性骨折。由于污染严重、坏死组织多,极易发生感染。

【检查与诊断】手外伤本身较少引起全身症状,但严重手外伤不仅可引起全身症状,且往往合并身体其他多部位的损伤。检查手外伤时,首先要注意的仍然是患者的全身情况,特别注意有无可能危及患者生命的重要部位和重要器官的损伤。手部检查亦应系统而全面,充分评估伤情,为后续处理做好充分的准备。

1. 皮肤损伤的检查　除异常应力导致手部骨折及脱位外,绝大多数类型的手部损伤,皮肤都首当其冲。检查时注意以下几方面:

(1)了解损伤的部位和性质:根据解剖位置及损伤性质,可初步推测可能伴随的皮下各种重要组织损伤。

(2)皮肤缺损的估计:对于开放性损伤,创口皮肤有无缺损、缺损范围大小,直接决定了能否直接缝合或缝合后是否会影响伤口愈合,甚至是否需要植皮以及采取何种方法植皮。

(3)皮肤活力的判断:损伤性质是影响受损皮肤活力的重要因素,如切割伤,其边缘皮肤活力尚好,创口易于愈合;而碾压伤可致皮肤广泛剥脱,皮肤表面虽然完整,但与皮下组织呈潜行分离,皮肤血供广泛破坏,严重影响其存活,应予高度重视。

2. 肌腱损伤的检查　肌腱是直接带动手指运动的终端结构,肌腱断裂不仅可表现出手的休息位发生改变,如屈肌腱断裂时患指伸直角度加大,伸肌腱断裂时患指屈曲角度加大,且患指的主动屈曲或伸直功能丧失。在手外伤检查中,除外伤局部肉眼可见的肌腱断裂外,常需借助手部查体来评估肌腱损伤(图53-1)。对于同一关节功能有多条肌腱参与作用者,其中一条肌腱损伤可不表现出明显的功能障碍(如屈腕),查体常难以发现,需在进一步清创探查过程中全面诊断。

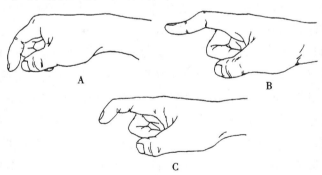

图 53-1　伸肌腱检查
A. 掌指关节背侧近端伸肌腱断裂;B. 近节指骨背侧伸肌腱断裂;C. 中节指骨背侧伸肌腱断裂。

屈肌腱检查方法:固定除伤指外的其他各手指,嘱患者主动屈曲近侧指间关节,若不能屈曲则为指浅屈肌腱断裂;固定伤指中节,嘱患者主动屈曲远侧指间关节,若不能屈曲则为指深屈肌腱断裂。当指深、浅屈肌腱均断裂时,则该指两指间关节均不能屈曲。值得注意的是,手部骨间肌掌管手指内收、外展以及屈曲掌指关节和伸指间关节,因此,即使指深、浅屈肌腱均断裂时,也不影响掌指关节屈曲。检查拇长屈肌腱功能,则固定拇指近节,让患者主动屈曲指间关节(图53-2)。

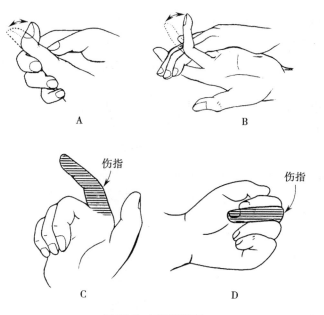

图 53-2　屈肌腱检查
A. 指深屈肌腱检查；B. 指浅屈肌腱检查；C. 指深、浅屈肌腱断裂；D. 指深屈肌腱断裂

3. 神经损伤的检查　手部的运动和感觉功能分别由来自臂丛神经根组成的正中神经、尺神经和桡神经支配，这三条神经分别掌管着手部特定位置的感觉功能和特定形式的运动功能（图 53-3）。由于手腕和手指屈伸活动的肌肉及其支配神经的分支均位于前臂近端，所以狭义上的手部外伤所致的神经损伤主要表现为手部感觉功能和手内在肌功能障碍，可依此鉴别受损神经源：

（1）正中神经：拇短展肌麻痹所致拇指对掌功能障碍及拇、示指捏物功能障碍，典型表现为猿手畸形；手掌桡侧半、拇、示、中指和环指桡侧半掌面，拇指指间关节和示、中指及环指桡侧半近侧指间关节以远背侧的感觉障碍。

（2）尺神经：骨间肌和蚓状肌麻痹所致环指、小指爪形手畸形，环指、小指夹纸试验多为阳性。骨间肌和拇收肌麻痹所致的拇示指捏夹试验阳性，即示指用力与拇指对应时，呈现示指近侧指间关节明显屈曲、远侧指间关节过伸及拇指掌指关节过伸、指间关节屈曲，以及手掌尺侧、环指尺侧和全小指感觉障碍。

（3）桡神经：腕部以下无运动支，仅表现为手背桡侧及桡侧 2 个半手指背侧、近侧指间关节近端的感觉障碍。

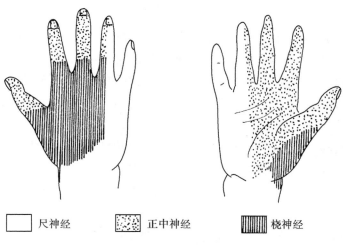

□ 尺神经　　∴ 正中神经　　▥ 桡神经

图 53-3　神经感觉区域分布

临床实际中手外伤形式复杂多变,往往合并多条神经损伤,而非单一类型。如臂丛神经损伤,往往表现为多神经功能障碍,症状交叉重叠,检查方法极为复杂。

4. **血管损伤的检查** 手部血运丰富,侧支循环多,主要靠尺动脉和桡动脉供血。尺、桡动脉在手掌部有掌浅弓和掌深弓相互沟通,手掌的两动脉弓完整时,尺、桡动脉的单独损伤很少会引起手部血液循环障碍。通过 Allen 试验可检查尺、桡动脉通畅和两者间的吻合情况:嘱患者用力握拳,将手中血液驱至前臂,检查者用两手拇指分别用力按压前臂远端尺、桡动脉,不让血流通过,再嘱患者伸展手指,此时手部苍白缺血,然后放开压迫的尺动脉,让血流通过,则全手迅速变红。重复上述试验,然后放开压迫的桡动脉,全手也迅速变红。若放开尺动脉或桡动脉压迫后,手部仍呈苍白,则表示该动脉断裂或栓塞。手部血液循环普通观察方法如颜色、温度、毛细血管回流试验和血管搏动等,原理与皮肤活力判断方法类似。

5. **骨关节损伤的检查** 检查腕关节和手指各关节功能时,可遵循"视""触""动""量"顺序。正常情况下,以五指平行伸直位为 0°,腕关节掌屈 50°~60°,背伸 50°~60°,桡偏 25°~30°,尺偏 30°~40°;拇指掌指关节屈伸一般为 30°~40°,范围大者可达 90°,指间关节为 80°~90°;拇指外展至与手掌垂直方向为 90°,内收至示指近节桡侧为 0°;拇指对掌以拇指指腹与小指指腹对合为标准;手指掌指关节屈曲 80°~90°,过伸 0°~20°;近侧指间关节屈曲 90°~100°,伸 0°;远侧指间关节屈曲 70°~90°,伸 0°;手指以中指为中心,远离中指为外展,靠拢中指为内收,内收外展的活动度为 30°~40°。检查时应注意双侧对比。局部有肿痛、畸形、反常活动及功能障碍者,应疑有骨关节损伤。需拍摄正侧位 X 线片,充分了解骨折类型及移位或关节脱位情况。

【现场急救】 手外伤的现场急救主要包括及时止血、妥善包扎、局部固定和迅速转运。

1. **止血** 最简单有效的止血方法是局部压迫止血,适用于各类创面的小规模渗血,对于大血管损伤出血严重者,通常需使用止血带止血。止血带绑扎位置取上臂上 1/3,均匀衬以绵纸、软布等,压力控制在 250~300mmHg。使用止血带止血时需记录使用时间,如时间超过 1 小时,应放松几分钟后再次加压,以免引起肢体缺血性肌挛缩或坏死。放松止血带期间,应于创口渗血处暂时压迫,以减少出血。

2. **创口包扎** 以无菌敷料或清洁布类包扎伤口,防止创口进一步被污染,创口内不宜涂用药水或撒敷消炎药物。

3. **局部固定** 转运过程中,无论伤手是否有明显骨折,均应适当加以固定,以减轻患者疼痛和避免进一步加重组织损伤。固定器材可就地取材,因地制宜,如木板、竹片、硬纸板等,甚至可将伤手固定于伤员自身躯体。固定范围应达腕关节以上。

4. **迅速转运** 转运至有条件的医院进一步处理。

【治疗原则】

1. **早期彻底清创** 清创既是手术的重要环节,也是对伤情进一步了解的过程,要力争早期、彻底。一般应争取在伤后 6~8 小时内进行,时间较长的创口应根据污染程度而定。清创应在良好的麻醉和气囊止血带控制下进行,清晰的术野对判别解剖结构、保护重要组织、缩短手术时间减少出血有很大帮助。清创时,由浅入深,循序渐进,彻底清除异物及坏死组织,对于手掌及手指,创缘皮肤不宜切除过多,避免缝合时张力过大。

2. **正确处理深部组织** 深部组织应既保证清创彻底,又尽可能保留并修复肌腱、神经、血管及骨与关节等重要组织,以便最大限度恢复功能。创口污染严重,组织损伤广泛,伤后时间超过 12 小时或缺乏必要条件者,可仅做清创后闭合创口(必要时放置引流),或延期(3 周左右)及二期修复(12 周左右)。

3. **特殊组织结构修复** 包括骨与关节、血管、肌腱、神经等。

(1)骨与关节:对于伴有骨折和脱位者,除部分外露骨质严重污染者需去除,其余情况均须立即复位固定,为软组织修复和功能恢复创造有利条件。根据情况可用克氏针做内固定,亦可采用微型钢板螺钉固定;末节指骨骨折,多无明显移位,一般不需要内固定。关节脱位复位后,还应注意关节侧副韧带和关节囊的修复。

（2）血管损伤:任何影响手部血液循环的血管损伤均应立即予以修复,手部血管损伤的修复离不开显微外科技术的应用。常见的血管吻合方式有"端-端""端-侧""侧-侧"及镶嵌吻合。

（3）肌腱损伤:肌腱损伤有良好的皮肤覆盖时,均应一期修复。伸肌腱无腱鞘,具有腱周组织,位于手背的疏松皮下组织中,术后粘连较轻,断裂后均主张一期修复,且术后效果良好。屈肌腱,特别是从中节指骨中部至掌横纹,即指浅屈肌腱中节指骨的止点到掌指关节平面的屈肌腱鞘起点,亦称"无人区"或Ⅱ区,此区内有指深、浅屈肌腱,单纯指浅屈肌腱损伤可不予修复,而深、浅屈肌腱均损伤时,以往认为术后粘连而不修复,二期行肌腱移植术。随着对肌腱愈合机制的研究和认识,目前主张任何部位的屈肌腱损伤,包括以往所谓的"无人区",均应在清创后行一期修复。如腱鞘完整,亦主张修复腱鞘。

肌腱缝合的方法很多,手外科常用的有双十字缝合法、编织缝合法、Bunnell 缝合法、钢丝抽出缝合法、Kessler 缝合法,近年来还有改良 Kessler 缝合法、内置十字交叉法、M-Tang 法等（图 53-4）。缝合方法的选择可根据肌腱损伤的情况以及术者的技术和条件来决定。近年来有采用显微外科缝合法,其目的是尽量减少对肌腱血供的影响,有利于肌腱愈合和减少粘连。

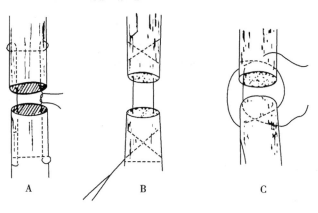

图 53-4　肌腱缝合方法
A. Kessler 缝合法;B. Bunnell 缝合法;C. 双十字缝合法。

（4）神经损伤:神经断伤修复越早,效果越好。创口较清洁、皮肤覆盖良好,具有一定技术和修复条件者,应尽量在清创时一期进行修复。如缺乏条件可及时转送条件较好的医院治疗或将神经两断端的神经外膜固定于周围组织,防止神经退缩,记录损伤情况,待伤口愈合 2～3 周后转送有条件医院再行修复。

4. 闭合创口　创口整齐,无明显皮肤缺损者采用直接缝合,但创口纵行越过关节、与指蹼边缘平行或与皮纹垂直者,应采用"Z"字成形术原则,改变创口方向,避免日后因瘢痕挛缩影响手部运动功能。张力过大或有皮肤缺损,而基底部软组织良好或深部重要组织能用周围软组织覆盖者,可采用自体游离皮肤移植修复（图 53-5）。皮肤缺损而伴有重要深部组织如肌腱、神经、骨关节外露者,不适于游离皮肤移植,可根据局部和全身情况,选择应用局部转移皮瓣,邻近的带血管蒂岛状皮瓣,传统的带蒂皮瓣如邻指皮瓣、前臂交叉皮瓣、上臂交叉皮瓣、胸腹部皮瓣等或吻合血管的游离皮瓣移植修复。随着皮瓣外科学的飞速发展,尤其显微外科甚至超显微外科技术的广泛应用,传统的皮瓣技术得到不断改进,新的皮瓣修复方法也日益增多（图 53-6～图 53-8）。

对于少数污染严重,受伤时间较长,感染可能性大的创口,可在清创满意后以生理盐水纱布湿敷定期更换,或行负压吸引装置覆盖,观察 5～7 日,待创面肉芽组织形成且判断无感染迹象后,延期修复。

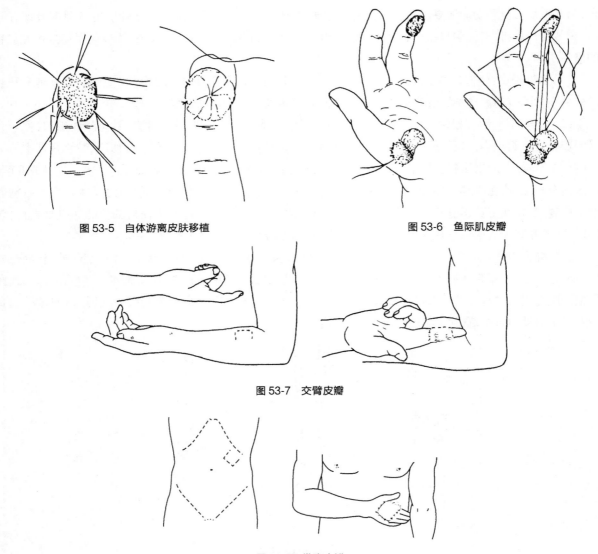

图 53-5　自体游离皮肤移植

图 53-6　鱼际肌皮瓣

图 53-7　交臂皮瓣

图 53-8　掌腹皮瓣

5. 正确的术后处理　包扎伤口时用柔软敷料垫于指蹼间,以免汗液浸泡皮肤而发生糜烂,游离皮肤移植处应适当加压。用石膏托将患肢固定,以利修复组织的愈合。一般应于腕关节功能位、掌指关节屈曲位、指间关节微屈位固定。如关节破坏,估计日后难以恢复活动功能者,手部各关节应直接固定于功能位。神经、肌腱和血管修复后固定的位置应以修复的组织无张力为原则。固定时间根据修复组织的性质而定,如血管吻合后固定 2 周,肌腱缝合后固定 3~4 周,神经修复后根据有无张力固定 4~6 周,关节脱位为 3 周,骨折 4~6 周。术后抬高患肢,减轻肿胀。早期应用破伤风抗毒素,并用抗生素预防感染。术后 10~14 日拆除伤口缝线,组织愈合后尽早拆除外固定物,开始主动和被动功能锻炼,并辅以物理治疗,促进功能早日恢复。需二期修复的深部组织,根据创口愈合和局部情况,在 1~3 个月内进行修复。

第二节　断肢(指)再植

离断肢体远端与近端完全分离,无任何组织相连或虽残留少量组织相连,但在清创过程中必须切除的,称为完全性断肢;肢体的 2/3 以上软组织离断,断面伴有骨折或关节脱位,主要血管损伤,远端肢体血液循环丧失或严重缺陷,不修复损伤血管远端肢体将发生坏死的称为不完全性断肢。

【急救处理】　在急救现场,应首先对患者全身情况进行检查,是否有失血性休克,或者其他部位的损伤,应给予适当处理,使患者全身情况在短时间内得到稳定。同时需积极处理离断的肢体,包括止血、包扎、固定、肢体保存和伤员转运。完全性断肢近端活动性出血可用加压包扎或止血带止血,尽量避免对血管断端结扎和钳夹。不完全性肢体离断应先将断端组织复位、用无菌绷带包扎肢体和断肢,然后用夹板临时固定。

【离断肢体的保存】 如距离医院较近,可将离断的肢体用无菌敷料或干净的布料包裹,直接将断肢随伤员一起迅速送往医院即可;如现场距离医院较远,转运时间较长或气温较高,应将肢体保存在低温环境中,以减缓组织代谢及细菌繁殖,通常采用干燥冷藏法保存,即将断肢用清洁布料包裹后,放入塑料袋中再放入加盖的容器中,外周加冰块和水降温,避免断肢与冰块直接接触,切忌将断肢直接放入液体中浸泡(图53-9)。

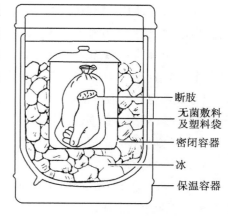

断肢
无菌敷料
及塑料袋
密闭容器
冰
保温容器

图53-9 断肢(指)保存方法

到达医院后,应立即检查断肢,用无菌敷料包好后,放入4℃冰箱中。若为多个手指,应分别予以标记,按手术步骤逐个取出,以缩短热缺血时间,切忌将断肢放入冷冻层内。

【术前准备】 再植手术前的准备包括:①了解患者损伤和救治经过,进行全身和局部必要的检查;②了解患者有无其他重要器官的合并损伤;③建立静脉通道,适当应用抗生素预防感染,预防性注射破伤风抗毒素;④检查血型,交叉配血试验,必要时输血;⑤了解患者既往病史;⑥对残肢、患肢及其他合并损伤部位行影像学检查;⑦将离断肢体合适地保存;⑧告知患者及家属损伤肢体的详细情况、再植手术成败的不确定性、术后可能的并发症、术后再植肢体外形和功能恢复的可能情况等。

【手术治疗原则】 断肢再植的目的不仅是促进再植肢体的存活,更重要的是恢复其有用的功能。只有预期再植后的功能优于假肢或截肢,才值得冒手术风险。严格来说,断肢再植不存在绝对的适应证和禁忌证。对于离断的肢体,是否适宜再植手术,应仔细、全面地评估,主要需考虑以下因素:

(1)患者一般情况:全面评估患者的全身情况,了解其能否耐受较长时间的再植手术。只有对合并的损伤积极处理,一般情况稳定后才可实施再植手术。

(2)年龄:青年患者因生活和工作的需要,对断肢(指)再植要求强烈,应尽量设法再植。儿童患者组织愈合、神经恢复能力较强,应争取再植。老年患者常合并全身疾患,对手术耐受能力较差,因此再植手术应慎重。

(3)断肢缺血时间:离断的肢体处于完全缺血状态,肢体组织缺血到一定时间,即使恢复血运循环也不能保证肢体存活,特别是肌肉对缺血耐受能力更差。肢体缺血时,组织细胞处于无氧代谢状态,产生毒性产物,导致细胞中毒。在肌肉组织丰富的高位断肢中,常温下6~8小时缺血,肌肉组织变性释放大量钾离子、肌红蛋白等有毒物质聚集在组织液中,再植后,有毒物质可随血液循环进入体循环引起全身毒性反应。随着缺血时间延长,再灌注后释放的氧自由基增加,血流恢复不仅不能改善细胞功能,反而会加重损伤,即所谓的缺血再灌注损伤。原则上,再植手术越早越好,一般以6~8小时为限,如断肢早期经适当冷藏保存,可延长缺血时间。上臂和大腿离断,再植时限应严格控制,而断指再植可延长至12~24小时。

(4)离断平面和损伤类型:总体上,肢体离断的损伤类型及损伤平面与再植成功率及再植后功能恢复密切相关。锐器伤造成整齐的肢体离断再植成功率较高,而撕脱、碾压、绞断等造成的不整齐肢体离断再植成功率较低。腕部和前臂中段的肢体离断再植效果较好,而上臂和肩关节的离断,大关节的功能恢复希望较大,而手部功能恢复往往较差。末节指骨再植的成功,使目前断指再植平面已无明显限制,多个平面的断指亦可再植,离断平面越远,再植术后功能越好。

(5)断肢的创伤情况:离断肢体的创伤情况与再植手术的成败及再植后肢体的功能密切相关。一般认为,再植后肢体的功能优于假肢才有再植的价值。若术前不能判断最终功能情况,亦不能轻易放弃再植机会。如离断平面损伤严重,需将肢体短缩后才能再植,尤其在儿童患者,骨骺尚在发育过程中,即使双侧肢体不等长,在发育过程中也可能有所代偿。

(6)多个肢体离断:双侧上肢或下肢,或多个手指离断,可先将断肢(指)冷藏保存,多组人员同时进行手术,最大限度地减少缺血时间。原则是先再植损伤较轻的肢体,若再植近端条件不好,可先行异位再植。多个手指离断应先再植拇指,并根据损伤情况和手指功能重要性依次再植。

(7)患者精神状态:某些断肢患者合并精神疾患或因精神疾患导致的自残,对这类断肢是否再植应极为慎重。若患者及家属强烈要求再植手术,需请精神科医师合作,进行相关治疗,确保患者渡过围术期。

【手术步骤】断肢(指)再植术是创伤外科和显微外科技术的综合,要求术者熟练掌握如显微血管吻合、肌腱修复、周围神经损伤修复、骨关节损伤修复等的处理原则和手术技术。一般情况下,断肢清创后先行骨支架的修复和固定,随后修复肌肉、肌腱和神经,然后吻合血管,最后闭合皮肤创面,依此顺序可减少对吻合好的血管的干扰。

(1)彻底清创:清创术是各种开放性损伤处理的重要步骤,对预防术后伤口感染至关重要,因此直接关系到断肢再植手术的成败。清创过程同时对离断肢体进一步评估。除遵循一般创伤的清创原则外,还需仔细寻找和修整断端的血管、神经、肌腱,分别予以标记。

(2)重建骨骼连续性,恢复其支架功能:修整并缩短骨骼,缩短长度以使血管神经在无张力下缝合,肌肉、肌腱在适当张力下缝合,皮肤以及皮下组织能够一期闭合为标准。

(3)肌肉和肌腱的修复:理想条件下,肌肉、肌腱的修复应先于吻合血管。一方面缝合的肌肉和肌腱组织作为血管床,有利于吻合血管张力的调节。另一方面可避免先吻合血管再缝合肌腱时对血管吻合口的牵拉。缝合的肌肉和肌腱以满足离断肢体主要功能为准,不必将所有肌腱缝合。

(4)神经的修复:神经组织应尽可能一期修复。若神经缺损较大或神经被撕裂或者严重挤压使神经损伤范围模糊不清,再植手术中可不进行一期修复。可将神经断端固定在周围软组织上,以便在后期修复时容易辨别和分离。

(5)血液循环重建:应将血管在无张力下吻合,如有缺损可行血管移植。有条件吻合的血管,都应尽量争取吻合,而且在可能的情况下,应使静脉多于动脉,动静脉比例至少 $1:2$。

(6)创面闭合:断肢(指)再植的创面应尽量一期闭合。在清创时应充分估计,通过缩短骨骼满足软组织修复的需要。皮肤闭合时可采用"Z"字成形术,局部皮瓣转移,游离植皮等。若皮肤缺损较大,一期无法闭合伤口,可采用负压封闭引流技术临时覆盖创面,待肉芽组织成熟后二期植皮。

【术后处理】

(1)一般护理:病房应安静、舒适,室温保持在 $20\sim25℃$。术后应使用松软的敷料包扎伤口,患肢适当抬高,以利于静脉回流,减轻肢体肿胀。防止寒冷刺激,严禁吸烟及被动吸烟,以免发生血管痉挛。

(2)密切观察全身反应:一般低位断肢和断指再植术后全身反应较轻,高位断肢再植,特别是缺血时间较长的高位断肢再植,除了注意因血容量不足引起休克和再植肢体血液循环不良外,还可能因再植肢体毒性代谢产物进入体循环,引起心、肾、脑中毒,均应及时加以处理。如情况无好转,保留肢体可能危及患者生命时,应及时截除再植的肢体。

(3)防止血管痉挛,预防血栓形成:应用合适的麻醉性镇痛药和镇静药可以预防与疼痛和情绪变化有关的血管痉挛。术后神经阻滞有助于预防血管痉挛。低分子右旋糖酐是临床上常用的抗凝药物。对于易形成血栓的损伤,如广泛的挤压伤或撕裂伤,可使用低分子肝素肌内注射。

(4)定期观察再植肢体血液循环,及时发现和处理血管危象:再植肢体血液循环观察的指标有皮肤颜色、皮温、毛细血管回流试验、指/趾腹张力及指/趾端、侧方切开出血等,还可以使用激光多普勒探头、皮肤温度监测、经皮氧分压测定等客观指标监测。一般术后 48 小时内容易发生血管危象,及时发现可挽救再植肢体。如果再植肢体发凉,出现苍白和干瘪等符合动脉供血不足的征象,或者再植肢体发绀、充血和肿胀,符合静脉回流受阻的征象。血管危象由血管痉挛或栓塞所致,一旦发现应打开敷料,解除压迫因素,给予足够的镇痛药和镇静药,应用解痉药物如罂粟碱、山莨菪碱(654-2)等。如怀疑静脉淤血,适当抬高患肢,促进静脉回流,医用水蛭对缓解静脉淤血非常有效。若怀疑动脉供血不足,把再植肢体放在下垂的位置可能有益。经上述措施未见明显起效,多为血管栓塞,应立即手术探查,取出血栓,切除吻合口重新吻合,可使再植肢体转危为安。

(5)应用抗生素预防感染:断肢再植术后局部感染可导致吻合的血管栓塞、吻合口破裂甚至败血症等。因此,除手术时彻底清创和严格的无菌操作外,术中及术后还应及时应用广谱抗生素预防感染。

(6)康复治疗:断肢再植的目的是要恢复再植肢体良好的功能。术后康复治疗对功能的重要性不亚于手术本身。一般情况,术后4~6周左右,肢体血液循环基本稳定,软组织愈合稳固,骨折端形成骨痂,可有序的开始康复治疗,包括光疗、热疗、电疗、主动和被动的功能锻炼,以及适当的使用动力型和静力型支具等。

(林浩东　曲国蕃)

学习小结

手外伤涉及范围很广,受伤原因较多。手的结构十分复杂,伤后要遵循解剖层次由浅入深规范检查,才能明确诊断。正确清创及处理各种组织,对今后手部功能恢复至关重要。断肢(指)再植技术已比较成熟,正确的现场急救、断肢保存、严格掌握好再植的适应证和禁忌证、熟练的显微外科技术等是手术成功的重要保证。术后密切观察肢体血运、及时处理血管危象是保证再植成功的要素,积极的康复训练必不可少。

复习参考题

1. 简述手外伤的现场急救和治疗原则。
2. 简述断肢的现场急救处理措施及离断肢体的保存方法。

第五十四章　下肢骨、关节损伤

54章

学习目标	
掌握	各类下肢、骨关节损伤的诊断和治疗原则。
熟悉	各类下肢、骨关节损伤主要合并伤及处理要点。

第一节　髋关节脱位

髋关节脱位(dislocation of hip joint)是一种高能量损伤,因为髋关节的髋臼与股骨头形态上配合紧密,周围又有坚强的韧带和丰厚的肌群,因此一般暴力不容易脱位,只有极其强大的外部暴力才会引起髋关节脱位。在脱位的同时,周围软组织损伤也很严重,并常常合并其他部位或多发损伤。患者大多为活动力很强的青壮年,故应该积极治疗,尽早恢复到伤前的工作及生活状态。对于这种损伤均需急诊治疗,复位越早,疗效越好。其中髋关节后脱位最常见。

【解剖概要】髋关节为典型的杵臼关节,股骨头与髋臼的骨性部分与纤维性盂唇紧密贴合,周围有强大的肌群及坚强的韧带,所以髋关节结构相当稳定。因此,只有强大暴力才会造成髋关节脱位,如车祸、高处坠落等高能量损伤。

【病因】造成髋关节前脱位的原因主要是杠杆作用力,当外力迫使髋关节外展外旋时,大转子顶端与髋臼上缘相接处,股骨头因受到杠杆作用而顶出髋臼突破关节囊前下方,发生前脱位。股骨头可停留在闭孔处或再上移至耻骨上支水平。前脱位可造成股动脉、股静脉损伤。后脱位多由间接暴力引起,常见于交通事故。发生事故时,病人处于髋、膝关节屈曲及大腿内收的体位,股骨轻度内旋,股骨颈前缘紧贴髋臼前缘,形成杠杆支点,这时股骨头的外上方已超过髋臼后缘,当膝部受外部暴力作用时,股骨头从髋关节囊的后下部薄弱区脱出。后脱位有时并发坐骨神经损伤。中心性脱位比较少见,大多数由传导暴力所致。当外力作用于股骨大转子外侧时,股骨头冲击髋臼底部,引起其呈星状骨折或粉碎性骨折形成脱位。

【分类】按脱位后股骨头的位置分三种类型(图54-1)。

1. 髋关节后脱位　股骨头停留在 Nelaton 线(髂前上棘与坐骨结节的连线)的后方者。按其有无合并骨折又可以分成五型(Epstein 分类法)(图54-2)。

Ⅰ型:单纯脱位或只有小骨折片。

Ⅱ型:股骨头脱位,合并髋臼后唇一大块骨折。

Ⅲ型:股骨头脱位,合并髋臼后唇粉碎性骨折,有或无一个主要骨折块。

Ⅳ型:股骨头脱位,合并髋臼唇和顶部骨折。

Ⅴ型:股骨头脱位,合并股骨头骨折。

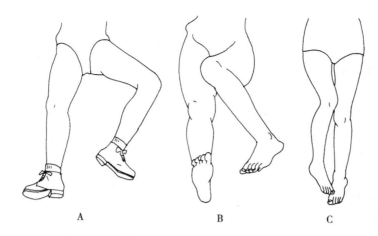

图 54-1　髋关节脱位常见类型
A. 前脱位；B. 后脱位；C. 中心性脱位

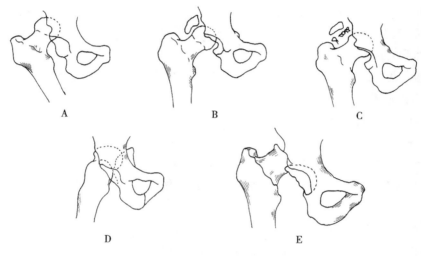

图 54-2　髋关节后脱位 Epstein 分类
A. Ⅰ型；B. Ⅱ型；C. Ⅲ型；D. Ⅳ型；E. Ⅴ型。

2. 髋关节前脱位　股骨头停留在 Nelaton 线的前方者。Epstein 提出分两型：即脱位的股骨头停留在闭孔处称为闭孔型或低位型；如股骨头上移至耻骨横支水平，则称为耻骨型或高位型。

3. 髋关节中心性脱位　股骨头向中线冲破髋臼底部或穿过髋臼底而进入盆腔者。可分为 4 型。

Ⅰ型：单纯性髋臼内侧壁骨折（耻骨部分），股骨头脱出于骨盆腔内可轻可重。

Ⅱ型：后壁有骨折（坐骨部分），股骨头向后脱出可有可无。

Ⅲ型：髋臼顶部有骨折（髂骨部分）。

Ⅳ型：爆破型骨折，髋臼完全受累。

【临床表现】髋关节位置深，周围肌肉丰富，关节脱位后局部肿胀不明显。除髋部疼痛、畸形、功能障碍及弹性固定外，不同类型脱位存在特有的临床征象。

1. 前脱位　患肢呈外展、外旋及轻度屈曲畸形位弹性固定，足跟难以触及健侧小腿上段，相对长度变长，股骨大转子下移，髋外侧平坦。在腹股沟部或会阴部可扪及圆滑的股骨头。若股骨头停留在耻骨上支水平，则可压迫股动静脉，引起下肢血循障碍，出现患肢大腿以下苍白、青紫、发凉，足背动脉及胫后动脉搏动减弱或消失。若停留在闭孔内，则可压迫闭孔神经出现麻痹症状。

2. 后脱位　患肢相对长度变短，呈现屈曲、内收、内旋畸形，患侧膝部与健侧大腿部下段相贴形成粘膝征（adhesive knee sign）。可于臀部摸到股骨上段，大转子上移至 Nelaton 线之上。对每位髋关节后脱位者，还应仔细检查有无坐骨神经损伤。

3. 影像学

（1）X线检查：一般正、斜位片即可了解脱位情况并显示有无合并骨折。在正位片上可见股骨头位置异常，Shenton 线中断。有时应加拍斜位片，了解移位的方向和程度，并可发现有无并发髋臼骨折。

（2）CT 可进一步明确损伤类型，MRI 可发现隐匿的骨折。

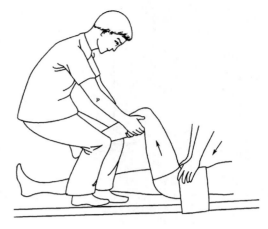

图 54-3　Allis 法

【治疗原则】多数髋关节脱位能用手法复位，偶有合并骨折者，可行手术治疗。

1. 无合并骨折的脱位治疗　对于此类脱位的治疗意见比较一致，即以急诊手法复位为原则。

（1）复位：Allis 法（图 54-3），适用于髋关节后脱位患者，应用麻醉使肌肉在松弛状态下进行。常采用 Allis 法（提拉法）复位，患者仰卧于低平板床或地面木板垫上，一助手用两手固定患者骨盆向下按牢或用一宽大结实布单将骨盆固定于检查台上，术者面对患者，一手握住患肢踝部，另一前臂置于患肢腘窝处，徐徐将患髋和膝皆屈至 90°，以放松髂股韧带和髋部肌肉。最后用置于腘窝处的前臂沿股骨干长轴方向用力向上牵拉，同时用握踝的手下压患者小腿，以保持膝关节处于 90° 屈曲位，并增加杠杆力量。牵引同时向内、外旋转股骨，此时多可感到股骨头滑入髋臼内的响声，然后伸直患肢，畸形消失，即已复位。

髋关节复位标志：复位后双下肢等长，仰卧位屈膝时，双膝高度相等；臀部或腹股沟处隆起畸形消失；股骨大转子顶端在 Nelaton 线上；疼痛减轻，髋关节正位 X 线片见股骨头回纳到髋臼中，Shenton 线恢复连续。

（2）固定：复位成功后可采用皮肤牵引或骨牵引固定，穿丁字鞋 2~3 周防止其内、外旋畸形生长。前脱位维持在内旋、内收位牵引 4 周左右；后脱位维持在髋外展 30°~40° 中立位 3~4 周；中心性脱位维持在中立位牵引 6~8 周，待髋臼骨折愈合后再考虑解除牵引。

（3）功能锻炼：卧床休息 3 周，在此期间可做股四头肌收缩锻炼。解除固定后，可先在床上做髋关节的屈伸、收展、内外旋及膝关节屈伸活动。以后逐步做扶拐不负重锻炼。3 个月后，X 线片见股骨头供血良好，才能下地负重锻炼。中心性脱位，关节面因有破坏，床上练习可适当提早而负重锻炼则应相应推迟，以减少创伤性关节炎的发生及股骨头无菌性坏死的发生。

2. 合并髋臼骨折　即 Ⅱ~Ⅳ 型脱位。对这些复杂类型后脱位病例，预后较单纯脱位者差，这是由于髋臼骨折影响关节的稳定性，而且可能引起创伤性关节炎。故治疗原则多倾向于准确复位，同时行内固定，以保持关节的稳定性和平滑，同时还可切开清除关节内的小骨块，以减少创伤性关节炎的发生。

3. 合并股骨头骨折　即 Ⅴ 型股骨头脱位。此类治疗更为困难，一般需行切开复位内固定。由于股骨头血运损伤严重，不但愈合困难，而且股骨头缺血性坏死率较高，如保留股骨头者，除行两处内固定外，可加用植骨术；对于高龄患者，宜采用人工股骨头或全髋关节置换术。

4. 髋关节前脱位　前脱位通常不需手术即可复位。Allis 法复位，复位时适当地纵向牵引大腿，用力向外推大腿近端，同时将股骨头推向髋臼。尽早复位是预防股骨头缺血性坏死最为有效的方法，它可缩短股骨头血液循环受损的时间。如手法不能复位，可通过 Smith-Peterson 入路进行切开复位。

5. 髋关节中心性脱位　一般需手术切开复位内固定，髋臼毁损严重往往发生创伤性骨关节炎，必要时可施行关节融合术或全髋关节置换术。

第二节 股骨颈骨折

股骨颈骨折(femoral neck fracture)系指股骨头下至股骨颈基底部之间的骨折,绝大多数患者其骨折线均在囊内,故又称为股骨颈囊内骨折。股骨颈骨折常见于中、老年患者,与骨质疏松导致骨质量下降有关。随着平均寿命的延长,其发病率日趋增高。其临床治疗中骨折不愈合率和股骨头缺血性坏死率较高,分别为 10%~20% 和 20%~40%,成为临床治疗上的主要问题。一些老年患者在骨折前曾患有高血压、心脏病、糖尿病等内科疾病;此外,患者伤后长期卧床,较易发生肺部感染、压疮、深静脉血栓形成等并发症,因而其死亡率较一般骨折患者为高。

【解剖概要】 股骨颈为锥桶状结构,是连接股骨头与股骨干的桥梁。股骨颈与股骨干之间形成 2 个重要的角度:颈干角与前倾角。颈干角:股骨颈与股骨干之间形成的角度,正常为 110°~140°,平均 127°。颈干角的存在使转子部及股骨干远离髋臼,使髋关节可以大幅度活动,大于此角为髋外翻,小于此角为髋内翻。前倾角:下肢中立位时股骨头与股骨干在冠状面上形成角度,其随年龄的增长而逐渐变小,成年后为 12°~15°。颈干角与前倾角的存在使股骨颈内侧产生压应力,在股骨颈外侧产生较小的张应力,另外使股骨颈还承受一定剪切力(图 54-4)。

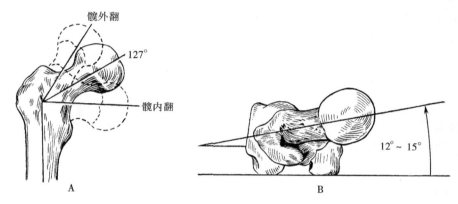

图 54-4 股骨颈的血液供应
A. 颈干角;B. 前倾角。

股骨头的血液供应有三个主要来源(图 54-5)。①圆韧带支:来自闭孔动脉,供应头内下小部分血运,又称内上骺动脉;②股骨干滋养动脉升支:对股骨颈血液供应很少;③节囊支:来自旋股内、外侧动脉的分支,是主要血液供给来源。旋股内侧动脉发自股深动脉,在股骨颈基底部关节囊滑膜反折处,分成三组血管进入股骨头,即骺外侧动脉、干骺端上侧动脉及干骺端下侧动脉,分别由上下方距离股骨头边缘 0.5cm 处进入股骨头 2/3~4/5 区域血运。旋股外侧动脉也发自股深动脉,它的血供量少于旋股内侧动脉。旋股内外侧动脉的分支在股骨颈基底部组成一个动脉环。旋股内侧动脉损伤是导致股骨头缺血性坏死的主要原因。

【病因】 造成股骨颈骨折的病因可区分为以下三种不同情况:

1. 中、老年患者 股骨颈骨折多见于中、老年患者,

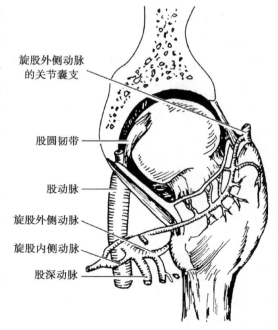

图 54-5 股骨头血液供应

旋股外侧动脉
的关节囊支

股圆韧带

股动脉

旋股外侧动脉

旋股内侧动脉

股深动脉

骨质疏松是其主要病因,尤其是股骨颈部张力骨小梁数量减少甚至消失,最后压力骨小梁数量也减少,使其生物力学性能削弱,使股骨颈脆弱。同时,老年人髋部周围肌群退变,平衡能力低,反应迟缓,自御能力差,因而当在日常生活中遭受轻微外力时即可发生骨折。如走路滑倒或绊倒时,或从床上或椅子上跌下时,身体发生扭转倒地,间接暴力传导致股骨颈发生骨折。

2. 青、壮年患者 青、壮年人一般不存在骨质疏松,股骨近端骨质非常坚硬,需要高能量损伤才会造成股骨颈骨折,如交通事故或高处坠落伤等所致。骨折移位多较明显,血供、软组织损伤较重,因由大暴力引起,故青壮年股骨颈骨折常伴有全身多发损伤,临床上应全面仔细检查。

3. 疲劳性骨折 因多次重复轻微外伤的积累而逐渐发生骨折者,称为疲劳性骨折。如长跑或长途行军等均可引起。其特点是慢性经过,症状不重,骨折线与新生骨痂同时存在,常被误诊为髋部软组织损伤。此类原因较少见,偶见于青、壮年。

【分类】股骨颈骨折可区分为若干类型,与治疗方法的选择和预后的评估有较密切的关系,常见的为以下三类。

1. 按骨折线部位分类(图 54-6)

(1)头下型骨折:骨折线位于股骨头与股骨颈的交界处,整个股骨颈皆在骨折远端。骨折后股骨头可以在髋臼和关节囊中自由旋转,容易损伤旋股内外侧动脉发出的营养血管支,使股骨头的血液供应大部分中断。即使圆韧带内的小凹动脉存在,也只能供应圆韧带凹周围股骨头的血运。如果小凹动脉闭塞,则股骨头完全失去血供。因此,此类骨折愈合困难且股骨头缺血性坏死的发生概率很高。

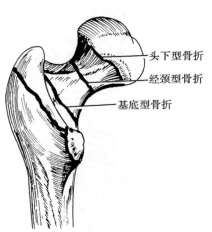

图 54-6 股骨颈骨折按骨折线部位分类

(2)经颈型骨折:骨折线位于股骨颈中部,损伤了由股骨干发出的滋养动脉升支,造成股骨头供血不足,但由于关节囊支动脉经关节囊滑膜下进入股骨头,供应股骨头血运,因此骨折不愈合或股骨头缺血性坏死率较头下型低。

(3)基底型骨折:骨折线位于股骨颈与大、小转子连线处,对股骨头血液供应的干扰较小,且有旋股内外侧动脉分支吻合成的动脉环提供血循环,股骨头缺血性坏死和骨折不愈合罕见。

头下型为完全囊内骨折,经颈型介于囊内与囊外之间,基底型为完全囊外型。该种分法反映了骨折的血运情况,但未反映出移位情况。

2. 按骨折线走行分类 Pauwels 于 1953 年提出这一分类法。其依据用骨折线的倾斜度来反映所遭受剪切力的大小。根据远端骨折线与两侧髂嵴连线的夹角(Pauwels 角)分为 3 型(图 54-7)。

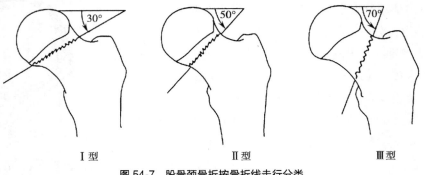

Ⅰ 型   Ⅱ 型   Ⅲ 型

图 54-7 股骨颈骨折按骨折线走行分类

(1)Ⅰ型骨折:属稳定骨折,Pauwels 角小于 30°。骨折面接触多,不易再移位。

(2)Ⅱ型骨折:稳定性次之,角度为 30°～50°。

（3）Ⅲ型骨折：属于不稳定骨折，大于50°，为内收型骨折。骨折面接触较少，骨折断端之间的承受的剪切力较小，容易再移位。

Pauwels角度越大，剪切力越大，骨折也越不稳定。由于角度测量易受骨折旋转和嵌插等因素影响，故在临床应用上有一定限制。

3. 按移位程度分类　Garden分类法是目前国际上使用最广泛的分类方法，Garden于1961年提出此种分类法，其分类反映了骨折的移位程度，共分为四型（图54-8）：

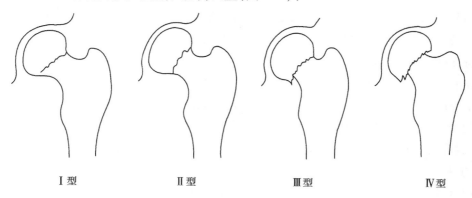

Ⅰ型　　　　Ⅱ型　　　　Ⅲ型　　　　Ⅳ型

图54-8　股骨颈骨折的Garden分型

Ⅰ型骨折：为不完全骨折。骨折没有穿过整个股骨颈，股骨颈有部分骨质连接，骨折无移位，近折端保持一定血供，这种骨折容易愈合。

Ⅱ型骨折：完全骨折，无明显移位。股骨颈完全断裂，但对位良好。如属头下型骨折，仍有愈合可能，但常发生股骨头缺血性坏死变形；如系经颈型或基底型骨折，容易愈合，股骨头血供良好。

Ⅲ型骨折：完全骨折，部分移位。多属远折端向上移位或远折端的下角嵌插在近折端的断面内，形成股骨头向内旋转移位，颈干角变小。

Ⅳ型骨折：完全骨折，完全移位。两侧的骨折端完全分离，近折端可以产生旋转，远折端多向后上移位。关节囊及滑膜有严重损伤。因此，经关节囊和滑膜供给股骨头的血管也容易损伤，造成股骨头缺血性坏死。

Garden Ⅰ、Ⅱ型骨折为非移位股骨颈骨折，Ⅲ、Ⅳ型骨折为移位股骨颈骨折。

4. 按骨折两端的关系分类

（1）外展型：在跌倒时下肢处于外展位。两折端呈外展关系，颈干角加大，骨折端嵌插，位置稳定，愈合率高。

（2）内收型：在跌倒时下肢处于内收位。股骨头呈内收，骨折远端向上移位，断端极少嵌插，颈干角减少，愈合率较低。

【临床表现】

1. 症状　中、老年人一般有摔伤史，青壮年多是高能量损伤。伤后患髋疼痛，股骨颈前方压痛，患肢活动障碍，不能站立和行走。患肢呈内收、外旋和短缩畸形，大粗隆向上移位；嵌插骨折往往症状较轻，患肢可无畸形，只是腹股沟处疼痛，一般仍可行走，易被漏诊。个别患者因为开始是不完全骨折或嵌入骨折，伤后仍可行走，但数日后出现患部疼痛，逐渐加重，不能站立和行走，是其变为不稳定骨折。

2. 体征　患肢一般呈外旋45°～60°畸形，且外旋程度较股骨转子间骨折轻；跟掌试验阳性，即将患足置于术者掌上，足外翻者为阳性，不外翻者为阴性；患肢功能不完全或完全丧失；有纵向叩击痛；腹股沟韧带中点下方压痛；肢体测量时可见患肢短缩。

3. 影像学

（1）X线检查：需拍摄3张X线片，即骨盆正位、股骨颈正位、股骨颈轴位。可发现股骨颈有无骨折及移位情况。值得注意的是,有些无移位骨折在伤后立即摄 X 线片可能看不见骨折线,2~3 周后,因骨折处部分骨质发生吸收现象,骨折线才能显示出来。因此,此种情况应先按无移位骨折处理,1~2 周后再摄片复查。

(2)CT:可进一步明确损伤类型,MRI 摄片可发现隐匿的骨折。

【治疗原则】 根据病人的年龄特点及骨折特点和类型,选择合适的治疗方法。

1. 非手术治疗

(1)适应证:① Garden I 型骨折;②年龄过大及全身情况差,合并有内脏功能障碍者。

(2)方法:卧床休息辅以患肢牵引,是应用已久的传统方法。由于临床上可遇到转变成错位型骨折的情况,加之长期卧床易发生一系列并发症,常威胁老年患者的生命,如呼吸功能不全、肺部感染及尿路感染、下肢深静脉血栓、压疮等,因而近年多主张早期内固定。

2. 手术治疗

(1)适应证:①不稳定型股骨颈骨折;②无移位或嵌插型股骨颈骨折(外展型、Garden I 、II 型)虽然对位关系正常,但稳定性较差。非手术治疗导致部分"稳定"骨折再移位,随后需要更大的手术干预。对于无移位或嵌插型股骨颈骨折,除非病人有明显的手术禁忌证,均考虑手术治疗。

(2)手术方法

1)闭合复位内固定术:闭合复位在骨科牵引床上进行,以 Mc Elvenny 法复位,即外展复位牵引,然后内旋并内收,多能达到满意效果。Garden I 、II 型者,因颈后部支持带完全断裂,使用上述方法有时不能成功,可采用 Leadbetter 法复位,即屈髋、屈膝各 90°位,沿股骨头方向牵引,保持牵引下内旋并伸直,多可成功。复位后即可进行内固定操作。内固定不仅能达到骨折稳定,促进愈合,而且方便早期优质护理,并可达到早期离床活动以减少并发症的目的。

①多根空心螺钉内固定:此类固定钉直径较单钉细,且优点在于对骨的损伤小、而且破坏血供少、手术容易、疗效较好。如闭合复位不成功,则应切开复位内固定(图 54-9)。

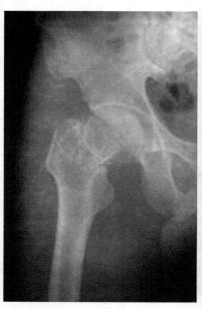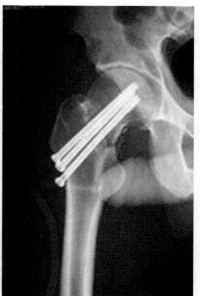

图 54-9 股骨颈骨折,空心螺钉内固定

②加压螺钉侧板:常用于极度垂直骨折或骨质极差的患者,对于后者多根螺钉不能提供良好的稳定性。在使用螺钉侧板装置时,在股骨颈放置第二根防旋转螺钉或导针以防攻丝和拧入螺钉时骨折端的旋转很重要。螺钉在股骨颈前后位和侧位像上位于中央并直到软骨下骨为最佳位置。

③动力髋螺钉(dynamic hip screw,DHS):为髓外内固定装置,手术常采用闭合复位内固定,其内固定作

用与空心螺钉相似,更适合于股骨颈基底型骨折(图54-10)。

2)人工关节置换术:适用于①年龄大于60岁,小于75岁,一般状况中等;②年龄大于75岁,一般状况良好;③高位头下骨折;④股骨颈后侧有粉碎折块;⑤伤前髋关节活动良好,肌肉控制能力强。

术后早期即能离床活动,对减少骨折并发症,提高生活质量,有积极意义。可行单纯人工股骨头置换或全髋关节置换术(图54-11)。

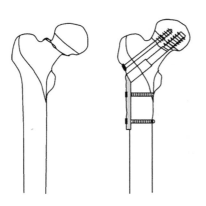

图54-10　股骨颈骨折动力髋螺钉内固定

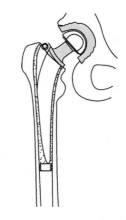

图54-11　人工关节置换术

3)带血运的骨瓣植骨内固定术:随着近年来显微外科的进展,一些学者采用带血运的骨瓣植骨治疗股骨颈骨折不愈合及股骨头缺血性坏死获得成功。应用较多的是带有血管蒂的腓骨段和缝匠肌髂骨瓣移植。

4)青少年股骨颈骨折的治疗:青少年股骨颈骨折,不能采用粗的螺钉内固定,一般采用闭合复位。因为股骨近端存在骨骺板,术中应尽量避免损伤,以免影响发育。可采取2~3枚细克氏针内固定。术后患肢取轻度外展、内旋位皮牵引,直至骨折愈合。

第三节　股骨转子间骨折

股骨转子间骨折(femoral intertrochanteric fracture)系指由股骨颈基底至小转子水平以上部位的骨折,是老年人常见损伤,患者平均年龄比股骨颈骨折患者高5~6岁。股骨转子部的结构主要是松质骨,周围有丰富的肌肉,血供充足,骨折两端血供营养较股骨头优越得多。这些解剖学上的有利因素为股骨转子间骨折的治疗创造了有利条件,骨折后极少不愈合。但常遗留有髋内翻、患肢外旋和短缩畸形。高龄患者长期卧床并发症较多。

【解剖概要】股骨转子部位于大转子及小转子之间。大转子呈长方形,在股骨颈的后上部,位置表浅,可以触知,是非常明显的骨性标志。上部为转子窝,大转子上有梨状肌、臀中小肌、闭孔内外肌、股外侧肌、股方肌附着。小转子呈锥状突起,位于股骨干的上后内侧,有髂腰肌附着其上。髋关节囊附着于转子间脊。

【病因】受伤原因及机制与股骨颈骨折相似,亦可由直接或间接外力引起。直接外力即转子部直接受到外力造成骨折;间接外力即转子部受到内翻及向前成角的复合应力,引起内翻畸形和以小转子为支点的嵌压形成蝶形骨折。还可因髂腰肌突然收缩可造成撕脱性小转子骨折,转子部骨质松脆,常为粉碎性骨折。老年人骨质疏松,肢体不灵活,突然跌倒即可造成骨折。

【分类】

1. 按骨折线走行方向分型

(1)顺转子间骨折:骨折线的走行方向大致与转子间线平行。即自大转子顶点的上方或稍向下方开始,斜向内下方走行,到达小转子的上方或稍下方。

(2)逆转子间骨折:骨折线与转子间线方向相反(垂直),即骨折线自大转子下方斜向内上走行,到达小转子上方,小转子也可成为游离骨片。骨折近端外展、外旋,远端向内、向上移位。

2. 根据粉碎程度和主要的骨折方向分类 即 Tronzo-Evans 分类系统(图 54-12),具体如下:

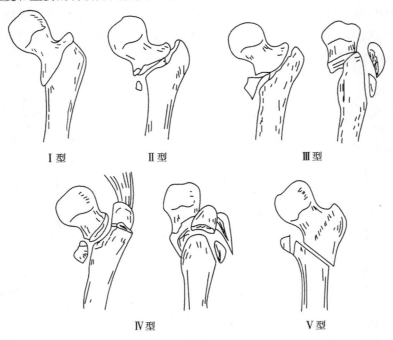

I 型   II 型   III 型

IV 型   V 型

图 54-12   转子间骨折 Tronzo-Evans 分型

Ⅰ型:为单纯转子间骨折,骨折线由外上斜向下内,无移位。

Ⅱ型:在Ⅰ型的基础上发生移位,合并小转子撕脱骨折,但股骨矩完整。

Ⅲ型:合并小转子骨折,骨折累及股骨矩,有移位,常伴有转子间后部骨折。

Ⅳ型:伴有大小转子粉碎性骨折,可出现股骨颈和大转子冠状面的爆裂骨折。

Ⅴ型:为反转子间骨折,骨折线由内上斜向下外,可伴有小转子骨折,股骨矩破坏。

【临床表现】临床表现与股骨颈骨折基本相同,在摄 X 线片前往往不易鉴别。但仔细分析可发现如下特点:

1. 年龄   平均发病年龄 65~70 岁,较股骨颈患者高。

2. 肿胀   由于骨折在关节囊外,故局部肿胀较股骨颈骨折明显。

3. 皮下瘀斑   受伤数小时后,即可在髋外侧出现皮下瘀斑,而股骨颈骨折在关节囊内,则无此体征。

4. 压痛点   多在大转子部,而股骨颈骨折的压痛点多在腹股沟韧带中点的外下方。

5. 患肢外旋   由于骨折线在关节囊和髂股韧带附着点的远侧,故远侧骨折段处于 90° 外旋位。而股骨颈骨折一般仅外旋呈 45°~60° 位。

X 线片患髋正、侧位可明确骨折类型及移位情况。对于有严重的髋关节疼痛而 X 线无阳性发现者,CT 可进一步明确损伤类型,MRI 可发现隐匿的骨折。

【治疗原则】股骨转子间骨折的治疗关键是:尽早恢复患者伤前社会活动状态,降低死亡率;减少髋内翻的发生率。

1. 非手术治疗   一般采用持续皮肤牵引法。适用于无移位的稳定骨折并有较重的内脏疾患不适于手术者;以及骨折严重粉碎不适于内固定及拒绝手术治疗的患者。对骨牵引的要求是:①牵引重量要足够,约占体重的 1/7,否则不足以克服髋内翻畸形;②牵引应维持足够时间,一般应超过 8~12 周,骨折愈合初步坚实后去除牵引,才有可能防止髋内翻的复发;③确保牵引的效果,而不为一些假象所迷惑。例如在保持患肢外展位时,应注意其与躯干轴线及骨盆的关系。躯干向患侧倾斜,可使患肢的外展角加大;躯干向健侧倾斜,则可使患肢的外展角减小、消失。由于死亡率和髋内翻的发生率较高,国外已很少用此法。

2. 手术治疗　股骨转子间骨折的治疗需要正确应用内置物和器械以获得坚强的内固定,内固定方法和器械近年来取得了极大的发展,如果使用恰当,各种不同的内固定物都能取得良好的治疗效果。骨折常用的内固定物主要有滑动髋螺钉(dynamic hip screw,DHS)(图 54-13)、股骨近端髓内钉(proximal femoral nail,PFN)(图 54-14)、外固定支架(图 54-15)、防旋股骨近端髓内钉(proximal femoral nail antirotation,PFNA)(图 54-16)。

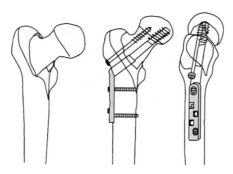

图 54-13　股骨转子间骨折闭合复位 DHS 内固定

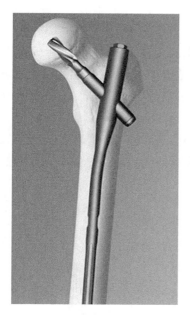

图 54-14　股骨转子间骨折闭合复位 PFN 内固定

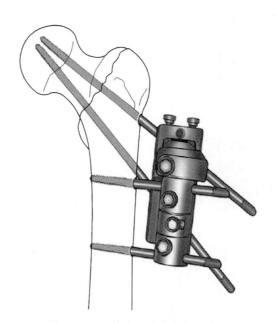

图 54-15　股骨转子间骨折支架外固定

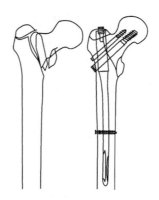

图 54-16　股骨转子间骨折闭合复位 PFNA 内固定

第四节　股骨干骨折

股骨干骨折(femoral shaft fracture)是指转子下至股骨髁上这一段骨干的骨折,约占全身骨折的 6%。股骨干的抗弯强度与铸铁相近,弹性比铸铁好,需遭受强大暴力才能发生股骨干骨折,同时也使骨折后的愈合与重塑时间较长。

【解剖概要】股骨干是指股骨转子 2cm 以下至股骨髁上 2cm 的骨干。股骨干是人体最长、最坚强的骨。其后侧面有股骨嵴,是内固定时复位的标志,有臀大肌、内收肌和股二头肌的短头附着于此。股骨干有丰富的营养血管,一旦骨折,常因出血量大而出现休克的临床表现。

股动、静脉在股骨下 1/3 处位于其后方,而折端常向后成角,故易刺伤该处动、静脉。股骨干四周被三组丰厚的肌肉及筋膜包绕,即屈、伸和内收肌群。一方面是股骨的保护性支架,当发生骨折时,由于周围有丰富的肌肉组织,血液供应丰富,为骨折愈合提供了较好的环境;但另一方面由于没有足以与内收肌群对抗的外展肌群,故在骨折远端常有内移倾向;在骨折复位后,又常出现向外成角倾向。强大的肌群和力量的不平衡甚至还可以使内固定物弯曲断裂。故治疗中要特别注意。

【病因】造成骨折的暴力可分为直接暴力和间接暴力。直接暴力,如重物砸伤、车轮辗扎、挤压、火器伤、交通事故伤等,可引起横形或粉碎性骨折,同时有广泛软组织损伤。由挤压所致的此类骨折,有可能引起挤压综合征。间接暴力,如高处坠落伤、机器绞伤及杠杆扭曲作用等,可引起斜形或螺旋形骨折,周围软组织损伤相对较轻。

儿童期,由于骨内含胶原成分多,当发生折弯暴力时,可出现青枝骨折;成人股骨干骨折后,内出血量可达 500~1000ml,出血多者可在数小时出现休克现象;老年及骨质减少的患者可因摔伤发生骨折。

【分类】

1. 按骨折部位　股骨干骨折移位的方向除受肌牵拉的影响外,还与暴力作用的方向、大小、肢体所处的位置以及急救搬运过程等诸多因素有关。但各部位由于所附着的肌肉起止点的牵拉可出现典型的移位(图 54-17)。

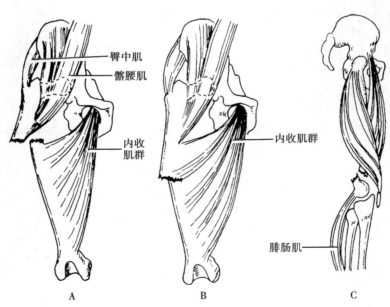

图 54-17　股骨干上、中、下 1/3 骨折移位机制
A. 上 1/3 骨折;B. 中 1/3 骨折;C. 下 1/3 骨折。

（1）股骨干上 1/3 骨折：骨折近端由于受髂腰肌、臀中、小肌和外旋肌的牵拉而向前、外及外旋方向移位；远端因受内收肌群的牵拉而向上、内、后方向移位。

（2）股骨干中 1/3 骨折：由于内收肌群的牵拉，骨折端常向外成角。

（3）股骨干下 1/3 骨折：远端由于腓肠肌的牵拉以及肢体的重力作用而内收，向后方移位；而近折端由于股前、外、内的肌肉牵拉的合力，向前上移位。

2. 按骨折形状

横形骨折：多由直接暴力引起，骨折线为横形。

斜形骨折：多由间接暴力引起，骨折线呈斜形。

螺旋形骨折：多由强大的旋转暴力所致，骨折线呈螺旋状。

粉碎性骨折：骨折片在 3 片或以上者，多由压、砸伤引起，治疗相对复杂。

青枝骨折：骨折断端没有完全离断，多见于儿童。

3. 其他分类　股骨干骨折还可分为开放性骨折和闭合性骨折，开放性骨折常意味着遭受更大的暴力，伴随的软组织损伤及污染也更严重，故临床上注意检查损伤创面是皮肤外伤还是贯穿伤以区分两种骨折，防止感染。

【临床表现】

1. 病史　患者多有严重的外伤史，如无明确外伤史或轻微暴力引起骨折，儿童考虑佝偻病引起，成年人考虑骨病或骨质疏松造成。

2. 症状体征　伤后患肢剧痛，活动障碍，大腿肿胀，皮下瘀斑。局部出现成角和短缩畸形，远侧肢体多呈外旋位。此外单一股骨干骨折失血量较多，可达到 2000ml，容易出现休克的前期临床表现。若合并多处骨折或双侧股骨干骨折，则发生休克的可能性很大。故注意观察患者基本生命体征情况。

3. 查体　局部压痛明显，假关节活动，扪及骨摩擦音，骨传导音减弱或消失。在下 1/3 段骨折，由于远折端向后移位，有可能损伤腘动脉、腘静脉和胫神经、腓总神经，应同时仔细检查足背动脉、足趾活动及皮肤感觉。同时应注意检查髋关节及膝关节情况，以免漏诊这些部位同时存在的损伤，如髋关节脱位、股骨颈骨折、股骨髁骨折及韧带损伤等。

4. 辅助检查　拍摄包括髋或膝关节的 X 线正、侧位片，可以明确骨折的部位和移位情况。对于下 1/3 骨折，应检查是否合并血管神经损伤。

【治疗原则】

1. 儿童股骨干骨折的治疗　新生儿产伤骨折无移位或移位较少者，可用小夹板固定 2～3 周；移位或成角较严重者可先牵引再固定。因新生儿自行矫正能力强，故较轻移位成角可自行矫正。

3～4 岁的儿童股骨干骨折常用悬吊皮牵引法，即 Bryant 牵引。牵引时双下肢垂直向上，牵引重量以患儿臀部悬空为宜，可方便大、小便的护理。一般牵引 3～4 周 X 线显示骨痂生长便可去除牵引。牵引期，注意肢端血循及对位情况，防止发生肢端坏死和旋转畸形。

5～10 岁儿童可采用 Braun 架皮牵引治疗直到骨折愈合（图 54-18）。一般牵引 4～6 周，X 线显示临床愈合，可去除牵引。骨折愈合的早期，骨痂不坚固，可因肌肉牵拉继发成角畸形，要注意观察并严防旋转畸形。

2. 成年人股骨干骨折的治疗

（1）骨牵引：绝大多数成年患者均需采用骨牵引，既

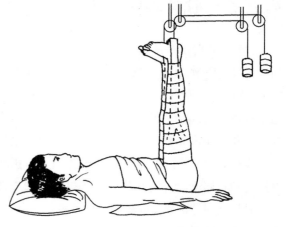

图 54-18　Braun 架治疗儿童股骨干骨折

是一种复位手段,也是一种维持复位的措施。对于股骨干上及中 1/3 骨折,可行胫骨结节骨牵引,下 1/3 骨折可行股骨髁上或胫骨结节骨牵引。上中段骨折屈髋 45°,外展 30°;下段骨折屈髋中立位将伤肢置在 Thomas 或 Braun 架上,开始牵引重量为 5~10kg,之后重量改为 3~5kg,直到骨折临床愈合,一般要 8~10 周。如骨折对位不良,可辅以手法复位和局部小夹板外固定。股骨干上 1/3 骨折,易发生轻度短缩和成角畸形,要引起注意。牵引期间,行股四头肌主动收缩训练,并要适当的活动髋、膝及踝关节,防止肌萎缩、粘连及关节僵硬;经常检查牵引效果,及时调整。

(2)手术治疗适应证:①非手术治疗失败;②同侧肢体的多段骨折,如浮膝,为最佳髓内钉固定手术适应证;③合并神经血管损伤;④体质虚弱,合并其他疾病,不宜长期卧床者,如老年人的骨折;⑤陈旧骨折不愈合或有功能障碍的畸形愈合;⑥无污染或污染很轻的开放性骨折。

常用的手术方法有钢板内固定(图 54-19)、髓内钉内固定(图 54-20)、外固定器固定。

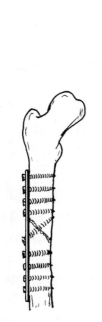

图 54-19 钢板内固定治疗股骨干骨折

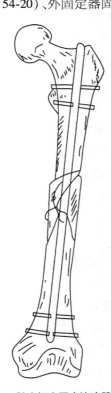

图 54-20 髓内钉内固定治疗股骨干骨折

第五节 股骨远端骨折

股骨远端骨折一般指股骨远端 9cm 内的骨折,多发生于年轻男性和老年女性。本类骨折主要为强大的直接暴力所致,如交通事故、压砸、重物打击和火器伤。其次为间接暴力所致,如自高处跌落、足或膝部着地,或扭转性外力等。发生机制是屈膝位时来自前方的猛烈撞击常导致开放或粉碎性骨折。老年患者由于骨质疏松,屈膝位跌倒的一般暴力即可发生该部位的骨折。此外,膝关节强直的病人,因失用性骨质疏松或老年性骨关节炎及骨质疏松,由于膝部杠杆作用增加,也易发生此骨折。

股骨远端骨折部分类型常有典型移位,骨折端向后成角及远骨折块由于股四头肌、腘绳肌及腓肠肌的牵拉而向后移位。大腿肌肉的强烈收缩,可造成骨折短缩畸形;内收肌作用使股骨干外旋。

股骨远端骨折累及膝关节及伸膝装置并有严重的软组织损伤,均可导致预后结果不满意,是骨关节创伤中治疗的难题之一。

【分类】Müller AO 分类法:是根据骨折的位置和类型进行分类,对确定骨折的治疗和预后十分有用。

A 型:关节外骨折。骨折仅累及股骨髁上,可有不同程度粉碎。

B 型:部分关节内骨折。骨折累及髁部。

C 型:完全关节内骨折。"T"型或"Y"型髁间骨折。

【临床表现】 患者受伤后有骨折的一般表现,即疼痛、活动受限、肿胀,也有畸形,反常活动、骨摩擦音(感)等特殊征象。多数很容易判断,但其软骨骨折,临床症状较为隐匿,一般表现为局部血肿,膝关节活动时疼痛及膝关节"交锁"或假性"交锁"现象(膝关节伸直时疼痛,即非机械性假性"交锁"现象)。此时,可屈膝 30°,检查压迫髌骨内侧是否出现疼痛,测量 Q 角(股四头肌力线与髌韧带的夹角)有无增加,并充分屈曲膝关节,检查股骨髁表面的压痛。涉及关节面的骨折浮髌试验阳性,关节穿刺可抽出含有脂肪微滴的积血。

在股骨远端骨折中,应注意检查足背动脉的搏动患肢远端的血运情况,必要时进行彩色多普勒血管探测。同时还应警惕小腿骨筋膜隔室综合征的出现。在高能量损伤时,股骨远端骨折常常是多发创伤的一部分。这时要排查同侧股骨颈骨折、髋关节脱位和髋臼骨折等损伤,避免漏诊。

X 线检查中除常规正侧位片外,对于股骨髁骨折,45°斜位片可能有助于分辨创伤范围。断层 X 线片检查和 CT 扫描在诊断关节内骨折或软骨、骨软骨骨折中有一定价值。MRI 有助于骨软骨骨折、膝关节韧带伤和半月板损伤的术前诊断。

【治疗原则】

1. 保守治疗 有移位的单纯骨折或较稳定的骨折可采取骨牵引的方法,一般采用胫骨结节牵引 6~8 周。牵引期间鼓励做膝关节活动,防止关节粘连。牵引结局多不理想。

2. 手术治疗 除无明显移位的骨折不需要切开复位外,均可实施手术治疗。手术适应证为:①保守治疗失败的患者;②关节内骨折并有移位;③伴有血管神经损伤;④浮膝患者,即合并同侧胫骨干骨折;⑤多发伤患者;⑥双侧股骨骨折,不能耐受长期卧床牵引治疗;⑦开放性骨折需清创治疗。常采用切开复位内固定的治疗方法。固定方法有角钢板内固定术、加压滑动钢板内固定术、髓内钉固定术等。

第六节 髌骨骨折

髌骨骨折(patellar fracture)好发于青壮年,各种原因造成不同类型的髌骨骨折以横形骨折及粉碎性骨折常见,而纵形骨折及撕脱骨折则少见。

【解剖概要】 髌骨是人体最大的籽骨。前方有股四头肌腱膜覆盖,并向下延伸形成髌韧带,止于胫骨结节。两侧为髌旁腱膜。后面为关节软骨面,与股骨髁面形成髌股关节。髌骨与其周围的韧带、腱膜共同形成伸膝装置,是下肢活动中十分重要的结构。髌骨在膝关节活动中有重要的生物力学功能。若切除髌骨,髌韧带更贴近膝关节活动中心,使伸膝的杠杆力臂缩短,股四头肌需要比正常多 30% 的肌力才能伸膝,多数患者,尤其是老年人不能承受这种力。因此,髌骨骨折后,应尽可能恢复其完整性。

【病因及分型】

1. 横形骨折 常见于间接暴力损伤,膝关节屈曲位,跌倒时因身体保护性动作防止跌倒,致股四头肌强烈收缩,以股骨髁为支点,将髌骨撕裂,造成横形骨折。

2. 粉碎性骨折 暴力直接作用于髌骨,跌倒时跪地,髌骨直接撞击地面,发生骨折。

3. 撕脱骨折 可发生于髌骨上极和下极,髌骨上极骨折由于股四头肌牵拉所致,而髌骨下极骨折常有明显移位,伸膝装置破坏,但不累及髌骨关节面。

4. 纵形骨折 较少见,常发生于髌骨外侧,屈膝时,遭受外翻暴力,致髌骨纵形骨折,伸膝装置连接性尚完整。

【临床表现】 患者有明确外伤史,伤后膝关节肿胀,局部有皮肤瘀斑或擦伤,膝关节活动受限,查体发现髌前压痛,骨折分离时可扪及骨折端处的凹陷,关节腔积血则浮髌征(+)。膝关节正、侧位 X 线片可明确骨折部位,类型及移位程度。

【治疗原则】 髌骨骨折治疗的目的:恢复关节面平整,恢复伸膝装置的连续性。

1. 非手术治疗 适用于无移位或轻度移位的髌骨骨折,采用长石膏夹板屈膝 5°~10°,固定 6~8 周。

2. 手术治疗 适用于明显移位和分离的髌骨骨折,根据不同的骨折类型采用不同的固定方法。

(1)分离的横形骨折:采用张力带钢丝固定或钢丝环扎固定(图 54-21)。

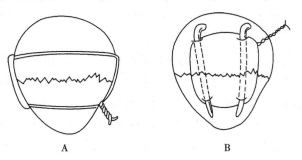

图 54-21 钢丝环扎固定或张力带钢丝固定
A. 钢丝环扎固定;B. 张力带钢丝固定。

(2)纵形骨折:采用 1~2 螺钉固定或钢丝环扎固定。

(3)粉碎性骨折:采用张力带钢丝固定,如骨折粉碎严重无法完整修复,可采用髌骨部分或完全切除,股四头肌腱与髌韧带直接缝合,两侧扩张部加强缝合。此种方法对膝关节稳定性有一定影响。

(4)上极或下极撕脱骨折:采用爱惜邦缝线髌骨钻孔直接缝合,修复伸膝装置完整性。

第七节 膝关节韧带损伤

一、概述

【解剖概要】 膝关节是下肢的中间枢纽,除完成负重行走基本功能外,还与人体许多运动密切相关。膝关节由股骨下端、胫骨上端、髌骨构成骨性支架,同时由四大韧带(前后交叉韧带、内外侧副韧带)及其他韧带、内外侧半月板、关节囊及膝关节周围肌肉肌腱组成软组织稳定结构。膝关节的静力稳定作用主要由四大韧带承担,即前、后交叉韧带及内、外侧副韧带。主要的动力结构是前方的股四头肌和后方的股二头肌、半腱肌、半膜肌、股薄肌及腓肠肌等。

【病因及分类】 膝关节韧带损伤常见于体育运动,交通事故中骨折合并韧带损伤也不少见。膝关节韧带损伤与外伤机制密切相关:内、外翻应力作用常导致外内、外侧副韧带损伤;胫骨上段受到由后向前(或由前向后)的外力作用则发生前(后)交叉韧带损伤;复合机制可发生前交叉韧带+内侧副韧带损伤导致膝关节内侧旋转脱位或后交叉韧带+外侧副韧带损伤导致后外侧旋转脱位,甚至四大韧带的完全断裂表现膝关节完全脱位(表 54-1)。

韧带损伤治疗的目的是恢复膝关节稳定性,防止或延缓继发损伤。

韧带损伤分为:扭伤(即部分纤维断裂)、部分韧带断裂、完全断裂和联合性损伤。前交叉韧带断裂可以同时合并内侧副韧带及内侧半月板损伤,称为"三联伤"。韧带断裂的部分又可分为韧带体部断裂、韧带与骨骼连接处断裂、韧带附着处的撕脱骨折。

表 54-1　膝关节韧带损伤机制及表现

损伤的韧带	外伤机制	膝关节表现
ACL	胫骨相对于股骨向前过度移位的外力	向前不稳定
PCL	胫骨相对于股骨向后过度移位的外力	向后不稳定
MCL	外翻应力	内侧不稳定
LCL	内翻应力	外侧不稳定
ACL+MCL	复合机制	内侧旋转脱位
PCL+LCL	复合机制	后外侧旋转脱位
ACL+PCL+LCL+MCL	复合机制	关节完全脱位

注：ACL 为前交叉韧带；PCL 为后交叉韧带；MCL 为内侧副韧带；LCL 为外侧副韧带。

【**临床表现**】急性膝关节韧带损伤以青少年多见，男性多于女性，以运动员多见。受伤时有时可听到韧带断裂的响声，患侧膝关节可出现肿胀、压痛及积液（血），膝部肌痉挛，活动受限，膝关节处于强迫体位，或伸直，或屈曲。膝关节侧副韧带的断裂处有明显的压痛点，有时还会触摸到蜷缩的韧带断裂。对于急性膝关节韧带损伤，经过仔细采集病史和查体，通常可以决定损伤的部位、类别和程度。病史中创伤机制非常重要，受伤时膝关节的位置、负重状态、受力大小、外力方式，以及受伤后肢体位置对急性膝关节韧带损伤诊断及治疗有重要影响。

1. 侧方应力试验　创伤急性期行侧方应力试验可使患者产生剧烈疼痛，可局部麻醉后操作。在膝关节完全伸直位与屈曲 30° 位置下做被动膝内翻与膝外翻动作，并与对侧做比较。如有疼痛、发现内翻或外翻角度超出正常范围并有弹跳感时，提示有侧副韧带损伤或断裂（图 54-22）。

2. 抽屉试验　建议在麻醉下进行操作。膝关节屈曲 90°，小腿下垂，检查者用双手握住胫骨上段做拉前和推后动作，并注意胫骨结节前后移位的幅度，超过 3mm 即为阳性。前移增加表示前交叉韧带断裂（前抽屉试验）；后移增加表示后交叉韧带断裂（后抽屉试验）。由于正常膝关节在膝关节屈曲 90° 位置下胫骨亦能有轻度前后被动运动，故需将健侧与患侧做对比。单独前交叉韧带断裂时，胫骨前移幅度仅略大于正常，若前移明显增加，说明可能还合并内侧副韧带损伤（图 54-23）。

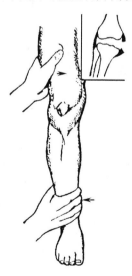

图 54-22　侧方应力试验

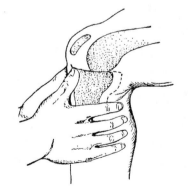

图 54-23　抽屉试验

3. Lachman 试验　通常对胫骨前移位很敏感，约有 95% 的敏感度。检查时，膝关节屈曲 20°~30°，肌肉放松，检查者左手固定大腿下段股骨远端，右手抓住小腿胫骨上段向前拉。韧带功能完整时，胫骨几乎没有向前移位,同时可以感觉到固定的终末感。前交叉韧带损伤时,胫骨向前移位明显,终末感不明显或缺失(图54-24)。检查时注意和健侧对比。

4. 轴移试验(pivot shift test,PST)　本试验用来检查前交叉韧带断裂后出现的膝关节不稳定。患者侧卧,检查者站在一侧,一手握住踝部,屈曲膝关节到90°,另一手在膝外侧施力,使膝处于外翻位置,然后缓慢伸直膝关节,至屈曲30°位时觉疼痛与弹跳,为阳性结果。在屈膝外翻姿势下,胫骨外侧平台向前错位,股骨外髁向胫骨平台的后方,在伸直过程中股骨外髁突然复位而产生疼痛。

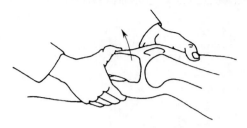

图54-24　Lachman 试验

5. 影像学检查与关节镜检查　普通 X 线片检查只能显示撕脱骨折,为显示有无内、外侧副韧带损伤,可摄应力位 X 线片,即在膝内翻和膝外翻位置下摄片,并比较内、外侧间隙张开情况。一般认为两侧间隙相差 4mm 以下为轻度扭伤;4～12mm 为部分断裂;12mm 以上为完全性断裂,可能还合并有交叉韧带损伤。MRI 检查可以清楚地显示前、后交叉韧带的情况,还可以发现韧带结构损伤与隐匿骨折线。关节镜检查对诊断交叉韧带损伤十分重要。75%急性创伤性关节血肿可发现前交叉韧带损伤,其中 2/3 病例同时伴有内侧半月板撕裂,1/5 有关节软骨面缺损。

二、前交叉韧带损伤

膝前交叉韧带起自股骨外侧髁内侧壁的后部,斜向前内下,附于胫骨平台髁间区髁间隆起的前方,主要血供来自膝中动脉。前交叉韧带主要作用是限制胫骨向前过度移位,此外还有限制胫骨内旋和在膝关节伸直位时限制膝过度内翻或外翻等活动。大腿下段由前向后(或小腿上段由后向前)的剪切暴力、过伸暴力及外翻暴力是前交叉韧带损伤的常见原因。

前交叉韧带损伤分为前交叉韧带止点撕脱骨折和韧带实质部损伤。韧带实质部损伤常位于韧带近股骨的 1/3 段,其次是韧带在中段附近不同平面的撕裂。韧带实质部损伤则可分为三级:Ⅰ级,韧带被拉长,但无关节不稳定症状;Ⅱ级,韧带被拉长,有关节不稳定的症状,但韧带的连续性尚存在;Ⅲ级,膝关节明显不稳,韧带完全断裂,连续性中断。撕脱骨折可发生于前交叉韧带在股骨、胫骨的附着处,常见为胫骨附着处的撕脱骨折,损伤暴力一般较大,如摩托车车祸等。

受伤时患者常有膝关节过伸或关节错动感,可听到或感觉到韧带断裂时发出的响声。伤后患膝疼痛、行走困难,膝关节出现明显肿胀,多为关节内积血。一段时间后,关节积液可能消失,此时患者最常见的症状是反复发生的膝关节错动感及疼痛,而且易反复发生膝关节"扭伤",可逐渐加重。若伴发半月板撕裂,可有膝关节弹动或卡锁的症状,也可出现明显的膝关节伸屈受限。

50%～70%的前交叉韧带损伤伴有半月板的撕裂伤,其中外侧半月板占大多数,且多为初次损伤所致,即原发的外侧半月板损伤(图54-25),而内侧半月板损伤则多为韧带损伤、膝关节不稳后的继发性损伤。21%～31%的患者还伴有股骨外侧髁关节面的骨挫伤、软骨损伤,对应的外侧胫骨平台可形成"对吻性"软骨下骨挫伤及关节软骨损伤。而病史长于半年以上,股骨内侧髁关节软骨可能呈现"斑马线"样改变,多由于关节不稳,内侧半月板桶柄样撕裂后反复在内侧胫股关节间卡锁所致。

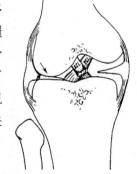

图54-25　前交叉韧带损伤合并外侧半月板损伤

查体时能发现明显的关节松弛,轴移试验、Lachman 试验及前抽屉试验阳性。

急性期关节穿刺可抽出血性关节积液。膝关节韧带稳定性测量计 KT1000/2000 可以辅助诊断前交叉韧带损伤。

膝部 X 线片可以显示胫骨的前交叉韧带止点有无撕脱骨折,同时在屈膝 90°时施加胫骨上段由后向前的应力侧位 X 线片上可看到胫骨相对股骨向前明显移位。MRI 是目前诊断前交叉韧带损伤最有价值的影像学检查(图 54-26)。

关节镜检为前交叉韧带损伤诊断的金标准(图 54-27)。

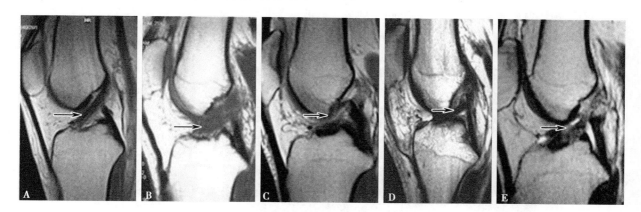

图 54-26　前交叉韧带损伤的 MRI 表现

A、B、C、D、E 图及箭头所示分别为正常前交叉韧带、前交叉韧带损伤、前交叉韧带影像消失、前交叉韧带垂落、前交叉韧带信号中断。

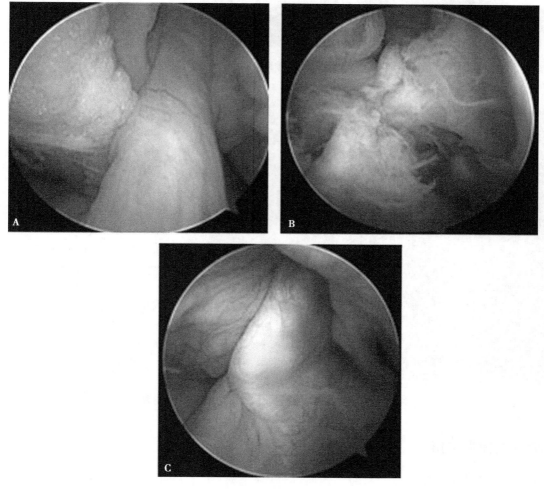

图 54-27　关节镜下前交叉韧带

A. 正常前叉韧带;B. 前交叉韧带完全断裂;C. 松弛皱褶。

前交叉韧带损伤患者的主要问题是关节不稳和疼痛,应根据前交叉韧带损伤具体情况来决定治疗方法。

韧带止点撕脱骨折可采用骨折复位螺钉、缝合等固定。

对于前交叉韧带Ⅰ级损伤的患者,韧带虽被拉长,但无关节不稳定症状,可采用非手术治疗,即支具或石膏固定患膝3周后开始患肢肌力即关节活动度锻炼。对于前交叉韧带Ⅱ、Ⅲ级损伤的患者,有关节不稳定的症状(ADT时胫骨向前移位大于3mm),则多采取前交叉韧带重建手术治疗(图54-28、图54-29)。目前多采用自体腘绳肌腱重建前交叉韧带,重建方式可分为单束或双束重建。

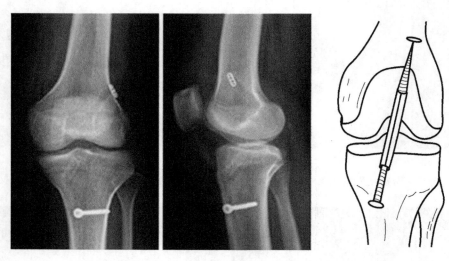

图54-28　左膝前交叉韧带单束重建术后X线片及示意图1

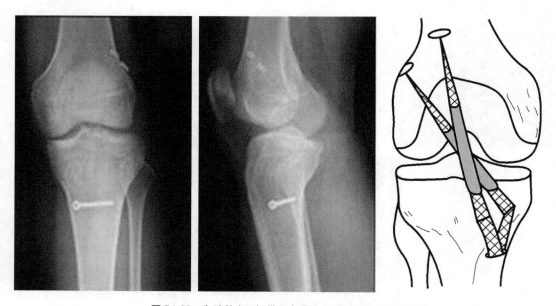

图54-29　左膝前交叉韧带双束重建术后X线片及示意图2

三、后交叉韧带损伤

膝后交叉韧带起自股骨内侧髁的外侧面,向后外下方,附于胫骨髁间隆起的后方。后交叉韧带的主要作用是保持胫骨向后的稳定性。无论膝关节处于屈曲位或是伸直位,来自前方的或后方的使胫骨上端相对股骨向后移的暴力都可能导致后交叉韧带断裂。后交叉韧带损伤比前交叉韧带损伤发生率低。

与前交叉韧带损伤相同,后交叉韧带损伤也可分为止点撕脱骨折和韧带实质部损伤。韧带实质部损伤也可分为Ⅰ、Ⅱ、Ⅲ级。后交叉韧带胫骨止点撕脱骨折较前交叉韧带多见。

与前交叉韧带损伤相似,受伤时患者可有关节错动感,可听到或感觉到韧带断裂时发出的响声,伤后患膝疼痛,站立及行走困难。伤后膝关节快速出现明显肿胀。慢性期的患者最常见的症状是膝关节错动感及疼痛,可逐渐加重。多数后交叉韧带损伤常合并内侧复合体或外侧复合体的损伤,以外侧复合体损伤常见。伴有半月板等其他结构损伤时多合并出现相应症状。

患者可出现关节肿胀,胫骨向后半脱位,有明显的"小腿上段后倒征"(图54-30),后抽屉试验阳性,屈曲90°位胫骨向后松弛最明显。胫骨前方皮肤挫伤也提示后交叉韧带损伤可能。

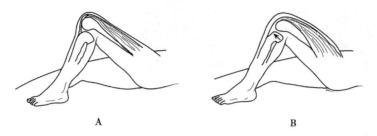

图54-30 小腿上段后倒征
A. 膝关节屈曲90°位,股四头肌放松,可见胫骨向后半脱位,即"小腿上段后倒征";B. 股四头肌收缩使胫骨前移。

急性期关节穿刺抽出血性关节液。膝关节屈曲90°胫骨上段向后应力侧位X线片有助于诊断,可见胫骨相对于股骨向后移位。MRI确诊后交叉韧带损伤的准确率在90%以上(图54-31)。关节镜检能准确诊断后交叉韧带损伤。

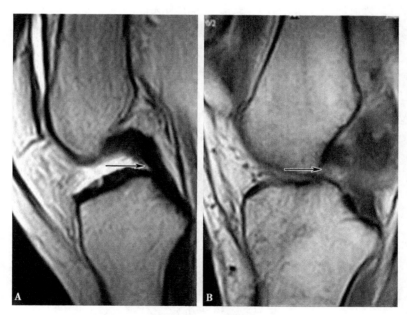

图54-31 后交叉韧带损伤的 MRI 表现
A、B 图及箭头所示分别为正常的后交叉韧带、后交叉韧带损伤信号中断。

胫、股骨前后移位小于10mm的单纯后交叉韧带损伤推荐使用非手术治疗,主要是股四头肌康复训练。经过股四头肌康复训练后,患者仍有后交叉韧带损伤不稳症状则需要行重建手术(图54-32)。对于单纯性后交叉韧带损伤,如果胫骨向后不稳,移动度大于10mm,应该行关节镜下后交叉韧带重建术。如果 MRI 发现后交叉韧带损伤合并有半月板损伤(比前交叉韧带合并半月板损伤的发生率小)或者是其他损伤,应进行手术治疗。合并有后外侧复合体损伤时,应同时重建后外侧复合体。

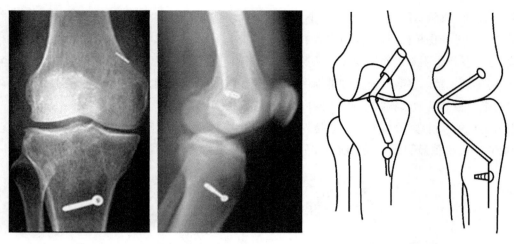

图 54-32　右膝四股腘绳肌腱单束重建后交叉韧带术后正侧位 X 线片及示意图

四、内侧副韧带损伤

膝关节内侧副韧带起自股骨内上髁,止于胫骨内侧髁的内侧面,其由浅层和深层两部分组成,浅层是内侧稳定的主要部分,深层与关节囊和半月板紧密结合,可增强膝关节内侧的稳定性。内侧副韧带在伸膝时最紧张,半屈膝时最松弛。内侧副韧带损伤是常见的膝关节韧带损伤。当处于半屈曲位的膝关节突然遭受外翻或外翻加外旋暴力时,常可导致内侧副韧带股骨附着处撕裂。

有明确的膝外翻或外旋应力作用外伤史,受伤时可能听见或感觉到膝关节内侧韧带断裂的声音。伤后出现膝关节内侧局部肿胀、疼痛,损伤较重时可出现关节内积血。伴发有其他结构损伤时可出现相应症状。

内侧副韧带损伤时,应屈曲 30°膝做侧方应力试验。

膝关节外翻应力正位 X 线片可见膝关节轻度外翻,内侧关节间隙增宽(图 54-33)。MRI 可较清晰显示内侧副韧带及周围软组织损伤、肿胀的情况。内侧副韧带损伤在 MRI 上表现为信号改变、不连续等(图 54-34)。关节镜检对内侧副韧带损伤的诊断可有一定的参考价值。

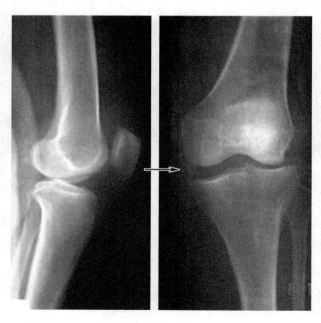

图 54-33　外翻时左膝关节内侧关节间隙增宽(箭头所示)

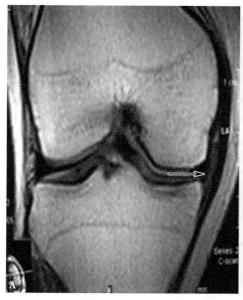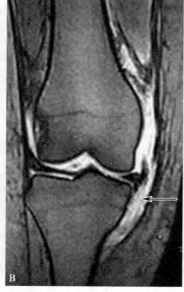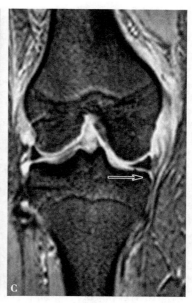

图 54-34　正常内侧副韧带及内侧副韧带损伤的 MRI 表现
图 A 箭头所示为正常内侧副韧带；图 B、C 箭头所示为内侧副韧带损伤。

如为内侧副韧带轻度撕裂或部分撕裂（深层），可行非手术治疗。膝关节屈曲 20°～30°内翻位支具或长腿石膏固定 6 周后去除固定行关节活动度及肌力训练。固定期间可行股四头肌、腘绳肌等长收缩训练。

韧带完全断裂，非手术治疗 6 周后仍存留膝关节外翻不稳定时，可行内侧副韧带缝合修复、肌腱转位或游离腘绳肌腱重建内侧副韧带手术。如果合并半月板损伤和前交叉韧带损伤者则应同时采用手术治疗。

五、外侧副韧带损伤

外侧副韧带为一独立的圆索状韧带结构，不与关节囊相连，起自股骨外上髁，止于腓骨头。外侧副韧带在伸膝位最紧张，半屈膝位最松弛。单独的外侧副韧带损伤少见，常合并交叉韧带和后外侧复合体的损伤。外侧副韧带损伤主要为膝内翻暴力所致。

有明确的膝外翻受伤史，伤后患膝外侧明显疼痛、肿胀，关节活动受限，部分可闻及韧带撕裂声。伴有关节内结构损伤的患者可有关节肿胀积血、积液。

沿外侧韧带走行区存在压痛，局部肿胀，完全断裂时可触及断端凹陷。膝内翻应力试验时膝关节外侧疼痛。内翻应力试验检查方法与外翻应力试验相似，检查时首先膝屈曲 30°做内翻应力试验，然后伸膝做内翻应力试验。膝关节严重内翻损伤时，腓总神经可能牵拉受伤，因此必需做腓总神经功能检查。

膝关节内翻应力正位 X 线片可见膝关节内翻，外侧关节间隙增宽。MRI 对外侧副韧带的诊断有一定的帮助，可较清晰显示外侧副韧带及周围软组织损伤、肿胀的情况。关节镜检对外侧副韧带损伤的诊断价值不大。

较轻微的外侧副韧带部分损伤可采用非手术治疗，膝关节屈曲 20°～30°外翻位支具或长腿石膏固定 6 周后去除固定行关节活动度及肌力训练。固定期间可行股四头肌、腘绳肌等长收缩训练。

外侧副韧带完全断裂一经确诊则应早期手术治疗。多发韧带损伤时，修复后外侧复合体，包括外侧副韧带，并做交叉韧带的重建。这类损伤的常见后遗症是关节僵直和关节不稳。急性损伤多采用直接缝合修复治疗，慢性损伤可采用股二头肌肌腱中 1/3 转位股骨外侧髁止点处钻孔骨隧道内挤压螺钉挤压固定重建外侧副韧带。

第八节 膝关节半月板损伤

【解剖概要】 半月板(meniscus)是膝关节内的新月状纤维软骨结构,内外侧各一,分别位于内外侧胫股关节间隙之间,并覆盖胫骨平台的1/2～2/3。半月板下面平坦(与胫骨平台相对),上面略凹陷与股骨髁相对。半月板外缘厚内缘薄;外缘与关节囊的纤维层紧密连接,内缘游离,其两端借韧带附着于胫骨髁间区骨。在横断面上看,内侧半月板较大,呈"C"形;外侧半月板较小,近似"O"形(图54-35),在冠状及矢状切面上看像三角形。在半月板外围10%～35%的区域为有血管的区域,称为红区,红区组织与关节囊相连接。半月板内侧游离缘几乎没有血管分布,称为白区,其营养主要来自关节液。在红区与白区之间为红白区。

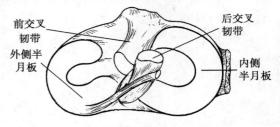

图54-35 膝关节半月板(上面观)

半月板的主要功能是承受负荷和吸收震荡,使膝关节的应力分布均匀。此外半月板也加大了关节窝的深度,增加膝关节的稳定性。半月板还有关节润滑作用,能帮助滑液在关节内的均匀分布使关节软骨得到营养。

内侧半月板较外侧半月板活动度小,直径更大,边缘更薄,当在股骨髁和胫骨平台间移动时更容易撕裂。外侧半月板小于内侧半月板,承受的外侧室的压应力大于内侧半月板承受的内侧室的压应力。在半月板不存在的情况下,股骨髁和胫骨平台直接接触,关节吻合不良,造成关节面的接触面积减小,关节面承受的压力增大而加速关节退变。

【病因】 半月板损伤主要发生在与关节间隙不匹配(如盘状半月板)和过度移位活动(暴力作用及膝关节不稳)情况下,在胫股之间研磨撕裂。

膝关节在由屈曲位向伸直位运动时受到旋转暴力常导致半月板损伤。损伤常发生的部位在半月板的后部,纵向的损伤是最常发生的类型。撕裂损伤的长度、深度和位置取决于损伤时半月板后部在股骨髁和胫骨平台之间的位置关系。半月板边缘有囊肿或者其他疾病时,更小的创伤也可能导致半月板的撕裂。先天性的半月板发育异常,特别是盘状半月板,可能发生退行性或者损伤性破裂。同样,退化的半月板也更容易破裂。

膝关节部分屈曲时旋转暴力是导致内侧半月板撕裂的原因。在不同屈曲位的股骨在胫骨平台上内旋,股骨内髁倾向增加力于内侧半月板的后部和关节的中心。内侧半月板与周围紧密地连接可能保护半月板免受损伤。这个连接一旦有延长或者是破损,膝关节突然再弯曲,内侧半月板的后部可能被推向关节中心,纵向的撕裂伤可能形成。如果这个纵向的损伤延续到半月板的前面部分,半月板中间的部分被中间切迹挡住,不能回到原来的位置,会伴有关节绞锁的桶柄样撕裂(图54-36)。

同样的机制也可能造成外侧半月板后外侧或者纵形撕裂。外侧股骨髁给半月板后部一个向关节中心的压力,这个力可能造成半月板的前部从关节囊连接处撕裂。如果膝关节处于伸直位时,可能发生纵形撕裂。外侧半月板的结构和移动性决定了外侧半月板发生桶柄样损伤的可能性较小。然而,因为外侧半月板不与外侧副韧带连接同时有更大的弧度,外侧半月板发生不全横裂的可能性比内侧半月板大的多。

【分类】 半月板损伤分为以下几类(图54-37):

1. 水平撕裂。

2. 纵形撕裂。

3. 斜形撕裂。

4. 放射状撕裂。

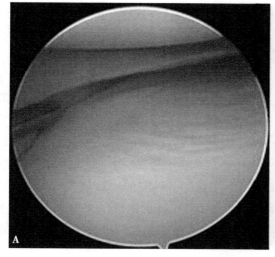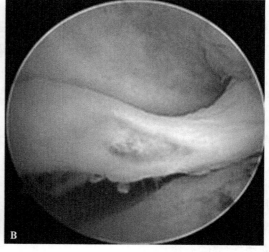

图 54-36　镜下半月板
A. 正常半月板；B. 半月板桶柄样撕裂。

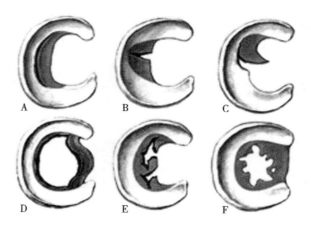

图 54-37　半月板损伤各种类型
A. 垂直纵形撕裂；B. 放射状撕裂；C. 斜形撕裂；D. 水平撕裂；E. 退行性撕裂；F. 盘状半月板损伤。

5. 其他　包括盘状半月板损伤、复合损伤和退行性撕裂等；纵形撕裂是最常见的损伤类型，常发生在内侧或外侧半月板的后部。内侧半月板后角的损伤占内侧半月板损伤的 78%。很小的后角的损伤可能不会造成绞锁症状，但可能造成疼痛，以及反复发作的膝关节肿胀。如果纵形撕裂（桶柄样撕裂）半月板的中间撕裂部分脱位进入了髁间窝，就可能造成机械性卡锁。

水平的、放射状的和斜形的撕裂伤可能发生在双侧半月板，但是在外侧半月板更常见。其通常发生在半月板的前中 1/3 处。

半月板囊肿是经常与撕裂伤相联系在一起的，外侧半月板比内侧半月板的发生率高 9 倍。最常见的原因是创伤，其造成半月板退化、黏液化和囊性变。

盘状半月板是异常的半月板，其常常因为压力和旋转的应力而破碎。盘状半月板损伤最常发生在儿童。盘状半月板的退化和撕裂都可能不断加重，以纵形及水平撕裂常见。

【临床表现】

1. 症状　部分急性病例可能有明确的外伤史，慢性病例可能没有外伤史。膝关节受伤后随即出现疼痛，如果半月板损伤发生在红区则可能出现关节积血，而无血运区损伤则不会出现急性关节内积血，一般是第二日出现肿胀，积液性质多为淡黄色透明关节液。急性期过后，关节肿胀可能不明显，关节功能恢复，但患者可能出现关节活动时疼痛、不适，或活动时关节间隙弹响感，如前角撕裂时在屈伸膝关节时可以感到膝眼处弹响感。有时在活动时可听到关节内响声,关节便不能活动,即发生关节卡锁。卡锁发生后反复轻微活动小腿,可以解除卡锁,解锁后,关节又可恢复活动度。关节卡锁症状可严重影响患者日常生活。长期卡锁可导致膝关节屈曲畸形及股内侧肌失用性萎缩。

2. 体征 半月板损伤后多数患者可出现膝关节间隙压痛,根据压痛点部位,可以大致判断出半月板损伤的部位。半月板回旋挤压试验(McMurray 试验)以及研磨试验(Apley 试验)是检查半月板损伤最常用的试验。

McMurray 试验:患者仰卧,患侧髋膝关节完全屈曲,检查者左手各指指腹位于关节间隙处做触诊,右手握住足后跟,在对膝关节联合施加外旋和外翻应力的同时,逐渐伸膝,出现疼痛提示外侧半月板损伤;检查内侧半月板时需施加内旋和内翻应力。在关节完全屈曲位下触及关节间隙弹动,表示半月板后角损伤;关节伸到90°时发生弹动,表示体部损伤;在旋转位置下伸直至0°位出现弹动,提示半月板前角损伤。McMurray 试验阴性不能排除半月板撕裂,特别是位于游离缘的放射状撕裂可无弹动出现(图 54-38)。

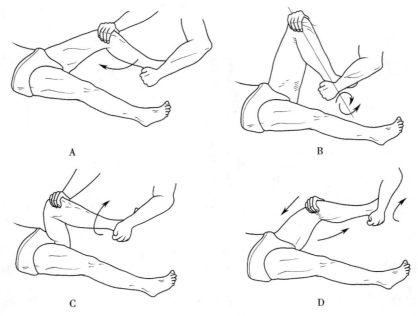

图 54-38 McMurray 试验
A. 内旋;B. 内收;C. 外旋;D. 外展。

Apley 试验:此法用于检查髋关节强直患者的半月板。患者俯卧位,膝关节屈曲成90°,大腿前面紧贴在检查床上。检查者将小腿用力下压,并做内旋和外旋运动,使股骨与胫骨关节面之间发生摩擦。若外旋产生疼痛,提示内侧半月板损伤(图 54-39)。

蹲走试验:患者完全蹲下,重复做几个蹲走的动作,并不时向内或向外。如果患者能很好地完成这些动作,则可以除外半月板后角损伤。本试验仅适用于青少年患者,特别适用于大规模体检时检查半月板有无损伤(图 54-40)。

3. 影像学 目前的影像学检查主要有膝关节 X 线片、关节造影、CT 和 MRI。

X 线片:前后位、侧位及屈膝髌骨轴位片是常规的 X 线检查位。常规的 X 线片不能诊断半月板损伤,但可以排除骨折、游离体、骨关节炎等。在无明显骨关节炎的 X 线片若发现外侧间隙明显增宽,且较内侧增宽(≥2mm),或呈开口向外的喇叭口样改变,则高度提示外侧盘状半月板可能。

关节造影:关节造影是诊断膝关节半月板损伤的传统方法。随着 CT 和 MRI 的不断进步,已很少行关节造影检查,逐渐趋于淘汰。

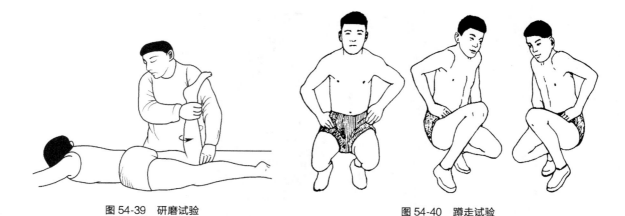

图 54-39　研磨试验

图 54-40　蹲走试验

CT:如同 X 线片一样,CT 对半月板损伤诊断意义较小,但可更明确了解骨性结构病变。高分辨率 CT 可以帮助诊断半月板损伤,对合并有髌股关节异常和其他关节周围的软组织疾病也有一定意义。

MRI:MRI 是一种半月板损伤的革命性诊断技术,相对关节造影和关节镜来说是无创伤性的。MRI 对半月板的损伤有很高的敏感性和特异性。MRI 和关节镜检查联合诊断几乎可以诊断所有的半月板损伤。根据半月板内部 MRI 信号特征,半月板损伤分为三度。Ⅰ度,半月板内部出现球状或不规则形高信号区,未达关节面;Ⅱ度,半月板内部高信号呈线状,可达半月板与关节囊连接处,但未超出;Ⅲ度,半月板内部高信号区累及关节面,即半月板撕裂(图 54-41~图 54-44)。

关节镜在过去的 20 多年发展速度很快,革命性地改变了骨科医生诊断治疗各种关节疾病的方法。关节镜可以作为半月板损伤确诊的手段,而且也已经成为半月板损伤最主要的治疗手段。

图 54-41　半月板损伤分度示意图

A. Ⅰ度;B. Ⅱ度;C. Ⅲ度。

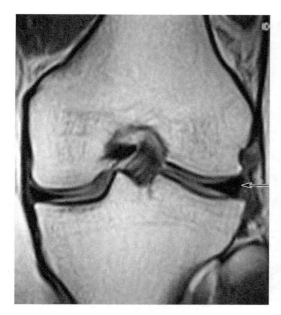

图 54-42　外侧半月板Ⅰ度损伤

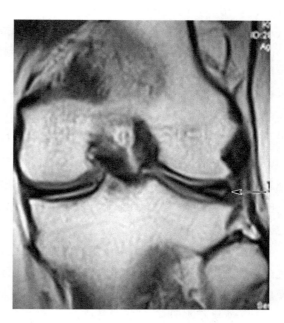

图 54-43　外侧半月板Ⅱ度损伤

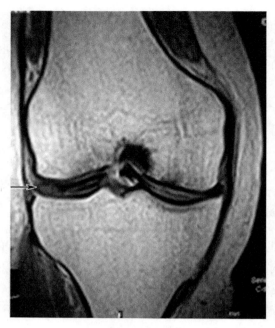

图 54-44　外侧半月板Ⅲ度损伤

【治疗原则】 半月板损伤的治疗分为非手术治疗和手术治疗。一般来说,MRI 上显示Ⅰ、Ⅱ度半月板损伤采用非手术治疗,Ⅲ度半月板损伤则应根据患者的症状、体征,半月板损伤的不同部位,以及有无合并损伤进行选择。

1. 非手术治疗　非手术治疗的适应证主要有:①一个不全的半月板损伤或者小于 5mm 的、稳定的边缘撕裂伤并且未合并任何其他损伤(如前交叉韧带损伤);②稳定的纵形半月板撕裂:长度小于 10mm 的半月板纵形撕裂被认为是稳定的;③中心游离缘≤3mm 的损伤。

非手术治疗主要是对膝关节进行制动,同时辅以康复锻炼。一般采用长腿石膏托或等长的膝关节支具进行制动,固定时间一般 4~6 周。在此期间,患者在医师的指导下进行股四头肌、腘绳肌、腓肠肌、比目鱼肌和髋部的伸肌、屈肌、收肌和展肌等的等长运动以保持肌肉的张力。一般可取得较好的疗效。如果经过非手术治疗后症状再次出现,就应该采用手术治疗。

2. 手术治疗　绝大多数半月板损伤都应采用关节镜下手术治疗。

目前半月板损伤的手术治疗可采用半月板撕裂部分切除术或者半月板缝合修复术。术中应使用探钩仔细检查半月板,以便发现隐匿的损伤,避免漏诊。半月板内侧 2/3 没有血运,损伤后通常采用部分切除术修整成形术,即切除半月板的撕裂部分,取出切除的碎片,剩余部分修整为光滑的弧形,避免在锯齿状边缘出现进一步的撕裂。半月板外 1/3 区域有血供,这个部位小的损伤常能自然愈合,大于 15mm 的损伤则需手术治疗,通常选择半月板缝合修复术。半月板修复的理想指征:青年患者,急性半月板损伤,纵形撕裂(10~20mm 长的边缘损伤)。半月板缝合修复的方法有由内向外、由外向内和全内缝合三种。半月板修复理想的材料现已有很多,目前运用最多的是一些可吸收材料。半月板修复术必须保证膝关节的稳定性,一旦出现不稳定现象,修复好的半月板可能再次破裂。故合并有韧带损伤时,应同时治疗恢复膝关节稳定性。

当半月板出现了完全不可修复的损伤时可以切除半月板,但是半月板的边缘应尽可能保留。半月板完全切除后短期效果较好,但是 2 年后就会出现股骨髁变平,关节间隙变窄和骨赘形成等骨性关节炎的表现。因此在条件允许的情况下应该尽量保存半月板。

对于丧失了半月板,同时关节稳定、未发生骨关节炎的患者,选用同种异体半月板移植和人工半月板置换术治疗可取得较好的临床效果。

第九节　胫骨平台骨折

胫骨平台骨折(tibial plateau fracture)指胫骨近端累及关节面的骨折,好发于交通伤(特别是摩托车伤)、高处坠落伤、运动损伤等,低能量损伤以中老年为主,而高能量损伤好发于青壮年。由于该类骨折位于干骺端,骨折不愈合少见。但是如果复位不满意,固定不恰当,则容易造成膝关节内、外翻畸形,创伤性骨关节炎,关节僵硬等并发症。

【病因】　造成胫骨平台骨折的病因仍为直接暴力或间接暴力。直接暴力直接作用于胫骨近端,造成胫骨平台或胫骨上段爆裂,临床表现为粉碎性骨折,如为开放性骨折,膝周软组织损伤较重,有时合并有神经血管损伤,膝周韧带及半月板损伤。间接暴力常指膝关节内外翻,或过屈、过伸,膝关节垂直或旋转暴力,造成胫骨平台内侧和/或外侧劈裂骨折,或塌陷骨折。

【分类】　根据骨折解剖部位暴力作用的大小,骨折线形状及方向,目前常用的分类系统是Schatzker分型(图54-45)。

Ⅰ型:单纯胫骨外侧髁劈裂骨折。

Ⅱ型:胫骨平台外侧髁劈型合并塌陷骨折。

Ⅲ型:单纯外侧平台塌陷骨折。

Ⅳ型:胫骨平台内侧髁,可表现为单纯劈裂或单纯塌陷骨折。

Ⅴ型:胫骨平台内、外侧髁骨折(又称双髁骨折)。

Ⅵ型:胫骨平台双髁骨折同时伴有胫骨干骺端骨折。

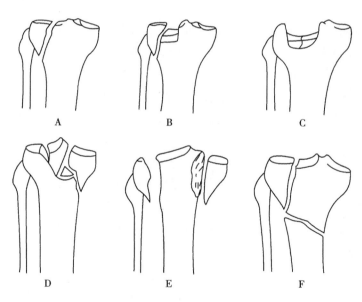

图 54-45　Schatzker 分型
A. Ⅰ型;B. Ⅱ型;C. Ⅲ型;D. Ⅳ型;E. Ⅴ型;F. Ⅵ型。

【临床表现】

1. 症状　伤后膝关节肿胀疼痛,活动明显受限,因膝关节内骨折,可有关节腔内积血,如为高能量损伤所致的粉碎性骨折或开放性骨折,可同时合并有血管神经损伤的临床表现。

2. 体征　关节肿胀同时伴有关节畸形,局部皮肤擦伤或皮下淤血,关节腔积血,浮髌征(+),膝关节主动或被动活动明显受限,局部压痛存在,临床查体可发现膝关节不稳定,同时应注意检查血管神经损伤,是否存在小腿骨筋膜隔室综合征,同时注意胫骨平台骨折可合并内、外侧副韧带损伤,半月板损伤及前、后叉韧带损伤。

3. 影像学

（1）X 线检查:膝关节正、侧位 X 线片,可以从大体上判断有无胫骨平台骨折。

（2）CT 及三维重建可明确损伤类型,骨折块大小,数目及移位方向,MRI 可了解膝关节周围韧带有无损伤。

【治疗原则】 治疗目的:恢复关节面平整和下肢力线;重建膝关节稳定性,早期活动,防止膝内外翻畸形、创伤性骨关节炎和关节僵硬。

1. 非手术治疗　无移位的胫骨平台骨折,采用下肢石膏托或支具固定 4~6 周活动膝关节,负重时间应在 8~10 周以后。

2. 手术治疗　胫骨平台骨折属关节内骨折,大多数学者主张手术治疗。

（1）Schatzker Ⅰ~Ⅲ型骨折:采用松质骨螺钉或支撑钢板固定,如有关节面塌陷,撬拨复位后植骨。Ⅱ型、Ⅲ型属复杂类型骨折,常累及内、外侧髁,非手术治疗难满足活动功能要求,常采用内、外侧支撑钢板固定。

（2）关节镜辅助下有限切开内固定:适用于 Schatzker 分型 Ⅰ~Ⅲ型,多适用松质骨螺钉内固定。该方法创伤小,术后恢复快。

（3）支架外固定:对于胫骨平台开放性骨折,或伴有严重的软组织损伤、挤压伤、血管神经损伤、骨筋膜隔室综合征等,软组织的保护尤其重要,通常采用单臂多针支架外固定。

第十节　胫腓骨干骨折

胫腓骨干骨折(tibiofibula fracture)是临床上常见的长管骨骨折,也是开放性骨折好发部位,闭合性骨折、稳定骨折常由低能量创伤引起;不稳定骨折、开放性骨折和粉碎性骨折常由高能量创伤引起。同时胫腓骨干骨折可伴发血管损伤、骨筋膜隔室综合征、骨折不愈合、感染等严重并发症。

【解剖概要】 胫骨干中上 1/3 横切面呈三菱形,在中下 1/3 交界处转变成四边形。这个形态转变的部位由于较为薄弱,是骨折的好发部位。胫骨全长均位于皮下,无论是直接外力或间接外力造成的骨折,均可损伤皮肤成为开放性的骨折。

胫腓骨之间有骨间膜相连,骨间膜可向上或向下传递外力,在间接外力或旋转外力造成胫腓骨干骨折时,二骨骨折线可不在同一平面。胫骨上下端的关节面是平行的,若骨折对位对线不良或成角明显造成的两关节面平行关系丢失,关节面受力不均,以后会发生创伤性关节炎。

腘动脉在出胫前动脉后,穿过比目鱼肌腱向下行走,此处血管被固定,胫骨上 1/3 骨折移位,可引起该血管损伤,导致下肢严重血液循环障碍,甚至坏死,应予高度重视。胫骨的营养血管在胫骨中上 1/3 交界处进入骨内。

胫骨下 1/3 几乎无肌肉附着,该部位发生骨折后,营养血管受损,因此骨折愈合慢,容易发生骨折延迟愈合或不愈合。腓骨颈外有腓总神经向下通过。腓骨颈骨折移位有损伤腓总神经的可能。小腿的肌筋膜与胫腓骨间膜一起构成四个骨筋膜室。骨折或肌肉损伤后的出血,可引起骨筋膜室高压,造成骨筋膜隔室综合征。

【病因】 胫腓骨干骨折的病因可分以下两种情况:

1. 直接暴力　常见于撞击伤、重物压砸伤,骨折线趋于横形或短斜形,属稳定骨折;如为辗压伤,则骨折线呈粉碎性,属不稳定骨折,其临床特点为胫腓骨骨折线常在同一平面,开放性骨折多见。

2. 间接暴力　扭伤或运动损伤,高坠伤所致的胫腓骨干骨折,骨折线呈长斜形,其临床表现是胫腓骨骨折不在同一平面,腓骨折线常高于胫骨折线,软组织损伤较轻。

【分类】 根据骨折形态,是否开放或闭合性骨折等,有多种分类。目前常用的是开放性骨折 Gustilo-Anderson 分型、Tscherne 闭合性骨折分类以及改良的胫骨骨折分类(表 54-2~表 54-4)。

表 54-2 开放性骨折 Gustilo-Anderson 分型

特征	骨折分型/型				
	Ⅰ	Ⅱ	ⅢA	ⅢB	ⅢC
伤口大小/cm	小于 1	大于 1	大于 1	大于 1	大于 1
创伤程度	低能量	中能量	高能量	高能量	高能量
污染程度	轻度	中度	重度	重度	重度
骨折粉碎程度	轻度	中度	重度/节段性骨折	重度/节段性骨折	重度/节段性骨折
骨膜剥离	无	无	有	有	有
局部软组织覆盖	良好	良好	不良	不良	不良
神经血管损伤	无	无	无	无	有
感染发生率/%	0~2	2~7	7	10~50	25~50

表 54-3 Tscherne 闭合性骨折分类

类型	诊断标准
0 型	间接暴力合并轻度软组织损伤
Ⅰ 型	低能量损伤合并浅表皮肤损伤
Ⅱ 型	高能量损伤合并肌肉挫伤,有骨筋膜隔室综合征的风险
Ⅲ 型	高能量损伤合并皮下脱套伤,可能有筋膜隔室血管损伤

表 54-4 改良的胫骨骨折分类

损伤特点	轻度	中度	重度
骨折移位程度	<50%	50%	胫骨完全移位
骨折粉碎程度	无或轻微	无或 1 个蝶形骨块	2 个以上骨折块
开放性骨折分型	Ⅰ	Ⅱ	ⅢA-ⅢC
闭合性骨折分类	0	Ⅰ	Ⅱ或Ⅲ
创伤程度	低能量	中度能量	高能量
骨折形态	螺旋形	斜形或横形	横形或粉碎

【临床表现】

1. 症状 伤后表现为小腿肿胀、疼痛、皮下瘀斑、畸形、假关节活动。

2. 体征 局部肿胀、压痛、畸形,骨摩擦感,反常活动。

3. 合并症

(1)小腿上 1/3 骨折容易造成血管损伤,查体时需注意足背动脉搏动情况,必经常规检查血管和神经情况。

(2)小腿中 1/3 骨折,容易造成小腿骨筋膜隔室综合征,临床查体时被动牵拉试验阳性,可早期判断骨筋膜隔室综合征。

(3)小腿下 1/3 骨折,由于胫骨解剖结构特殊,胫骨中下 1/3 有皮肤覆盖,故该部位骨折后容易造成骨折不愈合或延迟愈合。

4. 影像学 需拍摄两张 X 线片,即胫腓骨正位片、胫腓骨侧位片。

（1）X线检查,可明显骨折部位、类型和移位情况。

（2）必要时可做CT三维重建进一步了解骨折形态及移位程度。

【治疗原则】目的:纠正成角,旋转及短缩畸形,恢复下肢力线及长度,恢复胫骨上、下关节面平行关系。

1. 非手术治疗

（1）单纯腓骨干骨折:由于胫骨完整,无需手术,长腿石膏固定3~4周。

（2）单纯胫骨干骨折:由于有完整的腓骨支撑,一般而言胫骨干骨折移位不明显,且多数属于稳定骨折,长腿石膏固定10~12周,后逐渐康复锻炼。

（3）胫腓骨干双骨折:横形及部分短斜形等稳定骨折,手法复位后给予长腿石膏固定10~12周。

（4）不稳定胫腓骨双骨折:采用跟骨牵引,纠正短缩畸形后手法复位,石膏固定10~12周。

2. 手术治疗

适应证:①手法复位失败或不稳定骨折;②粉碎性骨折或多段骨折;③开放性骨折;④合并血管神经损伤;⑤全身多发骨折。

常用的手术方法有:

（1）带锁髓内钉内固定:适用于胫骨平台下5cm和踝上10cm范围内的骨折,固定牢固,可纠正胫骨旋转及成角畸形,维持下肢力线好,有利于患肢早期康复活动。

（2）钢板螺钉内固定:适用于斜形或螺形骨折及软组织损伤较轻的骨折,钢板应放置于胫骨外侧,胫前肌的深面。

（3）支架外固定:适用于开放性骨折,常伴有皮肤软组织缺损,支架外固定有利于软组织修复和伤口护理。

（4）软组织缺损的处理:严重的开放性骨折常伴有皮肤组织缺损,骨外露。首次清创是否彻底是治疗的关键。外支架稳定骨折后根据局部软组织情况决定Ⅰ期或延期皮瓣转移修复软组织缺损。

第十一节　踝部骨折

踝部骨折约占全身骨折的4%,是最为常见的关节内骨折,常见于青壮年。

【解剖概要】踝关节主要由胫、腓骨下端与距骨组成。胫骨远端内侧向下的骨性突起称为内踝;胫骨远端后缘也稍向下突起,称为后踝;腓骨远端的突起部分称为外踝。外踝较内踝窄,但较长,其尖端在内踝尖端下1cm,且位于内踝后约1cm。腓骨下端的骨骺线相当于胫骨下端关节的平面。

内、外、后三踝构成踝穴,距骨位于踝穴内。距骨体前宽后窄,其上面的鞍状关节面与胫骨下端的凹状关节面相接,其两侧面与内、外踝的关节面正好嵌合成屈戌关节,故当做背伸运动时,距骨体之宽部进入踝穴,腓骨外踝稍向后侧分开,而踝穴较跖屈时能增宽1.5~2.0mm,以容纳距骨体。

胫腓骨下端之间被坚强而有弹性的下胫腓韧带连接在一起。当下胫腓韧带紧张时,关节面之间紧贴,关节稳定,不容易扭伤,但暴力太猛仍可造成骨折。踝关节处于跖屈位时,下胫腓韧带松弛,关节不稳定,容易发生扭伤。踝关节的关节面前后松弛。但内外侧副韧带比较坚强。内侧为三角韧带,分浅深两层;外侧为跟腓及距腓前、后韧带。内侧较外侧为强,故阻止外翻的力量较强。

【病因与分类】下楼、下坡或崎岖不平路行走时受伤;多由间接暴力所致。直接暴力少见,根据暴力的大小、方向和受伤时肢体的位置,可造成不同类型的骨折。

踝部骨折可用适当的损伤机制来描述,由于旋转暴力和轴向负荷导致损伤的主次不同,其治疗方式、并发症和预后都可能出现较大差别。旋转性踝部骨折通常不如轴向负荷所致胫骨远端关节面骨折和垂直压缩性骨折等严重。旋转性踝部骨折一般是通过踝部骨折线位置来进行描述,包括内踝、外踝和后踝;当损伤涉及两个或以上时,可称双踝骨折或三踝骨折。

常用的分类是依据受伤时足的姿势和致伤方向而定,其中 Lauge-Hansen 分类以骨折线和距骨移位的位置和方向为基础,把踝部骨折按不同的损伤机制(肢体位置和暴力方向)进行分类(图 54-46):

1. Ⅰ型　旋后-内收型:受伤时,踝部极度内翻(即旋后)。外侧副韧带牵拉外踝,使腓骨下端在韧带联合水平以下被撕脱。若暴力持续下去,距骨向内踝撞击,致使内踝发生斜形骨折。Ⅰ度骨折为单纯外踝骨折或韧带断裂;Ⅱ度为同时有内踝骨折。

2. Ⅱ型　旋后-外旋型:受伤时足部内翻(即旋后),距骨受外旋应力、向外后方旋转移位,伤力造成外踝损伤。Ⅰ度为下胫腓韧带损伤;Ⅱ度为同时有外踝斜形骨折;Ⅲ度为Ⅰ度加后踝撕脱骨折、Ⅱ度加内踝骨折或三角韧带断裂。

3. Ⅲ型　旋前-外展型:受伤后,踝关节极度外翻(即旋前),或被重物压于外踝,使踝关节极度外翻。先是内侧副韧带牵拉内踝,造成内踝撕脱骨折。若暴力持续下去,腓骨将在韧带联合的水平位发生斜形骨折,同时出现胫骨后唇(即后踝)骨折,造成三踝骨折。Ⅰ度为内踝撕脱骨折;Ⅱ度为Ⅰ度同时有下胫腓韧带损伤;Ⅲ度为Ⅱ度加外踝骨折。

4. Ⅳ型　旋前-外旋型:受伤后,显示内踝发生撕脱骨折,如外翻(旋前)伤力持续下去,将造成下胫腓关节分离,腓骨则在韧带联合水平位以上发生腓骨斜形骨折或粉碎性骨折。有时骨折可发生于高位,如腓骨颈。Ⅰ度为内踝撕脱骨折;Ⅱ度为Ⅰ度伴下胫腓韧带损伤;Ⅲ度为Ⅱ度加外踝骨折;Ⅳ度为Ⅲ度加后踝骨折。

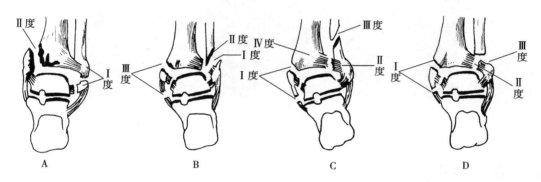

图 54-46　踝部骨折分型
A. 旋后-内收型(SA);B. 旋后-外旋型(SER);C. 旋前-外旋型(PER);D. 旋前-外展型(PA)。

【临床表现】踝部肿胀、局部压痛、皮下淤血、功能及活动障碍等是踝关节损伤后的主要症状。可有内翻或外翻畸形,严重者可出现开放性骨折、脱位。根据 X 线片,可分析其损伤类型及机制并指导治疗。对旋前-外旋型骨折,需检查腓骨全长,若有局部压痛,应明确有无腓骨高位骨折的诊断。

【治疗原则】治疗原则是在充分认识损伤特点的基础上,恢复踝关节的结构及稳定性,灵活选择治疗方案。按一般原则,先手法复位,失败后则采用切开复位的方式治疗。在治疗前,应了解一些有关因素。距骨与胫腓骨下端紧密接触,是骨折复位的关键,因为两踝均通过韧带与距骨相连。如果采用与损伤相反的方向,将距骨与胫骨远端的关系恢复正常,踝的解剖位置将恢复。由于这位置很难保持,故需用内固定。内踝如此,外踝亦如此。外踝或腓骨下端是处理关节损伤中的一个重要骨组织,有时需依靠腓骨的内固定来保持踝关节的完整性。此外,下胫腓关节的分离也应完全纠正,必要时需用内固定。

1. 非手术治疗　无移位骨折,距骨在踝穴内位置正常,无下胫腓韧带损伤,踝关节的稳定性未遭到破坏者。一般使用石膏固定 6~8 周,去石膏后逐渐负重活动。

2. 手术治疗

(1)治疗指征:手法复位失败;内翻骨折,内踝骨折块较大,波及胫骨下关节面1/2以上者;旋前-外旋型内踝撕脱骨折,尤其位于中部,可能有软组织嵌入,而至骨折整复不良者;三踝骨折手法复位不易者;开放性骨折,经过彻底清创术后;陈旧性骨折在 1~2 个月以内,骨折对位不良、踝关节有移位者;陈旧性骨折,继发创伤性关节炎、影响功能者。

(2)治疗方式:内踝移位骨折,常用拉力螺钉内固定,术后可早期关节活动。外踝移位骨折,因关节面与腓骨纵轴有 15°倾斜,应先将钢板塑形以紧贴骨面,再予以稳妥固定。内、外两踝移位骨折在复位内固定后,如有下胫腓韧带损伤应同时修复。腓骨高位骨折,下胫腓韧带联合完全撕裂,应首先解剖复位内固定腓骨骨折,再用螺钉将腓骨固定于胫骨上,使下胫腓联合的间隙恢复正常,以达到撕裂韧带能紧密接触、坚固愈合。一般术后管型石膏固定 6~8 周。后踝与关节囊附着,骨折后一般可用手法复位;若骨折占关节面的 1/3 以上,应手术复位拉力螺钉内固定。陈旧性双踝骨折复位不良、距骨有脱位者,应手术将两踝平胫骨关节面切断,复位距骨后再复位双踝,以螺钉内固定(图 54-47)。

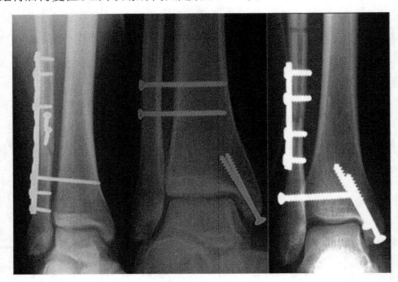

图 54-47　踝关节骨折切开复位内固定

第十二节　踝部损伤

踝关节是人体负重量最大的屈戌关节。站立时全身重量均落到踝关节上,行走时的负荷较重。踝关节扭伤是十分常见的损伤,会对关节功能造成严重影响。

【解剖概要】踝关节关节囊纤维层增厚形成韧带,主要有:

(1)内侧副韧带:又称三角韧带,是踝关节最坚强的韧带。起自内踝,呈扇形向下,分束止于足舟骨、距骨和跟骨。主要功能是防止踝关节外翻。

(2)外侧副韧带:起自外踝、分三束,称为距腓前韧带、跟腓韧带和距腓后韧带,是踝部最薄弱的韧带。距腓前韧带厚 2~2.5mm,向后附着于外踝前缘,向前附着于距骨颈;跟腓韧带比前者强,它向上附着于外踝尖,向下附着于跟骨外侧面;距腓后韧带更粗大,向前附着于腓骨的指状窝,向后附着于距骨后部的外侧结节上。

【病因与分类】通常外伤导致踝关节损伤时,踝关节处于跖屈位,遭受内侧或外翻暴力时,使踝部韧带过度牵拉,导致韧带部分损伤或完全断裂,也可导致韧带被拉长,撕脱骨折及骨折脱位。若急性韧带损伤修复不好,韧带松弛,易致复发性损伤,导致踝关节慢性不稳定。足的外翻及外展可以导致三角韧带的撕裂,而内翻应力可造成踝关节外侧韧带的撕裂。

【临床表现】踝关节扭伤约 80% 为内翻扭伤,伤后出现疼痛、肿胀、皮下瘀斑,活动踝关节疼痛加重。检查可以发现伤处有局限性压痛点,踝关节跖屈位加压,使足内翻或外翻时疼痛加重,即应诊断为踝部韧带损伤,对韧带部分损伤,松弛或完全断裂的诊断有时比较困难。内翻应力位 X 线片:根据不同表现确定损伤程度,距骨倾斜大于 10°,认为跟腓前韧带、距腓韧带损伤,可有程度不同的外侧韧带损伤。前抽屉试验:在麻醉下做前抽屉试验,在外侧韧带断裂时试验阳性。外旋应力试验:在握持膝关节于屈曲 90° 位、踝关节于中立位时对足跟施加外旋应力做外旋试验,如诱发胫腓前韧带或后韧带以及骨间膜疼痛者为阳性。

【治疗原则】踝关节扭伤大多可通过严格的保守疗法治疗,因此早期正确治疗十分重要。一般急性损伤应立即冷敷,以减少局部出血及肿胀程度。48 小时后可局部理疗,促进组织愈合。韧带部分损伤或松弛者,在踝关节背伸 90° 位、外翻位用靴形石膏固定,或宽胶布加绷带固定 2~3 周。若有小片撕脱骨折可视情况切开复位内固定。内翻扭伤者有 20% 后期会出现踝关节不稳,此类患者会经常反复扭伤,尤其行走于不平整道路时。该类患者宜长期穿高帮鞋,保护踝关节,晚期由于慢性不稳定,可导致踝关节创伤性关节炎。对于诊断踝关节不稳定,保守治疗效果不佳者可行手术治疗。

第十三节　足部骨折

足由跗骨、跖骨及趾骨共 26 块骨组合成许多关节,足底有坚强的韧带,并形成内、外侧纵弓和前足的横弓。足在内在肌和外在肌的协调下,承载时富有弹性,减缓重力冲击,从而完成步行、跑跳等各种运动,能在复杂的地形上保持运动中的姿势平衡和稳定。足部结构损伤后,引发足部畸形、僵硬、负重疼痛或感觉缺乏、溃疡等,都将影响到步行功能,甚至造成严重病残。对足部损伤的治疗需高度重视,严格要求。

一、距骨骨折与脱位

距骨分为头、颈、体三部分。距骨颈较细,其上、内、外侧面是关节囊的附着部。因此,距骨颈骨折在距骨骨折中最为常见。距骨体呈不规则立方形,前宽后窄,可提供踝关节背伸时的稳定性。距骨起传导全部体重至足部的作用,其表面 60%~70% 为关节面所覆盖,血供主要集中于距骨颈周围,故距骨颈骨折合并脱位时常易发生距骨体缺血坏死。

距骨骨折常由于各类创伤导致踝关节过度背伸,距骨颈撞击胫骨远端踝穴前缘,产生距骨颈骨折,随着背伸暴力的持续增加,将产生距下关节内翻或外翻的半脱位或脱位。距骨骨折多发于男性青壮年。无移位的距骨颈骨折可存在足踝背部较为明显的肿胀,压痛以内、外踝前方、踝前下方为明显。距骨颈骨折合并脱位时除相应的关节脱位畸形外,还可见到脱位的距骨体压迫皮肤,严重者可造成皮肤坏死,开放性骨折的发生率也有所增加。

正位 X 线片可见到距下关节内翻脱位,侧位可观察距骨体脱位的程度。由于骨折线走行的不同,距骨颈、体骨折常易混淆,区别的方法应着重观察侧位距下关节面的骨折线位置,若骨折线涉及距下关节面则为距骨体骨折。CT 可帮助了解距骨颈骨折粉碎程度,骨折块排列及距下关节受累情况等。

无移位的距骨骨折仅需将踝关节置于跖屈 10° 或中立位,短腿石膏前后托固定 6~8 周,去石膏后立即开始关节功能锻炼,待 X 线显示骨折愈合后,再开始逐步负重走。

距骨颈轻度移位伴半脱位的骨折,首先行麻醉下的闭合手法或撬拨复位。应用短腿石膏前后托固定 8~12 周,闭合复位不满意时,应尽早切开复位内固定。移位明显合并胫距关节、距下关节、距舟关节脱位的距骨颈骨折,首选择切开复位内固定,但手术治疗预后差,距骨缺血坏死率较高,可达 80%~100%。

二、跟骨骨折

跟骨是最大的跗骨,其后下端为负重点。跟骨的载距突与距骨颈接触,支持距骨头并承担体重。跟结节后上缘与其后关节突连线和前、后关节突连线的交角称为跟骨结节关节角(Böhler 角),正常为 25°~40°。

高处坠落,足跟着地受到纵向暴力是发生跟骨骨折的主要原因;扭转暴力是导致跟骨关节外骨折的原因,尤其是跟骨前突、载距突和内侧突的骨折,而跟骨结节骨折大多由于肌肉牵拉外力所致,直接暴力可以导致跟骨任何部位的骨折。

跟骨骨折可分为不涉及距下关节面的关节外骨折、涉及距下关节面的关节内骨折。跟骨关节外骨折包括跟骨前突、内侧突、跟骨体、跟骨结节(鸟嘴样或撕脱)的骨折。

跟骨骨折后足跟部有肿胀压痛或叩击痛、踝关节或距下关节活动受限、足跟不能着地、足跟增宽、足跟内外翻畸形、足弓塌陷等。检查时应注意是否合并足筋膜隔室综合征。对于跟骨骨折的评估,应当具有双跟骨侧位片、轴位片、患侧踝正位片、患侧足正位片,如具备条件可行 CT 检查。

治疗原则是恢复距下关节的对位关系和跟骨结节关节角,维持正常的足弓高度和负重关系。未波及距下关节的骨折,可采用绷带包扎固定或管型石膏固定 4~6 周,待骨折愈合后负重。跟骨结节撕脱骨折,应早期切开复位用松质骨拉力螺钉内固定。波及距下关节骨折的治疗以达到解剖复位为目标。无移位的骨折仅用绷带包扎或石膏固定 4~6 周即可开始活动。有移位的骨折需切开整复关节面骨折,复位后的骨缺损采用松质量骨填充,再用螺钉固定大的骨折片或使用特制的钢板固定。术后石膏外固定 6 周。对于复杂的跟骨骨折,用任何方法均难以达到解剖复位的程度,因此也有人主张不做任何特殊处理,早期仅做包扎固定,任其自然愈合,早期进行功能锻炼,部分患者仍可以恢复较好的功能。对于功能差,症状严重,负重困难者选择距骨下关节融合或三关节融合术。

三、趾骨骨折

趾骨骨折多为重物压砸或硬物踢碰所致,前者多为粉碎性骨折,后者多为横形或斜形骨折。无明显移位的趾骨骨折,一般用石膏固定 3~4 周。移位明显的骨折,可先行手法复位,若不成功可切开复位克氏针固定。近节趾骨基底部骨折为关节内骨折,因为跖趾关节的运动对正常步态是非常重要,如有骨折移位应手术做解剖复位,并用螺钉固定。

(闵 理 曲国蕃)

学习小结

下肢骨与关节主要作用是负重和行走,因此下肢骨与关节损伤在诊断及治疗中,必须注重力线、关节活动度,以及周围重要软组织、血管、神经的相关情况。 通过本章学习应了解重要长骨及关节损伤病因、临床表现;了解不同部位下肢骨与关节损伤的诊断和治疗方法;了解血管、神经、肌肉等组织损伤的诊断及治疗原则。

复习参考题

1. 简述股骨颈骨折的分型、临床表现及诊断。
2. 简述股骨干骨折后骨折移位的方向及相关机理。
3. 简述膝关节韧带损伤的临床表现和诊断。

第五十五章　脊柱、骨盆骨折

第一节　脊柱骨折与脊髓损伤

　　脊柱骨折、脱位和脊髓损伤是一种最常发生于年轻人的严重损伤。最常见的损伤原因是机动车事故、跌倒、暴力和运动事故等。脊髓损伤使患者丧失全部或部分生活自理能力,严重者危及生命。创伤、感染、肿瘤、骨病均可导致脊柱骨折,本章主要介绍创伤所致的脊柱骨折。

一、概述

【脊柱损伤的评估】

　　1. 病史　脊柱损伤常见于机动车事故、坠落伤、重物砸伤,与受伤机制有关的详细病史十分重要。对患者的评估和管理要从受伤现场开始,对任何有颅脑损伤、严重面部或头皮裂伤的患者都应怀疑有脊柱损伤。近期发生创伤的患者,如果主诉颈部或脊柱疼痛,在排除前应被视为脊柱损伤的征象。在继续体格检查前必须先对脊柱采取制动措施,并且患者的正确运输非常重要。

　　2. 体格检查　患者取仰卧位,首先评估患者的精神状态,注意排查有无颅脑、胸腹腔脏器以及四肢损伤。脊柱触诊应从上颈椎到腰骶区,不能遗漏,如有棘突压痛提示可能有脊柱损伤;在棘间韧带处触及缺损时提示可能存在韧带损伤。在颈部触诊检查时,助手必须保证患者的颈椎稳定的处于中立位。在躯干、胸、腰、骶椎的视诊和触诊时,也必须保证颈椎的稳定。

　　3. 神经功能评估　准确而详细地评估脊髓损伤患者的神经功能状况非常重要。应用美国脊柱创伤协会脊髓损伤标准神经功能评分有助于做好评估工作(图 55-1)。包括感觉、运动、反射和括约肌功能在内的详细的初期神经系统检查,对判断预后和决定治疗非常重要,必须通过细致的神经系统检查来确定是否存在不完全或完全的脊髓损伤,并加以记录。

感觉功能先检查轻触觉,然后用针刺法查痛觉(用一根无菌针),从头颈部开始,逐渐向下,按皮肤特定分区检查。重要的皮肤标志有乳头连线(T_4)、剑突(T_7)、脐(T_{10})、腹股沟区(T_{12}、L_1)和会阴及肛周(S_2、S_3和S_4)。在检查运动功能之前,要把皮肤有感觉的区域画出。只要骶部有感觉保留,不完全性脊髓损伤的诊断就可以成立。四肢瘫痪的患者,在明确损伤的颈髓支配区以远,唯一有感觉的区域可能就是肛门周围。

运动功能应从上肢开始系统检查。在检查运动功能过程中,区分完全性、不完全性脊髓损伤及单纯神经根损伤是非常重要的。检查完肢体和躯干后,要通过直肠括约肌或趾屈肌的自主收缩来判断是否有骶部运动功能丧失。如果骶神经支配的肌肉有自主运动并有骶部的感觉,运动功能恢复预后良好。如果有肛门反射而无骶部感觉,则表明是完全性损伤。最后要记录反射情况。麻痹的患者通常是无反射的,腿部针刺后发生屈曲收缩不能表明有自主运动。反射亢进、阵挛、病理反射(如下肢的 Babinski 征和上肢的 Hoffman 征)表明有慢性脊髓压迫,有时可能还伴有脊髓中央综合征。

肌力等级的分级:

0 级:完全麻痹。

1 级:可触及或看到的收缩。

2 级:主动运动,全范围运动,不抗重力。

3 级:主动运动,全范围运动,可抗重力。

4 级:主动运动,全范围运动,抗重力和部分抗力。

5 级:主动运动,全范围运动,抗重力和正常抗力。

脊髓损伤标准神经功能评分(图 55-1):

A:完全性损伤,$S_4 \sim S_5$ 节段的运动或感觉功能完全消失。

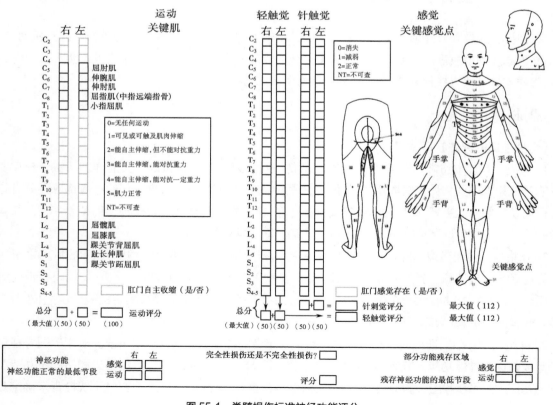

图 55-1 脊髓损伤标准神经功能评分

B:不完全性损伤,损伤平面以下(包括$S_4 \sim S_5$)有感觉,但没有运动功能。

C:不完全性损伤,损伤平面以下有运动功能,但一半以上的关键肌肉肌力小于3级。

D:不完全性损伤,损伤平面以下有运动功能,且一半以上关键肌肉的肌力大于或等于3级。

E:正常,运动、感觉功能正常。

4. 影像评估 X线片是首选的检查方法。颈部损伤的X线片应该包括标准的正位、侧位及双斜位片。如果颈胸段无法在侧位片上看清,则需要进行CT扫描。胸椎骨折和颈胸椎或胸腰椎交界处的骨折容易遗漏,可使用包括断层扫描、注射水溶性造影剂的脊髓造影术、脊髓造影后CT扫描加矢状面重建和MRI等先进的影像技术。

5. 多发脊柱损伤 如果发现脊柱任何节段有损伤,都应该拍摄全脊柱的正、侧位X线片以明确是否有其他节段的损伤。多节段脊柱损伤可以是连续的,也可以是跳跃式的,占脊柱损伤的3%~5%。

6. 相关软组织损伤 颈椎损伤时可伴有颈动脉和椎动脉的损伤,这种创伤很少,但有潜在导致卒中或死亡的可能。对颈椎骨折脱位或骨折块进入椎间孔的患者应进行血管造影检查。CT血管成像可以降低血管造影对这种严重创伤检查时的风险。

【急救处理】

1. 现场急救及搬运 急救搬运可疑脊柱骨折者时,应避免屈曲脊柱而致损伤加重(图55-2)。正确的方法是2~3人采用平托法或滚动法移动伤者至担架、木板或门板上,并固定妥当,这一过程中始终使伤员保持平直状态(图55-3)。

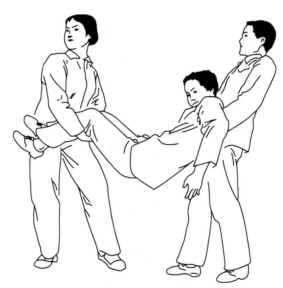

图 55-2 脊柱损伤错误搬送方式

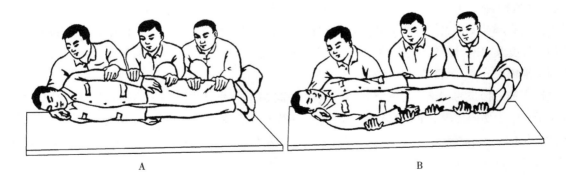

图 55-3 脊柱损伤正确转送方法
A. 滚动法;B. 平托法。

2. 急诊室多科评估　对怀疑有脊柱损伤的患者,如有条件,初次检查要由普外科、麻醉科、呼吸科、神经外科及骨科专科医师联合进行。伤者出现低血压、低体温和心动过缓时,可能提示颈椎或上胸椎骨折伴 T_6 以上脊髓损伤。

3. 激素冲击治疗　对已证实有急性脊髓损伤、而未使用皮质类固醇禁忌证的伤者,在受伤 8 小时内可用甲泼尼龙治疗。但应注意大剂量应用类固醇治疗超过 24 小时后,伤口感染和胃肠道出血的潜在危险性增加。目前这是一种选择性的方案,而并非强制。

二、颈椎损伤

按照不同解剖部位,可分为上颈椎损伤(枕骨~C_2)和下颈椎损伤(C_3~C_7)。

1. 上颈椎损伤(枕骨~C_2)　寰枕关节是头颅与脊柱的交界区,是解剖结构与生物力学功能最为复杂的区域,也是外伤后死亡率最高、手术风险最大的区域。韧带组织对于关节稳定性的维持起关键性作用。

(1)枕骨髁骨折:枕骨髁骨折罕见,多由于头颈部轴向受压,侧向弯曲而引起,且在首诊时通常被遗漏。低位脑神经麻痹可能是唯一症状,颅底部 CT 和常规正、侧断层拍片最可能显示这种骨折。治疗使用 Halo-vest 支具制动 12 周。如仍有不稳定征象时,需要做枕骨至 C_2 的后路融合手术。

(2)寰枕关节脱位:较罕见,可由前侧损伤或后侧损伤引起,通常是致命性的。发生此型损伤时,翼状韧带和齿突韧带、覆膜和寰枕后韧带发生断裂。寰枕关节脱位时可以合并骨折。治疗包括寰枕关节的复位及固定。寰枕关节脱位有严重不稳,颈椎牵引是禁忌,应该立即使用 Halo-vest 支具固定。早期施行寰枕关节稳定手术,进行后路颈枕融合。

(3)寰椎(C_1)骨折:寰椎是头颈关节或者上颈椎重要的组成部分及中心部位,是枕部和颈部的过渡型结构。寰椎骨折常常伴有其他颈椎损伤,如寰椎横韧带损伤、头部闭合伤等。

寰椎骨折患者常常感觉颈部不适疼痛、颈部肌肉痉挛、活动受限,咽后壁肿胀可导致吞咽困难。因 C_2 神经根受压或损伤引起的神经痛和感觉异常很常见,椎动脉损伤可出现短暂的意识丧失和复视。寰椎骨折有时候也伴随枢椎或其他颈椎损伤发生。单纯寰椎骨折常见的是 Jefferson 骨折,寰椎前后弓爆散使得椎管变宽,但神经损伤罕见。但是,当寰椎骨折合并有枢椎骨折时可导致神经损伤。

寰椎骨折的诊断需要结合病史、体征以及影像学检查。有时患者意识不清,影像学检查对诊断显得尤为重要。张口位 X 线片可以显示寰枢关节,寰椎侧块相对于枢椎关节面的移位预示着寰椎的爆裂骨折。

是否合并颈椎其他部位的损伤对寰椎骨折治疗有着关键性决定作用。对于单纯寰椎骨折,外固定支具是最常用的治疗手段。单纯寰椎骨折能够通过牵引而复位,然后用外固定支具固定 8~12 周。当寰椎侧块向外侧移位超过枢椎关节面 7mm 时,或 CT 和 MRI 若显示有寰椎横韧带损伤,又或者外固定支具固定 8~12 周后动力位 X 线片显示寰枢关节仍存有不稳,需要行枕-枢(C_0~C_2)融合或寰枢(C_1~C_2)关节融合治疗,以防止神经损伤。

(4)寰椎横韧带断裂:寰椎横韧带是维持寰枢关节稳定的重要结构,损伤可以单独存在,也可合并寰枢椎骨折。当头部遭受突然的屈曲暴力时,容易造成寰椎横韧带撕裂或者断裂。根据寰椎横韧带及骨性结构的损伤程度及范围,通常将寰椎横韧带损伤分为两种类型:Ⅰ型,寰椎横韧带体部断裂;Ⅱ型:寰椎横韧带止点与寰椎侧块分离,而寰椎横韧带本身无断裂。

寰椎横韧带损伤的临床表现主要为枕下和枕颈部疼痛,枕颈部周围肌肉痉挛致颈部活动受限。其治疗取决于韧带损伤的程度。Ⅱ型寰椎横韧带损伤,可先行颅骨牵引复位治疗,如寰枢关节恢复正常解剖关系,可采用 Halo-vest 支具固定。其间注意复查 X 线片,观察寰枢关节解剖关系变化,如出现不稳定加重情况,立即转手术治疗。Ⅰ型寰椎横韧带体部断裂通常不能自行修复,应尽早手术治疗。

(5)齿突骨折:齿突处于寰枢运动节段中心,解剖关系复杂,确切的损伤机制尚不清楚。与遭受暴力时头颈部运动位置,暴力大小、方向以及骨骼质量等因素有关。齿突骨折以 Anderson 分型(图 55-4)最为常用:I型为通过齿突上部分的斜骨折;Ⅱ型为齿突与椎体结合部骨折;Ⅲ型为骨折线通过椎体上部。

齿突骨折患者表现不一,症状非特异性。意识清醒者自觉颈后部或枕下部疼痛,颈部活动受限,以旋转受限为主;能够行走患者感头颈部不稳,需用手扶持头部。神经损伤症状以骨折移位压迫脊髓程度和部位而定,可以有轻度的运动、感觉障碍,深反射活跃,病理反射阳性。而儿童齿突骨折患者在仰卧位或站立位没有任何症状,只有在变换体位时才出现哭闹情况,需注意。

齿突骨折治疗方法应依具体骨折情况而定。对于 I 型骨折,稳定性很好,给予围领制动或者 Halo-vest 支具固定效果很好。Ⅲ型骨折因有较大的松质骨基底,愈合率高,90%患者仅需外部支具固定治疗即可。Ⅱ型骨折的不愈合发生率最高,骨折端接触面小,不稳定,绝大多数患者需手术治疗。手术方法包括前入路齿突拉力螺钉固定术和后入路寰枢和枕颈融合术。

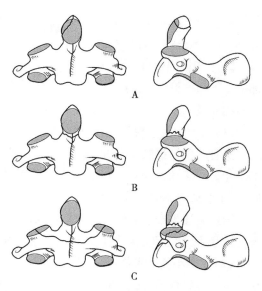

图 55-4　齿突骨折 Anderson 分型
A. Ⅰ型;B. Ⅱ型;C. Ⅲ型。

(6)创伤性枢椎脱位:是双侧枢椎椎弓峡部的骨折,为上颈椎损伤发病率最高的病种之一,因最早发现于绞刑犯身上,也被称为"Hangman 骨折"。现代社会中,车祸是造成这种损伤的主要原因。

Levine 和 Edward 根据骨折形态和稳定程度,并结合损伤机制将 Hangman 骨折分为 4 型(图 55-5):

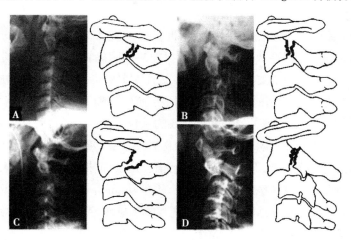

图 55-5　Levine 和 Edward 分型
A. Ⅰ型;B. Ⅱ型;C. ⅡA型;D. Ⅲ型。

Ⅰ型:骨折无移位(<3mm),损伤机制是轴向载荷加伸展暴力。

Ⅱ型:骨折移位>3mm 和不显著成角,是不稳定骨折。

ⅡA型:骨折线从后上到前下斜行经过枢椎椎弓根,损伤机制为屈曲暴力为主伴有牵张暴力作用所致。

Ⅲ型:双侧椎弓根骨折伴后侧小关节突损伤,通常伴有椎弓骨折的严重移位和成角及一侧或两侧小关节突脱位。为屈曲暴力加轴向压缩暴力所致。

创伤性枢椎滑脱的患者无论有无神经症状,均要围领制动。如有神经症状,需行 Halo-vest 支具或颅骨牵引治疗。对于 I 型骨折患者,C₂~C₃ 间的椎间盘正常,骨折无移位或移位<3mm,可给予围领固定 3 月治疗。治疗期间要注意复查 X 线片,如骨折间隙增大,可更换成 Halo-vest 支具固定治疗。Ⅱ型骨折因过伸暴力致峡部断裂,屈曲暴力导致椎间盘撕裂,而前纵韧带完整,可行 Halo 环牵引治疗,6~9kg 过伸位牵引;3

周后更换为 Halo-vest 支具。ⅡA 型骨折成角较大,椎间盘损伤严重,保守治疗易发生迟发型 $C_2 \sim C_3$ 鹅颈畸形,需行手术治疗。Ⅲ型骨折 $C_2 \sim C_3$ 前纵韧带和椎间盘断裂,该节段极度不稳定,需行手术治疗。

2. 下颈椎损伤($C_3 \sim C_7$)　指 $C_3 \sim C_7$ 损伤,亦包括颈胸连接($C_7 \sim T_1$)处的损伤,是致病致残的常见损伤部位。下颈椎损伤的发病率较上颈椎高,早期诊断和治疗可恢复脊髓功能,而稳定颈椎是挽救生命、减少病残的关键。

(1)双侧小关节脱位:是一种屈曲-旋转损伤,多为高处坠落伤或挥鞭样损伤,枕颈部受到屈曲性暴力。

患者表现为颈部呈强迫体位,由于小关节交锁,头颈被迫前屈位。头颈部剧痛,颈部肌肉明显痉挛,头部不能被动活动,颈部压痛广泛。双侧小关节脱位容易合并神经损伤,表现为相应损伤节段的症状,如四肢瘫、下肢瘫或不完全性瘫痪。有神经根损伤者,表现为该神经根分布区域皮肤痛觉过敏或感觉减退。

治疗方法为牵引复位后行融合内固定手术。首先利用颅骨牵引,并通过床边透视和拍片来确定小关节交锁是否已经解除,牵引复位后进行手术内固定治疗。

(2)单侧小关节脱位:单侧小关节脱位是由于颈椎屈曲旋转造成,常见脱位的节段为 $C_5 \sim C_6$。患者可表现出单纯神经根损伤或不完全神经损伤的症状。该损伤很难通过颅骨牵引复位。如果通过颅骨牵引获得复位,可给予 Halo-vest 支具固定 3 个月,通过自发融合达到稳定。如果通过颅骨牵引不能获得复位,则行后入路切开复位融合内固定术。

(3)椎体骨折:椎体骨折机制多样,多数由纵向负荷和屈曲暴力导致,程度可以从无神经损伤的稳定性压缩性骨折,到有明显神经损伤的高度不稳定性爆裂骨折不等。椎体骨折时,神经受损的程度主要由椎管的矢状径所决定。无后侧结构骨折、韧带断裂、关节脱位或神经损伤,而只有很小移位的轻度压缩性骨折属于稳定骨折,通过颈椎支具外固定 8~12 周即可愈合。椎体骨折如存在骨折不稳定、合并神经损伤或椎管占位需要减压,应选择手术治疗。

(4)颈椎附件骨折:颈椎可能发生的其他单发骨折包括椎板、棘突、钩突、侧块、椎弓根的骨折,以及椎体前缘、下缘和上缘小的撕脱骨折等。在治疗这些骨折前应先明确其稳定性。一般而言,这些孤立的骨折都是稳定性损伤,只需用牢固的颈椎支具或 Halo-vest 支具固定即可得到融合。但是对于合并脊髓损伤患者,应行 CT 或 MRI 检查,以判断损伤的严重程度,然后行前入路或后入路进行脊髓和神经根减压。

(5)颈椎过伸伤:是颈椎受到过度伸展性暴力造成的颈脊髓损伤。通常伴有较轻微或隐匿的骨损伤,X 线多无异常征象,故而易被疏漏并影响治疗。这种损伤并不少见,常合并脊髓损伤中央综合征,多见于中老年人。患者可有颈前、后部疼痛外,颈部活动明显受限,尤以仰伸为著。颈部周围多伴有明显的压痛。脊髓受损症状,临床上表现为上肢瘫痪症状重于下肢,手部功能的障碍重于肩肘部;感觉功能受累主要表现为温觉与痛觉消失,而位置觉及深感觉存在,此种现象称为感觉分离。严重者可伴有大便失禁及小便滞留等。一经确诊,即常规应用枕额带牵引,持续牵引 2~3 周,然后采用头颈胸石膏或颈托保护 1~2 个月。如果 MRI 检查发现有持续的脊髓致压物,则根据脊髓致压物的部位和范围,选择适宜的颈椎前入路或后入路的减压手术治疗。

三、胸腰椎损伤

胸腰段脊柱($T_{10} \sim L_2$)处于胸椎后凸、腰椎前凸的交汇处,应力集中,是脊柱骨折最常见的部位。Denis 的研究提出了脊柱损伤的三柱概念,即胸、腰椎从矢状位上可分为前、中、后三柱(图 55-6)。前柱包括前纵韧带、椎体的前半部分和纤维环的前部;中柱包括后纵韧带、椎体的后半部分和纤维环的后部;后柱包括椎弓根、黄韧带、关节囊和棘间韧带。纵向压缩、牵拉和不同平面合力引起的平移等可以造成三柱中的一个或几个柱的破坏。

中柱和后柱包裹了脊髓和马尾神经,该区的损伤可以累及神经系统,特别是中柱的损伤,碎骨片和髓核组织可以突入椎管的前半部损伤脊髓,因此对每个脊柱骨折病例都必须了解有无中柱损伤。

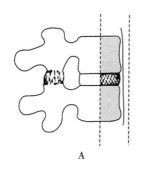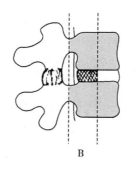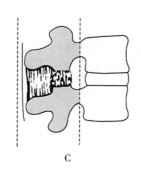

图 55-6 胸腰椎三柱理论
A. 前柱；B. 中柱；C. 后柱。

【治疗原则】

1. 非手术治疗 适用于无神经受累的稳定骨折,主要包括楔形压缩性骨折,以及稳定爆裂型骨折经 CT 证实没有骨块挤入椎管内者。椎体压缩不到 1/5 者,或年老体弱不能耐受复位及固定者可仰卧于硬板床上,骨折部位垫厚枕,使脊柱过伸,3 日后开始腰背部肌锻炼。2 个月后骨折基本愈合,第 3 个月内可以下地稍许活动,但仍以卧床休息为主。3 个月后逐渐增加下地活动时间。椎体压缩高度超过 1/5 的青少年及中年伤者,可用两桌法或双踝悬吊法过伸复位。复位后即在此位石膏背心或支具固定,固定时间约 3 个月。在固定期间,坚持每日做腰背肌锻炼,并逐日增加锻炼时间。

2. 手术治疗 对神经功能正常的不稳定脊椎损伤患者,或有非进行性神经症状加重的患者,应尽早行切开复位和内固定手术。手术的目的主要是通过复位或减压术以解除脊髓、马尾神经的压迫,促进神经功能恢复。

四、骶骨骨折和腰骶椎脱位

骶骨骨折和腰骶椎脱位常见于机动车事故和坠落伤,约占所有脊柱骨折的 1%。Denis 提出了一种分类方法,将骶骨分成 3 个区:①骶骨翼区;②骶孔区;③中央骶管区(图 55-7)。骨折发生在中央骶管区时并发神经根损伤的风险最大,其次为骶孔区。低位的横向骨折是由于尾骨直接受力引起,导致骶尾骨骨折块向前移位。大多数的骶骨骨折都是由间接损伤引起,并且伴有骨盆骨折,这些损伤中有 25%～50% 合并有神经损伤。应该细心检查是否有骶神经根功能障碍,如肛周感觉减退和括约肌功能障碍等,踝反射减弱和阴茎球海绵体反射消失也提示有骶神经根损伤的可能。

【治疗原则】 非手术治疗包括卧床休息 8～12 周,伴有不稳定性骨盆骨折的骶骨骨折可以通过骨盆外固定或内固定进行治疗。

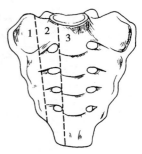

1. 骶骨翼区;2. 骶孔区;
3. 中央骶管区。

图 55-7 骶骨分区

五、脊髓损伤

脊髓损伤是脊柱骨折的严重并发症,由于椎体的移位或碎骨片突出于椎管内,使脊髓或马尾神经产生不同程度的损伤。胸腰段损伤使下肢的感觉与运动产生障碍,称为截瘫;而颈段脊髓损伤后,双上肢也有神经功能障碍,为四肢瘫痪,简称"四肢瘫"。

【病因及分类】 按脊髓损伤的病理分类,可分为:

1. 脊髓震荡 与脑震荡相似,是最轻微的脊髓损伤。脊髓遭受强烈震荡后立即发生短暂性功能抑制状态而出现弛缓性瘫痪,损伤平面以下感觉、运动、反射及括约肌功能全部丧失。因在组织形态学上并无病理变化发生,只是暂时性功能抑制,在数分钟或数小时内即可完全恢复。

2. 脊髓挫伤与出血 为脊髓的实质性破坏,外观虽完整,但脊髓内部可有出血、水肿、神经细胞破坏和神经传导纤维束的中断。脊髓挫伤的程度有很大的差别,轻的为少量水肿和点状出血,重者则有成片挫伤、出血,可有脊髓软化及瘢痕形成,因此预后极不相同。

3. 脊髓断裂 脊髓的连续性中断,可为完全性或不完全性,不完全性常伴有挫伤,又称挫裂伤。脊髓断裂后不能恢复,预后差。

4. 脊髓受压 骨折移位,碎骨片与破碎的椎间盘挤入椎管内可以直接压迫脊髓,而皱褶的黄韧带与急速形成的血肿亦可以压迫脊髓,使脊髓产生一系列损伤的病理变化。及时去除压迫物后脊髓的功能可望部分或全部恢复;如果压迫时间过久,脊髓因血液循环障碍而发生软化、萎缩或瘢痕形成,则瘫痪难以恢复。

5. 马尾神经损伤 马尾神经起自第 2 腰椎的骶脊髓,一般终止于第 1 骶椎下缘。马尾神经损伤很少为完全性。

此外,在脊髓遭受严重创伤和病理损害时即刻发生功能的暂时性完全抑制,这是失去高级中枢控制的一种病理生理现象,称之为脊髓休克。其临床表现以迟缓性瘫痪为特征,各种脊髓反射包括病理反射消失及大小便功能均丧失。其全身性改变主要可有低血压或心排血量降低,心动过缓,体温降低及呼吸功能障碍等。2~4 周后这一现象可根据脊髓实质性损害程度的不同而发生损伤平面以下不同程度的痉挛性瘫痪。因此,脊髓休克与脊髓震荡是两个完全不同的概念。脊髓休克是严重脊髓损伤的早期表现,而不是一种损伤类型。虽然脊髓休克很少持续 24 小时以上,但有时可以持续较长时间。球海绵体反射阳性或肛门反射的恢复是脊髓休克结束的标志(图 55-8)。脊髓休克恢复后,如果损伤平面以下仍然无运动和感觉,表明是完全性脊髓损伤,预示着远端运动与感觉功能恢复的可能性小。

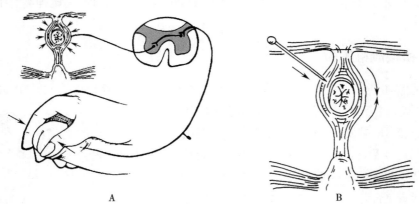

图 55-8 球海绵体反射及肛门反射
A. 球海绵体反射;B. 肛门反射。

【临床症状】 视脊髓损伤部位、程度、范围、时间及个体特异性不同,临床症状与体征差别较大,但有一些共性的症状。

1. 高位颈髓伤 指颈 1~2 或枕颈段骨折脱位所引起的颈髓损伤,如该处的生命中枢直接受到压迫并超过其代偿限度时,患者多立即死亡。所幸该处椎管矢径较大,仍有一定数量的存活者。但也可引起四肢瘫痪及因并发症而发生意外。

2. 下位颈髓伤 指颈 3 以下部位之颈髓伤。严重者不仅四肢瘫痪,且胸部呼吸肌多受累而仅保留腹式呼吸。完全性瘫痪者,损伤平面以下呈痉挛性瘫痪。

3. 胸段或脊髓圆锥损伤 以完全性损伤多见,平面以下感觉、运动及膀胱直肠功能均出现障碍。正常人脊髓终止于第 1 腰椎体的下缘,因此第 1 腰椎骨折可发生脊髓圆锥损伤,表现为会阴部皮肤鞍状感觉缺失,括约肌功能丧失致大小便不能控制和性功能障碍,两下肢的感觉和运动仍保留正常。

4. 马尾神经损伤 表现为损伤平面以下弛缓性瘫痪,有感觉及运动功能障碍及括约肌功能丧失,肌张力降低,腱反射消失,没有病理性锥体束征。

5. 根性损害　多与脊髓症状同时出现。常因神经根受压而引起剧烈疼痛,尤以完全性脊髓伤者多见,且常常成为该类患者要求手术的主要原因之一。

【诊断】

1. 定性诊断　颈脊髓损伤主要表现为不同程度的四肢瘫,根据损伤的严重程度可分为完全性瘫痪和不完全瘫痪。

完全性瘫痪是指脊髓休克期过后损伤平面以下的神经功能仍然没有恢复。如果神经功能有不同程度的恢复,则为不完全瘫痪。因为不同患者脊髓休克期时间长短不一,早期鉴别比较困难。注意观察患者肛门会阴区是否有感觉和肛门括约肌是否有自主收缩,如会阴部无感觉存在且肛门括约肌无收缩,则为完全性瘫痪。

2. 定位诊断　可依据病史、症状、神经学体征并结合 X 线、CT 及 MRI 等检查结果综合判定,其中以神经学检查最为重要。通常脊髓损伤平面一般与骨折平面相一致,但其顺序数按照成人脊髓末端止于第一腰椎下端之解剖特点,脊髓损伤时其椎节平面应该是:颈椎+1,上胸椎+2,下胸椎+3,圆锥位于胸12与腰1之间。

【并发症】

1. 呼吸衰竭与呼吸道感染　这是颈脊髓损伤的严重并发症。人体有胸式呼吸与腹式呼吸两组肌肉。胸式呼吸由肋间神经支配的肋间肌管理,而腹式呼吸则来自膈肌的收缩。膈神经由颈3、4、5组成,颈4是主要成分。颈脊髓损伤后,肋间肌完全麻痹,因此伤者能否生存很大程度上取决于腹式呼吸是否幸存。颈1、2损伤往往是伤者在现场即已死亡。颈3、4损伤由于影响到膈神经的中枢,也常于早期因呼吸衰竭而死亡。即使是颈4、5以下的损伤,也会因伤后脊髓水肿的蔓延,波及中枢而产生呼吸功能障碍,只有下颈椎损伤才能保住腹式呼吸。由于呼吸肌力量不足,呼吸非常费力,使呼吸道的阻力相应增加,呼吸道的分泌物不易排出,久卧者又容易产生坠积性肺炎。一般在一周内便可发生呼吸道感染,其结果是伤者因呼吸道感染难以控制或痰液堵塞气管因窒息而死亡。

随着对呼吸生理认识的进展和呼吸机的不断革新,使生存率逐渐提高。气管切开可以减少呼吸道无效腔,及时吸出呼吸道内分泌物,安装呼吸机进行辅助呼吸,还可以经气管给予药物;然而气管切开后为护理工作带来很大的困难,因此何时做气管切开最为适宜目前尚未定论。

2. 泌尿生殖道感染和结石　由于括约肌功能丧失,伤员因尿潴留而需长期留置导尿管,容易发生尿路感染与结石,男性患者还会发生附睾炎。

防治方法:①伤后2~3周开始导尿管定期开放,其余时间夹闭,使膀胱充盈,避免膀胱肌挛缩,并教会患者在膀胱区按摩加压,排空尿液,训练成自主膀胱,争取早日拔去导尿管;②教会患者遵循严格无菌操作法,自行定时插导尿管排尿;③需长期留置导尿管而又无法控制泌尿生殖道感染者,可做永久性耻骨上膀胱造瘘术;④在脊髓损伤4~6个月,截瘫平面稳定后,利用损伤平面以下的失用神经创建一个人工体神经-内脏神经反射弧,用以控制排尿。根据所用神经节段的不同,大部分患者可于1年左右显著恢复膀胱功能,并能控制大便,部分患者尚可不同程度恢复性功能。多饮水可以防止泌尿道结石,每日饮水量最好达3000ml以上。有感染者加用抗生素。

3. 压疮　截瘫患者长期卧床,皮肤感觉丧失,骨隆突部位的皮肤长时间受压于床褥与骨隆突之间而发生神经营养性改变,皮肤出现坏死,称为压疮。压疮最常发生的部位为骶部、股骨大转子和足跟等处。巨大压疮每日渗出大量体液,消耗蛋白质,又是感染进入的门户,患者可因消耗衰竭或脓毒症而致死。

防治方法:①床褥平整柔软,或用气垫床;保持皮肤清洁干燥;②每2~3小时翻身1次,日夜坚持;③对骨隆突部位每日用50%酒精擦洗,滑石粉按摩;④浅表压疮可以用红外线灯烘烤,但需注意发生继发性灼伤;⑤深度压疮应剪除坏死组织,勤换敷料;⑥炎症控制,肉芽新鲜时,做皮瓣转移修复。

4. 体温失调 颈脊髓损伤后,自主神经系统功能紊乱,受伤平面以下皮肤不能出汗,对气温的变化丧失了调节和适应能力,常易产生高热,可达 40℃ 以上。

防治方法:①将患者安置在设有空调的室内;②物理降温,如冰敷、冰水灌肠、酒精擦浴;③药物疗法,输液和冬眠药物。

5. 下肢静脉血栓 深静脉血栓是急性脊髓损伤后的一种主要并发症,与其相关的肺栓塞可直接危及生命,有约 85% 的肺栓塞栓子来源于下肢深静脉的血栓。

对于颈脊髓损伤四肢瘫痪的患者应加强四肢被动功能锻炼,不完全瘫患者应尽早进行主动功能锻炼,条件允许可尽早开始康复锻炼;保证患者血容量充足,维持血流动力学稳定;应鼓励患者多饮水,这对于防止深静脉血栓及泌尿系统的感染均有事半功倍的效果。

【治疗原则】

1. 抓住黄金时间,治疗愈早愈好 由于脊髓损伤后病理改变进展很迅速,6 小时灰质挫裂出血;12 小时灰质中心开始坏死,出血波及白质,白质轴突退变;24 小时伤段脊髓大部坏死。所以治疗的目的是保护白质免于退变坏死。因此美国国立急性脊髓损伤研究会规定对脊髓损伤进行甲泼尼龙治疗,必须在 8 小时内,3 小时内最好,可持续 24~48 小时。但对于上述药物的使用随着基础研究及临床观察的进展出现争议。

2. 尽快整复脊柱骨折脱位,保证脊柱稳定 脊椎发生骨折脱位,不但在受伤的瞬间损伤脊髓,而且在许多场合下其不稳定可以加重脊髓损伤。因此在搬动和运送患者时,需保持脊柱稳定。进行 X 线、CT、MRI 等检查时,也要采用科学合理的搬运方法以保证搬动时脊椎的稳定。而且脊柱骨折或脱位,由于错位或骨折片突入椎管,可压迫脊髓,妨碍脊髓损伤的恢复甚至加重脊髓损伤,所以整复骨折脱位和稳定骨折就成了应尽早解决的问题。为了有效保持骨折稳定以进行其他治疗与康复,手术内固定可以达到有效稳定骨折的目的。所以手术常是复位、减压、内固定同时进行,最好在伤后 24~48 小时进行,能较好地达到治疗目的。

3. 预防且治疗各种并发症 脊髓损伤的主要死亡原因为并发症,尤其是上、中段颈脊髓损伤,因损伤部位较高,伤后早期多出现严重的呼吸、心血管等系统并发症从而危及生命。因此预防及治疗各种并发症是治疗该疾病自始至终必须高度重视的问题,以减少死亡和顺利康复。

4. 功能重建与康复 随着对脊髓损伤及其并发症认识的加深,治疗技术的进步和经验的积累,对脊髓损伤后的功能重建有了明显的进展,如对膀胱括约肌的功能,从间歇导尿到重建排尿功能,神经移植恢复神经的功能,以及安装骶神经前根刺激器以控制排尿等。在性功能重建、严重肢体挛缩的控制等方面亦有了进展,这些进展使四肢瘫的肢体功能、括约肌的功能有了一定的改善,并且提高了生活质量。因此,功能重建已是脊髓损伤后期治疗的重要组成部分。对于脊髓损伤患者的功能重建及康复治疗是一个系统工程,需要既有外科医生的治疗,又有内科医生、神经科医生和康复科人员共同制订治疗与康复计划,使治疗与康复同步进行。

5. 手术治疗 手术只能解除对脊髓的压迫和恢复脊柱的稳定性,目前还无法使损伤的脊髓恢复功能。手术的途径和方式视骨折的类型和致压物的部位而定。

第二节 骨盆骨折

骨盆骨折是一种严重的外伤,平时主要是由于交通事故或塌方,骨盆受到压砸、轧辗、撞挤或高处坠落等损伤所致,一般为闭合伤。战争时期则大部分为火器伤。骨盆骨折多由较大暴力引起,往往伴有合并症或多发伤。骨盆盆壁的血管和静脉丛很多,骨盆骨折常合并腹膜外大量出血,休克发生率很高,处理时必须注意。

【解剖概要】

1. 骨盆 是由髂骨、耻骨、坐骨组成的髋骨与骶骨以及两侧的骶髂关节、耻骨联合构成的骨环,是个形态不规则的几何体。

2. 骨盆环结构 由各韧带将髋骨与骶骨连接而成,前环是耻骨联合和耻骨支,后环由骶棘韧带、骶结节韧带、骶髂关节及其周围韧带构成。

3. 躯干的重量由脊柱经骨盆传递到下肢。直立时,重力线经骶髂关节、髋骨体至两侧髋关节向下肢传导,称骶股弓。另外,两侧耻骨上支及耻骨联合分别联系两侧髋关节成为副弓,参与骶股弓的负重。坐位时,重力线经骶髂关节、髋骨体、坐骨支至两侧坐骨结节称骶坐弓;另外,坐骨升支与耻骨联合至双侧坐骨结节的副弓连接骶坐弓(图 55-9)。

4. 骨盆保护着盆腔内脏器,骨盆骨折后对盆腔内脏器也会产生重度损伤。

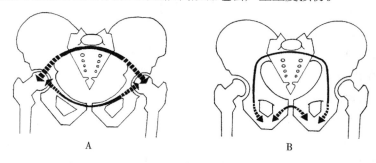

图 55-9 骶股弓和骶坐弓
A. 骶股弓及其联结副弓;B. 骶坐弓及其联结副弓。

【病因】

1. 直接暴力 骨盆骨折多为直接暴力造成,特别由高速、高能量创伤所致,使骨折十分复杂。骨盆左、右侧面或前、后面被车辆或倒塌重物挤压是最常见原因。骨盆的侧面受到挤压时损伤多局限于耻骨支和耻骨联合部,骨折可能出现一侧耻骨单支或两侧耻骨上、下支同时骨折。骨盆受到前后方向挤压时,如跌倒仰卧或俯卧在地时被车轮碾过,或受到车辆直接撞击,会造成耻骨和髂骨部联合骨折,可出现包括耻骨联合分离和骶髂关节分离、单侧耻骨上下支骨折以及合并骶髂关节脱位等严重复杂的骨盆骨折。

2. 间接暴力 间接暴力如肌肉猛力收缩可引起骨盆肌肉附着点的撕脱骨折,如髂前上棘骨折、髂前下棘骨折或坐骨结节骨折等。

【分类】临床上通常将骨盆骨折按骨盆环是否受损进行分类。

1. 骨盆环完整骨折 为骨盆环以外的骨骼发生骨折,但未累及或破坏骨盆环的连续性与完整性,对骨盆的稳定与负重没有影响,例如髂骨翼骨折、单一耻骨支骨折、坐骨支骨折、骨盆撕脱骨折或骨骺分离等。

2. 骨盆环单处骨折 只在一处破坏了骨盆环的连续性与完整性,骨盆大多不会发生明显的移位,亦较少发生并发症,其骨盆环仍稳定。常见的有一侧耻骨上支骨折、下支骨折、耻骨联合轻度分离及骶髂关节脱位等(图 55-10)。

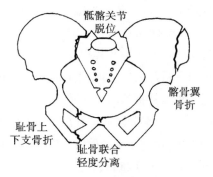

图 55-10 骨盆常见的骨折部位

3. 骨盆环两处以上断裂骨折 此类致伤暴力较大,多有较大的骨盆移位和变形。骨盆移动失去稳定,并发症的发生率和死亡率高。常合并有不同程度的休克,翻身和肢体活动都比较困难(图 55-11、图 55-12)。

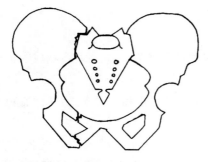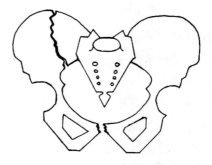

图 55-11　一侧耻骨上下支骨折合并同侧骶髂关节脱位　　　　图 55-12　耻骨联合分离合并一侧髂骨翼骨折

4. Tile 分型

（1）A 型：稳定。

A1：骨盆骨折，但未累及骨盆环。A2：骨盆环骨折，微小移位。

（2）B 型：旋转不稳定但垂直稳定。

B1：开放性骨折；B1.1：骨盆裂开<2.5cm；B1.2：骨盆裂开>2.5cm。

B2：骨盆侧方压缩，同侧骨折。

B3：骨盆侧方压缩，对侧骨折。

（3）C 型：旋转与垂直均不稳定。

C1：单侧骶髂关节脱位。C2：双侧骶髂关节脱位。C3：骶髂关节脱位并有髋臼骨折。

【临床表现及诊断】患者常有明确的外伤史，局部可有固定的疼痛、肿胀、软组织挫伤或皮下血肿。表浅部骨折如髂骨、耻骨支或耻骨联合部有时可摸到骨折的断端或移位。但骨盆骨折后发生扭转、变形时骨盆可有倾斜，双下肢不等长，一侧髂后上嵴或耻骨支特别突出等表现。

1. 骨盆骨折常用的检查方法

（1）骨盆挤压试验：患者仰卧，医生从前后（即一手直接按压耻骨联合）或左右（即用双手按压双侧髂嵴）挤压骨盆时，受压区域乃至整个骨盆环任何一处有骨折时均会受到牵扯而发生疼痛。

（2）骨盆分离试验：患者仰卧，医生从两侧髂嵴部位分离骨盆时产生疼痛。

（3）测量脐部至双下肢内踝长度：骨盆因骨折而变形时两侧就会不对称，通常伤侧上移而变短。

（4）骶、尾椎骨折或脱位：直肠指诊检查时骶尾骨有压痛。

2. X 线片及 CT 扫描　X 线片是诊断骨盆骨折的重要手段。通常拍摄前后位 X 线片即可确定骨折部位、程度和类型。对可疑骶尾骨骨折或脱位者，应拍摄该部位侧位片。对于骨盆环两处以上断裂者，除常规骨盆正位片，还需拍摄骨盆入口和出口位片，以便对骨盆骨折进行分类，并判断稳定性。

必要时可行 CT 扫描检查，它能清楚地显示骨盆环结构和髋臼的损伤情况，判断关节面的平整性，确定骨折碎片的大小及其相互关系，对骨盆骨折进行更加完善的评估。现代的三维 CT 重建技术能清晰、立体地显示骨盆结构，有助于骨盆骨折的诊断和分型。

骨盆骨折诊断一般不难。通过询问病史及受伤机制，判断是低能量损伤或高能量损伤；详细检查患者生命体征，会阴区有无开放伤口；详细检查有无头、胸、腹部重要脏器组织损伤及其他损伤；有无其他部位的骨折；检查尿路或放置尿管，判断有无尿道和/或膀胱损伤。一旦病情许可即行骨盆前后位片，或进一步行 CT 检查，明确骨折类型。

【并发症】

1. 出血　骨盆骨主要为松质骨，骨折后骨创面广泛渗血；骨盆后方血管丛丰富，因此骨盆骨折移位极易损伤血管丛引起出血；腹膜后有主要大动、静脉，一旦损伤，可以引起大出血，极易造成死亡。这些出血可导致发生巨大的腹膜后血肿。

2. 尿道及膀胱损伤　尿道损伤远比膀胱损伤常见。主要见于耻骨支、坐骨支移位骨折。骨折端刺破膀胱或尿道应视为开放性骨折。

3. 直肠损伤　骨盆骨折伴会阴部开放性损伤时才会造成直肠破裂,多由骶骨骨折端直接刺破直肠所致。如果直肠损伤位于腹膜折返点以上时,可出现弥漫性腹膜炎症状,如果在折返点以下时则可发生直肠周围感染。

4. 神经损伤　骶骨骨折时可损伤其前外侧的腰骶神经丛,出现相应神经分布区的感觉及运动功能障碍。

【治疗原则】

1. 早期处理　应根据全身情况决定治疗顺序,首先应处理危及生命的损伤,按照骨折分类制订合理的治疗方案,密切监护,以防止可能被遗漏的相关损伤。严重的骨盆骨折患者常存在血流动力学不稳定、休克、机体代谢失调等,此时应遵循损伤控制骨科学原则进行处理。

(1)治疗休克:首先要查出导致休克的原因,腹腔内脏破裂出血者应及时剖腹探查。对腹膜后出血应密切观察,积极止血的同时大量快速输血补液。最为简单快速的止血方法是骨盆被单包扎,通过挤压骨盆环而缩小骨盆容积,使出血得到控制。如有条件,也可使用外固定支架,通过闭合复位骨折固定,有效减少骨盆容积,使静脉出血和骨折断端出血减少。如不具备外固定条件或者静脉出血难以控制的情况下,可选择腹膜后骨盆填塞止血。如果经积极抢救,休克仍未控制、血压继续下降,应尽快施行髂内动脉结扎术。有条件时,可行选择性一侧或两侧髂内动脉造影及栓塞术。该方法操作方便、干扰小。

(2)治疗并发症:膀胱破裂可行修补术,同时做耻骨上膀胱造瘘术。对于尿道断裂者宜先放置导尿管,防止尿液外渗引起感染,如果导尿管插入有困难,可进行耻骨上膀胱造瘘及尿道会师术。对直肠损伤者应及时剖腹探查做结肠造口术,使粪便暂时改道,同时缝合直肠伤口。

2. 骨盆骨折的处理　骨盆骨折患者经早期处理生命体征平稳后,重建骨盆结构、恢复骨盆稳定性成了治疗的重点。稳定骨折可采用保守治疗,而不稳定骨折类型则需手术治疗。

(1)骨盆环完整性未受影响的骨折:包括髂骨翼骨折、骶骨骨折、髂前上棘或髂前下棘撕脱骨折、耻骨支骨折、坐骨支骨折等,此类骨折不在负重部位,对骨盆稳定性影响不大,一般不需复位固定,予卧床休息4~8周即可。

(2)骨盆环完整性被破坏、两处或两处以上的骨折:多数有移位和变形,对骨盆影响较大,均属不稳定骨折,应尽快复位以纠正骨盆变形,同时给予持久的固定。

1)骨盆环两处以上断裂骨折:骨及软组织损伤严重,且合并有内出血及盆腔脏器损伤者,伤情通常都很严重、复杂,处理不当不仅遗留畸形,影响功能,甚至还会危及患者生命。这类患者优先处理危及生命的损伤及并发症,其次进行骨折妥善处理。

2)骨盆环前后联合损伤:应尽早复位、固定,防止再损伤。预防并发症同时进行下肢骨牵引复位与固定,这是最基本、常用和安全的方法。采用胫骨结节或股骨髁上持续牵引,才能达到骨盆骨折逐渐复位与固定的要求。如果骨盆前后环同时骨折并向上方移位,应进行双侧股骨髁上或胫骨结节持续牵引术。伴有骨盆变形分离者待骨盆上下移位纠正后,再加用骨盆兜带悬吊、骨盆牵引,重量为10kg左右,以将臀部抬离床面为宜,5~6周后换用石膏短裤固定。压缩性骨盆骨折者禁忌使用骨盆兜带。

(3)手术治疗:近年来采用内、外固定手术治疗骨盆骨折,其目的主要是恢复骨盆结构的完整、纠正骨折移位和旋转畸形、提供稳定的固定。

1)外固定支架治疗:由于该方法固定效果有限,除临时固定以稳定骨盆外,应慎重使用。适用于 Tile 分型的 B 型及旋转不稳定骨折,如分离型或压缩型损伤,无骶髂关节向上脱位者。固定 6 周,带外固定支架可移动躯干,稳定后可下地活动,需注意防止针孔感染。

2)手术治疗:手术适应证为骶髂关节脱位>1cm,髂骨、骶骨骨折移位明显、耻骨联合分离>3cm,均应手术复位;对耻骨支骨折,除巨大移位外,不做内固定。手术时机选在全身情况稳定之后,即伤后7日左右。常用骨盆万向锁定钢板、加压螺钉及骶骨棒等内固定治疗骨盆环联合损伤,其优点是使不稳定骨折迅速获得稳定(图55-13)。近年来除了传统的手术方法外,经皮螺钉固定、经皮钢板置入等微创技术被广泛使用,这一技术缩小了手术切口、减少了术中出血及切口相关并发症的发生。此外,一些新的辅助技术,如3D打印、三维计算机导航等,在骨盆骨折的治疗中也开始逐步应用,一定程度上减少了手术难度,提高了治疗的效果。

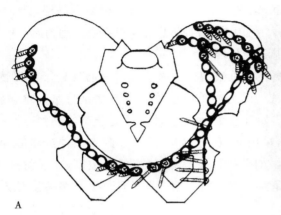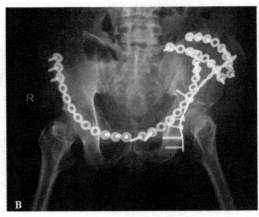

图 55-13　骨盆骨折内固定术
A. 示意图;B. 影像表现。

(林浩东　曲国蕃)

学习小结

　　脊柱骨折及骨盆骨折是严重的外伤,如果处理不及时或处理方法不当,可能对患者造成致命性的伤害。通过本章学习,需要掌握脊柱骨折及骨盆骨折现场急救及搬运的方法,脊髓损伤的临床表现、诊断与并发症,骨盆骨折的并发症和治疗原则。对于脊髓损伤的评估、胸腰段脊柱损伤的"三柱概念"及治疗原则也要熟练掌握并应用于临床。

复习参考题

1. 试述脊髓损伤的现场急救方案。

2. 简述脊髓损伤的常见并发症及防治方法。

3. 简述骨盆骨折的分类及常见并发症。

第五十六章　周围神经损伤

第一节　概述

周围神经损伤（peripheral nerve injury）是指由机械性、物理性、化学性或缺血性等因素造成周围神经传导功能障碍、神经轴突中断或神经断裂而导致躯干、四肢运动、感觉及交感神经功能障碍的一种临床病症。

【病理分类】

1. 神经传导功能障碍　是周围神经损伤最轻的一种。损伤后神经暂时失去传导功能，组织结构无明显改变，肌肉运动障碍但无萎缩，痛觉迟钝而不消失。一般可在6周内完全恢复，不需手术治疗。

2. 神经轴突断裂　仅神经轴突断裂，但神经内膜仍保持完整。其支配区的运动和感觉功能丧失，肌肉萎缩，一般多能自行恢复，不恢复者需行神经松解术。

3. 神经断裂　神经完全断裂者，远端神经变性，运动与感觉功能完全丧失，肌肉萎缩，需行神经缝合术。

【临床表现及诊断】周围神经损伤后主要表现为不同程度的运动、感觉障碍，同时可有肢体营养障碍和自主神经系统紊乱等表现。运动障碍表现为弛缓性瘫痪、肌张力降低和肌肉萎缩。感觉障碍包括感觉丧失、感觉减退、感觉过敏等。周围神经损伤后，其所支配区域的深浅反射均减弱或消失。自主神经功能障碍表现为皮肤发绀、冰凉、干燥无汗或少汗、皮下组织轻度肿胀，指/趾甲粗糙变脆，毛发脱落，甚至发生营养性溃疡。

周围神经损伤的诊断多通过临床检查并结合病史，即可明确诊断。当损伤涉及特定的神经时，可有相应的感觉和运动异常。判断有疑问者可借助肌电图、超声、磁共振等辅助检查，为神经损伤的病变性质及损伤程度做出较为客观的判断。

神经干叩击征

神经干叩击征又称蒂内尔征(Tinel sign),局部按压或叩击神经干,局部出现针刺性疼痛,并有麻痛感向该神经支配区放射,表示为神经损伤部位。若从神经修复处向远端沿着神经干叩击,神经干叩击征阳性则是神经恢复的表现。因此神经干叩击征对神经损伤诊断、功能恢复的评估有重要意义。

【治疗】 周围神经损伤的治疗分保守治疗(药物治疗、物理治疗和细胞因子治疗等)和手术治疗。保守治疗的目的是为神经和肢体功能恢复创造条件。不论手术与否,均应保持关节活动度和肌肉张力,预防因肌力失去平衡而发生的畸形,进行被动活动,锻炼关节活动度。应用理疗、按摩及适当电刺激,保持肌肉张力,减轻肌萎缩及纤维化。手术方法应根据损伤性质与程度不同而异,包括神经松解术、神经缝合术、神经移位术、神经移植术和功能重建等。神经松解术是将神经束从周围的瘢痕组织及神经干内的瘢痕组织中松解出来,解除对神经纤维的直接压迫或使受压局部的血循环改善,恢复神经功能。神经缝合术是周围神经断离后,采用端对端的缝合,以恢复神经的解剖连续性,促进神经功能恢复,包括神经外膜缝合术和神经束膜缝合术。神经移位术适用于周围神经损伤时,神经的近侧断端毁损,不能与远侧断端缝合。如臂丛根性损伤时,可用膈神经移位修复肌皮神经。当神经缺损过多,可采用神经移植术来恢复神经的解剖连续性。在神经损伤不能修复时,可行肌肉/肌腱转位重建功能。

第二节 上肢神经损伤

一、臂丛神经损伤

【应用解剖】 臂丛神经由颈 5~8 与胸 1 脊神经前支组成,分为根、干、股、束四部分。颈 5、6 神经根组成上干,颈 7 组成中干,颈 8 胸 1 组成下干。三个神经干下行至锁骨中 1/3 后方,各自分成前后 2 股,上干与中干前股组成外侧束,下干前股自成内侧束,3 个干的后股组成后束。3 束在喙突水平发出主要神经支:外侧束分出肌皮神经及正中神经外侧头,内侧束分为尺神经及正中神经内侧头,后束分出腋神经及桡神经。臂丛神经支配肩部、上臂、前臂及手部的运动和感觉。

【病因及发病机制】 臂丛损伤主要的受伤机制是牵拉伤,常见于肩部与高速运动物体的对撞,如车祸及重物坠肩;或见于上肢被机器皮带卷入和分娩时所施加的头肩分离暴力所致的损伤。

【临床表现及诊断】 臂丛上干损伤时,肩关节不能外展、外旋和内旋,肘关节不能屈曲;肩部、前臂及手外侧感觉减退或消失。下干损伤时,主要表现为尺神经和正中神经损伤的症状,小指、环指的屈伸功能丧失,蚓状肌和骨间肌萎缩、麻痹,呈爪形手畸形。尺侧一个半手指感觉障碍。上、下干均损伤时,为全臂丛损伤,整个上肢功能障碍。

诊断主要依靠临床表现和神经电生理检测。肌电图和神经传导检查用以证实临床诊断、定位病灶、判断损伤严重程度,脊髓造影结合 CT 扫描有助于定位受损臂丛神经根。

【治疗】 臂丛神经开放性损伤、节前损伤应尽早手术;闭合性节后损伤可先保守治疗,使用神经营养药物、针灸、高压氧等,并进行功能锻炼。若 3 个月后无任何恢复征象应予以手术治疗。手术方法有神经移位术、神经移植术、肌腱移位术、关节融合术等,能不同程度地改善患肢功能。

二、桡神经损伤

【应用解剖】 桡神经由颈 5~8 与胸 1 神经纤维组成,来自臂丛后束。在上臂绕过肱骨后面的桡神经沟,在肱骨中下1/3交界处穿过外侧肌间隔,下行于肱肌与肱桡肌之间,然后转向肘前方进入前臂,分成深、浅两支。深支为运动神经,支配除桡侧腕长伸肌以外的前臂所有伸肌。浅支支配腕、手背部桡侧及桡侧两个半或三个半手指皮肤的背侧感觉。

【病因及发病机制】 多见于肱骨中段骨折合并桡神经损伤,肱骨中段骨折切开复位钢板内固定术或钢板内植物取出时,也可牵拉、切割、电灼等损伤桡神经;臂部、肘前部、前臂部切割伤、枪弹伤等开放性损伤可直接损伤桡神经。醉酒睡眠或极度疲劳后不良睡姿可导致桡神经压迫性损伤。

【临床表现及诊断】 桡神经上臂主干损伤表现为垂腕、垂指畸形、前臂伸肌群萎缩(图56-1);伸2~5指掌指关节不能,拇指不能背伸和桡侧外展,伸腕不能,伸肘位前臂不能旋后;手背桡侧、拇示指及中指桡侧半感觉可减退或消失,以虎口部最为明显。前臂桡神经深支损伤时只出现各指伸指及拇指外展功能障碍。

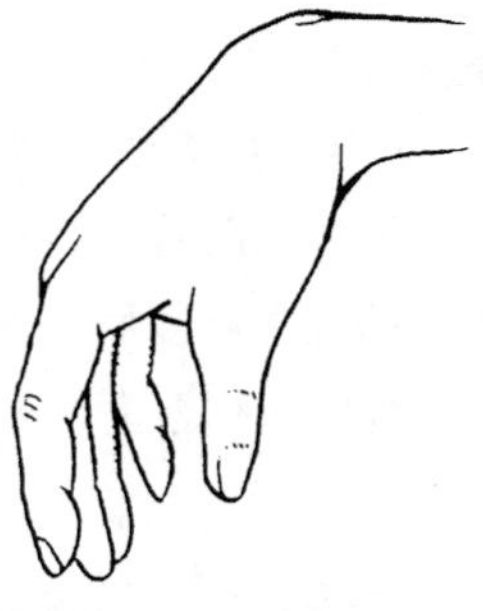

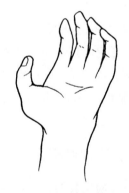

图56-1　桡神经损伤垂腕

【治疗】 桡神经闭合性损伤宜先采取保守治疗。合并骨折、脱位应先行骨折复位,若伴桡神经损伤可先观察1~3个月,同时做康复和药物治疗,多数患者可以恢复。若保守治疗3个月无效,考虑手术探查。桡神经开放性损伤宜及早手术。彻底清创后仔细探查桡神经,如发现桡神经断裂伤应一期修复,若污染重可考虑延期修复或二期修复。神经缺损者可视具体情况做一期神经移植或二期修复。对于桡神经损伤后一年或神经修复术后一年,伸肘、伸腕或伸拇、伸指功能无恢复者,可行功能重建术。

三、正中神经损伤

【应用解剖】 正中神经来源于颈5~8、胸1神经根纤维,由臂丛内、外侧束发出,在上臂下行无分支。在肘部通过肱二头肌腱膜下,穿过旋前圆肌进入前臂,在指浅屈肌与指深屈肌之间下行,逐渐走向浅面,从掌长肌腱与桡侧屈腕肌之间,通过腕管进入手掌。在前臂支配旋前圆肌以及除尺侧腕屈肌、环小指指深屈肌以外的所有屈肌。在手掌部支配拇短展肌、拇对掌肌及第一、二蚓状肌等。感觉支配区在手掌桡侧三个半手指。

【病因及发病机制】 上臂、肘部、前臂部切割伤、枪弹伤等开放性损伤可直接损伤正中神经;上肢撞击伤、碾压伤或牵拉伤可合并正中神经损伤;肱骨远端、尺骨近段、桡骨远端骨折与肘关节、腕关节、月骨脱位也可合并正中神经损伤。

【临床表现及诊断】 患肢前臂不能旋前;拇指、示指不能屈曲,前臂屈肌群萎缩,屈腕力下降且尺偏;手呈猿掌畸形,拇指不能掌侧外展及对掌,大鱼际区肌肉萎缩,拇指紧靠示指(图56-2);桡侧三个半手指感觉障碍。

【治疗】 对于正中神经开放性损伤、切割伤、枪弹伤等应尽早手术探查、神经修复。若神经连续性存在,而神经被周围组织粘连压迫,应去除粘连压迫因素;有神经缺损不能直接缝合的,应采用神经移植术,晚期可行功能重建术。

图56-2　正中神经损伤
猿掌畸形

四、尺神经损伤

【应用解剖】 尺神经由颈7、8胸1神经纤维组成,由臂丛内侧束发出,伴肱动脉内侧达上臂中部,然后穿过内侧肌间隙伴尺侧上副动脉向内下行,经肱三头肌内侧头之前表面达肱骨内上髁和尺骨鹰嘴之间,进入前臂背侧。在前臂上部,位于尺侧腕屈肌和指深屈肌之间下行,经腕尺管进入掌部。尺神经在前臂发出肌支支配尺侧腕屈肌、环指及小指的指深屈肌,在手部支配小鱼际肌群、全部骨间肌、第三四蚓状肌、拇收肌和拇短屈肌的深头。尺侧一个半手指的感觉受尺神经支配。

【病因及发病机制】上臂、肘部、前臂部切割伤、枪弹伤等开放性损伤可直接损伤尺神经,上肢撞击伤、碾压伤或牵拉伤可合并尺神经损伤,肘关节损伤、尺骨远端骨折也可致尺神经损伤。

【临床表现及诊断】除尺侧一个半手指皮肤感觉丧失外,环指、小指掌指关节过伸,指间关节屈曲呈爪形手畸形(图56-3)。手部骨间肌、小鱼际肌麻痹、萎缩,以第1背侧骨间肌最为明显;拇指不能内收,其余四指不能外展与内收。

【治疗】有明确外伤史及上述功能障碍时应尽早行手术探查、神经修复术。尺神经肘管内损伤时,在行神经修复后应将尺神经前置。由于尺神经在上肢诸神经中修复后恢复率最低,所以一般尺神经损伤1年或神经修复术后1年,功能无恢复者均应及时行功能重建术。

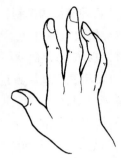

图56-3 尺神经损伤时爪形手畸形

第三节 下肢神经损伤

一、坐骨神经损伤

【应用解剖】坐骨神经来自腰骶丛神经,由腰4~5和骶1~3脊神经组成。在坐骨切迹处出盆腔,进入臀部,在大腿后侧,于大转子和坐骨结节之间、继之在股二头肌和半腱肌、半膜肌之间下行,于大腿下1/3处分为胫神经和腓总神经。在腘窝部,胫神经与腘动脉、腘静脉伴行,然后沿胫后动、静脉下行至内踝后下方进入足底。腓总神经在腘窝外侧沿股二头肌腱内侧向下,绕过腓骨颈进入小腿外侧,下行到足背。

【病因及发病机制】常因臀部或股部刀刺伤等贯通伤所致,髋关节骨折、脱位可引起牵拉性损伤,髋关节置换手术或臀部肌内注射也可致医源性损伤。股骨干骨折也可导致坐骨神经损伤。

【临床表现及诊断】股后肌群以及小腿前侧、外侧、后肌群与足的肌肉全部瘫痪,小腿不能屈曲,踝、足运动完全丧失,足下垂;小腿外侧及足部麻木、感觉丧失,皮肤干燥;足底负重区因无感觉,加上血管舒张、营养障碍,常易受伤出现溃疡,易感染且经久不愈;足内在肌的瘫痪,可出现高弓足和足趾爪形畸形。

【治疗】对于坐骨神经闭合性牵拉损伤,可先行非手术治疗,6个月未见明显改善者,应手术探查。骨折移位或关节脱位,牵拉压迫性损伤,骨折碎片复位不满意,疑有直接刺伤或压迫神经者,应尽早手术探查,解除压迫。开放性损伤,清创时对切割伤一期缝合修复,对火器伤等神经断裂伤延期或二期修复。

二、股神经损伤

【应用解剖】股神经是腰丛的最大分支,主要来源于腰2~4前支后股,行于腰大肌与髂肌在腹股沟韧带上方的沟中,沿髂肌表面下行,经腹股沟韧带深面肌腔隙的内侧份进入股三角,位于股动脉的外侧。股神经主要支配股四头肌。

【病因及发病机制】股神经损伤较为少见,多为下腹部火器弹片伤,骨盆骨折时可致股神经挫伤或牵拉致伤。

【临床表现及诊断】膝关节不能伸直,步态不稳,容易跌倒,上楼梯十分困难,不能跳跃;大腿前侧肌群明显萎缩;髌骨内上方、小腿内侧感觉可出现障碍。

【治疗】对于闭合性骨盆骨折移位所致的牵拉性损伤,可先行保守治疗。而对于股神经刀刺伤、火器伤等损伤,可急诊手术清创、探查神经。

三、胫神经损伤

【应用解剖】胫神经为坐骨神经的延续段,较粗,位于腘窝中间。在小腿上段伴同外侧的胫后动、静脉行于小腿三头肌深面、胫后肌的浅面。行至小腿下 1/3,转至胫后血管的外侧,贴胫骨后面下降,行于跟腱与内踝之间。在内踝后方,胫神经与胫后血管一起穿屈肌支持带深面进入足底,主要支配小腿后侧屈肌群和足底感觉。

【病因及发病机制】在膝后部,可因火器伤、刀刺伤等损伤胫神经,膝关节脱位或骨折也可损伤胫神经。股骨下端骨软骨瘤、骨化性肌炎、腘窝囊肿等可压迫胫神经。胫骨中、远段骨折,出血、水肿、小腿后深筋膜肌间隔压力增高,导致压迫神经。

【临床表现及诊断】小腿屈肌群和足底肌肉麻痹,屈膝无力,足不能跖屈、内收、内翻。足趾不能跖屈、内收、外展。因腓骨肌、趾伸肌的拮抗性收缩,呈仰趾足、高弓足畸形,不能用足尖站直。可出现爪状趾畸形。小腿后侧、足外侧缘、足跟外侧部、足底感觉障碍。

【治疗】对于闭合牵拉性损伤,有自然恢复可能者,可先行非手术治疗。神经修复手术治疗目的在于恢复足底感觉和运动功能,其中足底感觉,即使是保护性痛觉的恢复也极有意义。

四、腓总神经损伤

【应用解剖】腓总神经起于坐骨神经,沿股二头肌腱的内缘斜向外下,在腓骨小头后面绕过其下之颈部,并分为腓浅神经与腓深神经。腓浅神经先行于腓骨长肌与腓骨短肌之间并发出肌支支配此二块肌肉,继而在小腿下 1/3 处穿出深筋膜,分为足背内侧皮神经与足背中间皮神经,分布于足背、足趾,是足背主要感觉神经。腓深神经支配胫前肌、趾长伸肌、踇长伸肌和第三腓骨肌、趾短伸肌等。

【病因及发病机制】腓总神经损伤原因较多,常见的包括:锐性切割损伤(如刀刺伤、腓骨近端骨折、移位锐利的骨折碎片或断端损伤腓总神经)、牵拉性损伤(膝部骨折、关节脱位复位时腓总神经过牵损伤)、压迫性损伤(如腓骨小头区骨软骨瘤)、缺血性损伤(如骨筋膜隔室综合征)。

【临床表现及诊断】小腿伸肌群、足外翻肌(外侧肌群)与足背肌麻痹,踝关节不能背伸、外翻呈足下垂畸形,可伴内翻畸形,晚期形成马蹄内翻足畸形。步行时用力提高下肢,呈跨阈步态或公鸡步态。足趾不能背伸呈屈曲状态。小腿前外侧与足背皮肤感觉障碍。

【治疗】闭合牵拉性损伤或缺血性损伤,可先行保守治疗,密切观察神经功能恢复情况,3~6 个月无恢复者可考虑手术治疗。锐性或开放性损伤,需要早期手术探查、修复神经。晚期后遗症可手术矫形或重建功能。

第四节　周围神经卡压综合征

一、腕管综合征

腕管综合征(carpal tunnel syndrome)是周围神经卡压综合征中最常见的一种,指正中神经在腕管内受压所致的运动感觉功能障碍。

【病因及病理】腕管是由腕横韧带及腕骨形成的一个管道。其顶为腕横韧带,底是由腕骨形成的无弹性弓状结构及腕骨外、腕骨间的韧带。尺侧为钩骨、三角骨、豆骨,桡侧为舟骨、大多角骨、桡侧屈腕肌间隔。腕骨内容物包括屈指浅肌(4 根肌腱)、屈指深肌(4 根肌腱)、拇长屈肌(1 根肌腱),共 9 根肌腱及其滑膜和正中神经(图 56-4)。

任何原因使腕管内容物增大或管腔变小,都可造成对正中神经的卡压。腕骨变异、腕横韧带慢性损伤后的增厚、腕部的骨折脱位使腕管狭窄。腕管内的屈肌腱鞘炎、滑膜增生、脂肪瘤、囊肿、血肿等引起腕管内容物增大。近年的研究表明糖尿病、甲状腺功能减退、类风湿关节炎等疾病的存在与腕管综合征的产生有一定关系。各种不同病因所致的腕管内压升高可直接影响神经的轴浆运输,使正中神经发生慢性损伤。

【临床表现及诊断】 常有外伤或局部劳损病史,以中年女性多见。桡侧三个半手指掌面麻木、疼痛,可向前臂、肘部甚至肩部放射。疼痛夜间加重,可有麻醒史,醒后行甩手或搓手等活动后可减轻。疼痛区域感觉障碍,拇指对掌肌力减退。当症状进一步加重,出现精细动作受限,如拿硬币、系纽扣困难。病变严重者可发生大鱼际肌萎缩。神经干叩击征(蒂内尔征)阳性:叩击腕掌侧正中神经部位,手掌正中神经支配区放射性疼痛。屈腕试验(Phalen 征)阳性:前臂上举、屈肘屈腕诱发正中神经刺激症状(图 56-5)。

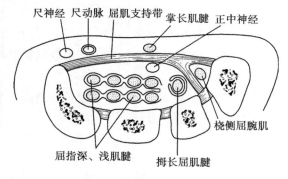

图 56-4 腕管横断面结构

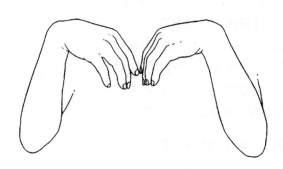

图 56-5 屈腕试验(Phalen 征)

根据病史及体征可明确诊断。肌电图检查对腕管综合征的辅助诊断和鉴别诊断具有重要价值。腕以下正中神经感觉和运动传导速度减慢是肌电图的典型表现。近年来,腕部应用高频超声来辅助诊断腕管综合征越来越广泛地应用。高频超声由于影像分辨率高,能够更好地对正中神经、周围屈肌腱以及滑膜组织进行分辨,对正中神经在不同平面进行观测,从而确定正中神经是否存在卡压以及卡压的轻重程度。

【治疗】 早期腕关节中立位制动。口服非甾体抗炎药、神经营养药,对症状较轻者有一定疗效。疼痛严重者局部注射糖皮质激素疗效肯定,注射时需注意避开正中神经。非手术治疗无效者,可行腕横韧带切开减压(图 56-6),或滑膜、骨突、肿瘤切除以及神经松解等手术。

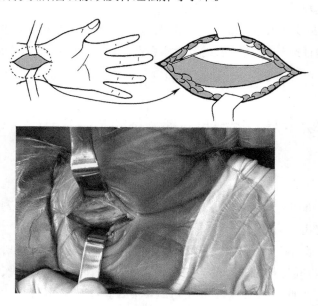

图 56-6 腕横韧带切开减压术

二、肘管综合征

肘管综合征(cubital tunnel syndrome)由尺神经在肘部受压而引起,常继发于肘部的慢性损伤,以进行性的手内在肌萎缩无力和手尺侧麻木为主要表现的临床症候群,又称创伤性尺神经炎、迟发性尺神经炎等。

【病因及病理】肘管是由尺骨鹰嘴与肱骨内上髁之间的筋膜组织及尺侧腕屈肌肱骨头、尺骨鹰嘴头之间的纤维性筋膜组织(弓状韧带)和肱骨内上髁髁后沟(尺神经沟)围成的骨性纤维鞘管所组成。任何能影响肘管结构,减小肘管容积,并压迫、牵拉和摩擦尺神经的因素,如各种肘部急慢性损伤,肘管内占位性病变等,均可导致尺神经卡压的发生。

【临床表现及诊断】常见于中年男性,以体力劳动者多见。患者最常见的症状是环小指麻木和刺痛感,也可有感觉减退和消失。患者肘内侧可有酸痛不适感,并可向远侧或近侧放射。患者还可有手部乏力、握力减退、肌肉萎缩、手部活动不灵活等主诉。常常在用手工作时,特别是屈肘活动时症状会加重。查体可见尺神经支配区的感觉障碍,包括痛觉减退、过敏或消失。严重患者有不同程度的手内肌萎缩和肌力减退。往往有爪形手畸形。也可有尺侧腕屈肌和环小指指深屈肌肌力减弱。

电生理检查示肘部的运动和感觉神经传导速度减慢是最有价值的诊断依据;X线片可显示肘部陈旧性骨折畸形愈合、肘关节骨性关节炎等改变;B超检查不仅可以较准确发现患者尺神经的各种大体病理形态变化,如神经滑脱、受压变扁、肿胀等,还可显示神经受压的原因,如腱性组织压迫和肘管内囊肿等。由此可作为诊断肘管综合征的参考指标。根据病史和临床表现、特殊检查以及电生理检查,典型病例不难做出诊断。

【治疗】早期轻度的患者可考虑保守治疗,目前被最广泛采用的方法是应用夹板制动肘关节。神经营养药物、理疗(电刺激治疗等)则均可作为辅助治疗方法。对保守治疗无效,症状进行性加重的患者和存在肌肉萎缩患者,应及早手术治疗。具体的手术方法包括占位性病变切除、单纯肘管切开减压、肱骨内上髁切除术、尺神经前置术等(图56-7)。

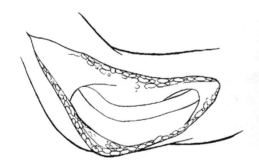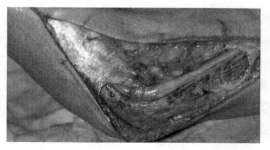

图56-7　肘管切开减压

三、胸廓出口综合征

胸廓出口综合征(thoracic outlet syndrome)是指在胸廓出口处臂丛神经和锁骨下血管受到卡压引起的综合征,主要表现为手及前臂尺侧麻木、疼痛、肌力减退和手部肌肉萎缩等。

【病因及病理】前斜角肌、中斜角肌与第一肋骨构成一个三角形的间隙,锁骨下动脉和臂丛神经从此三角形间隙穿出进入锁骨下。任何原因使该三角间隙变小均可诱发症状。常见的病因可分为两大类:骨性因素和软组织因素。骨性因素包括第7颈椎横突过长、颈肋、第1肋骨异常和锁骨骨痂形成等。软组织因素包括先天性异常束带形成、先天性或者后天性的斜角肌异常等。

【临床表现及诊断】 常见于中年妇女,主要表现为患侧上肢酸痛、无力、怕冷、手部麻木。体格检查时可发现患肢肌力差,手尺侧,特别是前臂内侧针刺痛觉明显改变,同时还可能存在大小鱼际肌萎缩。特殊检查有:

(1)肩外展试验(Wright test):患者坐位,检查者扪及患者腕部桡动脉,慢慢使前臂旋后,外展90°~100°,屈肘90°,桡动脉搏动消失或减弱为阳性。

(2)斜角肌挤压试验(Adson test):患者坐位,检查者扪及腕部桡动脉,肩外展30°,略后伸,并令患者头颈后伸,逐渐转向患侧,桡动脉搏动如减弱或消失为阳性。

(3)锁骨上叩击试验(Morley test):令患者头偏向健侧,叩击患侧颈部,出现手指发麻或触电样感,为阳性。

(4)上臂缺血试验(Roos test):双上肢放在肩外展试验的位置上用力握拳,再完全松开,每秒1次,45秒内不能坚持者为阳性体征。根据臂丛神经和锁骨下动脉受到卡压的症状要考虑本病的可能。

【治疗】 对早期胸廓出口综合征患者,可通过休息和适当体位来治疗,患者应避免重体力劳动。颈部不适显著者可给予颈部压痛点局部封闭治疗。同时可给予神经营养药物,如甲钴胺等。症状较重或非手术治疗无效者行手术治疗,解除对神经血管的压迫。

四、梨状肌综合征

梨状肌综合征(pyriformis syndrome)是坐骨神经经梨状肌下方或穿经梨状肌时受到压迫或钳夹引起的,以下肢麻痛、无力为主要临床表现的周围神经卡压综合征。

【病因及病理】 通常情况下,梨状肌的肌腱位于梨状肌的外侧,坐骨神经在梨状肌的偏内侧经过该肌肉,不与梨状肌的肌腱毗邻。但如果梨状肌腱发育异常时,坐骨神经或其分支可能经过梨状肌肌腱的前方或后方。异常的梨状肌腱直接压迫坐骨神经及其周围的营养血管,导致局部血运障碍及无菌性炎症反应是造成梨状肌综合征的一个重要因素。

【临床表现及诊断】 多见于青壮年男性,可有臀部外伤史。主要症状为臀中部相当于梨状肌体表投影部位的疼痛,并向股外侧、后侧、小腿外侧放射。大部分患者有下肢痛和间歇性跛行,下蹲休息后症状可缓解。体格检查常可发现梨状肌痉挛,呈条索状或腊肠状,部分患者可出现臀部、股部等肌肉萎缩,梨状肌有压痛,并向下放射。弯腰时下肢疼痛加重,脊柱后伸时疼痛减轻或缓解。直腿抬高试验多为阳性。将足内旋疼痛出现,并向下放射。梨状肌综合征诊断较困难,通常只有在明确没有引起坐骨神经痛的其他病因时才被考虑。坐骨神经肌电图检查可有异常发现,如呈现纤颤电位或单纯相等变化,神经传导速度可下降。MRI检查可以清晰地显示梨状肌的形态以及坐骨神经的走向,有助于本病的诊断。

【治疗】 患者早期可先行保守治疗,消除致病因素,如防止臀部外伤及长期坐凳压迫等。口服非甾体抗炎药、肌肉松弛剂、神经营养药、局部药物注射等治疗。大部分患者经过保守治疗后症状可得到缓解。经过3~6个月的保守治疗症状无明显改善的患者可考虑手术治疗,在梨状肌止点部位切断腱性组织,并进行坐骨神经的探查松解。

(林浩东　曲国蕃)

学习小结

周围神经损伤是多种原因造成的神经传导、神经中断或神经断裂,从而导致不同程度的运动和感觉障碍。 本章分别讲述了上肢及下肢神经损伤的临床表现、诊断方法及治疗原则,同时讲述周围神经卡压综合征的临床表现、诊断及治疗方案。

复习参考题

1. 简述桡神经、正中神经及尺神经损伤的临床表现。

2. 简述周围神经卡压综合征的病因和病理。

第五十七章　运动系统慢性损伤

57章

学习目标	
掌握	肩关节周围炎、肱骨外上髁炎、狭窄性腱鞘炎、跟痛症的临床表现、诊断和治疗。
熟悉	腱鞘囊肿、腰肌劳损、疲劳性骨折、月骨无菌性坏死、胫骨结节骨软骨病的临床表现、诊断和治疗。
了解	滑囊炎，棘上、棘间韧带损伤，股骨头骨软骨病，髌骨软骨软化症的临床表现、诊断和治疗。

第一节　概述

　　运动系统慢性损伤包括骨、软骨、肌肉、肌腱、韧带、筋膜、滑囊及其相关的血管、神经等临床常见病,它的特点是长期、反复、持续的应力作用于局部而发病,慢性损伤的治疗常很困难,应以预防为主。

　　【临床表现】 ①躯干或肢体某部位长期疼痛,无明显外伤史;②特定部位有明确的压痛点或包块,常伴有某种特殊体征(图 57-1);③局部红、肿、热、痛不明显;④近期有与疼痛部位相关的过度活动史;⑤有引起发病的职业因素。

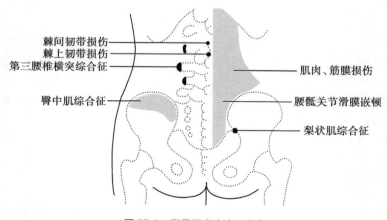

图 57-1　常见腰痛疾病压痛点

【治疗原则】

1. 本病的病理基础是慢性损伤性炎症,治疗的关键在于预防。主要是分散应力、限制炎症发生,包括减少致伤动作、纠正不良姿势、增强肌力、定时改变姿势、减少关节负重等。首次发病病例,在积极治疗的同时,应重视局部的短期制动,以巩固疗效、减少复发。

2. 局部温热疗法可以改善血液循环,有助于改善症状,包括理疗、按摩等。

3. 非甾体抗炎药是临床常用药物。为减少胃肠道损害等副作用应短期用药,首选环氧化酶-2抑制剂。病灶局限且表浅者宜使用外用剂型。

4. 肾上腺皮质激素痛点注射有助于抑制损伤性炎症,减少粘连,是临床上最常用的、行之有效的方法。不应认为只是一种对症性的镇痛治疗,注射剂量的激素也不会对身体产生严重影响。

5. 手术治疗适用于某些经非手术治疗无效的慢性损伤,如狭窄性腱鞘炎、腱鞘囊肿及周围神经卡压综合征等。

第二节　慢性软组织损伤

一、肩关节周围炎

肩关节周围炎简称肩周炎,又称粘连性肩关节囊炎,以肩关节周围疼痛、外展活动受限为特点。

【病因及病理】主要病因如肩部长期过度活动及姿势不当、肩部急性损伤、某些原因使肩关节固定过久等。早期表现为组织增生、粗糙及关节内外粘连,产生疼痛和关节功能受限。后期粘连严重而不痛,但功能障碍难以恢复。

【临床表现及诊断】中、老年女性多见。肩部某处疼痛,范围逐渐扩大可牵涉上臂,夜间可痛醒。肩关节活动受限,严重时患肢不能梳头、洗脸。三角肌轻度萎缩,斜方肌痉挛,最常见的压痛部位是肱二头肌长头、肱二头肌短头、冈上肌腱及三角肌前后缘等。肩关节外展、外旋、后伸明显受限(图57-2)。年龄较大或病程较长者,X线片可见肩部骨质疏松或钙化。根据肩关节外展受限的典型病史及局部压痛点一般可做出诊断。

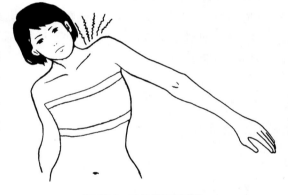

图57-2　肩关节外展受限

【治疗】

1. 以保留肩关节活动度为主要目的,虽然本病可自愈,但若忽略了关节功能训练,会留下不同程度的功能障碍。因此,治疗的基本原则是镇痛状态下的运动。在疼痛能忍受的限度内,坚持肩关节主动活动锻炼,以减少关节功能的损失。

2. 口服非甾体抗炎药及局部外用药对大部分患者能取得满意疗效。

3. 痛点注射糖皮质激素能明显缓解疼痛,是常用治疗手段。

4. 物理疗法既能缓解疼痛又可改善关节活动,是重要的辅助治疗措施。

二、肱骨外上髁炎

又称"网球肘",是伸肌总腱起点处的慢性损伤性炎症。

【病因及病理】握拳及伸腕可使位于肱骨外上髁处的伸肌总腱起点产生较大张力,如长期反复做这种动作就可引起慢性损伤。患者可表现为筋膜炎、骨膜炎、滑膜炎及小血管神经束卡压等。偶有搬提重物时因急性损伤所致肱骨外上髁炎者。

【临床表现及诊断】有明显的职业因素,近期有过度劳累史。逐渐出现肘关节外侧疼痛,握拳伸腕时加重,持物及扭毛巾困难。肱骨外上髁及桡骨头附近有非常局限敏锐的压痛点。伸肌牵拉试验阳性:伸肘、握拳、屈腕,然后前臂旋前,引起肘外侧疼痛为阳性(图57-3)。肘部局限的压痛点是诊断的主要依据。

【治疗】

1. 关键是限制伸肌总腱起点的过度反复牵拉动作,否则极易复发。

2. 局部外用药及结合口服非甾体抗炎药能一定程度缓解疼痛。

3. 痛点注射糖皮质激素,只要注射部位准确,对绝大多数患者疗效确切。

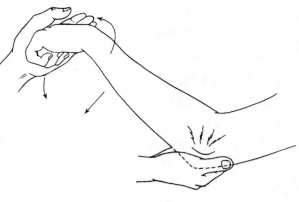

图57-3 前臂伸肌牵拉试验

4. 极少数经反复非手术治疗无效、症状顽固者,行伸肌总腱起点剥离松解术或神经血管束切除术常能奏效。

三、狭窄性腱鞘炎

肌腱在腱鞘中从跨越关节处的"骨-纤维隧道"中通过,该隧道端口缘锐硬,肌腱在此缘上反复摩擦,引起肌腱及腱鞘的损伤性炎症(图57-4)。手与腕部是最常见的发病部位,指屈肌腱狭窄性腱鞘炎又称弹响指或扳机指。腕部拇长展肌和拇短伸肌腱鞘炎,又称桡骨茎突狭窄性腱鞘炎。

【病因及病理】织毛衣、乐器演奏、洗衣以及使用电脑打字等肌腱频繁或用力活动,使腱鞘发生渗出、水肿、增生、粘连等炎症反应,腱鞘增厚致使腱鞘狭窄,腱鞘与肌腱之间发生不同程度的粘连。肌腱随之变性,肌腱滑动受阻,如用力伸屈手指,肌腱强行挤过腱鞘的狭窄部位,产生弹拨动作和响声,并伴有疼痛(图57-5)。

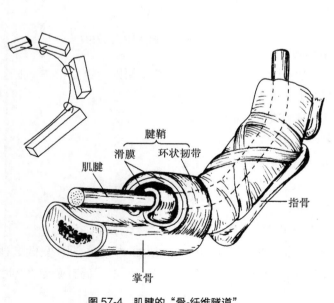

图57-4 肌腱的"骨-纤维隧道"

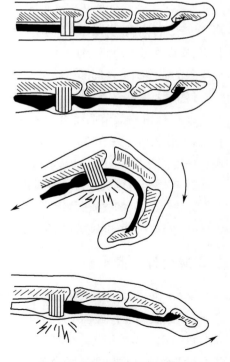

图57-5 弹响指发生机制示意图

【临床表现及诊断】

1. 指屈肌腱狭窄性腱鞘炎　中年女性多见,各手指的发病频度依次为中指、环指、示指、拇指、小指。早期为掌指关节掌侧局限性酸痛,随之手指屈伸活动不灵并伴有弹响,严重者手指交锁在屈曲位不能伸直,患者多主诉近侧指骨或指间关节疼痛。在远侧掌横纹处可触及黄豆大小的痛性结节,屈伸患指该结节随肌腱活动,或可出现弹拨现象。小儿拇长屈肌腱腱鞘炎常为双侧,是为先天性肌腱异常,表现为拇指弹响或指间关节交锁于屈曲位,掌指关节皮下可触及痛性结节。

2. 桡骨茎突狭窄性腱鞘炎　多为女性,桡骨茎突局限性疼痛,可放射至手部及上肢,拇指活动时疼痛,无力提物。桡骨茎突有局限性压痛,有时可触及痛性结节。握拳尺偏试验阳性:握拳尺偏腕关节,桡骨茎突处出现疼痛(图57-6)。

【治疗】早期或症状较轻者以适当制动或腱鞘内注射糖皮质激素为主,无效或反复发作者行手术治疗。

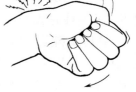

图57-6　握拳尺偏试验阳性

四、腱鞘囊肿

腱鞘囊肿是关节部位腱鞘内黏液分泌增多所致,慢性损伤或退行性变可能是发病的重要原因。

【临床表现及诊断】年轻女性多见,好发于腕背、足背,一般无疼痛。囊肿光滑、有弹性、不与皮肤粘连,基底固定,张力大者触之如橡皮样实质性感觉。用粗针头穿刺可抽出透明胶冻状物。

【治疗】腱鞘囊肿有时可被挤破而自愈。可用粗针头抽出囊内黏液,然后向囊内注入糖皮质激素,加压包扎,必要时1周后再做1次,多数可治愈。对囊肿较小穿刺困难以及多次复发的腱鞘囊肿可行手术治疗,术中将囊壁及相连的部分腱鞘一并切除。无论何种方法治疗,腱鞘囊肿都很容易复发。

五、滑囊炎

在大关节附近等人体易受摩擦的部位,为保护组织而产生滑囊。正常解剖部位产生的滑囊称为恒定滑囊,脊柱畸形、内固定物突出等引起的称为附加滑囊。

【病因及病理】骨结构突出的部位长期摩擦和压迫是产生滑囊炎的主要原因。如老年女性的坐骨结节滑囊炎、渔民的髌前滑囊炎、伏案工作者的尺骨鹰嘴滑囊炎、脊柱结核脊柱后凸处的滑囊炎等。基本病理变化为滑膜水肿、充血、增生、滑液增多。

【临床表现及诊断】关节或骨突出部位逐渐出现圆形或椭圆形无痛性包块,触之边界清楚,表浅者有波动感,深部者可被误认为是实质性包块。包块穿刺为清晰黏液,急性损伤者为陈旧血性液。

【治疗】急性损伤性滑囊炎可抽出陈旧性血液后加压包扎。慢性滑囊炎抽出滑液后注入糖皮质激素,加压包扎。对上述治疗无效或囊肿较大者,需行滑囊切除术。预防滑囊炎复发的根本办法是避免局部的继续摩擦和压迫。

六、腰肌劳损

腰肌劳损是腰痛常见原因,是腰部软组织的慢性损伤性炎症。

【病因及病理】长期弯腰工作者,腰部肌肉呈持续性紧张状态,小血管受压、组织缺氧、代谢产物积聚,刺激局部形成损伤性炎症,久而久之,肌肉代偿性肥大、增生。急性腰部外伤治疗不当,也可形成慢性腰肌劳损。潮湿、寒冷等也是腰肌劳损的常见原因。韧带、筋膜、肌肉的附着点血运较差,损伤后不易修复。腰部的经常活动又使损伤得不到很好的修复。

【临床表现及诊断】主要表现为无明显诱因的腰部酸痛,患者多主诉"卧床过久症状出现,起床稍事活动疼痛可减轻"。患者自诉腰部较大范围疼痛,但查体多无明确压痛点,按压腰部有舒适感。有压痛点者常位于肌肉起止点附近。无外伤史、腰部活动后疼痛可减轻及多无明确压痛点是诊断的主要依据,需要与腰部其他疾病相鉴别。

【治疗】应避免腰部长时间固定姿势的动作,适时改变姿势及进行腰背肌锻炼。局部温热疗法、推拿及按摩对缓解症状多能奏效。非甾体抗炎药有助于缓解疼痛。有痛点时可行糖皮质激素局部注射。

七、棘上、棘间韧带损伤

棘上韧带是从枕骨隆突到第5腰椎棘突的韧带,棘间韧带是连接棘突之间的腱性组织,它们的主要作用是防止脊柱的过度前屈,往往同时发生损伤。

【病因及病理】脊柱长时间屈曲受力,使棘上、棘间韧带经常处于紧张状态,即可产生小的撕裂、出血及渗出,伴有退行性变者则更易损伤。如长途驾车、长时间坐在电脑前工作等是常见发病原因。急性暴力所致的棘上、棘间韧带破裂可形成较多瘢痕,也是致痛原因。

【临床表现及诊断】一般无明确外伤史,慢性腰背痛,疼痛可较重。棘突上或棘突间局限性压痛,压痛特点多为弯腰时减轻,后伸时加重。

【治疗】避免脊柱长时间屈曲受力是基本预防方法。痛点注射糖皮质激素可明显缓解症状。局部温热疗法有一定疗效。局部外用药物及口服非甾体抗炎药能一定程度缓解疼痛。

第三节 慢性骨损伤

骨的慢性损伤包括韧带、关节囊附着点的长期、过度牵拉,退行性变引起的肥大、增生和骨赘形成,也包括骨的无菌性坏死及应力积累引起的疲劳性骨折。

一、跟痛症

跟痛症是一系列疾病导致的足跟部疼痛症候群,如足底跖腱膜炎、足跟脂肪垫病变、跟骨滑膜炎、跟骨骨刺、周围神经卡压等。

【病因及病理】大部分跟痛症主要是由于跖筋膜炎引起,即附着在足底的跖腱膜在长期负荷,特别是肥胖、运动劳损等情况下容易产生无菌性炎症损伤。附着在跟骨上的跖腱膜更容易受反复牵拉、局部渗出、钙化,病程发展最后导致跟骨骨刺形成(图57-7)。位于足跟底部的纤维脂肪垫在长期负荷下,可发生无菌性炎症。某些原因可引起跟骨内压力增高出现疼痛。

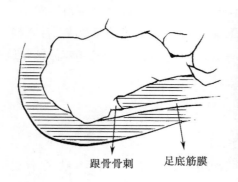 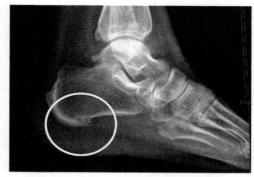

跟骨骨刺 足底筋膜

图57-7 跟骨骨刺形成

【临床表现及诊断】以足跟痛、行走时加重为主要症状。跟骨内压力增高者足下垂时疼痛加重,查体可见跟骨各部位压痛,尤以侧方压痛为主。跟骨骨刺形成者足踩地时疼痛,在跖腱膜附着点尤其是跟骨结节前缘内侧部压痛明显,常可触及突出的骨刺。跟骨侧位X线片可了解骨刺情况。

【治疗】急性期减少患肢负重及剧烈运动。病情轻者口服非甾体抗炎药或局部理疗及外用药物能减轻症状。穿厚软底鞋对跟骨骨刺形成者有较好的预防及缓解症状作用。糖皮质激素痛点注射可有效缓解疼痛,但长期注射可引起足底腱膜断裂和足跟脂肪垫退化。非手术治疗无效者可行手术治疗,包括跖腱膜附着处松解术、骨刺切除术、跟骨钻孔减压术等。

二、疲劳性骨折

疲劳性骨折又称行军性骨折和应力骨折,是指长时间反复的轻微外力作用在骨骼局部,应力积累引起的骨折,常发生在胫骨近端、腓骨远侧和第2跖骨。

【病因及病理】解剖上,骨骼纤细处和形态变化巨大的部位应力容易集中。这些部位在反复、集中的应力作用下,骨小梁首先发生骨折,机体虽开始骨修复,但若应力持续,会影响骨小梁的修复,反复这一过程,终因骨吸收大于骨修复导致骨折发生。例如:第2跖骨干在长途行走时应力积累超过骨骼耐受程度引起骨折;芭蕾舞演员因小腿肌肉反复、猛烈收缩,可引起胫腓骨骨折(图57-8)。

【临床表现及诊断】长时间行走或跳跃后出现逐渐加重的疼痛。局部轻度肿胀,压痛,偶可触及骨隆起,一般无骨摩擦感或反常活动。2周内X线常无明显异常,放射性核素或磁共振检查可供早期诊断参考,3~4周后可见横形骨折线,周围有骨痂形成。

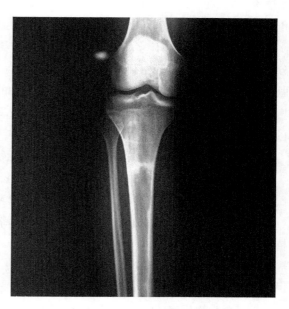

图57-8　胫骨疲劳性骨折

【治疗】骨折多无移位,故仅需牢固的外固定。避免疲劳,配合合理的功能锻炼,骨折多能愈合。断端已有硬化者可植骨或用其他促进骨折愈合的方法。

三、月骨无菌性坏死

月骨坏死发生于骨骺闭合后的20~30岁的青年人,属于骨的慢性损伤。

【病因及病理】月骨位于近排腕骨中心,活动度大,血供薄弱。月骨长期受到震荡、撞击,使关节囊和韧带小血管损伤、闭塞,导致月骨缺血,骨内压升高,循环受阻,产生缺血性坏死。常见于使用风镐、振荡器、长期在山路骑自行车者。

【临床表现及诊断】逐渐出现的腕关节胀痛、无力,不敢活动,腕部渐肿胀。休息后疼痛可缓解,但也有夜间痛醒者。腕背侧压痛,叩击第三掌骨头时,月骨区疼痛。腕关节活动受限,以背伸最明显。X线片早期无异常,数月后可见月骨密度增加及月骨变形。放射性核素扫描可见月骨异常浓聚。

【治疗】减少应力接触,避免加重损伤。早期固定腕关节于腕背伸20°~30°的功能位,定期复查X线或核素扫描,直至月骨血供恢复。月骨已完全坏死、变形者,可切除月骨或行人工假体植入。桡骨关节面破坏严重者应考虑桡腕关节融合术。

第四节　骨软骨病

骨软骨病是一种关节内软骨和骺软骨内骨化异常引起的非炎症性疾病,又称骨软骨炎、骨骺缺血性坏死。常发生在未成年人的股骨头、胫骨结节、髌骨、跟骨结节等部位骨骺。

一、股骨头骨软骨病

本病又称扁平髋，是股骨头骨骺的缺血性坏死。

【病因及病理】本病病因尚不清楚，多认为是继发于股骨上端的周围软组织病变，由外伤性关节积血、滑膜炎、感染性关节炎等引起的股骨头部分或全部血供中断引起，也可能与先天性、内分泌紊乱、环境等多重因素有关。一般可分为滑膜炎期、缺血坏死期、血供重建期以及愈合期四个阶段。

【临床表现及诊断】多为单侧发病，3~10岁男孩多见。髋部疼痛并跛行，减少活动可减轻症状。部分患者以膝关节疼痛为主诉。体格检查髋关节前方可有深压痛，患髋外展、后伸、内旋受限明显。患肢肌萎缩，内收肌痉挛。晚期患肢短缩。不同时期的病变X线表现不同，早期关节间隙增宽，股骨头密度增高，骨化中心小。血供重建期股骨头可有囊性变，骨化中心碎裂，头扁平，颈宽粗。愈合期骨骺扁平，可有半脱位。

【治疗】目的：保持髋关节较好的解剖学及生物力学环境，增加股骨头血供，预防或减轻股骨头变形。

1. 非手术治疗 卧床休息和牵引。用支具将患髋固定在外展40°轻度内旋位，使股骨头完全包容在髋臼内，以减轻对股骨头的压力，支架使用时间1~2年。早期病例多能有较好疗效。

2. 手术治疗 可取得一定疗效，术式可选择滑膜切除术、骨骺钻孔术、股骨粗隆下截骨术、股骨头血管植入术等。

二、髌骨软骨软化症

髌骨软骨软化症(chondromalacia patellae)是髌骨软骨面因慢性损伤后软骨破坏，导致与髌骨相对的股骨髁软骨的破坏，而形成髌股关节的骨关节病。

【病因及病理】创伤、髌骨不稳及髌股接触面压力过高等生物力学因素是髌软骨慢性损伤的基础，常由于长期、快速、用力地屈伸膝关节所致。关节滑液成分或渗透压异常、自身免疫障碍等也为致病因素。

【临床表现及诊断】年轻运动员多见。开始活动时髌骨下疼痛，适当活动后减轻，过多活动后又加重，经休息可缓解。逐渐出现疼痛时间多于缓解时间、上下楼梯困难。髌骨有摩擦感及髌骨边缘压痛。早期X线片无异常发现，晚期可见髌骨边缘骨赘形成，髌股关节面不光滑，关节间隙狭窄或其他畸形。MRI扫描可较早发现软骨信号改变。

【治疗】

1. 非手术治疗 减少髌骨关节面摩擦的运动，如上下楼和骑车等。出现症状后膝关节制动2周，进行股四头肌功能锻炼。非甾体抗炎药口服及局部外用药物有助于缓解疼痛。关节内注射或口服有助于软骨修复的药物能起到保护软骨的作用，同时具有镇痛作用。

2. 手术治疗 严格非手术治疗无效或有先天性畸形者可手术治疗，可关节镜下修整髌骨软骨面上较小的病灶，或垫高股骨外髁以增加髌骨的稳定性。

三、胫骨结节骨软骨病

又称胫骨结节骨骺炎、胫骨结节骨软骨炎、胫骨结节骨骺无菌性坏死，国外多称Osgood-Schlatter病，1903年由Osgood和Schlatter报告。

【病因及病理】胫骨结节是髌韧带的附着点，其骨骺容易因股四头肌反复用力牵拉受到损伤，产生骨骺炎及缺血坏死。病变早期表现为髌腱止点肿胀、充血、肥厚，末期为慢性修复表现。

【临床表现及诊断】好发于12~14岁男孩，常有近期剧烈运动史。胫骨结节疼痛，与活动有明显关系。胫骨结节局限隆起，局部质硬，压痛明显，伸膝时疼痛加重。典型病史结合影像学所见诊断不难。X线片显示胫骨结节骨骺增大、密度增加、舌状隆起或碎裂,软组织肿胀(图57-9)。

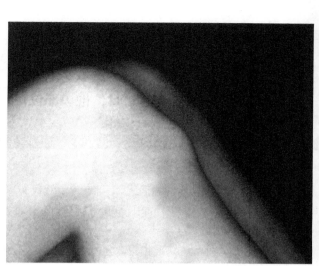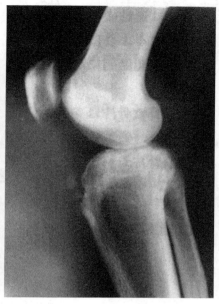

图57-9 胫骨结节骨软骨病局部隆起

【治疗】18岁左右骨骺闭合后本病可自愈,但局部隆起不会改变。疼痛严重者应短期制动,进行理疗及局部外用消炎镇痛的软膏、贴膏。一般不需要服用镇痛剂,也不主张糖皮质激素痛点注射。成年骨骺未闭合患者可行钻孔或植骨术。

（林浩东　曲国蕃）

学习小结

通过本章学习,了解运动系统慢性损伤的常见病与多发病的临床特点,了解不同部位疾病的诊断及治疗方法。因为慢性损伤的特点是长期、反复、持续的应力作用于局部而发病,因此治疗通常很困难,应以预防为主。

复习参考题

1. 肩关节周围炎的特点及治疗方法是什么?

2. 慢性骨损伤都有哪些? 防治及治疗方法有哪些?

第五十八章　股骨头缺血性坏死

学习目标	
掌握	股骨头缺血性坏死的病因和临床表现。
熟悉	股骨头缺血性坏死的治疗原则。
了解	股骨头缺血性坏死的病理和影像学检查。

股骨头缺血性坏死(avascular necrosis of femoral head)是股骨头血供中断或受损,引起骨细胞及骨髓成分死亡及随后的修复,继而导致股骨头结构改变,股骨头塌陷,引起患者关节疼痛、关节功能障碍的疾病。

【病因及病理】股骨头缺血性坏死的病因尚未明确,目前认为主要与下列因素有关:①激素的使用可引起脂肪栓塞使股骨头供血不良;②股骨颈骨折使股骨头的血运破坏;③髋部的外伤或手术影响股骨头的血运;④酒精中毒使股骨头的血管堵塞、出血或脂肪栓塞;⑤减压病产生血管内的气栓或血管外的压力阻断血运;⑥镰状细胞贫血患者高凝状态形成血栓,局部血供障碍;⑦特发性股骨头缺血性坏死。早期表现为髋关节滑膜肥厚、水肿、充血,关节液增多。随后逐渐出现软骨面压痕及塌陷、股骨头变形,最后髋臼软骨面破坏,关节间隙狭窄或消失。

【临床表现】典型症状为髋关节疼痛并逐渐加重,疼痛可呈持续性或间歇性,一般是逐渐出现髋部或膝部酸痛、钝痛或酸胀不适等,也可突然出现。疼痛常在腹股沟区或臀后侧、外侧,也可牵涉至膝内侧、前侧,可有麻木感。疼痛早期多不严重,可行走,劳作活动后加重,休息后减轻,逐渐加重。疼痛经药物等治疗可暂时缓解,但往往反复再度发作。部分患者股骨头缺血性坏死早期可以完全没有临床症状,有少数患者是在拍摄 X 线片时才发现的。早期患者髋关节活动正常或轻微受限,表现为向某一方向活动障碍,随病情发展活动范围逐渐缩小。晚期由于关节囊及周围组织的挛缩,关节面的破坏和磨损,髋关节向各方向活动都可以受限,且越来越严重,最终髋关节融合,出现髋关节僵直。患者可有间歇性跛行,行走活动时加重,休息后好转。晚期患者由于股骨头塌陷、骨关节炎及髋关节半脱位可有持续性跛行。

【影像学检查】

1. X 线检查　常规采用前后位像,双侧髋关节应拍于一张片上,以便于比较。髋关节侧位片及局部放大摄影,有利于早、中期股骨头缺血性坏死的显示。同时髋关节侧位片亦利于评估股骨头病变范围。

2. CT 扫描　扫描视野应包括双侧髋关节,范围自髋臼顶部上方至股骨粗隆,采用骨窗扫描,以利于观察股骨头骨质、皮质小梁等细微变化。

3. MRI 检查　高信号反映的是股骨头骨髓脂肪坏死细胞部分,而硬化骨、坏死骨髓碎屑及纤维组织则呈低信号;同时 MRI 具有清楚的软组织分辨能力,加之具有轴位、矢状位、冠状位多平面扫描,使其成为目前诊断早期股骨头缺血性坏死最为敏感而准确的方法。

4. 核素扫描　在 MRI 出现前,骨的核素扫描是早期发现和诊断股骨头缺血性坏死的重要手段。临床上通常以健侧的放射活性为基准,从分析患者股骨头放射性缺损或浓聚与否来预测和诊断股骨头缺血性坏死。

5. 数字减影血管造影(DSA)检查　能清楚地显示股骨头靶区的动静脉血管及其细小分支,对周围血管的局限性病变,可明确了解其血流改变情况,为临床治疗提供客观依据。

【治疗】股骨头缺血性坏死的治疗方法较多,制订合理的治疗方案应综合考虑分期、坏死体积、关节功能以及患者年龄、职业及对保存关节治疗的依从性等因素。

1. 非手术治疗　主要应用于股骨头缺血性坏死早期患者。①保护性负重:使用双拐可有效减少疼痛;②药物治疗:非甾体抗炎药、低分子肝素、氨基二磷酸盐等有一定疗效;③物理治疗:包括体外震波、高频电场、高压氧、磁疗等,对缓解疼痛和促进骨修复有益;④制动与适当牵引:适用于股骨头缺血性坏死早、中期病例。

2. 手术治疗　由于股骨头缺血性坏死进展较快、非手术治疗效果欠佳,多数患者需要手术治疗。手术方式包括保留患者自身股骨头为主的修复重建手术和人工髋关节置换手术两大类。保留股骨头手术包括髓芯减压术、截骨术、带或不带血运的骨移植术等,适用于股骨头缺血性坏死早、中期患者。如果方法适当,可避免或推迟行人工关节置换术。股骨头一旦塌陷较重,出现关节功能严重丧失或疼痛较重,应选择人工关节置换术。

(林浩东　曲国蕃)

学习小结

股骨头缺血性坏死可导致关节疼痛及关节功能障碍。通过本章学习了解股骨头缺血性坏死的常见病与多发病的临床特点、诊断及治疗方法。股骨头缺血性坏死的治疗方法较多,应依据个体情况,综合考虑分期、坏死体积、关节功能、患者年龄、职业及对保存关节治疗的依从性等因素制订合理的治疗方案。

复习参考题

简述股骨头缺血性坏死的治疗原则。

第五十九章　颈肩痛与腰腿痛

颈肩痛与腰腿痛是临床常见症状,其病因、机制复杂,分类尚较混乱。

【病因及机制】 腰腿痛和颈肩痛的病因繁多。①退行性病变,包括骨质疏松症、脊椎骨关节炎、小关节紊乱、椎管狭窄、黄韧带肥厚、神经根管狭窄、椎间盘退变等;②损伤性病变,如骨关节与软组织的急、慢性损伤等;③发育异常也是致病因素,如脊柱裂、腰椎骶化、骶椎腰化、脊柱侧凸等;④炎症性疾病也并不少见,如类风湿关节炎、强直性脊柱炎等;⑤骨及软组织肿瘤。上述因素使脊柱的稳定及平衡受到破坏而产生症状。病变本身或继发性肌痉挛可引起局部疼痛,如病变表浅,其疼痛及压痛点明显、局限并固定。腰骶椎及内脏疾病时引起反射痛,其疼痛部位模糊,定位困难。神经根受损可有放射性疼痛,有较典型的感觉及运动反射损害的定位体征。

【治疗】 根据不同病因采取不同治疗方法,多数情况下非手术治疗有效。

1. 局部休息　常常是治疗的主要手段,休息能解除肌肉痉挛,从而缓解疼痛。

2. 保护脊柱　在急性期过后的一段时间佩戴颈围或腰围限制脊柱活动,可以减轻负荷巩固疗效。

3. 牵引　持续牵引治疗能缓解肌紧张,减轻椎间盘压力,但中央型椎间盘突出症不宜牵引。

4. 推拿及按摩　推拿及按摩有舒筋活血、解除痉挛作用。颈椎间盘突出症不宜行推拿及按摩。

5. 痛点及硬膜外注射治疗　糖皮质激素可减轻局部炎症反应使疼痛明显缓解。一般每周 1 次,连续注射 3~4 次。压痛点局限时行痛点注射,有神经根症状者可行椎管内注射。

6. 理疗　任何温热的方法都可改善局部血液循环,有助于缓解症状。

7. 消炎镇痛类药物　中成药有舒筋活络、活血化瘀功效,非甾体抗炎药物有较好的消炎镇痛作用,这些药物可以口服或外用。

8. 功能锻炼　恰当的肌肉功能锻炼,可以改善局部条件,增强脊柱的稳定性。

第一节　颈肩痛

颈肩痛为一种临床症状,颈肩部的炎症、肿瘤、损伤或颈椎的退行性改变都能引起颈肩痛。它可能是某种病损的主要症状,也可以是次要的症状,或早期表现,而病损的严重性并不在于颈肩痛。因此应鉴别其原因,合理治疗。

颈椎病是指颈椎间盘退变及其导致的椎间关节不稳,引起脊髓、神经、血管损害而表现出的临床症状和体征。

【病因及病理】 颈椎间盘退变是颈椎病发生的基础。颈椎稳定性的下降引起关节、韧带的变性或增生,脊髓、神经、血管受到刺激或压迫出现相应的临床表现。依据颈椎间盘退变的程序及其以后的发展,可以按时间将其分为早期阶段与后期阶段。骨刺的形成是椎间盘退变到一定程度时的必然产物,表明颈椎的退变已经达到难以逆转的阶段。

【临床表现及诊断】

1. 神经根型 本型较为多见,因单侧或双侧脊神经受刺激或受压所致,表现为与脊神经根分布区相一致的感觉、运动及反射障碍,预后大多较好。主要症状表现:

(1)颈部症状:引起根性受压的原因不同而表现为轻重不一。主因髓核突出所致者,由于局部窦-椎神经直接遭受刺激而多伴有明显的颈部痛、椎旁肌肉压痛、颈部立正式体位及颈椎棘突或棘突间直接压痛或叩击痛多为阳性,尤以急性期为明显。

(2)根性痛:最为多见,其范围与受累椎节的脊神经分布区相一致。与根性痛相伴随的是该神经分布区的其他感觉障碍,其中以手指麻木、指尖过敏及皮肤感觉减退等为多见。

(3)根性肌力障碍:以前根先受压者为明显,早期肌张力增高,但很快即减弱并出现肌萎缩征。其受累范围也仅局限于该脊神经所支配的肌组。在手部以大小鱼际肌及骨间肌为明显。

(4)腱反射改变:即该脊神经根所参与的反射弧出现异常。早期呈现活跃,而中、后期则减退或消失,检查时应与对侧相比较。

(5)特殊试验:牵拉试验大多阳性,医师使患侧头及肩臂向相反方向牵拉,臂丛神经被牵张,刺激已受压之神经根而出现放射痛(图 59-1),尤以急性期及后根受压为主者;压头试验,患者头后仰并偏向患侧,医师在其头顶按压,出现颈痛并向患手放射(图 59-2)。

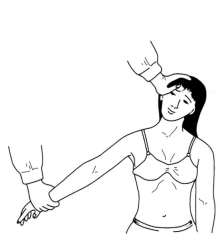

图 59-1 上肢牵拉试验

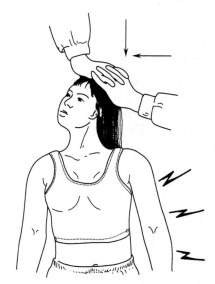

图 59-2 压头试验

诊断主要依据以下五点:①具有较典型的根性症状,包括麻木及疼痛等,且其范围与颈脊神经所支配的区域相一致;②压头试验与上肢牵拉试验多为阳性,痛点封闭无效;③影像学检查,X 线片可显示颈椎曲度改变、椎节不稳及骨刺形成等异常,MRI 可清晰显示局部病理解剖状态,包括髓核突出与脱出,脊神经根受累的部位与程度等;④临床表现与影像学上的异常所见在节段上一致;⑤除外诊断,应除外颈椎骨骼实质性病变(结核、肿瘤等)、胸廓出口综合征、肩周炎、网球肘及肱二头肌腱鞘炎等以上肢疼痛为主的疾患。

2. 脊髓型　本型颈椎病虽较神经根型明显少见,但症状严重,由于其主要压迫或刺激脊髓及伴行血管而出现脊髓神经的感觉、运动、反射与排便功能障碍,故称脊髓型颈椎病。主要临床表现:

(1)锥体束征:为脊髓型颈椎病之主要特点,临床上多先从下肢无力、双腿发紧(如缚绑腿)及抬步沉重感等开始,渐而出现足踏棉花、抬步打漂、跛行、易跪倒(或跌倒)、步态笨拙等症状。检查时可发现反射亢进,踝、膝阵挛及肌肉萎缩等典型的锥体束症状。最后呈现为痉挛性瘫痪。

(2)肢体麻木:出现症状的部位与前者相一致。

(3)反射障碍:生理反射异常包括上肢的肱二头肌、肱三头肌和桡反射,下肢的膝反射和跟腱反射,多为亢进或活跃。此外,腹壁反射、提睾反射和肛门反射可减弱或消失。可出现病理反射,以 Hoffmann 征出现的阳性率为最高;病程后期,踝阵挛、髌阵挛及 Babinski 征等均可出现。

(4)自主神经症状:可涉及全身各系统,其中以胃肠、心血管及泌尿系统为多见。

(5)排便排尿功能障碍:多在后期出现,起初以尿急、尿频及便秘为多见,渐而引起尿潴留或大小便失禁。

(6)屈颈试验:此种类型最怕屈颈动作。如突然将头颈前屈,由于椎管内有效间隙突然减少,致使脊髓处于容易遭受激惹的敏感状态,双下肢或四肢可有"触电"样感觉。

诊断依据主要有:①临床上具有脊髓受压表现;②影像学检查,可显示椎管矢状径狭窄、椎节不稳(梯形变)、骨质增生(骨刺形成)、硬膜囊受压征及脊髓信号异常等各种影像学所见;③除外其他疾患,包括肌萎缩性脊髓侧索硬化症、脊髓空洞症、多发性神经炎、脊髓肿瘤、继发性粘连性脊蛛网膜炎、共济失调症及多发性硬化症等;④脑脊液穿刺、肌电图及诱发电位等检查有助于诊断及鉴别诊断。

3. 椎动脉型　病变组织刺激、压迫、牵拉椎动脉,或反射性椎动脉痉挛是发病原因。动脉硬化患者更易发生此病。头部活动时眩晕是本型的主要症状,甚至可猝倒。可有枕后痛、视觉障碍、耳鸣、恶心、呕吐等。椎动脉型颈椎病需与耳源性、眼源性、外伤性、神经功能紊乱性引起的眩晕进行鉴别。

4. 交感神经型　发病原因不清。临床表现复杂,为交感神经兴奋或抑制症状。有时需与更年期综合征进行鉴别。

【治疗】

1. 非手术治疗

(1)颈椎牵引:适用于脊髓型以外的各型颈椎病。枕颌带牵引,坐、卧位均可进行,两周为一个疗程(图 59-3)。充气式牵引器方便在家中进行治疗。

(2)颈围制动:限制颈椎活动可减轻对神经、血管的刺激或压迫,使症状缓解。适用于各种类型的颈椎病。

(3)推拿按摩及理疗:有缓解肌肉紧张作用,应由专业医护人员轻柔操作,以免增加损伤。脊髓型颈椎病不适于推拿按摩。

(4)药物治疗:常用药物有非甾体抗炎药、肌松药、中药制剂等。也可痛点注射糖皮质类固醇制剂。

(5)预防:避免颈部持续长时间屈曲可有效预防颈椎病,因此要注意定时改变颈部姿势,自我按摩颈部,睡眠时枕头不要过高等。

2. 手术治疗　手术的适应证:经正规非手术治疗 6 个月以上无效者,临床表现、影像学所见及神经学定位相一致;有进行性肌肉萎缩及疼痛剧烈者;虽对非手术疗法有效,但由于症状反复发作影响工作、学习和生活者;急性进行性颈脊髓受压症状明显、经临床检查或其他特殊检查(磁共振等)证实者;病程较长、症状持续加重而又诊断明确者;脊髓受压症状虽为中度或轻度,但经非手术疗法治疗 1~2 个疗程以上无改善而又影响工作者。

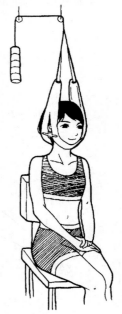

图 59-3　坐位枕颌带牵引

手术方法主要有颈前路减压融合术或人工椎间盘置换术、颈前外侧入路手术及颈后路椎管成形术等。

第二节　腰腿痛

腰腿痛是一组临床多见的症状,指腰、腰骶、骶髂、臀部等处的疼痛,可伴有一侧或两侧下肢痛、马尾神经受压症状。致痛原因除了明确的椎间盘突出、腰椎管狭窄等病症外,肌肉、韧带等软组织的慢性损伤也是造成症状的主要原因。

一、腰椎间盘突出症

腰椎间盘突出症(lumbar disc herniation)是指因腰椎间盘变性、破裂后髓核突(脱)向后方,或突至椎板内使相邻组织遭受刺激或压迫而出现一系列临床症状者。腰椎间盘易向后外方突出,以腰4、5间隙及腰5、骶1间隙发病率最高。

【临床表现及诊断】男性青壮年多见,患者多有弯腰劳动或长期坐位工作史,首次发病常是弯腰持重或突然扭腰动作。典型症状是腰痛伴坐骨神经痛。

1. 腰痛　是大多数患者最先出现的症状,95%以上的患者有此症状。临床上以持续性腰背部钝痛多见,平卧位减轻,站立则加剧。

2. 坐骨神经痛　典型表现为从下腰部向臀部、大腿后侧、小腿外侧至足部放射痛,凡增加腹压的因素均使放射痛加剧,如咳嗽时疼痛加剧,少数患者可有双侧坐骨神经痛。

3. 马尾神经损伤　常见于后中央型及中央旁型之髓核突(脱)出症者,主要表现为会阴部麻木、刺痛、排便及排尿障碍、勃起功能障碍(男性)及双下肢坐骨神经受累症状。严重者可出现大、小便失控及双下肢不全性瘫痪等症状。

4. 腰椎生理屈曲度改变　表现为前凸减小或消失,神经根为躲避压迫而采取保护性姿势出现腰椎侧凸,腰椎前屈受限。

5. 骶棘肌痉挛及压痛　大多数患者病变间隙的棘突间压痛,其棘突旁压痛可沿坐骨神经放射。

6. 直腿抬高试验及加强试验　患者仰卧,伸膝,被动抬高患肢,在抬高60°以内出现坐骨神经痛,称为直腿抬高试验阳性。在直腿抬高试验阳性时,缓慢降低患肢高度至放射痛消失,此时再被动使踝关节背伸以牵拉坐骨神经,若又出现放射痛称为加强试验阳性,即Bragard征阳性。在腰椎间盘突出症诊断中具有重要意义。

7. 感觉、肌力、腱反射改变　腰5神经根受损时,感觉异常在小腿前外侧和足内侧,踝及趾背伸肌力减弱。骶1神经根受损时,感觉障碍在外踝及足背,趾及足跖屈力减弱,踝反射异常。马尾神经受损时,可出现会阴部感觉异常,膀胱及肛门括约肌功能障碍。

典型的症状、体征结合影像学所见可明确诊断。病史与细致的体格检查不仅能做出腰椎间盘突出症的诊断,而且基本上能够做出定位诊断。

【鉴别诊断】腰椎间盘突出症应与下列腰痛伴下肢痛的疾病进行鉴别:

1. 腰部软组织损伤　这是腰痛最常见的原因,在腰部的相应部位有疼痛及压痛,一般无下肢痛。糖皮质类固醇药物痛点注射能明显缓解疼痛。

2. 腰椎管狭窄症　常有腰痛伴神经根或马尾神经症状,大多有间歇性跛行,弯腰时症状可缓解,腰后伸时症状出现。体格检查往往很难发现明显阳性体征,CT、MRI检查可确诊。

3. 神经根及马尾肿瘤　表现为腰痛、神经根支配区放射痛或二便功能障碍,通常无椎间盘突出症因某种动作而发病的病史,影像学检查无椎间盘突出的表现。

4. 梨状肌综合征　主要表现为臀部及下肢疼痛,无腰痛。臀部有固定深压痛,直腿抬高试验可阳性,但加强试验阴性。髋关节外展、外旋用力时出现疼痛。

【治疗】腰椎间盘突出症治疗方法的选择主要取决于该病的不同病理阶段和临床表现,多数腰椎间盘突出症能经非手术疗法治愈。

1. 严格卧硬板床休息 急性期严格卧床 3 周,能缓解对椎间盘的压力,然后戴腰围离床活动。这种方法简单有效,是非手术治疗的主要内容。

2. 腰椎牵引 适用于重型,尤其是髓核突出者或髓核脱出的急性发作期。腰椎牵引可使椎间隙增宽,减轻椎间盘对神经根的刺激,可持续牵引或间断牵引(图 59-4)。

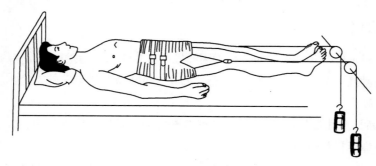

图 59-4 腰椎牵引

3. 理疗、按摩 可缓解肌肉痉挛,减轻椎间盘压力,应注意避免暴力。

4. 消除局部反应性水肿 使用糖皮质激素静脉滴注或硬膜外注射可减轻神经根周围的炎症,用于疼痛严重者。同时可配合利尿剂治疗,一般口服双氢克尿噻。

5. 微创治疗 有经皮穿刺化学溶核术、经皮穿刺椎间盘切吸术、经皮穿刺髓核激光气化术等。

6. 髓核摘除术 手术治疗有可能发生椎间盘感染、损伤神经根或血管、术后粘连或复发等并发症,故应严格掌握手术指征。

二、腰椎管狭窄症

腰椎管狭窄症(lumbar spinal stenosis)是一种慢性、进行性硬膜囊及马尾神经受累疾病,由椎管或根管狭窄引起其中内容物受压而出现相应的神经功能障碍。

【临床表现及诊断】本病的特点是间歇性跛行,主诉多、阳性体征少及伸腰受限。腰骶部疼痛表现为慢性疼痛,可向下肢放射。70%~80%患者有马尾神经性间歇性跛行,特点是安静时无症状,短距离行走即出现腿痛、无力及麻木,站立或蹲坐少许时间症状又消失;但弯腰骑自行车并不受限;可有排尿不畅、性功能障碍及会阴部感觉异常。体格检查可见下腰椎棘突旁压痛,腰部后伸时因椎管间隙减小而使疼痛加剧,故腰椎前屈不受限而后伸受限;直腿抬高试验可以阳性;小腿外侧及足背感觉异常,膝腱反射和跟腱反射减弱,踇伸肌肌力减弱。

典型临床表现及影像学所见诊断多无困难。CT 及 MRI 可显示椎管的矢状径大小,也可显示神经根管狭窄、后纵韧带骨化、骨质增生及神经根或硬膜囊受压情况。X 线片检查可见脊柱侧凸、腰椎生理前凸减少或消失、椎间隙狭窄、腰椎滑脱等。

鉴别诊断主要是除外腰椎间盘突出症。单纯椎间盘突出时一般不具有间歇性跛行、主诉多、阳性体征少及伸腰受限等临床特征。此外还需鉴别坐骨神经盆腔出口狭窄症,马尾部肿瘤及腰段继发性粘连性蛛网膜炎等。

【治疗】本病轻型及早期病例以非手术疗法为主,无效者则需行手术扩大椎管减压,尤其是侧隐窝和神经根孔减压。

1. 非手术治疗 包括休息及腰背肌和腹肌功能锻炼、推拿、针灸、理疗及消炎镇痛和神经营养药物治疗。

2. 手术治疗　手术指征：①经非手术治疗无效，症状严重者；②出现马尾神经功能障碍者；③经常发作，已影响工作及日常生活者；④根性症状较明显者宜及早手术，以免继发蛛网膜粘连。

案例59-1

患者，男性，35岁，弯腰搬重物时用力不当突感腰部疼痛，在同事搀扶下回家休息。第二日腰痛加重，并伴有双下肢麻木向足底放射，右侧为重，晨起排尿困难。经救护车送来医院，体格检查发现右下肢直腿抬高试验阳性，MRI检查示"$L_5 \sim S_1$椎间盘突出"。

思考：

1. 诊断是什么？

2. 治疗方案是什么？

（林浩东　曲国蕃）

学习小结

颈肩痛与腰腿痛是临床常见病症，其病因与发病机制较复杂。颈肩痛及腰腿痛是临床症状，颈肩部的炎症、肿瘤、损伤或颈椎的退行性改变都能引起颈肩痛，而腰腿痛致痛原因除了明确的椎间盘突出、腰椎管狭窄等病症外，肌肉、韧带等软组织的慢性损伤也是造成症状的主要原因。应根据不同的病因采取不同的治疗方案，多数情况下非手术治疗有效。

复习参考题

1. 简述颈椎病、腰椎间盘突出症的临床表现和诊断。

2. 简述腰腿痛和颈肩痛的病因及机制。

第六十章　骨与关节炎症

第一节　骨与关节化脓性感染

一、化脓性骨髓炎

化脓性骨髓炎（suppurative osteomyelitis）是一种常见病，病因为化脓性细菌感染，涉及骨膜、骨密质、骨松质与骨髓组织，骨髓炎只是一个沿用的名称。好发于股骨远端和胫骨近端的干骺端，大多数通过血液循环播散至骨骼，少数通过开放性骨折及邻近软组织感染直接蔓延至骨骼所致。本节主要叙述第一类骨髓炎。

（一）急性血源性骨髓炎

【病因】　金黄色葡萄球菌是最常见的致病菌，其次是乙型溶血性链球菌。另外，大肠杆菌和产气荚膜杆菌也可致病，亦可是肺炎球菌和白色葡萄球菌。本病发病之前，先有身体其他部位的感染病灶，如疖、痈、扁桃体炎和中耳炎等。原发病灶治疗不当或当机体抵抗力下降时，细菌进入血液循环发生菌血症或脓毒症。儿童长骨干骺端为好发部位，原因是该处血流缓慢，容易使细菌停滞。

【病理】　本病的病理变化为骨质破坏与死骨形成，后期出现新生骨，成为骨性包壳。菌栓停滞在长骨的干骺端，迅速发生骨坏死，并有白细胞浸润，其释放的蛋白溶解酶破坏骨组织及邻近的骨髓，形成小型脓肿并逐渐增大，并与相邻的脓肿合并成更大的脓肿。脓液可以蔓延至骨膜下间隙将骨膜掀起成为骨膜下脓肿。骨膜穿破后脓液便沿着间隙流注成为深部脓肿，进一步穿破皮肤，形成窦道。脓肿也可以形成骨膜下脓肿，进入骨髓腔，沿着骨髓腔蔓延（图60-1）。儿童因骺板的屏障作用，脓液进入邻近关节少见。成人骺板已融合，脓肿可直接进入关节腔形成化脓性关节炎。骨组织失去血供后，发生坏死并在周围形

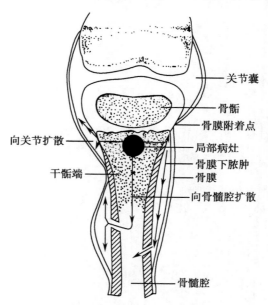

图60-1　急性血源性骨髓炎的扩散途径

成炎性肉芽组织,死骨的边缘逐渐被吸收,形成死骨。在死骨形成过程中,病灶周围的骨膜因炎性刺激而产生新骨,形成"骨性包壳",包壳内有死骨、脓液和炎性肉芽组织。大块死骨难以吸收或排出,使窦道经久不愈合,急性骨髓炎进入慢性阶段。

【临床表现】 发病初期局部有红、肿、热、压痛的症状表现,全身伴有寒战,持续性高热的情况出现,有些严重患者还可出现昏迷、休克的严重败血症症状。数日后局部压痛更为明显,说明该处已形成骨膜下脓肿。脓肿穿破后成为软组织深部脓肿,此时疼痛反可减轻,但局部红、肿、热、压痛都更为明显。如果病灶邻近关节,可有反应性关节积液。随着病情的进展,局部患处会有死骨、无效腔、窦道的形成,脓肿窥破,有脓性异物的排出,有时伴有小块的死骨,伤口长期不能愈合。部分病人由于致病菌毒性较低,临床表现不典型,体征也较轻,诊断相对比较困难。

【诊断与鉴别诊断】 诊断宜早。由于 X 线表现出现较晚,不能以其结果作为早期诊断依据。急性血源性骨髓炎的诊断应考虑多方面因素,凡有下列表现应考虑有急性血源性骨髓炎的可能:①急骤的高热与毒血症表现;②长骨干骺端疼痛剧烈而不愿活动肢体;③长骨干骺端有一个明显的压痛区;④白细胞计数和中性粒细胞增高。MRI 检查具有早期诊断价值。血培养与分层穿刺液培养具有很大的价值。急性血源性骨髓炎早期应与蜂窝织炎、深部脓肿、化脓性关节炎和尤因肉瘤相鉴别。

【治疗】 由于诊断不及时,急性骨髓炎往往演变为慢性骨髓炎,使医疗费用明显增加。因此治疗的目的应该是中断骨髓炎由急性期向慢性阶段的演变,早期诊断与治疗是关键。

1. 抗生素治疗 早期对怀疑有骨髓炎的病例应立即开始足量高效的抗生素治疗。因为致病菌大都为金黄色葡萄球菌,要联合应用抗生素,待检出致病菌后,根据药物敏感试验结果予以调整,使用抗生素剂量要足,疗程要够。

2. 手术治疗 手术治疗宜早不宜晚,在抗生素治疗 2~3 日后局部症状仍得不到缓解,需进行手术。手术有钻孔引流(图 60-2)和"开窗减压"(图 60-3)两种。在干骺端压痛最明显处纵向切开骨膜,放出脓液。若无脓液,向两端各剥离骨膜 2cm,以 4mm 口径的钻头钻孔数个。如有脓液逸出,可将各钻孔连成一片,用骨刀去除一部分骨皮质,称为"开窗减压"。无论有无髓腔内脓肿,不要用探针去探查髓腔,也不要用刮匙刮入髓腔内。一般引流管留置 3 周,引流液连续 3 次细菌培养阴性即可拔除。

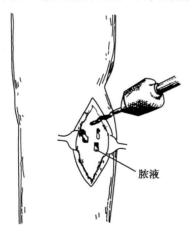
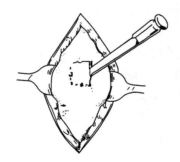

脓液

图 60-2 胫骨近端干骺端钻孔 　　　　　　图 60-3 骨 "开窗减压"

3. 全身支持治疗 高热时降温、补液、补充热量。急性骨髓炎患者往往会有贫血,可予以输血,增加患者的抵抗力。

4. 局部制动治疗 患肢可做皮肤牵引或石膏托固定,可以减轻疼痛,防止关节挛缩畸形及病理性骨折。

(二)慢性血源性骨髓炎

【病因】 急性血源性骨髓炎转入慢性阶段的原因:①急性感染期未能彻底控制,反复发作演变成慢性骨髓炎;②系低毒性细菌感染,在发病时即表现为慢性骨髓炎。

【病理】 急性期如果修复不彻底便会演变成慢性骨髓炎,并有周围组织的充血和骨骼脱钙。肉芽组织的形成带来了破骨细胞和成骨细胞。坏死的松质骨逐渐被吸收掉,并为新骨所替代。坏死的骨密质其交界部分先行吸收,最终脱落成为死骨。坏死的骨脱落成为死骨需数月之久。死骨脱落系破骨细胞和蛋白溶解酶协同作用的结果,因而表面变得不规则。死骨浸泡在脓液中,吸收非常缓慢,甚至停止吸收。骨壳通常有多个孔道,经孔道排出脓液及死骨碎屑至体表面。死骨排净后,窦道口闭合,但腔隙内会有致病菌残留,任何时候都可以被激发而导致感染。

【临床表现】 在病变不活动阶段可以无症状,骨失去原有的形态,肢体增粗及变形。皮肤菲薄色泽暗;稍有破损即引起经久不愈的溃疡,或有窦道口,长期不愈合,窦道口肉芽组织突起,流出臭味脓液。因肌肉的纤维化可以产生关节挛缩。当机体抵抗力下降时,炎症可扩散,表现为红、肿、热及压痛。体温可升高1~2℃。原已闭塞的窦道可开放,排出多量脓液,有时掉出死骨。在死骨排出后窦道口自动封闭,炎症逐渐消退。急性发作约数月、数年一次。体质不好或身体抵抗力低下情况下可以诱发急性发作。

【X线表现】 早期阶段有虫蛀状骨破坏,骨膜掀起并有新生骨形成,部分呈三角状。新生骨逐渐变厚和致密。在 X 线片上死骨表现为完全孤立的骨片,没有骨小梁结构,浓白致密,边缘不规则,周围有空隙。

【诊断】 根据病史、临床表现及查体,诊断不难。若是有经窦道排出过死骨的病史,诊断则更加明确。

【治疗】 以手术治疗为主,原则是清除死骨、炎性肉芽组织和消灭无效腔,称为病灶清除术。

手术方法:

1. 清除病灶　在骨壳上开窗,进入病灶内,吸出脓液,清除死骨与炎性肉芽组织。部分病例严重至不可能彻底清除病灶者,且肢体损毁严重,可施行截肢术。

2. 消灭无效腔的方法

(1)碟形手术:在清除病灶后再削去一部分骨腔边缘,使之成为平坦的碟状,让周围软组织填入而消灭无效腔。

(2)肌瓣填塞:无效腔较大、较深者做碟形手术时,丧失的骨质太多会发生骨折,可将附近肌肉做带蒂肌瓣填塞以消灭无效腔。

(3)闭式灌洗:儿童骨腔容易闭合,在清除病灶后不必做碟形手术。可在病灶内留置 2 根引流管;一根为入口管,另一根为出口管。术后经入口管灌入敏感抗生素溶液,持续时间一般为 2~4 周,待出口液转为清晰时即可停止、拔管。

(4)骨水泥珠链填塞和二期植骨:将庆大霉素粉剂混入骨水泥中,制成 7mm 直径左右的小球,以不锈钢丝串联起来,填塞在骨腔内。珠链在体内会缓慢地释放出有效浓度的庆大霉素,2 周后即可拔去珠链。小的骨腔去除珠链后迅速被肉芽组织所填满,大的骨腔拔去珠链后尚需再次手术植入自体骨或同种异体骨。

(三)局限性骨脓肿

局限性骨脓肿又名 Brodie 脓肿。通常发生于长骨的干骺端,多见于胫骨、股骨与肱骨。产生 Brodie 脓肿的主要原因是细菌的毒力不大和患者的抵抗力较高。

【病理】 大多数是一个较小的骨质破坏区。早期腔内为炎性液体,中期为炎性肉芽组织代替,后期为感染性瘢痕组织。

【临床表现】 患者通常无急性化脓性骨髓炎的病史。病程较长,持续数年之久。当劳累、轻微外伤后局部有疼痛及皮温升高,罕见有皮肤发红,使用抗生素后迅速消退。极少数病例炎症不能控制出现穿破流脓。X 线片表现为干骺端囊性病变,周围有硬化骨区。需与骨囊肿鉴别。

【诊断】 根据病史及 X 线表现,诊断不难。

【治疗】 偶有发作时可以使用抗生素,若保守治疗效果不佳,则采用手术方法。手术方法为彻底刮除病灶内炎性组织,取自体髂骨与抗生素混合后填充骨腔,可望一期愈合。

（四）硬化性骨髓炎

硬化性骨髓炎又名 Garre 骨髓炎。病因尚不明确，一般认为是骨组织低毒性感染，强烈的成骨反应导致骨硬化。本病多发生在长管状骨骨干，以胫骨为好发部位。

【临床表现】起病时为慢性病程，局部常有疼痛及皮温高，很少有红肿。使用抗生素后症状可以缓解。多次发作后可以摸到骨干增粗。X 线片上可以看到大片浓白阴影，难以看出小透亮区。CT 检查可以看到普通 X 线片难以辨出的小透亮区。

【诊断】根据病史及 X 线表现，诊断不难。

【治疗】使用抗生素可以缓解急性发作所致的疼痛。但由于病灶部位硬化骨较多，药物难以进入病灶内，因此部分病例需做手术治疗。①凿开增厚的骨密质，找到小脓腔，将其中炎性肉芽组织及脓液清除；②找不到脓腔的可在骨密质上开一个窗，使骨髓腔内的渗液引流至软组织内，疼痛亦可解除；③脓腔内置庆大霉素-骨水泥珠链，2 周内逐渐取出，解除疼痛症状。

（五）创伤后骨髓炎

【病因】最常见原因是开放性骨折术后感染，其次为骨折切开复位或其他骨关节手术后出现感染。可为急性或慢性，病变都在骨折端附近。

【临床表现】急性期的感染有高热、寒战等毒血症症状，与急性化脓性骨髓炎相似，往往伴有感染性骨不连或骨缺损。但发病部位不在干骺端而在骨折处，在慢性期与慢性骨髓炎相似。

【治疗原则】①急性期立即切开引流，以免脓液进入骨髓腔内。②使用抗生素，并根据药敏结果调整用药。③分次清创，清除创口内坏死组织与碎骨片。④石膏固定，开洞换药。或用外固定支架固定，以便换药。⑤至慢性期时往往有骨外露，在骨密质上钻洞，使洞内生长肉芽组织，覆盖骨面。也可将暴露于空气中死骨削去一层，直至切削面有渗血为止，骨面会迅速生长肉芽组织。⑥有骨缺损者一般于伤口愈合后六月内没有复发才可手术植入自体骨；也可在抗生素保护下提前移植自体骨。⑦开放性骨折有大段骨坏死者，在取出坏死骨段后必须安装上外固定器，以防肢体出现短缩，并在合适的时间内做植骨术。

二、化脓性关节炎

化脓性关节炎（pyogenic arthritis）为化脓性细菌引起的关节内感染。多见于儿童，常为败血症的并发症，好发于髋、膝关节。

【病因】金黄色葡萄球菌为最常见的致病菌，其次为白色葡萄球菌、淋球菌、肺炎球菌和肠道杆菌等。细菌进入关节内的途径有：①血源性传播，远离关节部位的感染病灶通过血液循环传播至关节内；②关节附近的感染病灶直接蔓延至关节腔内；③开放性关节外伤发生感染；④医源性，关节手术后和关节内注射激素后发生感染。本章节只叙述血源性化脓性关节炎。

【病理】化脓性关节炎的病变发展过程可以分成三个阶段：

1. 浆液性渗出期　滑膜肿胀、充血、白细胞浸润、渗出液为浆液性。此时软骨尚未破坏，若能控制感染，软骨基质糖蛋白尚可恢复，关节功能可完全康复。本期病理改变为可逆性。

2. 浆液纤维素性渗出期　滑膜炎程度加剧，滑膜表面形成纤维蛋白斑。渗液增多、黏稠、细胞成分增多。大量脓细胞和纤维蛋白渗出物覆盖于滑膜和软骨表面，关节内纤维粘连。由于细菌产物的协同作用，糖蛋白成分改变，软骨细胞的机械性压力增加、营养障碍、产生基质的能力丧失。治疗后关节功能有不同程度的受损。

3. 脓性渗出期　为炎症的最严重阶段。滑膜肿胀、增厚，并开始坏死；关节腔内大量黄白色脓液；白细胞自溶产物破坏骨胶质和剩余糖蛋白；软骨细胞坏死；滑膜破坏，并侵犯骨质；关节腔内大量肉芽组织形成；关节囊和周围软组织感染，有蜂窝组织炎和脓肿形成。治疗后，虽能控制炎症，但关节功能不可能完全复原，常遗有纤维性或骨性强直、病理性脱位及各种关节畸形。

【临床表现】起病急骤,全身不适,食欲减退,高热、恶寒,体温达 38.5~40℃,出汗,脉搏快速。多为单关节发病,局部关节疼痛、红肿、皮温增高,关节部位明显压痛,活动时疼痛加剧,肌肉紧张。患肢不能负重,受累关节呈痉挛性屈曲。晚期则有关节畸形、病理性脱位、窦道或关节强直等后遗症。患者因剧痛往往拒做任何检查。关节腔内积液在膝部最为明显,可见髌上囊明显隆起,浮髌试验可为阳性。

【临床检查】

1. 血常规　白细胞计数增高至 $10×10^9/L$ 以上,红细胞沉降率、C 反应蛋白增高;关节液外观颜色为浆液性(清的)、纤维蛋白性(混的)或脓性(黄白色);镜检可见多量脓细胞,或涂片做革兰氏阳性球菌染色。

2. X 线表现　早期无明显改变,可见关节周围软组织肿胀的阴影;中晚期为软骨下骨疏松,近关节的骨质腐蚀,软骨破坏,关节间隙变窄,关节面的骨小梁增生,可出现关节挛缩畸形,甚至有骨小梁通过成为骨性强直。

【诊断】根据病史、全身与局部症状和体征,诊断一般不难,关节穿刺和关节液检查对早期诊断很有价值。

【治疗】

1. 早期、及时、足量和有效使用抗生素,注意降温、补液、纠正水和电解质代谢紊乱和酸碱失衡。

2. 关节腔内注射抗生素,如果抽出的关节液逐渐变清,局部和全身症状和体征缓解,说明治疗有效,可以继续使用。如果抽出的关节液变得更为混浊甚至成为脓性,说明治疗无效,应改为灌洗或切开引流。

3. 关节腔持续性灌洗　化脓性关节炎诊断一旦确立,就应做关节持续冲洗治疗,当引流液转清,经培养无细菌生长后可停止灌洗。

4. 关节切开引流　适用于较深的大关节,切开关节囊,放出关节内液体,用盐水冲洗后,在关节腔内留置 2 根管子后缝合切口,做关节腔持续灌洗(图 60-4)。

5. 关节制动　受累关节制动后,可减轻疼痛,使炎症易于局限。化脓性髋关节炎,一般采用牵引方法制动,也可使用髋人字石膏固定。化脓性膝关节炎、肘关节炎等肢体中远端化脓性关节炎,可用石膏托固定或用支具固定。

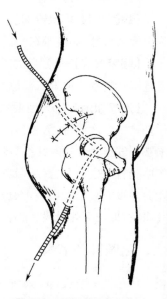

图 60-4　髋关节切开引流后关节腔持续灌洗

第二节　骨与关节结核

一、概述

骨与关节结核(tuberculosis of bone and joint)好发于儿童与青少年,是一种继发性结核病,原发病灶为肺结核或消化道结核。好发部位是脊柱,其次是膝关节、髋关节与肘关节。

【病理】最初病理变化是单纯性滑膜结核或单纯性骨结核,如果病变进一步发展,扩散至关节腔,使关节软骨面受到不同程度损害,称为全关节结核,导致各种关节功能障碍。全关节结核不能被控制,便会出现继发感染,甚至产生瘘管或窦道(图 60-5)。

1. 单纯骨结核　根据部位不同分为松质骨结核、密质骨结核和干骺端结核 3 种:

(1)松质骨结核:分为中心型与边缘型两种。①中心型血运较差,病变以骨质浸润和坏死为主,易形成死骨和空洞(图 60-6A);②边缘型血运较丰富,病变组织多被吸收,常以局限性骨质缺损为主,很少形成死骨(图 60-6B)。

(2)密质骨结核:病变多自髓腔开始,以局限性溶骨性破坏为主,一般不形成大量死骨。骨膜受病灶反

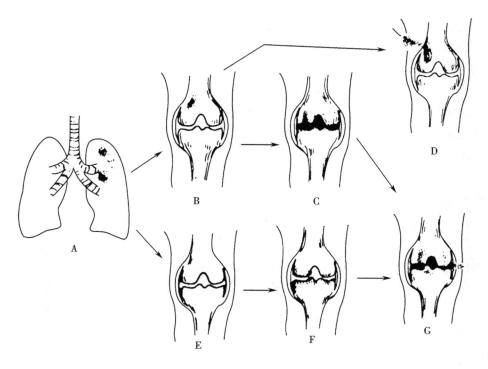

图 60-5　骨与关节结核临床病理发展示意图
A. 原发病灶；B. 单纯骨结核；C. 由骨结核引起的全关节结核；D. 单纯骨结核穿透皮肤形成窦道；
E. 单纯滑膜结核；F. 由滑膜结核引起的全关节结核；G. 全关节结核穿破皮肤形成窦道。

复刺激而形成葱皮样新生骨（图 60-6C）。

（3）干骺端结核：既有松质骨结核的特点，如死骨形成；又有密质骨结核的特点，如骨膜性新骨形成（图 60-6D）。

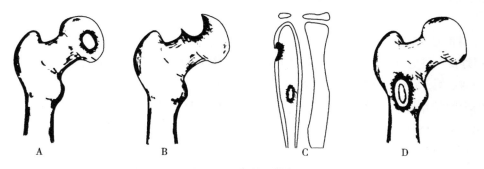

图 60-6　单纯骨结核
A. 松质骨中心型结核；B. 松质骨边缘型结核；C. 密质骨结核；D. 干骺端结核。

2. 单纯滑膜结核　病变局限于关节滑膜，发生率较高。早期滑膜肿胀、充血、炎性细胞浸润，渗液增加，晚期滑膜肥厚、变硬，关节积脓。多发生在滑膜丰富的关节，如膝、髋、肘、踝等关节。

3. 全关节结核　构成关节的骨端松质骨、关节软骨和滑膜均受累。由骨结核发展而来的全关节结核，病变先从骨组织开始，继而侵犯到软骨和滑膜；由滑膜结核发展而来的全关节结核先侵犯滑膜，然后侵犯软骨和骨组织。此时，构成关节的三种组织都已感染结核，故称为全关节结核。早期关节软骨面仅小部分被破坏，治愈后关节面将由纤维组织形成的纤维软骨所修复，关节功能仍可部分恢复。晚期关节软骨面大部分破坏，即使病变停止，因关节结构遭到严重破坏，关节功能已不能恢复。

【临床表现】

1. 全身症状　轻重不一，一般为慢性发病过程，多为低热、消瘦等症状，如合并感染，可有高热、伤口流脓等。

2. 局部症状　发展缓慢,早期多为偶然的关节疼痛,逐渐加重并转为经常疼痛。活动时疼痛加重,有压痛,疼痛可放散至其他部位,如髋关节结核疼痛常放散至膝关节;因活动时疼痛而有肌痉挛,致使关节的主动和被动活动受限,持久性肌痉挛可引起关节挛缩或变形,患肢因废用而肌肉萎缩;在晚期因骨质破坏,或骨骺生长影响,形成关节畸形、肢体短缩等。在脊椎结核,因骨质破坏椎体塌陷及脓肿,肉芽组织形成,可使脊髓受压而发生截瘫,脊椎结核和其他关节结核常有寒性脓肿(图60-7),如穿破可合并感染使症状加重,形成窦道伤口长期不愈。

【实验室检查】有轻度贫血,白细胞计数一般正常,红细胞沉降率多增速。儿童有可疑症状时可做结核菌素试验,有关节积液时可做穿刺化验,查结核分枝杆菌抗酸染色。

【影像学检查】X线检查:早期X线片可无明显改变,以后有骨质疏松,关节间隙变窄,以及骨质破坏和寒性脓肿。CT检查:骨与关节结核典型的CT表现具有特征性,表现为多发骨破坏,边缘环绕骨硬化缘,冷脓肿形成,部分脓肿边缘可见钙化,增强后见边缘环行强化(称为"边缘"征);软组织内形成钙化及死骨。

【诊断和鉴别诊断】早期诊断比较困难,须注意以下几个方面:①仔细询问结核病史及接触史;②骨与关节结核的临床表现;③X线检查对诊断骨与关节结核有重要价值;④活动期红细胞沉降率、C反应蛋白增快。此外,CT、磁共振、脓肿穿刺也有助于诊断。关节镜检查及滑膜活检对诊断滑膜结核很有价值。需与下列疾病鉴别:类风湿关节炎、强直性脊柱炎、化脓性关节炎、化脓性骨髓炎、尤因肉瘤、转移癌等。

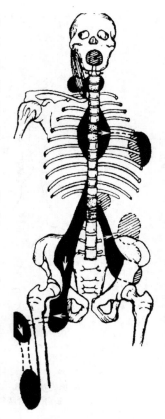

图60-7　脊柱结核寒性脓肿流注途径

【治疗】

(一)全身治疗

1. 支持疗法　注意休息、营养,每日摄入足够的蛋白质和维生素,有贫血者可补血。

2. 抗结核药物疗法　以异烟肼、利福平、链霉素与乙胺丁醇为一线药物。要遵守早期、联合、适量、规律和全程的原则,并密切注意药物的副作用。①早期用药:一经确诊立即用药。②联合用药:宜2~3种抗结核药物联合应用,防止产生耐药性;如异烟肼+利福平+乙胺丁醇;严重患者可以3种药物同时应用。

治愈的标准为:①全身情况良好,体温正常。②局部症状消失,无疼痛,窦道闭合;③X线表现脓肿缩小乃至消失,或已经钙化;无死骨,病灶边缘轮廓清晰。④3次红细胞沉降率都正常。⑤起床活动已1年,仍能保持上述4项指标。符合标准的可以停止抗结核药物治疗,但仍需定期复查。

(二)局部治疗

1. 局部制动　应用牵引与固定,预防与矫正患肢畸形,保持关节在功能位。

2. 局部注射　适用于早期滑膜结核。常用药物为异烟肼或链霉素,每周注射1~2次,如果未见好转,应及时更换治疗方法。

(三)手术治疗

1. 病灶清除术　此手术是直接进入病灶,完全或近乎完全将病变去除干净。病灶清除术的指征是:①骨与关节结核有明显的死骨及脓肿形成;②窦道流脓经久不愈者;③单纯性滑膜结核经药物治疗效果不佳,即将发展为全关节结核者;④脊柱结核有脊髓受压表现者。

2. 其他手术治疗　①关节融合术;②截骨术:用以矫正畸形;③关节成形术:用以改善关节功能。

二、脊柱结核

（一）脊柱结核

脊柱结核占全身关节结核的首位,任何年龄都能发病,多见于儿童及青少年。其中以椎体结核占大多数,腰椎结核发生率最高,胸椎次之,颈椎更次之,至于骶尾椎甚为罕见。

【病理】 椎体结核可分为中心型和边缘型两种。

1. 中心型椎体结核 常有死骨形成,死骨吸收后形成空洞。大多数椎体病变只有一处,少数的椎体病灶在两处或两处以上,每处病灶之间有健康的椎体或椎间盘隔开,因此也称跳跃型病变。

2. 边缘型椎体结核 多见于成人,腰椎为好发部位。病变位于椎体的上下缘,迅速侵犯至椎间盘及相邻的椎体。椎间盘破坏是本病的特征,因而椎间隙很窄(图60-8)。

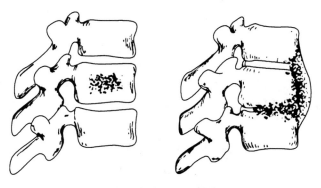

图 60-8 脊柱结核病理示意图

椎体破坏后形成的寒性脓肿可以有两种表现:①椎旁脓肿,脓液汇集在椎体旁,以积聚在两侧和前方比较多见;②流注脓肿,椎旁脓肿会穿破骨膜,沿着肌筋膜间隙向下方流动,在远离病灶的部位出现脓肿,如腰大肌脓肿、髂窝脓肿。腰大肌脓肿还可沿腰大肌流窜至股骨小转子处,成为腹股沟处深部脓肿。它还能绕过股骨上端的后方,出现在大腿外侧,甚至沿阔筋膜下流至膝上部位。

【临床表现】

1. 全身症状 患者倦怠无力、食欲减退、午后低热、盗汗和消瘦等全身中毒症状。偶见少数病情恶化,急性发作出现弛张型高热,体温39℃左右,多误诊重感冒或其他急性感染。

2. 局部症状 ①疼痛:患处局限性钝痛。早期症状较轻,病情进展逐渐加重,劳累、活动后加重,在坐车震动、咳嗽、打喷嚏时加重,卧床休息后减轻。夜间痛加重,如果出现突然症状加重,多为椎体压缩或病变累及神经根。②活动受限:病变周围软组织受到炎症刺激,发生疼痛、保护性挛缩,影响脊柱活动。颈椎与腰椎活动度大,容易查出,胸椎活动度较小,不易查出。小儿不合作,可使其仰卧,常可发现髋、膝屈曲;如被动伸直髋关节,可出现疼痛;让患儿俯卧,一手握其双足并将其提起,可见立即出现疼痛,并能看到腰部呈板状,即俯卧背伸试验阳性。③异常姿势:患者常有特定姿势异常,部位不同,姿势各异。颈椎结核患者常有斜颈、头前倾、颈短缩和双手托着下颌体位。胸腰椎、腰椎及腰骶椎结核患者站立或行走时呈挺胸凸腹的姿势,坐时喜用手扶椅,以减轻体重对受累椎体的压力。正常人可弯腰拾物,因病不能弯腰而是屈髋屈膝,一手扶膝另一手去拾地上的东西,称之拾物试验阳性。④脊椎畸形:主要为结核分枝杆菌侵袭破坏造成椎体间形态结构改变所致,颈椎和腰椎可有生理前突消失,胸椎、胸腰段多以后凸畸形多见,多为角型后凸,用手触摸,一触即知。⑤寒性脓肿和窦道形成:常为患者就诊的最早体征。

【影像学检查】 X线表现:①骨质破坏和增殖:可表现椎体、附件、椎体边缘骨质破坏,有时骨质破坏与骨质增殖并存,表现为破坏区内有新骨形成;②椎间隙变窄或消失:因椎体软骨板、终板破坏、重力作用髓核向椎体内疝破坏所致,为脊椎结核特征性之一;③脊椎畸形:屈曲畸形最常见,可伴侧弯畸形,以儿童、老年患者多见;④寒性脓肿形成:多表现腰大肌增粗、模糊或椎旁软组织梭形肿胀,伴或不伴不规则条片状钙化;⑤死骨形成:椒盐样死骨形成,沙砾样骨质破坏。CT检查可以清晰地显示病灶部位,有无空洞和死骨形成。即使是小型的椎旁脓肿,在CT检查时也可发现。CT检查对腰大肌脓肿有独特的价值。MRI具有早期诊断价值,在炎性浸润阶段即可显示异常信号,但主要用于观察脊髓有无受压和变性。

【诊断与鉴别诊断】 根据症状、体征与影像学表现,典型病例诊断不难,须与化脓性脊柱炎、嗜酸性肉芽肿、强直性脊柱炎等疾病做鉴别。

【治疗】 全身治疗如前文概述,局部固定用支具、石膏背心或支架,固定期为3个月,固定期间应多卧床休息。全身情况不好,不能耐受固定的,可以睡特制的石膏床3个月。

手术有以下类型:

1. 前路病灶清除、植骨内固定术 适用于:①适于所有脊柱节段结核病变,初治病例首选;②上颈椎或腰骶段应用前路内固定,风险高,不宜首选;③部分可通过后方入路一次完成病灶清除、内固定,不选择前路固定。

2. 后路病灶清除植骨、经椎弓根内固定术 作为下腰椎结核的首选术式,适用于:①病变以椎体后部为主;②硬膜及神经根受累严重并存在椎管狭窄;③患者存在严重腰痛和神经损伤症状;④椎体前方无明显脓液、干酪样坏死物及死骨。此法的优点在于自后路充分解除椎管内硬膜及神经根压迫,创伤小,病灶清理、减压和内固定一次完成。

3. 前路清除病灶植骨、后路固定术 适用于:①病灶破坏严重,前路安装内固定困难者;②重度后凸畸形需矫正者;③部分前路手术失败者;④上颈椎结核和部分颈胸段结核;⑤下腰椎结核造成椎体破坏明显,在病灶清除后需植骨以恢复椎间高度、合并椎前脓肿需手术清除者或下腰椎曲度变直或后凸畸形需矫正者。

（二）脊柱结核并发截瘫

脊柱结核并发瘫痪的发生率大约10%,以胸椎结核发生截瘫最多见,颈椎结核发生四肢瘫痪的次之,腰椎椎管管径宽大,内容物为马尾,故腰椎结核并发马尾神经受压的极为罕见。脊椎附件结核少见。

【发病机制】 脊柱结核并发截瘫是脊柱结核的并发症。可分为早期瘫痪和迟发性瘫痪两种。早期或病变活动期多由于结核物质如脓肿、干酪样物质、肉芽组织、死骨、坏死的椎间盘等直接压迫脊髓所致(图60-9)。在晚期或愈合期,硬膜肉芽组织纤维化增生变厚压迫,或脊柱变形畸形,或椎体病理性移位造成截瘫。有时脊髓血管栓塞导致脊髓变性、软化,虽无外部压迫因素也可发生截瘫(图60-10)。

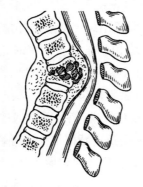
图 60-9 骨病变活动型截瘫

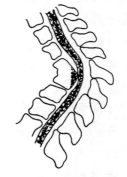
图 60-10 骨病变静止型截瘫

【临床表现】

1. 患者除已有脊柱结核全身、局部症状外,出现肢体无力、肌痉挛、有僵硬感、不协调易跌倒、由扶杖蹒跚步行至卧床不起。

2. 出现感觉、肌力减弱或完全瘫痪。早期为弛缓性瘫痪,晚期为痉挛性瘫痪。

3. 出现髌阵挛、踝痉挛和反射亢进,甚至晚期反射消失。

4. 排尿困难和尿潴留。

另外,CT 和 MRI 检查可以显示病灶部位、受压情况,在 MRI 片上还可观察脊髓有无异常信号,以帮助估计预后。

【诊断】 根据症状、体征与影像学表现,一般诊断不难。

【治疗】 脊柱结核出现神经症状而影像学检查确有脊髓受压者,且与临床查体相符,原则上都应该接受手术治疗。部分不能耐受手术者可做非手术治疗,待情况好转时再争取手术。手术方式通常是前路清创减压支撑植骨,同时行后路和/或前路脊柱内固定术。通常主张经前路手术,彻底去除所有致压物质。为维持脊柱的稳定性,可取髂骨做一期脊柱植骨融合术。如果脊髓受压过久已有变性,手术后效果往往不佳。

三、膝关节结核

膝关节结核与其他骨与关节结核一样,是一种继发性病变,占全身骨与关节结核的第二位,仅次于脊柱结核。儿童和青少年患者多见。

【病理】 起病以滑膜结核多见,以炎性浸润和渗出为主,表现为膝关节肿胀和积液;随病变进展,结核性病变逐步侵袭骨骼,产生边缘性骨腐蚀,骨质破坏沿软骨下潜行生长,使大块关节软骨板剥脱形成全关节结核;晚期病变累及半月板及关节韧带等结构,使膝关节脱位、半脱位。膝关节结核后期常合并有关节腔脓液积聚,成为寒性脓肿,穿破后成为慢性窦道。合并严重混合感染时,窦道经久不愈,膝关节呈纤维性或骨性强直,伴屈曲或内外翻畸形。

【临床表现】 起病缓慢,早期症状不明显,可有轻度关节肿胀,活动受限,往往发病较长时间后就诊。常在初诊时就发现全关节结核,病情发展后,肿胀明显,肌肉萎缩,关节间隙狭窄,骨质破坏,活动受限,伴有疼痛和压痛。晚期由于疼痛而有肌肉痉挛,导致膝关节屈曲挛缩和内、外翻畸形。常有窦道形成,合并感染。由于疼痛和畸形,患者有跛行,甚至不能走路。

【影像学检查】 早期 X 线片上仅见髌上囊肿胀与局限性骨质疏松;后期 X 线可见到关节间隙变窄、边缘性骨腐蚀。至晚期,骨质破坏加重,关节间隙消失,胫骨半脱位。有窦道形成出现混合感染时则表现为骨硬化。CT 与 MRI 可以看到普通 X 线片不能显示的病灶,特别是 MRI 具有早期诊断价值。

【诊断】 根据症状、体征与影像学表现,一般可做出诊断。需与类风湿关节炎、其他原因导致的滑膜炎相鉴别。

【治疗】 膝关节结核的治疗主要为两部分,即全身治疗和局部治疗。局部治疗又分非手术治疗和手术治疗。全身治疗和局部治疗的密切配合、非手术和手术治疗的正确选择可使膝关节结核的治愈率大大提高。

1. 全身治疗　①支持疗法:增强患者全身抵抗力,改善营养不良,少量多次输血以纠正贫血;②全身抗结核药物的应用。

2. 局部治疗

(1)局部制动:通过牵引或石膏制动可达到休息和防止畸形的发生。此法主要适用于早期的单纯滑膜结核和早期的骨结核。而后期的滑膜结核、骨结核及全关节结核,则主张在抗结核药的支持下行手术治疗。

(2)关节穿刺:在髌上囊内或外侧,也可在髌骨关节间隙处穿刺,抽出结核性渗液,注入无菌生理盐水,反复几次,待抽出的生理盐水清亮后,再注入异烟肼或链霉素。

3. 手术治疗

(1)膝关节滑膜次全切除术:同时术后行关节腔内药物灌注,再配合关节伸屈功能的锻炼,获得了良好的效果。关节功能一般均能保持正常或接近正常。本手术适用于单纯滑膜结核患者非手术治疗无效者或晚期滑膜结核滑膜肥厚的病例。

（2）15岁以上关节毁损严重并有畸形者，在病灶清除术后，同时行膝关节结核加压融合术（图60-11）；有窦道或有屈曲挛缩者均宜做融合术。加压钢针一般在4周后拔除，改用管型石膏至少2个月。

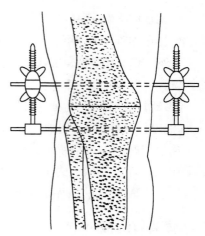

图60-11　膝关节结核加压融合术

四、髋关节结核

髋关节结核发病率是全身骨与关节结核的第三位。多见于儿童和青壮年，男性多于女性。

【病理】　在单纯滑膜结核中，包围圆韧带的滑膜水肿、充血、肥厚，晚期圆韧带破坏消失。髋臼、股骨头或关节囊破坏严重者，股骨头常发生病理性脱位，主要是后脱位；单纯骨结核产生的脓液可向下穿破软骨而侵入髋关节，向后汇集在臀部，形成臀部脓肿；也可向内穿破骨盆内壁，形成盆腔内脓肿。股骨颈结核的脓液穿破股骨颈的骨膜和滑膜，进入髋关节，或沿股骨颈髓腔流注到大粗隆或大腿外侧，股骨头结核的脓液早期就穿破软骨面而侵入髋关节。晚期髋关节结核脓肿常出现在关节的前内侧，因该处关节囊较薄弱，且常与髂腰肌滑囊相通。脓肿溃破后，形成窦道，晚期髋关节结核周围的肌肉发生痉挛，因为内收肌和屈髋肌肌力较大，常发生屈曲内收畸形。

【临床表现】　患者常有食欲减退、消瘦、全身无力以及低热、盗汗等症；小儿常出现激动状态，易哭、睡眠不良；患侧肢体肌肉萎缩是髋关节结核的另一特征。由于肌肉营养不良和失用性萎缩，使髋关节周围及该侧肢体肌张力减低，逐渐转为肌肉的体积缩小。至后期，会在腹股沟与臀部出现寒性脓肿。破溃后成为窦道。股骨头破坏明显时会形成病理性脱位。愈合后髋关节会遗留各种畸形。

【影像学检查】　X线检查单侧发病者居多，骨性关节面破坏可出现硬化，关节周围可出现软组织肿胀、脓肿及钙化，关节腔积液时，关节间隙增宽，且邻近骨质疏松多见。关节腔积液多位于内侧和后部明显，随着破坏的加剧，出现空洞和死骨，后期有病理性后脱位。CT与MRI检查可获得早期诊断。

【诊断】　根据病史、症状与影像学表现，诊断不难。"4"字试验、托马斯征及髋关节过伸试验有助于诊断，须与髋关节滑膜炎、儿童股骨头骨软骨病、化脓性关节炎等疾病做鉴别诊断。

【治疗】

1. 全身治疗　对髋关节结核的治疗，首先要着重全身治疗，改善全身情况，增强机体的抵抗力。

2. 抗结核　在结核病灶活动期和手术前、后均应用抗结核药物。

3. 牵引　可纠正肌肉痉挛引起的关节畸形，用持续皮肤牵引，早期纠正部分或全部屈曲挛缩，用牵引法保持关节面分离，以防粘连。

4. 手术治疗

（1）全关节结核：由于关节病变广泛，非手术疗法很难治愈，且不可避免地要发生关节强硬和畸形，在全身情况改善后，应争取早期手术治疗，不仅可清除病灶，缩短病程，且可纠正畸形，融合固定关节于功能位（图60-12），术后用髋人字石膏固定约3个月。部分病例病变已静止，髋关节出现纤维性强直，但微小活动便会诱发疼痛，对该类病例适宜做髋关节融合术。该类病例在抗结核药物控制下，也可做全髋关节置换术。关节置换术后会诱发结核病灶活动，成功率大约80%。对髋关节有明显屈曲、内收或外展畸形者，可做大转子下截骨矫形术。

（2）滑膜型或早期全关节结核：尤其在儿童患者，如关节面大部分完

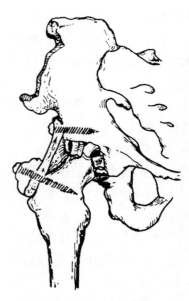

图60-12　髋关节结核病灶清除及植骨融合术

好,在切除滑膜病灶或骨病灶时,注意术中勿使关节脱臼,以免影响股骨头循环;不做融合术,术后继续牵引及抗结核药物治疗,在不承重情况下早期活动,可保全关节部分或大部活动功能。

（3）单纯型骨结核:应手术清除结核病灶,以免病灶穿入关节形成关节结核。

第三节 非化脓性关节炎

一、骨关节炎

骨关节炎(osteoarthritis,OA)是一种退行性关节疾病,又称骨关节病、退行性关节炎、增生性关节炎,多见于中老年人,女性多于男性。主要侵害关节软骨、骨和滑膜组织,导致关节疼痛、畸形和功能障碍。好发于负重较大的膝关节、髋关节、脊柱及远侧指间关节等部位。

【病因】 OA 指由多种因素引起关节软骨纤维化、皲裂、溃疡、脱失而导致的关节疾病。病因尚不明确,其发生与年龄、肥胖、炎症、创伤及遗传因素等有关。OA 以中老年患者多见,女性多于男性。60 岁以上的人群中患病率可达 50%,75 岁以上的人群中则达 80%。该病的致残率可高达 53%。OA 好发于负重大、活动多的关节,如膝、脊柱(颈椎和腰椎)、髋、踝、手等关节。OA 可分为原发性和继发性两类。原发性 OA 多发生于中老年,无明确的全身或局部诱因,与遗传和体质因素有一定的关系。继发性 OA 可发生于青壮年,可继发于创伤、炎症、关节不稳定、慢性反复的积累性劳损或先天性疾病等。

【病理】 首先关节软骨局部发生软化、糜烂,导致软骨下骨外露。随后继发骨膜、关节囊及关节周围肌肉的改变使关节面上生物应力平衡失调,形成恶性循环,不断加重病变。

软骨磨损后,软骨下骨裸露。由于不断摩擦,暴露的骨面硬化而光滑,呈象牙样改变。可出现关节内游离体以及关节间隙狭窄。后期由于长期磨损,骨质可以变薄至出现疏松。软骨下骨如果受到增大的压力,可发生微骨折,将作用力传至松质骨,产生骨性囊肿。软骨边缘无压力区以及关节软骨破坏区周围出现骨赘增生。滑膜的病理改变有两种类型。①增殖型滑膜炎:大量的滑膜增殖、水肿,关节液增多;②纤维型滑膜炎:关节液量少,大部分滑膜被纤维组织所形成的条索状物代替。关节囊与周围的肌肉关节囊发生纤维变性和增厚,限制关节的活动。关节周围肌肉因疼痛产生保护性痉挛,进一步限制关节活动,可出现畸形(屈曲畸形或脱位)。

【临床表现】

1. 关节疼痛及压痛   初期为轻度或中度间断性隐痛,休息时好转,活动后加重,疼痛常与天气变化有关。晚期可出现持续性疼痛或夜间痛。关节局部有压痛,在伴有关节肿胀时尤为明显。

2. 关节僵硬   在早晨起床时关节僵硬及发紧感,也称为晨僵,活动后可缓解。关节僵硬在气压降低或空气湿度增加时加重,持续时间一般较短,常为几分钟至十几分钟,很少超过 30 分钟。

3. 关节肿大   手部关节肿大变形明显,可出现 Heberden 结节和 Bouchard 结节。部分膝关节因骨赘形成或关节积液也会造成关节肿大。

4. 骨摩擦音(感)   由于关节软骨破坏、关节面不平,关节活动时出现骨摩擦音(感),多见于膝关节。

5. 关节无力、活动障碍   关节疼痛、活动度下降、肌肉萎缩、软组织挛缩可引起关节无力,行走时腿软或关节绞锁,不能完全伸直或活动障碍。

【X 线检查】 非对称性关节间隙变窄,软骨下骨硬化和/或囊性变,关节边缘增生和骨赘形成或伴有不同程度的关节积液,部分关节内可见游离体或关节变形(图 60-13)。

【实验室检查】 血常规、蛋白电泳、免疫复合物及血清补体等指标一般在正常范围。伴有滑膜炎的患者可出现 C 反应蛋白和红细胞沉降率轻度升高。继发性 OA 患者可出现原发病的实验室检查异常。

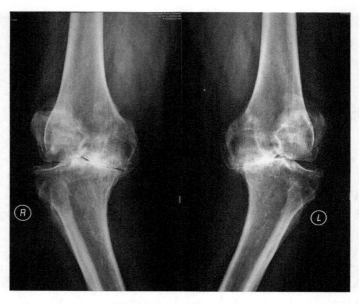

图 60-13 膝关节骨关节炎

【诊断】 根据患者的症状、体征、X 线表现及实验室检查一般不难诊断 OA。

【治疗】 骨关节炎发生后,随着年龄的增长,其病理学改变不可逆转。治疗目的是缓解或解除症状,延缓关节退变,最大限度地保持和恢复患者的日常生活。

1. 非药物治疗 是药物治疗及手术治疗的基础。对于初次就诊且症状不重的 OA 患者,非药物治疗是首选的治疗方式,目的是减轻疼痛、改善功能,使患者能够很好地认识疾病的性质和预后。包括自我行为疗法(减少不合理的运动,适量活动,避免不良姿势,避免长时间跑、跳、蹲,减少或避免爬楼梯,减肥)、物理治疗(热疗、水疗、超声波、针灸、按摩、牵引、经皮神经电刺激)、改变负重力线(根据 OA 所伴发的内翻或外翻畸形情况,采用相应的矫形支具或矫形鞋,以平衡各关节面的负荷)等。

2. 药物疗法 非甾体抗炎药可以缓解疼痛,部分药物如硫酸软骨素可参与软骨代谢,延缓软骨退变。关节内注射透明质酸钠,可起到润滑关节,保护关节软骨和缓解疼痛的作用。一般情况下不常规使用关节内注射肾上腺皮质激素类药物。

3. 手术疗法 外科治疗的目的:①进一步协助诊断;②减轻或消除疼痛;③防止或矫正畸形;④防止关节破坏进一步加重;⑤改善关节功能;⑥综合治疗的一部分。

外科治疗的方法:①游离体摘除术;②关节清理术;③截骨术;④关节融合术;⑤关节成形术(人工关节置换术等)。

二、类风湿关节炎

类风湿关节炎(rheumatoid arthritis,RA)是一种以侵蚀性关节炎为主要表现的全身性自身免疫病。本病以女性多发,男女患病比例约 1:3,其特点是关节痛和肿胀反复发作进行性发展,最终导致关节破坏、强直和畸形。

【病因】 病因尚不清楚,可能与下列因素有关。①自身免疫反应:人类白细胞相关抗原 HLA-D 与本病有不同程度的相关性,可激活 T 细胞,可产生自身免疫反应,导致滑膜增殖、炎性细胞聚集和软骨破坏;②感染:多数人认为甲型链球菌感染可诱导本病;③遗传因素:RA 有明显的遗传特点。

【病理】 基本病理变化是滑膜单核细胞、淋巴细胞和浆细胞浸润,纤维蛋白渗出,渗出大量液体,关节囊、肌腱和腱鞘炎性改变,关节明显肿胀。滑膜炎继续进行,富有血管的肉芽组织从关节软骨边缘的滑膜,向软骨面伸展,最后可将软骨完全覆盖,阻断了软骨从滑液摄取营养,软骨发生溃疡。最后软骨表面的肉芽组织纤维化,使上下关节面互相融合,形成纤维性关节强硬（图60-14）。关节附近的骨骼呈脱钙和骨质疏松,肌肉和皮肤都萎缩。关节本身畸形或脱位。

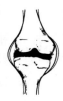

图60-14　类风湿关节炎的病理

【临床表现】多发生在 20~45 岁,女性多见。发病缓慢。RA 的主要临床表现为对称性、持续性关节肿胀和疼痛,常伴有晨僵。受累关节以近端指间关节、掌指关节、腕、肘和足趾关节最为多见;同时,颈椎、颞颌关节、胸锁和肩锁关节也可受累。中、晚期的患者可出现手指的"天鹅颈"及"纽扣花"样畸形(图60-15、图60-16),关节强直和掌指关节半脱位,表现掌指关节向尺侧偏斜。除关节症状外,还可出现皮下结节,称为类风湿结节;心、肺和神经系统等受累。

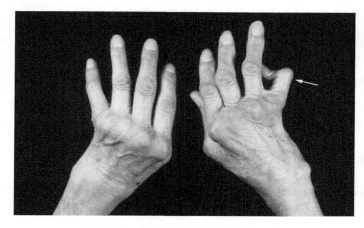

图 60-15　"纽扣花"样畸形（箭头所示）

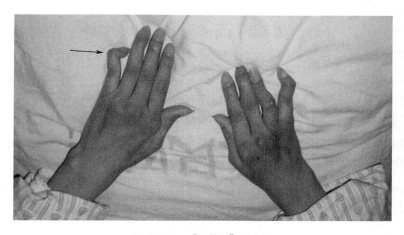

图 60-16　"天鹅颈"样畸形

【实验室检查】可有轻至中度贫血,红细胞沉降率(ESR)增快、C 反应蛋白(CRP)和血清 19G、IgM、IgA升高,多数患者血清中可出现类风湿因子(RF)、抗环瓜氨酸肽抗体、抗 P68 抗体、抗瓜氨酸化纤维蛋白原抗体、抗角蛋白抗体(AKA)或抗核周因子抗体(APF)等多种自身抗体。这些实验室检查对 RA 的诊断和预后评估有重要意义。

【X 线表现】早期 X 线表现为关节周围软组织肿胀及关节附近骨质疏松;随病情进展可出现关节面破坏、关节间隙狭窄、关节融合或脱位(图60-17)。

【诊断】RA 的诊断主要依靠临床表现、实验室检查及影像学检查。典型病例按 1987 年美国风湿病学会(American College of Rheumatology, ACR)的分类标准诊断:①晨起关节僵硬至少 1 小时(≥6 周);②3 个或 3 个以上关节肿胀(≥6 周);③腕、掌指关节或近侧指间关节肿胀;④对称性关节肿胀(≥6 周);⑤皮下结节;⑥手、腕关节 X 线片有明确的骨质疏松或骨侵蚀;⑦类风湿因子阳性。确认本病需具备 4 条或 4 条以上标准。

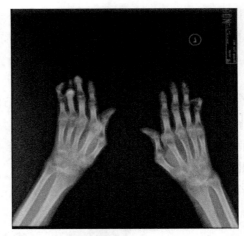

图 60-17　类风湿关节炎双手近端指间
关节、掌指关节和腕关节病变

【治疗】 RA 治疗的目的在于控制病情,改善关节功能和预后。应强调早期治疗、联合用药和个体化治疗的原则。非药物治疗:加强营养、注意休息,正确的关节活动和肌肉锻炼等对于缓解症状、改善关节功能具有重要作用。

药物治疗:常用的药物分为三线。一线的药物主要是非甾体抗炎药;二线药物有柳氮磺吡啶,免疫抑制剂如青霉胺、甲氨蝶呤、环磷酰胺等;三线药物主要是激素。对于病情较轻、进展较慢的患者,多主张先应用一线药物,必要时联合二线药物。而对病情严重、进展较快的患者,在一、二线药物联合运用同时,早期给予小剂量激素,以迅速控制症状,见效后逐渐减轻药物。

手术治疗:早期可做受累关节滑膜切除术,也可在关节镜下行关节清理术;晚期,可根据病情行关节成形术或人工关节置换术,以改善关节功能。

三、强直性脊柱炎

强直性脊柱炎(ankylosing spondylitis,AS)是一种慢性炎症性疾病,主要侵犯骶髂关节、脊柱骨突、脊柱旁软组织及外周关节,并伴发关节外表现,严重者可发生脊柱畸形和强直。病因尚不清,但组织相容抗原 HLA-B27 与本病相关,强直性脊柱炎患者 HLA-B27 的阳性率可高达 88%~96%。

【病理】 最初从骶髂关节逐渐发展到脊柱关节突关节炎及肋椎关节炎,脊柱的其他关节由上而下相继受累。AS 周围关节的滑膜改变以肉芽肿为特征,滑膜小血管周围有巨噬细胞、淋巴细胞和浆细胞浸润、滑膜增厚,经数月或数年后,受累滑膜有肉芽组织形成。关节周围软组织有明显的钙化和骨化,韧带附着处均可形成韧带骨赘,不断向纵向延伸,成为两个直接直邻椎体的骨桥,椎旁韧带同椎前韧带钙化,使脊椎呈竹节样。随着病变的进展,关节和关节附近有较显著的骨化倾向。早期韧带、纤维环、椎间盘、骨膜和骨小梁为血管性和纤维性组织侵犯,被肉芽组织取代,导致整个关节破坏和附近骨质硬化;经过修复后,最终发生关节纤维性强直和骨性强直,椎骨骨质疏松,肌萎缩和胸椎后凸畸形。椎骨软骨终板和椎间盘边缘的炎症,最终引起局部骨化。病变也可同时向下蔓延,波及双髋关节,少数也可累及膝关节。

【临床表现】 本病发病隐袭。患者逐渐出现腰背部或骶髂部疼痛和/或晨僵,半夜痛醒。翻身困难,晨起或久坐后起,腰部晨僵明显,但活动后减轻。部分患者有臀部钝痛或骶髂部剧痛,偶尔向周边放射。咳嗽、打喷嚏、突然扭动腰部疼痛可加重。疾病早期臀部疼痛多为一侧呈间断性或交替性疼痛,数月后疼痛多为双侧呈持续性。多数患者随病情进展由腰椎向胸、颈部脊椎发展,则出现相应部位疼痛、活动受限或脊柱畸形(图 60-18)。若髋关节受累则呈摇摆步态。

【实验室检查】 类风湿因子试验阴性,HLA-B27 多为阳性。急性期白细胞增多,红细胞沉降率加快。

【X 线表现】 早期骶髂关节软骨下骨缘模糊,骨质糜烂,关节间隙模糊,骨密度增高及关节融合。脊柱的 X 线片表现有椎体骨质疏松和方形变,椎小关节模糊,椎旁韧带钙化以及骨桥形成。晚期广泛而严重的骨化性骨桥表现称为"竹节样脊柱"(图 60-19)。

【诊断】 根据病史、临床表现及辅助检查,诊断多无困难。

【治疗】 AS 尚无根治方法。但是患者如能及时诊断及合理治疗,可以达到控制症状并改善预后。应通过非药物、药物(包括早期应用非甾体抗炎药、柳氮磺吡啶、甲氨蝶呤、抗肿瘤坏死因子-α 拮抗剂等)和手术等综合治疗,缓解疼痛和僵硬,控制或减轻炎症,保持良好的姿势,防止脊柱或关节变形。必要时矫正畸形关节,以达到改善和提高患者生活质量的目的。

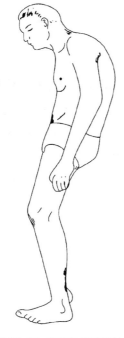

图 60-18　强直性脊柱炎外观

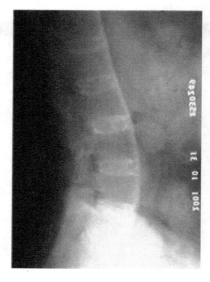

图 60-19　强直性脊柱炎"竹节样脊柱"

案例60-1

患者,男,5岁。因"高热1日,右下肢剧痛不能活动"就诊。查体:T 39.5℃,P 138 次/min。精神不振,右胫骨上端微肿,且有深压痛。血常规:白细胞计数 $27×10^9$/L,中性粒细胞百分比88%;红细胞沉降率78mm/h。X 线检查未见明显异常;骨扫描右胫骨上端有浓聚区。

思考:

1. 最可能的诊断是什么?

2. 目前考虑的治疗方案是什么?

案例60-2

患者,男,10岁。2个月前诊断为"左胫骨急性骨髓炎",经局部引流后症状好转,但目前局部仍有窦道流脓,X 线片示有大块死骨,但包壳尚未完全形成。

思考:

1. 患者目前的诊断是什么?

2. 此时最重要的治疗是什么?

(李亚平)

学习小结

学习过程中应重点关注骨与关节各种疾病的临床特点和治疗原则。急性血源性骨髓炎常发生于小儿长骨的干骺端,以剧痛、高热和拒动为临床特点;慢性血源性骨髓炎基本病理改变是死骨、无效腔、骨包壳及窦道形成。前者的治疗关键在于早期联合应用足量广谱抗生素,后者则以病灶清除为主。骨与关节结核最常发生于脊柱、膝和髋关节。 骨关节炎以软骨退变、关节周缘骨赘形成为临床特点，可伴有滑膜炎；其 X 线特点是关节间隙进行性变窄，关节边缘有骨质增生，软骨下骨质硬化、囊性变、游离体，晚期合并关节畸形。 类风湿关节炎以滑膜炎为主要病理特点，临床特点是多发性、对称性关节疼痛和肿胀反复发作，最终导致关节破坏和畸形，可合并关节外病变。 强直性脊柱炎是一种以骶髂关节和脊柱受累为主的血清阴性脊柱关节病变，HLA-B27 多为阳性。

复习参考题

1. 膝关节骨关节炎 X 线片表现是什么？

2. 类风湿关节炎患者晚期是否会继发形成骨关节炎？

3. 如何鉴别化脓性骨髓炎和化脓性关节炎？

4. 类风湿因子阳性是否就是类风湿关节炎？

5. 强直性脊柱炎的基本病理改变是什么？

第六十一章　运动系统畸形

第一节　先天性肌性斜颈

先天性肌性斜颈(congenital muscular torticollis,CMT)为婴、幼儿期常见畸形,是由于一侧胸锁乳突肌纤维化挛缩导致头颈持续性向患侧屈曲扭转偏斜引起的肌性斜颈,表现为面部及下颌转向健侧,颈部活动受限。

【病因与病理】病因尚不十分明了,目前的学说有:①宫内受压或姿势不正,血运受阻,肌纤维水肿坏死而纤维增生,引起肌肉痉挛;②宫内或围产期筋膜间室综合征后遗传学说,胎儿在宫内或经产道分娩时,头颈的屈曲转动导致胸锁乳突肌的动脉受压缺血引发间室综合征;③胸锁乳突肌先天性发育异常学说;④遗传学说,部分患儿有家族史,多伴其他畸形,表明先天性肌性斜颈与遗传因素有关。基本病理改变是肌内膜的胶原沉积和成纤维细胞转移至单个肌细胞周围,共同导致间质纤维化和肌肉的萎缩,并且普遍存在脂肪增生的现象。

【临床表现】多数患儿出生后,无意中发现一侧颈部出现肿块,2~3周肿块渐变硬,不活动,肿块大小2~3cm,椭圆形、质硬。多位于胸锁乳突肌下1/3处,随头部转动可移动。外表皮肤正常,无红肿,肿块无触痛。被动转头后,患儿自行恢复到头略低,歪向患侧,下颌转向健侧的强迫体位。半年左右肿物逐渐消退,但胸锁乳突肌纤维性挛缩、变短,呈条索状,牵拉枕部并偏向患侧,下颌转向健侧肩部。随生长发育后期痉挛严重,面部畸形明显,双眼不在一个水平线,继发颈胸椎侧凸畸形、斜视、复视等。

【诊断】患侧胸锁乳突肌呈梭形挛缩,伴痛或不痛,头面部偏斜,颈部活动受限即可明确诊断。彩色多普勒超声显示为胸锁乳突肌内的实性、边缘清楚的肌性肿块,伴团块样低回声区。有时需与产伤锁骨骨折致肿块鉴别,后者生后即可发现肿块、疼痛,X线示骨折线或骨痂即可确诊。颈椎X线片,有助于鉴别先天性颈椎侧弯及孤立的椎体缺陷所致的骨性斜颈如楔形椎体、半椎体等,其胸锁乳突肌不挛缩。颈部炎症有淋巴结肿大,局部有压痛、发热,胸锁乳突肌无挛缩。眼性斜颈者胸锁乳突肌检查正常,以颈部偏斜协调视物,睡眠时头颈歪斜消失,眼科检查可排除。

【治疗】婴儿肿块期,非手术疗法作为治疗的重要手段,大部分患儿可获治愈。①采用手法被动牵拉:患儿仰卧在治疗床,用轻柔手法按摩及弹拨肿块,注意皮肤保护,固定双肩,扶持头部,以轻柔手法将头部平牵向健侧,面部转向患侧,以对抗畸形,牵伸治疗要求每日1次,每周5次。②姿势纠正:可用沙袋固定头部以过度矫正位。注意光源和玩具声响等刺激引向患侧转头,活动度尽可能大,对抗肌肉挛缩,坚持不懈,多数可获满意疗效。经非手术治疗至1岁后仍无好转、胸锁乳突肌已挛缩且出现面颅畸形者,应尽早手术。一般采用锁骨近端上一横指处,做横切口,对1~4岁患儿,病情轻者,仅切断胸锁乳突肌的锁骨头及胸骨头,术后应用颈围领保持于略过矫正位。对4岁以上,斜颈严重者,可行上、下两端胸锁乳突肌切断松解术。伴有软组织挛缩者,须由乳突沿胸锁乳突肌切口,切除所有紧张的软组织,直至该肌完全松弛。缝合伤口,头置于略过度矫正位,头颈胸石膏固定4~6周,去除石膏后行头部被动牵拉练习。

第二节　先天性并指、多指畸形

先天性并指(congenital syndactyly)亦称蹼指,病因不清,往往与遗传有关,双侧多见。最常见于第3、4指,拇指极少累及。最常见相邻两指仅软组织连接,偶尔有骨及关节连接。有时并发足趾畸形,同时还有其他肢体异常。

治疗的目的首先是重建指蹼,改善功能;其次是避免和减少瘢痕形成,改善外观。分指手术应生后12~24个月之间完成。手术原则:指间软组织切开,皮肤"Z"形延长或缺损伤口全层植皮。

多指畸形(polydactylia)是小儿外科最常见的手部畸形,常与短指、并指等畸形同时存在,多见于拇指外侧及小指内侧。畸形有三型:①外在软组织与骨不连接,没有骨骼、关节或肌腱;②具有手指所有条件,附着于第1掌骨头或分叉的掌骨头;③完整的外生手指及掌骨。治疗以切除副指、保留正指为原则。除X线检查外,还应临床观察手指功能,确定正指与副指。手术在6个月~2岁为佳,少数仍需较长时间观察手的功能,以便准确保留正指,切除副指。应注意切除彻底,避免遗留畸形,注意不要损伤骨骺,影响手指发育。

第三节　发育性髋关节脱位

发育性髋关节脱位(developmental dislocation of the hip,DDH)曾称先天性髋关节脱位(congenital dislocation of the hip),主要包括髋关节松弛、髋臼发育不良、髋关节半脱位和脱位。若矫正和恢复关节组成的正常关系,关节会随生长而正常发育,故又称为发育性髋关节发育不良,是四肢发育畸形中最常见的一种。在我国,发生率从0.91‰~8.2‰不等;女多于男,约为4.5∶1;左侧比右侧多见。

【病因和病理】可能与遗传、机械性及环境因素有关,20%~30%患儿有家族史,属多基因遗传性疾病。另外有报道可能与胎儿在子宫内胎位异常,承受不正常的机械性压力,改变甚至破坏了髋关节的正常解剖关系,继而引起髋关节脱位。本病现趋向于为综合性因素所致的发育畸形。

发育性髋关节脱位的骨质病理改变是:

(1)髋臼:随着生长发育,髋臼逐渐变小变浅,正常方向改变且斜度加大。

(2)股骨头:骨骺发育迟缓,股骨头小而不规则。

(3)股骨颈:变短、粗,前倾角增大。

髋臼周围软组织病理改变是:

(1)盂唇:在髋臼盂缘内翻或萎缩,阻碍复位。

(2)关节囊:前侧关节囊变薄、质脆,后外侧关节囊松弛,由于髂腰肌腱的压迫关节囊呈葫芦状。

(3)圆韧带:拉长或增粗,有时缺如。

(4)内收肌、髂腰肌等均有程度不同继发性短缩。

【分型】主要病理变化随年龄增长而不同,可以分为站立前期和脱位期。临床上按照髋关节脱位程度不同分为三型,各型间并无自然的演化关系。

1. 髋臼指数(也称髋臼角)可达40°,婴儿期超过25°。若保持头臼复位状态,大多数病例,半年后可恢复正常。

2. 髋关节半脱位,髋臼发育差,但股骨头尚未完全脱离髋臼,X线片可见髋臼指数达35°以上,股骨头向髋臼外侧平行移位,此型是一种独特类型。

3. 完全性髋关节脱位,最常见的是股骨头完全脱离髋臼,向外、上、后方移位。

【临床表现】

(一)站立前期

新生儿和婴儿临床症状常不明显,往往难以引起家长的注意。如果发现有下列体征时应密切注意有发育性髋关节脱位的可能。

1. 两侧大腿内侧皮肤皱褶不对称,患侧皮纹较健侧深陷。

2. 患儿会阴部增宽,双侧脱位时更为明显。

3. 患侧髋关节活动少且受限,蹬踩力低于健侧,在处于伸直位或屈髋位时,髋关节外展受限。

4. 患侧肢体短缩。

5. 在为患儿更换尿布或洗澡时,在髋关节部位可闻及弹响声。

下列检查有助于诊断:

1. 髋关节屈曲外展试验　双髋关节和膝关节各屈曲90°时,正常新生儿及婴儿可外展80°左右。外展在70°以内时应疑有髋关节脱位。检查时若听到响声后即可外展90°表示脱位已复位。

2. Allis 征　平卧,双髋、双膝关节各屈60°,两腿并拢,双足跟对齐,患侧膝平面低于健侧。

3. Ortolani 及 Barlow 试验(弹入及弹出试验)

(1)Ortolani 试验(弹入试验):患儿仰卧位,助手固定骨盆。检查者一手拇指置于大腿内侧,其余指置于股骨大粗隆处。另外一手保持髋膝关节各屈90°,并轻轻外展双髋关节,同时用手指向前方推顶股骨大粗隆,此时感到弹跳,即为阳性。这是脱位的股骨头通过杠杆作用滑入髋臼而产生。因新生儿哭闹、乱动,该体征可能表现为阴性,但并不能排除脱位的可能(图61-1)。

(2)Barlow 试验(弹出试验):患儿仰卧位,屈髋屈膝被动内收髋关节,检查者用拇指向外、向后推压股骨大粗隆,听到弹响声或感到弹跳(股骨头自髋臼滑出);当解除推压力时,复现弹跳(股骨头自然弹回髋臼内),即为阳性。阳性结果表示髋关节不稳定,有可能脱位。对3个月以上的婴幼儿,不宜采用上述检查方法,以免造成损害。

4. 患侧股内收肌紧张、挛缩。

5. 超声检查　可对髋关节异常早期筛查,尽早确诊为发育性髋关节脱位。此法是普查的最好手段。

6. X线检查　对怀疑有发育性髋关节脱位的患儿,应在出生3个月后(髋关节尚未完全骨化,大部分还是软骨)拍骨盆正位片。X线片上可发现髋臼发育不良、半脱位或脱位(图61-2)。

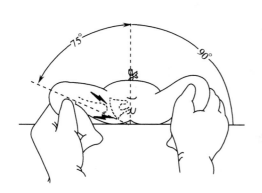

图 61-1　弹入试验(Ortolani 试验)

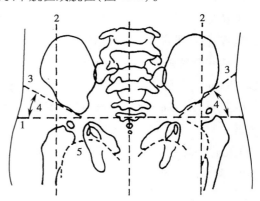

1. Y 线;2. 泼金(Perkin)线;3. 髋臼外缘至髋臼中央线;4. 髋臼指数;5. 兴登(Shenton)线
图 61-2　发育性髋关节脱位的 X 线诊断

（1）髋臼角：髋关节的发育状况常用髋臼角来测定。通过双侧髋臼"Y"形软骨顶点画一直线并加以延长，称Y线。再从"Y"形软骨顶点向股性髋臼顶部外侧上缘最突出点连一直线，称C线。C线与Y线的夹角即为髋臼角或称髋臼指数。正常新生儿髋臼指数为30°～40°，1岁23°～28°，3岁20°～25°，>30°应怀疑髋臼发育不良。

（2）股骨头的位置及髋关节四区划分法：Shenton线（股骨颈与闭孔连线），即正常情况下，沿闭孔上缘和股骨颈下缘连成弧形曲线。当该线中断说明髋臼与股骨头关系异常。

关节四区划分法：由髋臼外上缘向Y线做一垂直线，将髋臼分为四个区。正常情况下，股骨头的骨化中心在内下区内。如不在此区内，依程度不同可分为半脱位或脱位。

（3）股骨头骨化中心较健侧小。

（4）患侧股骨颈前倾角增大，正位X线片上股骨颈越短、粗，则前倾角越大。

（二）脱位期

患儿一般开始行走的时间较正常儿晚。单侧脱位时患儿跛行或摇摆步态。双侧脱位时，站立时骨盆前倾，会阴部增宽，臀部后耸，腰部前凸增大，行走呈鸭行步态。患儿仰卧位，屈髋屈膝90°时，双侧膝平面不在同一水平。牵拉患侧股骨时，股骨头可上下移动，似打气筒样。内收肌紧张，髋关节外展活动受限。

单足站立试验，即特伦德伦堡试验（Trendelenburg征）呈阳性：正常情况下，患儿用单腿站立时，臀中、小肌收缩，对侧骨盆稍抬高位，即阴性。如果用脱位侧单腿站立，因臀中、小肌松弛，对侧骨盆下垂，即阳性。

【诊断】 应强调早期新生儿髋部常规检查，以利于早期发现髋部发育异常，施以正确的复位和固定，在婴儿期获得痊愈。依据临床表现、物理学检查及X线辅助检查可确定诊断，对新生儿、婴儿行双侧髋关节多普勒超声对照检查有诊断价值。应与以下疾病相鉴别：病理性髋关节脱位、多发性关节挛缩症合并髋关节脱位、脑瘫、化脓性髋关节炎合并髋关节脱位等，可依靠病史、临床查体、X线片等鉴别诊断。

【治疗】 本病总的原则是早期诊断和早期治疗。年龄和脱位程度不同，采用不同的治疗方法。随年龄的增大，病理改变越重，治疗效果越差。

非手术疗法适用于3岁以下的患儿，因处于髋关节发育高峰期，利于关节形态重塑。

1. 出生至6个月龄患儿　佩戴蹬吊带法，保持双髋于外展屈曲位，仅限制髋关节的伸展活动，其他活动不受限，疗程6～8周。除个别髋关节内有阻碍复位因素外，绝大多数患儿治疗后可获得满意效果。也有用外展位限定支具法，维持4个月以上。

2. 半岁至3岁患儿　对一部分轻型患儿，可采用手法复位，石膏固定。方法：全身麻醉下，患儿仰卧位，患侧屈髋屈膝90°，沿大腿长轴方向牵引患肢，同时向前方推顶股骨大粗隆，使股骨头复入髋臼内。复位后常用"人"字形石膏固定。

3. 3岁以上患儿　发育性髋关节脱位继发病变加重，应采用手术治疗。手术的目的是增加髋臼对股骨头的包容，使得股骨头与髋臼达到同心圆复位。常用术式包括：

（1）Salter骨盆截骨术：适用于1.5～6岁，髋臼指数<40°的患儿。

（2）Pemberton髋臼截骨术：适用于3～8岁，髋臼指数>40°的患儿，Y形软骨尚未闭合的儿童。通过在髋臼上缘近端1.5～2cm平行髋臼顶弧形截骨，将髋臼端向下撬拨改变髋臼的倾斜度，以增加髋臼对于股骨头的覆盖。

（3）人工全髋关节置换术：适用于成人发育性髋关节脱位患者，晚期合并髋关节骨关节炎，伴有疼痛、畸形、功能障碍的患者。

第四节　先天性马蹄内翻足

先天性马蹄内翻足（congenital talipes equinovarus）亦称先天性畸形足，是临床上最常见的先天性足部畸形,发生率1‰~3‰,男性多见,男女之比为3:1,双侧发病约占半数。

【病因和病理】 先天性马蹄内翻畸形的病因尚不清楚,多数学者认为该畸形为胚胎早期受内、外因素的影响导致发育阻滞或肌肉、肌腱、骨骼发育所致。也可能与胎儿足在子宫内位置不正有关。软组织广泛挛缩,跟腱缩短,且偏向跟骨内侧附着,致马蹄足和跟骨内翻;足底跖腱膜粘连挛缩,使足弓加深;内踝及跟距关节内侧韧带及筋膜纤维化,致足内翻;胫后肌广泛粘连、挛缩加重足内翻,且致前足内收。骨骼变形:距骨楔形变,呈马蹄位;跟骨发育差,小而向内侧倾斜;舟状骨亦楔形变;骰骨肥大内移等,使畸形足位置固定。严重者常合并胫骨内旋等畸形。

【临床表现】 出生后即看到一侧或双侧程度不等的足部畸形。轻者足前部内收、下垂,足尖下垂如马蹄;足内缘高于足外缘呈内翻状;跗跖关节以远部分向内跖屈,使前足内收;跟骨小且隐藏于软组织内,亦呈内翻位,背伸外展有弹性阻力;小儿学走路后,步态不稳,跛行,用足外缘着地,畸形逐渐加重。足部及小腿肌力平衡失调,以及体重影响,足内翻下垂加重。延误治疗者畸形更明显,足前部向后内翻,胫骨内旋加重。

【诊断】 典型的畸形体征和X线即可确定诊断,很少与其他足部畸形相混淆,诊断不难。但初生儿的足内翻下垂较轻者,足前部内收、内翻尚不显著,常容易被忽略。最简便的诊断法是用手握足前部向各个方向活动,如足外翻背伸有弹性阻力,应进一步检查确诊,以便早期手法治疗。晚期足内翻下垂,畸形更加明显。X线检查在确定内翻、马蹄足的程度以及疗效评价上具有重要意义。

1. 先天性多发性关节挛缩症　累及四肢多关节,呈双侧,足畸形为全身多个关节畸形的一部分,大多数肌肉萎缩、变硬,不易纠正,早期有骨性改变。

2. 脑性瘫痪　为痉挛性瘫痪,围产期或生后有缺氧史,下肢肌痉挛明显,肌张力增强,反射亢进,有病理反射,常伴有智力减退。

3. 脊髓灰质炎后遗马蹄内翻足　为肌力平衡失调所致,肌肉多有瘫痪和萎缩,肌电图或体感诱发电位检查可明确诊断。

【治疗】 早期诊断、早期治疗,预后良好。

1. 1岁以内的患儿在医生指导下行手法按摩。每次哺乳时,均应按摩足部,并按顺序以持续而轻柔的手法矫正足内收、内翻及跖屈畸形;治疗间歇时可用矫形足托或柔软绷带逐渐将足固定在外翻,外展及背伸。持续半年,多数可治愈。即使畸形未完全矫正,也可使痉挛的软组织变得松弛,为进一步治疗奠定良好基础。

2. 石膏或聚酯绷带固定法　适用于1~3岁婴幼儿。为固定牢靠,多采用长腿石膏或聚酯绷带靴。固定前应多次施行手法矫正,以纠正内翻、内收为主,跖屈难以矫正者可附加跟腱延长术。要防止暴力扳正畸形,在保证足端血运前提下,尽量在最佳矫正位置上石膏固定。一般1~2个月更换石膏1次,逐渐加大畸形矫正程度。持续治疗6~12个月。

3. 3~10岁幼儿,对于手法治疗失败者、复发或未经矫治的患者,可行软组织松解手术治疗。手术方式有后内侧松解术、后内外侧松解术、胫前肌外移术。术后需辅以石膏固定。较大儿童手术多不理想,10岁以后需行三关节固定术。

(李亚平)

学习小结

本章介绍了几种临床常见的运动系统畸形。 先天性肌性斜颈累及一侧胸锁乳突肌,头部歪向患侧而下颌转向健侧,形成肌性斜颈。 新生儿期,依据典型的颈部肿块及头部歪斜畸形可确诊。 通常应尽快手术矫正。

发育性髋关节脱位是最常见的一种发育畸形,髋关节骨质及周围软组织会表现相应的病理改变；依据物理学检查及 X 线辅助检查可确定诊断。强调早诊早治，以非手术疗法为主的治疗原则；可选择截骨术或成形术，延缓髋关节骨关节炎的形成；晚期患者出现疼痛、畸形和功能障碍可考虑行人工髋关节置换治疗。先天性马蹄内翻足出生后即可发现，根据典型的畸形体征即可确定诊断。

复习参考题

1. 常见的运动系统畸形有哪些？如何进行诊断？

2. 各种畸形的治疗原则是什么？

第六十二章　骨肿瘤

第一节　概述

【定义】　凡发生在骨内或起源于各种骨组织成分的肿瘤,不论原发性、继发性及转移性均称为骨肿瘤。

【分类】　WHO 于 2013 年公布了第四版骨肿瘤的分类,具体见表 62-1。

【发病情况】　原发性骨肿瘤中良性多于恶性。良性骨肿瘤以骨软骨瘤和软骨瘤多见,恶性骨肿瘤以骨肉瘤和软骨肉瘤多见。部分肿瘤具有特征性发病年龄,如骨肉瘤多见于青少年,富于巨细胞的破骨细胞肿瘤多见于成人。多数骨肿瘤多见于生长活跃的解剖部位即干骺端,如股骨远端、胫骨近端、肱骨近端等。

【临床表现】

1. 疼痛与压痛　疼痛是生长迅速的肿瘤最显著的症状。良性肿瘤多无疼痛,但有些良性肿瘤,如骨样骨瘤可因反应骨的生长而产生疼痛,良性肿瘤恶变、压迫周围组织,或合并病理骨折也可出现疼痛;恶性肿瘤几乎均有局部疼痛,从间歇性、轻度疼痛开始,发展为持续性剧痛、夜间痛,并有压痛。

2. 肿块和肿胀　良性肿瘤多为无痛性、缓慢生长的质硬肿块。恶性肿瘤可出现局部肿胀及生长较快的疼痛性肿块。

3. 功能障碍和压迫症状　关节附近的肿瘤可引起关节功能障碍;脊柱肿瘤可压迫脊髓或神经根导致相应症状;邻近血管、神经的骨肿瘤可压迫血管、神经出现相应症状;骨盆肿瘤可压迫直肠、膀胱等脏器。

4. 病理性骨折　轻微外伤引起病理骨折是某些骨肿瘤的首发症状,也是恶性骨肿瘤和骨转移癌的常见并发症。创伤常引起肿瘤发现,但不会导致肿瘤。

晚期恶性骨肿瘤可出现贫血、食欲不振、消瘦、体重下降、低热等全身症状。远处转移多为血行转移,偶见淋巴转移。

【诊断】　骨肿瘤的诊断依赖于临床、影像学和病理学三者的结合,实验室检查也是重要的辅助检查。

表 62-1　WHO 第四版骨肿瘤分类（2013）

分类		疾病
软骨源性肿瘤	良性	骨软骨瘤
		软骨瘤（内生软骨瘤、骨膜软骨瘤）
		骨软骨黏液瘤
		甲下外生性骨疣
		奇异性骨旁骨软骨瘤样增生
		滑膜软骨瘤病
		中间性（局部侵袭型）
		软骨黏液样纤维瘤
		非典型软骨性肿瘤/软骨肉瘤（1级）
	中间性（偶见转移型）	软骨母细胞瘤
	恶性	软骨肉瘤（2级、3级）
		去分化软骨肉瘤
		间叶性软骨肉瘤
		透明细胞软骨肉瘤
骨源性肿瘤	良性	骨瘤
		骨样骨瘤
	中间性（局部侵袭型）	骨母细胞瘤
	恶性	低级别中心型骨肉瘤
		普通型骨肉瘤
		成软骨型骨肉瘤
		成纤维型骨肉瘤
		成骨型骨肉瘤
		毛细血管扩张型骨肉瘤
		小细胞骨肉瘤
		继发性骨肉瘤
		骨旁骨肉瘤
		骨膜骨肉瘤
		高级别表面骨肉瘤
纤维源性肿瘤	中间性（局部侵袭性）	（骨的）促结缔组织增生性纤维瘤
	恶性	（骨的）纤维肉瘤
纤维组织细胞性肿瘤		良性纤维组织细胞瘤/非骨化性纤维瘤
造血系统肿瘤	恶性	浆细胞骨髓瘤
		（骨的）孤立性浆细胞瘤
		（骨的）原发性非霍奇金淋巴瘤
富于巨细胞的破骨细胞肿瘤	良性	小骨的巨细胞病变
	中间性（局部侵袭型，偶见转移型）	（骨的）巨细胞肿瘤
	恶性	恶性骨巨细胞瘤
脊索组织肿瘤	良性	良性脊索样细胞瘤
	恶性	脊索瘤
血管性肿瘤	良性	血管瘤
	中间性（局部侵袭型，偶见转移型）	上皮样血管瘤
	恶性	上皮样血管内皮瘤
		血管肉瘤
肌源性肿瘤	良性	（骨的）平滑肌瘤
	恶性	（骨的）平滑肌肉瘤
脂肪源性肿瘤	良性	（骨的）脂肪瘤
	恶性	（骨的）脂肪肉瘤
其他肿瘤		尤因肉瘤
		釉质瘤
		（骨的）未分化高级别多形性肉瘤

分类		疾病
未明确肿瘤性质的肿瘤	良性	单纯性骨囊肿
		纤维结构不良（纤维异常增殖症）
		纤维性骨结构不良
		软骨间叶性错构瘤
		Rosai-Dorfman 病
	中间性（局部侵袭型）	动脉瘤样骨囊肿

1. 影像学检查

（1）X 线检查：是骨肿瘤首选检查方法，可提示肿瘤的良恶性、肿瘤部位、骨的破坏情况以及破坏区域内的矿化情况。良性骨肿瘤多界限清楚，密度均匀，呈膨胀性或外生性生长，周围可有硬化带，很少见骨膜反应。恶性骨肿瘤骨破坏可表现为溶骨性、成骨性或混合性，界限不清楚，密度混杂，向周围侵犯性生长，可见各种类型骨膜反应。例如，Codman 三角，肿瘤两端的皮层外出现类似三角形的致密骨阴影，是肿瘤向皮层外扩展时将骨膜顶起，在边缘形成翘角，该处空隙的血肿机化成骨导致；日光射线形态骨膜反应，是肿瘤向皮层外扩展时形成垂直于骨干平行排列的针状成骨阴影，是瘤骨从骨膜下穿破皮层的表现；板层状或"葱皮样"骨膜反应，位于骨膜下，与骨干平行，呈多层的成骨阴影，类似洋葱皮，是骨膜反应成骨层和肿瘤浸润层交替排列所致。

（2）CT 检查：可为骨肿瘤的诊断提供依据，且可判断骨肿瘤的范围、血供以及与邻近组织的关系。

（3）MRI 检查：MRI 对于血管、神经及软组织的分辨率高于 CT，可显示肿瘤的范围，识别肿瘤侵袭的程度与周围组织的关系，有助于制定治疗方案和评估治疗效果。

（4）ECT 检查：是一种敏感性较高而特异性相对较低的检查，不能单独用于诊断，必须结合 X 线、CT、MR 进行诊断。在筛查转移性骨肿瘤中具有重要意义。

（5）DSA 检查：可检查肿瘤血供情况，进行肿瘤血管栓塞后有利于减少术中出血，也可进行血管栓塞化疗。

（6）PET-CT/MR 检查：PET-CT/MR 对于鉴别骨肿瘤的良恶性以及是否存在转移方面具有较好的优势，其敏感性和特异性均较高。对于骨转移瘤查找原发灶具有重要意义，但价钱昂贵是其主要缺点。

（7）其他：超声检查有助于了解突出骨外的肿瘤情况，对骨转移癌寻找原发灶有重要帮助；造影检查如脊髓造影、钡餐造影、钡剂灌肠、尿路造影、关节对比造影等有助于了解邻近组织的侵犯范围。

2. 病理检查　骨肿瘤的病理诊断是临床、影像、病理三者结合诊断中最重要的一项检查，包括活组织穿刺（细针、套针）和切开活检（切取和切除）。无论何种病理检查均应考虑再次手术时能够对穿刺道或切开活检所污染的组织能够一并进行切除。

3. 实验室检查　骨肿瘤患者实验室检查多数情况下是正常的。但是部分疾病可有实验室检查的改变。例如，骨肉瘤患者可有碱性磷酸酶（ALP）升高，多发骨髓瘤患者血和尿中的本周蛋白（Bence-Jones protein）可升高。前列腺骨转移时可出现酸性磷酸酶增高。

4. 现代生物技术　生物技术的发展对于骨肿瘤的诊断提供了更丰富的方法。基因检测从基因水平对骨肿瘤提供诊断依据；免疫组化检测对于特异性蛋白的表达不同提供诊断及鉴别诊断依据，有利于制定治疗方案及预测治疗效果。

【外科分期】骨肿瘤的分期目前应用由 Enneking 提出的分期系统。主要有肿瘤分级（G）、外科区域-肿瘤与间室的关系（T）、远处转移（M）结合在一起形成 G-T-M 分期系统。肿瘤的良恶性程度：G_0 良性、G_1 低度恶性、G_2 高度恶性；肿瘤囊与间室的关系：T_0 囊内、T_1 间室内、T_2 间室外；肿瘤远处转移情况：M_0 表示无远处转移、M_1 表示有远处转移。Enneking 骨肿瘤分期见表 62-2。

【治疗】骨肿瘤的治疗主要以外科分期为指导来选择手术界限的手术方法。骨肿瘤的手术治疗原则是：先生命（完整切除肿瘤），后肢体（尽量保肢），再功能。骨肿瘤的手术方案见表 62-3。

表 62-2　Enneking 骨肿瘤分期

代号	性质
$G_0 T_0 M_0$	迟发性
$G_0 T_0 M_0$	活跃性
$G_0 T_{1\sim2} M_{0\sim1}$	侵袭性
$G_1 T_1 M_0$	低度恶性，间室内，无转移
$G_1 T_2 M_0$	低度恶性，间室外，无转移
$G_2 T_1 M_0$	高度恶性，间室内，无转移
$G_2 T_2 M_0$	高度恶性，间室外，无转移
$G_{1\sim2} T_1 M_1$	低、高度恶性，间室内，有转移
$G_{1\sim2} T_2 M_1$	低、高度恶性，间室外，有转移

表 62-3　骨肿瘤的手术方案

分期	分级	部位	转移	治疗要求
1	G_0	T_0	M_0	囊内手术
2	G_0	T_0	M_0	边缘或囊内手术+有效辅助治疗
3	G_0	$T_{1\sim2}$	$M_{0\sim1}$	广泛或边缘手术+有效辅助治疗
ⅠA	G_1	T_1	M_0	广泛性切除
ⅠB	G_1	T_2	M_0	广泛性切除
ⅡA	G_2	T_1	M_0	根治性切除或广泛切除+有效辅助治疗
ⅡB	G_2	T_2	M_0	根治性切除+有效辅助治疗
ⅢA	$G_{1\sim2}$	T_1	M_1	原发灶、转移灶的手术或姑息治疗+辅助治疗
ⅢB	$G_{1\sim2}$	T_2	M_1	原发灶、转移灶的手术或姑息治疗+辅助治疗

1. 良性骨肿瘤的外科治疗

（1）刮除植骨或骨水泥填充：对于良性肿瘤或瘤样病变采用此方法。将病灶彻底刮除至正常股骨并填入自体骨或异体骨或骨水泥，也可应用骨替代物进行填充。

（2）外生性骨肿瘤的切除：类似骨软骨瘤的切除，应包括完整的肿瘤骨质，软骨帽及软骨外膜。

2. 恶性骨肿瘤的外科治疗　主要有保肢术和截肢术。

（1）保肢手术

适应证：①ⅡA 期以内的肿瘤或对化疗敏感的ⅡB 期肿瘤；②血管神经未受累，肿瘤能完整切除；③术后肢体功能优于义肢；④术后局部复发率不高于截肢；⑤病人要求保肢。

禁忌证：①肿瘤巨大，局部破坏较重突破间室屏障，广泛污染紧邻正常组织；②肿瘤侵及重要神经、血管者；③局部软组织条件不适宜保肢。

主要方法：①瘤骨骨壳灭活再植术。将截下的标本去除瘤组织，经灭活处理再植回原位，恢复骨与关节的连续性，由于灭活后蛋白引起机体较强免疫排斥反应，并发症较多。②异体骨半关节移植术。根据肿瘤切除的范围，取骨库超低温保存的同种异体骨，移植于缺损部位并进行固定。③人工假体置换术。多为肿瘤型定制假体及可延长假体，近几年组配型肿瘤假体也被广发应用于临床。④异体骨假体复合体。结合异体骨和人工假体复合重建功能。

（2）截肢术：对于不适宜保肢手术治疗的恶性骨肿瘤，截肢术仍是一种重要有效的治疗方法。截肢术应严格掌握适应证，考虑术后假肢的制作与安装。

3. 化疗　化疗尤其是新辅助化疗的发展使恶性骨肿瘤的 5 年生存率有了明显的提高，同时提高了恶性骨肿瘤的保肢率。目前对于化疗的理念是：多药联合化疗；最大剂量强度；新辅助化疗评估疗效；缓解化疗药物的毒副作用以及耐药肿瘤的处理。

4. 放疗　适用于对放疗敏感或有效的肿瘤。可行新辅助放疗、根治性放疗、姑息性放疗。

5. 其他治疗　包括免疫治疗、靶向治疗、介入栓塞治疗、温热疗法。

第二节　良性骨肿瘤

一、骨样骨瘤

骨样骨瘤是一种孤立性、成骨性的良性肿瘤。常发生于儿童及青少年，多见于下肢长管状骨骨干，其次为脊椎附件骨。

【临床表现】　主要症状是疼痛，局限于病变区，夜间加重，服用水杨酸制剂后疼痛缓解。

【影像学检查】　X线下病变位于骨皮质，可见典型椭圆形或圆形的透明区域，直径多小于1cm，称为瘤巢，周围有硬化的反应骨包绕（图62-1）。

【治疗】　手术治疗，将瘤巢及周围反应骨彻底切除，可防止复发，预后较好。

二、骨软骨瘤

骨软骨瘤是一种常见的软骨源性良性肿瘤。常发生于干骺端，表面覆盖软骨帽的骨性突起，中央有髓腔与正常骨髓腔相连。多发生于青少年，随着骨骼发育肿瘤出现生长，骨骼发育停止后骨软骨瘤生长停止。分为单发、多发，单发又称外生性骨疣，多发称为骨软骨瘤病，具有家族史，且有恶变可能。以股骨远端、胫骨近端和肱骨近端多见。

【临床表现】　主要症状以无痛性、缓慢生长、骨性肿块为主。若肿瘤压迫周围组织或其表面滑囊发生炎症可产生疼痛等相应症状。

【影像学检查】　X线多见于长管状骨的干骺端形成的骨性突起，其肿瘤的皮质骨和髓腔与长骨以广基底或窄基底的形式相连（图62-2）。皮质骨表面有软骨帽，厚薄不一，X线下不显影，偶有钙化影。

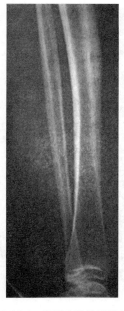

图62-1　胫骨中段骨样骨瘤

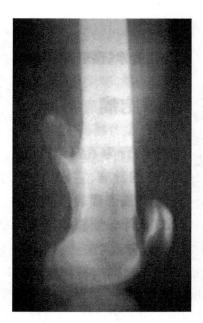

图62-2　股骨下段骨软骨瘤

【治疗】无症状者仅需定期复查。出现症状或产生功能障碍或疑有恶变者需要手术治疗。手术切除应从周围正常骨开始将整个纤维膜、滑囊,软骨帽以及基底部部分正常骨进行切除,避免复发。恶变者按恶性骨肿瘤治疗。

三、软骨瘤

软骨瘤是由透明软骨组成的软骨源性良性肿瘤,常见于手和足的短管状骨,发生于髓腔者称为内生软骨瘤,较常见(图62-3);偏心向外突出者称为骨膜性或外生性软骨瘤,较少见;多发性软骨瘤及长骨的内生软骨瘤恶变多形成软骨肉瘤。

【临床表现】 常以无痛性肿胀和局部畸形为主要临床症状,部分可因病理性骨折就诊。

【影像学检查】 X线表现为溶骨性破坏,内生性软骨瘤呈界限清楚的圆形或椭圆形透明区域,中央可有钙化影。外生性表现为骨皮质的凹陷性缺损,髓腔内可有硬化的反应骨。

【治疗】 内生性软骨瘤以刮除植骨为主。外生性软骨瘤应将肿瘤及硬化边完整切除,单纯刮除易复发。

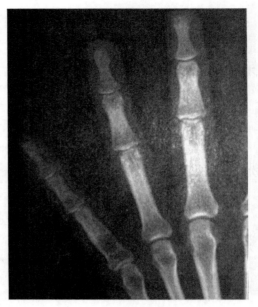

图62-3 指骨内生软骨瘤

第三节 骨巨细胞瘤

骨巨细胞瘤属于富于巨细胞的破骨细胞肿瘤,是一种交界性或行为不确定的肿瘤,可分为巨细胞瘤和恶性巨细胞瘤。巨细胞瘤是一种良性的、局部侵袭性的肿瘤,由成片的卵圆形单核瘤性细胞分布于大的巨细胞样成骨细胞之间。恶性骨巨细胞瘤表现为原发性骨巨细胞瘤的恶性肉瘤,或原有骨巨细胞瘤发生恶变(继发性)。20~40岁为高发年龄,女性略多于男性,好发于长骨骨端,以股骨远端和胫骨近端多见,其次为脊柱。

病理诊断过程中根据基质细胞和多核巨细胞的分化程度及数目多少分为Ⅰ级、Ⅱ级、Ⅲ级。病理分级对于指导治疗及判定预后具有重要参考意义。

【临床表现】 疼痛为主要症状,可伴有局部肿胀、压痛及功能障碍,局部按压有乒乓球样改变是典型特点。发生于脊柱的巨细胞瘤可有相应节段的神经症状。

【影像学检查】 X线表现为发生于长骨骨端的溶骨性破坏,偏心性,骨皮质膨胀变薄,无骨膜反应,典型者可呈肥皂泡样改变(图62-4)。

【治疗】 属于 $G_0T_0M_{0\sim1}$ 者,以手术治疗为主,采取手术切除加灭活处理,植入自体骨、异体骨或骨水泥。对于局部复发者应行切除或节段接触或假体植入术。属 $G_{1\sim2}T_{1\sim2}M_0$ 者,采用广泛或根治切除,化疗不敏感,多于特殊部位如脊柱者无法完整切除时可行放化疗,但放疗后应警惕肉瘤变。

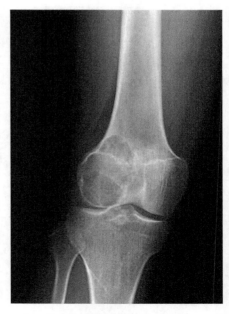

图62-4 股骨远端骨巨细胞瘤

第四节　原发性恶性骨肿瘤

一、骨肉瘤

骨肉瘤是最常见的、原发的骨恶性肿瘤,以产生骨样基质为主要特点。恶性程度很高,常见于青少年,好发于长骨的干骺端,股骨下端、胫骨上端为主,其次为肱骨上端。

【临床表现】疼痛多早于肿块出现,早期为隐痛,逐渐加重,夜间痛明显。局部可出现肿块及邻近关节功能障碍,肿块局部可有压痛、表面皮温增高、皮肤静脉怒张等。因肿瘤生长迅速,患者可有恶病质表现。部分患者可出现病理性骨折。

【实验室检查】碱性磷酸酶(ALP)可增高,且随着手术和化疗,碱性磷酸酶下降,复发或转移时再次增高,可作为预后监测指标。

【影像学检查】X线可见位于干骺端的溶骨性、成骨性或混合性骨破坏,周围有明显的骨膜反应,典型者可见 Codman 三角或呈"日光散射形态"骨膜反应(图 62-5)。CT 及 MRI 可更清晰地显示肿瘤的范围界限及血管神经的关系。尤其 MRI 对于肿瘤切除范围的界限及化疗后肿瘤坏死情况的判定具有重要意义。

【治疗】骨肉瘤的治疗采取综合治疗,包括术前新辅助化疗+手术+术后辅助化疗。手术根据 Enneking 分期及新辅助化疗效果选择截肢术或保肢术。

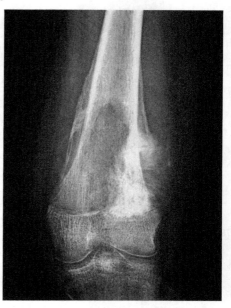

图 62-5　股骨远端骨肉瘤

二、软骨肉瘤

软骨肉瘤是常见的骨原发恶性肿瘤,肿瘤骨产生软骨,常伴有钙化、黏液变,成人多见。分为原发性和继发性。原发性软骨肉瘤为发生时即为恶性,继发性软骨肉瘤由其他软骨源性良性肿瘤恶变而来。好发部位骨盆最常见,其次为肩胛骨、股骨、肱骨、胫骨等部位。

【临床表现】局部肿块和疼痛是主要症状,有时局部肿块较大可压迫邻近器官出现相应症状,病程多较长。

【影像学检查】X线呈边界不清的溶骨性破坏,中央可有环形、点状、棉絮状钙化影,为软骨内骨化的表现,典型者可有云雾状改变(图 62-6)。瘤体大部分位于骨内者为中央型软骨肉瘤,位于骨外者为周围型软骨肉瘤。

【治疗】手术治疗是主要的治疗手段。根据外科分期行广泛或根治性切除,分期较晚者行截肢或关节离断术,放化疗敏感性低。

三、骨纤维肉瘤

骨纤维肉瘤是骨内纤维组织发生的、少见的骨原发恶性肿瘤,青壮年多见,多见于长管状骨的干骺端偏骨干部位。

【临床表现】疼痛是早期和最主要的症状,其次可出现肿胀。

【影像学检查】X 线多见长骨干骺端偏骨干处呈偏心、溶骨性破坏,呈虫蚀样,骨膜反应少见(图 62-7)。

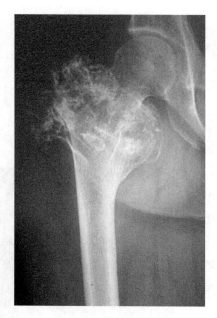

图 62-6　股骨近端软骨肉瘤

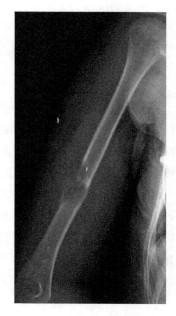

图 62-7　肱骨纤维肉瘤

【治疗】根据外科分期选择广泛性或根治性切除或截肢等手术,放化疗敏感性较低。

四、尤因肉瘤

尤因肉瘤好发于儿童,肿瘤由神经外胚层分化的富含糖原的小圆细胞组成。多见于长骨的骨干及骨盆等。

【临床表现】局部主要有疼痛、肿胀,从间歇性疼痛逐渐加重为持续性剧痛,局部可有皮温增高及静脉怒张。多数病人伴有全身症状包括发热、贫血、白细胞增多及红细胞沉降率加快等。

【影像学检查】X 线显示位于骨干的溶骨性或成骨性骨破坏,以溶骨性多见,界限不清,可见葱皮样骨膜反应,肿瘤巨大者可见软组织肿块影。

【治疗】尤因肉瘤对放化疗敏感,手术干预可提高局部控制率。目前主张放疗和手术局部干预前应用至少 12 周的化疗,再选择局部放疗或手术治疗。手术根据肿瘤的局部情况可选择保肢术或截肢术。

五、骨恶性淋巴瘤

骨恶性淋巴瘤是发生在骨的恶性淋巴瘤,肿瘤细胞以圆形细胞为主,但不含糖原,细胞间由网状纤维分隔。好发于中老年,常见于股骨和脊柱。

【临床表现】疼痛、肿胀、发热是主要表现,可伴有病理性骨折。

【影像学检查】X 线表现为广泛不规则的溶骨性改变,有时呈"溶冰征",少见骨膜反应。

【治疗】放疗是首选治疗,尤其无其他器官受累时。出现其他器官受累时则行化疗。手术治疗仅为辅助治疗,如出现病理性骨折时行手术治疗。

六、骨髓瘤

骨髓瘤是骨髓造血系统的恶性肿瘤,主要以浆细胞过度增生为特点,可单发或多发。多见于 40 岁以上中老年人,常累及脊柱、颅骨、肋骨、骨盆等。

【临床表现】出现持续时间长短不一的骨痛,可出现局部包块以及压迫周围神经、组织器官的相应症状。单发者全身表现及化验检查异常较轻或无。多发者可有全血细胞减少,血和尿中球蛋白以及尿本周蛋白增高。因广泛溶骨性改变可出现高钙血症,骨髓穿刺结合血尿蛋白电泳检查有助于诊断。

【影像学检查】 多发的溶骨性破坏,可伴有不同程度的骨质疏松,脊柱骨髓瘤可出现压缩性骨折后的楔形变。

【治疗】 单发者主要为局部放疗,多发者以全身化疗为主。出现病理性骨折或脊柱压迫神经时行外科治疗。

七、脊索瘤

脊索瘤是一种先天性的、胚胎脊索组织来源的恶性骨肿瘤,多发生于中老年人;最好发于骶骨,其次为颅底骨。

【临床表现】 缓慢发展的持续性疼痛及肿块,骶尾部的脊索瘤可出现神经症状或大小便异常以及周围组织器官受压相应表现。

【影像学检查】 X线表现为中轴骨的溶骨性破坏,内可见散在钙化斑,可伴有软组织肿块,压迫邻近组织器官的影像,无骨膜反应。

【治疗】 手术彻底切除为主,对于不可切除者可补充放疗。

第五节 转移性骨肿瘤

转移性骨肿瘤是指原发肿瘤位于骨以外的其他组织器官,经过血循环或淋巴循环转移至骨骼系统形成的肿瘤。好发于中老年人,多数为多发病变,累及躯干骨为主,部分可累及四肢。常见发生骨转移癌有乳腺癌、肺癌、前列腺癌、肾癌、甲状腺癌等。

【临床表现】 早期症状为疼痛,持续加重,夜间明显。其次为肿胀、病理性骨折和脊髓压迫等症状。骨转移癌可伴有恶病质表现,如精神不振、消瘦、乏力、贫血、低热等。

【实验室检查】 患者消耗导致贫血、低蛋白;广泛溶骨性破坏致高钙血症;转移癌以成骨为主要表现时,出现碱性磷酸酶增高;前列腺癌骨转移时,出现酸性磷酸酶增高、肿瘤标记物增高。

【影像学检查】 X线可呈多种类型骨破坏,包括溶骨性(常见)、成骨性及混合性。溶骨性可显示虫蚀样、穿凿样骨缺损,界限不清,破坏明显,无骨膜反应。成骨性可成斑片状高密度的骨破坏。混合性骨破坏兼有两种特性(图62-8)。部分患者可有病理性骨折表现,骨扫描是转移性骨肿瘤诊断的敏感检查,可早期发现转移灶。

【治疗】 治疗以综合治疗为主。针对原发癌和转移瘤进行治疗。外科治疗主要为姑息治疗为主,提高患者生活质量,适当延长生存期为目的。外科治疗应结合局部放疗及全身用药(化疗、内分泌、靶向)联合,提高治疗效果。

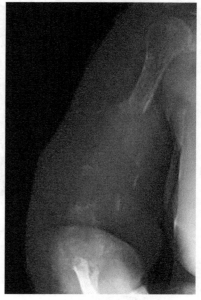

图62-8 肱骨转移癌

第六节 其他病损

一、骨囊肿

骨囊肿又称孤立性骨囊肿,通常为髓腔内单腔的囊性瘤样病变,囊内含有淡黄色液体。儿童及青少年发病多见,常累及长骨的干骺端,依次为股骨近端、肱骨近端、胫骨近端等。

【临床表现】多无明显症状,局部查体多阴性,部分患者无意中行摄片检查发现,囊肿较大者可出现病理性骨折。

【影像学检查】X线表现为长管状骨干骺端界限清楚的溶骨性病灶,很少越过骺板,膨胀性生长,骨皮质变薄,但很少破坏,单房或多房,随着骨骼生长,病变向骨干移行(图62-9)。

【治疗】年龄较小、骨骼处于生长发育期者以保守治疗为主,可囊内注射类固醇激素。骨骼生长停滞者可行病灶刮除自体骨或异体骨填充。出现病理性骨折时可出现自愈性修复。

二、动脉瘤样骨囊肿

动脉瘤样骨囊肿是一种发生于骨内的囊性病变,纤维囊壁内充满不凝血液的一类瘤样病变。好发于青少年,常累及长骨的干骺端,如股骨、肱骨,其次为胫骨和脊柱。

【临床表现】疼痛和肿胀是主要表现,可发生病理性骨折。

【影像学检查】X线表现为长骨干骺端的偏心性溶骨性破坏,界限清楚,骨皮质膨胀变薄,无骨膜反应,可有骨性间隔,蜂窝状改变(图62-10)。

【治疗】治疗以手术彻底病灶刮除植骨为主。对于脊柱的动脉瘤样骨囊肿,手术后局部复发率较高,可术后补充放疗或单纯应用放疗的方法。

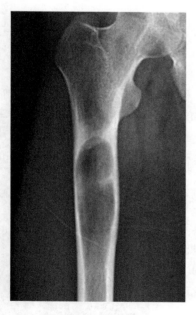

图62-9 股骨骨囊肿

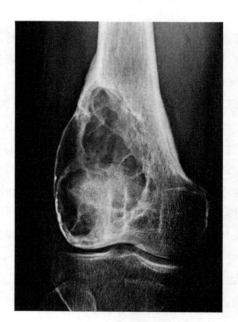

图62-10 股骨远端动脉瘤样骨囊肿

三、骨嗜酸细胞肉芽肿

骨嗜酸细胞肉芽肿是指局限于骨的组织细胞增生症,是朗格汉斯细胞组织细胞增生症(组织细胞增多症X)中的一种类型,青少年多见,好发于颅骨、肋骨、股骨和骨盆,单发者多见。

【临床表现】疼痛为主要症状,持续性钝痛,偶可见病理性骨折。血常规嗜酸性粒细胞偶有增高。

【影像学检查】X线表现为界限清楚的溶骨性病灶,骨皮质膨胀,部分骨皮质可破坏,并出现骨膜反应。发生于脊柱者可发生压缩性骨折。

【治疗】部分具有自愈倾向,可局部注射泼尼松治疗或病灶刮除植骨,局部也可行放疗。

四、纤维性骨结构不良

纤维性骨结构不良是一种髓内纤维组织增生伴有不同程度的纤维化骨为特点的瘤样病变。病灶内由新生的纤维组织及化生的骨小梁组成。青少年多见,常累及长管状骨如股骨、胫骨等,单发多见,部分可多发。

【临床表现】多无明显症状,部分可有疼痛,尤其出现病理性骨折时。部分患者可有局部肿块或局部畸形。

【影像学检查】X 线可见长骨骨干或干骺端膨胀性病灶,骨骼变粗,骨皮质变薄,典型者病灶可呈磨玻璃样改变,股骨远端病变因长期负重而出现局部畸形,呈"牧羊人拐杖"(图 62-11)

【治疗】单发者可行刮除植骨。多发无症状者可定期复查,出现并发症(如骨折、严重畸形)可行外科治疗。

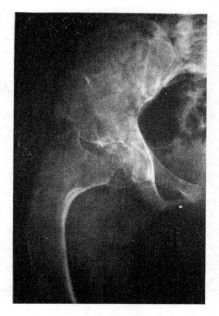

图 62-11　股骨上段纤维性骨结构不良的"牧羊人拐杖"畸形

案例62-1

患者,男性,10 岁,因"左大腿下端肿痛 2 个月"入院。2 个月前患者无明显诱因出现左大腿下端肿胀疼痛,可触及一质韧包块,较为固定,包块逐渐增大。查体:左大腿下端可触及质韧肿块,固定,边界不清,压痛,浅表静脉无明显曲张,皮温相对较高,膝关节活动正常。X 线:左骨下端干骺端骨质破坏、密度不均,边缘不清,骨皮质不完整,可见放射状骨针及骨膜反应,周围可见软组织肿块影。

思考:

1. 最可能的诊断是什么?

2. 诊断依据是什么?

3. 为明确诊断,下一步最主要的检查是什么?

4. 该病治疗原则是什么?

(曲国蕃)

学习小结

骨肿瘤的发病率较低,主要结合临床、影像、病理进行诊断。确诊后根据病理诊断结合临床采取相应的治疗措施。医生应掌握良、恶性骨肿瘤的主要特点,初步判定骨肿瘤的良、恶性,并进一步掌握常见骨肿瘤的治疗原则。对于不能明确诊断或良、恶性不明确的肿瘤切忌盲目处理。

复习参考题

1. 简述骨肿瘤的定义。

2. 简述良、恶性骨肿瘤的鉴别。

3. 简述骨肉瘤的影像学特点。

推荐阅读文献

<<<<<< [1] 阿尔比．AO 脊柱手册．陈仲强，袁文，译．济南：山东科学技术出版社，2010.

<<<<<< [2] 柏树令，应大君．系统解剖学．8 版．北京：人民卫生出版社，2013.

<<<<<< [3] 蔡建辉，王柳行．临床技能学．北京：中国中医药出版社，2009.

<<<<<< [4] 陈德松．周围神经卡压．上海：上海科学技术出版社，2012.

<<<<<< [5] 陈尔真，刘成玉．临床医学概要．北京：人民卫生出版社，2015.

<<<<<< [6] 陈孝平，汪建平．外科学．8 版．北京：人民卫生出版社，2013.

<<<<<< [7] 大卫·凯尔森．胃肠肿瘤学原理与实践．2 版．梁寒，译．天津：天津科技翻译出版公司，2012.

<<<<<< [8] 邓小明，李文志．危重病医学．4 版．北京：人民卫生出版社，2016.

<<<<<< [9] 郭曲练，姚尚龙．临床麻醉学．4 版．北京：人民卫生出版社，2016.

<<<<<< [10] 侯春林，张长青．周围神经卡压综合征．上海：第二军医大学出版社，1998.

<<<<<< [11] 侯春林．中华医学百科全书：临床医学显微外科学．北京：中国协和医科大学出版社，2016.

<<<<<< [12] 科特尼．克氏外科学．19 版．彭吉润，王杉，译．北京：北京大学医学出版社，2015.

<<<<<< [13] 刘树伟，邓雪飞，杨晓飞．临床解剖学：腹盆部分册．2 版．北京：人民卫生出版社，2014.

<<<<<< [14] 刘维永，易定华．现代心脏外科治疗学．北京：世界图书出版公司，2009.

<<<<<< [15] 龙明，王立义．外科学．7 版．北京：人民卫生出版社，2014.

<<<<<< [16] 罗伯特·J·菲茨吉本斯．疝外科学．5 版．马颂章，译．北京：人民卫生出版社，2003.

<<<<<< [17] 吕厚山．现代人工关节外科学．北京：人民卫生出版社，2007.

<<<<<< [18] 马颂章．疝和腹壁外科手术图谱．北京：人民军医出版社，2008.

<<<<<< [19] 那彦群，叶章群，孙颖浩，等．中国泌尿外科疾病诊断治疗指南手册：2014 版．北京：人民卫生出版社，2014.

<<<<<< [20] 潘凯，杨雪菲．腹腔镜胃肠外科手术学．2 版．北京：人民卫生出版社，2017.

<<<<<< [21] 裴国献．显微骨科学．北京：人民卫生出版社，2016.

<<<<<< [22] 裘法祖，王健本，张祜曾．腹部外科临床解剖学．济南：山东科学技术出版社，2001.

<<<<<< [23] 石学银，邹最．加速康复外科的麻醉管理．中华消化外科杂志，2015，14（1）：38-42.

<<<<<< [24] 汤钊猷．现代肿瘤学．3 版．上海：复旦大学出版社，2014.

<<<<<< [25] 田伟．实用骨科学．北京：人民卫生出版社，2008.

<<<<<< [26] 田晓峰，刘洪．外科学．3 版．北京：人民卫生出版社，2013.

<<<<<< [27] 王一镗．急诊外科学．北京：学苑出版社，2000.

<<<<<< [28] 王宇．普通外科学高级教程．北京：人民军医出版社，2014.

<<<<<< [29] 王正国．创伤学基础与临床．武汉：湖北科学技术出版社，2006.

<<<<<< ［30］　吴孟超，吴在德．黄家驷外科学．7 版．北京：人民卫生出版社，2008．

<<<<<< ［31］　吴在德，吴肇汉．外科学．7 版．北京：人民卫生出版社，2008．

<<<<<< ［32］　胥少汀，葛宝丰，卢世璧．实用骨科学．4 版．北京：人民军医出版社，2012．

<<<<<< ［33］　杨宗城．烧伤治疗学．北京：人民卫生出版社，2006．

<<<<<< ［34］　张保宁．乳腺肿瘤学．北京：人民卫生出版社，2013．

<<<<<< ［35］　张延龄，吴肇汉．实用外科学．3 版．北京：人民卫生出版社，2012．

<<<<<< ［36］　张志庸．协和胸外科学．2 版．北京：科学出版社，2010．

<<<<<< ［37］　赵定麟．现代骨科手术学．北京：世界图书出版公司，2012．

<<<<<< ［38］　赵玉沛，陈孝平．外科学．3 版．北京：人民卫生出版社，2015．

<<<<<< ［39］　中国医师协会急诊医师分会．中国急诊感染性休克临床实践指南．中华急诊医学杂志，2016，25（3）：274-287．

<<<<<< ［40］　中国医师协会器官移植分会，中华医学会外科学分会移植学组，中国肝移植注册中心科学委员会．中国移植器官保护专家共识（2016 版）．中华外科杂志，2016，54（8）：568-576．

<<<<<< ［41］　中国医师协会外科医师分会包虫病外科专业委员会．肝两型包虫病诊断与治疗专家共识（2015 版）．中华消化外科杂志，2015，14（4）：253-264．

<<<<<< ［42］　中华人民共和国卫生和计划生育委员会医政医管局．原发性肝癌诊疗规范（2017 年版）．中华消化外科杂志，2017，16（7）：635-647．

<<<<<< ［43］　中华医学会．临床诊疗指南：创伤学分册．北京：人民卫生出版社，2007．

<<<<<< ［44］　中华医学会内分泌学分会，中华医学会外科学分会，中国抗癌协会头颈肿瘤专业委员会，等．甲状腺结节和分化型甲状腺癌诊治指南．中国肿瘤临床，2012，39（17）：1249-1272．